本 书 获

2013年贵州省出版发展专项资金
资　助

彩色药图

新修本草

古籍整理之本草彩色药图系列

主 编　云雪林　杨碧仙

原 著　唐·苏敬等

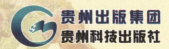
贵州出版集团
贵州科技出版社

图书在版编目（CIP）数据

新修本草彩色药图 / 云雪林, 杨碧仙主编. -- 贵阳：
贵州科技出版社, 2017.2（2025.1重印）
（古籍整理之本草彩色药图系列）
ISBN 978-7-5532-0439-0

Ⅰ. ①新… Ⅱ. ①云… ②杨… Ⅲ. ①本草 – 中国 –
唐代 – 图谱 Ⅳ. ①R281.3-64

中国版本图书馆 CIP 数据核字（2015）第294283号

新修本草彩色药图
XINXIUBENCAO CAISE YAOTU

出版发行	贵州出版集团　贵州科技出版社
地　　址	贵阳市中天会展城会展东路A座（邮政编码：550081）
网　　址	http://www.gzstph.com　　http://www.gzkj.com.cn
出 版 人	熊兴平
经　　销	全国各地新华书店
印　　刷	北京兰星球彩色印刷有限公司
版　　次	2017 年 2 月第 1 版
印　　次	2025 年 1 月第 2 次
字　　数	1030千字
印　　张	34
开　　本	889 mm × 1194 mm　1 / 16
书　　号	ISBN 978-7-5532-0439-0
定　　价	214.00元

天猫旗舰店：http://gzkjcbs.tmall.com

前 言

  治病之药，古来有之，我国人民使用中药的历史延绵上千年。历代的医药人员在治疗疾病的过程中，经过无数实践和努力，积累了大量的用药经验，为我们防病治病提供了大量的原始资料。中华中医药学会曾经在全国范围内发起了"学经典，读名著"的大型读书活动，希望通过专业人士对大量中医药经典文献的整理和普通民众的阅读，能够普及中国传统文化和中医药知识，培养更多优秀的中医药人才，以更好地促进中医药的发展和进步，为人类的健康事业做出贡献。

  中药、本草典籍中，前人留下了大量的宝贵文字材料。但是，大多文字艰涩，且描述粗略，难窥全貌和细节，更难以被今人利用。历史证明，要继承、应用和发扬中医药的理论和知识，必须认真阅读"经典"。

  我们选择在中药发展史上具有代表性的本草类著作进行文献整理、现代研究内容补充和药物原植物（动物、矿物）的识别等工作，形成了"古籍整理之本草彩色药图系列"丛书。本丛书整理的本草典籍共有《神农本草经》《名医别录》《新修本草》《救荒本草》和《珍珠囊补遗药性赋》5本，其内容设置有【古籍原文】、【来源】、【形态特征】、【性味功效】、【古方选录】、【用法用量】、【使用注意】、【现代研究】等板块，并在每本书后面设有中文药名索引、方剂名索引、拉丁文学名索引等，方便读者查询和阅读。

  本丛书的文字编写以贵阳中医学院的教师杨卫平、冯泳、陈芳、云雪林、周静为主，部分其他院校的教师和学生参与；书中彩色图片的筛选参考了大量的医药文献，具体的拍摄工作主要由夏同珩、杨卫平、刘绍欢、宋胜武和尹武燕等人完成。同时，原文中涉及的部分动物药材如犀角、虎骨等，来源于珍稀动物，按照国家的法律，目前已经不再使用。

  本丛书立足于保留古代本草典籍的原貌以及选择有价值的古代用方，力求符合现代药物的使用规范，具有内容丰富翔实、层次分明及文字通俗易懂、图文并茂等特点，可供中医药专业人士和中医药专业学生以及部分中医药爱好者使用。

  本丛书编写过程中，参考了国内外大量医药文献和相关书籍，在此，向所有参考用书和文献的原作者表示谢意。

  由于编者的学识水平有限，书中难免有疏漏和不足，敬请广大读者批评指正。

编 者
2015年10月

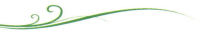

目 录

新修本草彩色药图

XINXIUBENCAO CAISE YAOTU

🌿 草 部 🌿

✳ 上品上 ✳

✳ 上品下 ✳

木　部

✳上　品✳

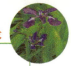

兽禽部

❀ 兽　上 ❀

❀ 兽　中 ❀

❀ 兽　下 ❀

❀ 禽　上 ❀

❀ 禽　中 ❀

❀ 禽　下 ❀

虫鱼部

❀ 虫鱼上 ❀

果 部

✿果 上✿

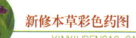

玉石部

上 品

1 玉 泉

【古籍原文】味甘，平，无毒。主五脏百病，柔筋强骨，安魂魄，长肌肉，益气，利血脉，疗妇人带下十二病，除气癃，明耳目。久服耐寒暑，不饥渴，不老神仙，轻身长年。人临死服五斤，死三年色不变。一名玉札。生蓝田山谷，采无时。

畏款冬花。蓝田在长安东南，旧出美玉，此

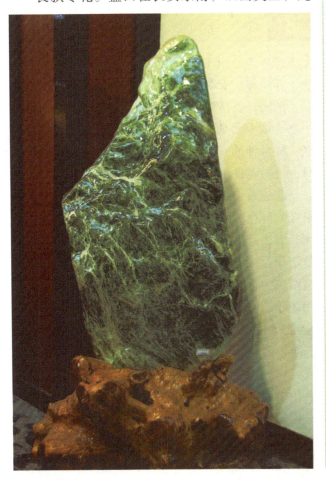

当是玉之精花，白者质色明澈，可消之为水，故名玉泉。今人无复的识者，惟通呼为玉尔。张华又云，服玉用蓝田谷玉白色者；此物平常服之，则应神仙，有人临死服五斤，死经三年，其色不变。古来发冢见尸如生者，其身腹内外，无不大有金玉。汉制王公葬，皆用珠襦玉匣，是使不朽故也。炼服之法，亦应依《仙经》服玉法，水屑随宜，虽曰性平，而服玉者亦多乃发热如寒食散状。金玉既天地重宝，不比余石，若未深解节度，勿轻用之。

〔谨案〕玉泉者，玉之泉液也，以仙室玉池中者为上，其以法化为玉浆者，功劣于自然液也！

【来　　源】为加工玉石所得的玉浆液。

【形态特征】药材为粒径在0.01～0.001mm或更小的针状、纤维状、毛发状个体交织排列呈毛毡状。纯镁质者块体白色，或带绿色；条痕白色。近透明到半透明，玻璃状至脂肪状光泽。硬度6～6.5。相对密度2.90～3.02或3.0～3.2。韧性强，不易打碎。

【性味功效】甘，平。润肺清胃，除烦止渴，镇心，明目。

【古方选录】同玉屑。

【用法用量】水煎服，30～150g；或入丸。外用适量。

【使用注意】脾胃虚弱者慎服，不可久服，不可研末服。

【现代研究】化学研究显示，软玉主要含$Ca_2Mg_5(Si_4O_{11})_2(OH)_2$，还含少量铝。岫玉主要化学组分为$Mg_6(SiO_{10})(OH)_8$，同时杂有透闪石、方解石等，所以有少量钙混入。现代不用。

2 玉 屑

【古籍原文】味甘，平，无毒。主除胃中热、喘息、烦满，止渴，屑如麻豆服之。久服轻身长年。生蓝田，采无时。

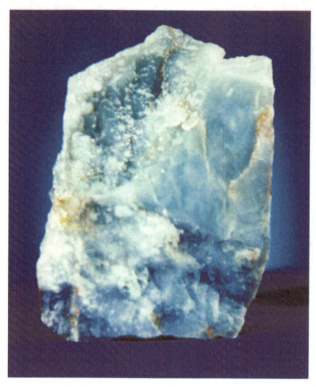

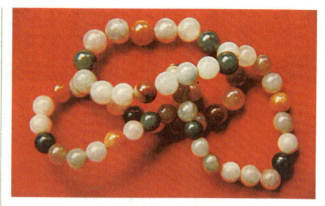

恶鹿角。此云玉屑，亦是以玉为屑，非应别一种物也，《仙经》服谷玉，有捣如米粒，乃以苦酒辈，消令如泥，亦有合为浆者。凡服玉，皆不得用已成器物，及冢中玉璞也。好玉出蓝田，及南阳徐善亭部界中，日南、卢容水中，外国于阗、疏勒诸处皆善。《仙方》名玉为玄真，洁白如猪膏，叩之鸣者，是真也。其比类甚多相似，宜精别之。所以燕石入笥，卞氏长号也。

〔谨案〕饵玉，当以消作水者为佳。屑如麻豆服之，取其精润脏腑，滓秽当完出也。又为粉服之者，即使人淋壅。屑如麻豆，其义殊深。

【来　　源】为硅酸盐类角闪石族矿物透闪石的隐晶质亚种软石Nephrite，或蛇纹石族矿物蛇纹石的隐晶质亚种岫玉Lapis Sapo的碎屑。

【形态特征】药材为蛇纹石的隐晶质致密体块状集合体。一般呈绿色、淡绿色，也有呈白色、淡黄色。油脂光泽或蜡状光泽。硬度2.5～3.5，相对密度2.2～2.6。

【性味功效】甘，平。润肺清胃，除烦止渴，镇心，明目。

【古方选录】《太平圣惠方》玉屑膏：玉屑二两，密陀僧二两，附子（生，去皮脐捣细罗为末）二两，珊瑚二两。用法：上诸药研令细。每次以药末二钱，用真牛酥调匀，夜卧时涂面，来日以温浆水

洗之。主治：伤寒，热毒发豌豆疮，瘥后，满面瘢痕。

【用法用量】水煎服，30～150g；或入丸。外用适量。

【使用注意】脾胃虚弱者慎服，不可久服，不可研末服。

【现代研究】化学研究显示，软玉主要含$Ca_2Mg_5(Si_4O_{11})_2(OH)_2$，还含少量铝。岫玉主要化学组分为$Mg_6(SiO_{10})(OH)_8$，同时杂有透闪石、方解石等，所以有少量的钙混入。现代不用。

3　丹　砂

【古籍原文】味甘，微寒，无毒。主身体五脏百病，养精神，安魂魄，益气，明目，通血脉，止烦满，消渴，益精神，悦泽人面，杀精魅邪恶鬼，除中恶、腹痛、毒气、疥瘘、诸疮。久服通神明不老，轻身神仙。能化为汞，作末名真朱，光色如云母，可析者良。生符陵山谷，采无时。

恶磁石，畏咸水。案此化为汞及名真朱者，即是今朱砂也。俗医皆别取武都仇池雄黄夹雌黄往俱用，名为丹砂。方家亦往往俱用，此为谬矣。符陵是涪州，接巴郡南，今无复采者。乃出武陵、四川诸蛮夷中，皆通属巴地，故谓之巴砂。《仙经》亦用越砂，即出广州临漳者，此二处并好，惟须光明莹澈为佳。如云母片者，谓云母砂。如樗蒲子，紫石英形者，谓马齿砂，亦好。如大小豆及大块圆滑者，谓豆砂。细末碎者，谓末砂。此二种粗，不入药用，但可画用尔。采砂皆凿坎入数丈许。虽同出一郡县，亦有好恶。地有水井，胜火井也。炼饵之法，备载《仙方》，最为长生之宝。

〔谨案〕丹砂大略二种，有土砂、石砂。其

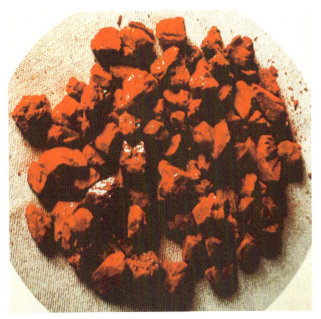

面体，在自然界中单体少见，多以粒状、致密状块体出现，也有呈粉末状被膜者。颜色为朱红色至黑红色，有时带铅灰色。条痕为红色。金刚光泽，半透明。断口呈半贝壳状或参差状。性脆。

【性味功效】甘，凉；有毒。清心镇惊，安神，明目，解毒。

【古方选录】《普济方·卷十八》引《博济》丹砂丸：丹砂（研）半两，乳香（研）半两，酸枣仁（去皮，研）半两。用法：上为末；酒面糊为丸，如梧桐子大。每服十丸，冷水送下，不拘时候。主治：心神恍惚，自语自笑，举止不常。

【用法用量】0.1～0.5g，多入丸、散，不宜入煎剂。外用适量。

【使用注意】本品有毒，不宜大量服用，也不宜少量久服，肝肾功能不全者禁服。

【现代研究】化学研究显示，含硫化汞（HgS），常夹混有雄黄、磷灰石、沥青质等。药理研究显示，有镇静、催眠、抗惊厥、抑制生育及解毒防腐等作用，能抑杀皮肤细菌及寄生虫；汞有肝肾损害，并可透过血脑屏障损害中枢神经。现代临床用于治疗精神病、慢性精神分裂症、癫痫、耳源性眩晕、失眠、心悸、皮肤化脓性感染和急性腰肌扭伤等。

土砂，复有块砂、末砂，体并重而色黄黑，不任画用，疗疮疥亦好，但不入心腹之药尔，然可烧之，出水银乃多。其石砂便有十数种，最上者光明砂，云一颗别生一石龛内，大者如鸡卵，小者如枣栗，形似芙蓉，破之如云母，光明照澈，在龛中石台上生，得之者，带之辟恶为上，其次或出石中，或出水内，形块大者如拇指，小者如杏仁，光明无杂，名马牙砂，一名无重砂，入药及画俱善，俗间亦少有之。其有磨嵯、新井、别井、水井、火井、芙蓉、石末、石堆、豆末等砂，形类颇相似，入药及画，当择去其杂土石，便可用矣。别有越砂，大者如拳，小者如鸡鹅卵，形虽大，其杂土石不如细明净者。经言末之名真朱，谬矣。岂有一物而以全、末为殊名者也。

【来　　源】为硫化物类矿物辰砂Cinnabar。

【形态特征】药材为三方晶系。晶体呈厚板状或菱

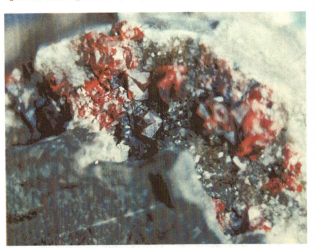

4 空青（羊梅青）

【古籍原文】味甘、酸，寒、大寒，无毒。主青盲，耳聋，明目，利九窍，通血脉，养精神，益肝气，疗目赤痛，去肤翳，止泪出，利水道，下乳汁，通关节，破坚积。久服轻身延年不老，令人不忘，志高，神仙。能化铜、铁、铅、锡作金。生益州山谷及越巂山有铜处。铜精熏则生空青，其腹中空。三月中旬采，亦无时。

越巂属益州。今出铜官者，色最鲜深，出始兴者弗如，益州诸郡无复有，恐久不采之故也。凉州西平郡有空青山，亦甚多。今空青但圆实如铁珠，无空腹者，皆凿土石中取之。又以合丹成，则化铅为金矣。诸石药中，惟此最贵。医方乃稀用之，而多充画也，殊为可惜。

〔谨案〕此物出铜处有，乃兼诸青，但空青为难得。今出蔚州、兰州、宣州、梓州，宣州者最

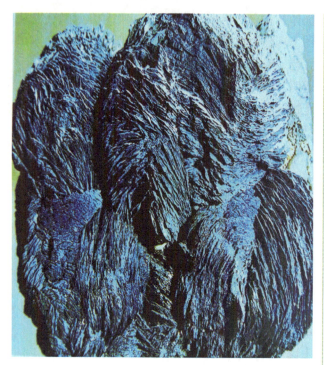

好，块段细，时有腹中空者。蔚州、兰州者，片块大，色极深，无空腹者。

【来　源】为碳酸盐类矿物蓝铜矿Azurite呈球形或中空者。

【形态特征】药材为单斜晶系。晶体短柱状或板状，通常呈粒状、肾状、散射状、土状等块体或被覆在其他铜矿的表面，呈深蓝色。条痕为浅蓝色。光泽呈玻璃状、金刚石状或土状。半透明至不透明。断口呈贝壳状，性脆。

【性味功效】甘、酸，寒；有小毒。凉肝清热，明目去翳，活血利窍。

【古方选录】《圣济总录·卷一一〇》空青散：羊梅青（好者，水浴过，控干研）一分，胡黄连（水浴过，为细末）一分，槐芽（初出如雀舌时，于日未出摘之，不计多少，入一青竹筒内，垂于天月德上，候干为末）一钱半。用法：上为细末，入龙脑一字许，更研匀，蜜收。每夜卧时，先温水净漱口，仰面卧，用苇筒子吹药一字，入两鼻中，但令如常喘息，便自睡着，眼中觉凉为妙，隔夜一次。主治：雀目，风毒青盲，暴赤眼。

【用法用量】内服，研末，0.3～1g。外用，研细水飞，点眼。

【使用注意】《药性论》：畏菟丝子。内服慎用，不宜久服。

【现代研究】化学研究显示，含碱式碳酸铜

$[CuCO_3 \cdot Cu(OH)_2]$，其中，氧化铜（CuO）69.2%，二氧化碳（CO_2）25.6%，水（H_2O）5.2%，尚含铅、锌、铜、钙、镁、钛、铁、铝等元素。现代不用。

5　绿　青

【古籍原文】味酸，寒，无毒。主益气，疗䶂鼻，止泄痢。生山之阴穴中，色青白。

此即用画绿色者，亦出空青中，相带挟。今画工呼为碧青，而呼空青作绿青，正反矣。

〔谨案〕绿青即扁青也，画工呼为石录，其碧青即白青也，不入画用。

【来　源】为碳酸盐类矿物孔雀石Malachite。

【形态特征】药材为单斜晶系。晶体柱状或针状。颜色有翠绿、草绿及暗绿等色。条痕为淡绿色。晶面呈金刚光泽，纤维状者则显绢丝光泽。微透明至不透明。断口呈参差状，性脆。为铜矿物的次生矿物。

【性味功效】酸，寒。催吐祛痰，镇惊，敛疮。

【古方选录】《太平惠民和剂局方》碧霞丹：石绿（研九度，飞）十两，附子尖七十个，乌头尖七十个，蝎梢七十个。用法：上为末，入石绿令匀，面糊为丸，如鸡头大。每服一丸，急用薄荷汁半盏化下，更入酒半合，温暖服之；如牙关紧急，斡开灌之。须臾吐出痰涎，然后随证治之。主治：卒中急风，痰涎壅塞，五种痫病，涎潮搐搦。

【用法用量】内服，0.1～0.3g，入丸、散。外用，研末撒或调敷。

【使用注意】体弱者慎服。

【现代研究】化学成分研究显示，含碱式碳酸铜

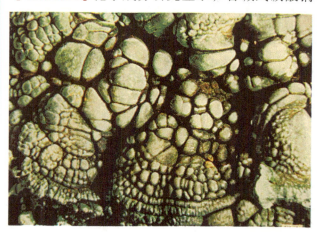

$[CuCO_3 \cdot Cu(OH)_2]$，常有硅酸铜（$CuSiO_3$）或磷酸铜$[Cu_3(PO_4)_2]$与之共存。此外，还夹杂着少量的氧化铅（PbO）、氧化亚铁（FeO）、氧化铜（CuO）、氧化镁（MgO）、硅酸（H_2SiO_3），还含有砷、铅、锌、铜、镍、铬、钴、锑、铋、锡、镓、铟、钛、锗、锰、锆、铍、银、钡、钙、镁、铁、铝、硼等元素。现代不用。

6 曾青

【古籍原文】味酸，小寒，无毒。主目痛，止泪出、风痹，利关节，通九窍，破症坚、积聚，养肝胆，除寒热，杀白虫，疗头风、脑中寒，止烦渴，补不足，盛阴气。久服轻身不老。能化金铜。生蜀中山谷及越巂，采无时。

畏菟丝子。此说与空青同山，疗体亦相似。今铜官更无曾青，惟出始兴。形累累如黄连相缀，色理小类空青，甚难得而贵，《仙经》少用之。化金之法，事同空青。

〔谨案〕曾青出蔚州、鄂州，蔚州者好，其次鄂州，余州并不任用。

【来　源】为碳酸盐类蓝铜矿Azurite具层结构的集合体。

【形态特征】药材为单斜晶系。晶体短柱状或板状。通常呈粒状、肾状、散射状、土状等块体或被覆在其他铜矿的表面，呈深蓝色。条痕为浅蓝色。光泽呈玻璃状、金刚石状或土状。半透明至不透明。断口呈贝壳状，性脆。

【性味功效】酸，寒；有小毒。凉肝明目，祛风定惊。

【古方选录】《圣济总录》曾青散：曾青一两，水晶一两，龙脑、珍珠各等分，琥珀半两。用法：上研如粉，以铜器收盛。临卧用铜箸点如黍米许。主治：目生眵。

【用法用量】内服，0.1~0.3g，入丸、散。外用，研细水飞，点眼。

【使用注意】内服慎用，不宜久服。

【现代研究】化学研究显示，含碱式碳酸铜$[Cu_3CO_3 \cdot Cu(OH)_2]$，尚含铅、锌、铜、镍、钴、钼、钛、锰、钇、镱、钙、铍、铁、铝、镁、硅、锶、钡等元素。现代不用。

7 白青

【古籍原文】味甘、酸、咸，平，无毒。主明目，利九窍，耳聋，心下邪气，令人吐，杀诸毒三虫。久服通神明，轻身延年不老。可消为铜剑，辟五兵。生豫章山谷，采无时。

此医方不复用，市人亦无卖者，惟《仙经》卅六水方中时有须处。铜剑之法，具在《九元子术》中。

〔谨案〕陶所云：今空青，圆如铁珠，色白而腹不空者，是也。研之色白如碧，亦谓之碧青，不入画用。无空青时，亦用之，名鱼目青，以形似鱼目故也。今出简州、梓州者好。

【来　源】为碳酸盐类蓝铜矿Azurite具层结构的集合体。

【形态特征】药材为单斜晶系。晶体短柱状或板状。通常呈粒状、肾状、散射状、土状等块体或被覆在其他铜矿的表面，呈深蓝色。条痕为浅蓝色。光泽呈玻璃状、金刚石状或土状。半透明至不透明。断口呈贝壳状。性脆。

【性味功效】甘、酸，寒；有小毒。凉肝清热，明目去翳，活血利窍。

【古方选录】同空青。

【用法用量】外用，研细水飞，点眼。内服，研末，0.3~1g。

【使用注意】《药性论》：畏菟丝子。

【现代研究】化学研究显示，含碱式碳酸铜$[CuCO_3 \cdot Cu(OH)_2]$。其中，氧化铜（CuO）69.2%，二氧化碳（CO_2）25.6%，水分（H_2O）5.2%，尚含铅、锌、铜、钙、镁、钛、铁、铝等元素。现代不用。

8 扁青（石青）

【古籍原文】味甘，平，无毒。主目痛明目，折跌痈肿，金创不瘳，破积聚，解毒气，利精神，去寒热风痹，及丈夫茎中百病，益精。久服轻身、不老。生朱崖山谷武都、朱提，采无时。

《仙经》俗方都无用者。朱崖郡先属交州，在南海中，晋代省之，朱提郡今属宁州。

〔谨案〕此即前条陶谓绿青也是。朱崖巴南及林邑、扶南、舶上来者，形块大如拳，其色又青，腹中亦时有空者；武昌者，片块小而色更佳；兰州、梓州者，形扁作片，而色浅也。

【来　源】为碳酸盐类蓝铜矿Azurite具层结构的集合体。

【形态特征】药材为单斜晶系。晶体短柱状或板状。通常呈粒状、肾状、散射状、土状等块体或被覆在其他铜矿的表面，呈深蓝色。条痕为浅蓝色。光泽呈玻璃状、金刚石状或土状。半透明至不透明。断口呈贝壳状。性脆。

【性味功效】酸、咸，平；有毒。涌吐风痰，明目，解毒。

【古方选录】《瑞竹堂方·卷二》化痰丸：石青一两（水飞），石绿半两（水飞）。用法：上为末，面糊为丸，如绿豆大。每服十丸，温汤送下。主治：顽痰不化。

【用法用量】同空青。

【使用注意】《药性论》：畏菟丝子。

【现代研究】化学研究显示，含碱式碳酸铜 [$CuCO_3 \cdot Cu(OH)_2$]。其中，氧化铜（CuO）69.2%，二氧化碳（CO_2）25.6%，水分（H_2O）5.2%，尚含铅、锌、铜、钙、镁、钛、铁、铝等元素。现代不用。

9 石胆（胆矾）

【古籍原文】味酸、辛，寒，有毒。主明目目痛，金创，诸痫痉，女子阴蚀痛，石淋，寒热，崩中下血，诸邪毒气，令人有子，散症积，咳逆上气，及鼠瘘。炼饵服之，不老，久服，增寿神仙。能化铁为铜，成金银。一名毕石，一名黑石，一名棋石，一名铜勒。生羌道山谷羌里句青山。二月庚子、辛丑日采。

水英为之使，畏牡桂、菌桂、芫花、辛夷、白薇。《仙经》有用此处，俗方甚少，此药殆绝。今人时有采者，其色青绿，状如琉璃而有白文，易破折。梁州、信都无复有，俗用乃以青色矾石当之，殊无仿佛。《仙经》一名立制石。

〔谨案〕此物出铜处有，形似曾青，兼绿相间，味极酸、苦，磨铁作铜色，此是真者。陶云色似琉璃，此乃绛矾。比来亦用绛矾为石胆，又以醋揉青矾为之，并伪矣。真者出蒲州虞乡县东亭谷窟及薛集窟中，有块如鸡卵者为真。

【来　源】为硫酸盐类矿物胆矾Chalcanthite的晶

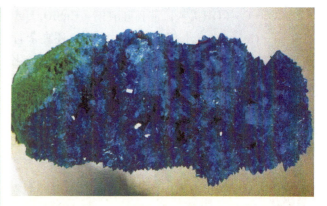

体，或为硫酸作用于铜而制成的含水硫酸铜结晶。

【形态特征】药材为三斜晶系。晶体作板状或短柱状。通常为致密块状、钟乳状、被膜状、肾状，有时具纤维状。颜色为天蓝、蓝色，有时微带浅绿。条痕无色或带浅蓝。光泽玻璃状。半透明至透明。断口贝壳状。性极脆。

【性味功效】酸、辛，寒；有毒。涌吐，解毒，去腐。

【古方选录】《仁斋直指方》胆矾散：鸭嘴胆矾半钱，全蝎两个。用法：上为末。以鸡翎蘸药，入喉中，须臾破开声出；次用生青荷研细，井水调下，候吐出毒涎即愈，未吐再服。主治：酒面热甚，咽喉肿结闭塞。

【用法用量】内服，入丸、散，0.3～0.6g。研末外用，撒或调敷；或水化后外洗。

【使用注意】体虚者忌用，内服对口腔及胃黏膜有损害，外用为宜。

【现代研究】化学研究显示，含五水硫酸铜（$CuSO_4 \cdot 5H_2O$）。药理研究显示，有催吐和促进胆汁分泌等作用。现代临床用于治疗误食毒物、癫痫，口腔溃疡，急性睑缘炎和皮肤痈肿、疮疖、溃疡等。

10 云　母

【古籍原文】味甘，平，无毒。主身皮死肌、中风寒热，如在车船上，除邪气，安五脏，益子精，明目，下气，坚肌，续绝，补中，疗五劳七伤，虚损少气，止痢。久服轻身，延年，悦泽不老，耐寒暑，志高神仙。一名云珠，色多赤。一名云华，五色具。一名云英，色多青。一名云液，色多白。一名云沙，色青黄。一名磷石，色正白。生太山山谷齐、庐山，及琅邪北定山石间，二月采。

　　泽泻为之使，畏蛇甲，反流水，恶徐长卿。案《仙经》云母乃有八种：向日视之，色青白多黑者名云母，色黄白多青名云英，色青黄多赤名云珠，如冰露乍黄乍白名云沙，黄白晶晶名云液，皎然纯白明澈名磷石，此六种并好服，而各有时月；其黯黯纯黑，有文斑斑如铁者名云胆，色杂黑而强肥者名地涿，此二种并不可服。炼之有法，惟宜精细；不尔，入腹大害人。今虚劳家丸散用之，并只捣筛，殊为未允。琅邪在彭城东北，青州亦有。今江东惟用庐山者为胜，以沙土养之，岁月生长。今炼之用矾石则柔烂，亦便是相畏之效。百草上露，乃胜东流水，亦用五月茅屋溜水。

【来　　源】 为硅酸盐类矿物白云母Muscovite。

【形态特征】 药材为单斜晶系。通常呈假六方片状或板状集合体。有一组极完全解理，可剥分成薄片。薄片无色，常带淡绿、淡褐等色调。透明，显玻璃光泽或珍珠光泽。具弹性。硬度2.5～3。相对密度2.76～3.10。有良好的电绝缘性、耐热性和机械性能。难溶于酸。

【性味功效】 甘，温。安神镇惊，止血敛疮。

【古方选录】《圣济总录·卷七十七》云母散：云母粉三分，白茯苓（去黑皮）三分，附子（炮裂，去皮脐）三分，龙骨半两，赤石脂半两。用法用量：研成细散，每次一钱，温酒或米汤调服，日三

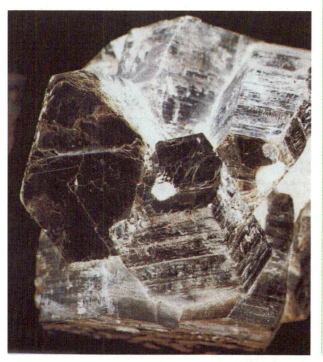

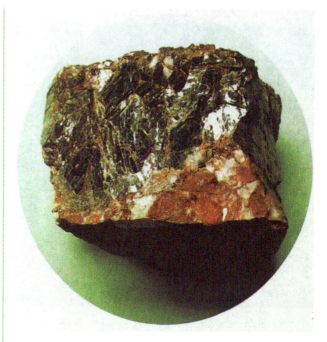

夜一。主治：久泻久痢，经年不愈。

【用法用量】 水煎服，9～15g；或入丸、散。外用适量，研末调敷。

【使用注意】 阴虚火旺者慎用。

【现代研究】 化学研究显示，含铝钾的硅酸盐〔$KAl_2(AlSi_3O_{10})(OH)_2$〕，其中，三氧化二铝（$Al_2O_3$）38.5%，二氧化硅（$SiO_2$）45.2%，氧化钾（$K_2O$）11.8%，水（$H_2O$）4.5%。此外，还含有钠、镁、铁、锂等，微量的氟、钛、钡、锰、铬等。药理研究显示，有抗脂质过氧化、保护胃黏膜和肠黏膜等作用。现代临床用于治疗萎缩性胃炎，上消化道出血，慢性结肠炎，慢性肠炎，小儿下痢，猩红热等；外用治火伤，刀伤，湿疹等。

11 石钟乳

【古籍原文】 味甘，温，无毒。主咳逆上气，明目，益精，安五脏，通百节，利九窍，下乳汁，益气，补虚损，疗脚弱疼冷，下焦伤竭，强阴。久服延年益寿，好颜色，不老，令人有子。不练服之，令人淋。一名公乳，一名芦石，一名夏石。生少室山谷及太山，采无时。

　　蛇床为之使，恶牡丹、玄石、牡蒙，畏紫石英、襄草。第一出始兴，而江陵及东境名山石洞亦皆有。惟通中轻薄如鹅翎管，碎之如爪甲，中无雁齿，光明者为善。长挺乃有一二尺者。色黄，以苦

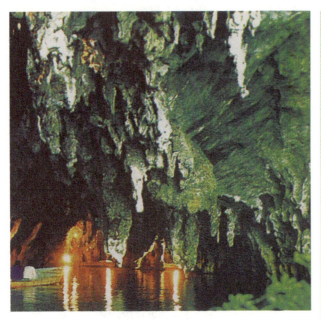

酒洗刷则白。《仙经》用之少，而俗方所重，亦甚贵。

〔谨案〕钟乳第一始兴，其次广、连、澧、朗、郴等州者，虽厚而光润可爱，饵之并佳。今峡州、青溪、房州三洞出者，亚于始兴。自余非其土地，不可轻服。多发淋渴，止可捣筛，白练裹之，合诸药草浸酒服之。陶云钟乳一、二尺者，谬说。

【来　源】为碳酸盐类矿物方解石的钟乳石Stalactite，其钟乳状集合体下端的圆柱状管状部分。

【形态特征】药材为三方晶系。呈扁圆锥形、圆锥形及圆柱形。表面粗糙，凹凸不平。类白色，有的因含杂质而染成灰白色或浅棕黄白色等。玻璃光泽或暗淡。性脆。断面较平整，可见同心层状构造或

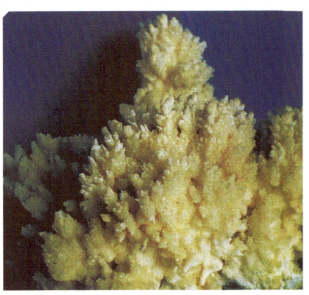

放射状构造，中心有的空心。

【性味功效】甘，凉。熄风定惊，清热平肝。

【古方选录】《千金翼方》引曹公方，草钟乳丸：钟乳（别研令细）二两，菟丝子（酒浸一宿，别捣）一两，石斛一两，吴茱萸半两。用法：上为末，炼蜜为丸，如梧桐子大。空腹服七丸，每日二次。主治：五劳七伤损肺，气急，丈夫衰老阳气绝。

【用法用量】水煎服，3～9g。

【使用注意】阴虚火旺、肺热咳嗽者忌服。

【现代研究】化学研究显示，主要含碳酸钙（$CaCO_3$），尚含有镁、磷、钴、镍、铅、银、铬等。现代不用。

12 朴　硝

【古籍原文】味苦、辛，寒、大寒，无毒。主百病，除寒热邪气，逐六腑积聚、结固留癖、胃中食饮热结，破留血、闭绝，停痰痞满，推陈致新。能化七十二种石。炼饵服之，轻身、神仙。炼之白如银，能寒能热，能滑能涩，能辛能苦，能咸能酸，入地千岁不变，色青白者佳，黄者伤人，赤者杀人。一名硝石朴。生益州山谷有咸水之阳，采无时。

畏麦句姜。今出益州北部汶山郡、西川、蚕陵二县界，生山崖上，色多青白，亦杂黑斑。俗人择取白软者，以当硝石用之，当烧令汁沸出，状如矾石也。《仙经》惟云硝石能化他石。今此亦云能化石，疑必相似，可试之。

〔谨案〕此物有二种：有纵理、缦理，用之无别。白软者，朴硝苗也，虚软少力，炼为硝石，所得不多，以当硝石，功力大劣也。

【来　源】为硫酸盐类矿物芒硝Mirabilite的粗制品。

【形态特征】药材为斜晶系。晶体呈短柱状，或针状，或板条状，或似水晶的假六方棱柱状。集合体通常为致密或疏松的块体。无色透明，多为白色及带浅黄、灰白或绿、蓝等色调，含有机质者发黑。条痕白色。断口贝壳状。硬度1.5～2。性脆，易碎为粉末状。

【性味功效】苦、咸，寒。泻下软坚，泻热解毒，消肿散结。

【古方选录】《圣济总录》朴硝汤：朴硝一两，大黄（锉，炒）一两，芍药一两，当归（切，焙）半两，木香半两。用法：上为粗末。每服五钱匕，水一盏半，加生姜三片，煎至八分，去滓，空心温服。主治：伤寒食毒，腹胀气急，大小便不通。

【用法用量】6～12g，一般不入煎剂，待汤剂煎得后，溶入汤剂中服用。外用适量。

【使用注意】孕妇禁用。不宜与三棱同用。

【现代研究】化学研究显示，含结晶硫酸钠，夹杂微量氯化钠（NaCl）、硫酸镁（$MgSO_4$）和硫酸钙（$CaSO_4$）等。药理研究显示，有促进肠壁细胞水分分泌，引起机械性刺激，促进肠管蠕动以排出粪便；还有利胆和抗感染等作用。现代临床用于治疗痔疮肿痛，骨伤肿胀，大骨节病，急性乳腺炎肿痛，消化性溃疡和急性阑尾炎等。

13 硝 石

【古籍原文】味苦、辛，寒、大寒，无毒。主五脏积热、胃胀闭，涤去蓄结饮食，推陈致新，除邪气，疗五脏十二经脉中百二十疾、暴伤寒、腹中大热，止烦满消渴，利小便及瘘蚀疮。练之如膏，久服轻身。天地至神之物，能化成十二种石。一名芒硝。生益州山谷及武都、陇西、西羌，采无时。

萤火为之使，恶苦参、苦菜，畏女菀。疗病亦与朴硝相似，《仙经》多用此消化诸石，今无正识别此者。顷来寻访，犹云与朴硝同山，所以朴硝名硝石朴也，如此则非一种物。先时有人得一种物，其色理与朴硝大同小异，朏朏如握盐雪不冰，强烧之，紫青烟起，仍成灰，不停沸如朴硝，云是真硝石也。此有云一名芒硝，今芒硝乃是练朴硝作之。与后皇甫说同，并未得核研其验，须试效，当更证

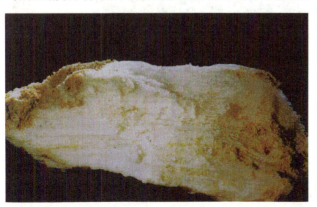

记尔。化硝石法，在三十六水方中。陇西属秦州，在长安西羌中。今宕昌以此诸山有咸土处皆有之。

〔谨案〕此即芒硝是也。朴硝一名硝石朴，今练粗恶朴硝，淋取汁煎，练作芒硝，即是硝石。《本经》一名芒硝，后人更出芒硝条，谬矣。

【来　　源】为硝酸盐类矿物钾硝石Nitrokalite经加工精制成的结晶体。

【形态特征】药材为斜方晶系。晶体为粒状、钟状等集合体，或呈皮壳状、盐华状。白色、浅灰色，或无色透明；因含杂质呈青白、黄、灰黑等色调。玻璃状或丝绢状光泽。硬度2。性脆，易碎。相对密度1.99。易溶于水。味苦而凉。易燃，火焰为紫色。

【性味功效】苦、微咸，温；有小毒。攻坚破积，利水泻下，解毒消肿。

【古方选录】《普济方》甘露丸：舶上硫黄一两，硝石一两，白明矾半两，滑石半两，飞面四两。用法：上为极细末，滴水为丸，如梧桐子大。每服三十丸或五十丸，用新汲水送下。主治：赤白痢，肠风脏毒，酒积下血便血。

【用法用量】入丸、散，1.5～3g。外用适量。

【使用注意】内服不宜过量久服。

【现代研究】化学研究显示，主要成分为硝酸钾（KNO_3）。现代临床用于治疗便秘，急性结膜炎，咽喉肿痛，皮肤痈疖等。

14 芒 硝

【古籍原文】味辛、苦，大寒。主五脏积聚，久热、胃闭，除邪气，破留血，腹中痰实结搏，通经脉，利大小便及月水，破五淋，推陈致新。生于朴硝。

石韦为之使，畏麦句姜。案《神农本经》无芒硝，只有硝石，名芒硝尔。后名医别载此说，其疗与硝石正同，疑此即是硝石。旧出宁州，黄白粒大，味极辛、苦。顷来宁州道断都绝。今医家多用煮练作者，色全白，粒细，而味不甚烈。此云生于朴硝，则作者亦好。又皇甫士安解散硝石大凡说云："无朴硝可用硝石，生山之阴，盐之胆也。取石脾与硝石，以水煮之，一斛得三斗，正白如雪，以水投中即消，故名硝石。其味苦，无毒。主

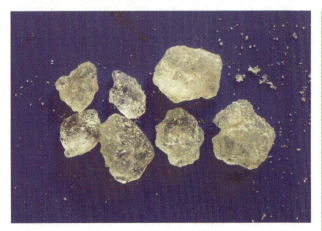

微火一至二沸，分温再服。得下，余勿服。主治：伤寒、温病或瘟疫等的阳明腑实证。

【用法用量】6～12g，一般不入煎剂，待汤剂煎得后，溶入汤剂中服用。外用适量。

【使用注意】孕妇禁用。不宜与三棱同用。

【现代研究】化学研究显示，含结晶硫酸钠，夹杂微量氯化钠（NaCl）、硫酸镁（$MgSO_4$）和硫酸钙（$CaSO_4$）等。药理研究显示，有促进肠壁细胞水分分泌，引起机械性刺激，促进肠管蠕动以排出粪便；还有利胆和抗感染等作用。现代临床用于治疗痔疮肿痛，骨伤肿胀，大骨节病，急性乳腺炎肿痛，消化性溃疡和急性阑尾炎等。

15 矾石（白矾）

【古籍原文】味酸，寒，无毒。主寒热，泄痢，白沃，阴蚀，恶疮，目痛，坚骨齿，除固热在骨髓，去鼻中息肉。炼饵服之，轻身、不老、增年。岐伯云：久服伤人骨。能使铁为铜。一名羽涅，一名羽泽。生河西山谷，及陇西武都、石门，采无时。

甘草为之使，恶牡蛎。今出益州北部西川，从河西来。色青白，生者名马齿矾。已炼成绝白，蜀人又以当硝石名白矾。其黄黑者名鸡屎矾，不入药，惟堪镀作以合熟铜。投苦酒中，涂铁皆作铜色。外虽铜色，内质不变。《仙经》单饵之，丹方亦用。俗中合药，皆先火熬令沸燥，以疗齿痛，多即坏齿，是伤骨之证，而去坚骨齿，诚为疑也。

〔谨案〕矾石有五种：青矾、白矾、黄矾、黑矾、绛矾，然白矾多入药用；青黑二矾，疗疳及诸疮；黄矾亦疗疮生肉，兼染皮用之；其绛矾本来绿色，新出窟未见风者，正如琉璃，陶及今人谓之石

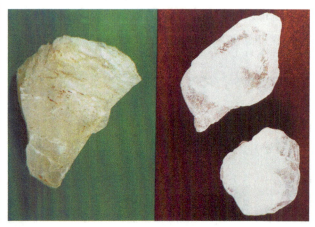

消渴热中，止烦满，三月采于赤山。朴硝者，亦生山之阴，有盐咸苦之水，则朴硝生于其阳。其味苦无毒，其色黄白，主疗热，腹中饱胀，养胃消谷，去邪气，亦得水而消，其疗与硝石小异。"按如此说，是取芒硝合煮，更成为真硝石，但不知石脾复是何物？本草乃有石脾、石肺，人无识者，皇甫既是安定人，又明医药，或当详。练之以朴硝作芒硝者，但以暖汤淋朴硝，取汁清澄煮之减半，出着木盆中，经宿即成，状如白石英，皆六道也，作之忌杂人临视。今益州人复炼矾石作硝石，绝柔白，而味犹是矾石尔。孔氏解散方又云：熬炼硝石令沸定汁尽。如此，硝石犹是有汁也。今仙家须之，能化他石，乃用于理第一。

〔谨案〕晋宋古方，多用硝石，少用芒硝，近代诸医但用芒硝，鲜言硝石，岂古人昧于芒硝也。《本经》云生于朴硝，朴硝一名硝石朴，硝石一名芒硝，理既明白，不合重出之。

【来　源】为硫酸盐类矿物芒硝Mirabilite的精制品。

【形态特征】药材为单斜晶系。晶体呈短柱状或针状，有时为板条状或似水晶的假六方棱柱状。集合体通常为致密或疏松的块体。无色透明，多为白色及带浅黄等色，含有机质者发黑。条痕白色。硬度1.5～2。性脆，易碎为粉末状。纯者相对密度1.49。极易溶于水。

【性味功效】甘、苦，温。消肿止痛，止血，生肌。

【古方选录】《伤寒论》大承气汤：大黄（酒洗）四两，厚朴（炙，去皮）半斤，枳实（炙）五枚，芒硝三合。用法：以水一斗，先煮二物，取五升，去滓；纳大黄，更煮取二升，去滓；纳芒硝，更上

胆，烧之赤色，故名绛矾矣，出瓜州。

【来　　源】为硫酸盐类矿物明矾石Alunite经加工提炼而成的结晶。

【形态特征】药材为三方晶系。晶体呈细小的菱面体或板状等。无色或白色，常夹带浅黄及粉红等色。条痕白色。玻璃状光泽，解理平行面上有时微带珍珠光泽，块状者光泽暗淡或为带蜡状光泽。断口呈贝壳状，块体者呈多片状、参差状。性脆。

【性味功效】酸、涩，寒；有小毒。祛痰燥湿，解毒杀虫，止泻止血。

【古方选录】《圣济总录》救生散：白矾、半夏（汤洗去滑，焙）、天南星（生用）各等分。用法：上为细散。每服以好酒一盏，药末二钱匕，加生姜三片，煎七分，通温灌之。主治：卒中风。

【用法用量】内服，入丸、散，1～3g。外用，研末撒或调敷。

【使用注意】阴虚胃弱、无湿热者忌服，且不宜久服和多服。

【现代研究】化学研究显示，含碱性硫酸铝钾［$KAl(SO_4)_2 \cdot 12H_2O$］。药理研究显示，有抗菌、抗阴道滴虫、凝固蛋白、局部刺激、收敛、止汗、止血等作用。现代临床用于治疗内痔，脱肛，子宫脱垂，烧伤创面铜绿假单胞菌感染，慢性中耳炎，头癣，睾丸鞘膜水肿，传染性肝炎，慢性细菌性痢疾，肺结核咯血，消化道溃疡，狂躁型精神病，癫痫等。

16 滑石

【古籍正文】味甘，寒、大寒，无毒。主身热、泄澼，女子乳难，癃闭，利小便，荡胃中积聚寒热，益精气，通九窍六腑津液，去留结，止渴，令人利中。久服轻身，耐饥，长年。一名液石，一名共石，一名脱石，一名番石。生赭阳山谷，及太山之阴，或掖北白山，或卷山，采无时。

　　石韦为之使，恶曾青。滑石色正白，《仙经》用之以为泥。又有冷石，小青黄，性并冷利，亦能熨油污衣物。今出湘州、始安郡诸处。初取软如泥，久渐坚强，人多以作家中明器物，并散热人用之，不正入方药。赭阳县先属南阳，汉哀帝置，明《本经》所注郡县，必是后汉时也。掖县属青州东莱，卷县属司州荥阳。

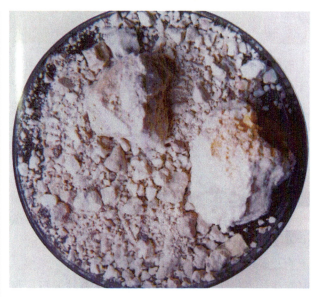

〔谨案〕此石所在皆有。岭南始安出者，白如凝脂，极软滑。其出掖县者，理粗质青白黑点，惟可为器，不堪入药。齐州南山神通寺南谷亦大有，色青白不佳，至于滑腻，犹胜掖县者。

【来　　源】为硅酸盐类矿物滑石Talc。

【形态特征】药材为单斜晶系。晶体呈六方形或菱形板状，但完好的晶体极少见，通常为粒状和鳞片状的致密块体。淡绿色、白色或灰色。条痕白色或淡绿色。光泽脂肪状，解理面显珍珠状。半透明至不透明。解理沿底面极完全。性柔，有滑腻感。

【性味功效】甘、淡，寒。利尿通淋，清热解暑，外用祛湿敛疮。

【古方选录】《圣济总录》滑石散：滑石（研）一两，甘草（炙，锉）半两，大黄（炒、锉）半两，黄芪（锉）半两，地椒半两，山栀子（去皮）半两，乳香（研）一钱。用法：上为散。每服一钱匕，食前乳香酒调下，未愈再服。主治：下焦滞热，阴中疼痛，小便艰涩。

【用法用量】水煎服，9～24g，包煎；或入丸、散。外用适量，研末撒或调敷。

【使用注意】脾虚气弱、精滑及热病津伤者忌服。孕妇慎服。

【现代研究】化学研究显示，主要含水合硅酸镁［$Mg_3(Si_4O_{10}) \cdot (OH)_2$］，还常含有$Al_2O_3$等杂质。药理研究显示，有保护皮肤和黏膜，对伤寒杆菌、副伤寒杆菌有抑制等作用。现代临床用于治疗痱子刺痒，泌尿系统感染，暑热感冒，皮肤感染等。

17 紫石英

【古籍正文】味甘、辛，温，无毒。主心腹咳逆邪气，补不足，女子风寒在子宫，绝孕十年无子，疗上气心腹痛，寒热邪气结气，补心气不足，定惊悸，安魂魄，填下焦，止消渴，除胃中久寒，散痈肿，令人悦泽。久服温中，轻身延年。生太山山谷，采无时。

　　长石为之使，得茯苓、人参、芍药共疗心中结气；得天雄、昌蒲共疗霍乱。畏扁青、附子，不欲鮀甲、黄连、麦句姜。今第一用太山石，色重澈，下有根，次出雹零山，亦好。又有南城石，无根。又有青绵石，色亦重黑，不明澈。又有林邑石，腹里必有一物如眼。吴兴石四面才有紫色，无光泽。会稽诸暨石，形色如石榴子。先时并杂用，今丸散家采择，惟太山最胜，余处者，可作丸酒饵。《仙经》不正用，而为俗方所重也。

【来　　源】为氟化物类矿物萤石Fluorite。

【形态特征】药材为等轴晶系。集合体常呈致密粒状块体出现。颜色大部分被染成各种颜色，如黄色、浅绿色、浅蓝色、紫色及紫黑色等，其色可因加热、压力、X射线、紫外线等而改变，加热时可失去色彩，而受X射线照射后，又恢复原色。断口呈贝壳状。加热后显荧光。

【性味功效】甘，温。温肾暖宫，镇心安神，温肺平喘。

【古方选录】《太平圣惠方》紫石英汤：紫石英五两，打碎如米豆大，水淘一遍。用法：上以水一斗，煮取二升，去渣澄清。细细温服，或煮粥羹食

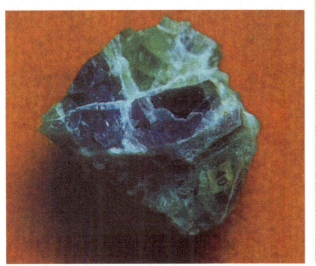

亦得，服尽更煎之。功效：治虚劳，止惊悸，令能食。

【用法用量】煎服，9～15g，打碎，先煎。

【使用注意】阴虚火旺者忌服。

【现代研究】化学研究显示，主要含氟化钙（CaF_2），常夹杂有微量的氧化铁（Fe_2O_3）及镉、铬、铜、锰、镍、铅、锌、钇、铈等元素。药理研究显示，有促进卵巢分泌机能、抑制神经应激能力、镇静、解痉等作用。现代临床用于治疗不孕，原发性痛经，多囊卵巢综合征，月经量少，女性性功能低下，流行性乙型脑炎后遗症等。

18 白石英

【古籍原文】味甘、辛，微温，无毒。主消渴，阴痿不足，咳逆，胸膈间久寒，益气，除风湿痹，疗肺痿，下气，利小便，补五脏，通日月光。久服轻身长年，耐寒热。生华阴山谷，及太山，大如指，长二三寸，六面如削，白澈有光。其黄端白棱名黄石英；赤端名赤石英；青端名青石英；黑端名黑石英。二月采，亦无时。

　　恶马目毒公。今医家用新安所出，极细长白澈者；寿阳八公山多大者，不正用之。《仙经》大小并有用，惟须精白无瑕杂者。如此说，则大者为佳。其四色英，今不复用。

〔谨案〕白石英所在皆有，今泽州、虢州、洛州山中俱出，虢州者大，径三四寸，长五六寸。今通以泽州者为胜也。

【来　　源】为氧化物类矿物石英Quartz。

【形态特征】药材为三方晶系。颜色为无色或白

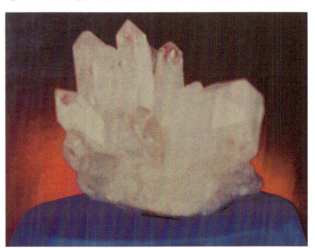

色，由于所含杂质关系，晶体常呈各种不同的颜色。条痕白色。结晶体显玻璃光泽，块状体呈油状光泽，光泽强度不一。透明至半透明。断口贝壳状，或不平坦参差状。性脆。

【性味功效】甘、辛，微温。温肺肾，安心神，利小便。

【古方选录】《鸡峰普济方》白石英汤：白石英（杵细者，绵裹）一分，五味子、白茯苓、附子、人参各半钱，甘草一字。用法：上用水五大盏，银石器中煮石英至三盏，投药再煎至一盏半，去滓。功效：治肺虚少气，补虚羸，益肺，止咳，进饮食。

【用法用量】煎服，9~15g；或入丸、散。

【使用注意】不宜长期使用。

【现代研究】化学研究显示，主要含二氧化硅（SiO_2），尚含微量铝、铁、钠、钾等。现代少用。

19 五色石脂

【古籍原文】味甘，平。主黄疸，泄痢，肠澼，脓血，阴蚀，下血，赤白，邪气，痈肿，疽痔，恶疮，头益气，肥健，不饥，轻身，延年。五石脂各随五色，补五脏。生南山之阳山谷中。

青石脂，味酸，平，无毒。主养肝胆气，明目，疗黄疸，泄痢，肠澼，女子带下百病，及疽痔，恶疮。久服补髓，益气，不饥，延年。生齐区山及海崖，采无时。

赤石脂，味甘、酸、辛，大温，无毒。主养心气，明目，益精，疗腹痛，泄澼，下痢赤白，小便利，及痈疽疮痔，女子崩中漏下，产难，胞衣不出。久服补髓，好颜色，益智，不饥，轻身，延年。生济南、射阳及太山之阴，采无时。

恶大黄，畏芫花。

〔谨案〕此石济南太山不闻出者，今虢州卢氏县、泽州陵川县及慈州昌乡县并有，色理鲜腻，宜

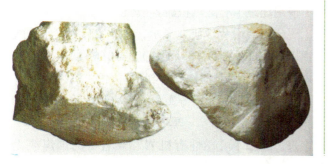

州诸山亦有。此五石脂中，又有石骨，似骨，如玉坚润，服之力胜钟乳。

黄石脂，味苦，平，无毒。主养脾气，安五脏，调中，大人小儿泄痢肠澼，下脓血，去白虫，除黄疸，痈疽虫。久服轻身延年。生嵩高山，色如莺雏，采无时。

曾青为之使，恶细辛，畏蜚蠊。

白石脂，味甘、酸，平，无毒。主养肺气，浓肠，补骨髓，疗五脏惊悸不足，心下烦，止腹痛下水，小肠澼热溏，便脓血，女子崩中，漏下，赤白沃，排痈疽疮痔。久服安心，不饥，轻身，长年。生太山之阴，采无时。

得浓朴并米汁饮，止便脓。燕屎为之使，恶松脂，畏黄芩。

〔谨案〕白石脂，今出慈州诸山，胜于余处者。太山左侧，不闻有之。

黑石脂，味咸，平，无毒。主养肾气，强阴，主阴蚀疮，止肠澼泄痢，疗口疮咽痛。久服益气，不饥，延年。一名石涅，一名石墨。出颍川阳城，采无时。

此五石脂如《本经》，疗体亦相似。《别录》各条，所以具载，今俗用赤石、白石二脂尔。《仙经》亦用白石脂，以涂丹釜。好者出吴郡，犹与赤石脂同源。赤石脂多赤而色好，惟可断下，不入五石散用。好者亦出武陵、建平、义阳。今五石散皆用义阳者，出郿县界东八十里，状如豚脑，色鲜红可爱，随采随复而生，不能断痢，而不用之。余三色脂有，而无正有，黑石脂乃可画用尔。

〔谨案〕义阳即申州也，所出者，名桃花石，非五色脂，色如桃花，久服肥人。土人亦以疗下利，旧出苏州余杭山大有，今不收采尔。

赤石脂

【来　　源】为硅酸盐类矿石多水高岭石Halloysite与氧化物类赤铁矿或含氢氧化物类褐铁矿共同组成的细分散多矿物集合体。

【形态特征】药材为单斜晶系隐晶质。个体为片状或卷曲呈管状（一般外径0.04~0.19μm，内径0.02~0.1μm）。集合体致密块状、土状、粉末状或呈瓷状及各种胶凝体外观。纯净的白色。土状或瓷状、蜡状光泽，硬度1~2.5。相对密度2.0~2.6（因吸附水及层间水含量而异）。

【性味功效】甘、涩、酸，温。涩肠固脱，止血敛疮。

【古方选录】《伤寒论》桃花汤：赤石脂（一半全用，一半筛末）一斤，干姜一两，粳米一升。用法：以水七升，煮米令熟，去滓，温服七合，纳赤石脂末方寸匕，日三次。若一服愈，余勿服。主治：少阴病两三日至四五日，腹痛，小便不利，下利不止，便脓血者。

【用法用量】内服，煎汤，10～15g，或入丸、散。外用，研末撒或调敷。

【使用注意】有湿热积滞者忌服。不宜与肉桂同用。孕妇慎服。

【现代研究】化学研究显示，主要含水合硅酸铝 [$Al_4(Si_4O_{10})(OH)_8 \cdot 4H_2O$]，尚含相当多的氧化铁（$Fe_2O_3$）及钛、镍、锶、钡等微量元素。药理研究显示，内服能吸着消化道内有毒物质及食物异常发酵的产物，对发炎的胃肠黏膜有局部保护作用，并对胃肠道出血有止血作用。现代临床用于治疗脱肛，烧烫伤等。

白石脂

【来　源】硅酸盐类高岭石族矿物高岭石Kaolinite。

【形态特征】药材为三斜晶系或单斜晶系。单晶体星片状，罕见，且个体极小。集合体呈疏松鳞片状、土状或致密块状，偶见钟乳状。纯者白色，如被杂质混入可染成其他色。致密块体无光泽或呈蜡状光泽，唯薄鳞片可呈珍珠光泽。硬度1～3，相对密度2.61～2.68。

【性味功效】甘、酸，平。涩肠，止血，固脱，收湿敛疮。

【古方选录】《圣济总录》白石脂散：白石脂（烧令赤）一分，乱发（烧灰）一分，甘草（炙令赤）半

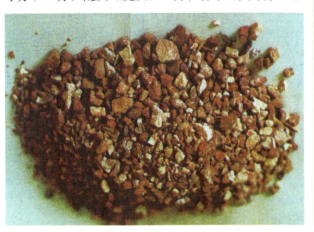

两。用法：上为细散。每服一字至半钱匕，米饮调下，早晨、午后各一次。主治：小儿肠澼下脓血。

【用法用量】内服，煎汤，6～15g；或入丸、散。外用，研末撒或调敷。

【使用注意】有湿热积滞者忌服。

【现代研究】化学研究显示，主要成分为水合硅酸铝 [$Al_4(Si_4O_{10})(OH)_8 \cdot 4H_2O$]，还常含有锶、钡、锰、钛、锌、铅、铜、锂等。药理研究显示，用醋煅制后具有收敛作用。现代临床外用于治疗痈、疮、湿疹等。

黄石脂

【来　源】硅酸盐类水云母族矿物水云母Hydromica或高岭石族矿物多水高岭石Halloysite为主要组分的细分散多矿物集合体。

【形态特征】单斜晶系。个体片状，集合体鳞片状、薄片状分散或呈致密到疏松的块体。白色，因吸附氢氧化铁呈黄色等。致密块体有油脂状光泽，断口贝壳状到似贝壳状；疏松块体有土状光泽，断口不平，有孔隙。硬度2～3。相对密度2.5～2.8。有滑感，粘舌。

【性味功效】苦，平。归脾、大肠经。健脾涩肠，止血敛疮。

【古方选录】《圣济总录》厚朴丸：厚朴（去粗皮，生姜汁炙令紫）一两，干姜（炮）一两，陈橘皮（汤浸，去白，焙）一两，诃黎勒（炮，去核）一两，白茯苓（去黑皮）一两，芜荑（微炒香）一两，阿胶（炙令燥）一两，熟艾（微炒，别捣）一两，胡粉（炒黄）一两，黄石脂（赤石脂亦可）一两，乌梅（去核，炒干）一两，当归（切，焙）一两，蜀椒（去目并闭口，炒出汗）一两。每服五十丸，空心用温浆水送下，日午再服。主治：积年冷痢，日三五行，胀闷肠鸣，食不消化，面黄渐瘦。

【用法用量】内服，煎汤，10～20g，打碎先煎。

【使用注意】有湿热积滞者慎服。

【现代研究】化学研究显示，主要成分为含水硅酸铝钾 [$KAl(Si_4O_{10})(OH)_8 \cdot 4H_2O$]。因含有混入物$Fe(OH)_3 \cdot nH_2O$，因此显黄色。另外还含有镁、钙、钛、钡、锰等微量元素。现代不用。

黑石脂

【来　源】可燃性有机岩、煤岩中的烟煤或无

烟煤。

【形态特征】呈灰黑，黑色的块体，条痕黑或褐黑，沥青状或油脂状光泽，黯淡，不透明；块体上或有色泽不一的光亮条带。无解理，断口不平坦，偶尔见似贝壳状断口。硬度低于小刀，多数近于手指甲，为2～2.5。性脆，易碎。相对密度从1.0变到2.25，多在1.1～1.8。

【性味功效】甘、辛，温，有毒。活血止血，化积止痛。

【用法用量】内服，研末，0.3～0.6g，酒或米粥送服。外用，适量，研末掺。

【使用注意】内服宜慎。

【现代研究】现代少用。

20 太一禹余粮（禹余粮）

【古籍原文】味甘，平，无毒。主咳逆上气，症瘕，血闭，漏下，除邪气，肢节不利，大饱绝力身重。久服耐寒暑，不饥，轻身，飞行千里，神仙。一名石脑。生太山山谷，九月采。

杜仲为之使，畏贝母、菖蒲、铁落。今人惟总呼为太一禹余粮，自专是禹余粮尔，无复识太一者，然疗体亦相似，《仙经》多用之，四镇丸亦总名太一禹余粮。

〔谨案〕太一余粮及禹余粮，一物而以精、粗为名尔。其壳如瓷，方圆不定，初在壳中未凝结者，犹是黄水，名石中黄子。久凝乃有数色，或青或白，或赤或黄。年多变赤，因赤渐紫，自赤及紫，俱名太一。其诸色通谓余粮。今太山不见采得者，会稽、王屋、泽、潞州诸山皆有之。

【来源】为氢氧化物类矿物褐铁矿Limonite。

【形态特征】药材为斜方晶系。内部为链状结构；含不定量吸附水的称水针铁矿。形态为不规则隐晶质块体或分泌体、结核。纯净处黄色、黄褐色。条痕淡黄色至黄褐色。表面多凹凸不平或覆有粉末状褐铁矿。不透明。断口不平坦。硬度为2～5或1～4。相对密度3.3～4.3。无臭、无味。

【性味功效】甘、涩，微寒。涩肠，止血，止带。

【古方选录】《伤寒论》赤石脂禹余粮汤：赤石脂（碎）一斤，禹余粮（碎）一斤。用法：以水六升，煮取二升，去滓，分三次温服。主治：伤寒，

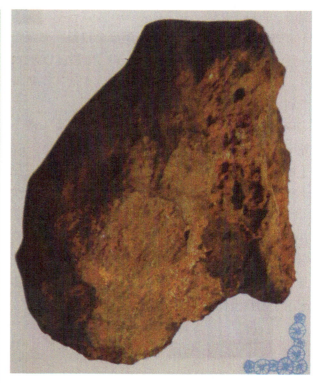

下利不止，心下痞硬。

【用法用量】水煎服，10～15g；或入丸、散。外用，研末撒或调敷。

【使用注意】实证者忌服，孕妇慎服。

【现代研究】化学研究显示，主要含碱式氧化铁 $[FeO(OH)]$ 及碱式含水氧化铁 $[FeO(OH)] \cdot n H_2O$，并夹有泥土及有机质等。又含多量的磷酸盐及铝、镁、钾、钠等。药理研究显示，其生品水煎液具有明显缩短小鼠凝血、出血时间的作用。现代临床用于治疗慢性结肠炎等。

21 石中黄子（禹余粮）

【古籍原文】味甘，平，无毒。久服轻身，延年，不老。此属余粮壳中，未成余粮黄浊水也。出余粮处有之。陶云：芝品中有石中黄子，非也。

【来源】为氢氧化物类矿物褐铁矿Limonite。

【形态特征】药材为斜方晶系。内部为链状结构；含不定量吸附水的称水针铁矿。形态为不规则隐晶质块体或分泌体、结核。纯净处黄、褐黄色。条痕淡黄至黄褐色。表面多凹凸不平或覆有粉末状褐铁矿。不透明。断口不平坦。硬度为2～5或1～4。相对密度3.3～4.3。无臭、无味。

【性味功效】甘、涩，微寒。归脾、胃、大肠经。

涩肠，止血，止带。

【古方选录】《伤寒论》赤石脂禹余粮汤：赤石脂一斤（碎），禹余粮一斤（碎）。用法：以水六升，煮取二升，去滓，分三次温服。主治：伤寒，下利不止，心下痞硬。

【用法用量】内服，煎汤，10～15g，或入丸、散。外用，研末撒或调敷。

【使用注意】实证者忌服，孕妇慎服。

【现代研究】化学研究显示，主要含碱式氧化铁[FeO（OH）]及碱式含水氧化铁[FeO（OH）]·nH_2O，并夹有泥土及有机质等。又常含多量的磷酸盐及铝、镁、钾、钠等。药理研究显示，其生品水煎液具有明显缩短小鼠凝血、出血时间的作用。现代临床用于治疗慢性结肠炎等症。

22 禹余粮

【古籍原文】味甘，寒、平，无毒。主咳逆，寒热、烦满，下赤白，血闭、症瘕、大热，疗小腹痛结烦疼。练饵服之，不饥、轻身、延年。一名白余粮。生东海池泽，及山岛中或池泽中。

今多出东阳，形如鹅鸭卵，外有壳重叠，中有黄细末如蒲黄，无沙者为佳。近年茅山凿地大得之，极精好，乃有紫华靡靡。《仙经》服食用之。南人又呼平泽中有一种藤，叶如菝葜，根作块有节，似菝而色赤，根形似薯蓣，谓为禹余粮。言昔禹行山乏食，采此以充粮，而弃其余，此云白禹余粮也，生池泽复有仿佛。或疑今石者，即是太一也。张华云：池多蓼者，必有余粮，今庐江间便是也。适有人于铜官采空青于石坎，大得黄赤色石，极似今之余粮，而色过赤好，疑此是太一也。彼人呼为雌黄，试涂物，正如雄黄色尔。

〔谨案〕陶云："黄赤色石，疑是太一。"既无壳裹，未是余粮，疑谓太一，殊非的称。

【来　源】为氢氧化物类矿物褐铁矿Limonite。

【形态特征】药材为斜方晶系。内部为链状结构；含不定量吸附水的称水针铁矿。形态为不规则隐晶质块体或分泌体、结核。纯净处黄、褐黄色。条痕淡黄色至黄褐色。表面多凹凸不平或覆有粉末状褐铁矿。不透明。断口不平坦。硬度为2～5或1～4。相对密度3.3～4.3。无臭、无味。

【性味功效】甘、涩，微寒。归脾、胃、大肠经。涩肠，止血，止带。

【古方选录】《伤寒论》赤石脂禹余粮汤：赤石脂一斤（碎），禹余粮一斤（碎）。用法：以水六升，煮取二升，去滓，分三次温服。主治：伤寒，下利不止，心下痞硬。

【用法用量】内服，煎汤，10～15g，或入丸、散。外用，研末撒或调敷。

【使用注意】实证者忌服，孕妇慎服。

【现代研究】化学研究显示，主要含碱式氧化铁[FeO（OH）]及碱式含水氧化铁[FeO（OH）]·nH_2O，并夹有泥土及有机质等。又常含多量的磷酸盐及铝、镁、钾、钠等。药理研究显示，其生品水煎液具有明显缩短小鼠凝血、出血时间的作用。现代临床用于治疗慢性结肠炎等症。

中　品

23 金　屑

【古籍原文】味辛，平，有毒。主镇精神，坚骨髓，通利五脏，除邪毒气，服之神仙。生益州，采无时。

金之所生，处处皆有，梁、益、宁三州及建晋多有，出水沙中，作屑，谓之生金。辟恶而有毒，不炼服之杀人。建、晋亦有金沙，出石中，烧熔鼓铸为埚，虽被火亦未熟，犹须更炼。又高丽、扶南及西域外国成器，金皆炼熟可服。《仙经》以醯、蜜及猪肪、牡荆、酒辈炼饵柔软，服之神仙。亦以合水银作丹砂外，医方都无用，当是犹虑其毒害故也。《仙方》名金为太真。

【来　源】为自然元素类矿物自然金Native Gold经加工锤成的碎屑或薄片。

【形态特征】药材为等轴晶系。晶体呈八面体，菱形十二面体，但少见，常为分散属粒状或不规则树枝状集含体，偶呈较大的块体。金黄色。条痕与颜色相同，强金属光泽。硬度2.5～3。相对密度15.6～18.3。金箔具强延展性。有高度的传热及导电性。

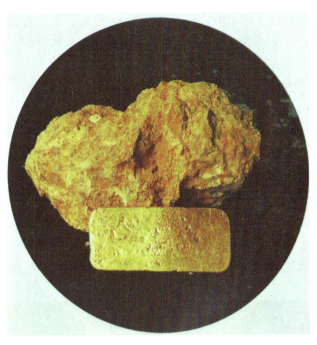

【性味功效】辛、苦，平。镇心，平肝，安神，解毒。

【古方选录】《圣济总录》守神丸：金箔一百片，腻粉半两，人参（为末）三分。用法：上药于银石器内，入黄牛乳五合，于金箔上淋漉，用物密盖定，煮尽乳，取研如膏，以人参末渐渐入同研为丸，如赤小豆大，每服三丸。渐加至五丸。主治：中风邪发狂及肝心风热，气虚不足，惊恚癫疾。

【用法用量】内服，入丸、散。一般多作丸药挂衣。外用，研末撒。

【使用注意】阳虚气陷、下利清冷者忌服。

【现代研究】化学研究显示，主要为自然金，常含有少量银、铜等其他金属元素。现代不用。

24 银屑

【古籍原文】味辛，平，有毒。主安五脏，定心神，止惊悸，除邪气，久服轻身长年。生永昌，采无时。

银之所出处，亦与金同，但皆是生石中耳。炼饵法亦相似。今医方合镇心丸用之，不可正服尔。为屑当以水银磨令消也。永昌本属益州。今属宁州，绝远不复宾附。《仙经》又有服炼法，此当无正主疗，故不为《本草》所载。古者名金为黄金，银为白金，铜为赤金。今铜有生熟，炼熟者柔赤，而《本经》无用。今铜青及大钱皆入方用，并是生

铜，应在下品之例也。

〔谨案〕银之与金，生不同处，金又兼出水中。方家用银屑，当取见成银薄，以水银消之为泥。合消石及盐研为粉，烧出水银，淘去盐石，为粉极细，用之乃佳。不得已乃磨取屑耳。且银所在皆有，而以虢州者为胜，此外多锡秒为劣。高丽作帖者，云非银矿所出，然色青不如虢州者。又有黄银，《本草》不载，俗云为器辟恶，乃为瑞物也。

【来　源】为自然元素类矿物自然银Native Silver经加工而成的碎屑或薄片。

【形态特征】药材为等轴晶系。单个晶体立方体和八面体，或为两者的聚形。通常以粒状、块状等集合体产出。银白色，表面常现灰黑色。条痕银白色。金属光泽。不透明，硬度2.5～3，断口锯齿状，相对密度10.1～11.1。具延展性，有良好的导热及导电性。

【性味功效】辛，平。安神，镇惊，定痛。

【古方选录】《幼幼新书》引张涣方，银箔丹：银箔（别研）十片，续随子（去皮）一分，青黛（别研）一分，芦荟（别研）一分，胡黄连（末）一分，麝香（末）一钱。用法：上为细末，以糯米饭为丸，如绿豆大。每服一二粒，煎薄荷汤送下。主治：急惊伏热潮发者。

【用法用量】内服，入丸、散。一般多作丸药挂衣。

【使用注意】勿炼粉入药服。

【现代研究】化学研究显示，主要成分为银。现代不用。

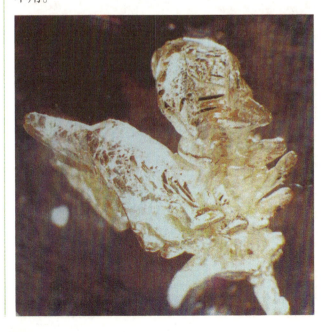

25 水 银

【古籍原文】味辛，寒，有毒。主疗痈，痂疡，白秃，杀皮肤中虫虱、堕胎、除热。以傅男子阴，阴消无气。杀金银铜锡毒，熔化还复为丹。久服神仙，不死。一名汞。生符陵平土，出于丹砂。

畏磁石。今水银有生熟。此云生符陵平土者，是出朱砂腹中，亦别出沙地，皆青白色，最胜。出于丹砂者，是今烧粗末朱砂所得，色小白浊，不及生者。甚能消金银，使成泥，人以镀物是也。还复为丹，事出《仙经》。酒和日曝，服之长生。烧时飞著釜上灰，名汞粉，俗呼为水银灰，最能去虱。

〔谨案〕水银出于朱砂，皆因热气，未闻朱砂腹中自出之者。火烧飞取，人皆解法。南人又蒸取之，得水银少于火烧，而朱砂不损，但色少变黑耳。

【来 源】为自然元素类液态矿物自然汞；主要从辰砂Cinnabar矿经加工提炼制成。

【形态特征】1.辰砂：药材为三方晶系。晶体呈厚板状或菱面体，在自然界中单体少见，多呈粒状、致密状块体出现，也有呈粉末状被膜者。颜色为朱红色至黑红色，有时带铅灰色。条痕为红色。金刚光泽，半透明。有平行的完全解理。性脆。

2.自然汞：药材为晶体汞，为菱面体状。液体呈小珠分散，或呈薄膜依附于辰砂等表面及裂隙中，亦呈小水滴状于岩石裂隙。银白色或锡白色，金属光泽。晶体相对密度14.26～14.4；液体相对

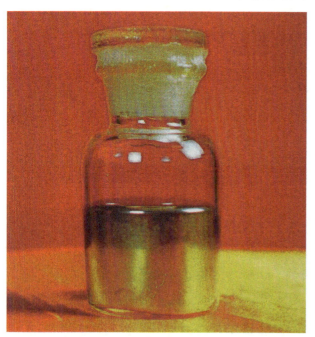

密度13.546（20℃）。气化点356.58℃，蒸气有剧毒。常温下在空气中稳定为液态，受热易挥发。

【性味功效】辛，寒；有毒。杀虫，攻毒。

【古方选录】《太平圣惠方》水银膏：水银一两，白矾一两，蛇床子一两，雄黄一两，菌茹末一两。用法：上药入炼好猪脂半斤，都研，候水银星尽。便用敷之，日二三次。主治：疥癣疮，经年不愈；兼治小儿头疮。

【用法用量】外用适量，不宜内服。

【使用注意】孕妇忌用。

【现代研究】化学研究显示，含金属元素汞，并含有微量的银。现代不用。

26 雄 黄

【古籍原文】味苦、甘，平，寒、大温，有毒。主寒热，鼠瘘，恶疮，疽痔，死肌。疗疥䘌，䘌疮，目痛，鼻中息肉，及绝筋，破骨，百节中大风，积聚，癖气，中恶，腹痛，鬼疰，杀精物，恶鬼，邪气，百虫，毒肿，胜五兵，杀诸蛇虺毒，解藜芦毒，悦泽人面。炼食之，轻身、神仙。饵服之，皆飞入人脑中，胜鬼神，延年益寿，保中不饥。得铜可作金。一名黄食石。生武都山谷、敦煌山之阳，采无时。

炼服雄黄法，皆在《仙经》中，以铜为金，亦出《黄白术》中。晋末以来，氐羌中纷扰，此物绝不复通，人间时有三五两，其价如金。合丸皆用石门、始兴石黄之好者尔。始以齐初凉州平市微有所得，将至都下，余最先见于使人陈典签处，捡获见十余片，伊辈不识此物是何等，见有搀挟雌黄，或谓是丹砂，五禾语并更属觅，于是渐渐而来，好者作鸡冠色，不臭而坚实。若点黑及虚软者不好也。武都、氐羌是为仇池。宕昌亦有，与仇池正同而小劣。敦煌在凉州西数千里，所出者未尝得来，江东不知，当复云何？此药最要，无所不入也。

〔谨案〕出石门名石黄者，亦是雄黄，而通名黄食石。而石门者最为劣耳，宕昌、武都者为佳，块方数寸，明澈如鸡冠，或以为枕，服之辟恶。其青黑坚者，不入药用。若火烧飞之而精小，疗疮疥猥用亦无嫌。又云恶者名熏黄，用熏疗疮疥，故名之，无别熏黄也。贞观年中，以宕州新出，有得方

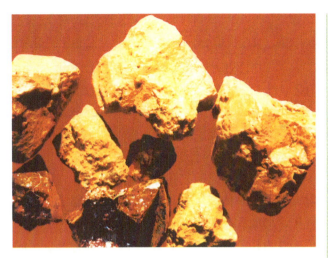

数尺者，但重脆，不可全致之耳。

【来　　源】为简单硫化物类矿物雄黄Realgar。

【形态特征】药材为单斜晶系。晶体细小，呈柱状或针状。通常多呈粒状，致密块状，有时呈土状、粉末状、皮壳状集合体。橘红色，表面或有暗黑及灰色的锖色。晶体呈金刚光泽，断口呈树脂光泽。阳光久照会发生破坏而转变为淡橘红色粉末。锤击之有刺鼻蒜臭味。

【性味功效】辛、苦，温；有毒。解毒，杀虫，燥湿，祛痰。

【古方选录】《痈疽神秘验方》雄黄解毒散：雄黄一两，白矾四两，寒水石（煅）一两半。用法：上为末。用滚水二三碗，乘热入前药一两，熏洗患处。主治：一切痈肿溃烂，诸风疮痒。

【用法用量】0.05～0.1g，入丸、散。外用适量，熏涂患处。

【使用注意】内服宜慎，不可久用。孕妇禁用。

【现代研究】化学研究显示，主要含有二硫化二砷（As_2S_2），并含有硅、铅、铁、钙、镁等。药理研究显示，对多种皮肤真菌有不同程度的抑制作用，对金黄色葡萄球菌、变形杆菌、铜绿假单胞菌均有杀菌作用，具有抗血吸虫作用。现代临床用于治疗慢性支气管炎及支气管哮喘，颈部头晕头痛，胆道蛔虫，带状疱疹，破伤风，流行性腮腺炎等。

27 雌 黄

【古籍原文】味辛、甘，平、大寒，有毒。主恶疮，头秃，痂疥，杀毒虫虱，身痒，邪气，诸毒。蚀鼻中息肉，下部䘌疮，身面白驳，散皮肤死肌，

及恍惚邪气，杀蜂蛇毒。炼之，久服轻身、增年、不老，令人脑满。生武都山谷，与雄黄同山生。其阴山有金，金精熏则生雌黄，采无时。

今雌黄出武都仇池者，谓为武都仇池黄，色小赤。出扶南林邑者，谓昆仑黄，色如金，而似云母甲错，画家所重。依此言，既有雌雄之名，又同山之阴阳，于合药盒饭以武都为胜，用之既希，又贱于昆仑。《仙经》无单服法，唯以合丹砂、雄黄共飞炼为丹耳。金精是雌黄，铜精是空青，而服空青反胜于雌黄，其意难了也。

【来　　源】为硫化物矿物雌黄Orpiment。

【形态特征】药材为单斜晶系。单个晶体呈短柱状或板状，但少见。柠檬黄色或橘黄色。条痕鲜黄色或橘黄色。油脂光泽至金刚光泽，解理面为珍珠光泽。薄片透明。一组完全板片状解理外，还有斜交的不完全解理。硬度1.5～2，相对密度3.4～3.5。

【性味功效】辛，平；有毒。燥湿，杀虫，解毒。

【古方选录】《百一选方》四神散：雄黄、雌黄、硫黄、白矾（半透明者）各等分。用法：上为末。每用时先浴，令遍身汗出，次以生姜蘸药擦患处，良久以热汤淋洗。当日色淡，五日除根。主治：紫癜风、白癜风。

【用法用量】内服，入丸、散，0.15～0.3g。外用，研末调敷，或制膏涂。

【使用注意】阴亏血虚者及孕妇忌服。

【现代研究】化学研究显示，含三硫化二砷（As_2S_3），尚夹杂少量三硫化二锑（Sb_2S_3）、二硫化铁（FeS_2）、二氧化硅（SiO_2）。此外，又含铅、锌、铜、镍、钛、锰、钡、银、锶、钙、镁、铝、汞等元素。药理研究显示，雌黄水浸剂1∶2的浓度，在试管内对多种皮肤真菌有抑制作用，雌黄

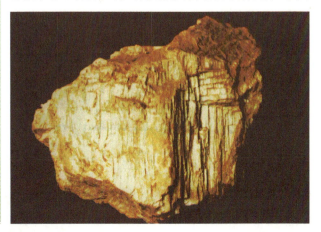

有肝毒性。临床用于治疗癫疮、牛皮顽癣等。现代少用。

28 殷孽

【古籍原文】味辛、温，无毒。主烂伤瘀血，泄痢，寒热，鼠瘘，症瘕，结气。脚冷疼弱。一名姜石，钟乳根也。生赵国山谷，又梁山及南海，采无时。

恶术、防己。赵国属冀州，此即今人所呼孔公孽，大如牛羊角，长一二尺左右，亦出始兴。

〔谨案〕此即石堂下孔公孽根也，盘结如姜，故名姜石。俗人乃以孔公孽为之，误矣。

【来　源】为碳酸盐类矿物钟乳石Stalactite，钟乳状集合体附着于石上的粗大根盘。

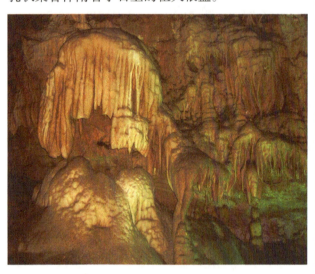

【形态特征】药材为三方晶系。呈扁圆锥形、圆锥形及圆柱形。表面粗糙，凹凸不平。类白色，有的因含杂质而染成灰白色或浅棕黄白色等。玻璃光泽或暗淡。硬度3，性脆。断面较平整，可见同心层状构造或放射状构造，中心有的有空心。相对密度2.6～2.8。

【性味功效】辛、咸，温。温肾壮骨，散瘀解毒。

【用法用量】内服，打碎先煎，9～15g；研末，1.5～3g，入丸、散。外用，适量，研末调敷。

【使用注意】阴虚火旺、肺热咳嗽者忌服。

【现代研究】化学研究显示，主要含碳酸钙（$CaCO_3$），亦含铁、铜、钾、锌、锰、镉、镁、磷、钴、镍、铅、银、铬等。药理研究较少。现代少用。

29 孔公孽

【古籍原文】味辛，温，无毒。主伤食不化，邪结气恶，疮疽瘘痔，利九窍，下乳汁。疗男子阴疮，女子阴蚀，及伤食病，恒欲眠睡。一名通石，殷孽根也，青黄色。生梁山山谷。

木兰为之使，恶细辛。梁山属冯翊郡，此即今钟乳床也，亦出始兴，皆大块折破之。凡钟乳之类，三种同一体，从石室上汁溜积久盘结者，为钟乳床，即此孔公孽也。其次长小笼丛者，为殷孽，今人呼为孔公孽。殷孽复溜，轻好者为钟乳。虽同一类，而疗体为异，贵贱悬殊。此二孽不堪丸散，人皆捣末酒渍饮之，疗脚弱。其前诸疗，恐宜水煮为汤也。案今三种同根，而所生各异处，当是随其土地为胜尔。

〔谨案〕此孽次于钟乳，如牛羊角者，中尚孔通，故名通石。《本经》误以为殷孽之根，陶依《本经》以为今人之误，其实是也。

【来　源】为碳酸盐类矿物方解石的钟乳状附着于岩石上的粗大根盘。

【形态特征】药材为三方晶系。呈扁圆锥形、圆锥形及圆柱形。表面粗糙，凹凸不平。类白色，有的因含杂质而染成灰白色或浅棕黄白色等。玻璃光泽或暗淡。硬度3，性脆。断面较平整，可见同心层状构造或放射状构造，中心有的空心。相对密度2.6～2.8。

【性味功效】甘、辛，温。通阳散寒，化瘀散结，解毒。

【古方选录】《肘后方》：孔公孽二斤，石斛五两，酒二斗。用法：浸服之。主治：风气脚弱。

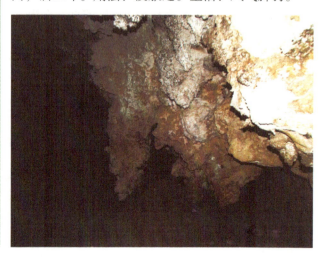

【用法用量】内服，打碎先煎，9～15g；研末，1.5～3g，入丸、散。外用，适量，研末调敷。

【使用注意】阴虚火旺、肺热咳嗽者忌服。

【现代研究】化学研究显示，主要含碳酸钙（$CaCO_3$），另含铁、铜、钾、锌、锰、镉、镁、磷、钴、镍、铅、银、铬等。现代临床用于治疗胃溃疡胃酸过多。

30 石脑（禹余粮）

【古籍原文】味甘、温，无毒。主风寒虚损，腰脚疼痹，安五脏，益气。一名石饴饼。生名山土石中，采无时。

此石亦钟乳之类，形如曾青而白色黑斑，软脆易破，今茅山东及西平山并有，凿土堪取之。俗方不见用，《仙经》有刘君导仙散用之。又真诰云：李整采服，疗风痹虚损，而得长生也。

〔谨案〕隋时有化公者，所服亦名石脑，出徐州宗里山，初在烂石中，入土一丈以下得之，大如鸡卵，或如枣许，触着即散如面，黄白色，土人号为握雪礜石，云服之长生。与李整相会也。

【来　　源】为氢氧化物类矿物褐铁矿Limonite，主要含碱式氧化铁［FeO（OH）］。

【古方选录】《伤寒论》赤石脂禹余粮汤：赤石脂一斤（碎），禹余粮一斤（碎）。用法：以水六升，煮取二升，去滓，分三次温服。主治：伤寒，下利不止，心下痞硬。

【用法用量】内服，煎汤，10～15g，或入丸、散。外用，研末撒或调敷。

【使用注意】实证者忌服，孕妇慎服。

【现代研究】化学研究显示，主要含碱式氧化铁［FeO（OH）］及碱式含水氧化铁［FeO（OH）］·nH_2O，并夹有泥土及有机质等。又常含多量的磷酸盐及铝、镁、钾、钠等。药理研究显示，其生品水煎液具有明显缩短小鼠凝血、出血时间的作用。现代临床用于治疗慢性结肠炎等。

31 石硫黄（硫黄）

【古籍原文】味酸，温、大热，有毒。主妇人阴蚀，疽痔，恶血，坚筋骨，除头秃。疗心腹积聚，邪气冷癖在胁，咳逆上气，脚冷疼弱无力，及鼻衄，恶疮，下部匿疮，止血，杀疥虫。能化金银铜铁奇物。生东海牧羊山谷中，及太山、河西山，矾石液也。

东海郡属北徐州，而箕山亦有。今第一出扶南林邑，色如鹅子初出壳，名昆仑黄。次出外国，从蜀中来，色深而煌煌。俗方用之疗脚弱及痼冷甚良。《仙经》颇用之。所化奇物，并是《黄白术》及合丹法。此云矾石液，今南方则无矾石，恐不必尔。

【来　　源】为自然元素类硫黄族矿物自然硫Sulfur，主要用含硫物质或含硫矿物经炼制升华的结晶体。

【形态特征】药材为斜方晶系。晶体为锥柱状、板柱或针柱状。黄色、蜜黄色或褐黄色。晶面金刚光泽，断口松脂或油脂状光泽。性脆、易碎；受热易产生裂纹。有硫黄臭味。热至270℃则自燃，火焰蓝色，并放出刺鼻臭气味。易溶于二硫化碳、松节油、煤油，但不溶于水及盐酸和硫酸；遇强硝酸和王水则被氧化为硫酸。

【性味功效】酸，温；有毒。外用解毒杀虫疗疮；内服补火助阳通便。

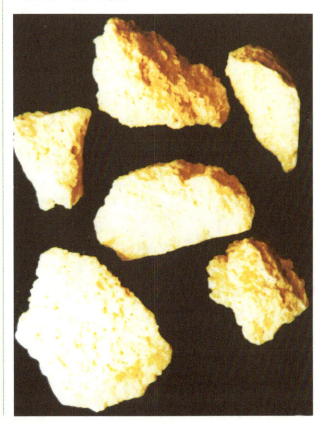

【古方选录】《太平圣惠方》硫黄丸：硫黄一两，消石一两。用法：上药同研，入铫子内，熔作汁，候冷取出，更入石膏末一两，同研令细，用软粳米饭为丸，如梧桐子大。每服五丸，以温水送下。频服之愈。主治：偏头痛、中暑。

【用法用量】内服，1.5～3g，炮制后入丸、散服。外用适量，研末油调涂敷患处。

【使用注意】阴虚火旺者及孕妇忌服。不宜长期服用。

【现代研究】化学研究显示，主要含硫，杂有砷、硒、碲等。药理研究显示，有溶解角质、杀疥虫、细菌、真菌，缓泻等作用。未经炮制的天然硫黄含砷较多，不宜内服，内服需用炮制过的硫黄。现代临床用于治疗慢性气管炎，蛲虫病，小儿消化不良，酒渣鼻等。

32 阳起石

【古籍原文】味咸，微温，无毒。主崩中漏下，破子藏中血，症瘕结气，寒热，腹痛，无子，阴阳痿不合，补不足。疗男子茎头寒，阴下湿痒，去臭汗，消水肿。久服不饥，令人有子。一名白石，一名石生，一名羊起石，云母根也。生齐山山谷及琅玡或云山、阳起山，采无时。

桑螵蛸为之使，恶泽泻、菌桂、雷丸、蛇蜕皮，畏菟丝子。此所出即与云母同，而其似云母，但厚实耳。今用乃出益州，与矾石同处，色小黄黑即矾石。云母根未知何者是？俗用乃希。《仙经》

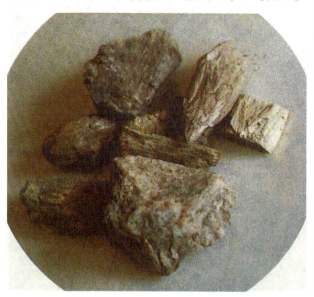

亦服之。

〔谨案〕此石以白色、肌理似阴蘖、仍夹带云母绿润者为良，故《本经》一名白石；今乃用纯黑如碳者，误矣。云母条中，既云黑者为云胆，又名地涿，服之损人，黑阳起石必为恶矣。《经》言生齐山，齐山在齐州历城西北五六里，采访无阳起石，阳起石乃在齐山西北六七里卢山出之。《本经》云：或云山，云、卢字讹矣。今太山、沂州唯有黑者，其白者独出齐州也。

【来　　源】为硅酸盐类矿物透闪石Tremolite及其异种透闪石石棉。

【形态特征】药材为单斜晶系。晶体呈简单的长柱状、针状，有时呈毛发状，常呈细放射状、纤维状的集合体。白色或浅灰色。玻璃光泽，纤维状集合体具丝绢光泽。硬度5.5～6。性脆，针状，毛发状晶体易折断。相对密度2.9～3.0。

【性味功效】咸，温。温肾壮阳。

【古方选录】《太平惠民和剂局方》阳起石丸：阳起石（酒浸半日，细研）二两，吴茱萸（汤洗七遍，焙，微炒）三分，熟地黄一两，牛膝（去苗，酒浸，焙）三分，干姜（炮）三分，白术三分。用法：上为细末，炼蜜为丸，如梧桐子大。每服二十到三十丸，每日二次。若觉有妊，即住服。主治：妇人子脏虚冷，劳伤过度，风寒搏结，久不受胎。

【用法用量】内服，煎汤，3～5g；或入丸、散。外用，适量。研末调敷。

【使用注意】阴虚火旺者忌服。不宜久服。

【现代研究】化学研究显示，主要成分为碱式硅酸镁钙[$Ca_2Mg_5(Si_4O_{11})_2(OH)_2$]，并含少量锰、铝、钛、铬、镍等。现代少用。

33 凝水石（寒水石）

【古籍原文】味辛、甘，寒、大寒，无毒。主身热，腹中积聚邪气，皮中如火烧烂，烦满，水饮之。除时气热盛，五脏伏热，胃中热，烦满，口渴，水肿，少腹痹。久服不饥。一名白水石，一名寒水石，一名凌水石，色如云母，可析者良，盐之精也。生常山山谷，又中水县及邯郸。

解巴豆毒，畏地榆。常山即恒山，属并州。中水县属河间郡。邯郸即是赵郡，并属冀州城。此处

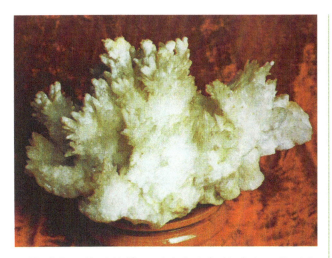

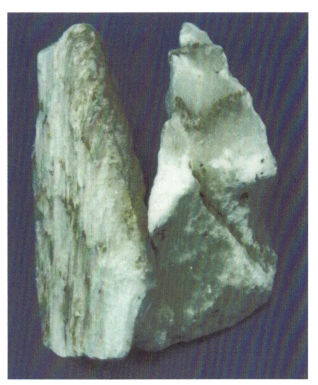

地皆咸卤，故云盐精，而碎之亦似朴硝也。此石末置水中，夏月能为冰者佳。

〔谨案〕此石有两种，有纵理、横理，以横理色清明者为佳。或云纵理为寒水石，横理为凝水石。今出同州韩城，色青黄，理如云母为良；出澄城者，斜理文色白为劣也。

【来　源】为硫酸盐类矿物石膏Gypsum或碳酸盐类矿物方解石Calcite。

【形态特征】药材为单斜晶系。单个晶体呈板状，集合体呈块状、片状、纤堆状或粉末状。无色或白色、粉红色。有时透明，具玻璃光泽，解理面显珍珠光泽，纤维状者具丝绢光泽。硬度2，薄片具挠性。相对密度2.3～2.37。

【性味功效】辛、咸，寒。清热泻火。

【古方选录】《普济本事方》鹊石散：黄连（去须）、寒水石各等分。用法：上为细末。每服二钱，浓煎甘草汤放冷调服。主治：伤寒发狂，或弃衣奔走，逾墙上屋。

【用法用量】内服，煎汤，6～15g；或入丸、散。外用，研末点撒或调敷。

【使用注意】脾胃虚寒者忌服。

【现代研究】化学研究显示，含有含水硫酸钙（$CaSO_4 \cdot 2H_2O$）、碳酸钙（$CaCO_3$），尚含铁、镁、锌、锰等。现代临床用于治疗小儿暑湿泄泻，带状疱疹，痔疮等。

34 石　膏

【古籍原文】味辛、甘，微寒、大寒，无毒。主中风寒热，心下逆气惊喘，口干舌焦，不能息，腹中

坚痛，除邪鬼，产乳，金疮。除时气，头痛、身热、三焦大热，皮肤热，肠胃中膈热，解肌发汗，止消渴，烦逆，腹胀，暴气喘息，咽热，亦可作浴汤。一名细石，细理白泽者良，黄者令人淋。生齐山山谷及齐卢山、鲁蒙山，采无时。

鸡子为之使，恶莽草、毒公。二郡之山，即青州、徐州也。今出钱塘县，皆在地中，雨后时时自出，取之皆方如棋子，白澈最佳。比难得，皆用虚隐山者。彭城者亦好。近道多有而大块，用之不及彼土。《仙经》不须此。

〔谨案〕石膏、方解石大体相似，而以未破者为异。今市人以方解石代石膏，未见有真石膏也。石膏生于石旁，其方解石不因石生，端然独处，大者如升，小者若拳，或在土中，或生溪水，其上皮

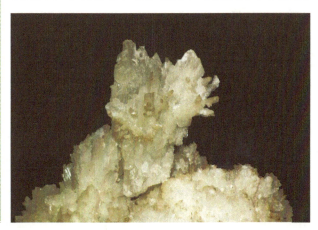

随土及水苔色，破之方解，大者方尺。今人以此为石膏，疗风去热虽同，解肌发汗不如真者也。

【来　源】为硫酸盐类矿物石膏Gypsum。

【形态特征】药材为单斜晶系。完好晶体呈板块状、柱状，并常呈燕尾状双晶。集合体呈块状、片状、纤维状或粉末状。无色透明、白色半透明，或因含杂质而染成灰白色、浅红色、浅黄色等。玻璃光泽，解理面呈珍珠光泽，纤维状集合体呈绢丝光泽。硬度1.5～2。用指甲即可得到划痕。相对密度2.3～2.37。

【性味功效】甘、辛，大寒。清热泻火，收湿敛疮，止血生肌。

【古方选录】《伤寒论》白虎汤：知母六两，石膏（碎）一斤，甘草（炙）二两，粳米六合。用法：以水一斗，煮米熟，汤成去滓，温服一升，日三次。主治：阳明气分热盛证。

【用法用量】内服，煎汤，15～60g；或入丸、散。外用，煅研撒或调敷。

【使用注意】脾胃虚寒及血虚、阴虚发热者忌服。

【现代研究】化学研究显示，含有含水硫酸钙（$CaSO_4 \cdot 2H_2O$），常有黏土、砂粒、有机物、硫化物等杂质混入，尚夹杂微量的铁及镁。药理研究显示，有解热、消炎、解渴、提高免疫力、抗病毒等作用；煅石膏外用有收敛作用。现代临床用于治疗感染性发热，小儿暑湿泄泻，阑尾脓肿，慢性溃疡性结肠炎，烧伤，大骨节病，充填骨缺损腔等。

35 磁石

【古籍原文】味辛、咸，寒，无毒。主周痹风湿，肢节中痛，不可持物，洗洗酸痟，除大热，烦满及耳聋。养肾脏，强骨气，益精，除烦，通关节，消痈肿鼠瘘，颈核喉痛，小儿惊痫，炼水饮之。亦令人有子。一名玄石，一名处石。生大山川谷及慈山山阴，有铁者则生其阳，采无时。

　柴胡为之使，杀铁毒，恶牡丹、莽草，畏黄石脂。今南方亦有，其好者，能悬吸针，虚连三、四、五为佳，杀铁物毒，消金。《仙经》《丹方》《黄白术》中多用也。

【来　源】为氧化物类矿物磁铁矿Magnetite。

【形态特征】药材为等轴晶系。晶体为八面体、菱

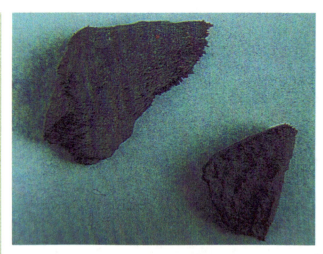

形十二面体等，或为粗至细粒的粒块状集合体。铁黑色，表面或氧化，水化为红黑、褐黑色调；风化严重者，附有水赤铁矿、褐铁矿被膜。条痕黑色。不质明。无解理，断口不平坦。硬度5.5～6。性脆，相对密度4.9～5.2。具强磁性，块体本身可吸引铁针等铁器。

【性味功效】咸，寒。镇惊安神，平肝潜阳，聪耳明目，纳气平喘。

【古方选录】《圣济总录》磁石丸：磁石（火煅，醋淬三至七遍）一两，肉苁蓉（酒浸，切，焙）一两，泽泻一两，滑石一两。用法：上为末，炼蜜为丸，如梧桐子大。每服三十丸，温酒送下，不拘时候。主治：膏淋（小便肥如膏）。

【用法用量】水煎服，10～30g，打碎先煎；或入丸、散。外用，研末掺或调敷。

【使用注意】脾胃虚者，不宜多服、久服。

【现代研究】化学研究显示，主要含四氧化三铁（Fe_3O_4），并含有硅、铅、钛、磷、锰、钙、铬、钡、镁等，还含有一定量的砷。药理研究显示，有使动物血液中血红蛋白水平、红细胞和白细胞数增加，血液凝固时间延长及血浆纤维蛋白分解活性增加等作用；还有镇静及抗惊厥作用；磁石细粉对肺部、呼吸道有一定的功能影响。现代临床用于治疗高血压，类风湿性关节炎，耳聋，肺气肿等。

36 玄石（磁石）

【古籍原文】味咸，温，无毒。主大人小儿惊痫，女子绝孕，少腹寒痛，少精、身重。服之令人有

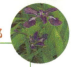

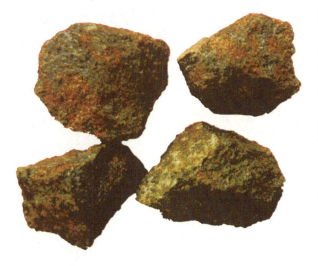

子。一名玄水石，一名处石。生太山之阳，山阴有铜。铜者雌，玄者雄。

恶松脂、柏子、菌桂。《本经》磁石，一名玄石。《别录》各一种。今案其一名处石，名既同，疗体又相似，而寒温铜铁及畏恶有异。俗中既不复用，无识其形者，不知与磁石相类否？

〔谨案〕此物，铁液也，但不能拾针，疗体如《经方》，劣于磁石。磁石中有细孔，孔中黄赤色，初破好者，能连十针，一斤铁刀亦被回转。其无孔，光泽纯黑者，玄石也，不能悬针也。

【来　源】 为氧化物类矿物磁铁矿Magnetite未表现出磁性的死磁石。

【形态特征】 等轴晶系。晶体为八面体、菱形十二面体等，或为粗至细粒的粒块状集合体。铁黑色，表面或氧化，水化为红黑，褐黑色调；风化严重者，附有水赤铁矿、褐铁矿被膜。条痕黑色。不质明。无解理，断口不平坦。硬度5.5～6。性脆，相对密度4.9～5.2。磁石日久发生氧化，磁性减退，失去吸铁能力，称死磁石。

【性味功效】 咸，平。归肾、肝经。平肝潜阳，安神镇惊，聪耳明目，纳气平喘。

【古方选录】 《圣济总录·卷九十八》磁石丸：磁石（火煅，醋淬3～7遍）一两，肉苁蓉（酒浸，切，焙）一两，泽泻一两，滑石一两。用法：上为末，炼蜜为丸，如梧桐子大。每服三十丸，温酒送下，不拘时候。主治：膏淋，小便肥如膏。

【用法用量】 内服，煎汤，10～30g，打碎先煎，或入丸、散。外用，研末掺或调敷。

【使用注意】 脾胃虚者，不宜多服、久服。

【现代研究】 化学研究显示，主要含四氧化三铁（Fe_3O_4），并含有硅、铅、钛、磷、锰、钙、铬、钡、镁等杂质；少数变种含氧化镁（MgO）、氧化铝（Al_2O_3），另外磁石中常含一定量的砷，使用时需注意。药理研究显示，大小为0.2～1μm的分散磁铁微粒以50mg/kg给大鼠静脉注射后，可使动物血液中血红蛋白水平、红细胞和白细胞数增加，血液凝固时间延长及血浆纤维蛋白分解活性增加，同时中性粒细胞吞噬反应增加；磁石炮制后镇静及抗惊厥作用明显增强；磁石细粉对肺部、呼吸道有一定副作用。现代临床用于治疗高血压，类风湿性关节炎，耳聋，肺气肿等。

37 理 石

【古籍原文】 味辛、甘，寒、大寒，无毒。主身热，利胃，解烦，益精，明目，破积聚，去三虫。除营卫中去来大热，结热，解烦毒，止消渴，及中风痿痹。一名立制石，一名肌石，如石膏，顺理而细。生汉中山谷及卢山，采无时。

滑石为之使，畏麻黄。汉中属梁州，卢山属青州。今出宁州。俗用亦希，《仙经》时须，亦呼为

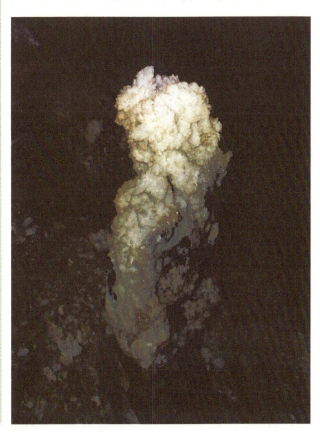

长理石。石胆一名立制石，今此又名立制，疑必相乱类。

〔谨案〕此石夹两石间如石脉，打用之，或在土中重叠而生。皮黄赤，肉白，作针理文，全不似石膏。汉中人取酒浸服，疗癣，令人肥悦。市人或刮去皮，以代寒水石，并以当礜石，并是假伪。今卢山亦无此物，见出襄州西泛水侧也。

【来　　源】为硫酸盐类矿物石膏（$CaSO_4 \cdot 2H_2O$）与硬石膏（$CaSO_4$）的集合体。

【形态特征】药材为单斜晶系。属个体纤维状、集合体细脉状或透镜状的石膏变种。新鲜面白色，风化面灰、黄、褐黄等色，或被黏土质围岩污染，呈青灰等色调。条痕白色。新鲜断面丝绢光泽，或见解理面的反光亮点；风化面黯淡，无光泽。断口不平坦至参差状。性脆，易碎。

【性味功效】辛、甘，寒。清热，除烦，止渴。

【用法用量】水煎服，10～30g。

【现代研究】化学研究显示，主要含有含水硫酸钙（$CaSO_4 \cdot 2H_2O$）与硫酸钙（$CaSO_4$）。现代不用。

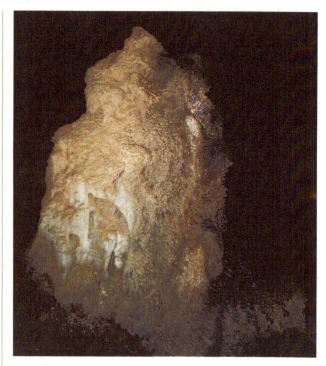

【性味功效】辛、甘，寒。清热，除烦，止渴。

【用法用量】水煎服，15～90g。

【现代研究】化学研究显示，主要含硫酸钙（$CaSO_4$），此外，还含氧化铝（Al_2O_3）、二硫化铁（FeS_2）、氧化镁（MgO）、二氧化硅（SiO_2）、锶、钡等。现代不用。

38 长石

【古籍原文】味辛、苦，寒，无毒。主身热，胃中结气，四肢寒厥，利小便，通血脉，明目，去翳眇，去三虫，杀蛊毒。止消渴，下气，除胁肋肺间邪气。久服不饥。一名方石，一名土石，一名直石，理如马齿，方而润泽，玉色。生长子山谷及太山、临淄，采无时。

长子县属上党郡，临淄县属青州。俗方及《仙经》并无用此者也。

〔谨案〕此石状同石膏而厚大，纵理而长，文似马齿，今均州辽山有之，土人以为理石者，是长石也。

【来　　源】为硫酸盐类矿物硬石膏Anhydrite。

【形态特征】药材为斜方晶系。晶形呈板块或短柱状，唯不多见，一般呈块状或粒状集合体，偶见纤维状。颜色为白灰色，或带淡紫色、淡红色及灰黑色等。条痕白色。透明或微透明，玻璃或脂肪样光泽。性脆。硬度3～3.5。三组相互垂直解理。相对密度2.95～3.0。

39 肤青（石青）

【古籍原文】味辛、咸，平，无毒。主蛊毒及蛇、菜肉诸毒，恶疮。不可久服，令人瘦。一名推青，一名推石。生益州川谷。

俗方及《仙经》并无用此者，亦相与不复识之。

【来　　源】为碳酸盐类矿物蓝铜矿Azurite。

【形态特征】药材为单斜晶系。晶体短柱状或板状。通常呈粒状、肾状、散射状、土状等块体或被覆在其他铜矿的表面，呈深蓝色。条痕为浅蓝色。光泽呈玻璃状、金刚石状或土状。半透明至不透明。断口呈贝壳状，硬度3.5～4。比重3.7～3.9。

【性味功效】酸、咸，平；有毒。涌吐风痰，明目，解毒。

【古方选录】《瑞竹堂方》化痰丸：石青（水飞）一两，石绿（水飞）半两。用法：上为末，面糊为丸，如绿豆大。每服十丸，温汤送下。有痰即吐，去一二碗不损人。主治：顽痰不化。

【用法用量】内服，入丸、散，0.5～1g。外用，研细调敷或点眼。

【使用注意】内服宜慎。不宜多服、久服。

【现代研究】化学研究显示，主要含碱式碳酸铜〔CuCO$_3$·Cu（OH）$_2$〕，尚含铅、锌、铜、钙、镁、钛、铁、铝等元素。药理研究显示，大量内服对胃有刺激，产生呕吐。现代少用。

40 铁落（铁屑）

【古籍原文】味辛、甘，平，无毒。主风热恶疮，疡疽疮痂，疥气在皮肤中。除胸膈中热气，食不下，心烦，去黑子。一名铁液，可以染皂。生牧羊平泽及枋城或析城，采无时。

【来　　源】为生铁煅至红赤、外层氧化时被锤落的铁屑。

【形态特征】药材为等轴晶系。晶体为八面体、菱形十二面体等，或为粗至细粒的粒块状集合体。铁黑色，表面或氧化，水化为红黑、褐黑色调；风化严重者，附有水赤铁矿、褐铁矿被膜。条痕黑色。不透明。无解理，断口不平坦。硬度5.5～6。性脆，相对密度4.9～5.2。具强磁性，块体本身可吸引铁针等铁器。

【性味功效】辛，凉。平肝镇惊，解毒敛疮，补血。

【古方选录】《普济方》火龙丹：细铁屑（筛去粗，淘去细，余存留锅中，炒，放冷）一斤，硇砂（研细）二钱。用法：上铁屑加硇砂末和匀，分作四分，冷水调匀一分，每一服热三起。主治：癖证。

【用法用量】水煎服，30～60g。外用，研末

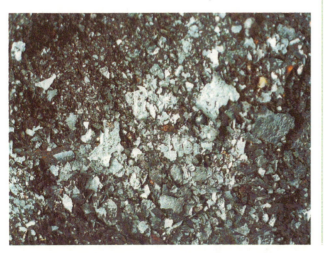

调敷。

【使用注意】肝虚及中气虚寒者忌服。

【现代研究】化学研究显示，主要含四氧化三铁（Fe$_3$O$_4$）或名磁性氧化铁（FeO·Fe$_2$O$_3$）。现代少用。

41 铁

【古籍原文】主坚肌耐痛。

【来　　源】为赤铁矿Haematite、褐铁矿Limonite、磁铁矿Magnetite等冶炼而成的灰黑色金属。

【形态特征】1. 赤铁矿：参见"代赭石"。三方晶系。晶体常呈薄片状、板状，一般以致密块状、肾状、葡萄状、豆状、鱼子状、土状等集合体最为常见。结晶者呈铁黑色或钢灰色；土状或粉末状者，呈鲜红色。但条痕都呈樱桃红色。结晶者呈金属光泽，土状者呈土状光泽。硬度5.5～6，但土状或粉末状者硬度很小，比重5～5.3。在还原焰中烧后有磁性。

2. 褐铁矿：参见"禹余粮"。斜方晶系。内部为链状结构；含不定量吸附水的称水针铁矿。形态为不规则隐晶质块体或分泌体、结核。纯净处黄色、褐黄色。条痕淡黄色至黄褐色。表面多凹凸不平或覆有粉末状褐铁矿。不透明。断口不平坦。硬度为2～5或1～4。相对密度3.3～4.3。

3. 磁铁矿：参见"磁石"。等轴晶系。晶体为八面体、菱形十二面体等，或为粗至细粒的粒块状集合体。铁黑色，表面或氧化，水化为红黑、褐黑

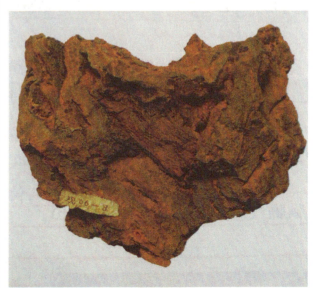

色调；风化严重者，附有水赤铁矿、褐铁矿被膜。条痕黑色。无解理，断口不平坦。硬度5.5～6。性脆，相对密度4.9～5.2。具强磁性，块体本身可吸引铁针等铁器。

【性味功效】辛，凉。归心、肺、肾经。镇心平肝，消痈解毒。

【古方选录】《圣济总录·卷二十七》铁粉散：铁粉一两，朴硝一两，天竺黄半两，龙脑一分。用法：上为细末。每服二钱匕，鸡子清和水调下，不拘时候。主治：阳毒伤寒，发狂妄走。

【用法用量】内服，煎汤或烧赤淬酒、水饮。外用，适量，煎水或烧赤淬水洗。

【使用注意】脾胃气虚及肝肾两虚者慎用。

【现代研究】化学研究显示，主要含金属元素铁，或锻制而成氧化铁。现代临床用于治疗寒腿疼痛。

42 生铁（铁）

【古籍原文】微寒。主疗下部及脱肛。

【来　　源】为赤铁矿Haematite、褐铁矿Limonite、磁铁矿Magnetite等冶炼而成的灰黑色金属。

【形态特征】1.赤铁矿：参见"代赭石"。三方晶系。晶体常呈薄片状、板状。一般以致密块状、肾状、葡萄状、豆状、鱼子状、土状等集合体最为常见。结晶者呈铁黑色或钢灰色；土状或粉末状者，呈鲜红色。但条痕都呈樱桃红色。结晶者呈金属光

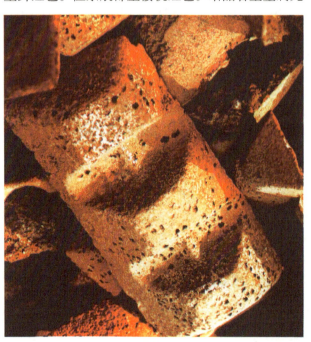

泽，土状者呈土状光泽。硬度5.5～6，但土状或粉末状者硬度很小，比重5～5.3。在还原焰中烧后有磁性。

2.褐铁矿：参见"禹余粮"。斜方晶系，内部为链状结构；含不定量吸附水的称水针铁矿。形态为不规则隐晶质块体或分泌体、结核。纯净处黄、褐黄色。条痕淡黄至黄褐色。表面多凹凸不平或覆有粉末状褐铁矿。不透明。断口不平坦。硬度为2～5或1～4。相对密度3.3～4.3。无臭、无味。

3.磁铁矿：参见"磁石"。等轴晶系。晶体为八面体、菱形十二面体等，或为粗至细粒的粒块状集合体。铁黑色，表面或氧化，水化为红黑、褐黑色调；风化严重者，附有水赤铁矿、褐铁矿被膜。条痕黑色。不质明。无解理，断口不平坦。硬度5.5～6。性脆，相对密度4.9～5.2。具强磁性，碎块可被手磁铁吸着，或块体本身可吸引铁针等铁器。

【性味功效】辛，凉。归心、肺、肾经。镇心平肝，消痈解毒。

【古方选录】《圣济总录·卷二十七》铁粉散：铁粉一两，朴硝一两，天竺黄半两，龙脑一分。用法：上为细末。每服二钱匕，鸡子清和水调下，不拘时候。主治：阳毒伤寒，发狂妄走。

【用法用量】内服，煎汤或烧赤淬酒、水饮。外用，适量，煎水或烧赤淬水洗。

【使用注意】脾胃气虚及肝肾两虚者慎用。

【现代研究】化学研究显示，主要含金属元素铁，或锻制而成氧化铁。现代临床用于治疗寒腿疼痛。

43 钢铁（铁）

【古籍原文】甘，平，无毒。主金创，烦满热中，胸隔中气塞，食不化。一名跳铁。

【来　　源】为赤铁矿Haematite、褐铁矿Limonite、磁铁矿Magnetite等冶炼而成的灰黑色金属，含碳量0.04%～2%之间者。

【形态特征】1.赤铁矿：参见"代赭石"。三方晶系。晶体常呈薄片状、板状。一般以致密块状、肾状、葡萄状、豆状、鱼子状、土状等集合体最为常见。结晶者呈铁黑色或钢灰色；土状或粉末状者，呈鲜红色。但条痕都呈樱桃红色。结晶者呈金属光泽，土状者呈土状光泽。硬度5.5～6，但土状或粉

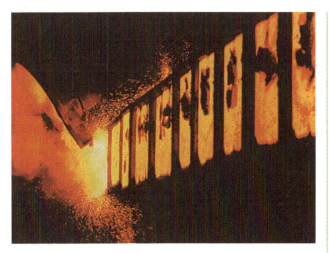

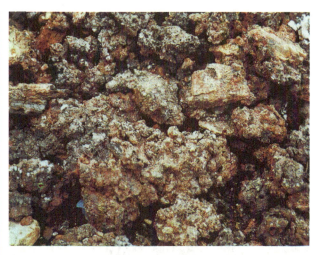

末状者硬度很小，比重5～5.3。在还原焰中烧后有磁性。

2.褐铁矿：参见"禹余粮"。斜方晶系，内部为链状结构；含不定量吸附水的称水针铁矿。形态为不规则隐晶质块体或分泌体、结核。纯净处黄、褐黄色。条痕淡黄至黄褐色。表面多凹凸不平或覆有粉末状褐铁矿。不透明。断口不平坦。硬度为2～5或1～4。相对密度3.3～4.3。无臭、无味。

3.磁铁矿：参见"磁石"。等轴晶系。晶体为八面体、菱形十二面体等，或为粗至细粒的粒块状集合体。铁黑色，表面或氧化，水化为红黑、褐黑色调；风化严重者，附有水赤铁矿、褐铁矿被膜。条痕黑色。不质明。无解理，断口不平坦。硬度5.5～6。性脆，相对密度4.9～5.2。具强磁性，碎块可被手磁铁吸着，或块体本身可吸引铁针等铁器。

【性味功效】辛，凉。归心、肺、肾经。镇心平肝，消痈解毒。

【古方选录】《圣济总录·卷二十七》铁粉散：铁粉一两，朴硝一两，天竺黄半两，龙脑一分。用法：上为细末。每服二钱匕，鸡子清和水调下，不拘时候。主治：阳毒伤寒，发狂妄走。

【用法用量】内服，煎汤或烧赤淬酒、水饮。外用，适量，煎水或烧赤淬水洗。

【使用注意】脾胃气虚及肝肾两虚者慎用。

【现代研究】化学研究显示，主要含金属元素铁，或锻制而成氧化铁。现代临床用于治疗寒腿疼痛。

44 铁　精

【古籍原文】平，微温。主明目，化铜。疗惊悸，

定心气，小儿风痫，阴溃，脱肛。

铁落，是染皂铁浆。生铁，是不破镉、枪、釜之类。钢铁，是杂炼生镰，作刀、铈者。铁精，出锻灶中，如尘紫色，轻者为佳，亦以摩莹铜器用也。

〔谨案〕单言铁者，镰铁也。铁落是锻家烧铁赤沸，砧上锻之，皮甲落者也。甲乙子卷阳厥条言之，夫诸铁疗病，并不入丸散，皆煮取浆用之。若以浆为铁落，钢生之汁，复谓何等？落是铁皮，落液黑于余铁。陶谓可以染皂，云是铁浆，误矣。又铁屑炒使极热，投酒中饮酒，疗贼风痉。又裹以熨腋，疗狐臭有验。

【来　　源】为炼铁炉中的灰烬。多是崩落的赤铁矿Haematite的细末。

【形态特征】药材为三方晶系。晶体常呈薄片状、板状，一般以致密块状、肾状、葡萄状等集合体最为常见。结晶者呈铁黑色或钢灰色；土状或粉末状者，呈鲜红色。条痕呈樱桃红色。结晶者呈金属光泽，土状者呈土状光泽。在还原焰中烧后有磁性。

【性味功效】辛、苦，平。镇惊安神，消肿，解毒。

【古方选录】《圣济总录·卷一三九》铁精散：铁精末（研）、磁石（研）、滑石（研）各等分。用法：上为极细末。粉肠上，后以温酒调下一钱匕，空腹、日午、夜卧各一次，夜半再一次。主治：金疮肠出。

【用法用量】水煎服，3～6g；入丸、散，1.5～3g。外用，适量调敷。

【现代研究】化学研究显示，主要含氧化铁（Fe_2O_3）。现代少用。

45 光明盐

【古籍原文】味咸、甘，平，无毒。主头面诸风，目赤痛，多眵泪。生盐州五原，盐池下凿取之。大者如升，皆正方光澈。一名石盐。（新附）

【来　　源】为氯化物类石盐Halite的无色透明的晶体。

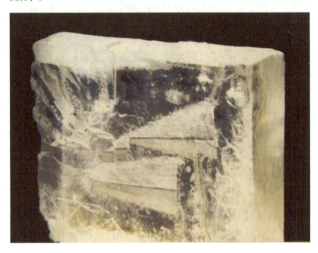

【形态特征】药材为在较稳定环境下结出的较大晶体，多呈不规则块状，大小不一。无色透明。具玻璃样光泽，少数因灰尘污染而呈油脂状光泽，或因潮解而光泽变暗。立方体解理完全。硬度同指甲，易砸开。

【性味功效】咸，平。祛风明目，消食化积，解毒。

【临床用方】《中国矿物药》：光明盐25g，诃子25g，荜茇25g，干姜25g。用法：共为粗末，装袋，每袋重10g，每服半钱，每日2次。主治：食积不消，不思饮食，胃脘胀痛，食物中毒。

【用法用量】水煎服，0.9～1.5g；或入丸、散。外用，适量，化水洗目。

【使用注意】水肿禁服。

【现代研究】化学研究显示，主要含氯化钠（NaCl）。现代不用。

46 绿盐（盐绿）

【古籍原文】味咸、苦、辛，平，主目赤泪出，肤翳眵暗。

云以光明盐、硇砂、赤铜屑，酿之为块，绿色。真者，出焉耆国，水中石下取之，状若扁青、空青，为眼药之要。（新附）

【来　　源】为卤化物类氯铜矿族矿物氯铜矿Atacamite或人工制品。

【形态特征】药材为斜方晶系。晶体针柱状、板状，罕见。集合体呈粒状、致密块状或皮壳状、纤维状。亮绿至浅黑绿色。条痕苹果绿色。透明至半透明。玻璃至金刚光泽。一组解理完全，两组解理中等。断口贝壳状。硬度3～3.5。性脆。相对密度3.76。

【性味功效】咸、苦，平。明目去翳。

【古方选录】《太平圣惠方》盐绿散：盐绿一分，麝香（细研）一分，黄连（去须）一分，石胆一钱。用法：上药同于乳钵内细研为散。每用一字，掺于湿纸片子上贴之，日二三度，不过十日即愈；忽患口疮者，绵裹半钱含之。主治：齿漏疳，虫蚀齿疼痛，出脓水不绝。

【用法用量】外用，适量研细配膏，点眼或外贴，或制成稀溶液作清洗剂。

【使用注意】本品有剧毒，不宜内服。外用需净制。

【现代研究】化学研究显示，主要含碱式氯化铜［$Cu_2Cl(OH)_3$］，常混有铝、铁、钙、镁等杂质。药理研究显示，由于铜溶液与蛋白质化合生成蛋白化合物，其浓溶液用于疡面会起腐蚀作用；如误服能刺激胃黏膜引起呕吐、腹痛等；吸收进入体内能破坏红细胞并恶化肝功能，出现急性贫血、眩晕、脉细、体温下降，严重时可致痉挛、麻痹而死亡，故只能外用。现代少用。

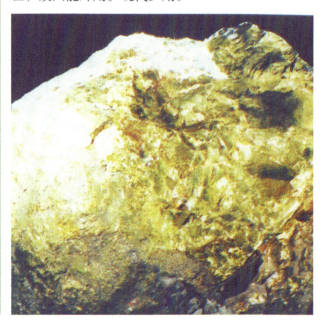

47 密陀僧

【古籍原文】味咸、辛，平，有小毒。主久利，五痔，金创，面上瘢鼾，面膏药用之。

形似黄龙齿而坚重，亦有白色者，作理石文，出波斯国。一名没多僧，并胡言也。（新附）

【来　源】为硫化物类矿物方铅矿Galena提炼银、铅时沉积于炉底，或为铅熔融后的加工制成品。

【形态特征】药材为等轴晶系。晶体形状常为立方体或八面体。在自然界常见的多为粒状集合体。颜色铅灰色。条痕淡黑灰色。金属光泽。不透明。立方体解理完全。断口呈平坦之半贝壳状或参差状。硬度2~3；比重7.4~7.6。性脆。

【性味功效】咸、辛，平；有毒。燥湿，杀虫，解毒，收敛，防腐。

【古方选录】《宣明论方》赴筵散：密陀僧、黄柏、青黛各等分。用法：上为细末。每用干掺于疮上。不经二三日愈。主治：口疮不已者。

【用法用量】内服，0.3~0.9g，研末或入丸、散。外用，研末撒或调涂。

【使用注意】体虚者忌服。

【现代研究】化学研究显示，主要含氧化铅（PbO），尚含少量砂石、二氧化铅（PbO$_2$）及微量铅、锑、铁、钙、镁等。药理研究显示，其对共心性毛癣菌、堇色毛癣菌、红色毛癣菌、铁锈色小芽孢菌等均呈抑制作用，有收敛局部黏膜血管而庇护溃疡面和减少黏液分泌的作用。现代临床用于治疗神经性皮炎，稻田皮炎，烧伤，痰涎，痔瘘，臁疮，口疮，口臭，骨疽等。

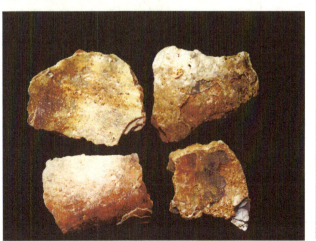

48 紫矿麒麟竭(麒麟竭、血竭)

【古籍原文】味甘、咸，平；有小毒。主五脏邪气，带下，止痛，破积血，金创，生肉。与麒麟竭二物大同小异。

紫色如胶，作赤麖皮及宝钿，用为假色，亦以胶宝物。云蚁于海畔树藤皮中为之。紫矿树名渴廪，麒麟竭树名渴留，喻如蜂造蜜，研取用之。《吴录》谓之赤胶者。（新附）

【来　源】为棕榈科植物麒麟竭Daemonorops draco Blume.果实和藤茎的树脂。

【形态特征】多年生常绿藤本。茎具叶鞘并遍生尖刺。羽状复叶在枝梢上互生。肉穗花序，开淡黄色冠状花，单性，雌雄异株。果实核果状，卵状球形，赤褐色，具黄色鳞片，果实内含深赤色的液状树脂，常由鳞片下渗出，干后如血块状；种子1粒。

【性味功效】甘、咸，平；有小毒。散瘀定痛，止血，生肌敛疮。

【古方选录】《太平圣惠方》麒麟竭散：麒麟竭二两，没药一两，木香一两，代赭半两，麝香（细研）半两。用法：上为细散。每服二钱，煎当归酒

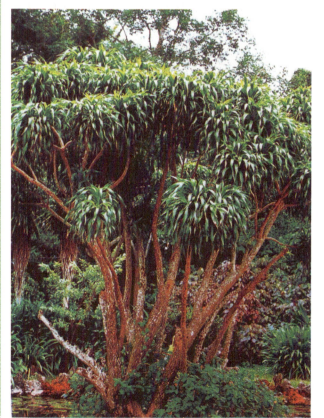

调下。主治：产后恶血冲心痛，气欲绝。

【用法用量】内服，研末，1～2g；或入丸。外用，研末撒或入膏药用。

【使用注意】凡无瘀血者慎服。

【现代研究】化学研究显示，含血竭红素，血竭素，去甲基血竭红素，去甲基血竭素，（2S）-5-甲氧基-6-甲基黄烷-7-醇，血竭黄烷，海松酸，异海松酸等。药理研究显示，具有抗真菌，止血，抗炎等作用。现代临床用于治疗跌打损伤，痔疮，糖尿病，子宫肌瘤，卵巢囊肿，痛经，消化道溃疡，颈椎病，口腔溃疡，褥疮，带状疱疹等。

49 桃花石

【古籍原文】味甘，温，无毒。主大肠中冷脓血利。久服令人肌热能食。

出申州钟山县，似赤石脂，但舐之不着舌者为真。（新附）

【来　源】为桃花玉石（是一种变质岩，含方解石、云母、石英等矿物质）。

【古方选录】《太平圣惠方》青花丹：空青一两，定粉一两，白石脂一两，朱砂一两，桃花石一两，盐花四两。用法：上为极细末，入瓷瓶子中，以盐盖之，固济候干了，以一斤二斤火，于瓶子四面逼之，候热，四面着一秤火，渐渐断，一食久，任火自消。候冷，开取捣碎，水飞去盐味，晒干，更入麝香一分，同细研令匀，以烂饭和为丸，如麻子大。主治：霍乱肚胀，冷气心痛，肠风，血气虚冷病，小儿疳瘤。附注：忌羊血。

【现代研究】现代不用。

50 珊　瑚

【古籍原文】味甘，平，无毒。主宿血，去目中翳。鼻衄，末吹鼻中。生南海。

似玉红润，中多有孔，亦有无孔者。又从波斯国及师子国来。（新附）

【来　源】为红珊瑚科动物红珊瑚 *Corallium rubrum* （Linnaeus）、日本红珊瑚 *Corallium japonicum* Kishinouyedeng 等多种红珊瑚的骨骼。

【形态特征】红珊瑚：群体灌木状分支，分支不在

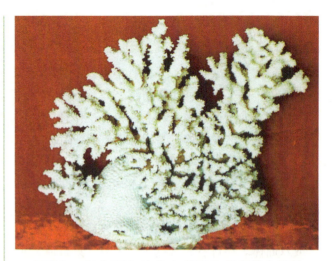

一个面上，各个面上的分支表面生有多数水螅体，即称珊瑚虫，其珊瑚萼呈半球形，疣状，触手中央有口，虫体所分泌的石灰质形成的骨骼，即通称为"珊瑚"。

日本红珊瑚：群体分支扩展如扇，外表面为公牛鲜血红色。

【性味功效】甘，平。去翳明目，安神镇惊，敛疮止血。

【古方选录】《太平圣惠方》珊瑚散：珊瑚三分，龙脑半钱，朱砂一分。用法：上先研珊瑚、朱砂如粉，次入龙脑，更研令匀。每以铜箸取一米许点之，每日三四次。主治：眼赤痛，后生肤翳，远视不明，痒涩。

【用法用量】内服，研末，0.3～0.6g。外用，适量，研细末点眼或调敷。

【现代研究】化学研究显示，主要含碳酸钙等。现代临床用于治疗水火烫伤等。

51 石花（钟乳石）

【古籍原文】味甘，温，无毒。酒渍服，主腰脚风冷，与殷孽同。一名乳花。

三月、九月采之。乳水滴水上，散如霜雪者。出乳穴堂中水内。（新附）

【来　源】为碳酸盐类矿物钟乳石 Stalactite 的钟乳液滴石上散溅如花者。

【形态特征】药材为三方晶系。呈扁圆锥形、圆锥形及圆柱形。表面粗糙，凹凸不平。类白色，有的因含杂质而染成灰白色或浅棕黄白色等。玻璃光泽或暗淡。性脆。断面较平整，可见同心层状构造或

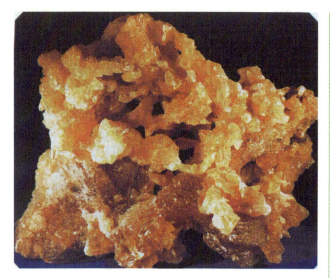

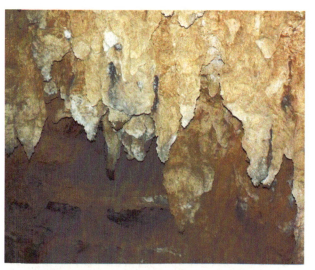

放射状构造，中心有的空心。

【性味功效】甘，温。温肺，助阳，平喘，通乳。

【古方选录】《千金翼方》引曹公方，草钟乳丸：钟乳（别研令细）二两，菟丝子（酒浸一宿，别捣）一两，石斛一两，吴茱萸半两。用法：上为末，炼蜜为丸，如梧桐子大。空腹服七丸，每日二次。主治：五劳七伤损肺，气急，丈夫衰老阳气绝。

【用法用量】内服，打碎先煎，9～15g；研末，1.5～3g，或入丸、散。外用，适量，研末调敷。

【使用注意】阴虚火旺、肺热咳嗽者忌服。

【现代研究】化学研究显示，主要含碳酸钙（$CaCO_3$），含铁、铜、钾、锌、锰、镉、镁、磷、钴、镍、铅、银、铬等。现代少用。

52 石床（钟乳石）

【古籍原文】味甘，温，无毒。酒渍服，与殷孽同。一名同石、一名乳床、一名逆石。

陶云孔公孽，即乳床，非也。二孽在上，床、花在下，性体虽同，上下有别。钟乳水滴下凝积，生如笋状，渐长，久与上乳相接为柱也。出钟乳堂中，采无时。（新附）

【来　源】为碳酸盐类矿物钟乳石Stalactite的钟乳液滴下后凝积成笋状者。

【形态特征】晶体结构属三方晶系。呈扁圆锥形、圆锥形及圆柱形。表面粗糙，凹凸不平。类白色，有的因含杂质而染成灰白色或浅棕黄白色等。玻璃光泽或暗淡。性脆。断面较平整，可见同心层状构造或放射状构造，中心有的有空心。

【性味功效】甘，温。归肺、肾、胃经。温肺，助阳，平喘，制酸，通乳。

【古方选录】《千金翼方》引曹公方，草钟乳丸：钟乳二两（别研令细），菟丝子一两（酒浸一宿，别捣），石斛一两，吴茱萸半两。用法：上为末，炼蜜为丸，如梧桐子大。空腹服七丸，每日二次。主治：五劳七伤损肺，气急，丈夫衰老阳气绝。

【用法用量】内服，打碎先煎，9～15g；研末，1.5～3g，或入丸、散。外用，适量，研末调敷。

【使用注意】阴虚火旺、肺热咳嗽者忌服。

【现代研究】化学研究显示，主要含碳酸钙（$CaCO_3$），含铁、铜、钾、锌、锰、镉，尚含有镁、磷、钴、镍、铅、银、铬等。现代临床用于治疗胃溃疡胃酸过多。现代少用。

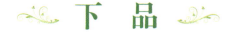

下　品

53 青琅玕

【古籍原文】味辛，平，无毒。主身痒，火疮，痈伤，白秃，疥瘙，死肌。浸淫在皮肤中。煮炼服之，起阴气，可化为丹。一名石珠，一名青珠。生蜀郡平泽，采无时。

杀锡毒，得水银良，畏乌鸡骨。此即《蜀都赋》所称青珠、黄环者也。黄环乃是草，苟取名

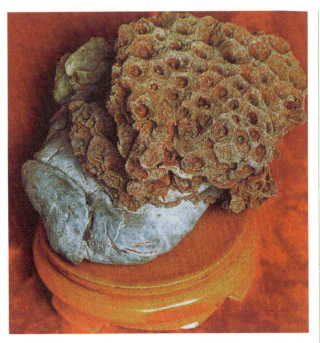

类，而种族为乖。琅玕亦是昆山上树名，又《九真经》中太丹名也。此石今亦无用，唯以疗手足逆胪目。化丹之事，未的见其术。

〔谨案〕琅玕，乃有数种色，是琉璃之类，火齐宝也。且琅五色，其以青者入药为胜，今出巂州以西乌白蛮中及于阗国也。

【来　源】为鹿角珊瑚科动物佳丽鹿角珊瑚 *Acropora pulchra*（Brook）、鹿角珊瑚 *Acropora* sp.群体的骨骼及其肉（软体部分）。

【形态特征】佳丽鹿角珊瑚：珊瑚骨骼树枝状，分支短粗，由于分支顶端渐尖，使轴珊瑚体显得更大，为显著特征。

鹿角珊瑚：鹿角珊瑚绝大部分呈分支状，在分支或小枝顶端有一个"轴珊瑚体"和众多的"辐射珊瑚体"，其形状大小以及颜色和隔片的轮数为分类的主要特征。

【性味功效】辛，平。祛风止痒，解毒，化瘀。

【用法用量】内服，研末，0.3 ~ 0.6g；或煎汤，15 ~ 30g。外用，适量，研末调涂。

【现代研究】化学研究显示，主要含碳酸钙（$CaCO_3$）。药理研究显示，其有降低血压，拮抗氯化钾（KCl）引起的离体主动脉条收缩，明显拮抗乌头碱引起的心律失常和垂体后叶素引起的大鼠心肌缺血等作用。现代不用。

54 礜石

【古籍原文】味辛、甘，大热、生温、熟寒，有毒。主寒热，鼠瘘，蚀疮，死肌，风痹，腹中坚癖邪气，除热。明目，下气，除隔中热，止消渴，益肝气，破积聚，痼冷腹痛，去鼻中息肉。久服令人筋挛。火炼百日，服一刀圭。不炼服，则杀人及百兽。一名青分石，一名立制石，一名固羊石，一名白礜石，一名大白石，一名泽乳，一名食盐，生汉中山谷及少室，采无时。

得火良，棘针为之使，恶毒公、鹜矢、虎掌、细辛，畏水也。今蜀汉亦有，而好者出南康南野溪，及彭城界中、洛阳城南堑，常取少室。生礜石内水中，令水不冰，如此则生亦大热。今以黄土泥苞，炭火烧之，一日一夕则解碎，可用，疗冷结为良。丹方及黄、白术皆多用此，善能柔金。又湘东新宁县及零陵皆有白礜石。

〔谨案〕此石能拒火，久烧但解散，不可夺其坚。今市人乃取洁白细理石当之，烧即为灰，非也。此药攻击积聚痼冷之病为良，若以余物代之，疗病无效，正为此也。今汉川武当西辽名石谷，此即是其真出处。少室亦有，粒理细不如汉中者。

【来　源】为复硫化物矿物毒砂 Arsenopyrite。

【形态特征】药材为单斜或三斜晶系。晶形多呈柱状，有时为短柱、板柱、双锥状或致密粒块、致密块状等集合体。新鲜面呈锡白色至钢灰色。条痕黑色。金属光泽，不透明，晶体解理中等或不完全，块状集合体见不到解理，断口不平坦。硬度5.5 ~ 6。相对密度5.9 ~ 6.3。性脆，致密块体用铁锤猛击时有火星，可发出蒜臭气。

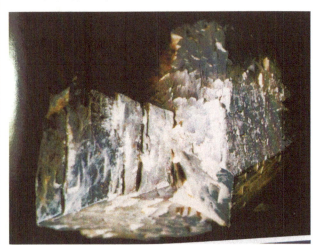

【性味功效】辛，热；有大毒。祛寒湿，消冷积，惊恶肉，杀虫。

【古方选录】《外台秘要·卷九》引《古今录验》，四味石钟乳散：钟乳（碎研）一分，白礜石（炼）一分，款冬花一分，桂心一分。用法：上药治下筛，以筒吸之，如大豆许一匕聚，先食，日三次。主治：寒冷咳嗽，上气胸满，唾腥脓血。

【用法用量】内服，0.002～0.004g；入丸、散，或浸酒。外用，研末调敷。

【使用注意】本品剧毒，无论内服还是外用均应严格掌握剂量，防止中毒。

【现代研究】化学研究显示，主要为砷硫化铁（FeAsS），含少量的钴、锑及铜等。药理研究显示，礜石含砷46.0%，砷有原浆毒作用，能麻痹毛细血管，抑制含巯基酶活性，并能使肝脏脂肪变性，肝小叶中心坏死，心、肝、肾、肠充血以致上皮细胞坏死，毛细血管扩张。现代不用。

55 特生礜石（礜石）

【古籍原文】特生礜石，味甘，温，有毒。主明目，利耳，腹内绝寒，破坚结及鼠瘘，杀百虫恶兽。久服延年，一名苍石，一名石，一名鼠毒。生西城，采无时。

火炼之良，畏水。旧云鹳巢中者最佳，鹳恒入水冷，故取以壅卵令热。今不可得。唯用出汉中者，其外形紫赤色，内白如霜，中央有臼，形状如齿者佳。《大散方》云：出荆州新城郡防陵县，练白色为好。用之亦先以黄土包烧之一日，亦可内斧孔中烧之，合玉壶诸丸多用此。《仙经》不云特生，则止是前白石耳。

〔谨案〕陶所说特生，云中如齿白形者是。今出梁州，北马道戍涧中亦有之。形块小于白礜石而脆，力大数倍，乃如小豆许。白礜石粒细若粟米耳。

【来　源】为复硫化物矿物毒砂Arsenopyrite。

【形态特征】晶体结构属单斜或三斜晶系。晶形多呈柱状，有时为短柱、板柱、双锥状或致密粒块、致密块状等集合体。新鲜面呈锡白色至钢灰色。条痕黑色。金属光泽，不透明。晶体解理中等或不完全，块状集合体见不到解理，断口不平坦。硬度

5.5～6,相对密度5.9～6.3。性脆，致密块体用铁锤猛击时有火星，可发出蒜臭气。

【性味功效】辛，热；有大毒。归肺、脾经。祛寒湿，消冷积，惊恶肉，杀虫。

【古方选录】《千金要方》仓公散：特生礜石、皂荚、雄黄、藜芦各等分。用法：上药治下筛。取散如大豆，纳管中，吹病人鼻。得嚏则气通，便活；若未嚏，复更吹之。以得嚏为度。主治：卒鬼击、鬼痱、鬼刺，心腹痛如刺，下血便，死不知人。

【用法用量】内服，0.002～0.004g；入丸、散，或浸酒。外用，研末调敷。

【使用注意】本品有剧毒，无论内服外用均应严格掌握剂量，防止中毒。

【现代研究】化学研究显示，主要为砷硫化铁（FeAsS），含少量的钴、锑及铜等。药理研究显示，礜石含砷46.0%，砷有原浆毒作用，且能麻痹毛细血管，抑制含巯基酶的活性，并能使肝脏脂肪变性，肝小叶中心坏死，心、肝、肾、肠充血上皮细胞坏死，毛细血管扩张。现代不用。

56 握雪礜石

【古籍原文】味甘，温，无毒。主痼冷，积聚，轻身，延年。多服令人热。

出徐州西宗里山。入土丈余，生烂土石间，黄白色，细软如面。一名花公石，一名石脑，炼服别有法。

【来　源】为复硫化物矿物毒砂Arsenopyrite。出自金穴者。

【形态特征】晶体结构属单斜或三斜晶系。晶形多呈柱状，有时为短柱、板柱、双锥状或致密粒块、致密块状等集合体。新鲜面呈锡白色至钢灰色。条痕黑色。金属光泽，不透明。晶体解理中等或不完全，块状集合体见不到解理，断口不平坦。硬度5.5～6,相对密度5.9～6.3。性脆，致密块体用铁锤猛击时有火星，可发出蒜臭气。

【性味功效】辛，热；有大毒。归肺、脾经。祛寒湿，消冷积，惊恶肉，杀虫。

【古方选录】《千金要方》仓公散：特生礜石、皂荚、雄黄、藜芦各等分。用法：上药治下筛。取

散如大豆，纳管中，吹病人鼻。得嚏则气通，便活；若未嚏，复更吹之。以得嚏为度。主治：卒鬼击、鬼痱、鬼刺，心腹痛如刺，下血便，死不知人。

【用法用量】内服，0.002～0.004g；入丸、散，或浸酒。外用，研末调敷。

【使用注意】本品有剧毒，无论内服外用均应严格掌握剂量，防止中毒。

【现代研究】化学研究显示，主要为砷硫化铁（FeAsS），含少量的钴、锑及铜等。药理研究显示，礜石含砷46.0%，砷有原浆毒作用，且能麻痹毛细血管，抑制含巯基酶的活性，并能使肝脏脂肪变性，肝小叶中心坏死，心、肝、肾、肠充血上皮细胞坏死，毛细血管扩张。现代不用。

57 方解石

【古籍原文】味苦、辛，大寒，无毒。主胸中留热、结气，黄疸，通血脉，去蛊毒。一名黄石。生方山，采无时。

恶巴豆。案《本经》长石一名方石，疗体亦相似，疑是此也。

〔谨案〕此石性冷，疗热不减石膏也。

【来　　源】为碳酸盐类矿物方解石Calcite。

【形态特征】药材为三方晶系。晶体为菱面体，也有呈柱状及板状者。常以钟乳状或致密粒状集合体产出。多为无色或乳白色。如有混入物，则成灰、黄等各种色彩。具玻璃光泽，透明至不透明。有完全解理。断口贝壳状，硬度3。性脆，相对密度2.6～2.8。

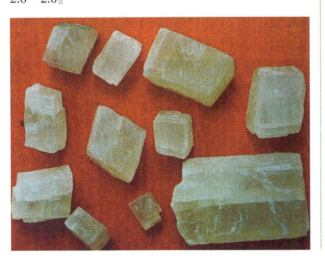

【性味功效】苦、辛，寒。清热泻火，解毒。

【用法用量】内服，煎汤，10～30g；或入散。

【使用注意】非实热者慎用。

【现代研究】化学研究显示，主要含碳酸钙（CaCO₃），混入物有镁、铁、锰、锌、锶等。现代不用。

58 苍石（礜石）

【古籍原文】味甘，平，有毒。主寒热，下气，瘘蚀，杀飞禽鼠。生西城，采无时。俗中不复用。莫识其状。

〔谨案〕特生礜石，一名苍礜石。而梁州时生，亦有青者。今防陵、汉川与白礜石同处，有色青者，并毒杀禽兽，与礜石同。汉中人亦取以毒鼠，不入方用。此石出梁州、均州、房州，与二礜石同处，特生、苍石并生西城，在汉川金州是也。

【来　　源】为复硫化物类矿物毒砂Arsenopyrite。

【形态特征】晶体结构属单斜或三斜晶系。晶形多呈柱状，有时为短柱、板柱、双锥状或致密粒块、致密块状等集合体。新鲜面呈锡白色至钢灰色。条痕黑色。金属光泽，不透明。晶体解理中等或不完全，块状集合体见不到解理，断口不平坦。硬度5.5～6，相对密度5.9～6.3。性脆，致密块体用铁锤猛击时有火星，可发出蒜臭气。

【性味功效】辛，热；有大毒。归肺、脾经。祛寒湿，消冷积，惊恶肉，杀虫。

【古方选录】《千金要方》仓公散：特生礜石、皂荚、雄黄、藜芦各等分。用法：上药治下筛。取散如大豆，纳管中，吹病人鼻。得嚏则气通，便活；若未嚏，复更吹之。以得嚏为度。主治：卒鬼击、鬼痱、鬼刺，心腹痛如刺，下血便，死不知人。

【用法用量】内服，0.002～0.004g；入丸、散，或浸酒。外用，研末调敷。

【使用注意】本品有剧毒，无论内服外用均应严格掌握剂量，防止中毒。

【现代研究】化学研究显示，主要为砷硫化铁（FeAsS），含少量的钴、锑及铜等。药理研究显示，礜石含砷46.0%，砷有原浆毒作用，且能麻痹毛细血管，抑制含巯基酶的活性，并能使肝脏脂肪变性，肝小叶中心坏死，心、肝、肾、肠充血上皮细胞坏死，毛细血管扩张。现代不用。

59 土殷孽（钟乳石）

【古籍原文】味咸，无毒。主妇人阴蚀，大热，干痂。生高山崖上之阴，色白如脂，采无时。

此犹似钟乳、孔公孽之类，故亦有孽名，但在崖上耳，今时有之，但不复采用耳。

〔谨案〕此即土乳是也。出渭州郭县三交驿西北坡平地土窟中，见有六十余坎昔人采处。土人云：服之亦同钟乳，而不发热。陶及《本经》俱云在崖上，此说非也。今渭州不复采用也。

【来　源】为碳酸盐矿物钟乳石Stalactite集合体下端较细的圆柱状管状部分。

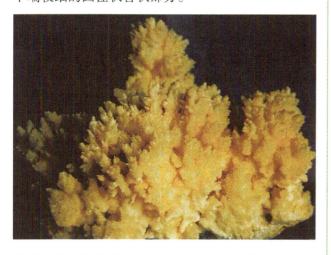

【形态特征】药材为三方晶系。呈扁圆锥形、圆锥形及圆柱形。表面粗糙，凹凸不平。类白色，有的因含杂质而染成灰白色或浅棕黄白色等。玻璃光泽或暗淡。性脆。断面较平整，可见同心层状构造并呈放射状构造，中心有的有空心。

【性味功效】甘，凉。熄风定惊，清热平肝。

【古方选录】《千金翼方》引曹公方，草钟乳丸：钟乳（别研令细）二两，菟丝子（酒浸一宿，别捣）一两，石斛一两，吴茱萸半两。用法：上为末，炼蜜为丸，如梧桐子大。空腹服七丸，每日二次。主治：五劳七伤损肺，气急，丈夫衰老阳气绝。

【用法用量】内服，打碎先煎，9～15g；研末，入丸、散，1.5～3g。外用，适量，研末调敷。

【使用注意】阴虚火旺、肺热咳嗽者忌服。

【现代研究】化学研究显示，主要含碳酸钙（$CaCO_3$），含微量元素铁、铜、钾、锌、锰、镉，尚含有镁、磷、钴、镍、铅、银、铬等。现代少用。

60 代赭（赭石）

【古籍原文】味苦、甘，寒，无毒。主鬼疰，贼风，蛊毒，杀精物恶鬼，腹中毒邪气，女子赤沃漏下，带下百病，产难，胞衣不出，堕胎，养血气，除五脏血脉中热、血痹、血瘀，大人小儿惊气入腹及阴痿不起。一名须丸出姑幕者名须丸，出代郡者名代赭，一名血师。生齐国山谷，赤红青色，如鸡冠有泽，染爪甲不渝者良，采无时。

畏天雄。旧说云是代郡城门下土。江东久绝，顷魏国所献，犹是彼间赤土耳，非复真物，此于俗用乃疏，而为丹方之要，并与戎盐、卤咸皆是急须。

〔谨案〕此石多从代州来，云山中采得，非城门下土，又言生齐代山谷。今齐州亭山出赤石，其色有赤红青者。其赤者，亦如鸡冠，且润泽，土人唯采以丹楹柱，而紫色且暗，此物与代州出者相似，古来用之。今灵州鸣沙县界河北，平地掘深四、五尺得者，皮上赤滑，中紫如鸡肝，大胜齐、代所出者。

【来　源】为氧化物矿物赤铁矿Haematite。

【形态特征】药材为三方晶系。晶体常呈薄片状、板状。一般以致密块状、肾状、葡萄状、豆状、鱼子状、土状等集合体最为常见。结晶者呈铁黑色或钢灰色；土状或粉末状者，呈鲜红色。但条痕都呈樱桃红色。结晶者呈金属光泽，土状者呈土状光

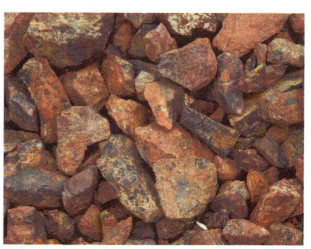

泽。硬度5.5~6，但土状粉末状者硬度很小，比重5~5.3。在还原焰中烧后有磁性。

【性味功效】苦、甘，微寒。平肝潜阳，重镇安神。

【古方选录】《医学衷中参西录》加味磁朱丸：磁石（能吸铁者，研极细水飞出，切忌火煅）二两，赭石二两，清半夏二两，朱砂一两。用法：上药各为细末，再加酒曲半斤，轧细过罗，可得细曲四两，炒熟二两，与生者二两，共和药为丸，如梧桐子大。每服二钱，铁锈水煎汤送下，日二次。主治：痫风。

【用法用量】内服，煎汤，15~30g，打碎先煎；或入丸、散，研末，每次3g。外用适量，研末撒或调敷。止血煅用。

【使用注意】虚寒证者及孕妇慎服。

【现代研究】化学研究显示，主要含三氧化二铁（Fe_2O_3），并含有硅、铝、钛、镁、锰、钙、铅、砷等。药理研究显示，赭石有毒性，不可久服。现代临床用于治疗内耳眩晕，小儿癫痫等。

61 卤 咸

【古籍原文】味苦、咸，寒，无毒。主大热，消渴，狂烦，除邪，及吐下蛊毒，柔肌肤。去五脏肠胃留热，结气，心下坚，食已呕逆，喘满，明目，目痛。生河东盐池。

云是煎盐釜下凝滓。

〔谨案〕卤咸即生河东，河东盐不釜煎，明非凝滓也。此是碱土名卤咸，今人熟皮用之，字作古陷反，斯则于碱地掘取之。

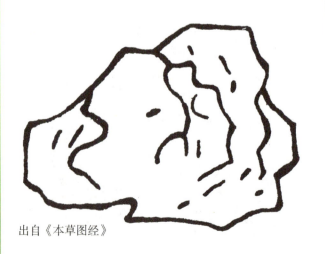

出自《本草图经》

【来　　源】为盐卤凝结而成的氯化镁等物质的结晶。

【形态特征】药材为团块状。可见到分层：上层较薄，表面皱缩不平，灰色或灰褐色；中层较厚，呈垂直柱状或蜂窝状，白色或灰白色，具弱玻璃光泽；底层较中层薄，呈致密土状物，主要为灰白色，光泽暗淡。用手敲之有空声，触之有疏松感。有潮解性。

【性味功效】苦、咸，寒。清热泻火，化痰，软坚，明目。

【古方选录】《太平圣惠方》：卤咸一升，青梅二十七个，古钱二十一文。用法：新瓶盛，密封，汤中煮一炊时，三日后取，日三五服。主治：风热赤眼，虚肿涩痛。

【用法用量】成人每次1~2g，每日2~3次。小儿6~10岁，每次0.3~0.5g；10~15岁，每次0.5~1.0g，15岁以上同成人量，用开水溶化后冷服。外用，制成膏剂涂搽，溶液点眼或洗涤。

【使用注意】宜先小剂量，不宜超过最大剂量。口服常用量不会发生不良反应，但部分病人可能出现口干、腹泻、恶心、皮疹，可酌情减量或停药。卤咸制剂注射速度过快或浓度过高，均可造成中枢神经系统受抑制和横纹肌松弛，加重呼吸抑制。还可引起心脏机能的抑制和血压下降。角膜反射的消失和呼吸次数明显减少是中毒的早期指征。脏腑虚寒者及孕妇慎用。

【现代研究】化学研究显示，主要为氯化镁，还含有钠、钾、钙、硫酸根、二氧化硅及微量的锂、铝、锰、锌、铜等。药理研究显示，其有利尿、扩张冠状动脉、预防心肌缺血等作用。现代临床用于治疗克山病，氟骨病，风湿性心脏病，慢性气管炎，宫颈糜烂，慢性鼻炎，地方性甲状腺肿，风湿性关节炎等。

62 大盐（盐）

【古籍原文】令人吐。生邯郸及河东池泽。味甘、咸，寒，无毒。主肠胃结热，喘逆，吐胸中病。

漏芦为之使。

〔谨案〕大盐即河东印盐也，人之常食者，是形粗于末盐，故以大别之也。

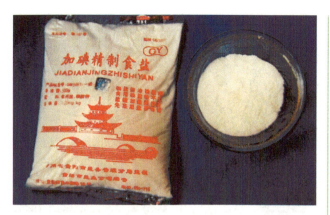

【来　　源】为海水或盐井、盐池、盐泉中的盐水经煎、晒而成的结晶体。

【形态特征】药材为立方体形、长方形或不规则多棱形晶体。纯净者，无色透明；通常呈白色或灰白色。半透者，多为多棱形晶体。在空气中易潮解。能溶于水，不溶于乙醇，在无色火焰上燃烧，火焰呈鲜黄色。

【用法用量】内服，沸汤溶化，0.9～3g；催吐用9～18g，宜炒黄。外用，炒热熨敷或水化点眼、漱口、洗疮。

【使用注意】咳嗽、口渴者慎服，水肿者忌服。

【现代研究】化学研究显示，主要成分为氯化钠（NaCl），常见的杂质有氯化镁（$MgCl_2$）、硫酸镁（$MgSO_4$）、硫酸钠（$NaSO_4$）、硫酸钙（$CaSO_4$）及不溶物质等。药理研究显示，盐可调节细胞与血液之间的渗透平衡和正常的水盐代谢，有调节血流量、血液酸碱平衡及血压平衡等作用。现代不用。

63 戎盐（石盐）

【古籍原文】主明目、目痛，益气，坚肌骨，去毒虫。味咸，寒，无毒。疗心腹痛，溺血，吐血，齿舌血出。一名胡盐，生胡盐山，及西羌北地，及酒泉福禄城东南角。北海青，南海赤。十月采。

今俗中不复见卤咸，唯魏国所献房盐，即是河东大盐，形如结冰圆强，味咸、苦，夏月小润液。房中盐乃有九种：白盐、食盐，常食者；黑盐，疗腹胀气满；胡盐，疗耳聋目痛；柔盐，疗马脊疮；又有赤盐、驳盐、臭盐、马齿盐四种，并不入食。马齿即大盐，黑盐疑是卤咸，柔盐疑是戎盐，而此戎盐又名胡盐，兼疗眼痛，二、三相乱。今戎盐房中甚有，从凉州来，芮芮河南使及北部胡客从敦煌

来，亦得之，自是希少尔。其形作块片，或如鸡鸭卵，或如菱米，色紫白，味不甚咸，口尝气臭，正如𪃦鸡子臭者言是真。又河南盐池泥中，自有凝盐如石片，打破皆方，青黑色，善疗马脊疮，又疑此或者。盐虽多种，而戎盐、卤咸最为要用。又巴东胊䏶县北岸有盐井，盐水自凝生粥子盐，方一、二寸，中央突张如伞形，亦有方如石膏、博棋者。李云戎盐味苦、臭，是海潮水浇山石，经久盐凝着石取之。北海者青，南海者紫赤。又云卤咸即是人煮盐釜底凝强盐滓，如此二说并未详。

〔谨案〕陶称卤咸，疑是黑盐，此是咸土，议如前说，其戎盐即胡盐。沙州名为秃登盐，廊州名为阴土盐，生河岸山坡之阴土石间，块大小不常，坚白似石，烧之不鸣烰者。

【来　　源】为氯化物类石盐族矿物石盐Halite的结晶体。

【形态特征】药材为等轴晶系。晶体多为立方体，集合体呈疏松或致密的晶粒状和块状，晶面下凹呈漏斗状。无色透明或呈灰色、黄色、红色、褐色或黑色等，或有蓝色斑点。条痕为白色。具玻璃光泽，因潮解光泽变暗或呈油质状。解理完全。断口贝壳状。

【性味功效】咸，寒。泻热，凉血，明目，润燥。

【古方选录】《金匮要略》茯苓戎盐汤：茯苓半斤，白术二两，戎盐（弹丸大）一枚。用法：先将茯苓、白术煎成，入戎盐再煎，分三次温服。主治：小便不利。

【用法用量】内服，煎汤，0.9～1.5g；或入丸、散。外用，适量，研末揩牙；或水化漱口、洗目。

【使用注意】水肿者禁服。

【现代研究】化学研究显示，主要含氯化钠（NaCl），此外还夹杂有氯化钾（KCl）、氯化镁（$MgCl_2$）、氯化钙（$CaCl_2$）、硫酸镁（$MgSO_4$）、硫酸钙（$CaSO_4$）和铁等。现代临床用于治疗慢性盆腔炎，背肌筋膜炎等。

64 白垩

【古籍原文】味苦、辛，温，无毒。主女子寒热，症瘕，月闭，积聚，阴肿痛，漏下，无子，止泄痢。不可久服，伤五脏，令人羸瘦。一名白善。生

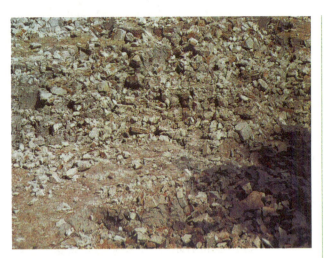

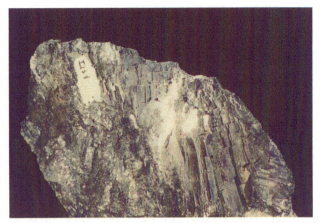

邯郸山谷，采无时。

此即今画用者，甚多而贱，俗方亦希，《仙经》不须也。

〔谨案〕胡居士言，始兴小桂县晋阳乡有白善。

【来　源】为黏土岩高岭土Kaolin或膨润土。

【形态特征】药材为隐晶质土状块体，白色，或染成淡绿、黄等色调，土状光泽。硬度近于指甲，含残存长石、石英处硬度大于小刀。相对密度2.5～2.7。不溶于水，但于水中分散，具吸附污物及阳离子交换能力。遇盐酸不起泡，仅分散或有部分组分被溶解。

【性味功效】苦，温。温中暖肾，涩肠，止血，敛疮。

【古方选录】《圣济总录》白垩丸：白垩（火烧）一两，赤茯苓（去黑皮）半两，生干地黄（焙）半两，干姜（炮）半两，陈橘皮（去白，炒）半两。用法：上为末，以薄面糊为丸，如梧桐子大。每服三十丸。主治：产后冷滑，泄泻不止。

【用法用量】内服，入丸、散，4.5～9g。外用，研末撒或调敷。

【使用注意】不可久服。

【现代研究】化学研究显示，主要含硅酸盐，还含有铁、钛、钡、锶、钒、铬、铜等。现代少用。

一名铅花，生于铅。

即今熬铅所作黄丹画用者，俗方亦希用，唯《仙经》涂丹釜所须此。云化成九光者，当谓九光丹以为釜耳，无别变炼法。

〔谨案〕丹、白二粉俱炒锡作，今经称铅丹，陶云熬铅，俱误也。

【来　源】为用纯铅加工制成的四氧化三铅。

【形态特征】药材为橙红色或橙黄色粉末。不透明；土状光泽。体重，质细腻，易吸湿结块，手触之染指。无臭，无味。

【性味功效】辛，微寒；有毒。解毒祛腐，收湿敛疮，坠痰镇惊。

【古方选录】《圣济总录》铅丹散：铅丹、蛤粉各等分。用法：共研为细末，同炒变色。撒疮上，水即出渐愈。主治：破伤水入，肿溃不愈。

【用法用量】内服，0.15～0.3g，入丸、散，时间不能超过两周。外用，研末撒、调敷，或熬膏，每次不超过20g。

【使用注意】虚寒吐逆者、哺乳期妇女、孕妇、儿童忌服。铅丹有毒，且有蓄积作用，外敷不宜大面积长时间使用，以免中毒。一般不作内服。

【现代研究】化学研究显示，主要含四氧化三铅（Pb$_3$O$_4$）。药理研究显示，有杀灭细菌、寄生虫，有抑制黏膜分泌等作用。现代临床用于治疗皮肤湿疹，脚癣，腿慢性溃疡，宫颈糜烂，褥疮等。

65 铅丹（黄丹）

【古籍原文】味辛，微寒。主咳逆，胃反，惊痫，癫疾，除热，下气。止小便利，除毒热脐挛，金疮溢血。练化还成九光，久服通神明。生蜀郡平泽。

66 粉　锡

【古籍原文】味辛，寒，无毒。主伏尸毒螫，杀三虫。去鳖痕，疗恶疮，堕胎，止小便利。一名解锡。

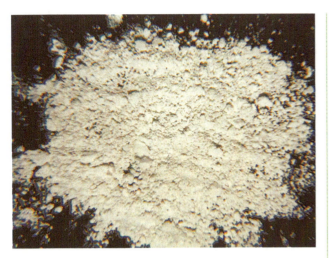

即今化铅所作胡粉也。其有金色者，疗尸虫弥良，而谓之粉锡，事与经乖。

〔谨案〕铅丹、胡粉，实用锡造。陶今又言化铅作之，经云粉锡，亦为深误。

【来源】为铅加工制成的碱式碳酸铅。

【形态特征】药材为白色粉末，有时聚成块状，但手捻即散。不透明。体重，质细腻润滑，手触之染指。不溶于水及酒精，能溶于碳酸及稀硝酸。

【性味功效】甘、辛，寒；有毒。解毒，消肿，生肌敛疮。

【古方选录】《医宗金鉴》三白散：铅粉一两，轻粉五钱，石膏（煅）三钱。用法：共研匀，韭菜汁调敷，纸盖。主治：漆疮。

【用法用量】内服，研末，0.9～1.5g，或入丸、散，不入煎剂。外用，研末干撒或调敷，或熬膏贴。

【使用注意】脏腑虚寒者及孕妇忌服。内服过量，可引起胃肠炎，甚至急性中毒。外用过久，经吸收蓄积，可引起腹泻、便秘、贫血等慢性中毒症状。

【现代研究】化学研究显示，主要含碱式碳酸铅，还含铁、银、铜等杂质。药理研究显示，能使蛋白质沉淀而起收敛的作用。口服毒性大，成人经口致死量为40～50g。现代临床外用治疗脓包疮疖，皮肤皲裂等。现代极少使用。

67 锡铜镜鼻

【古籍原文】主女子血闭，症瘕，伏肠，绝孕，及伏尸邪气。生桂阳山谷。

此物与胡粉异类，而今共条。当以其非正成具一药，故以附见锡品中也。古无纯以铜作镜者，皆用锡杂之。《别录》用铜镜鼻，即是今破古铜镜鼻尔，用之当烧令赤内酒中饮之。若置醋中出入百过，亦可捣也。铅与锡，《本经》云生桂阳。今乃出临贺，临贺犹是分桂阳所置。铅与锡虽相似，而入用大异。

〔谨案〕临贺出者名铅，一名白镴，唯此一处资天下用。其锡出银处皆有之。

【现代研究】考证不确，现代不用。

68 铜弩牙

【古籍原文】主妇人产难，血闭，月水不通，阴阳隔塞。

此即今人所用射者耳，取烧赤内酒中，饮汁，亦以渗之，得古者弥胜，制镂多巧也。

【现代研究】考证不确，现代不用。

69 金牙

【古籍原文】味咸，无毒。主鬼疰、毒蛊、诸疰。生蜀郡，如金色者良。

今出蜀汉，似粗金，而大小方皆如棋子。又有铜牙亦相似，但色黑，内色小浅，不入药用。金牙唯以合酒、散及五疰丸，余方不甚须此也。

〔谨案〕金牙离本处入土水中，久皆色黑，不可谓之铜牙也。此出汉中，金牙湍湍两岸入石间，打出者，内则金色，岸崩入水，年久者皆黑。近南山溪谷茂州、维州，亦有胜于汉中也。

【来源】自然元素矿物自然金Native Gold经加工而成。

【形态特征】等轴晶系。晶体呈八面体，菱形十二面体，但少见。常为分散属粒状或不规则树枝状集合体，偶呈较大的块体。金黄色。条痕与颜色相同，强金属光泽。硬度2.5～3。相对密度15.6～18.3。

【性味功效】辛、苦，平。镇心，平肝，安神，解毒。

【古方选录】《圣济总录》守神丸：金箔一百片，腻粉半两，人参（为末）三分。用法：上药于银石器内，入黄牛乳五合，于金箔上淋溉，用物密盖

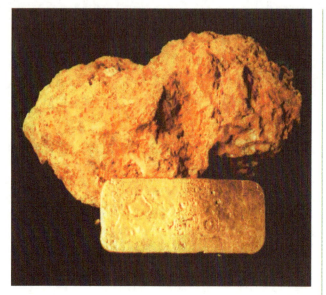

定，煮尽乳，取研如膏，以人参末渐渐入同研为丸，如赤小豆大，每服三丸。渐加至五丸。主治：中风邪发狂及肝心风热，气虚不足，惊悸瘈疭。

【用法用量】入丸、散。一般多作丸药挂衣。外用，研末撒。

【使用注意】阳虚气陷、下利清冷者忌服。

【现代研究】化学研究显示主要含自然金，另含有少量银、铜等。现代不用。

70 石 灰

【古籍原文】味辛，温。主疽疡，疥瘙，热气，恶疮，癞疾，死肌，堕眉，杀痔虫，去黑子息肉。疗髓骨疽。一名恶灰，一名希灰。生中山川谷。

中山属代郡。今近山生石，青白色，作灶烧竟，以水沃之，则热蒸而解末矣。性至烈，人以度酒饮之，则腹痛下痢，疗金疮亦甚良。俗名石垩。古今多为椁家，用捍水而辟虫。故古椁中水，以洗诸恶疮，借即差也。

〔谨案〕《别录》及今人用疗金疮、止血大效。若五月五日采繁蒌、葛叶、鹿活草、槲叶、地黄叶、芍药叶、苍耳叶、青蒿叶，合锻石捣，为团如鸡卵，曝干末之，疗诸疮生肌极神验。

【来　　源】为石灰岩Limestone经加热煅烧而成的生石灰及其水化产物熟石灰，或两者的混合物。

【形态特征】石灰岩：由方解石所组成，为致密块状体。白色或灰白色，由所含杂质成分差异，颜色变化甚大。如含铁质则呈褐色，含有机质时呈灰至

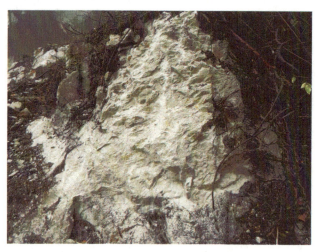

黑色。土状光泽，透明度较差。非常致密时多呈贝状断口。

石灰：等轴晶系。为粒状致密块体，罕见有立方体或八面体状单晶。白色，或带灰白、灰黄等色调。土状光泽。硬度3.5。相对密度3.3。

【性味功效】辛、苦、涩，温；有毒。解毒蚀腐，敛疮止血，杀虫止痒。

【古方选录】《普济方》神手膏：石灰一两，斑蝥七个。用法：上蘸苦竹、麻油少许，却和匀，石灰揭调，然后入酽醋少许搅和，用时先用刀剔破痣，再取药适量入于内涂之。主治：去痣。

【用法用量】内服，1~3g，入丸、散，或加水溶解取澄清液服。外用，研末调敷，或以水溶化澄清涂洗。

【使用注意】内服不入汤剂。创口红肿者禁用，孕妇慎用。外用腐蚀，仅局限于病变部位。

【现代研究】化学研究显示，生石灰为氧化钙（CaO），熟石灰为氢氧化钙[$Ca(OH)_2$]。生石灰或熟石灰露于大气中，不断吸收大气中的二氧

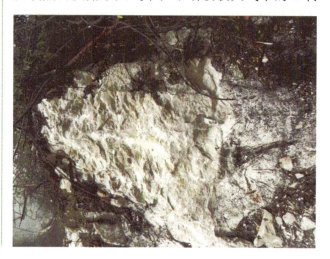

化碳（CO_2）而成碳酸钙（$CaCO_3$）。药理研究显示，生石灰具吸水性，可作干燥剂；石灰水有抑菌、消毒、杀虫、去污等作用。现代少用。

71 冬 灰

【古籍原文】味辛，微温。主黑子、云疣、息肉、疽蚀，疥瘙。一名藜灰。生方谷川泽。

此即今浣衣黄灰耳，烧诸蒿藜积聚炼作之，性烈，又荻灰尤烈。欲消黑痣疣赘，取此三种灰水和蒸以点之即去，不可广用，烂人皮肉。

〔谨案〕桑薪灰，最入药用，疗黑子疣赘功胜冬灰。用煮小豆，大下水肿。然冬灰本是藜灰，馀草不真。又有青蒿灰，烧蒿作之。柃灰，烧木叶作。并入染用，亦堪蚀恶肉。柃灰一作苓字。

【来　源】为藜科植物小藜 *Chenopodium serotinum* L.、灰绿藜 *Chenopodium album* L.的全草烧灰。

【形态特征】一年生草本。茎直立，粗壮，具条棱及绿色条纹。叶片菱状卵形至宽披针形，先端急尖或微钝，基部楔形至宽楔形；叶柄与叶片近等长。花两性，穗状圆锥状或圆锥状花序。果皮与种子贴生。种子横生，双凸镜状，边缘钝，黑色，有光

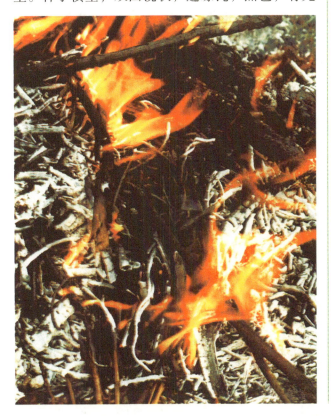

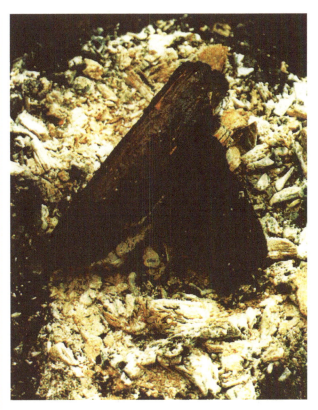

泽，胚环形。

【性味功效】甘，平；有小毒。清热祛湿，解毒消肿，杀虫止痒。

【古方选录】《本草纲目》：冬灰、荻灰、蒿灰等分。用法：水和蒸取汁，煎膏，点患处。主治：疣赘，黑子。

【用法用量】草木灰1.5L，加水5L，充分搅拌后浸泡24h，澄清，取上清液或过滤取滤液，煮沸浓缩1L，每次口服30～40ml，一日3次，连服30天为1个疗程，可视病情，连用几个疗程。

【现代研究】化学研究显示，含氧化钾（K_2O）、二氧化硅（SiO_2）、氧化钙（CaO）；另含钠、镁、磷、氯、硫及痕迹的锰、硼、铜等。现代临床用于治疗大骨节病，克山病等。

72 锻灶灰

【古籍原文】主症瘕坚积，去邪恶气。

此即今锻铁灶中灰尔，兼得铁力。以疗暴症水有效。

〔谨案〕二车丸用之。

【古方选录】《医心方》引《古今录验》入军丸：雄黄三两，礜石（炮）二两，矾石（烧）二两，鬼

箭一两，锻雄柄（烧令焦）一分，羖羊角一分半，锻灶中灰二分。用法：上为末，以鸡子中黄并丹雄鸡冠血为丸，如杏仁大。以一丸涂毒上。主治：蛇、蜂所中。

【现代研究】考证不确，现代不用。

73 伏龙肝（灶心土）

【古籍原文】味辛，微温。主妇人崩中，吐下血，止咳逆，止血，消痈肿毒气。

此灶中对釜月下黄土也，取捣筛合葫涂痈甚效。以灶有神，故号为伏龙肝，并亦迁隐其名耳。今人又用广州盐碱屑，以疗漏血瘀血，亦是近月之土，兼得火烧义也。

【来　源】为经多年用柴草熏烧而结成的灶心黄土。

【形态特征】药材为不规则块状。橙黄色或红褐色。表面有刀削痕。体轻，质较硬，用指甲可刻划成痕，断面细软，色稍深，显颗粒状，并有蜂窝状小孔。具烟熏气，味淡。有吸湿性。

【性味功效】辛，温。温中止血，止呕，止泻。

【古方选录】《普济方》伏龙肝散：多年垩壁土、地炉中土、伏龙肝各等分。用法：每服一块如拳大，水二碗，煎一碗，澄清服。白粥补之。主治：

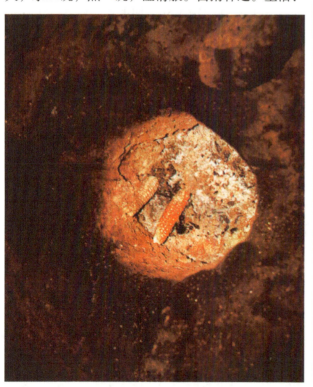

吐血，泻血，心腹痛。

【用法用量】内服，煎汤（布包），15~30g；或入散；或煎汤代水60~120g。外用，适量研末调敷。

【使用注意】血热出血及湿热呕吐、泄泻者禁服。

【现代研究】化学研究显示，含硅酸（H_2SiO_3）、氧化铝（Al_2O_3）及三氧化二铁（Fe_2O_3）等，还含有氧化钠（Na_2O）、氧化钾（K_2O）、氧化镁（MgO）、氧化钙（CaO）、磷酸钙［$Ca_3(PO_4)_2$］等。药理研究显示，有止呕、止血等作用。现代临床用于治疗顽固性妊娠呕吐，痈疮肿痛等。

74 东壁土

【古籍原文】主下部匿疮，脱肛。

此屋之东壁上土耳，当取东壁之东边，谓恒先见日光，刮取用之。亦疗小儿风齐，又可除油污衣书，胜石灰、滑石。

〔谨案〕此土摩干、湿二癣，极有效。

【现代研究】考证不确，现代不用。

75 硇砂（紫硇砂）

【古籍原文】味咸、苦、辛，温，有毒。不宜多服。主积聚，破结血，烂胎，止痛，下气，疗咳嗽宿冷，去恶肉，生好肌。柔金银，可为焊药。出西戎，形如朴硝，光净者良。驴马药亦用之。（新附）

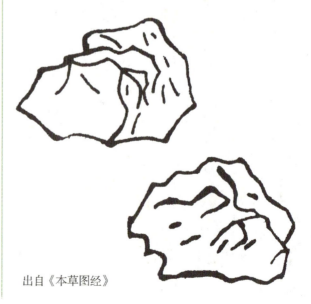

出自《本草图经》

【来　　源】为卤化物类矿物硇砂Sal-Ammaniac的晶体。

【形态特征】药材为等轴晶系。多为致密块状集合体。有棱角或凹凸不平。暗紫色或紫红色。解理面显油脂光泽。硬度2～2.5，性脆。断口贝壳状。相对密度2.3，具吸湿性，可溶于水。

【性味功效】咸、苦、辛，温；有毒。破瘀消积，软坚蚀腐。

【临床用方】《全国中草药汇编》：紫硇砂9g，轻粉、雄黄、硼砂、大黄各3g，冰片1.5g。用法：共研细粉，香油调涂患处。主治：皮肤癌。

【用法用量】内服，0.3～0.9g，入丸、散，不入煎剂。外用，研细撒或调敷，或入膏贴，或化水点、涂。

【使用注意】内服宜慎，不可过量，孕妇禁用。肝、肾功能不全者或溃疡病患者慎服。生品有腐蚀性，不宜内服，只作外用。

【现代研究】化学研究显示，主要含氯化铵（NH_4Cl），尚含钙、铁、镁等。现代临床用于治疗慢性鼻炎，鸡眼，慢性支气管炎，食道癌等。

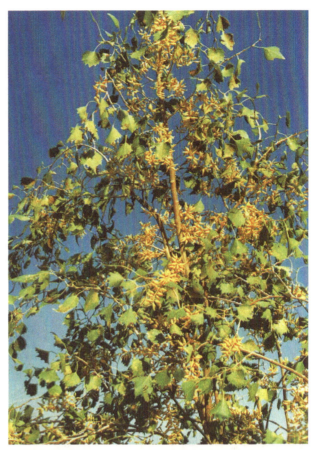

76　胡桐泪

【古籍原文】味咸、苦，大寒，无毒。主大毒热，心腹烦满，水和服之，取吐。又主牛马急黄，马黑汗，水研二三两，灌之，立差。又为金银焊药。出肃州川西平泽及山谷中，形似黄矾而坚实，有夹烂木者，云是胡桐树滋，沦入土，石碱卤地作之。其树高大，皮叶似白杨、青桐、桑辈，故名胡桐。木堪器用，一名胡桐律。律、泪声讹也。西域传云：胡桐似桑而曲。（新附）

【来　　源】为杨柳科植物胡杨*Populus euphratica* Oliv.的树脂流入土中多年形成的产物。

【形态特征】乔木，稀灌木状。树皮淡灰褐色，下部条裂；萌枝细，圆形，光滑或微有茸毛。叶形多变化，先端有粗齿牙，基部楔形、阔楔形、圆形或截形，有短茸毛或光滑。雄花序细圆柱形，花药紫红色，柱头鲜红或淡黄绿色。蒴果长卵圆形。

【性味功效】苦、咸，寒。清热解毒，化痰软坚。

【古方选录】《圣济总录》胡桐泪散：胡桐泪一两，铜绿一钱，麝香少许。用法：上药同研令匀。

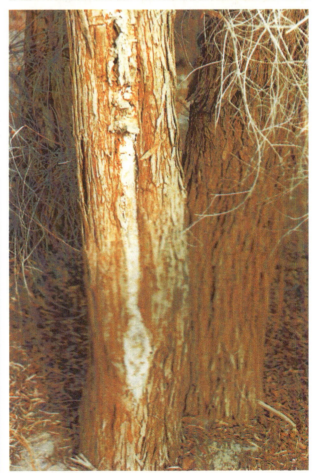

每用药少许，以鸡翎扫之。主治：小儿牙疳疮。

【用法用量】内服，煎汤，6~10g；或入丸、散。外用，适量，煎水含漱或研末撒。

【使用注意】多服可致呕吐，脾胃虚寒者禁服。

【现代研究】现代临床用于治疗中耳炎，痔疮，胃及十二指肠溃疡，胃痛，胃酸过多等。

77 姜石

【古籍原文】味咸，寒，无毒。主热豌豆疮、丁毒等肿。生土石间，状如姜，有五种，色白者最良，所在有之，以烂不碮者好，齐州历城东者良。（新附）

【来　源】为黄土层或风化红土层中钙质结核。

【形态特征】药材主要组成为方解石、石英和黏土矿物等，其黏土组分中还含有残留的长石等。其与方解石呈不同结构关系，以均一间杂分布或碎屑斑杂分布为主，也有呈同心圆状、结核状、放射状结构的。

【性味功效】咸，寒。清热解毒，消肿散结。

【古方选录】《普济方》姜石救急散：白姜石（捣末）一至二斤。用法：取上药，用鸡子白和如饧，敷肿上，干易之。主治：乳痈，肿如碗大，痛甚。

【用法用量】内服，入丸、散，1~3g；或泡饮。外用，适量研末敷。

【现代研究】化学研究显示，主要含碳酸钙（$CaCO_3$），尚含有氟、碘、硅、铁、锌、铜、锰、钴、钒、铬、锡、钨、硒、钼等。现代少用。

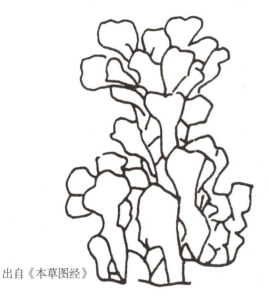

出自《本草图经》

78 赤铜屑（红铜末）

【古籍原文】以醋和如麦饭，袋盛，先刺腋下脉去血，封之，攻腋臭神效。又熬使极热，投酒中，服五合，日三，主贼风反折。又烧赤铜五斤，内酒二斗中百遍，服同前，主贼风甚验。（新附）

【来　源】为赤铜Pulvis Cuprinus火煅时脱落的碎屑。

【形态特征】药材呈小片状或细条状，厚薄粗细不一。黄红色或黄棕色。具金属光泽。体重，质硬较韧。

【性味功效】苦，平；有毒。接骨散瘀。

【古方选录】《古今医鉴·卷九》乌须方：五倍子（不拘多少，捶碎，去灰，入砂锅内炒尽烟为度，以青布巾打湿、扭干、包裹，脚揣成饼，为末）二钱，红铜末六分，食盐三分，明矾末六分，白灰面一分半。用法：上合火酒调搽，无酒浓茶亦可，调匀，以酒盏盛贮，用铁勺注水，煮至如糖香镜脸，方可取用。先将皂角水洗净须发，然后涂药，包裹

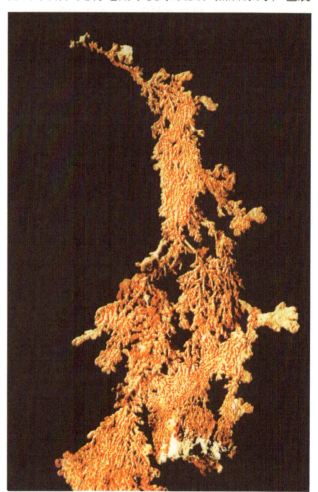

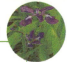

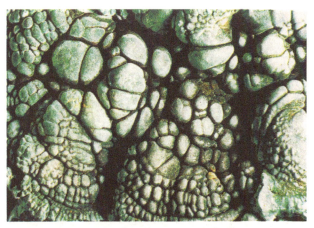

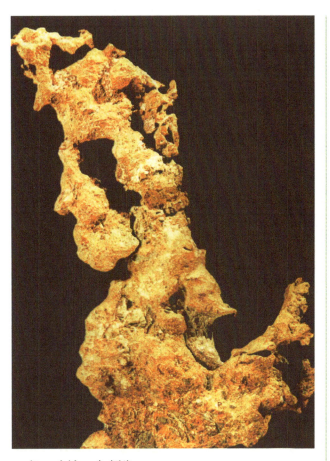

一夜。功效：乌须发。

【用法用量】内服，醋煎，或淬酒或研细末酒冲，0.3～0.9g。外用，调涂或煎水洗。

【使用注意】不可久服。

【现代研究】化学研究显示，主要含金属铜，在空气中受水蒸气、氧气、二氧化碳的作用，表面上常被覆着微量的碳酸铜（$CuCO_3$）、氧化铜（CuO）等。药理研究显示，内服由于铜易溶出，有胃刺激、致吐的作用，外用过量可腐蚀肌肉。现代少用。

79 铜矿石

【古籍原文】味酸，寒，有小毒。主丁肿恶疮，马驴脊疮、臭腋、石上水磨取汁涂臭腋，其丁肿末之，傅疮上良。（新附）

【来　　源】为碳酸盐类孔雀石族矿物蓝铜矿Azurite和碳酸盐类孔雀石族矿物孔雀石Malachite的矿石。

【形态特征】蓝铜矿：为不规则块状。蓝色，有时其中夹有浅蓝色条块；条痕浅蓝色。玻璃光泽，半透明；浅蓝色者土状光泽，不透明。体较重，质硬

脆，可砸碎，断面不平坦。气微，味淡。

孔雀石：为针状集合体，呈不规则块状。鲜绿色、深绿色；条痕淡绿色。表面不平坦。顶部凹凸瘤状；底部粗糙溶渣状，光泽暗淡；纵侧面具细纹理。丝绢光泽。体重，质坚脆，横断面参差状。

【性味功效】酸，寒；有毒。催吐祛痰，镇惊，敛疮。

80 白瓷屑

【古籍原文】平，无毒。主妇人带下、白崩，止呕吐逆，破血，止血。水磨，涂疮灭瘢。广州者良，余皆不如。（新附）

【古方选录】《圣济总录》海蛤丸：海蛤半两，白瓷屑（定州者，研，水飞过）一两，滑石（研）半两，商陆（切，焙）半两，漏芦（去芦头）半两。用法：上为细末，取生何首乌自然汁一升，煮面糊为丸，如梧桐子大。每服二十丸，食前灯心汤送下。主治：小便卒淋涩不通。

【现代研究】考证不确，现代不用。

81 乌古瓦

【古籍原文】寒，无毒。以水煮及渍汁饮，止消渴。取屋上年久者良。（新附）

【现代研究】考证不确，现代不用。

82 石 燕

【古籍原文】以水煮汁饮之。主淋有效，妇人难产，两手各把一枚，主产难立验。出零陵。

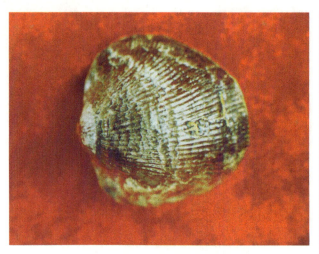

俗云因雷雨则从石穴中出，随雨飞坠者，妄也。永州祁阳县西北百一十五里土冈上，掘深丈余取之。形似蚶而小，坚重如石也。（新附）

【来　　源】为石燕子科动物中华弓石燕Cyrtiospirifer sinensis（Graban）等多种近缘动物的化石。

【形态特征】药材为青灰色至土棕色，均有从后端至前缘的放射状纹理，其中一面凸度低于另一面，中部有似三角形隆起；另面有与隆起相应形状的凹槽，横的纹理较细密，槽的前端向下略弯曲，呈半圆弧形突出。质坚硬，可砸碎，断面较粗糙，土黄色或青白色，对光照之具闪星样光泽。

【性味功效】甘、咸，凉。除湿热，利小便，退目翳。

【古方选录】《太平圣惠方》引《普济方》，石燕散：石燕半两，赤小豆半两，商陆子十两，红蓝花半两。用法：上为细散。每服一钱，食前煎葱白汤调下。主治：血淋心烦，水道中涩痛。

【用法用量】内服，煎汤，3～9g；或磨汁，1.5～3g。外用，水磨点眼。

【使用注意】体虚、无湿热者及孕妇忌服。

【现代研究】化学研究显示，含碳酸钙（$CaCO_3$），少量磷及二氧化硅（SiO_2）等。药理研究显示，有清热、利尿等作用。现代少用。

83　梁上尘

【古籍原文】主腹痛，噎，中恶，鼻衄，小儿软疮。（新附）

【古方选录】《普济方》引《太平圣惠方》，伏龙肝散：棕榈不以多少（烧灰，火燃急以盆盖，阴令火住）、伏龙肝（于锅灶直下去取赤土，炒令烟尽）、屋梁上尘（悬长者，如无，以灶头虚空中者，炒令烟尽，于净地出大毒）各等分。用法：上为末，碾和令停，入龙脑、麝香各少许。每服二钱，温酒调下；淡醋汤亦可。患十年者，半月可安。主治：妇人赤白带下，久患不愈，肌瘦黄瘁，多困乏力。

【现代研究】考证不确，现代不用。

草 部

❦ 上品上 ❦

84 青 芝

【古籍原文】味酸，平。主明目，补肝气，安精魂，仁恕。久食轻身不老，延年神仙。一名龙芝。生太山。

〔谨案〕不忘强志。

【来　源】为多孔菌科真菌赤芝Ganoderma lucidum（Leyss. ex Fr.）Karst.的子实体。

【形态特征】菌盖，有柄，栓质，半圆形或肾形，盖表褐黄色或红褐色，盖边渐趋淡黄色，有同心环纹，有亮漆状光泽，边缘微钝。菌肉乳白。菌柄圆柱形，侧生或偏生。皮壳部菌丝呈棒状，顶端膨大。孢子卵形，双层壁，担子果多在秋季成熟。

【性味功效】甘、平。益气血，安心神，健脾胃。

【临床用方】《全国中草药汇编》：灵芝切片6g。用法：加水煎煮2h，早晚各1次服用。主治：冠心病。

【用法用量】水煎服，10～15g；研末，2～6g；或

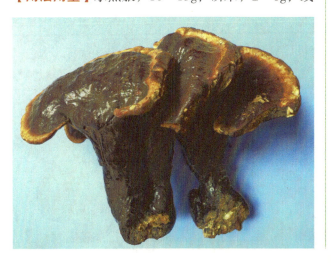

浸酒。

【使用注意】实证者慎服。

【现代研究】化学研究显示，含氨基酸、多肽、蛋白质、真菌溶菌酶，以及糖类、麦角甾醇、维生素B_2及维生素C等，孢子还含甘露醇等。药理研究显示，有中枢抑制、保肝、抗心肌缺血等作用。现代临床用于治疗神经衰弱，不适应高原环境，白细胞减少，慢性气管炎，视网膜色素病变等。

85 赤 芝

【古籍原文】味苦，平。主胸中结，益心气，补中，增智慧，不忘。久食轻身不老，延年神仙。一名丹芝。生霍山。

南岳本是衡山，汉武帝始以小霍山代之，非正也。此则应生衡山也。

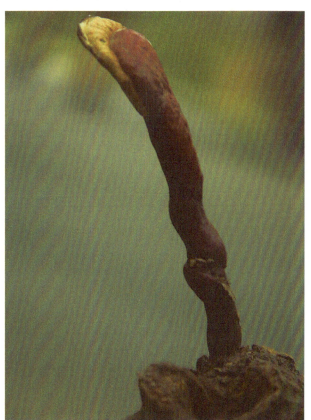

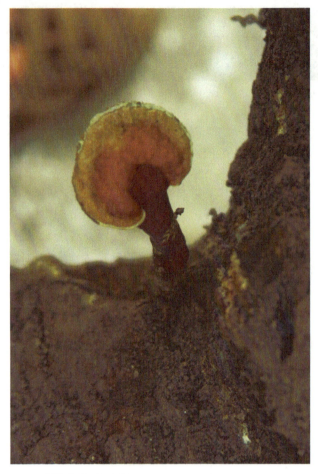

发油、硬脂酸、苯甲酸、生物碱、维生素B$_2$及维生素C等，孢子还含甘露醇、海藻糖等。药理研究显示，有中枢抑制、止咳、抗电惊厥、保肝、抗心肌缺血、提高耐缺氧能力、镇痛、强心、抗血小板聚集及抗血栓、降血压、降血糖、降血脂、抗肿瘤、抗氧化、延缓衰老、抗炎、抗放射、免疫调节，以及可促使冠脉血流明显增加使冠脉血管阻力和心肌耗氧降低、降低副交感神经的兴奋性、对子宫收缩有明显抑制、对回肠收缩有对抗等作用。现代临床用于治疗神经衰弱，失眠健忘，食欲不振，体质衰弱，气短乏力，自汗心悸，高原不适应症及白细胞减少，慢性气管炎，支气管炎，支气管哮喘，冠心病，视网膜色素病变等，为肝炎或肝硬化的辅助治疗药。

86 黄 芝

【古籍原文】味甘，平。主心腹五邪，益脾气，安神，忠信和乐。久食轻身不老，延年神仙。一名金芝。生嵩山。

【来　　源】为多孔菌科真菌赤芝*Ganoderma lucidum*（Leyss. ex Fr.）Karst.的子实体。

【形态特征】担子果一年生，有柄，栓质。菌盖半圆形或肾形，盖表褐黄色或红褐色，盖边渐趋淡黄色，有同心环纹，有亮漆状光泽，边缘微钝。菌肉乳白色。菌柄圆柱形，侧生或偏生。皮壳部菌丝呈棒状，顶端膨大。孢子卵形，双层壁，担子果多在秋季成熟。

【性味功效】甘，平。归肺、心、脾经。益气血，安心神，健脾胃。

〔谨案〕安心神。

【来　　源】为多孔菌科真菌赤芝*Ganoderma lucidum*（Leyss. ex Fr.）Karst.的子实体。

【形态特征】担子果一年生，有柄，栓质。菌盖半圆形或肾形，盖表褐黄色或红褐色，盖边渐趋淡黄，有同心环纹，有亮漆状光泽，边缘微钝。菌肉乳白。菌柄圆柱形，侧生或偏生。皮壳部菌丝呈棒状，顶端膨大。孢子卵形，双层壁，担子果多在秋季成熟。

【性味功效】甘，平。归肺、心、脾经。益气血，安心神，健脾胃。

【古方选录】《全国中草药汇编》：灵芝切片6g。用法：加水煎煮2h，眼用，早晚各1次。主治：冠心病。

【用法用量】水煎服，10～15g；研末，2～6g；或浸酒。

【使用注意】实证者慎服。

【现代研究】化学研究显示灵芝中主要含有氨基酸、多肽、蛋白质、真菌溶菌酶，以及糖类（还原糖和多糖）、麦角甾醇、三萜类、香豆精苷、挥

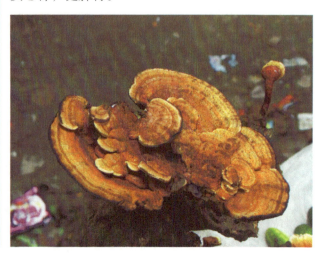

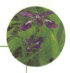

减少，慢性气管炎，支气管炎，支气管哮喘，冠心病，视网膜色素病变等，为肝炎或肝硬化的辅助治疗药。

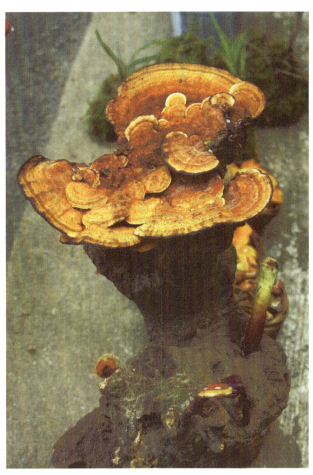

87 白 芝

【古籍原文】味辛，平。主咳逆上气，益肺气，通利口鼻，强志意，勇悍，安魄。久食轻身不老，延年神仙。一名玉芝。生花山。

【来　　源】为多孔菌科真菌赤芝*Ganoderma lucidum*（Leyss. ex Fr.）Karst.的子实体。

【形态特征】担子果一年生，有柄，栓质。菌盖半圆形或肾形，盖表褐黄色或红褐色，盖边渐趋淡黄色，有同心环纹，有亮漆状光泽，边缘微钝。菌肉乳白色。菌柄圆柱形，侧生或偏生。皮壳部菌丝呈棒状，顶端膨大。孢子卵形，双层壁，担子果多在秋季成熟。

【性味功效】甘，平。归肺、心、脾经。益气血，安心神，健脾胃。

【古方选录】《全国中草药汇编》：灵芝切片6g。用法：加水煎煮2h，服用，早晚各1次。主治：冠心病。

【用法用量】水煎服，10～15g。研末，2～6g。或浸酒。

【使用注意】实证者慎服。

【现代研究】化学研究显示灵芝中主要含有氨基酸、多肽、蛋白质、真菌溶菌酶，以及糖类（还原糖和多糖）、麦角甾醇、三萜类、香豆精苷、挥发油、硬脂酸、苯甲酸、生物碱、维生素B_2及维生素C等，孢子还含甘露醇、海藻糖等。药理研究显示，有中枢抑制、止咳、抗电惊厥、保肝、抗心肌缺血、提高耐缺氧能力、镇痛、强心、抗血小板聚集及抗血栓、降血压、降血糖、降血脂、抗肿瘤、抗氧化、延缓衰老、抗炎、抗放射、免疫调节，以及可促使冠脉血流明显增加使冠脉血管阻力和心肌耗氧降低、降低副交感神经的兴奋性、对子宫收缩有明显抑制、对回肠收缩有对抗等作用。现代临床用于治疗神经衰弱，失眠健忘，食欲不振，体质衰弱，气短乏力，自汗心悸，高原不适应症及白细胞减少，慢性气管炎，支气管炎，支气管哮喘，冠心病，视网膜色素病变等，为肝炎或肝硬化的辅助治疗药。

【古方选录】《全国中草药汇编》：灵芝切片6g。用法：加水煎煮2h，服用，早晚各1次。主治：冠心病。

【用法用量】水煎服，10～15g；研末，2～6g；或浸酒。

【使用注意】实证者慎服。

【现代研究】化学研究显示灵芝中主要含有氨基酸、多肽、蛋白质、真菌溶菌酶，以及糖类（还原糖和多糖）、麦角甾醇、三萜类、香豆精苷、挥发油、硬脂酸、苯甲酸、生物碱、维生素B_2及维生素C等，孢子还含甘露醇、海藻糖等。药理研究显示，有中枢抑制、止咳、抗电惊厥、保肝、抗心肌缺血、提高耐缺氧能力、镇痛、强心、抗血小板聚集及抗血栓、降血压、降血糖、降血脂、抗肿瘤、抗氧化、延缓衰老、抗炎、抗放射、免疫调节，以及可促使冠脉血流明显增加使冠脉血管阻力和心肌耗氧降低、降低副交感神经的兴奋性、对子宫收缩有明显抑制、对回肠收缩有对抗等作用。现代临床用于治疗神经衰弱，失眠健忘，食欲不振，体质衰弱，气短乏力，自汗心悸，对高原不适应及白细胞

88 黑芝

【古籍原文】味咸，平。主癃，利水道，益肾气，通九窍，聪察。久食轻身不老，延年神仙。一名玄芝。生恒山。

〔谨案〕五芝，《经》云：皆以五色生于五岳，诸方所献，白芝未必花山，黑芝又非常岳。且芝多黄白，稀有黑青者，然紫芝最多，非五芝类。但芝自难得，纵获一二，岂得终久服耶？

【来　源】为多孔菌科真菌赤芝*Ganoderma lucidum*（Leyss. ex Fr.）Karst.的子实体。

【形态特征】担子果一年生，有柄，栓质。菌盖半圆形或肾形，盖表褐黄色或红褐色，盖边渐趋淡黄，有同心环纹，有亮漆状光泽，边缘微钝。菌肉乳白。菌柄圆柱形，侧生或偏生。皮壳部菌丝呈棒状，顶端膨大。孢子卵形，双层壁，担子果多在秋季成熟。

【性味功效】甘，平。归肺、心、脾经。益气血，安心神，健脾胃。

【古方选录】《全国中草药汇编》：灵芝切片6g。用法：加水煎煮2h，服用，早晚各1次。主治：冠心病。

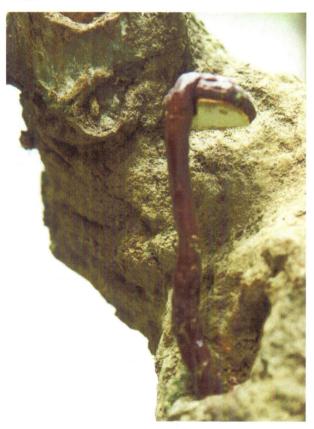

【用法用量】水煎服，10~15g；研末，2~6g；或浸酒。

【使用注意】实证者慎服。

【现代研究】化学研究显示灵芝中主要含有氨基酸、多肽、蛋白质、真菌溶菌酶，以及糖类（还原糖和多糖）、麦角甾醇、三萜类、香豆精苷、挥发油、硬脂酸、苯甲酸、生物碱、维生素B$_2$及维生素C等，孢子还含甘露醇、海藻糖等。药理研究显示，有中枢抑制、止咳、抗电惊厥、保肝、抗心肌缺血、提高耐缺氧能力、镇痛、强心、抗血小板聚集及抗血栓、降血压、降血糖、降血脂、抗肿瘤、抗氧化、延缓衰老、抗炎、抗放射、免疫调节，以及可促使冠脉血流明显增加使冠脉血管阻力和心肌耗氧降低、降低副交感神经的兴奋性、对子宫收缩有明显抑制、对回肠收缩有对抗等作用。现代临床用于治疗神经衰弱，失眠健忘，食欲不振，体质衰弱，气短乏力，自汗心悸，高原不适应症及白细胞减少，慢性气管炎，支气管炎，支气管哮喘，冠心病，视网膜色素病变等，为肝炎或肝硬化的辅助治疗药。

89 紫芝

【古籍原文】味甘，温。主耳聋，利关节，保神，益精气，坚筋骨，好颜色。久服轻身不老，延年神仙。一名木芝。生高夏山谷。六芝皆无毒，六月、八月采。

薯蓣为之使，得发良，得麻子仁、白瓜子、牡桂共益人，恶恒山，畏扁青、茵陈蒿。案郡县无高夏名，恐是山名尔。此六芝皆仙草之类，俗所稀见，族种甚多，形色环异，并载《芝草图》中。今俗所用紫芝，此是朽树木株上所生，状如木檽，名为紫芝，盖止疗痔，而不宜以合诸补丸药也。凡得芝草，便正尔食之，无余节度，故皆不云服法也。

【来　源】为多孔菌科真菌紫芝*Ganoderma sinense* Zhao，Xu et Zhang的子实体。

【形态特征】子实体一年生，有柄，木栓质。菌盖肾形、半圆形或近圆形，表面红褐色、暗红褐色，有时边缘渐变为淡黄褐色，有漆状光泽和云状环纹。菌肉分层不明显，下面淡黄色，有许多细孔。菌柄长，侧生、偏生或中生，近圆柱形，红褐色，有光泽。

【性味功效】淡，温。益气，安神，止咳平喘。

【古方选录】《御药院方》紫芝丹：紫芝半两，朱砂二两，白石英二两，石决明一两，黄连半两，黄芩半两，茯苓半两，白矾、瓜瓣半两。用法：上为细末，炼蜜为丸，如梧桐子大。每服十丸，食前以温酒送下。功效：降心火，益肾水，秘真气，健阳事。

【用法用量】水煎服，10~15g；研末，2~6g；或浸酒。

【使用注意】实证者慎服。

【现代研究】化学研究显示，含三萜类，生物碱类，麦角甾醇，核苷类，香豆精类，挥发油，多肽氨基酸类，水溶性蛋白体和多种酶等。药理研究显示，有中枢镇痛及抗电惊厥，保护心脏，改善心肌血氧供应，增强心肌收缩力，抗血小板凝集及抗血栓，增强免疫，保肝，抗氧化，延缓衰老，防辐射，抗病毒，抗溃疡，抗炎和抗损伤等作用。现代临床用于治疗冠心病，高脂血症，神经衰弱，克山病，病毒性肝炎，慢性支气管炎，哮喘，白细

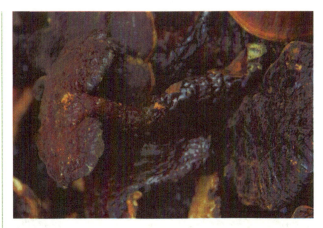

胞减少，功能性子宫出血和特发性血小板减少性紫癜等。

90 赤箭（天麻）

【古籍原文】味辛，温。主杀鬼精物，蛊毒恶气，消痈肿，上肢满疝，下血。久服益气力，长阴肥健，轻身增年。一名离母，一名鬼督邮。生陈仓、川谷、雍州及太山少室。三月、四月、八月采根，曝干。

陈仓属雍州扶风郡。案此草亦是芝类。云茎赤如箭杆，叶生其端。根如人足，又云如芋，有十二子为卫。有风不动，无风自摇。如此，亦非俗所见，而徐长卿亦名鬼督邮。又复有鬼箭，茎有羽，其疗并相似，而益人乖异，恐并非此赤箭。

〔谨案〕此芝类，茎似箭杆，赤色。端有花、叶，远看如箭有羽。根皮肉汁与天门冬同，惟无心脉。去根五六寸，有十余子卫，似芋，其实似苦楝子，核作五六棱，中肉如面，日曝则枯萎也。得根即生啖之，无干服法也。

【来　源】为兰科植物天麻*Gastrodia elata* Bl.的

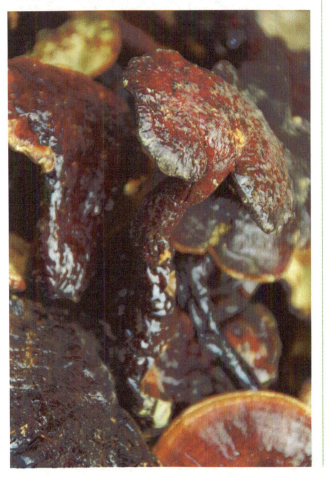

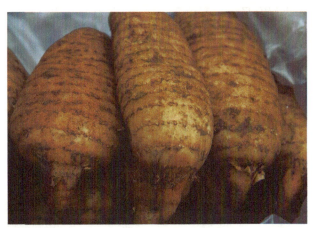

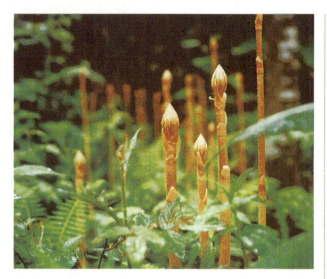

块茎。

【形态特征】多年生寄生草本。植株高60~100cm。根状茎肥厚，块茎状，椭圆形至近哑铃形，肉质，具较密的节，节上被许多三角状宽卵形的鞘。茎直立，无绿叶，下部被数枚膜质鞘。花扭转，橙黄、淡黄、蓝绿或黄白色。花果期5—7月。

【性味功效】甘，平。熄风止痉，平肝潜阳，祛风通络。

【古方选录】《人己良方》天麻散：全蝎（去毒）二枚，天麻一钱，丁香七分，南星七分，木香七分，青皮七分，白附子七分。用法：上为细末。姜汤调少许搽乳头上，小儿吮之；或搽儿口中亦可。主治：小儿胎惊、胎寒、胎痫。

【用法用量】水煎服，3~9g；或入丸、散，研末吞服，每次1~1.5g。

【使用注意】气血虚者慎用。

【现代研究】化学研究显示，含天麻苷，天麻醚苷，对-羟基苯甲醇，对-羟基苯甲基醛，4-羟苄基甲醚，抗真菌蛋白及微量元素铁、氟、锰、锌等。药理研究显示，有镇静、抗炎、抗缺氧、提高机体耐缺氧能力等作用。现代临床用于治疗癫痫，脑外伤综合征，疼痛，神经衰弱，血管性头痛等。

91 天门冬（天冬）

【古籍原文】味苦、甘，平、大寒，无毒。主诸暴风湿偏痹，强骨髓、杀三虫、去伏尸。保定肺气，去寒热，养肌肤，益气力，利小便，冷而能补。久服轻身益气，延年，不饥。一名颠勒。生奉高山谷。二月、三月、七月、八月采根，曝干。

垣衣、地黄为之使，畏曾青。奉高，太山下县名也。今处处有，以高地大根味甘者为好。张花《博物志》云：天门冬逆捋有逆刺。若叶滑者名絺休，一名颠棘。可以浣缣，素白如绒（纻类）。金城人名为浣草。擘其根，温汤中挪之，以浣衣胜灰。此非门冬相似尔。案如此说，今人所采，皆是有刺者，本名颠勒，亦粗相似，以浣垢衣则净。《桐君药录》又云：叶有刺，蔓生，五月花白，十月实黑，根连数十枚。如此殊相乱，而不复更有门冬，恐门冬自一种，不即是浣草耶？又有百部，根亦相类，但苗异尔。门冬蒸剥去皮，食之甚甘美，止饥。虽曝干，犹脂润，难捣。必须薄切，曝于日中，或火烘之也。俗人呼苗为棘刺，煮作饮乃宜人，而终非真棘刺尔。服天门冬，禁食鲤鱼。

〔谨案〕此有二种：苗有刺而涩者，无刺而滑者，俱是门冬。俗云颠刺、浣草者，形貌之。虽作数名，终是一物。二根浣垢俱净，门冬、浣草，互名之也。

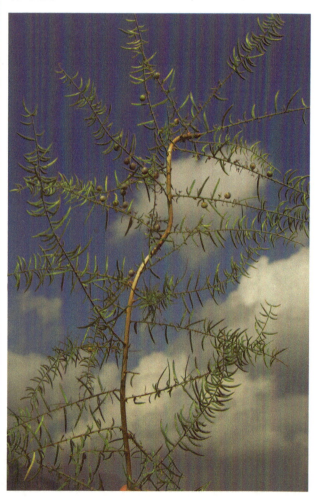

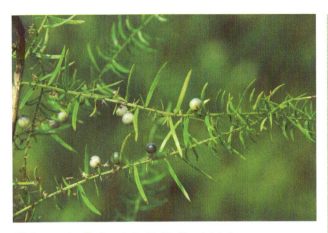

【来　　源】为百合科植物天门冬 *Asparagus cochinchinensis*（Lour.）Merr.的块根。

【形态特征】多年生攀援植物。根在中部或近末端成纺锤状膨大。茎平滑，常弯曲或扭曲，分支具棱或狭翅。叶状枝，扁平或由于中脉龙骨状而略呈锐三棱形，稍镰刀状。花腋生，淡绿色。浆果，熟时红色，有1粒种子。花期5—6月，果期8—10月。

【性味功效】甘、苦，寒。养阴润燥，清肺生津。

【临床用方】《千家妙方》二冬膏：天冬60g，麦冬60g，瓜蒌仁30g，橘红15g，蒸百部30g，天竺黄15g，竹茹15g。用法：上药浓煎3次，去滓取汁，以白蜜90g，白糖（或冰糖）90g收膏。每服1匙，每日3～4次，开水冲服。主治：百日咳。功效：清热化痰，润肺止咳。

【用法用量】水煎服，6～15g。熬膏，或入丸、散。外用适量，鲜品捣敷或捣烂绞汁涂。

【使用注意】虚寒泄泻及风寒咳嗽者禁服。

【现代研究】化学研究显示，含天冬呋甾醇寡糖苷，甲基原薯蓣皂苷，伪原薯蓣皂苷，20-呋甾二烯-3β，鼠李糖，葡萄糖和果糖，天冬酰胺，丝氨酸等多种氨基酸，天冬多糖等。药理研究显示，有抗菌、杀灭蚊及蝇幼虫、抗肿瘤等作用。现代临床用于治疗乳房小叶增生，恶性淋巴肉瘤，百日咳咳嗽，肺结核，急性支气管炎等。

92 麦门冬（麦冬）

【古籍原文】味甘，平、微寒，无毒。主心腹结气，伤中，伤饱，胃络脉绝，羸瘦短气。身重、目黄，心下支满，虚劳客热，口干燥渴，止呕吐，愈痿蹶，强阴益精，消谷调中，保神，定肺气，安五

脏，令人肥健，美颜色，有子。久服轻身、不老、不饥。秦名羊韭，齐名爱韭，楚名马韭，越名羊蓍，一名禹葮，一名禹余粮。叶如韭，冬夏长生。生函谷、川谷及堤肥土石间久废处。二月、三月、八月、十月采，阴干。

地黄、车前为之使，恶款冬、苦瓠，畏苦参、青蘘。函谷，即秦关。而麦门冬异于羊韭之名矣。处处有，以四月采，冬月作实如青珠，根似矿麦，故谓麦门冬，以肥大者为好。用之汤泽抽去心，不尔令人烦，断谷家为要。二门冬润时并重，既燥即轻，一斤减四、五两尔。

【来　　源】为百合科植物麦冬 *Opiopogon japonicus*（Thunb.）Ker-Gawl.的块茎。

【形态特征】多年生草本。根较粗，中间或近末端常膨大成椭圆形或纺锤形的小块根。花单生或成对着生于苞片腋内；苞片披针形，先端渐尖；花被片常稍下垂而不展开，披针形，白色或淡紫色；花药三角状披针形；花柱基部宽阔，向上渐狭。种子球形。

【性味功效】甘、微苦，微寒。养阴生津，润肺

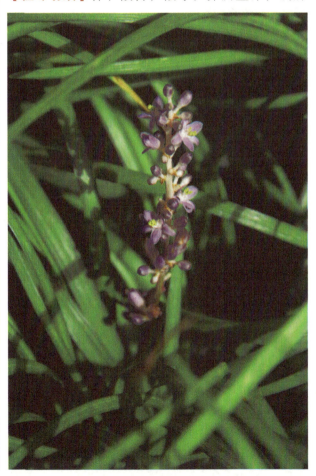

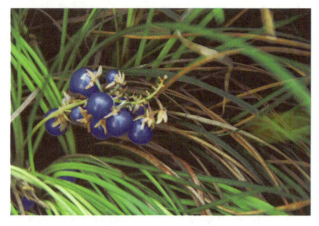

清心。

【古方选录】《太平圣惠方》麦门冬散：麦门冬（去心，焙）半两，栀子仁半两，犀角屑半两，知母半两，甘草（炙微赤，锉）半两，黄芩半两。用法：上为粗散。每服一钱，以水一盏，加竹叶七片，煎至五分，去滓温服，不拘时候。主治：小儿心肺热盛，闷烦，渴不止。

【用法用量】水煎服，6～15g；或入丸、散。外用适量，研末调敷，鲜品捣敷或捣烂绞汁涂。

【使用注意】凡脾胃虚寒泄泻、胃有痰饮湿浊及暴感风寒咳嗽者均忌服。

【现代研究】化学研究显示，含多种糖苷：麦冬皂苷B，麦冬皂苷D，龙脑-2-O-α-L-呋喃阿拉伯糖基，（1-6）-β-D-吡喃葡萄糖苷；挥发油；钾，镁，铁等28种无机元素。药理研究显示，有降血糖、抗菌、耐缺氧、抗辐射等作用。现代临床用于治疗冠心病，心绞痛，心律失常等，用于干预肺纤维化。

93 术

【古籍原文】味苦、甘，温，无毒。主风寒，湿痹，死肌，痉疸，止汗，除热，消食。主大风在身面，风眩目痛，目泪出，消痰水，逐皮间风水结肿，除心下急满，及霍乱、吐下不止，利腰脐间血，益津液，暖胃，消谷，嗜食。作煎饵，久服轻身、延年、不饥。一名山蓟，一名山姜，一名山连。生郑山山谷、汉中、南郑。二月、三月、八月、九月采根，曝干。

防风、地榆为之使。郑山，即南郑也。今处处有。以蒋山、白山、茅山者为胜。十一月、十二月、正月、二月采好，多脂膏而甘。《仙经》云：亦能除恶气，弭灾疹。丸散煎饵并有法。其苗又可作饮，甚香美，去水。术乃有两种：白术叶大有毛而作桠，根甜而少膏，可作丸散用；赤术叶细无桠，根小苦而多膏，可作煎用。昔刘涓子挪取其精而丸之，名守中金丸，可以长生。东境术大而无气烈，不任用。今市人卖者，皆以米粉涂令白，非自然，用时宜刮去之。

〔谨案〕利小便，及用苦酒渍之，用拭面黯极效。

白术

【来　　源】为菊科植物白术Atracylodes macrocephala Koidz.的根茎。

【形态特征】多年生草本。根状茎结节状。茎直立，中下部长分支，光滑无毛。叶质地薄，纸质，绿色，无毛。头状花序单生茎枝顶端，苞片顶端钝，边缘有白色蛛丝毛，小花紫红色。瘦果倒圆锥状，被顺向顺伏的白色长直毛。

【性味功效】苦、甘，温。健脾益气，燥湿利水，止汗，安胎。

【古方选录】《金匮要略》枳术汤：枳实七个，白术二两。用法：以水五升，煮取三升，分三次温

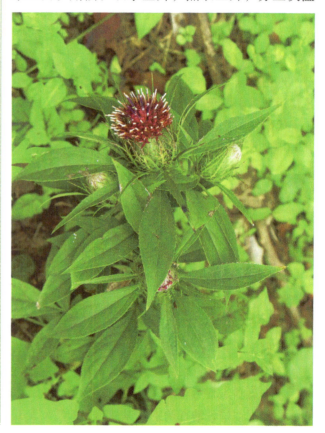

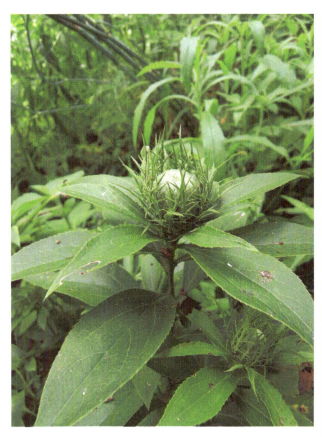

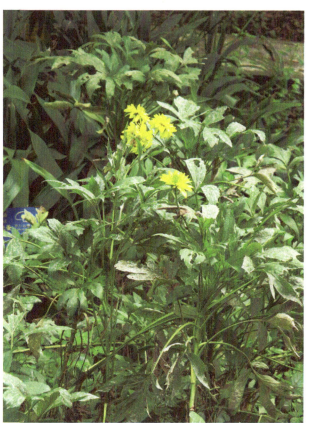

服。腹中软即当散也。主治：心下坚大如盘，边如旋盘，水饮所作。附注：忌桃、李、雀肉等物。

【用法用量】水煎服，1.5～3g；熬膏或入丸、散。

【使用注意】阴虚燥渴、气滞胀闷者忌服。

【现代研究】化学研究显示，含挥发油，苍术内酯-Ⅰ、苍术内酯-Ⅱ、苍术内酯-Ⅲ，8β-乙氧基苍术内酯-Ⅱ，东莨菪素，果糖，天冬氨酸，丝氨酸，谷氨酸等。药理研究显示，有利尿、降血糖、健胃等作用。现代临床用于治疗溃疡性结肠炎，小儿消化不良腹泻，肝硬化腹水，滑胎，妊娠水肿等。

苍术

【来　　　源】为菊科植物茅苍术Atractylodes lancea（Thunb.）DC.或北苍术Atractylodes chinensis（DC.）Koidz.的根茎。

【形态特征】茅苍术：多年生草本。根状茎平卧或斜升，粗长或通常呈疙瘩状，生多数等粗等长或近等长的不定根。茎直立，单生或少数茎成簇生。头状花序单生茎枝顶端，总苞钟状，苞叶针刺状羽状全裂或深裂。瘦果倒卵圆状。

北苍术：多年生草本。根状茎肥大，呈结节状。头状花序生于茎梢顶端，基部叶状苞披针形，边缘为长栉齿状，比头状花稍短，总苞长杯状，总

苞片7～8列，生有微毛，管状花，花冠白色。瘦果长形，密生银白色柔毛，冠毛羽状。

【性味功效】辛、苦，温。燥湿健脾，祛风散寒，明目。

【古方选录】《太平惠民和剂局方》（吴直阁增诸

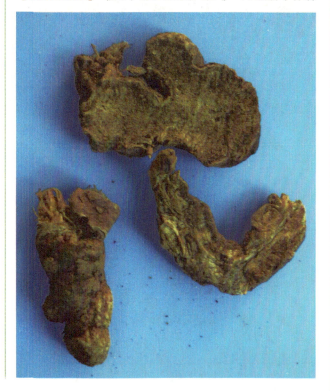

家名方）曲术丸：神曲（炒）、苍术（米泔浸一宿，焙干）各等分。用法：上为末，面糊为丸，如梧桐子大。每服三十丸，米饮送下，不拘时候。主治：时暑暴泻，饮食所伤，胸膈痞闷。

【用法用量】水煎服，3～9g；或入丸、散。

【使用注意】阴虚内热、气虚多汗者禁服。

【现代研究】化学研究显示，含挥发油，倍半萜糖苷，无机元素等。药理研究显示，有抗缺氧、健胃、升高血糖、排钠、抑制呼吸等作用。现代临床用于治疗结膜干燥症，预防感冒，原因不明性流泪，佝偻病，夜盲症等。

94 女萎（萎蕤）

【古籍原文】味甘，平，无毒。主中风暴热，不能动摇，跌筋结肉，诸不足。心腹结气，虚热、湿毒，腰痛，茎中寒，及目痛烂泪出。久服去面黑黯，好颜色，润泽，轻身，不老。一名莹，一名地节，一名玉竹，一名马薰。生太山山谷及丘陵。立春后采，阴干。

畏卤咸。案《本经》有女萎无萎蕤。《别录》无女萎有萎蕤，而为用正同，疑女萎即萎蕤也，惟

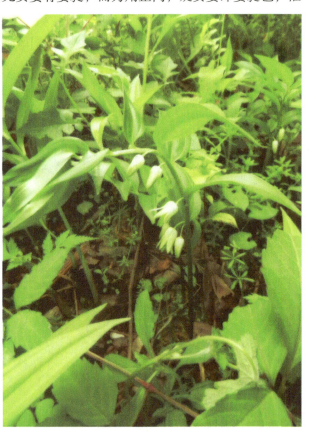

名异尔。今处处有，其根似黄精而小异。服食家亦用之。今市人别用一种物，根形状如续断茎，味至苦，乃言是女青根，出荆州。今疗下痢方，多用女萎，而此都无止泄之说，疑必非也。萎蕤又主理诸石，人服石不调和者，煮汁饮之。

〔谨案〕女萎功用及苗蔓，与萎蕤全别，列在中品。今《本经》朱书是女萎能效，墨字乃葳蕤之效。

【来　源】为百合科植物玉竹Polygonatum odoratum（Mill.）Druce的根茎。

【形态特征】多年生草本。根状茎圆柱形。叶互生，椭圆形至卵状矩圆形，先端尖，下面带灰白色，下面脉上平滑至呈乳头状粗糙。花序具1～4朵花，总花梗（单花时为花梗）无苞片或有条状披针形苞片；花丝丝状，近平滑至具乳头状突起。浆果蓝黑色。

【性味功效】甘，寒。养阴润燥，生津止渴。

【古方选录】《千金要方》注文引《小品方》萎蕤散：萎蕤二两，白薇二两，麻黄二两，独活二两，杏仁二两，芎劳二两，甘草二两，青木香二两，石

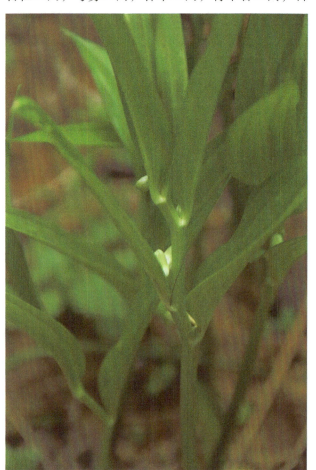

草 部

膏三两。用法：上咬咀，以水八升，煮取三升，去滓，分三服，取汗。主治：冬温及春月中风、伤寒。附注：加减：若一寒一热，加朴硝一分及大黄三两下之。如无木香，可用麝香一分。

【用法用量】水煎服，6～12g；熬膏、浸酒或入丸、散。外用适量，鲜品捣碎，或入膏涂。阴虚有热宜生用，热不甚者宜制用。

【使用注意】痰湿气滞者禁服，脾虚便溏者慎服。

【现代研究】化学研究显示，含玉竹黏多糖，4种玉竹果聚糖，氮杂环丁烷-2-羧酸，黄精螺甾醇等。药理研究显示，有降血脂，提高免疫功能，抗菌，抑制血糖升高，缓解动脉粥样硬化等作用。现代临床用于治疗心力衰竭，皮肤慢性炎症，跌伤扭伤等。

95 黄 精

【古籍原文】味甘，平，无毒。主补中益气，除风湿，安五脏。久服轻身、延年、不饥。一名重楼，一名菟竹，一名鸡格，一名救穷，一名鹿竹。生山谷，二月采根，阴干。

今处处有。二月始生，一枝多叶，叶状似竹而短，根似葳蕤。葳蕤根如荻根及菖蒲，概节而平直；黄精根如鬼臼、黄连，大节而不平。虽燥，并柔软有脂润。俗方无用此，而为《仙经》所贵。根、叶、花、实皆可饵服，酒散随宜，具在断谷方中。黄精叶乃与钩吻相似，惟茎不紫、花不黄为异，而人多惑之。其类乃殊，遂致死生之反，亦为奇事。

〔谨案〕黄精肥地生者，即大如拳；薄地生者，犹如拇指。葳蕤肥根，颇类其小者，肌理形色，都大相似。今以鬼臼、黄连为比，殊无仿佛。又黄精叶似柳叶及龙胆、徐长卿辈而坚。其钩吻蔓生，殊非此类。

【来　源】为百合科植物滇黄精*Polygonatum kingianum* College. et Hemsl. 黄精*Polygonatum sibiricum* Delar. ex Redoute或多花黄精*Polygonatum cyrtonema* Hua的根茎。

【形态特征】滇黄精：多年生草本。根状茎近圆柱形或近连珠状，结节有时作不规则菱状，肥厚。顶端作攀援状。叶轮生，条形、条状披针形或披针形。花序具1～6朵花，总花梗下垂，苞片膜质，微

小，通常位于花梗下部；花被粉红色。浆果红色，具7～12粒种子。

黄精：多年生草本。根状茎圆柱状，由于结节膨大，因此"节间"一头粗、一头细，在粗的一头有短分支（中药志称这种根状茎类型所制成的药材为鸡头黄精）。花序通常具2～4朵花，似呈伞形，俯垂；花被乳白色至淡黄色，花被筒中部稍缢缩。浆果黑色，具4～7粒种子。

多花黄精：多年生草本。根状茎肥厚，通常呈连珠状或结节成块，少有近圆柱形。叶互生，椭圆形、卵状披针形至矩圆状披针形，少有稍作镰状弯曲。花序具1～14朵花，伞形；苞片微小，位于花梗中部以下，或不存在；花被黄绿色，具乳头状突起至具短绵毛，顶端稍膨大乃至具囊状突起。浆果黑色，直径约1cm，具3～9粒种子。花期5—6月，果期8—10月。

【性味功效】甘，平。补气养阴，健脾，润肺，益肾。

【古方选录】《圣济总录》二精丸：黄精（去皮）二斤，枸杞子二斤。用法：上二味，先用清水洗黄精一味，令净。控干细锉，与枸杞子相和，杵碎拌令匀，阴干再捣，罗为细末，炼蜜为丸，如梧桐子大。每服三十至五十丸，空心、食前温酒下。功效：助气固精，保镇丹田，活血驻颜。

【用法用量】水煎服，10～15g，鲜品30～60g；熬膏或入丸、散。外用适量，煎水洗；熬膏涂；或浸酒搽。

【使用注意】中寒泄泻、痰湿痞满气滞者忌服。

【现代研究】化学研究显示，含甾体皂苷，黄精多糖A、黄精多糖B、黄精多糖C，黄精低聚糖A、黄精低聚糖B、黄精低聚糖C等。药理研究显示，有

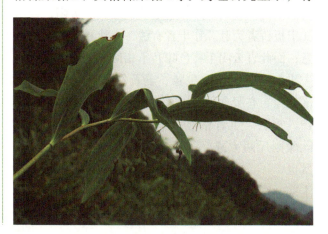

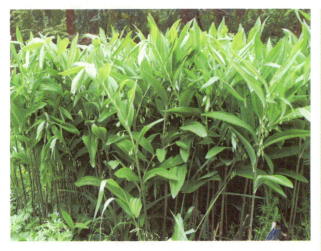

抗病原微生物，降血脂，延缓衰老，降血糖，抗病毒，降血压，改善学习和记忆能力等作用。现代临床用于治疗缺血性脑血管疾病，白细胞减少症，药物中毒性耳聋，近视眼，手足癣等。

96 干地黄（地黄、生地黄）

【古籍原文】味甘、苦，寒，无毒。主折跌、绝筋、伤中、逐血痹，填骨髓，长肌肉。作汤除寒热、积聚，除痹。主男子五劳七伤，女子伤中、胞漏、下血，破恶血、溺血，利大小肠，去胃中宿食，饱力断绝，补五脏内伤不足，通血脉，益气力，利耳目。生者尤良。生地黄，大寒。主妇人崩中血不止，及产后血上薄心闷绝，伤身胎动下血，胎不落；堕坠、踠折、瘀血、留血、衄鼻、吐血，皆捣饮之。久服轻身、不老。一名地髓，一名芑，一名芐。生咸阳川泽黄土地者佳。二月、八月采根，阴干。

得麦门冬、清酒良，恶贝母，畏芜荑。咸阳即长安也。生渭城者乃有子实，实如小麦。淮南七精散用之。中间以彭城干地黄最好，次历阳，今用江宁板桥者为胜。作干者有法，捣汁和蒸，殊用工意；而此直云阴干，色味乃不相似，更恐以蒸作为失乎？大贵时乃取牛膝、萎蕤作之，人不能别。《仙经》亦服食，要用其花；又善生根，亦主耳暴聋、重听。干者粘湿，作丸散用，须烈日曝之，既燥则斤两大减，一斤才得十两散耳，用之宜加量也。

【来　源】为玄参科植物地黄*Rehmannia glutinosa* Libosch.的块根。

【形态特征】多年生草本。根茎肉质，鲜时黄色，直径可达5.5cm。茎紫红色。叶茎基部集成莲座状，向上则强烈缩小成苞片。花冠筒多少弓曲，外面紫红色，被多细胞长柔毛；花冠裂片，5枚，先端钝或微凹，内面黄紫色，外面紫红色。蒴果卵形至长卵形。

【性味功效】甘、苦，寒。清热生津，止血，凉血。

【古方选录】《外台秘要》引《古今录验》干地黄丸：干地黄五分，干漆（熬）四分，萆薢三分，防风二分，椒（汗）一分，附子（炮）二分，乌头（炮）一分。用法：上为末，炼蜜为丸，如梧桐子大。每服三丸，渐加至五丸，酒送下，每日三次。以知为度。主治：劳损之人，新饮水未散而交接，令人偏枯，身偏不足。附注：忌芜荑、猪肉、冷水。

【用法用量】水煎服，10~15g，大剂量可用至30g；亦可熬膏或入丸、散；或浸润后捣绞汁饮。外用适量，捣敷。

【使用注意】脾虚泄泻、胃虚食少、胸膈多痰者慎服。

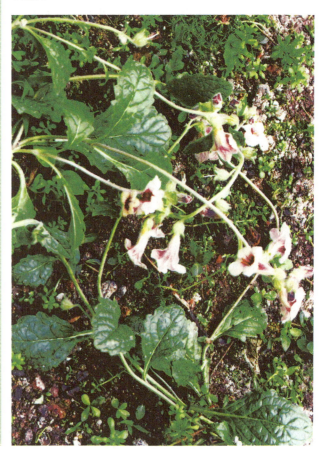

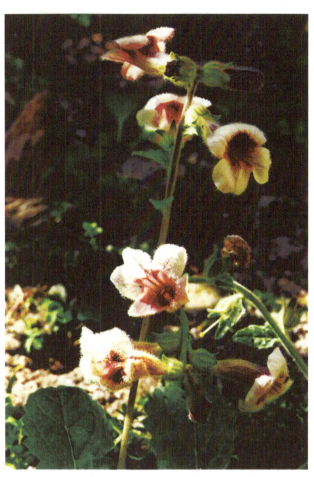

【现代研究】化学研究显示，含环烯酰萜及其苷类，糖类，磷酸以及锰、铁、锶、锌等无机元素，苯甲酸，辛酸等有机酸，β-谷甾醇，5-羟甲基糠醛等。药理研究显示，有保护胃黏膜，提高免疫力，抗肿瘤，抗炎等作用。现代临床用于治疗风湿性及类风湿性关节炎，心血管疾病，子宫出血，系统性红斑狼疮，帕金森病等。

97 昌蒲（石菖蒲）

【古籍原文】味辛，温，无毒。主风寒温痹，咳逆上气，开心孔，补五脏，通九窍，明耳目，出音声。主耳聋，痈疮，温肠胃，止小便利，四肢湿痹，不得屈伸，小儿温疟，身积热不解，可作浴汤。久服轻身，聪耳明目，不忘，不迷惑，延年，益心智，高志不老。一名昌阳。生上洛池泽及蜀郡严道。一寸九节者良。露根不可用。五月、十二月采根，阴干。

秦皮、秦艽为之使，恶地胆、麻黄。上洛郡属梁州，严道县在蜀郡。今乃处处有，生石碛上，

概节为好。在下湿地，大根者名昌阳，止主风湿，不堪服食。此药甚去虫并蚤虱，而今都不言之。真菖蒲叶有脊，一如剑刃，四月、五月亦作小厘华也。东间溪侧又有名溪荪者，根此为石上菖蒲者，谬矣。此止主咳逆，亦断蚤虱尔，不入服御用。《诗》咏："多云兰荪"，正谓此也。

【来　源】为天南星科植物石菖蒲 *Acorus tatarinowii* Schott的根茎。

【形态特征】多年生草本。根茎芳香，外部淡褐色，根肉质，具多数须根。叶无柄，薄，暗绿色，线形，先端渐狭，无中肋，平行脉多数。花序柄腋生，三棱形；叶状佛焰苞；肉穗花序圆柱状，上部渐尖，直立或稍弯；花白色。成熟果序黄绿色或黄白色。

【性味功效】辛、苦，温。开窍豁痰，醒神益智，化湿开胃。

【古方选录】《圣济总录》石菖蒲丸：石菖蒲（米泔浸半日，切片，焙）五两，肉苁蓉（酒浸半日，切，焙）二两，附子（炮裂，去皮脐）二两，蜀椒（取红）二两。用法：上为细末，酒煮面糊为丸，

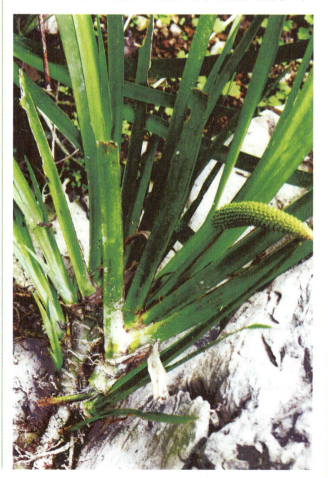

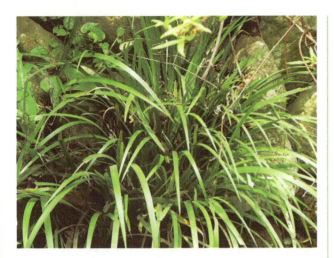

如梧桐子大。每服二十丸，加至三十丸。主治：小便滑数，腰膝少力。

【用法用量】水煎服，3～6g（鲜品加倍）；或入丸、散。外用，煎水洗或研末调敷。

【使用注意】阴虚阳亢、烦躁汗多、精滑者慎服。

【现代研究】化学研究显示，所含挥发油有α-细辛脑、β-细辛脑及γ-细辛脑，欧细辛脑，顺式甲基异丁香油酚，榄香脂素，细辛醛，δ-荜澄茄烯，百里香酚，肉豆蔻酸等。药理研究显示，有催眠，抗惊厥，增强体质，抗衰老，抗心律失常等作用。现代临床用于治疗乙型脑炎昏迷，中风等。

98 远志

【古籍原文】味苦，温，无毒。主咳逆伤中，补不足，除邪气，利九窍，益智慧，耳目聪明，不忘，强志，倍力。利丈夫，定心气，止惊悸，益精，去心下膈气，皮肤中热，面目黄。久服轻身不老，好颜色，延年。叶名小草，主益精，补阴气，止虚损，梦泄。一名棘菀，一名葽绕，一名细草。生太山及宛朐川谷。四月采根、叶，阴干。

得茯苓、冬葵子、龙骨良，杀天雄、附子毒，畏真珠、藜芦、蜚蠊、齐蛤。案药名无齐蛤，恐是百合。宛朐县属兖州济阴郡，今犹从彭城北兰陵来。用之打去心取皮，今用一斤正得三两皮尔，市者加量之。小草状似麻黄而青。远志亦入仙方药用。

〔谨案〕《药录》卷下有齐蛤，即齐蛤元有，不得有无，今陶云恐是百合，非也。

【来源】为远志科植物远志*Polygala tenuifolia*

Willd.或卵叶远志*Polygala sibirica* L.的根。

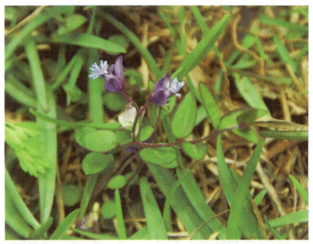

【形态特征】远志：多年生草本。主根粗壮，韧皮部肉质，浅黄色。茎多数丛生，被短柔毛。单叶互生，叶片纸质，线形至线状披针形。总状花序呈扁侧状生于小枝顶端。蒴果圆形，顶端微凹，具狭翅，无缘毛。种子卵形黑色，密被白色柔毛。

卵叶远志：多年生草本。茎、枝直立或外倾，绿褐色或绿色。单叶互生，叶片厚纸质或亚革质，卵形或卵状披针形，稀狭披针形。总状花序与叶对生，或腋外生。蒴果圆形，顶端凹陷，具喙状突尖，边缘具有横脉的阔翅。种子卵形，黑色，密被白色短柔毛，种阜2裂下延。

【性味功效】苦、辛，温。安神益智，交通心肾，祛痰，消肿。

【古方选录】《圣济总录》远志丸：远志（去心）一两半，麦门冬（去心）一两，人参半两，熟干地黄（焙）半两，地榆半两，甘草（炙）半两。用法：上为末，炼蜜为丸，如梧桐子大。每服二十丸，食后、临卧煎茯苓汤送下。主治：精神恍惚，

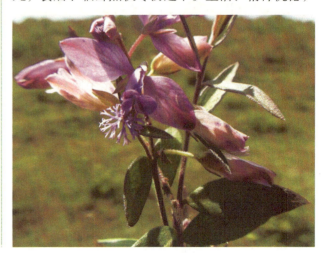

坐卧不宁。

【用法用量】水煎服，3～10g；浸酒或入丸、散。外用适量，研末酒调敷。

【使用注意】凡实火或痰火内盛者，以及有胃溃疡或胃炎者慎用。

【现代研究】化学研究显示，含皂苷，水解后可得远志皂苷元A及远志皂苷元B，远志酮，生物碱，糖及糖苷，远志醇等。药理研究显示，有镇咳祛痰，镇静，抗氧化，抗衰老，兴奋子宫，溶血，止痛等作用。现代临床用于治疗咳痰不爽，轻微性脑功能障碍综合征，急性乳腺炎等。

99 泽 泻

【古籍原文】味甘、咸，寒，无毒。主风寒湿痹，乳难，消水，养五脏，益气力，肥健。补虚损五劳，除五脏痞满，起阴气，止泄精、消渴、淋沥，逐膀胱三焦停水。久服耳目聪明，不饥，延年，轻身，面生光，能行水上。扁鹊云：多服病人眼。一名水泻，一名及及泻，一名芒芋，一名鹄泻。生汝南池泽。五月、六月、八月采根，阴干。畏海蛤文蛤。叶，味咸，无毒。主大风，乳汁不出，产难，强阴气，久服轻身。五月采。实，味甘，无毒。主

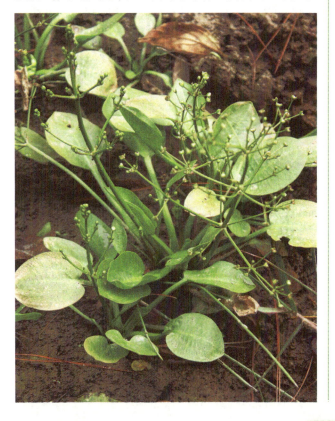

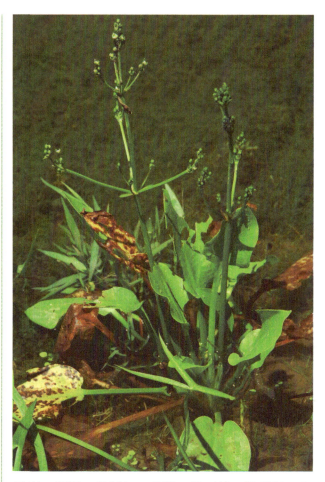

风痹、消渴，益肾气，强阴，补不足，除邪湿。久服面生光，令人无子。九月采。

汝南郡属豫州。今近道亦有，不堪用。惟用汉中、南郑、青弋，形大而长，尾间必有两歧为好。此物易朽蠹，常须密藏之。叶狭长，丛生诸浅水中。《仙经》服食断谷皆用之。亦云身轻，能步行水上。

〔谨案〕今汝南不复采用，惟以泾州、花州者为善也。

【来　源】为泽泻科植物泽泻Alisma orientalis（Sam.）Juzep.的块茎。

【形态特征】多年生水生或沼生草本。沉水叶条形或披针形；挺水叶宽披针形、椭圆形至卵形，基部宽楔形、浅心形。花两性，白色、粉红色或浅紫色。瘦果椭圆形，或近矩圆形，背部具1～2条不明显浅沟。种子紫褐色，具突起。

【性味功效】甘、淡，寒。利水渗湿，泄热，化浊降脂。

【古方选录】《金匮要略》泽泻汤：泽泻五两，白术二两。用法：上二味，以水二升，煮取一升，分

温再服。主治：饮停心下，头目眩晕，胸中痞满，心下有支饮，其人苦冒眩。

【用法用量】水煎服，6～12g；或入丸、散。

【使用注意】胃虚精滑、无湿热者禁服。

【现代研究】化学研究显示，含泽泻醇A、B、C，泽泻醇A单乙酸脂，泽泻醇B单乙酸脂，泽泻醇C单乙酸脂，谷甾醇-3-O-硬脂酰基-β-D-吡喃葡萄糖苷，胆碱，糖类，钾、钙、镁等元素。药理研究显示，有利尿，降血脂，抗动脉粥样硬化，抗脂肪肝等作用。现代临床用于治疗高脂血症，泄泻，遗精，化脓性中耳炎，梅尼埃病，冠心病等。

100 薯蓣（薯蓣、山药）

【古籍原文】味甘，温、平，无毒。主伤中，补虚羸，除寒热邪气，补中，益气力，长肌肉。主头面游风、风头眼眩，下气，止腰痛，补虚劳羸瘦，充五脏，除烦热，强阴。久服耳目聪明，轻身，不饥，延年。一名山芋，秦楚名玉延，郑越名土薯。生嵩高山谷。二月、八月采根，曝干。

紫芝为之使，恶甘遂。今近道处处有，东山、南江皆多掘取食之以充粮。南康间最大而美，服食亦用之。

〔谨案〕薯蓣，晒干捣细，筛为粉，食之大美，且愈疾而补。此有两种：一者白而且佳；一者青黑，味亦不美。蜀道者尤良。

【来　　源】为薯蓣科植物山药*Dioscorea opposita* Thunb.的根茎。

【形态特征】缠绕草质藤本。块茎长圆柱形，垂直生长，断面干时白色。单叶，互生或对生；顶端渐

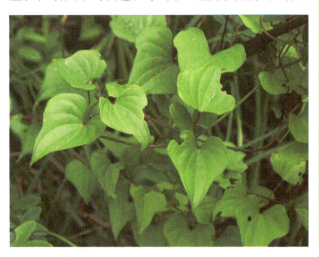

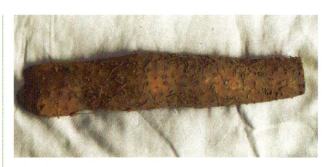

尖，基部心形或近截形。雌雄异株，皆为穗状花序。蒴果不反折，三棱状扁圆形或三棱状圆形，外面有白粉。种子着生于每室中轴中部，四周有膜质翅。

【性味功效】甘，平。补脾养胃，生津益肺，补肾涩精。

【古方选录】《医方类聚》引《简要济众方》薯蓣丸：薯蓣一两，酸枣仁（微炒）一两，柏子仁三分，茯神三分，山茱萸三分。用法：上为末，炼蜜为丸，如梧桐子大。每服三十丸，温酒送下，米饮下也行，不拘时候。主治：胆虚冷，精神不守，头目昏眩，恐畏不能独处。

【用法用量】水煎服，15～30g；或入丸、散。可用作食品。

【使用注意】有实邪者忌服。

【现代研究】化学研究显示，含蛋白质，脂肪，碳水化合物，粗纤维，胡萝卜素，硫氨酸，核黄素，烟酸，抗坏血酸，灰分，钙，磷，糖蛋白等。药理研究显示，有溶血，祛痰，抗血小板凝集，抗肿瘤等作用。现代临床用于治疗脾虚久泻，肺虚喘咳，慢性肾炎，糖尿病，遗精、遗尿，白带等。

101 菊　花

【古籍原文】味苦、甘，平，无毒。主风头眩、肿痛，目欲脱，泪出，皮肤死肌，恶风，湿痹。疗腰痛去来陶陶，除胸中烦热，安肠胃，利五脉，调四肢。久服利血气，轻身，耐老，延年。一名节花，一名甘精，一名女节，一名女花，一名女茎，一名更生，一名周盈，一名傅延年，一名阴成。生雍州川泽及田野。正月采根，三月采叶，五月采茎，九月采花，十一月采实，皆阴干。

术、枸杞根、桑根白皮为之使。菊有两种：一种茎紫气香而味甘，叶可作羹食者，为真；一种

青茎而大，作蒿艾气，味苦不堪食者，名苦薏，非真。其花正相似，唯以甘苦别之尔。南阳郦县最多，今近道处处有，取种之便得。又有白菊，茎叶都相似，唯花白，五月取。亦主风眩，能令头不白。《仙经》以菊为妙用，但难多得，宜常服之尔。

【来　　源】为菊科植物菊*Dendranthema morifolium*（Ramat.）Tzvel.的头状花序。

【形态特征】多年生草本，高50～140cm。全体被白柔毛。叶互生，卵形或卵状披针形，边缘羽状深裂，两面密被白茸毛。头状花序顶生或腋生；舌状花雌性，管状花两性，黄色，先端5裂。瘦果矩圆形。

【性味功效】甘、苦，微寒。散风清热，平肝明目，清热解毒。

【古方选录】《普济方》引《卫生家宝》甘菊花丸：甘菊花（去土）二两，枸杞四两，熟地黄三两，干山药半两。用法：上为细末，炼蜜为丸，如梧桐子大。每服三十至五十丸，空心、食后各一服，温水送下。主治：男子肾脏虚弱，眼目昏暗，或见黑花。

【用法用量】水煎服，5～10g；泡茶或入丸、散。外用适量，煎水洗；或捣敷。

【使用注意】气虚胃寒、食少泄泻者慎用。

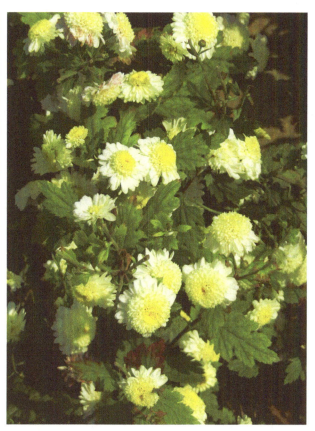

【现代研究】化学研究显示，含挥发油，香叶木素，木犀草素，香叶木素7-0-β-D-葡萄糖，槲皮素-3-O-半乳糖苷，木犀草素-7-O-鼠李葡萄糖苷，百里香酚，二十一烷，胆碱，水苏碱，维生素及铜、铁等7种微量元素及绿原酸等。药理研究显示，有抗炎，抗菌，抗肿瘤，抗癌，抗氧化等作用。现代临床用于治疗高血压，动脉硬化，冠心病，感冒发热咳嗽等。

102 甘 草

【古籍原文】味甘，平，无毒。主五脏六腑寒热邪气，坚筋骨，长肌肉，倍力，金疮肿，解毒，温中

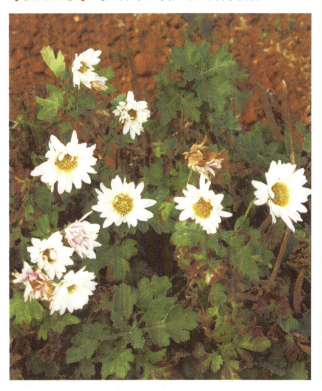

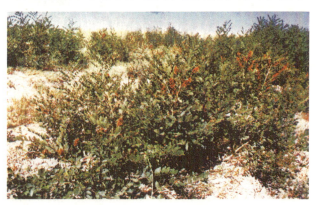

下气，烦满短气，伤脏咳嗽，止渴，通经脉，利血气，解百药毒，为九土之精，安和七十二种石，一千二百种草。久服轻身延年。一名密甘，一名美草，一名蜜草，一名蕗草。生河西川谷积沙山及上郡。二月、八月除日采根，曝干，十日成。

术、干漆、苦参为之使，恶远志，反大戟、芫花、甘遂、海藻四物。河西、上郡不复通市。今出蜀汉中，悉从汶山诸夷中来。赤皮、断理，看之坚实者，是抱罕草，最佳。抱罕，羌地名。亦有火炙干者，理多虚疏。又有如鲤鱼肠者，被刀破，不复好。青州间亦有，不如。又有紫甘草，细而实，乏时可用。此草最为众药之主，经方少不用者，犹如香中有沉香也。国老即帝师之称，虽非君，为君所宗，是以能安和草石而解诸毒也。

【来源】为豆科植物甘草 *Glycyrrhiza urolensis* Fisch、胀果甘草 *Glycyrrhiza inflata* Bat 或光果甘草 *Glycyrrhiza glabra* L.的根或根茎。

【形态特征】甘草：多年生草本。根与根状茎粗壮，外皮褐色，里面淡黄色。茎直立，多分支。托叶三角状披针形；小叶卵形或近圆形。总状花序腋生。荚果弯曲呈镰刀状或环状，密集成球，密生瘤状突起和刺毛状腺体。种子3～11粒，暗绿色，圆形或肾形。

胀果甘草：多年生草本。根与根状茎粗壮，外皮褐色，被黄色鳞片状腺体，里面淡黄色。茎直立，基部带木质，多分支。小叶3～9片，卵形、椭圆形或长圆形。总状花序腋生，具多数疏生的花。荚果椭圆形或长圆形。种子1～4粒，圆形，绿色。

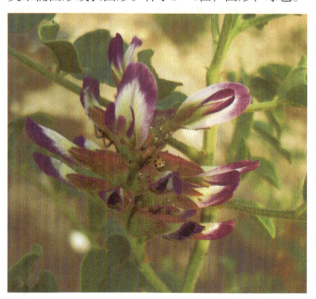

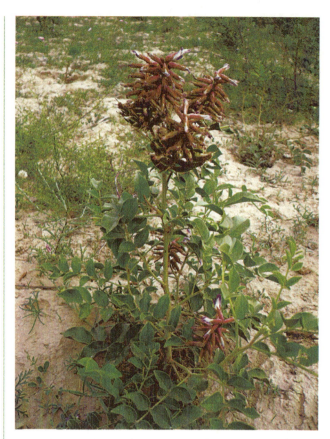

光果甘草：多年生草本。根与根状茎粗壮，直根皮褐色，里面黄色。茎直立而多分支。托叶线形；小叶11～17片，卵状长圆形、长圆状披针形、椭圆形。总状花序腋生，具多数密生的花。荚果长圆形，扁，微作镰形弯。种子2～8粒，暗绿色，光滑，肾形。

【性味功效】甘，平。补脾益气，清热解毒，祛痰止咳，缓急止痛，调和诸药。

【古方选录】《圣济总录》甘草丸：甘草（炙赤色）一寸，杏仁（汤浸去皮、尖、双仁，研）二十枚，黄连末一分。用法：上为末，和匀。每服如杏仁大。绵裹含化咽津。主治：口糜生疮，痛不得食。

【用法用量】水煎服，1.5～9g。可生用。

【使用注意】不宜与甘遂、大戟、芫花、海藻同用。水肿者忌服。

【现代研究】化学研究显示，含三萜皂苷，甘草黄苷，异甘草醇，甘露醇，蔗糖，苹果酸，生物碱，黄酮类等。药理研究显示，有抗心律失常，抗溃疡，降脂，保肝等作用。现代临床用于治疗荨麻疹，过敏性紫癜环形血斑，过敏性鼻炎，慢性萎缩性胃炎，急性腹痛等。

103 人 参

【古籍原文】味甘，微寒、微温，无毒。主补五脏，安精神，定魂魄，止惊悸，除邪气，明目，开心，益智。疗胃中冷，心腹鼓痛，胸胁逆满，霍乱吐逆，调中，止消渴，通血脉，破坚积，令人不忘。久服轻身延年。一名人衔，一名鬼盖，一名神草，一名人微，一名土精，一名血参。如人形者有神。生上党山谷及辽东。二月、四月、八月上旬采根，竹刀刮，曝干，无令见风。

茯苓为之使，恶溲疏，反藜芦。上党郡在冀州西南。今魏国所献即是，形长而黄，状如防风，多润实而甘。俗用不入服乃重百济者，形细而坚白，气味薄于上党。次用高丽，高丽即是辽东。形大而虚软，不及百济。百济今臣属高丽，高丽所献，兼有两种，止应择取之尔。实用并不及上党者，其为药切要，亦与甘草同功，而易蛀蚛。唯内器中密封头，可经年不坏。人参生一茎直上，四、五叶相对生，花紫色。高丽人作人参赞曰：三桠五叶，背阳向阴。欲来求我，椵树相寻。椵树叶似桐甚大，阴

广，则多生阴地，采作甚有法。今近山亦有，但作之不好。

〔谨案〕陶说人参，苗乃是荠苨、桔梗，不悟高丽赞也。今潞州、平洲、泽州、易州、檀州、箕州、幽州、妫州并出。盖以其山连亘相接，故皆有之也。

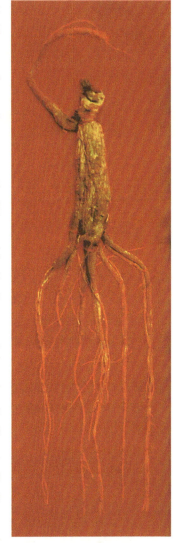

【来　　源】为五加科植物人参*Panax ginseng* C. A. Mey.的根和根茎。

【形态特征】多年生草本。根状茎（芦头）短，直立或斜上，不增厚，呈块状。主根肥大，纺锤形或圆柱形。地上茎单生，有纵纹，无毛，基部有宿存鳞片。叶为掌状复叶，3～6枚轮生茎顶。伞形花序单个顶生；花淡黄绿色。果实扁球形，鲜红色。种子肾形，乳白色。

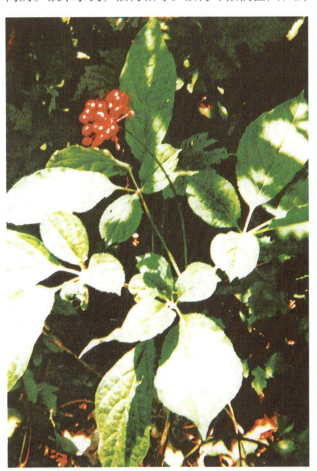

【性味功效】甘、微苦，微温。大补元气，复脉固脱，补脾益肺，生津养血，安神益智。

【古方选录】《圣济总录》人参丸：人参一两，草乌头（生，去皮尖）一两，牛膝（去苗，酒浸，焙干）一两。用法：上为细末，水煮面糊为丸，如梧桐子大。每服十丸，炒黑豆淋酒送下，每日二次。主治：中风。

【用法用量】水煎服，3～10g，大剂量10～30g，宜另煎兑入；或研末，入丸、散。

【使用注意】实证、热证及湿热内盛正气不虚者禁服。不宜与茶同服。

【现代研究】化学研究显示，含人参皂苷，人参炔醇，挥发油，枸橼酸，延胡索酸，β-谷甾醇，维生素，葡萄糖，果糖，精氨酸等及铝、铁等无机

元素。药理研究显示，有增强脑力，提高学习能力，增强记忆力，增强免疫力等作用。现代临床用于治疗冠心病，心律失常，变态反应性鼻炎，阳痿早泄，慢性克山病等。

104 石 斛

【古籍原文】味甘，平，无毒。主伤中，除痹，下气，补五脏虚劳羸瘦，强阴。益精，补内绝不足，平胃气，长肌肉，逐皮肤邪热痱气，脚膝疼冷痹弱。久服浓肠胃，轻身延年，定志除惊。一名林兰，一名禁生，一名杜兰，一名石蓫。生六安山谷水旁石上。七月、八月采茎，阴干。

陆英为之使，恶凝水石、巴豆，畏姜蚕、雷丸。今用石斛，出始兴。生石上，细实，桑灰汤沃之，色如金，形似蚱蜢髀者为佳。近道亦有，次宣城间。生栎树上者，名木斛。其茎形长大而色浅。六安属庐江，今始安亦出木斛，至虚长，不入丸散，惟可为酒渍煮汤用尔。俗方最以补虚，疗脚膝。

〔谨案〕作干石斛，先以酒洗，捋蒸炙成，不用灰汤。今荆襄及汉中、江左又有二种：一者似大麦，累累相连，头生一叶，而性冷；一种大如雀髀，名雀髀斛，生酒渍服，乃言胜干者。亦如麦斛，叶在茎端，其余斛如竹，节间生叶也。

【来 源】为兰科植物金钗石斛*Dendrobium nobile* Lindl.、流苏石斛*Dendrobium fimbriatum* Hook的栽培品及其同属植物近种的茎。

【形态特征】金钗石斛：多年生附生草本。茎直立，肉质状肥厚，稍扁的圆柱形，上部多回折状弯曲，基部明显收狭，不分支，具多节，节有时稍肿大；节间呈倒圆锥形，干后金黄色。叶革质，长圆形，基部具抱茎的鞘。总状花序从具叶或落了叶的老茎中部以上部分发出，花大，白色带淡紫色先端。

流苏石斛：多年生附生草本。茎粗壮，斜立或下垂，质地硬，圆柱形或有时基部上方稍呈纺锤形，不分支，具多数节，干后淡黄色或淡黄褐色。叶二列，革质，长圆形或长圆状披针形，基部具紧抱于茎的革质鞘。总状花序，疏生6~12朵花；花序轴较细，多少弯曲。

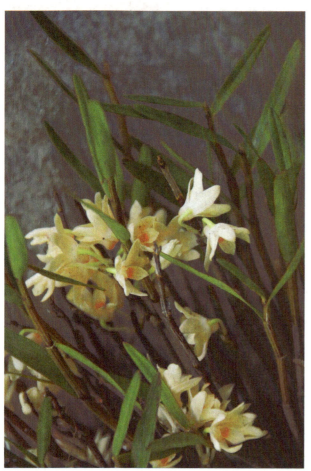

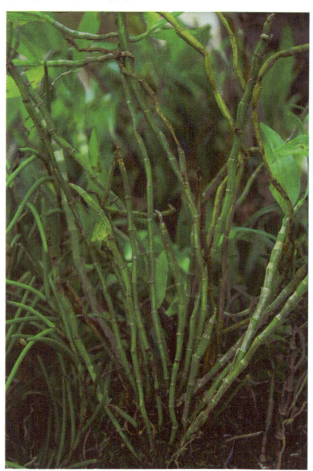

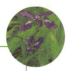

【性味功效】甘，寒。益胃生津，滋阴清热。

【古方选录】《圣济总录》石斛汤：石斛（去根）一两，附子（炮裂，去皮脐，切）一两，白术（锉，炒）一两，秦艽（去苗土）一两，桂（去粗皮）一两。用法：上锉，如麻豆大。每服三钱匕，水一盏，加小麦五十粒，同煎至七分，去滓温服，不拘时候。主治：产后虚热，汗出不止。

【用法用量】水煎服，6～15g，鲜品加倍；或入丸、散；或熬膏。鲜石斛清热生津力强，热津伤者宜之，干石斛用于胃虚夹热伤阴者为宜。

【使用注意】温热病早期阴未伤者、湿温病未化燥者、脾胃虚寒者均禁服。

【现代研究】化学研究显示，含石斛碱，石斛酮碱，6-羟基石斛醚碱，4-羟基石斛醚碱，亚甲基金钗石斛素，胡萝卜苷等。药理研究显示，有抗肿瘤，益胃生津，降血压，减弱心脏收缩力等作用。现代临床用于治疗糖尿病性白内障，慢性咽炎，慢性胃炎等。

105 牛　膝

【古籍原文】为君，味苦、酸，平，无毒。主寒湿痿痹，四肢拘挛，膝痛不可屈伸，逐血气，伤热火烂，堕胎。疗伤中少气，男子阴消，老人失溺，补中续绝，填骨髓，除脑中痛及腰脊痛，妇人月水不通，血结，益精，利阴气，止发白。久服轻身耐老。一名百倍。生河内川谷及临朐。二月、八月、十月采根，阴干。

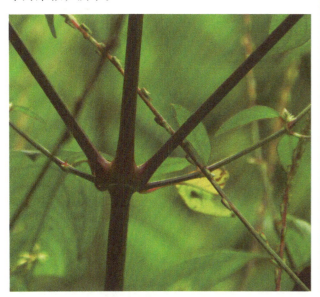

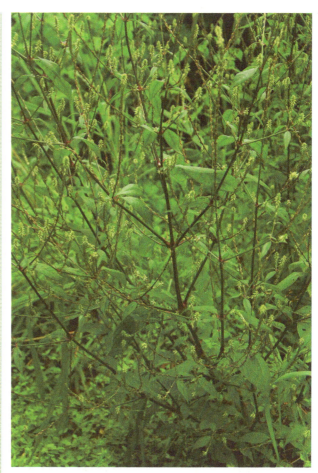

恶萤火、陆英、龟甲，畏白前。今出近道蔡州者，最长大柔润，其茎有节，似牛膝，故以为名也。乃云有雌雄，雄者茎紫色而节大为胜尔。

〔谨案〕诸药，八月以前采者，皆日干、火干乃佳，不尔浥烂黑黯。其十月以后至正月，乃可阴干。

【来　源】为苋科植物牛膝Achyranthes bidentata Bl.的根。

【形态特征】多年生草本，高70～120cm。根圆柱形，土黄色。茎有棱角或四方形，绿色或带紫色，有白色贴生或开展柔毛，或近无毛，分支对生。叶片椭圆形或椭圆披针形，少数倒披针形。穗状花序顶生及腋生。种子矩圆形，长1mm，黄褐色。

【性味功效】苦、甘、酸，平。逐瘀通经，补肝肾，强筋骨，利尿通淋，引血下行。

【古方选录】《圣济总录》牛膝散：牛膝（酒浸，切，焙）一两半，防己一两半，槟榔（锉）七枚，牵牛子（生，捣取末）二两。用法：上为散。每服三钱匕，温酒调下。利及三二行，即以醋饭止之。主治：停水腰痛，腰肾病脓水。附注：慎生冷、油腻、蒜等物。

【用法用量】水煎服，5~15g；或浸酒；或入丸、散。外用适量，捣敷，捣汁滴鼻；或研末撒入牙缝。

【使用注意】凡中气下陷、脾虚泄泻、梦遗滑精、月经过多者及孕妇均忌服。

【现代研究】化学研究显示，含三萜皂苷，多种多糖，蜕皮甾酮，氨基酸，生物碱类及香豆精类化合物。药理研究显示，有镇痛，抗炎，扩张血管，降血压，延缓衰老等作用。现代临床用于治疗膝关节炎，高血压，坐骨神经痛，慢性肾盂肾炎等。

106 卷 柏

【古籍原文】味辛、甘，温、平、微寒，无毒。主五脏邪气，女子阴中寒热痛，症瘕、血闭、绝子。止咳逆，疗脱肛，散淋结，头中风眩，痿蹶，强阴益精。久服轻身和颜色，令人好容体。一名万岁，一名豹足，一名求股，一名交时。生常山山谷石间。五月、七月采，阴干。

今出近道。丛生石土上，细叶似柏，卷屈状如鸡足，青黄色。用之，去下近石有沙土处。

【来　　源】为卷柏科植物卷柏Selaginella tamariscina（Beauv.）Spring或垫伏卷柏Selaginella pulvinata（Hook. et Grev.）Maxin.的全草。

【形态特征】卷柏：土生或石生，复苏植物，呈垫状。主茎自中部开始羽状分支或不等二叉分支，不呈"之"字形。叶全部交互排列，具白边；侧叶不对称。孢子叶一形，卵状三角形，边缘有细齿，具

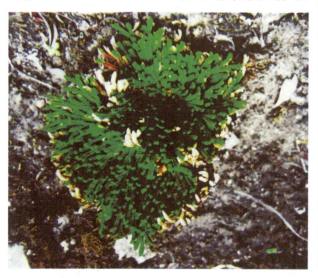

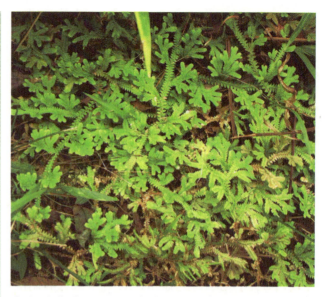

白边（膜质透明），先端有尖头或具芒。大孢子浅黄色；小孢子橘黄色。

垫伏卷柏：土生或石生，旱生复苏植物，呈垫状，无匍匐根状茎或游走茎。根托只生于茎的基部，多分叉，密被毛，和茎及分支密集形成树状主干。主茎自近基部羽状分支，不呈"之"字形。叶全部交互排列。花紫棕色，稀紫绿色。大孢子黄白色或深褐色；小孢子浅黄色。

【性味功效】辛，平。活血通经。

【古方选录】《太平圣惠方》卷柏散：卷柏半两，阿胶（捣碎，炒令黄燥）半两，龙骨半两，当归（锉，微炒）半两，熟艾（微炒）半两，熟干地黄半两。用法：上为细散。每服二钱，煎黑豆汤调下，不拘时候。主治：妊娠伤动，腹痛下血，心烦。

【用法用量】水煎服，4.5~10g。外用适量，研末敷。

【使用注意】孕妇禁服。

【现代研究】化学研究显示，含苏铁双黄酮，穗花杉双黄酮，酚性成分，氨基酸，海藻糖等多糖类，少量鞣质等。药理研究显示，有抗肿瘤，抗菌，抗胃溃疡等作用。现代临床用于治疗咯血，吐血，尿血，刀伤出血等，外用接骨。

107 细 辛

【古籍原文】味辛，温，无毒。主咳逆，头痛，脑动，百节拘挛，风湿痹痛，死肌。温中，下气，破痰，利水道，开胸中，除喉痹，齆鼻，风痫、癫

疾，下乳结，汗不出，血不行，安五脏，益肝胆，通精气。久服明目，利九窍，轻身长年。一名小辛。生华阴山谷。二月、八月采根，阴干。

　　曾青、桑根为之使，得当归、芍药、白芷、芎䓖、牡丹、藁本、甘草共疗妇人，得决明、鲤鱼胆、青羊肝共疗目痛。恶狼毒、山茱萸、黄芪，畏消石、滑石，反藜芦。今用东阳临海者，形段乃好，而辛烈不及华阴、高丽者。用之去其头节。人患口臭者，含之多效，最能除痰明目也。

【来　　源】 为马兜铃科植物北细辛 *Asarum heterotropoides* Fr. Schmidt var. *mandshuricum* （Maxim.）Kitag.、汉城细辛 *Asarum sieboldii* Miq. var. *seoulense* Nakai 或华细辛 *Asarum sieboldii* Miq. 的根或根茎。

【形态特征】 北细辛：多年生草本。根状茎横走。叶卵状心形或近肾形，先端急尖或钝，基部心形。花紫黑色，稀紫绿色；花被管壶状或半球状，喉部稍缢缩，内壁有纵行脊皱，花被裂片三角状卵形。果半球形。

　　汉城细辛：多年生草本。根状茎直立或横走，有多条须根。叶通常2片，叶片心形或卵状心形，先端急尖或钝，基部心形。花紫黑色；花被管钟状；花被裂片三角状卵形，直立或近平展。果近球状，棕黄色。

　　华细辛：多年生草本。根状茎直立或横走，有多条须根。叶通常2片，叶片心形或卵状心形，先端渐尖或急尖，基部深心形，顶端圆形，叶面疏生短毛，脉上较密，叶背仅脉上被毛。花紫棕色。果近球状，棕黄色。

【性味功效】 辛，温。祛风散寒，止痛，通窍，温肺化饮。

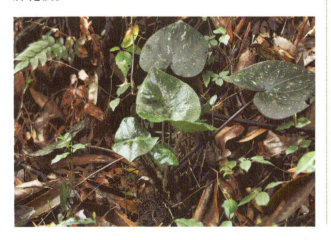

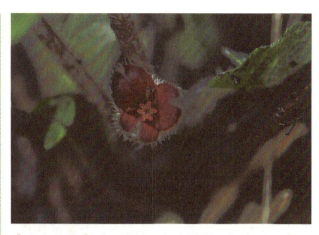

【古方选录】 《圣济总录》辛香散：细辛（去苗）半两，丁香一分。用法：上二味，捣为细末。每服二钱匕，煎柿蒂汤调下，不拘时候服。主治：脾胃虚弱，呕哕寒痰，饮食不下。

【用法用量】 水煎服，1～3g。外用适量，捣敷。

【使用注意】 不宜与藜芦同用。阴虚阳亢者慎服，孕妇禁服。

【现代研究】 化学研究显示，含α-蒎烯，樟烯，β-蒎烯，乙酸龙脑酯，3,5-二甲氧基甲苯，黄樟醚，β-榄香烯，细辛烯，榄香脂素等。药理研究显示，细辛具有解热镇痛，抗惊厥，抗炎，抗变态反应，降温等作用。现代临床用于治疗感冒头痛，鼻炎，心律失常，风湿性疾病引起的关节疼痛等。

108 独　活

【古籍原文】 味苦、甘，平、微温，无毒。主风寒所击，金疮止痛，贲豚，痫痓，女子疝瘕。疗诸贼风，百节痛风无久新者。久服轻身耐老。一名羌活，一名羌青，一名护羌使者，一名胡王使者，一名独摇草。此草得风不摇，无风自动。生雍州川谷，或陇西南安。二月、八月采根，曝干。

　　豚实为之使。药名无豚实，恐是蠡实。此州郡县并是羌地。羌活形细而多节，软润，气息极猛烈。出益州北部、西川为独活，色微白，形虚大，为用亦相似，而小不如。其一茎直上，不为风摇，故名独活。至易蛀，宜密器藏之。

　　〔谨案〕疗风宜用独活，兼水宜用羌活。

【来　　源】 为伞形科植物重齿毛当归 *Angelica biserrata*（Shan et Yuan）Yuan et Shan 的根。

【形态特征】 多年生高大草本。根类圆柱形，棕褐

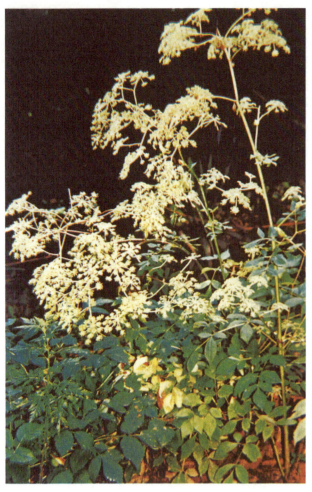

色，有特殊香气。茎中空，常带紫色，光滑或稍有浅纵沟纹。叶二回三出式羽状全裂，宽卵形。复伞形花序顶生和侧生，花白色。果实椭圆形，侧翅与果体等宽或略狭，背棱线形，隆起，棱槽间、合生面有油管。

【性味功效】辛、苦，微温。祛风除湿，通痹止痛。

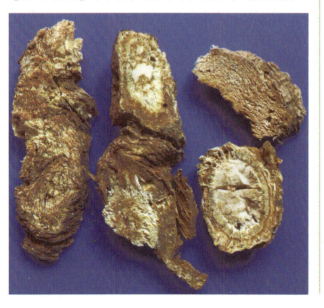

【古方选录】《千金要方》引《小品方》当归独活汤：独活八两，当归四两。用法：切片。以酒八升，煮取二升，去滓，分四服，日三夜一，取微汗。主治：产后中柔风，举体疼痛，自汗出。

【用法用量】水煎服，3～10g；或浸酒；或入丸、散。外用适量，煎汤洗。

【使用注意】阴虚血燥者慎服。

【现代研究】化学研究显示，含二氢山芹醇及其乙酸酯，欧芹酚甲醚，香柑内酯，花椒毒素，毛当归醇，当归醇D，γ-氨基丁酸及挥发油等。药理研究显示，有抑制血管紧张素Ⅱ受体，抗心律失常，抗血栓，镇痛，镇静等作用。现代临床用于治疗风湿性膝关节炎，眩晕，腰椎间盘突出，颈椎病等。

109 升 麻

【古籍原文】味甘、苦，平、微寒，无毒。主解百毒，杀百精老物殃鬼，辟瘟疫，瘴气，邪气，蛊毒。入口皆吐出，中恶腹痛，时气毒疠，头痛寒热，风肿诸毒，喉痛口疮。久服不夭，轻身长年。一谷周麻。生益州山谷。二月、八月采根，日干。

旧出宁州者第一，形细而黑，极坚实，顷无复有。今惟出益州，好者细削，皮青绿色，谓之鸡骨升麻。北部间亦有，形又虚大，黄色。建平间亦有，形大味薄，不堪用。人言是落新妇根，不必尔。其形自相似，气色非也。落新妇亦解毒，取叶接作小儿汤浴，主惊忤。

【来　源】为毛茛科植物大三叶升麻Cimicifuga heracleifolia Kom.、兴安升麻 Cimicifuga dahurica（Turcz.）Maxim.或升麻 Cimicifuga foetida L.的根茎。

【形态特征】大三叶升麻：多年生草本。根状茎粗壮，表面黑色，有许多下陷的老茎残迹。茎生叶为二回三出复叶，无毛；叶片稍带革质，三角状卵形；茎上一回三出复叶。花序分支，萼片黄白色。蓇葖果下部有细柄。种子通常2粒，四周生膜质的鳞翅。

兴安升麻：多年生草本。根状茎粗壮，多弯曲，表面黑色，有下陷的老茎残迹。茎生叶二回或三回三出复叶；叶片三角形。雌雄异株，花序复总状，雄株花序大，分支多，雌株花序稍小，分支

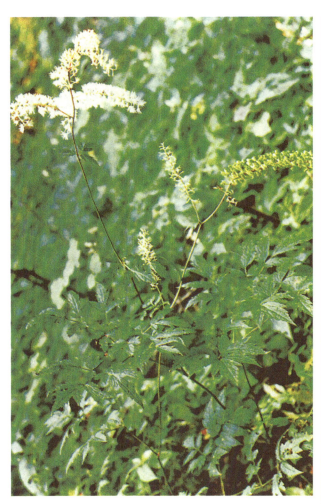

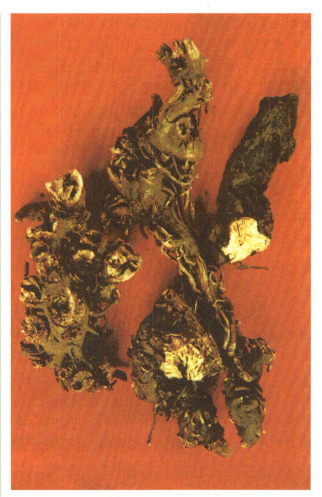

少。蓇葖果。种子3～4粒，椭圆形，褐色，四周生膜质鳞翅，中央生横鳞翅。

升麻：多年生草本。根状茎粗壮，坚实，表面黑色，有内陷的老茎残迹。茎微具槽，分支，被短柔毛。叶为二至三回三出羽状复叶；茎下部叶的叶片三角形。花序分支多；花两性。蓇葖果长圆形，有伏毛，顶端有短喙。种子椭圆形，有横向的膜质鳞翅，四周有鳞翅。

【性味功效】辛、微甘，微寒。发表透疹，清热解毒，升举阳气。

【古方选录】《圣济总录》升麻汤：升麻、大黄（锉、炒）各四两，前胡（去苗）、栀子仁（炒）各三两。用法：捣筛为粗末，每服三钱匕，水一盏，煎至七分。去滓食前温服，未通再服。主治：强壮人热毒流入肠胃，骨节疼痛，腹中烦满，大便秘涩。

【用法用量】水煎服，用于升阳，3～6g，宜蜜炙、酒炒；用于清热解毒，可用至15g，宜生用；或入丸、散。外用适量，研末调敷或煎汤含漱，或淋洗。

【使用注意】阴虚阳浮、喘满气逆及麻疹已透者忌服。服用过量可产生头晕、震颤、四肢拘挛等不良反应。

【现代研究】化学研究显示，含阿魏酸，异阿魏酸，［E］-3-（3′-甲基-2′-亚丁烯基）-2-吲哚酮，升麻精，齿阿米素，兴安升麻苷，升麻新醇木糖苷等。药理研究显示，有解热降温，镇痛，镇静，抗惊厥，解痉等作用。现代临床用于治疗口腔溃疡，胃下垂，带状疱疹，子宫脱垂等。

110 柴 胡

【古籍原文】为君，味苦，平、微寒，无毒。主心腹，去肠胃中结气，饮食积聚，寒热邪气，推陈致新。除伤寒心下烦热，诸痰热结实，胸中邪逆，五脏间游气，大肠停积水胀，及湿痹拘挛，亦可作浴汤。久服轻身，明目，益精。一名地薰，一名山菜，一名茹草，叶一名芸蒿，辛香可食。生洪农川谷及宛朐，二月、八月采根，曝干。

得茯苓、桔梗、大黄、石膏、麻子仁、甘草、桂，以水一斗煮取四升，入消石三方寸匕，疗伤寒，寒热头痛，心下烦满。半夏为之使，恶皂荚，畏女菀、藜芦。今出近道，状如前胡而强。《博物志》晕：芸蒿叶似邪蒿，春秋有白蒻，长四五寸，香美可食，长安及河内并有之。此柴胡疗伤寒第一用。

〔谨案〕茈是古柴字。《上林赋》云：茈姜。及《尔雅》云：藐，茈草，并作茈字。且此草，根紫色，今太常用茈胡是也。又以木代系，相承呼为茈胡。且检诸本草，无名茈者。伤寒大小柴胡汤，最为痰气之要，若以芸蒿根为之，更作茨音，大谬矣。

【来　源】为伞形科植物柴胡*Bupleurum chinense* DC. 或狭叶柴胡*Bupleurum scorzonerifolium* Willd. 的根。

【形态特征】柴胡：多年生草本。主根较粗大，棕褐色，质坚硬。茎单一或数茎，表面有细纵槽纹。基生叶倒披针形或狭椭圆形。复伞形花序很多；花瓣鲜黄色，上部向内折，中肋隆起，小舌片矩圆

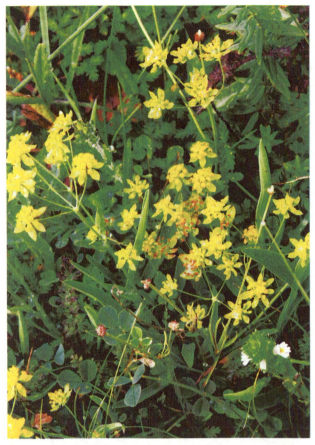

形。果广椭圆形，棕色，两侧略扁，棱狭翼状，淡棕色。

狭叶柴胡：多年生草本。主根发达，圆锥形，支根稀少，深红棕色，表面略皱缩，质疏松而脆。茎单一或2~3分支，有细纵槽纹。叶细线，质厚，稍硬挺。伞形花序自叶腋间抽出，花序多，形成较疏松的圆锥花序。果广椭圆形，深褐色，棱浅褐色，粗钝凸出。

【性味功效】辛、苦，微寒。疏散退热，疏肝解郁，升举阳气。

【古方选录】《伤寒论》小柴胡汤：柴胡半斤，黄芩三两，人参三两，半夏（洗）半升，甘草（炙）（切）三两，生姜（切）三两，大枣（擘）十二个。用法：以水一斗二升，煮取六升，去滓，再煎取三升，温服一升，每日三次。主治：伤寒少阳病，寒热往来，胸胁苦满，不思饮食，心烦喜呕，口苦咽干，目眩头痛，和解表里。附注：忌发汗，忌利小便，忌通大便。

【用法用量】水煎服，3~10g；或入丸、散。外用适量，煎水洗；或研末调敷。

【使用注意】真阴亏损、肝阳上亢及肝风内动者

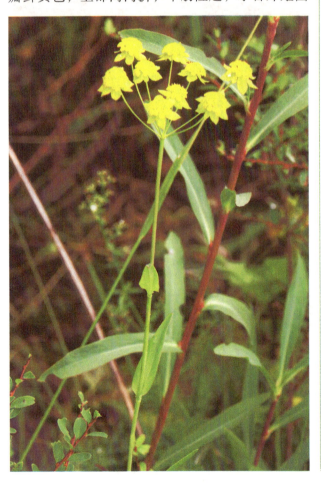

忌服。

【现代研究】化学研究显示，柴胡含挥发油，酮类，山柰酚，山柰酚-7-鼠李糖苷，山柰苷，柴胡皂苷，金盏花醇，α-菠菜甾醇等。狭叶柴胡含挥发油，柴胡总苷，山柰酚，槲皮素等。药理研究显示，有抗炎，解热，镇静，镇痛，抗菌等作用。现代临床用于治疗感冒高热，病毒性肝炎，高脂血症等。

111 防 葵

【古籍原文】味辛、甘、苦，寒，无毒。主疝瘕肠泄，膀胱热结，溺不下，咳逆，温疟，癫痫，惊邪狂走，疗五脏虚气，小腹支满，胪胀，口干，除肾邪，强志。久服坚骨髓，益气轻身。中火者不可服，令人恍惚见鬼。一名梨盖，一名房慈，一名爵离，一名农果，一名利茹，一名方盖。生临淄川谷，及嵩高、太山、少室。三月三日采根，曝干。

北信断，今用建平间者，云本与野狼毒同根，犹如三建，今其形亦相似，但置水中不沉尔，而野狼毒陈久亦不能沉矣。

〔谨案〕此药上品，无毒，久服主邪气惊狂之患。其根叶似葵花子根，香味似防风，故名防葵。采依时者，亦能沉水，今乃用枯朽野狼毒当之，极为谬矣。此物亦稀有，襄阳、望楚、山冻及兴州西方有之。其兴州采得，乃胜南者，为邻蜀土也。

【古方选录】《圣济总录》防葵饮：防葵半两，鳖甲（醋炙，去裙襕）半两，松萝半两，甘草（生）半两，常山三分。用法：上为粗末。每服五钱匕，水一盏半，煎至八分，去滓，未发前徐徐温服。取吐为度。主治：痰疟寒热，瘟疫。

【现代研究】考证不确，现代不用。

112 蓍 实

【古籍原文】味苦、酸，平，无毒。主益气，充肌肤，明目，聪慧先知。久服不饥、不老、轻身。生少室山谷。八月、九月采实，晒干。

〔谨案〕此草，所在有之，以其茎为筮。陶误用楮实为之。《本经》云："味苦"。楮实味移在木部也。

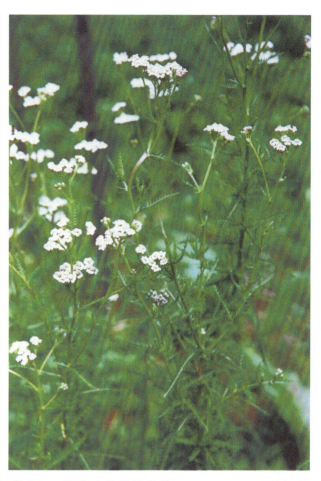

【来　　源】为菊科植物蓍Achillea alpine L.的果实或全草。

【形态特征】多年生草本。具细的匍匐根茎。茎直立，有细条纹，通常被白色长柔毛。叶无柄，披针形、矩圆状披针形或近条形。头状花序多数，复伞房状；舌片近圆形，白色、粉红色或淡紫红色。瘦果矩圆形，淡绿色，有狭的淡白色边肋，无冠状冠毛。

【性味功效】苦、酸，平。解毒利湿，活血止痛。

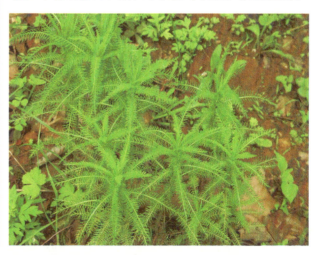

【临床用方】《新中医》（1977年）复方薯草散：薯草300g，七叶一枝花180g，高良姜180g，枯矾210g，青木香180g，肉桂120g。用法：晒干，研粉过120目筛即成。每服3g，每日3～4次。主治：溃疡病。

【用法用量】水煎服，5～10g；或入丸、散。

【使用注意】孕妇慎服。有毒。

【现代研究】化学研究显示，含琥珀酸，延胡索酸，呋喃甲酸等。药理研究显示，有抗炎，抗菌，解热等作用。现代临床用于治疗风湿性关节疼痛，牙痛，经闭腹痛，痢疾，蛇咬伤，腮腺炎肿痛等。

113 庵䕡子（菴䕡）

【古籍原文】味苦，微寒、微温，无瘀。主五脏瘀血，腹中水气，胪胀留热，风寒湿痹，身体诸痛。疗心下坚，膈中寒热，周痹，妇人月水不通，消食，明目。久服轻身延年不老，驱骡食之神仙。生雍州川谷，亦生上党及道旁。十月采实，阴干。

荆实、薏苡为之使。状如蒿艾之类，近道处处有。《仙经》亦时用之，人家种此辟蛇也。

【来　　源】为菊科植物菴䕡Artemisia keiskeana Miq.的果实。

【形态特征】半灌木状草本。主根略明显，侧根细而多；根状茎短，有少数营养枝。茎多数，常成丛，下部半木质，上部草质，绿褐色。叶纸质，不分裂，上面绿色。头状花序近球形，排成总状或复总状花序或圆锥花序。瘦果卵状椭圆形，略压扁。花果期8～11月。

【性味功效】辛、苦，温。活血散瘀，祛风除湿。

【古方选录】《太平圣惠方》庵䕡子酒：庵䕡子（升）一斤，桃仁（汤浸，去皮、尖、双仁）二两，大麻仁二升。用法：上药都捣令碎，于瓷瓶内，以酒二斗浸，密封头。五日后，每服暖饮三合，渐加至五合，日三服。主治：治妇人夙有风冷，留血结聚，月水不通。

【用法用量】水煎服，5～10g；或浸酒；或捣汁；或入丸、散。

【使用注意】无瘀滞湿热者慎服，孕妇忌服。

【现代研究】现代临床用于治疗阳痿，肝硬化腹水等。

114 薏苡仁

【古籍原文】味甘，微寒，无毒。主筋急拘挛，不可屈伸，风湿痹，下气。除筋骨邪气不仁，利肠胃，消水肿，令人能食。久服轻身益气。其根，下三虫。一名解蠡，一名屋菼，一名起实，一名赣。生真定平泽及田野。八月采实，采根无时。

真定县属常山郡，近道处处有，多生人家。交趾者子最大，彼土呼为杆珠。马援大取将还，人谗以为真珠也。实重累者为良。用之取中仁。今小儿病蛔虫，取根煮汁糜食之甚香，而去蛔虫大效。

【来　　源】为禾本科植物薏苡Coix lacryma-jobi L. var. ma-yuen（Roman.）Stapf的成熟种仁。

【形态特征】一年生粗壮草本。须根黄白色，海绵质。秆直立丛生，节多分支。叶舌干膜质，叶片扁平宽大，开展，基部圆形或近心形，中脉粗厚，在下面隆起，边缘粗糙，通常无毛。总状花序腋生成束，直立或下垂，具长梗。颖果小，含淀粉少，常不饱满。

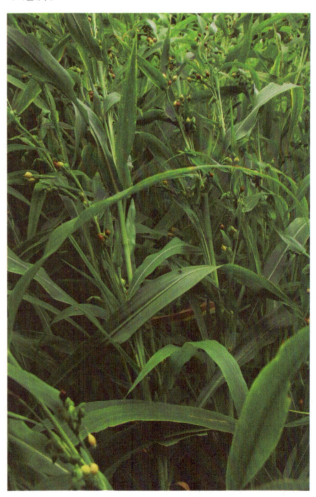

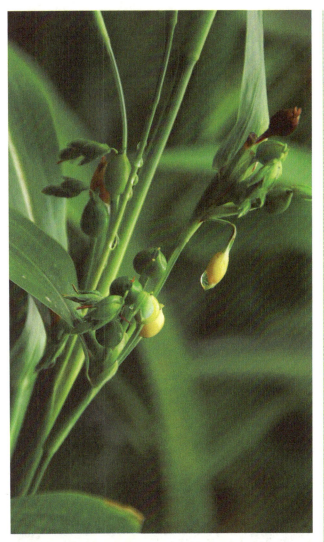

115 车前子

【古籍原文】 味甘、咸，寒，无毒。主气癃，止痛，利水道小便，除湿痹。男子伤中，女子淋沥，不欲食，养肺，强阴，益精，令人有子，明目疗赤痛。久服轻身耐老。叶及根，味甘、寒。主金疮，止血，衄鼻，瘀血，血瘕，下血，小便赤，止烦下气，除小虫。一名当道，一名芣苢，一名虾蟆衣，一名牛遗，一名胜舄。生真定平泽丘陵阪道中。五月五日采，阴干。

人家及路旁甚多，其叶捣取汁服，疗泄精甚验。子性冷利，《仙经》亦服饵之，令人身轻，能跳越岸谷，不老而长生也。《韩诗》乃言芣苢是木，似李，食其实，宜子孙，此为谬矣。

〔谨案〕今出开州者为最。

【来　　源】 为车前科植物车前*Plantago asiatica* L.或平车前*Plantago depressa* Willd.的成熟种子。

【形态特征】 车前：二年生或多年生草本。叶基生呈莲座状，平卧、斜展或直立；叶片薄纸质或纸

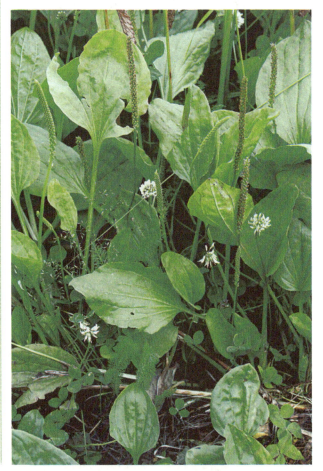

【性味功效】 甘、淡，凉。利水渗湿，健脾止泻，除痹，排脓，解毒散结。

【古方选录】 《太平圣惠方》薏苡仁散：薏苡仁二两，附子（炮裂，去皮脐）二两，甘草（炙微赤，锉）一两。用法：上为散。每服三钱，以水一中盏，加生姜半分，煎至六分，去滓，稍热频服之。主治：胸痹，心下坚痞缓急。

【用法用量】 水煎服，10～30g；或入丸、散；浸酒；煮粥；作羹。

【使用注意】 本品力缓，宜多服久服。脾虚无湿、大便燥结者及孕妇慎服。

【现代研究】 化学研究显示，含薏苡仁酯，粗蛋白13%～14%，葡聚糖，酸性多糖，薏苡多糖，脂类2%～8%及挥发油。药理研究显示，有抗肿瘤，抗补体活性，镇痛，镇静，解热等作用。现代临床用于治疗鼻咽癌、喉癌等癌症，消化不良性腹泻，急性咽喉炎等。

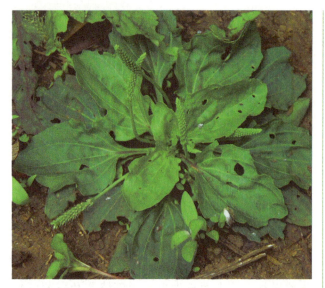

质，宽卵形至宽椭圆形。花序直立或弓曲上升；穗
状花序细圆柱状。蒴果纺锤状卵形或圆锥状卵形。
种子卵状椭圆形，具角，黑褐色至黑色，背腹面微
隆起；子叶背腹向排列。

平车前：一年生或二年生草本。根茎短。叶基
生呈莲座状，平卧、斜展或直立；叶片纸质，椭圆
形或卵状披针形。花序有纵条纹；穗状花序细圆柱
状。蒴果卵状椭圆形至圆锥状卵形。种子4～5粒，
椭圆形，腹面平坦，黄褐色至黑色；子叶背腹向
排列。

【性味功效】甘，寒。清热利尿通淋，渗湿止泻，
明目，祛痰。

【古方选录】《医方类聚》引《简要济众方》车前
子散：车前子一两，木通（锉）三分，瞿麦三分，
生干地黄（焙）三分，甘草（炙）半两。用法：上
为散。每服二钱，水一中盏，同煎至六分，去滓温
服，不拘时候。主治：小肠实热，小便赤，涩结
不通。

【用法用量】水煎服，5～15g，包煎；或入丸、
散。外用适量，水煎洗或研末调敷。

【使用注意】阳气下陷、肾虚精滑及内无湿热者
禁服。

【现代研究】化学研究显示，含桃叶珊瑚苷，车
前黏多糖，消旋-车前子苷，都桷子苷酸，车前子
酸，琥珀酸等。药理研究显示，有利尿，预防肾结
石形成，祛痰止咳等作用。现代临床用于治疗小儿
消化不良，泌尿道感染，尿路结石，十二指肠溃
疡，胃炎等。

116 菥蓂子

味辛，微温，无毒。主明目，目痛，泪出，
除痹，补五脏，益精光。疗心腹腰痛。久服轻身不
老。一名蔑菥，一名大蕺，一名马辛，一名大荠。
生咸阳川泽及道旁。四月、五月采，曝干。

得荆实、细辛良，恶干姜、苦参。今处处有
之，人乃言是大荠子，俗用甚稀。

〔谨案〕《尔雅》云：是大荠，然验其味甘而
不辛也。

【来　　源】为十字花科植物菥蓂Thlaspi arvense
L.的地上部分。

【形态特征】一年生草本。基生叶倒卵状长圆形，
顶端圆钝或急尖，基部抱茎，两侧箭形，边缘具疏
齿。总状花序顶生；花白色；花瓣长圆状倒卵形，
顶端圆钝或微凹。短角果倒卵形或近圆形，顶端凹
入。种子倒卵形，黄褐色，有同心环状条纹。

【性味功效】辛，微寒。清肝明目，和中利湿，解
毒消肿。

【古方选录】《医方类聚》引《龙树菩萨眼论》菥
蓂子丸：菥蓂子十二分，蔓荆子五分，兔肝（并

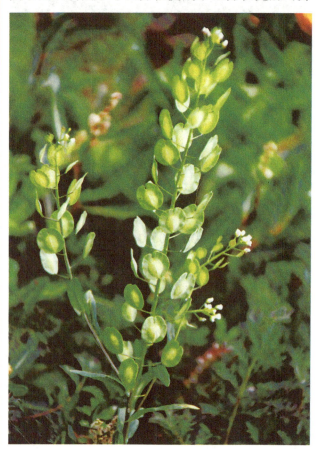

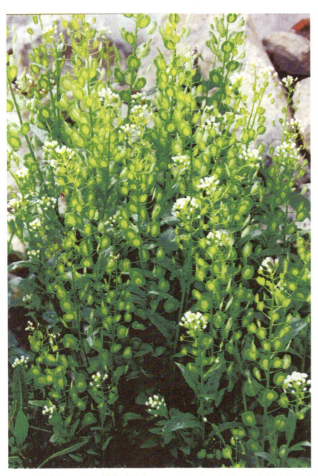

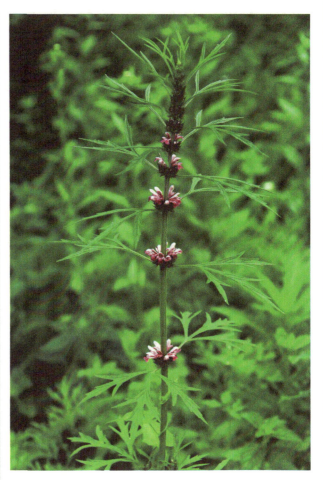

胆）一具，车前子八分，决明子八分，黄连八分，防风六分，殺羊角六分，子芩六分。用法：上为散，炼蜜为丸。每服四十丸，食前温浆水送下。主治：眼昏暗，夜视不明。

【用法用量】水煎服，5～15g。

【使用注意】忌与生姜、苦参同用。

【现代研究】化学研究显示，含黑芥子苷，芥子酶，挥发油，脂肪油等。药理研究显示，有杀菌等作用。现代临床用于治疗风湿性关节炎，腰痛，急性结膜炎，胃痛，肝炎等。

117 茺蔚子

【古籍原文】味辛、甘，微温、微寒，无毒。主明目益精，除水气，疗血逆大热，头痛，心烦。久服轻身。茎，主瘾疹痒，可作浴汤。一名益母，一名益明，一名大札，一名贞蔚。生海滨池泽，五月采。

今处处有。叶如荏，方茎，子形细长三棱。方用亦稀。

〔谨案〕捣茺蔚茎，敷丁肿，服汁使丁肿毒内消。又下子死腹中，主产后血胀闷，诸杂毒肿、丹游等肿。取汁如豆滴耳中，主耳。中虺蛇毒敷之良。

【来　源】为唇形科植物益母草Leonurus japonicus Houtt.的成熟果实。

【形态特征】一年生或二年生草本。叶轮廓变化很大，茎下部叶轮廓为卵形，基部宽楔形，掌状3裂，裂片呈长圆状菱形至卵圆形。轮伞花序腋生，组成长穗状花序；花冠粉红色至淡紫红色。小坚果长圆状三棱形，顶端截平，基部楔形，淡褐色，光滑。

【性味功效】辛、苦，微寒。活血调经，清肝明目。

【古方选录】《圣济总录》茺蔚子散：茺蔚子二两，防风（去叉）一两，芎䓖一两，桔梗（锉，炒）一两，知母（焙）一两，藁本（去苗土）一两一分，白芷三分，人参一两。用法：上为散。每服一钱匕，空心、食前米饮调下。主治：目撞刺生翳。

【用法用量】水煎服，6～9g；或入丸、散；或捣

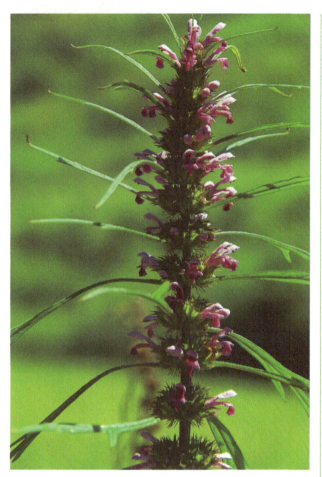

胡来者不善。叶似羊蹄而长大，花如菊花，其实黄黑，所在亦有之。

【来　　源】为菊科植物木香 *Aucklandia lappa* Decne.的根。

【形态特征】多年生草本，高1.5～2m。主根粗大。茎被稀疏短柔毛。茎生叶有长柄，基部心形，下延成不规则分裂的翅状，两面有短毛；茎生叶基部翼状抱茎。头状花序顶生和腋生，常数个集生于花茎顶端；花冠暗紫色，5裂；雄蕊5枚。瘦果长锥形，上端有两层羽状冠毛。花期7—8月，果期8—10月。

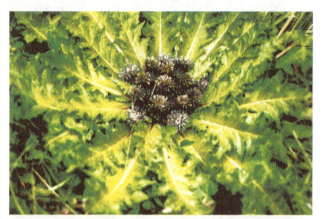

汁服。

【使用注意】瞳孔散大者及孕妇禁服。

【现代研究】化学研究显示，含益母草宁碱、水苏碱、维生素A样物质等。药理研究显示，有降压等作用，大量服用可致人中毒。现代临床用于治疗甲状腺功能亢进，子宫脱垂，高血压，月经不调，鼻窦炎等。

118 木 香

【古籍原文】味辛，温，无毒。主邪气，辟毒疫温鬼，强志，主淋露。疗气劣，肌中偏寒，主气不足，消毒，杀鬼精物、温疟、蛊毒，行药之精。久服不梦寤魇寐。轻身致神仙。一名蜜香。生永昌山谷。

　　此即青木香也。永昌不复贡，今皆从外国舶上来，乃云大秦国。以疗毒肿，消恶气，有验。今皆用合香，不入药用。惟制蛀虫丸用之，常能煮以沐浴，大佳尔。

　　〔谨案〕此有二种，当以昆仑来者为佳，出西

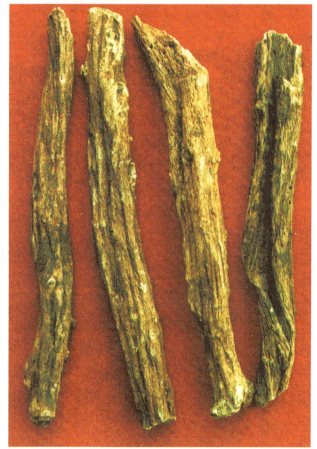

【性味功效】辛、苦，温。行气止痛，健脾消食。

【临床用方】《中国药典》六味木香散：木香200g，栀子150g，石榴100g，闹羊花100g，豆蔻70g，荜茇70g。用法：上为细末，过筛，混匀。每服2～3g，每日1～2次。主治：胃痛，腹痛，嗳气呕吐。

【用法用量】水煎服，3～10g；或入丸、散。

【使用注意】脏腑燥热、阴虚精亏者禁服。

【现代研究】化学研究显示，含去氢木香内酯，异木香烯内酯，异中美菊素，木香烯，棕榈酸，天冬氨酸、瓜氨酸等氨基酸，胆胺，木香萜胺A、B、C、D，丁香苷等。药理研究显示，有降血压，抑制呼吸，抗菌，降血糖，改善心肌梗死及心绞痛等作用。现代临床用于治疗胃炎，消化性溃疡，小儿肠炎，肠胀气，痛经等。

119 龙 胆

【古籍原文】味苦，寒、大寒，无毒。主骨间寒热，惊痫，邪气，续绝伤，定五脏，杀蛊毒。除胃中伏热，时气温热，热泄下痢，去肠中小虫，益肝胆气，止惊惕。久服益智，不忘，轻身耐老。一名陵游。生齐朐山谷及宛朐，二月、八月、十一月、十二月采根，阴干。

贯众为之使，恶防葵、地黄。今出近道，吴兴为胜。状似牛膝，味甚苦，故以胆为名。

【来　　源】为龙胆科植物条叶龙胆 *Gentiana manshurica* Kitag.、龙胆 *Gentiana scabra* Bge.、三花龙胆 *Gentiana triflora* Pall.或滇龙胆 *Gentiana rigescens* Franch.的根或根茎。

【形态特征】条叶龙胆：多年生草本。茎下部叶膜质，鳞片形；中、上部叶近革质，线状披针形至线形。花枝单生，直立，中空。花1～2朵，顶生或腋生。蒴果内藏，宽椭圆形，两端钝。种子褐色，有光泽，线形或纺锤形，表面具增粗的网纹，两端具翅。

龙胆：多年生草本。枝下部叶膜质，鳞片形；中、上部叶近革质，卵形或卵状披针形至线状披针形。花枝单生，直立，中空。花多数，簇生。蒴果内藏，宽椭圆形。种子褐色，有光泽，线形或纺锤形，表面具增粗的网纹，两端具宽翅。

三花龙胆：多年生草本。枝下部叶膜质，鳞片形；中、上部叶近革质，卵状披针形至线状披针形。花枝单生，直立，中空。花多数，簇生。蒴果内藏，宽椭圆形，两端钝。种子褐色，有光泽，线形或纺锤形，表面具增粗的网脉，两端有翅。

滇龙胆：多年生草本。无莲座状叶丛；茎生叶多对，下部2～4对小，鳞片形，其余叶卵状矩圆形、倒卵形或卵形。花枝多数，丛生，直立；花簇生枝端呈头状。蒴果内藏，椭圆形或椭圆状披针形。种子黄褐色，有光泽，矩圆形，表面有蜂窝状网隙。

【性味功效】苦，寒。清热燥湿，泻肝胆火。

【古方选录】《太平圣惠方》龙胆丸：龙胆（去芦头）三分，牛黄（细研）一分，龙齿三分。用法：上为末，研入麝香二钱，炼蜜为丸，如黄米大。每服五丸，荆芥汤送下，不拘时候。主治：小儿惊热不退，变为发痫。

【用法用量】水煎服，3～6g；或入丸、散。外用适量，煎水洗；或研末调搽。

【使用注意】脾胃虚弱者禁服。

【现代研究】化学研究显示，龙胆含龙胆苦苷，当

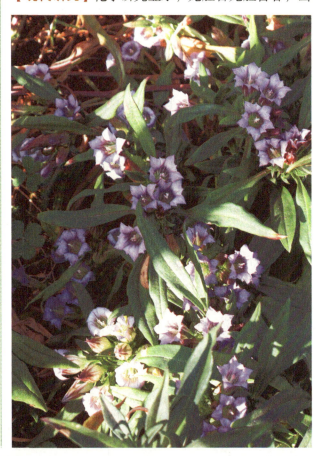

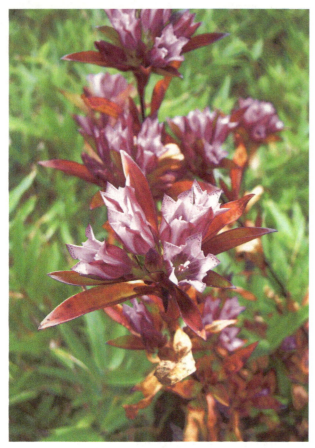

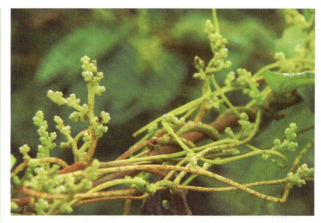

药苦苷，痕量苦当药酯苷及生物碱等；条叶龙胆含龙胆苦苷，当药苦苷，苦龙胆酯苷等；三花龙胆含龙胆苦苷，当药苦苷，三花龙胆苷等；滇龙胆含龙胆苦苷，当药苦苷，当药苷，β-谷甾醇等。药理研究显示，有保肝，利胆，健胃等作用。现代临床用于治疗黄疸型肝炎，胆囊炎，高血压，急性肾盂肾炎等。

120 菟丝子

【古籍原文】味辛、甘，平，无毒。主续绝伤，补不足，益气力肥健，汁去面䵟，养肌，强阴，坚筋骨，主茎中寒，精自出，溺有余沥，口苦，燥渴，寒血为积，久服明目，轻身延年。一名生菟芦，一名菟缕，一名蓎蒙，一名玉女，一名赤网，一名菟累。生朝鲜川泽田野，蔓延草木之上，色黄而细为赤网，色浅而大为菟累。九月采实，曝干。

　　得酒良，薯蓣、松脂为之使，恶藋菌，宜丸不宜煮。田野墟落中甚多，皆浮生篮、苎麻、蒿上。旧言下有茯苓，上生菟丝，今不必尔。其茎挪以浴小儿，疗热痱用。其实，先须酒渍之一宿，《仙

经》、俗方并以为补药。

【来　　源】为旋花科植物南方菟丝子*Cuscuta australis* R. Br.或菟丝子*Cuscuta chinesis* Lam.的成熟种子。

【形态特征】南方菟丝子：一年生寄生草本。茎缠绕，金黄色，纤细，直径约1mm，无叶。花序侧生，少花或多花簇生成小伞形或小团伞花序。蒴果扁球形，下半部为宿存花冠所包，成熟时不规则开裂，不为周裂。有4粒种子，淡褐色，卵形，表面粗糙。

　　菟丝子：一年生寄生草本。茎缠绕，黄色，纤细，直径约1mm，无叶。花序侧生，少花或多花簇生成小伞形或小团伞花序。蒴果球形，几乎全为宿存的花冠所包围，成熟时整齐地周裂。种子2～49粒，淡褐色，卵形，表面粗糙。

【性味功效】辛、甘，平。补益肝肾，固精缩尿，安胎，明目，止泻；外用消风祛斑。

【古方选录】《鸡峰普济方》菟丝子丸：菟丝子（去尘土，淘净，酒浸，控干，蒸，捣焙）半两，桑螵蛸（炙）半两，泽泻二钱半。用法：上为细末，炼蜜为丸，如梧桐子大。每服二十丸，空心清

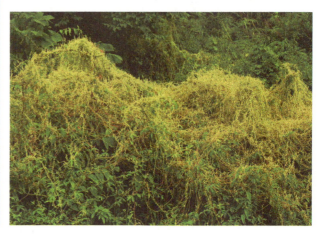

米饮送下。主治：膏淋。

【用法用量】水煎服，6～15g；或入丸、散。外用适量，炒研调敷。

【使用注意】阴虚火旺及大便燥结者禁服。

【现代研究】化学研究显示，含槲皮素，紫云英苷，金丝桃苷，生物碱等。药理研究显示，有性腺激素样作用，促进生长，延缓衰老等作用。现代临床用于治疗阳痿，精子畸形症，慢性前列腺炎，白细胞减少症，带状疱疹等。

121 巴戟天

【古籍原文】味辛、甘，微温，无毒。主大风邪气，阴痿不起，强筋骨，安五脏，补中，增志，益气。疗头面游风，小腹及阴中相引痛，下气，补五劳，益精，利男子。生巴郡及下邳山谷。二月、八月采根，阴干。

覆盆子为之使，恶朝生、雷丸、丹参。今亦用建平、宜都者，状如牡丹而细，外赤内黑，用之打去心。

〔谨案〕巴戟天苗，俗方名三蔓草。叶似茗，经冬不枯，根如连珠，多者良，宿根青色，嫩根白紫，用之亦同。连珠肉浓者为胜。

【来　　源】为茜草科植物巴戟天*Morinda offcinalis* How 的根。

【形态特征】多年生藤本；肉质根不定位肠状缢缩。叶薄或稍厚，纸质，长圆形或倒卵状长圆形。花序伞形排列；头状花序。聚花核果熟时红色，扁

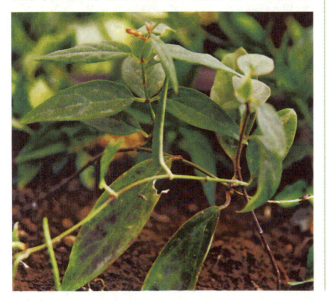

球形或近球形；核果分核三棱形，被毛状物，内面具种子1粒，果柄极短；种子熟时黑色，略呈三棱形，无毛。

【性味功效】甘、辛，微温。补肾阳，强筋骨，祛风湿。

【古方选录】《太平惠民和剂局方》（续添诸局经验秘方）巴戟丸：良姜六两，紫金藤十六两，巴戟天三两，青盐二两，肉桂（去粗皮）四两，吴茱萸四两。用法：上为末，酒糊为丸。每服二十丸，日午、夜卧各一服，暖盐酒送下，盐汤亦得。功效：补肾脏，暖丹田，兴阳道，减小便，填精益髓，驻颜润肌。

【用法用量】水煎服，6～15g；或入丸、散；亦可浸酒或熬膏。

【使用注意】阴虚火旺及有湿热者禁服。

【现代研究】化学研究显示，含甲基异茜草素，2-甲基蒽醌，水晶兰苷，四乙酰车叶草苷，葡萄糖，甘露糖，β-谷甾醇，24-乙基胆甾醇及锌、锰、铁、铬等。药理研究显示，有抗衰老，增强免疫，促进造血，升高白细胞等作用。现代临床用于治疗抑郁症，血管性痴呆，肿瘤放射疗法、化学药物治疗的减毒增效等。

122 白　英

【古籍原文】味甘，寒，无毒。主寒热，八疸，消渴，补中益气。久服轻身延年。一名谷菜，一名白草。生益州山谷。春采叶，夏采茎，秋采花，冬采根。

诸方药不用。此乃有蕲菜，生水中，人蒸食之。此乃生山谷，当非是。又有白草，叶作羹饮，

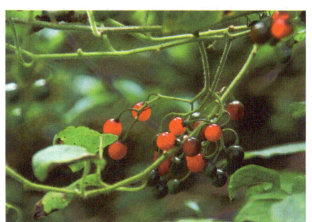

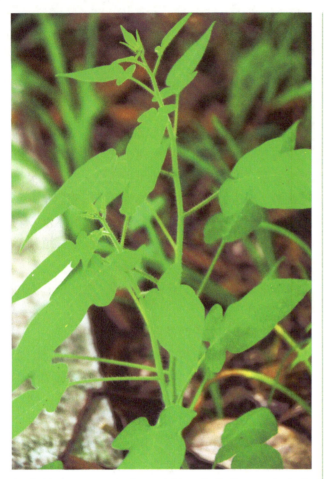

甚疗劳，而不用根华。益州乃有苦菜，土人专食之，皆充健无病，疑或者此。

〔谨案〕此鬼目草也。蔓生，叶似王瓜，小长而五桠。实圆，若龙葵子，生青，熟紫黑，煮汁饮，解劳。东人谓之白草。陶云白草，似识之，而不的辨。

【来　源】为茄科植物白英*Solanum lyratum* Thunb.的全草。

【形态特征】多年生草质藤本。茎及小枝均密被具节长柔毛。叶互生，多数为琴形，裂片通常卵形。聚伞花序顶生或腋外生，疏花，总花梗被具节的长柔毛；花冠蓝紫色或白色，花冠筒隐于萼内，头状。浆果球状，成熟时红黑色。种子近盘状，扁平。

【性味功效】甘、苦，寒；有小毒。清热利湿，解毒消肿。

【古方选录】《名家方选》白英散：白英（根茎叶并烧为霜）一钱，胡椒（烧为霜）三分，丁子（烧为霜）三分。用法：每服六分，温酒饮下。主治：痈疔及诸热毒肿。

【用法用量】水煎服，15～30g，鲜品加倍；或浸酒。外用适量，煎水洗、捣敷或捣汁涂。

【使用注意】不宜过量服用。

【现代研究】化学研究显示，含甾体糖苷SL-a、SL-b、SL-c、SL-d，生物碱类等。药理研究显示，有抗肿瘤，抗过敏，抗炎，护肝，抗真菌，增强免疫功能等作用。现代临床用于治疗肺癌、子宫颈癌、食道癌，传染性肝炎，妇女阴道炎，风湿性关节炎等。

123 白蒿（大籽蒿）

【古籍原文】味甘，平，无毒。主五脏邪气，风寒湿痹，补中益气，长毛发令黑，疗心悬，少食常饥。久服轻身，耳目聪明不老。生中山川泽，二月采。

蒿类甚多，而俗中不闻呼白蒿者，方药家既不用，皆无复识之，所主疗既殊佳，应更加研访。服食七禽散云：白兔食之，仙。与前庵蔄子同法耳。

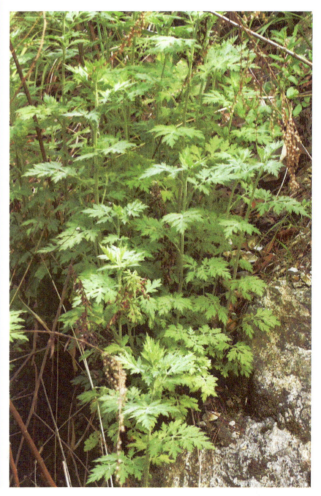

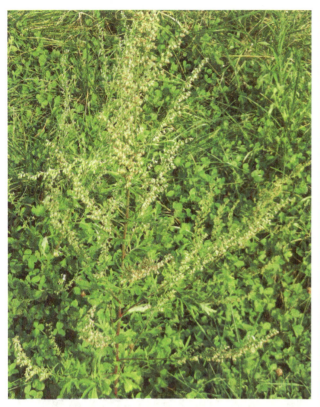

〔谨案〕《尔雅》：蘩皤蒿，即白蒿也。此蒿叶粗于青蒿，从初生至枯，白于众蒿，欲似细艾者，所在有之也。

【来　源】为菊科植物大籽蒿*Artemisia sieversiana* Ehrhart ex Wild.的全草。

【形态特征】一年生或两年生草本。主根单一，狭纺锤形。茎单生，直立，高50～150cm，茎、枝被灰白色微柔毛。下部与中部叶宽卵形，两面被微柔毛，二至三回羽状全裂。头状花序，半球形或近球形，排成总状花序、复总状花序或圆锥花序。瘦果长圆形。

【性味功效】苦、甘，凉。清热利湿，凉血止血。

【临床用方】《中国民族药志》：大籽蒿30g，洪连25g，蒂达25g。用法：共研细粉。每次3～6g，每日3次。主治：肺部疾病，气喘咳嗽，咽喉肿痛。

【用法用量】水煎服，10～15g，鲜品加倍；或捣汁、研末。

【现代研究】化学研究显示，含白蒿素，4-羟基-8-乙酰氧基-1（2），芝麻素，e,a-阿斯汉亭，艾黄素，猫眼草黄素等。药理研究显示，有抗炎，促皮质激素释放，抑菌等作用。现代临床用于治疗细菌性痢疾，衄血等。

上品下

124 肉苁蓉

【古籍原文】味甘、酸、咸，微温，无毒。主五劳七伤，补中，除茎中寒热痛，养五脏，强阴，益精气，多子，疗妇人症瘕，除膀胱邪气、腰痛，止痢。久服轻身。生河西山谷及代郡雁门。五月五日采，阴干。

代郡雁门属并州，多马处便有，言是野马精落地所生。生时似肉，以作羊肉羹，补虚乏极佳，亦可生啖。芮芮河南间至多。今第一出陇西，形扁广，柔润，多花而味甘。次出北国者，形短而少花。巴东、建平间亦有，而不如也。

〔谨案〕此注论草苁蓉，陶未见肉者。今人所

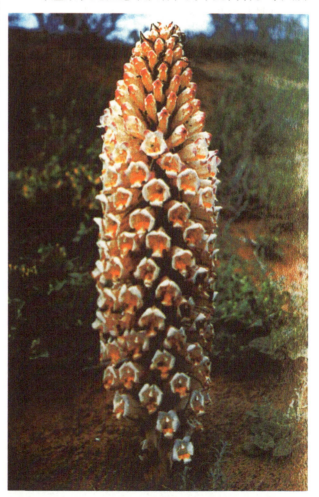

用亦草苁蓉刮去花，用代肉尔。本经有肉苁蓉，功力殊胜。比来医人，时有用者。

【来　　源】为列当科植物肉苁蓉*Cistanche deserticola* Y. C. Ma或管花肉苁蓉*Cistanche tubulosa*（Schrenk）Wight的带鳞叶的肉质茎。

【形态特征】肉苁蓉：高大草本，高40～160cm，大部分地下生。叶宽卵形或三角状卵形，于茎下部的较密，上部的较稀疏并变狭，披针形或狭披针形。花序穗状。蒴果卵球形，顶端常具宿存的花柱，2瓣开裂。种子椭圆形或近卵形。

　　管花肉苁蓉：植株高60～100cm，地上部分高30～35cm。茎不分支，基部直径3～4cm。叶乳白色，干后变褐色，三角形。穗状花序，苞片长圆状披针形或卵状披针形。蒴果长圆形。种子多数，近圆形，干后变黑褐色，外面网状。

【性味功效】辛，温。温中行气，涩肠止泻。

【古方选录】《奇效良方》肉苁蓉丸：肉苁蓉八两，熟地黄六两，五味子四两，菟丝（捣饼）二两。用法：共为细末，酒煮山药糊为丸，如梧桐子大。每服七十丸，空心用盐酒送下。主治：禀赋虚弱，小便数不禁。

【用法用量】水煎服，10～15g；或入丸、散；或浸酒。

【使用注意】相火偏旺、大便滑泄、实热便结者禁服。

【现代研究】化学研究显示，含肉苁蓉苷A、B、C、H，2-乙酰基洋丁香酚苷，鹅掌楸苷，8-表马钱子苷酸，苯丙氨酸、赖氨酸等氨基酸，琥珀酸，多糖类等。药理研究显示，有增强细胞免疫，抗疲劳，提高耐缺氧能力等作用。现代临床用于治疗阳痿，男子不育，老年多尿症等。

125 地肤子

【古籍原文】味苦，寒，无毒。主膀胱热，利小便，补中，益精气，去皮肤中热气，散恶疮疝瘕，强阴。久服耳目聪明，轻身耐老，使人润泽。一名地葵，一名地麦。生荆州平泽及田野。八月、十月采实，阴干。

　　今田野间亦多，皆取茎苗为扫帚。子微细，入补丸散用。《仙经》不甚须。

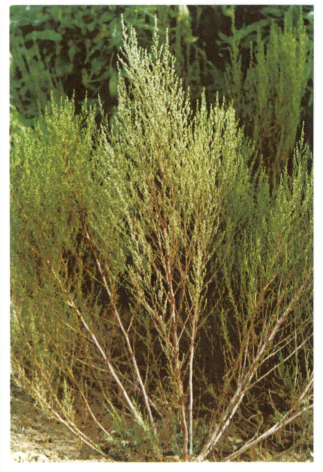

〔谨案〕地肤子，田野人名为地麦草，叶细茎赤，多出熟田中，苗极弱，不能胜举。今云堪为扫帚，恐人未识之。《别录》云：捣绞取汁，主赤白痢，洗目，去热暗、雀盲、涩痛。苗灰，主痢亦善。北人亦名涎衣草。

【来　　源】为藜科植物地肤*Kochia scoparia*（L.）Schrad.的成熟果实。

【形态特征】一年生草本。根略呈纺锤形。茎直立，圆柱状，淡绿色或带紫红色，有多数条棱。叶为平面叶。花两性或雌性，疏穗状圆锥状花序。胞果扁球形，果皮膜质，与种子离生。种子卵形，黑褐色，胚环形，胚乳块状。

【性味功效】甘，寒。凉血除蒸，清肺降火。

【古方选录】《太平圣惠方》引《普济方》地肤子散：地肤子一两，枸杞子一两，营实一两。用法：上为细散。每服二钱，以温酒调下，不拘时候。主治：眼热目暗。

【用法用量】水煎服，6～15g；或入丸、散。外用适量，煎水洗。

【使用注意】内无湿热、小便过多者忌服。

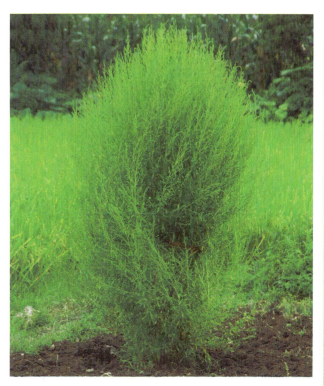

【现代研究】化学研究显示，含齐墩果酸，正三十烷醇，饱和脂肪酸，20-羟基蜕皮素等。药理研究显示，有抑菌，抑制单核巨噬细胞的吞噬功能及迟发型超敏反应（DTH）等作用。现代临床用于治疗荨麻疹，急性乳腺炎等。

126 忍冬（忍冬藤）

【古籍原文】味甘，温，无毒。主寒热身肿。久服轻身，长年益寿。十二月采，阴干。

今处处皆有，似藤生，凌冬不凋，故名忍冬。人惟取煮汁以酿酒，补虚疗风。《仙经》少用。此既长年益寿，甚可常采服。凡易得之草，而人多不肯为之，更求难得者，是贵远贱近，庸人之情乎？

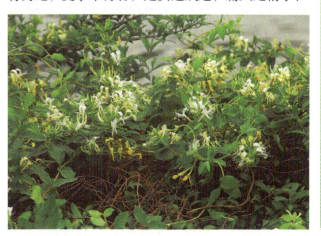

〔谨案〕此草藤生，绕覆草木上。苗茎赤紫色，宿者有薄白皮膜之。其嫩茎有毛，叶似胡豆，亦上下有毛。花白蕊紫。今人或以络石当之，非也。

【来　源】为忍冬科植物忍冬*Lonicera japonica* Thunb.的带叶藤茎。

【形态特征】半常绿藤本，幼枝红褐色，密被黄褐色、开展的硬直糙毛、腺毛和短柔毛，下部常无毛。叶纸质，卵形至矩圆状卵形，有时卵状披针形，稀圆卵形或倒卵形。果实圆形，熟时蓝黑色，有光泽。种子卵圆形或椭圆形，褐色。

【性味功效】甘，寒。清热解毒，疏风通络。

【古方选录】《卫生总微》忍冬散：忍冬草（干者）半两，甘草节半两，大黄（生）半两。用法：上为细末。每用三钱匕，水一大盏，煎至七分，调乳香末半钱，量大小渐渐与服，五至七岁儿服半盏已下，分为二服，日日与服。主治：小儿痈疖。

【用法用量】水煎服，10～30g；或入丸、散；或浸酒。外用适量，煎水熏洗；或熬膏贴；或研末调敷；亦可用鲜品捣敷。

【使用注意】脾胃虚寒者慎用。

【现代研就】化学研究显示，含绿原酸，异绿原酸，马钱子苷等；还含铁，钡，锰，锌，钛，锶，铜等微量元素。药理研究显示，有抗病原微生物，消炎等作用。现代临床用于治疗传染性肝炎，细菌性痢疾，肠炎，风湿性关节炎，外伤肿痛等。

127 蒺藜子

【古籍原文】味苦、辛，温、微寒，无毒。主恶血，破症结积聚，喉痹，乳难。身体风痒，头痛，

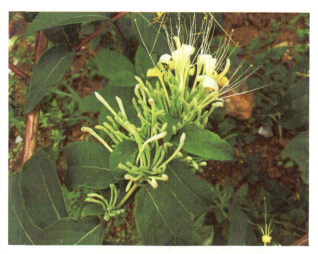

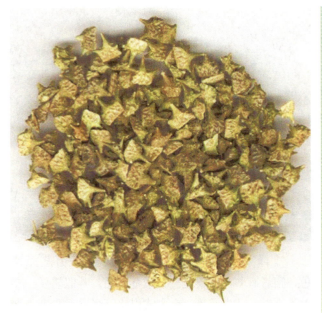

咳逆，伤肺，肺痿，止烦，下气。小儿头疮，痈肿，阴溃，可作摩粉。其叶，主风痒，可煮以浴。久服长肌肉，明目，轻身。一名旁道，一名屈人，一名止行，一名豺羽，一名升推，一名即梨，一名茨。生冯翊平泽或道旁。七月、八月采实，曝干。

　　乌头为之使。多生道上，而叶布地，子有刺，状如菱而小。长安最饶，人行多着木屐。今军家乃铸铁作之，以布敌路，亦呼蒺藜。《易》云：据于蒺藜，言其凶伤。《诗》云：墙有茨，不可扫也。以刺梗秽也。方用甚希耳。

【来　　源】为蒺藜科植物蒺藜 *Tribulus terrestris* L.的成熟果实。

【形态特征】一年生草本。茎平卧，无毛，被长柔毛或长硬毛。偶数羽状复叶；小叶对生，矩圆形或斜短圆形，全缘。花腋生，黄色；萼片宿存。果有分果瓣，无毛或被毛，中部边缘有锐刺，下部常有小锐刺，其余部位常有小瘤体。

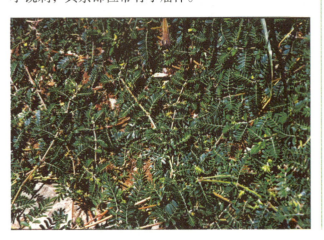

【性味功效】辛、苦，微温；有小毒。平肝解郁，活血祛风，明目，止痒。

【古方选录】《圣济总录》蒺藜子散：蒺藜子（炒，去角）二两，贝母（去心）二两。用法：上为散。每服二钱匕，温酒调下；熟水调下亦得。未下再服，以下为度。主治：产困乏，腹痛，目有所见，儿及衣俱不下。

【用法用量】水煎服，6～9g；或入丸、散。外用适量，水煎洗；或研末调敷。

【使用注意】血虚气弱者及孕妇慎服。

【现代研究】化学研究显示，含刺蒺藜苷，山奈酚，山奈酚-3-葡萄糖苷，维生素C及薯蓣皂苷元等。药理研究显示，有降压，抗心肌缺血，性强壮，抗动脉硬化，抗血小板凝聚等作用。现代临床用于治疗动脉粥样硬化，冠心病，心绞痛，高血压，不孕，阳痿等。

128 防风

【古籍原文】味甘、辛，温，无毒。主大风头眩痛，恶风，风邪，目盲无所见，风行周身，骨节疼痹，烦满。胁痛胁风，头面去来，四肢挛急，字乳金疮内痉。久服轻身。叶，主中风热汗出。一名铜芸，一名茴草，一名百枝，一名屏风，一名蕳根，一名百蜚。生沙苑川泽及邯郸、琅琊、上蔡。二月、十月采根，曝干。

　　得泽泻、藁本疗风，得当归、芍药、阳起石、禹余粮疗妇人子藏风，杀附子毒，恶干姜、藜芦、白蔹、芫花，畏萆薢。郡县无名沙苑。今第一出彭城、兰陵，即近琅琊者。郁州百市亦得之。次出襄

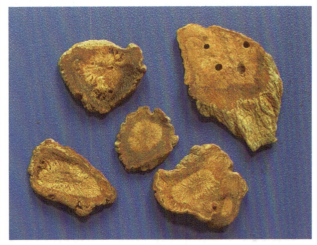

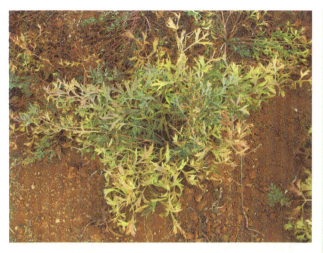

阳、义阳县界，亦可用，即近上蔡者。唯实而脂润，头节坚如蚯蚓头者为好。俗用疗风最要，道方时用。

〔谨案〕今出齐州、龙山最善，淄州、兖州、青州者亦佳。叶似牡蒿、附子苗等。《别录》云：叉头者，令人发狂；叉尾者，发痼疾。子似胡荽而大，调食用之香，而疗风更优也。沙苑在同州南，亦出防风，轻虚不如东道者，陶云无沙苑，误矣。襄阳、义阳、上蔡，元无防风，陶乃妄注尔。

【来　　源】为伞形科植物防风*Saposhnikovia divaricata*（Turcz.）Schischk.的根。

【形态特征】多年生草本。根粗壮，细长圆柱形，分歧，淡黄棕色。根头处被有纤维状叶残基及明显的环纹。基生叶丛生，有扁长的叶柄。复伞形花序多数，生于茎和分枝。双悬果狭圆形或椭圆形，幼时有疣状突起，成熟时渐平滑。

【性味功效】辛、甘、微温。祛风解表，胜湿止痒，止痉。

【古方选录】《脾胃论》升阳除湿防风汤：苍术（泔浸、去皮净）四两，防风二钱，白术一钱，白茯苓一钱，白芍药一钱。用法：上㕮咀（除苍术另作片子），水一碗半，煮至二大盏，纳诸药同煎至一大盏，去滓，空心食前稍热服。主治：脾胃虚弱，阳气下陷，以致飧泄、濡泻，或后重。附注：慎勿利之，利之则必致病重，反郁结而不通。

【用法用量】水煎服，5～10g；或入丸、散。外用适量，煎水熏洗。一般生用，止泻炒用，止血炒炭用。

【使用注意】血虚发痉及阴虚火旺者慎服。

【现代研究】化学研究显示，含防风色酮醇，3'-O-

当归酰基亥茅酚，亥茅酚，升麻素，香柑内酯，补骨脂素，人参炔醇，防风酸性多糖A、C，挥发油等。药理研究显示，有解热，降温，镇痛，镇静等作用。现代临床用于治疗感冒，风湿性疾病，周围性面神经麻痹，小儿呼吸道感染，皮肤瘙痒等。

129 石龙刍（胡须草）

【古籍原文】味苦，微寒、微温，无毒。主心腹邪气，小便不利，淋闭，风湿，鬼疰，恶毒。补内虚不足，疗痞满，身无润泽，出汗，除茎中热痛，杀鬼疰恶毒气。久服补虚羸，轻身，耳目聪明，延年。一名龙须，一名草续断，一名龙珠，一名龙花，一名悬莞，一名草毒。九节多味者，良。生梁州山谷湿地。五月、七月采茎，曝干。

茎青细相连，实赤，今出近道水石处，似东阳龙须；以作席者，但多节尔。

〔谨案〕《别录》云：一名方宾，主疗蛔虫，及不消食尔。

【来　　源】为灯心草科植物野灯心草*Juncus setchuensis* Buchen.的全草。

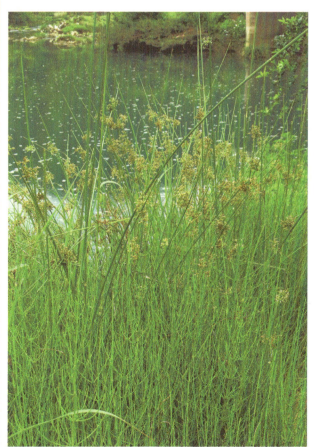

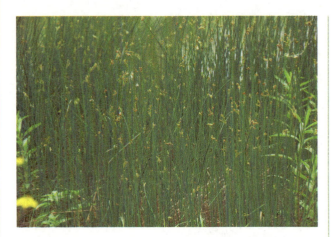

【形态特征】多年生草本。根状茎短而横走，具黄褐色的须根。茎丛生，直立，圆柱形，有较深而明显的纵沟。叶全部为低出叶；叶片退化为刺芒状。聚伞花序假侧生。蒴果通常卵形，顶端钝，成熟时黄褐色至棕褐色。种子斜倒卵形，棕褐色。

【性味功效】苦，凉。利水通淋，泄热，安神，凉血止血。

【临床用方】《浙江民间草药》：胡须草、木通各9g，车前草、甘草各6g。用法：煎服。主治：热淋。

【用法用量】水煎服，9～15g；或烧存性研末。

【使用注意】小便多者勿用。

【现代研究】化学研究显示，含蜡质，脂肪，果胶，木质素，纤维素，灰分，戊聚糖，葡萄糖，木犀草素-7-葡萄糖苷等。药理研究显示，有抗氧化和抗微生物活性等作用。现代临床用于治疗肾炎，咽喉肿痛，尿血等。

130 络石（络石藤）

【古籍原文】味苦，温、微寒，无毒。主风热，死肌，痈伤，口干，舌焦，痈肿不消，喉舌肿不通，水浆不下，大惊入腹，除邪气，养肾，主腰髋痛，坚筋骨，利关节，久服轻身，明目，润泽，好颜色，不老，延年，通神。一名石鲮，一名石蹉，一名略石，一名明石，一名领石，一名悬石。生太山川谷，或石山之阴，或高山岩石上，或生人间。正月采。

杜仲、牡丹为之使，恶铁落，畏贝母、菖蒲。不识此药，仙俗方法都无用者，或云是石类。既云或生人间，则非石，犹如石斛等，系石以为名尔。

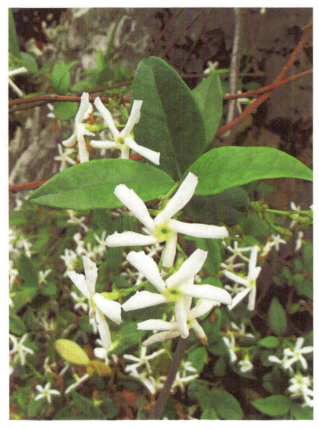

〔谨案〕此物，生阴湿处，冬夏常青，实黑而圆，其茎蔓延绕树石侧。若在石间者，叶细厚而圆短；绕树生者，叶大而薄。人家亦种之，俗名耐冬，山南人谓之石血，疗产后血结，大良。以其苞络石、木而生，故名络石。《别录》谓之石龙藤，主疗蝮蛇疮，绞取汁洗之，服汁亦去蛇毒心闷。刀斧伤诸疮，封之立差。

【来　　源】为夹竹桃科植物络石 *Trachelospermum jasminoides*（Lindl.）Lem.的带叶藤茎。

【形态特征】常绿木质藤本，全株具乳汁。茎赤褐色，圆柱形，有皮孔。叶革质或近革质，椭圆形至卵状椭圆形或宽倒卵形。二歧聚伞花序腋生或顶生，花白色，芳香。蓇葖果双生，叉开，无毛，线状披针形。种子多粒，褐色，线形，顶端具白色绢质种毛。

【性味功效】苦，微寒。祛风通络，凉血消肿。

【古方选录】《重订通俗伤寒论》七味葱白汤：防风一钱，苏叶嫩枝钱半，生姜皮一钱，淡豆豉三钱，秦艽钱半，络石藤三钱，鲜葱白四个，嫩桑枝一两。主治：风湿证。

【用法用量】水煎服，6～15g，单味可用至30g；浸酒30～60g；或入丸、散。外用适量，研末调敷

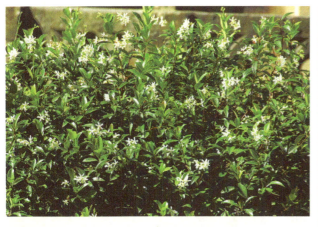

或捣汁涂。

【使用注意】阴虚畏寒、大便溏薄者禁服。

【现代研究】化学研究显示，含牛蒡苷，络石苷，19-表伏康任碱，伊波加因碱，山辣椒碱，芹菜素，木犀草素，菜油甾醇等。药理研究显示，有抗菌，抗痛风，降血压等作用。大剂量可引起小鼠呼吸衰竭,并使小鼠皮肤发红和腹泻。现代临床用于治疗中风后遗症，风湿性疾病骨节疼痛，蛇及犬咬伤等。

131 千岁蘽汁（蘡薁汁）

【古籍原文】味甘，平，无毒。主补五脏，益气，续筋骨，长肌肉，去诸痹。久服轻身不饥，耐老，通神明。一名蘽芜。生太山川谷。

作藤生，树如葡萄，叶如鬼桃，蔓延木上，汁白。今俗人方药都不复识用此，《仙经》数处须之，而远近道俗，咸不识此，非甚是异物，正是未研访寻识之尔。

〔谨案〕即蘡薁藤汁也，此藤有得千岁者，茎

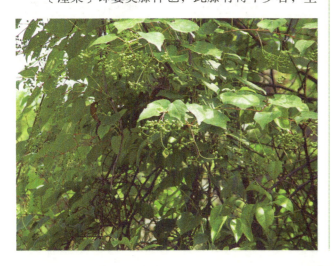

大如碗，冬惟叶凋，茎终不死。藤汁味甘，子味甘、酸，苗似葡萄，其茎主哕逆大善，伤寒后呕哕更良。

【来　　源】为葡萄科植物蘡薁*Vitis adstricta* Hance 的鲜茎叶绞汁。

【形态特征】木质藤本。小枝圆柱形，有棱纹，嫩枝密被蛛丝状绒毛或柔毛，以后脱落变稀疏。卷须分支，与叶对生。叶长圆卵形，叶片深裂或浅裂。花杂性异株，圆锥花序与叶对生。果实球形，成熟时紫红色。种子倒卵形。

【性味功效】甘、淡，凉。清热利湿，止血，解毒消肿。

【临床用方】《中医药实验研究》：蘡薁藤五钱，车前草五钱，凤尾草三钱，小蓟三钱，藕节五钱。用法：水煎服。主治：血淋。

【用法用量】内服，煎汤15～30g；或捣汁。外用适量，捣敷或取汁点眼、滴耳。

【现代研究】化学研究显示，含糖分，酒石酸，苹果酸，柠檬酸，鞣质，脂肪，蜡，维生素等。现代临床用于治疗皮肤湿疹，跌打损伤，外耳道疖肿，血淋，痢疾，崩漏，风湿性关节疼痛等。

132 黄 连

【古籍原文】味苦，寒、微寒，无毒。主热气，目痛眦伤泣出，明目，肠澼，腹痛，下痢，妇人阴中肿痛。五脏冷热，久下泄澼脓血，止消渴，大惊，除水利骨，调胃，厚肠，益胆，疗口疮。久服令人不忘。一名王连。生巫阳川谷及蜀郡太山。二月、八月采。

黄芩、龙骨、理石为之使，恶菊花、芫花、玄参、白藓，畏款冬，胜乌头，解巴豆毒。巫阳在建平。今西间者色浅而虚，不及东阳、新安诸县最胜。临海诸县者不佳。用之当布裹挼去毛，令如连珠。俗方多疗下痢及渴，道方服食长生。

〔谨案〕蜀道者粗大节平，味极浓苦，疗渴为最。江东者节如连珠，疗痢大善。今沣州者更胜。

【来　　源】为毛茛科植物黄连*Coptis chinensis* Franch.、三角叶黄连*Coptis deltoidea* C. Y. Cheng et Hsiao或云连*Coptis teeta* Wall.的根茎。

【形态特征】黄连：多年生草本。根状茎黄色，常

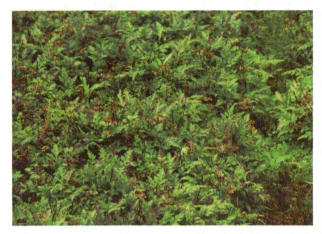

分支，密生多数须根。叶有长柄；叶片稍带革质，卵状三角形，三全裂，中央全裂片卵状菱形。二歧或多歧聚伞花序。种子长椭圆形，褐色。

三角叶黄连：多年生草本。根状茎黄色，少分支，节间明显，多数须根，具横走的葡匐茎。叶片轮廓卵形，稍带革质，三全裂，裂片均具明显的柄。多歧聚伞花序。蓇葖果长圆状卵形。

云连：多年生草本。根状茎黄色，节间密，多数须根。叶有长柄；叶片卵状三角形，三全裂，中央全裂片卵状菱形。多歧聚伞花序。

【性味功效】 苦，寒。清热燥湿，泻火解毒。

【古方选录】《伤寒论》干姜黄芩黄连人参汤：干姜三两，黄芩三两，黄连三两，人参三两。用法：以水六升，煮取二升，去滓，分温再服。主治：伤寒，本自寒下，医复吐下之；寒格，更逆吐下，食入口即吐者，胃虚客热痞满。

【用法用量】 水煎服，1.5～5g；或入丸、散。外用适量，研末调敷、煎水洗或浸汁用。

【使用注意】 胃虚呕恶、脾虚泄泻、五更泄泻者均慎服。

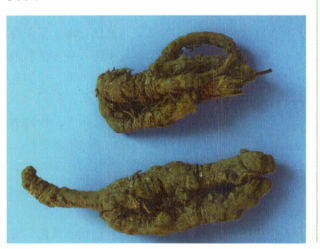

【现代研究】 化学研究显示，黄连根茎含小檗碱，黄连碱，表小檗碱，小檗红碱，掌叶防己碱，非洲防己碱，药根碱等；三角叶黄连根茎含表小檗碱，小檗碱，黄连碱，药根碱，木兰花碱等；云连根茎含小檗碱，掌叶防己碱，药根碱等；药理研究显示，有抗微生物，抗原虫，降血压，松弛平滑肌等作用。现代临床用于治疗白喉，溃疡性结肠炎，气管炎，猩红热，高血压，麻疹，烧伤等。

133 沙 参

【古籍原文】 味苦，微寒，无毒。主血积惊气，除寒热，补中，益肺气。疗胃痹心腹痛，结热邪气，头痛，皮间邪热，安五脏，补中。久服利人。一名知母，一名苦心，一名志取，一名虎须，一名白参，一名识美，一文希。生河内川谷及宛朐般阳续山。二月、八月采根，曝干。

恶防己，反藜芦。今出近道，丛生，叶似枸杞，根白实者佳。此沙参并人参、玄参、丹参、苦参是为五参，其形不尽相类，而主疗颇同，故皆有

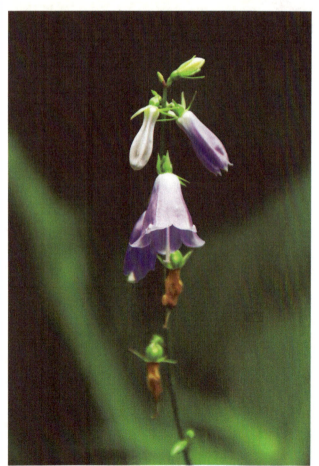

参名。又有紫参，正名牡蒙，在中品。

〔谨案〕紫参、牡蒙各是一物，非异名也。今沙参出华州为善。

【来　源】为桔梗科植物沙参*Adenophora stricta* Miq.、杏叶沙参*Adenophora hunanensis* Nannf、轮叶沙参*Adenophora tetraphlla*（Thunm.）Fisch.的根。

【形态特征】沙参：多年生草本。茎高40～80cm，不分支，常被短硬毛或长柔毛。基生叶心形，大而具长柄；茎生叶无柄，或仅下部的叶有极短而带翅的柄，椭圆形，狭卵形，基部楔形。花序常不分支而成假总状花序。蒴果椭圆状球形。种子棕黄色，稍扁，有1条棱。

杏叶沙参：多年生草本。茎高60～120cm，不分支，无毛或稍有白色短硬毛。茎生叶至少下部的具柄，叶片卵圆形，基部常楔状渐尖。圆锥花序，花冠钟状，蓝色、紫色或蓝紫色。蒴果球状椭圆形，或近于卵形。种子椭圆形，有1条棱。

轮叶沙参：多年生草本。茎高大，可达1.5m。叶片卵圆形至条状披针形，边缘有锯齿，两面疏生短柔毛。花序狭圆锥状，聚伞花序轮生，生数朵花

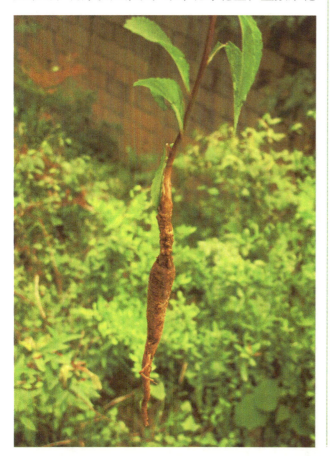

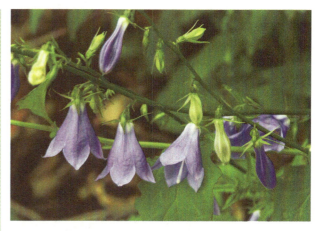

或单花。蒴果球状圆锥形或卵圆状圆锥形。种子黄棕色，矩圆状圆锥形，稍扁，有1条棱，并由棱扩展成1条白带。

【性味功效】甘、微苦，微寒。养阴清热，润肺化痰，益胃生津。

【古方选录】《圣济总录》沙参散：沙参一两半，桂（去粗皮）半两，桃仁（去皮尖双仁，炒，研）四十九枚。用法：上为散。每服二钱匕，以温酒调下，不拘时候。主治：阴疝牵引疼痛。

【用法用量】水煎服，10～15g，鲜品15～30g；或入丸、散。

【使用注意】风寒咳嗽者禁服。

【现代研究】化学研究显示，含β-谷甾醇，β-谷甾醇-β-D吡喃葡萄糖苷，蒲公英赛酮及二十八碳酸等。药理研究显示，有镇咳，祛痰，抗肿瘤，抗菌，镇痛，镇静，强心等作用。现代临床用于治疗癌症化学药物治疗后恢复体质，肺热咳嗽，慢性气管炎，肺气肿，慢性咽炎等。

134 丹 参

【古籍原文】味苦，微寒，无毒。主心腹邪气，肠鸣幽幽如走水，寒热，积聚，破症，除瘕，止烦满，益气。养血，去心腹痼疾结气，腰脊强脚痹，除风邪留热。久服利人。一名郄蝉草，一名赤参，一名木羊乳。生桐柏山川谷及太山。五月采根，曝干。

畏咸水，反藜芦。此桐柏山，是淮水源所出之山，在义阳，非江东临海之桐柏也。今近道处处有，茎方有毛，紫花，时人呼为逐马。酒渍饮之，疗风痹。道家时有用处，时人服之多眼赤，故应性

热，今云微寒，恐为谬矣。

〔谨案〕此药，冬采良，夏采虚恶。

【来　　源】为唇形科植物丹参 *Salvia miltiorrhiza* Bge.的根和根茎。

【形态特征】多年生直立草本。根肥厚，肉质，外面朱红色，内面白色疏生支根。茎直立，高40～80cm，四棱形，具槽，密被长柔毛，多分支。叶奇数羽状复叶。轮伞花序6花或多花，下部者疏离，上部者密集；花冠紫蓝色。小坚果黑色，椭圆形。

【性味功效】苦，微寒。活血祛瘀，通经止痛，清心除烦，凉血消痈。

【古方选录】《千金要方》丹参丸：丹参三两，杜仲三两，牛膝三两，续断三两，桂心二两，干姜二两。用法：上为末，炼蜜为丸，如梧桐子大。每服二十丸，日二夜一。主治：腰痛并冷痹；肾着；腰脚疼痛，行步艰难。

【用法用量】水煎服，5～15g，大剂量可至30g。

【使用注意】妇女月经过多及无瘀血者禁服，孕妇慎服。

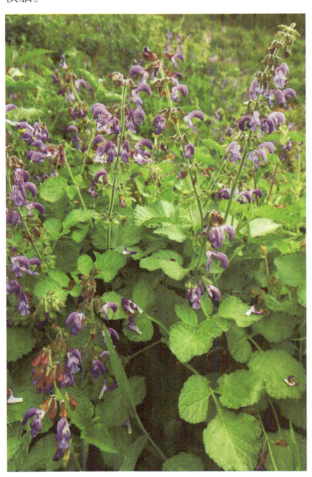

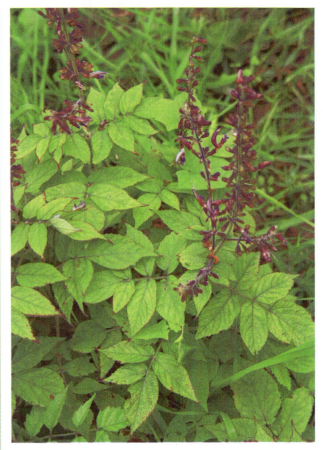

【现代研究】化学研究显示，含脂溶性二萜成分，水溶性酚酸成分，黄酮类，三萜类，甾体，丹参酮Ⅰ、ⅡA、ⅡB等。药理研究显示，有抗氧化，钙通道阻滞，抗血栓，抗动脉粥样硬化，性激素样作用等作用。现代临床用于治疗心血管疾病，脑血管疾病，呼吸系统疾病，肝炎，慢性肾功能不全等。

135 王不留行

【古籍原文】味苦、甘，平，无毒。主金疮，止血，逐痛出刺，除风痹内寒。止心烦，鼻衄，痈

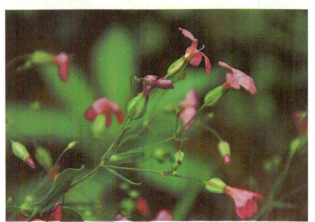

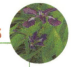

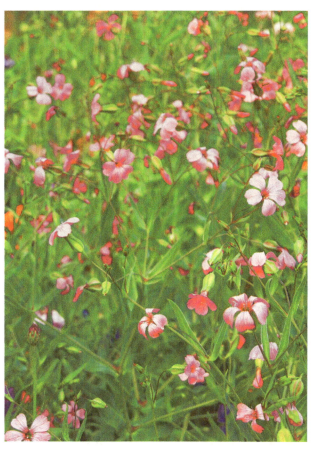

疽，恶疮，瘘乳，妇人难产。久服轻身，耐老，增寿。生太山山谷，二月、八月采。

今处处有。人言是蓼子，亦不耳。叶似酸浆，子似松子。而多入痈瘘方用之。

【来　　源】为石竹科植物麦蓝菜*Vaccaria segetalis*（Neck.）Garcke的成熟种子。

【形态特征】一年或二年生草本。高30～70cm，全株无毛，微被白粉，呈灰绿色。根为主根系。茎单生，直立，上部分支。叶片卵状披针形或披针形。伞房花序稀疏；雄蕊内藏。蒴果宽卵形或近圆球形。种子近圆球形，红褐色至黑色。

【性味功效】苦，平。活血通经，下乳消肿，利尿通淋。

【古方选录】《医心方》引《范汪方》王不留行散：王不留行（成末）二升，甘草五两，野葛二两，桂心四两，当归四两。用法：上药治下筛。每服方寸匕，以酒送下，日三夜一。主治：痈肿。

【用法用量】水煎服，6～10g。

【使用注意】孕妇、血虚无瘀者禁服。

【现代研究】化学研究显示，含王不留行皂苷A、B、C、D，王不留行黄酮苷，异肥皂草苷，植酸，

磷脂，豆甾醇等。药理研究显示，有抗着床，抗早孕等作用。现代临床用于治疗带状疱疹等。

136 蓝　实

【古籍原文】味苦，寒，无毒。主解诸毒，杀蛊蚑疰鬼螫毒，久服头不白，轻身。其叶汁，杀百药毒，解狼毒、射罔毒。其茎叶，可以染青。生河内平泽。

此即今染缲碧所用者。至解毒，人卒不能得生蓝汁，乃浣缲布汁以解之，亦善。以汁涂五心又止烦闷。尖叶者为胜，甚疗蜂螫毒。

〔谨案〕蓝实，有三种：一种围径二寸许，厚三、四分，出岭南，云疗毒肿，太常名此草为木蓝子，如陶所引乃是菘蓝，其汁抨为淀者。按经所用，乃是蓼蓝实也，其苗似蓼，而味不辛者。此草汁疗热毒，诸蓝非比，且二种蓝，今并堪染，菘蓝为淀，惟堪染青；其蓼蓝不堪为淀，惟作碧色尔。

【来　　源】为蓼科植物蓼蓝*Polygonum tinctorium* Ait.的果实。

【形态特征】一年生草本。茎直立，通常分支，

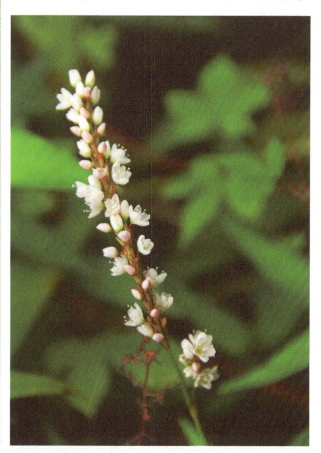

新修本草彩色药图
XINXIUBENCAO CAISE YAOTU

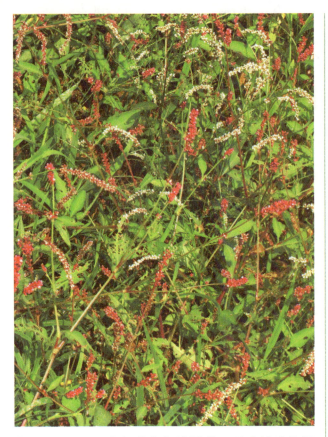

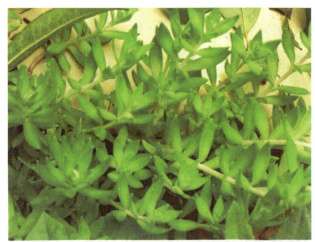

一名慎火。生太山川谷。四月四日、七月七日采，阴干。

今人皆盆盛养之于屋上，云以辟火。叶可疗金疮止血，以洗浴小儿，去烦热惊气。广州城外有一树，云大三四围，呼为慎火树。江东者，甚细小。方用亦希。其花入服食。众药之名，此最为丽。

【来　　源】为景天科植物八宝 *Sedum erythrostictum* Miq. 的全草。

【形态特征】多年生草本。块根胡萝卜状。茎直立，高30～70cm，不分支。叶对生，少有互生或3叶轮生，长圆形至卵状长圆形，先端急尖，钝，基部渐狭，边缘有疏锯齿，无柄。伞房状花序顶生；

高50～80cm。叶卵形或宽椭圆形，干后呈暗蓝绿色，顶端圆钝。总状花序呈穗状，顶生或腋生；花被5深裂，花被片卵形。瘦果宽卵形，具3棱，褐色，有光泽，包于宿存花被内。

【性味功效】苦、辛，寒。清热，凉血，解毒。

【古方选录】《圣济总录》蓝实丸：蓝实一两一分，茯神（去木）一两一分，防风（去叉）一两一分，黄连（去须）一两半，人参半两，菖蒲三分，远志（去心）三分。用法：上为末，炼蜜为丸，如梧桐子大。每服二十丸。主治：时行，心气夺，耳聋。

【用法用量】水煎服，3～10g。外用适量，研末调敷。

【使用注意】脾胃虚寒者慎服。

【现代研究】现代临床用于治疗疮疖肿痛等。

137 景 天

【古籍原文】味苦、酸，平，无毒。主大热火疮，身热烦，邪恶气。诸蛊毒，痂疕，寒热风痹，诸不足。花，主女人漏下赤白，轻身明目。久服通神不老。一名戒火，一名火母，一名救火，一名据火，

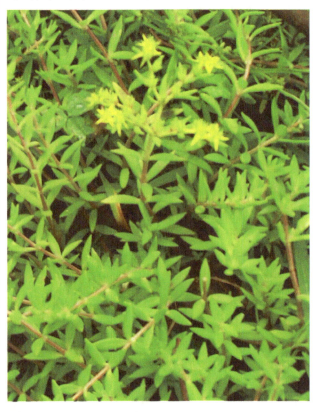

花密生，花瓣5片，白色或粉红色，宽披针形，渐尖。

【性味功效】苦、酸，寒。清热解毒，止血。

【古方选录】《圣济总录》景天花散：景天花（慢火焙干）一钱，红曲（拣）半两，朴硝三钱。用法：上为细散。每服二钱匕，食后、临卧温酒调下。主治：脾肺风毒，遍身发疮瘫，瘙痒烦躁。

【用法用量】水煎服，15～30g，鲜品50～100g；或捣汁。外用适量，捣敷；或取汁涂抹、滴眼；或研粉调搽；或煎水外洗。

【使用注意】脾胃虚寒者慎服。

【现代研究】化学研究显示，含景天庚酮糖等。现代临床用于治疗吐血，咯血，肺炎，足掌硬疔，烧烫伤，月经量多等。

138 天名精

【古籍原文】味甘，寒，无毒。主瘀血，血瘕欲死，下血，止血，利小便，除小虫，去痹，除胸中结热，止烦渴。逐水大吐下。久服轻身，耐老。一

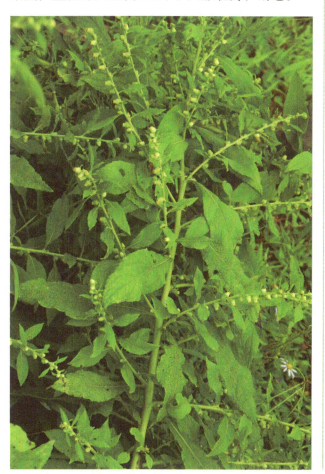

名麦句姜，一名虾蟆蓝，一名豕首，一名天门精，一名玉门精，一名彘颅，一名蟾蜍兰，一名觐。生平原川泽，五月采。

垣衣为之使。此即今人呼为豨莶，亦名豨首。夏月捣汁服之，以除热病。味至苦，而云甘，恐或非是。

〔谨案〕鹿活草是也。《别录》一名天蔓菁，南人名为地菘，味甘、辛，故有姜称；状如蓝，故名虾蟆蓝，香气似兰，故名蟾蜍兰。主破血，生肌，止渴，利小便，杀三虫，除诸毒肿，疔疮，瘘痔，金疮内射，身痒瘾疹不止者，揩之立已。其豨莶苦而臭，名精乃辛而香，全不相类也。

【来　　源】为菊科植物天名精*Carpesium abrotanoides* L.的全草。

【形态特征】多年生粗壮草本。茎高60～100cm，圆柱状，下部木质，无毛；上部密被短柔毛，有明显的纵条纹。基叶于开花前凋萎，茎下部叶广椭圆形或长椭圆形，柔毛，有细小腺点。头状花序多数，呈穗状花序式排列。瘦果长约3.5mm。

【性味功效】苦、辛，寒。清热，化痰，解毒，杀

虫，破瘀，止血。

【临床用方】《浙江药用植物志》：鲜天名精全草120g，生姜3g。用法：水煎服。主治：黄疸型肝炎。

【用法用量】水煎服，9～15g；或研末，3～6g；或捣汁；或入丸、散。外用适量，捣敷；或煎水熏洗及含漱。

【使用注意】脾胃虚寒者慎服。

【现代研究】化学研究显示，含天名精内酯酮，鹤虱内酯，大叶土木香内酯，依瓦菊素，天名精内酯醇，腋生依瓦菊素等。药理研究显示，有抗菌等作用。现代临床用于治疗急性黄疸型传染性肝炎，牙痛，皮肤瘙痒，蛔虫病，绦虫病，脚癣等。

139 蒲 黄

【古籍原文】味甘，平，无毒。主心腹膀胱寒热，利小便，止血，消瘀血。久服轻身，益气力，延年神仙。生河东池泽，四月采。

此即蒲厘花上黄粉也，伺其有，便拂取之，甚疗血，《仙经》亦用此。

【来　源】为香蒲科植物水烛香蒲*Typha angustifolia*

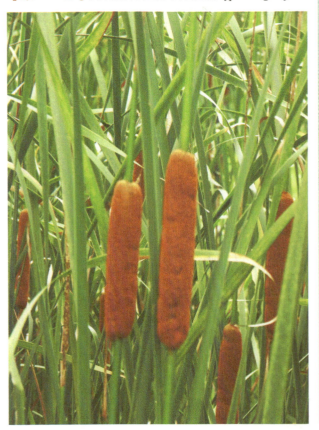

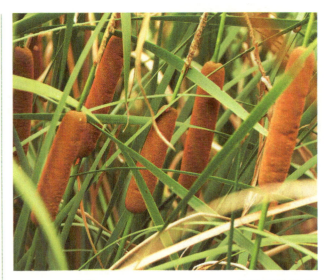

L.、东方香蒲*Typha orientialis* Presl或同属植物的花粉。

【形态特征】水烛香蒲：多年生，水生或沼生草本。根状茎乳黄色、灰黄色，先端白色。叶片上部扁平，中部微凹，背面凸形，下部半圆形；叶鞘抱茎。雌雄同株；雄花序轴具褐色扁柔毛；雌花序花后脱落。小坚果长椭圆形，具褐色斑点，纵裂。种子深褐色。

东方香蒲：多年生水生或沼生草本。根状茎乳白色。地上茎粗壮，向上渐细，叶片条形。雌雄花序紧密连接；雄花序的花序轴具白色弯曲柔毛；雌花序花后脱落。小坚果椭圆形至长椭圆形；果皮具长形褐色斑点。种子褐色，微弯。

【性味功效】甘、微辛，平。止血，祛瘀，利尿。

【古方选录】《太平圣惠方》蒲黄散：蒲黄三分，桂心一两，赤芍药一两，牛膝（去苗）二两。用法：上为粗散。每服四钱，以水、酒各半盏，煎至六分，去滓温服。主治：堕胎，胞衣不出，腹中疼痛，牵引腰脊。

【用法用量】水煎服，5～10g，须包煎；或入丸、散。外用适量，研末撒或调敷。

【使用注意】孕妇慎服。

【现代研究】化学研究显示，含柚皮素，异鼠李素，香蒲新苷，水仙苷，异鼠李糖-3-O-新橙皮糖苷，天冬氨酸、苏氨酸等，钛、硒、锌等，甲酸，柠檬酸等。药理研究显示，有提高耐缺氧力，降血脂，抗炎等作用。现代临床用于治疗冠心病，心绞痛，非化脓性软肋骨炎，子宫脱垂，痔疮，渗液性湿疹等。

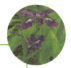

140 香 蒲

【古籍原文】味甘，平，无毒。主五脏心下邪气，口中烂臭，坚齿，明目，聪耳。久服轻身，耐老。一名睢，一名醮。生南海池泽。

方药不复用，俗人无采，彼土人亦不复识者。江南贡菁茅，一名香茅，以供宗庙缩酒。或云是薰草，又云是燕麦，此蒲亦相类耳。

〔谨案〕此即甘蒲，作荐者，春初生，用白为菹，亦堪蒸食。山南名此蒲为香蒲，谓菖蒲为臭蒲。陶隐居所引菁茅，乃三脊茅也。其燕麦、薰黄、香茅，野俗皆识，都不为类此，并非例也。蒲黄，即此香蒲花是也。

【来　　源】为香蒲科植物水烛香蒲*Typha angustifolia* L.、东方香蒲*Typha orientialis* Presl或同属植物的嫩根。

【形态特征】水烛香蒲：多年生，水生或沼生草本。根状茎乳黄色、灰黄色，先端白色。叶片上部扁平，中部微凹，背面凸形，下部半圆形；叶鞘抱茎。雌雄同株；雄花序轴具褐色扁柔毛；雌花序花后脱落。小坚果长椭圆形，具褐色斑点，纵裂。种

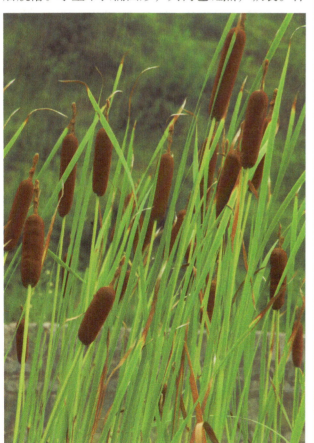

子深褐色。

东方香蒲：多年生水生或沼生草本。根状茎乳白色。地上茎粗壮，向上渐细。叶片条形。雌雄花序紧密连接；雄花序花序轴具白色弯曲柔毛；雌花序花后脱落；小坚果椭圆形至长椭圆形；果皮具长形褐色斑点。种子褐色，微弯。

【性味功效】甘、微辛，平。止血，祛瘀，利尿。

【古方选录】《青囊秘传》香蒲丸：松香（水澄化七次）二十两，草乌八两，川乌（上二味用水二桶，煎浓去滓）四两，鲜菖蒲（煎浓去滓）二斤，防风一两，荆芥一两，羌活一两，甘草（水一桶煎浓汁，沉去滓泥脚）一两。用法：将二乌汁煎松香，干；次入防风等汁煮松香，干；又入菖蒲汁煮松香，干；又将醋一碗煮松香，干，熬之，水浸出火毒，取晒为末。病在上部醋为丸，病在下部面糊为丸。初服一钱半，三日；次三日服二钱半，进二次；到七日，再服一钱五分，每日二次；到十日服二钱五分，每日二次，周而复始，空心酒送下。主治：大麻风。

【用法用量】煎服，3～9g；研末或烧灰入丸、散。外用，捣敷。

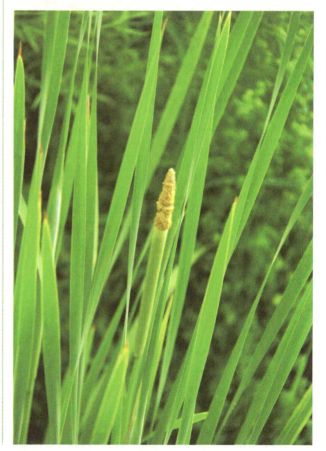

141 兰草（佩兰）

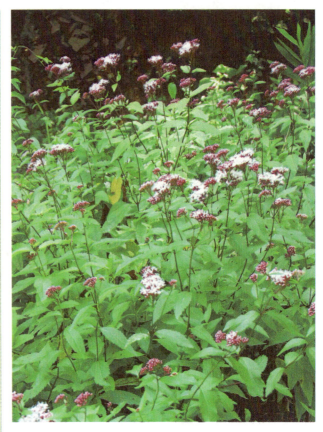

【古籍原文】味辛，平，无毒。主利水道，杀蛊毒，辟不祥。除胸中痰癖。久服益气，轻身，不老，通神明。一名水香。生大吴池泽，四月、五月采。

方药俗人并不复识用。大吴即应是吴国尔，太伯所居，故呼大吴。今东间有煎泽草名兰香，亦或者此也，生湿地。李云：是今人所种，似都梁香草。

〔谨案〕此是兰泽香草也。八月花白，人间多种之，以饰庭池；溪水涧傍，往往亦有。陶云不识，又言煎泽草，或称李云都梁香近之，终非的识也。

【来　　源】为菊科植物佩兰*Eupatorium fortunei* Turcz.的地上部分。

【形态特征】多年生草本，高40~100cm。根茎横走，淡红褐色。茎直立，绿色或红紫色，分支少或仅在茎顶有伞房状花序分支。全部茎枝被稀疏的短柔毛，花序分支及花序梗上的毛较密。瘦果黑褐

色，长椭圆形，5棱，无毛无腺点；冠毛白色。

【性味功效】辛，平。解暑化湿，辟秽和中。

【古方选录】《温热经纬》引《薛生白湿热病篇》五叶芦根汤：藿香叶、薄荷叶、鲜荷叶、枇杷叶、佩兰叶、芦根、冬瓜仁。主治：湿热症数日后，湿热已解。

【用法用量】水煎服，6~10g，鲜品15~20g。

【使用注意】阴虚血燥、气虚者慎服。

【现代研究】化学研究显示，含挥发油1.5%~2%，蒲公英甾醇，蒲公英甾醇乙酸酯，蒲公英甾醇棕榈酸酯，β-香树脂醇乙酸酯，甘露醇，宁德洛菲碱等。药理研究显示，有祛痰，抗病毒，抗癌等作用；能引起牛、羊慢性中毒；侵害肾、肝致糖尿病。现代临床主要用于治疗感冒头痛、鼻塞，神经性头痛，结石等。

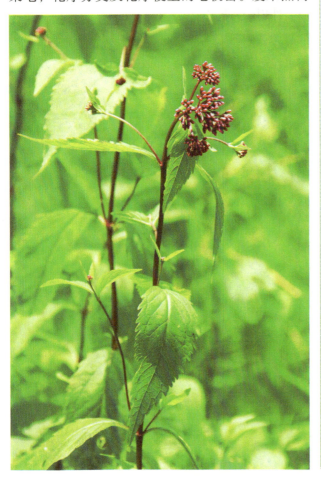

142 决明子

【古籍原文】味咸、苦、甘，平、微寒，无毒。主青盲，目淫，肤赤，白膜，眼赤痛，泪出。疗唇口青。久服益精光，轻身。生龙门川泽，石决明生豫章。十月十日采，阴干百日。

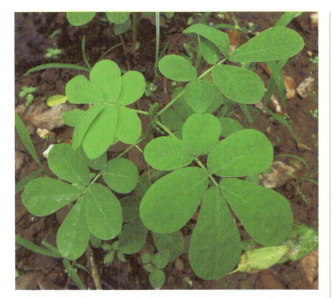

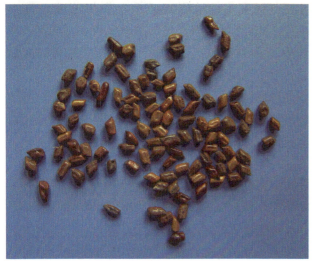

著实为之使，恶大麻子。龙门乃在长安北。今处处有。叶如茳芒，子形似马蹄，呼为马蹄决明。用之当捣碎。又别有草决明，是姜蒿子，在下品中也。

〔谨案〕石决明，是蚌蛤类，形似紫贝，附见别出在鱼兽条中，皆主明目，故并有决明之名。俗方惟以疗眼也，道术时须。

【来　源】为豆科植物决明*Cassia obtusifolia* L.、小决明*Cassia tora* L.的成熟种子。

【形态特征】决明：一年生亚灌木状草本。叶轴上每对小叶间有棒状的腺体1枚；小叶3对，膜质，倒卵形或倒卵状长椭圆形。花腋生，通常2朵聚生；花瓣黄色，下面两片略长。荚果纤细，近四棱形，两端渐尖，膜质。种子约25粒，菱形，光亮。

【性味功效】甘、苦、咸，微寒。清热明目，润肠通便。

【古方选录】《圣济总录》决明子散：决明子一两半，车前子一两半，栀子仁一两半，防风（去叉）一两半，黄连（去须）一两半。用法：上为散。每服一字至半钱匕，捣生猪肝投热汤取汁调下，早晚各一服。主治：小儿眼赤，或生翳膜，或眼常合不开。

【用法用量】水煎服，6～15g，大量可用至30g；或研末；或泡茶饮。外用适量，研末调敷。

【使用注意】脾胃虚寒及便溏者慎用。

【现代研究】化学研究显示，含大黄酚，美决明子素，葡萄糖基美决明子素，决明子苷，决明蒽酮，决明子内酯，β-谷甾醇等。药理研究显示，有抗菌，抗真菌，降压等作用。长期毒理实验显示，可引起肾、结肠、直肠、肠系膜淋巴结、睾丸等病变，提示不适宜长期服用。现代临床用于治疗高脂血症，真菌性阴道炎，小儿疳积，习惯性便秘等。

143 芎䓖（川芎）

【古籍原文】味辛，温，无毒。主中风入脑，头痛，寒痹，筋挛缓急，金疮，妇人血闭无子。除脑中冷动，面上游风去来，目泪出，多涕唾，忽忽如

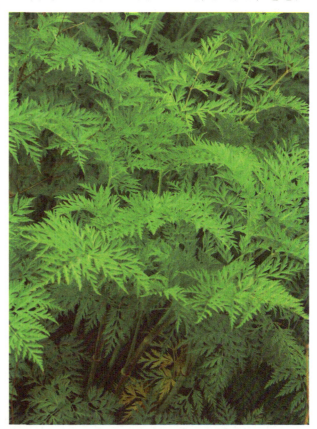

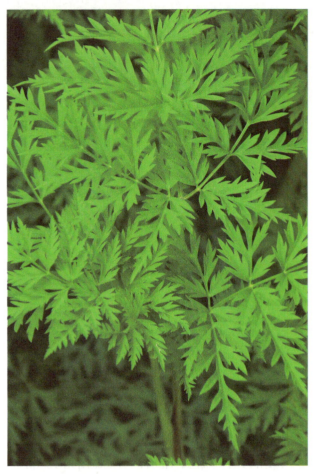

基部扩大成鞘；叶片轮廓卵状三角形，三或四回三出式羽状全裂，羽片卵状披针形。复伞形花序顶生或侧生。幼果两侧扁压。

【性味功效】辛，温。活血祛瘀，行气开郁，祛风止痛。

【古方选录】《宋氏女科》川芎汤：川芎五钱，当归五钱，荆芥穗（炒黑）五钱。用法：作一服，水煎，入酒、童便服之。主治：产后去血过多，血晕不省。

【用法用量】水煎服，3～10g；研末每次1～1.5g；或入丸、散。外用适量，研末撒；或煎汤漱口。

【使用注意】阴虚火旺、月经过多及出血性疾病者慎用。

【现代研究】化学研究显示，含川芎嗪，藁本内酯，川芎萘呋内酯，丁基苯酞，洋川芎内酯，阿魏酸，β-谷甾醇，亚油酸，蔗糖等。药理研究显示，有抗自由基，抗组织纤维化，提高免疫力，扩张动脉，抗血栓等作用。现代临床用于治疗肺源性心脏病，冠心病，肾病综合征，心绞痛，慢性肾功能衰竭，糖尿病肾病等。

144 蘼 芜

【古籍原文】味辛，温，无毒。主咳逆，定惊气，辟邪恶，除蛊毒鬼疰，去三虫。久服通神。主身中老风，头中久风，风眩。一名薇芜，一名茳蓠，芎藭苗也。生雍州川泽及宛朐。四月、五月采叶，曝干。

今出历阳，处处亦有，人家多种之，叶似蛇床而香。骚人借以为譬，方药用甚希。

〔谨案〕此有二种：一种似芹叶，一种如蛇床。香气相似，用亦不殊尔。

【来　　源】为伞形科植物川芎 *Ligusticum chuanxiong* Hort.的幼嫩茎叶。

【形态特征】多年生草本。根茎发达，形成不规则的结节状拳形团块，具浓烈香气。茎下部叶具柄，基部扩大成鞘；叶片轮廓卵状三角形，三或四回三出式羽状全裂，羽片卵状披针形。复伞形花序顶生或侧生。幼果两侧扁压。

【性味功效】辛，温。活血祛瘀，行气开郁，祛风止痛。

醉，诸寒冷气，心腹坚痛，中恶，卒急肿痛，胁风痛，温中内寒。一名胡穷，一名香果。其叶名蘼芜。生武功川谷斜谷西岭。三月、四月采根，曝干。

得细辛疗金疮止痛，得牡蛎疗头风吐逆，白芷为之使，恶黄连。今惟出历阳，节大茎细，状如马衔，谓之马衔芎䓖。蜀中亦有而细，人患齿根血出者，含之多差。苗名蘼芜，亦入药，别在下说。俗方多用，道家时须尔。胡居士云：武功去长安二百里，正长安西，与扶风、狄道相近。斜谷是长安西岭下，去长安一百八十里，山连接七百里。

〔谨案〕今出秦州，其人间种者，形块大，重实，多脂润。山中采者瘦细。味苦、辛。以九月、十月采为佳。今云三月、四月虚恶，非时也。陶不见秦地芎䓖，故云惟出历阳出，历阳出者，今不复用。

【来　　源】为伞形科植物川芎 *Ligusticum chuanxiong* Hort.的根茎。

【形态特征】多年生草本。根茎发达，形成不规则的结节状拳形团块，具浓烈香气。茎下部叶具柄，

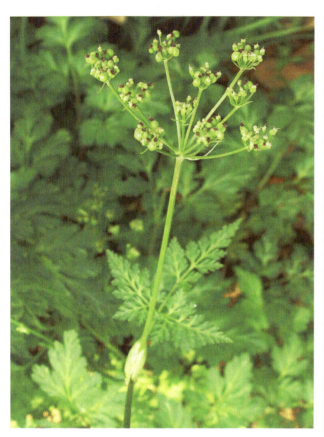

【临床用方】治外感风寒咳逆：炙麻黄、苦杏仁、蘼芜、紫苏叶各10g。水煎服。

【用法用量】水煎服，3～9g；或鲜叶嚼服。

【使用注意】阴虚内热者慎服。

【现代研究】现代少用。

145 续 断

【古籍原文】味苦、辛，微温，无毒。主伤寒，补不足，金疮，痈伤，折跌，续筋骨，妇人乳难。崩中漏血，金疮血内漏，止痛，生肌肉，疗伤，恶血，腰痛，关节缓急。久服益气力。一名龙豆，一名属折，一名接骨，一名南草，一名槐。生常山山谷。七月、八月采，阴干。

地黄为之使，恶雷丸。案《桐君药录》云：续断生蔓延，叶细、茎如荏，大根本，黄白有汁，七月、八月采根。今皆用茎叶，节节断，皮黄皱，状如鸡脚者，又呼为桑上寄生，恐皆非真。时人又有接骨树，高丈余许，叶似蒴藋，皮主疗金疮，有此接骨名，疑或者。而广州又有一藤名续断，一名诺藤，断其茎，器承其汁饮之，疗虚损绝伤，用沐头，又长发。折枝插地即生，恐此又相类。李云是

虎蓟，与此大乖，而虎蓟亦自疗血尔。

〔谨案〕此药，所在山谷皆有，今俗用者是。叶似苎而茎方，根如大蓟，黄白色。陶注者，非也。

【来　　源】为川续断科植物川续断Dipsacus asperoides C. Y. Cheng et T. M. Ai的根。

【形态特征】多年生草本。主根1条或在根茎上生出数条，圆柱形，黄褐色，稍肉质。茎中空，具棱6～8条，棱上疏生下弯粗短的硬刺。基生叶稀疏丛生，叶片琴状羽裂。头状花序球形。瘦果长倒卵柱状，包藏于小总苞内，仅顶端外露于小总苞外。

【性味功效】苦、辛，微温。补肝肾，强筋骨，续折伤，止崩漏。

【古方选录】《妇人良方》续断汤：当归一两，生地黄一两，续断半两，赤芍药一分。用法：上为末。每服二钱，空心，葱白煎汤调下。主治：妊娠下血及尿血。

【用法用量】水煎服，6～15g；或入丸、散。外用适量，鲜品捣敷。

【使用注意】阴虚火旺或阳亢者忌用。

【现代研究】化学研究显示，含有当药苷，马钱子苷，茶茱萸苷，三萜皂苷，挥发油，β-谷甾醇，

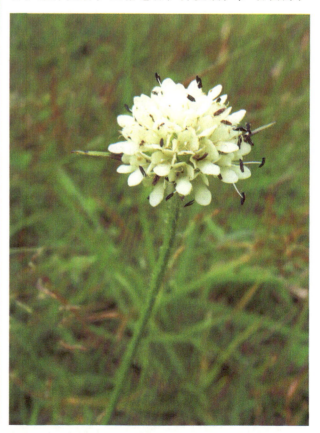

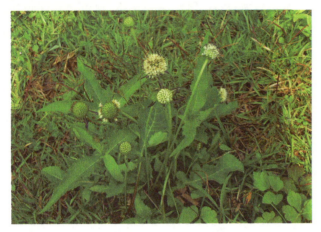

蔗糖及微量元素钛等。药理研究显示有降低动脉压，抗氧化，抗菌等作用。现代临床用于治疗扭挫伤，腰椎间盘突出，习惯性流产，骨折，遗精等。

146 云 实

【古籍原文】味辛、苦，温，无毒。主泄痢肠澼，杀虫蛊毒，去邪恶结气，止痛，除寒热。消渴。花，主见鬼精物，多食令人狂走。杀精物，下水，烧之致鬼。久服轻身，通神明，益寿。一名员实，一名云英，一名天豆。生河间川谷。十月采，曝干。

今处处有，子细如葶苈子而小黑，其实亦类莨菪。烧之致鬼，未见其法术。

〔谨案〕云实，大如黍及大麻子等，黄墨似豆，故名天豆。丛生泽旁，高五六尺。叶如细槐，亦如苜蓿，枝间微刺。俗谓苗为草云母。陶云似葶苈，非也。

【来　源】为豆科云实属植物云实 *Caesalpinis sepiaria* Roxb.的成熟种子。

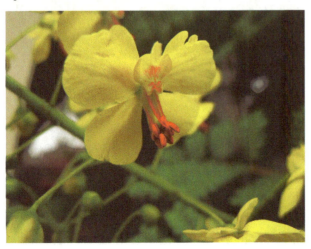

【形态特征】多年生藤本。树皮暗红色；枝、叶轴和花序均被柔毛和钩刺。二回羽状复叶。总状花序顶生，直立，具多花。荚果长圆状舌形，脆革质，栗褐色，有光泽，沿腹缝线膨胀成狭翅，成熟时沿腹缝线开裂，先端具尖喙。种子6～9粒，椭圆状。

【性味功效】甘，平。健脾利湿，清热解毒。

【古方选录】《太平圣惠方》云实丸：云实二合，附子（炮裂，去皮脐）一两，龙骨（末）一两，女萎蕤（半）一两。用法：上为末，煮枣肉为丸，如梧桐子大。每服十丸，以粥饮送下，不拘时候。主治：久赤白痢不愈，羸困。

【用法用量】水煎服，9～15g；或入丸、散。

【现代研究】化学研究显示，含油性成分及鞣质等。药理研究显示，有止咳，祛痰，平喘，抑菌等作用。现代临床用于治疗疟疾，痢疾，麻疹不透，妇女乳痈，慢性支气管炎等。

147 黄 芪

【古籍原文】味甘，微温，无毒。主痈疽，久败疮，排脓止痛，大风癞疾，五痔鼠瘘，补虚，小儿百病，妇人子藏风邪气，逐五脏间恶血，补丈夫虚损，五劳羸瘦，止渴，腹痛泄利，益气，利阴气。生白水者冷，补。其茎、叶疗渴及筋挛，痈肿，疽疮。一名戴糁，一名戴椹，一名独椹，一名芰草，一名蜀脂，一名百本。生蜀郡山谷、白水、汉中。二月、十月采，阴干。

恶龟甲。第一出陇西、叨阳，色黄白甜美，今亦难得。次用黑水宕昌者，色白肌肤粗，新者，亦甘温补；又有蚕陵、白水者，色理胜蜀中者而冷补；又有赤色者，可作膏贴用，消痈肿，俗方多用，道家不须。

〔谨案〕此物，叶似羊齿，或如蒺藜，独茎或作丛生。今出原州及花原者最良，蜀汉不复采用之。

【来　源】为豆科植物蒙古黄芪*Astragalus membranaceus*（Fisch.）Bge. var. *mongholicus*（Bge.）Hsiao或膜荚黄芪*Astragalus membranaceus*（Fisch.）Bge.的根。

【形态特征】蒙古黄芪：多年生草本。主根肥厚，木质，常分支，灰白色。茎直立，被白色柔毛。羽状复叶，小叶较小，长5~10mm，宽3~5mm，椭圆形或长圆状卵形。总状花序稍密。荚果薄膜质，稍膨胀，半椭圆形，顶端具刺尖，无毛。种子3~8粒。

膜荚黄芪：多年生草本。主根肥厚，木质，常分支，灰白色。茎直立，上部多分支，有细棱，被白色柔毛。羽状复叶有小叶13~27片。总状花序稍密。荚果薄膜质，稍膨胀，半椭圆形，顶端具刺尖，两面被白色或黑色细短柔毛。种子3~8粒。

【性味功效】甘，微温。补气升阳，固表止汗，利

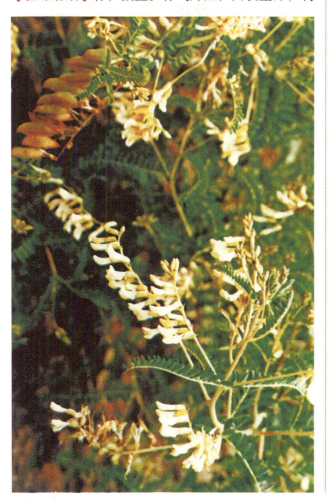

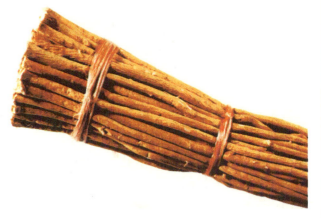

水消肿，生津养生，行滞通痹，托毒排脓，敛肌生疮。

【古方选录】《秘传眼科龙木论》治风黄芪汤：黄芪一两半，防风一两，远志一两，地骨皮一两，人参一两，茯苓一两，大黄一两，知母二两。用法：上为末。每服一钱，以水一盏，煎至五分，去滓温服。主治：漏睛脓出外障。

【用法用量】水煎服，10~15g，大剂量可用至30~60g。

【使用注意】表实邪盛、气滞湿阻、食积停滞、阴虚阳亢者均慎服。

【现代研究】化学研究显示，含黄芪苷Ⅰ、Ⅱ、Ⅳ、大豆皂苷Ⅰ，毛蕊异黄酮，亚麻酸，黄芪多糖，酸性多糖，脯氨酸、精氨酸等游离氨基酸，镁、铁等微量元素。药理研究显示，有延缓衰老，抗氧化，抗病毒，提高细胞免疫力等作用。现代临床用于治疗感冒，小儿支气管哮喘，慢性乙型肝炎，慢性肺炎，病毒性心肌炎等。

148 徐长卿

【古籍原文】味辛，温，无毒。主鬼物百精蛊毒，疫疾邪恶气，温疟。久服强悍轻身。益气，延年。一名鬼督邮。生太山山谷及陇西，三月采。

鬼督邮之名甚多。今俗用徐长卿者，其根正如细辛，小短扁扁尔，气亦相似。今狗脊散用鬼督邮，当取其强悍宜腰脚，所以知是徐长卿，而非鬼箭、赤箭。

〔谨案〕此药，叶似柳，两叶相当，有光润，所在川泽有之。根如细辛，微粗长，而有臊气。今俗用代鬼督邮，非也。鬼督邮别有本条，在下。

【来　　源】为萝藦科植物徐长卿Cynanchum paniculatum（Bge.）Kitag.的根和根茎。

【形态特征】多年生直立草本。根须状。茎不分支，无毛或被微毛。叶对生，纸质，披针形至线形。圆锥状聚伞花序生于顶端的叶腋内，花冠黄绿色，近辐状。蓇葖果单生，披针形，向端部长渐尖。种子长圆形，种毛白色绢质。

【性味功效】辛，温。祛风，化湿，止痛，止痒。

【古方选录】《本草纲目》引《太平圣惠方》徐长卿汤：徐长卿（炙）半两，茅根三分，木通，冬葵子一两，滑石二两，槟榔一分，瞿麦穗半两。用法：每服五钱，入朴硝一钱，水煎，温服，每日二次。主治：气壅，关格不通，小便淋结，脐下妨闷。（附注：方中木通用量原缺）

【用法用量】水煎服，3～10g，不宜久煎；研末，1～3g；或入丸，或浸酒。

【使用注意】体弱者慎服。

【现代研究】化学研究显示，含牡丹酚，异牡丹酚，硬脂酸葵酯，甾类化合物，徐长卿苷A、B、C，新徐长卿苷A等。药理研究显示，有镇痛，镇静，解热，降压，抗心肌缺血，抗心律失常，抑制

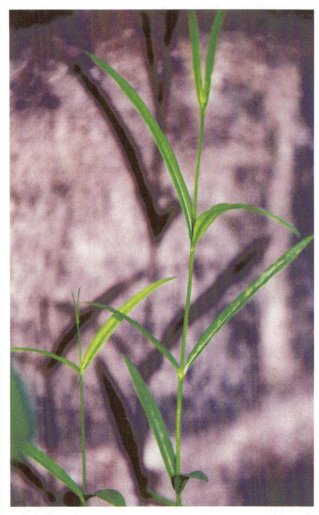

血小板聚集，抗早孕等作用。现代临床用于治疗神经衰弱，腱鞘囊肿，慢性鼻窦炎，银屑病，慢性化脓性中耳炎等。

149 杜 若

【古籍原文】味辛，微温，无毒。主胸胁下逆气，温中，风入脑户，头肿痛，多涕，泪出。眩倒目䀮䀮，止痛，除口臭气。久服益精明目，轻身，令人不忘。一名杜衡，一名杜莲，一名白莲，一名白苓，一名若芝。生武陵川泽及宛朐。二月、八月采根，曝干。

得辛夷、细辛良，恶柴胡、前胡。今处处有。叶似姜而有文理，根似高良姜而细，味辛香。又绝似旋葍根，殆欲相乱，叶小异尔。《楚辞》云：山中人兮芳杜若。此者一名杜衡，今复别有杜衡，不相似。

〔谨案〕杜若，苗似廉姜，生阴地，根似高良姜，全少辛味。陶所注旋葍根，即真杜若也。

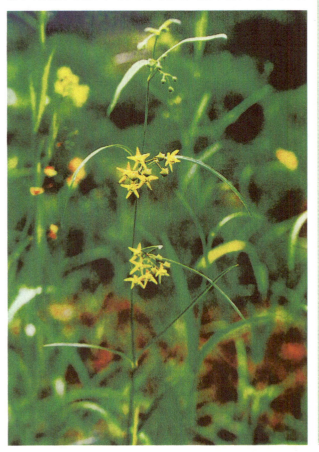

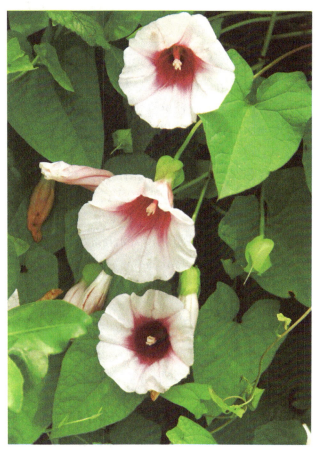

【来　　源】为旋花科植物旋花*Calystegia sepium*（L.）R. Br.的根。

【形态特征】多年生草本，全体不被毛。茎缠绕，伸长，有细棱。叶形多变，三角状卵形或宽卵形。花腋生，1朵；花冠通常白色或有时呈淡红色或紫色，漏斗状，冠檐微裂。蒴果卵形，长约1cm，被增大宿存的苞片和萼片所包被。种子黑褐色，表面有小疣。

【性味功效】甘、微苦，温。益气补虚，续筋接骨，解毒，杀虫。

【古方选录】《外台秘要》引《必效方》：旋花根捣汁，沥疮中，仍以滓傅之，即封裹之。主治：治被斫筋断。

【用法用量】水煎服，10～15g；或绞汁。外用适量，鲜品捣敷。

【现代研究】现代临床用于治疗蛔虫病，头痛等。

150 蛇床子

【古籍原文】味苦、辛、甘，平，无毒。主妇人阴中肿痛，男子阴痿湿痒，除痹气，利关节，癫痫，

恶疮。温中下气，令妇人子脏热，男子阴强。久服轻身，好颜色，令人有子。一名蛇粟，一名蛇米，一名虺床，一名思益，一名绳毒，一名枣棘，一名墙蘼。生临淄川谷及田野。五月采实，阴干。

　　恶牡丹、巴豆、贝母。近道田野墟落间甚多。花、叶正似蘼芜。

　　〔谨案〕《尔雅》一名盱。

【来　　源】为伞形科植物蛇床*Cnidium monnieri*（L.）Cuss.的成熟果实。

【形态特征】一年生草本。根圆锥状，较细长。茎直立或斜上，多分支，中空，表面具深条棱，粗糙。叶片轮廓卵形至三角状卵形。小伞形花序，花瓣白色。分生果长圆状，横剖面近五角形，主棱5条，均扩大成翅；每条棱槽内有油管1条，合生面有油管2条；胚乳腹面平直。

【性味功效】辛、苦，温；有小毒。燥湿祛风，杀虫止痒，温肾壮阳。

【古方选录】《外科正宗》蛇床子汤：蛇床子五钱，当归尾五钱，威灵仙五钱，苦参五钱。用法：水五碗，煎数滚，入盆内。先熏，待温浸洗。二次

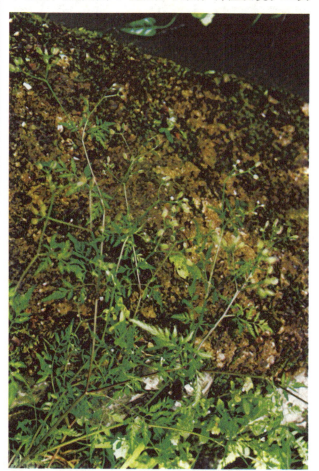

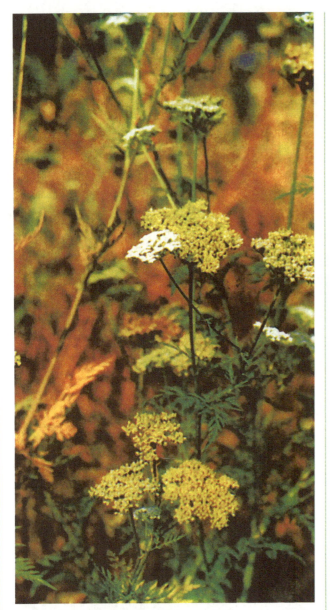

151 茵陈蒿（茵陈）

【古籍原文】味苦，平、微寒，无毒。主风湿，寒热，邪气，热结，黄疸。通身发黄，小便不利，除头热，去伏瘕。久服轻身益气耐老，面白悦长年。白兔食之，仙。生太山及丘陵坡岸上。五月及立秋采，阴干。

今处处有，似蓬蒿而叶紧细。茎，冬不死，春又生。惟入疗黄疸用。《仙经》云：白蒿，白兔食之，仙。而今茵陈乃云此，恐是误尔。

【来　源】为菊科植物滨蒿Artemisia scoparia Waldst. et Kit.或茵陈蒿Artemisia capillaris Thunb.的地上部分。

【形态特征】滨蒿：多年生草本。植株有浓烈的香气。根状茎粗短，直立，常有细的营养枝；茎、枝幼时被灰白色或灰黄色绢质柔毛，以后脱落。叶近圆形、长卵形，二至三回羽状全裂，花期叶凋谢。头状花序近球形，稀近卵球形，极多数。瘦果倒卵形或长圆形，褐色。

茵陈蒿：半灌木状草本。植株有浓烈香气。主

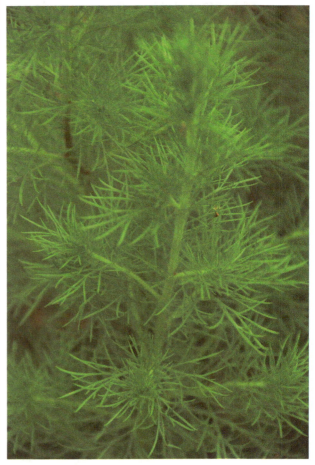

愈。主治：肾囊风，湿热为患，疙瘩作痒，搔之作疼者。

【用法用量】水煎服，3~9g；或入丸、散。外用适量，煎汤熏洗；或做成坐药、栓剂；或研细末调敷。

【使用注意】下焦湿热或相火易动以及精关不固者禁服。

【现代研究】化学研究显示，含环封烯，月桂烯，樟烯，3,5-二甲基苯乙烯，异龙脑，反式丁香烯等。药理研究显示，有抗心律失常，钙拮抗，抗病毒，抗滴虫，杀精，祛痰，性激素样作用等作用。现代临床用于治疗成人疥疮，滴虫性阴道炎，急性渗出性皮肤病，哮喘等。

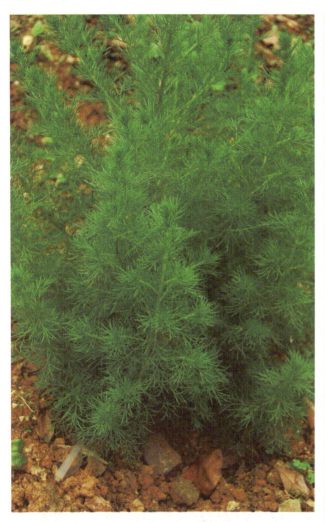

根明显木质。茎直立,稀少斜上展或横卧,常有细的营养枝。茎、枝初时密生灰白色或灰黄色绢质柔毛,后渐稀疏或脱落无毛。头状花序卵球形,稀近球形,卵形或椭圆形,背面淡黄色。瘦果长圆形或长卵形。

【性味功效】 苦、辛,微寒。清利湿热,利胆退黄。

【古方选录】《普济方》:山茵陈一两,山栀子一两,川大黄半两,芒硝半两,寒水石半两,木通半两。用法:咬咀。每服一钱,水八分,煎至五分,去滓温服。主治:小儿发黄,身如橘色。

【用法用量】 煎服,6~15g。外用适量,煎汤熏洗。

【现代研究】 化学研究显示,含挥发油、蒿属香豆精,绿原酸,咖啡酸,对羟基苯乙酮和甲基茵陈色原酮等。药理研究显示,有显著利胆,防治肝损害,利尿,解热,平喘,抑制金黄色葡萄球菌、伤寒杆菌、流行性感冒病毒等作用。现代临床用于治疗高脂血症,胆道蛔虫,新生儿黄疸,黄疸型肝炎等。

152 漏 芦

【古籍原文】 味苦、咸,寒、大寒,无毒。主皮肤热,恶疮,疽痔,湿痹,下乳汁。止遗溺,热气疮痒如麻豆,可作浴汤。久服轻身益气,耳目聪明,不老延年。一名野兰。生乔山山谷。八月采根,阴干。

乔山应是黄帝所葬处,乃在上郡。今出近道亦有,疗诸瘘疥,此久服甚益人,而服食方罕用之。今市人皆取苗用之。俗中取根,名鹿骊根,苦酒摩,以疗疮疥。

〔谨案〕此药俗名荚蒿,茎叶似白蒿,花黄,生荚,长似细麻,如箸许,有四、五瓣,七月、八月后皆黑,异于众草蒿之类也。常用其茎叶及子,未见用根。其鹿骊,山南谓之木藜芦,有毒,非漏芦也。

【来　源】 为菊科植物祁州漏芦 *Stemmacantha uniflorum*(L.)Dottrich. 的根。

【形态特征】 多年生草本。根状茎粗厚。根直伸。茎直立,不分支,簇生或单生,灰白色,被绵毛。

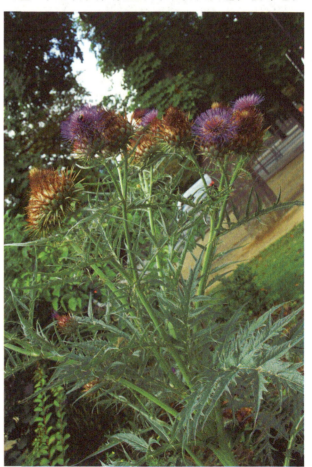

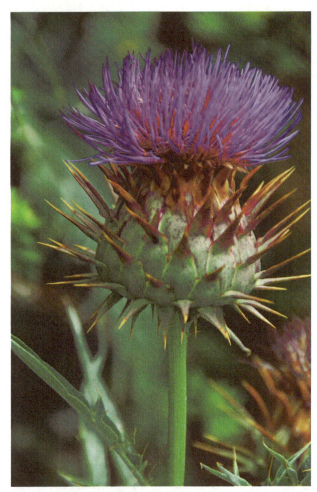

153 茜根（茜草）

【古籍原文】味苦，寒，无毒。主寒湿风痹，黄疸，补中。止血，内崩，下血，膀胱不足，踒跌，蛊毒。久服益精气轻身。可以染绛。一名地血，一名茹藘，一名茅蒐，一名蒨。生乔山川谷。二月、三月采根，曝干。

畏鼠姑。此则今染绛茜草也。东间诸处乃有而少，不如西多。今俗道经方不甚服用。此当以其为疗少而丰贱故也。《诗》云：茹藘在坂者是。

【来　　源】为茜草科植物茜草 *Rubia cordifolia* L.的根和根茎。

【形态特征】草质攀援藤木。根状茎和其节上的须根均红色。茎多条，从根状茎的节上发出，细长，方柱形，有4棱，棱上生倒生皮刺，中部以上多分支。叶纸质，披针形或长圆状披针形。聚伞花序腋生和顶生；花冠淡黄色。果球形，成熟时橘黄色。

【性味功效】苦，寒。凉血，祛瘀，止痛，通经。

【古方选录】《普济本事方》茜梅丸：茜草根、艾叶各一两，乌梅肉（焙干、去皮）半两。用法：研细末，炼蜜丸如梧子大，乌梅汤下三十丸。主治：

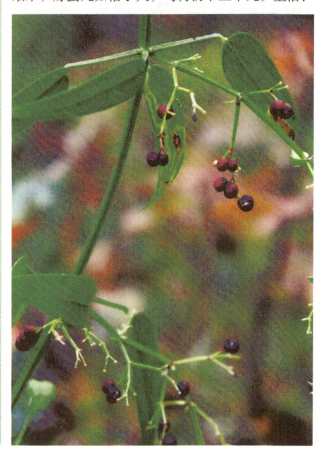

头状花序单生茎顶；全部小花两性，管状，花冠紫红色。瘦果有棱3～4条，楔状；冠毛褐色，多层，向内层渐长，基部连合成环，整体脱落；冠毛刚毛糙毛状。

【性味功效】苦，寒。清热解毒，消痈，下乳，舒筋通络。

【古方选录】《太平圣惠方》漏芦散：漏芦二两，木通（锉）一两半，土瓜根二两，滑石一两半。用法：研为散。每服四钱，以水一中盏，加葱白五寸，煎至六分，去滓温服，不拘时候。主治：产后乳汁不下，心胸烦满。

【用法用量】煎服，5～9g。外用适量，研末调敷或煎水洗。

【使用注意】气虚、疮疡平塌者及孕妇忌用。

【现代研究】化学研究显示，含牛蒡子醛，牛蒡子醇，棕榈酸，漏芦甾酮，蜕皮甾酮和挥发油等。药理研究显示，有降低血浆胆固醇水平，抗衰老，增强巨噬细胞吞噬力等作用。现代临床用于治疗急性乳腺炎，产后乳汁不下和皮肤化脓性感染等。

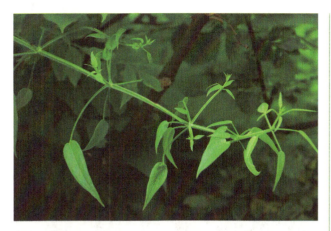

衄血无时。

【**用法用量**】煎服，10～15g，大剂量30g；或入丸、散。止血炒炭用，活血通经生用或酒炙用。

【**使用注意**】孕妇慎用。

【**现代研究**】化学研究显示，含蒽醌衍生物，萘醌衍生物，萘氢醌衍生物，三萜化合物及茜草苷，皂苷和蔗糖等。药理研究显示，有缩短凝血时间，止血，升高白细胞，促进实验动物骨髓造血干细胞增殖和分化，抗癌等作用。现代临床用于治疗肺结核咯血，消化道出血，功能性子宫出血，血小板减少性紫癜等。

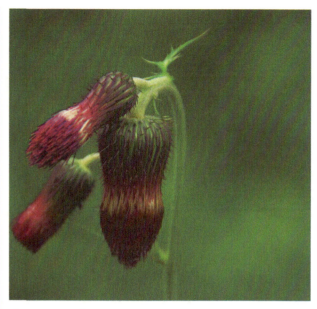

【**来 源**】为菊科植物丝毛飞廉*Carduus crispus* L.的全草或根。

【**形态特征**】二年生或多年生草本。茎直立，有条棱，不分支或最上部有极短或较长分支。头状花序花序梗极短，集生于分支顶端或茎端；小花红色或紫色。瘦果稍压扁，楔状椭圆形，有明显的横皱纹，顶端斜截形，有果喙，果喙软骨质，边缘全

154 飞 廉

【**古籍原文**】味苦，平，无毒。主骨节热，胫重酸疼。头眩顶重，皮间邪风如蜂螫针刺，鱼子细起，热疮痈疽痔，湿痹，止风邪咳嗽，下乳汁。久服令人身轻，益气明目不老。可煮可干。一名漏芦，一名天荠，一名伏猪，一名飞轻，一名伏兔，一名飞雉，一名木禾。生河内川泽。正月采根，七月、八月采花，阴干。

得乌头良，恶麻黄。处处有。极似苦芙，惟叶下附茎，轻有皮起似箭羽，叶又多刻缺，花紫色。俗方殆无用，而道家服其枝茎，可得长生，又入神枕方。今既别有漏芦，则非此别名尔。

〔谨案〕此有两种：一是陶证生平泽中者；其生山岗上者，叶颇相似，而无疏缺，且多毛，茎亦无羽，根直下，更无旁枝。生则肉白皮黑，中有黑脉；日干则黑如玄参。用叶、茎及根，疗疳蚀杀虫，与平泽者俱有验。今俗以马蓟似苦芙为漏芦，并非是也。

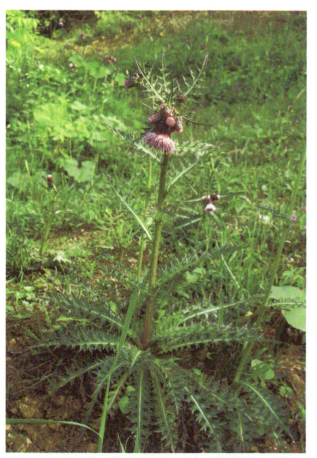

缘，无锯齿。

【性味功效】辛、酸，凉；有小毒。清热解毒，利湿止痒，通乳。

【临床用方】《全国中草药汇编》：飞廉9g，茜草9g，地榆9g。用法：水煎服。主治：鼻衄，功能性子宫出血，尿血。

【用法用量】水煎服，9～15g；或浸酒。

【使用注意】孕妇慎用。

【现代研究】化学研究显示，含去氢飞廉碱和去氢飞廉定等。药理研究显示，有提高冠状动脉血流量，保护心肌等作用。现代临床用于治疗感冒，流行性感冒，鼻出血，功能性子宫出血，尿血，风湿性关节炎和跌打损伤疼痛等。

155 营 实

【古籍原文】味酸，温、微寒，无毒。主痈疽，恶疮，结肉，跌筋，败疮，热气，阴蚀不瘳，利关节。久服轻身益气。根，止泄利腹痛，五脏客热，除邪逆气，疽癞，诸恶疮，金疮伤挞，生肉复肌。一名蔷薇，一名蔷麻，一名牛棘，一名牛勒，一名蔷麤，一名山棘。生零陵川谷及蜀郡。八月、九月采，阴干。

营实即是蔷薇子，以白花者为良。根亦可煮酿酒，茎、叶亦可煮作饮。

【来　源】为蔷薇科植物野蔷薇Rosa multiflora Thunb.的果实。

【形态特征】攀援灌木。小枝圆柱形，通常无毛，有短、粗稍弯曲皮束。小叶片倒卵形、长圆形或卵形，先端急尖或圆钝，基部近圆形或楔形。花多朵，排成圆锥状花序；花瓣白色，宽倒卵形，基

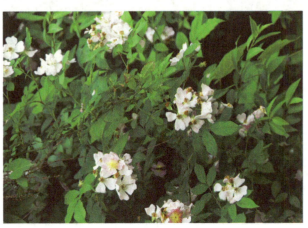

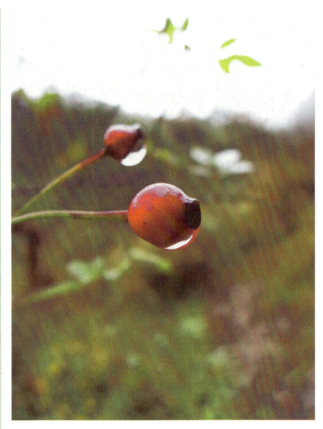

部楔形。果近球形，红褐色或紫褐色，有光泽，无毛，萼片脱落。

【性味功效】酸，凉。清热解毒，祛风活血，利水消肿。

【古方选录】《太平圣惠方》：地肤子、枇杷子、营实子各一两。用法：诸药捣细为散。不计时候，每服以温酒调下二钱。主治：眼热目暗。

【用法用量】水煎服，15～30g，鲜品用量加倍。外用适量，捣敷。

【现代研究】化学研究显示，果实含β-谷甾醇，蒿属香豆精，水杨酸，没食子酸，没食子甲酯等；种子含蔷薇苷A、B，野蔷薇苷A乙酸酯，赤霉素等。药理研究显示，有泻下作用。现代临床用于治疗浮肿，月经不调，小便不利，脚气肿满，霉疮结痂，足癣等。

156 薇 衔

【古籍原文】味苦，平、微寒，无毒。主风湿痹历节痛，惊痫吐舌，悸气，贼风，鼠瘘，痈肿。暴症，逐水，疗痿蹶。久服轻身明目。一名麋衔，一名承膏，一名承肌，一名无心，一名无颠。生汉中

川泽及宛朐、邯郸。七月采茎、叶,阴干。

得秦皮良。俗用亦少。

〔谨案〕此草丛生,似芫蔚及白头翁。其叶有毛,茎赤,疗贼风大效,南人谓之吴风草。一名鹿衔草,言鹿有疾,衔此草,差。又有大、小二种:楚人犹谓大者为大吴风草,小者为小吴风草也。

【古代研究】李时珍曰:"乃《素问》所用治风病自汗药,而后世不知用之。"该草药后世在中药类专著中不记载,有待考证。

157 五味子

【古籍原文】味酸,温,无毒。主益气,咳逆上气,劳伤羸瘦,补不足,强阴,益男子精。养五脏,除热,生阴中肌。一名会及,一名玄及。生齐山山谷及代郡。八月采实,阴干。

苁蓉为之使,恶萎蕤,胜乌头。今第一出高丽,多肉而酸、甜,次出青州、冀州,味过酸,其核并似猪肾。又有建平者,少肉,核形不相似,味苦,亦良。此药多膏润,烈日曝之,乃可捣筛。道方亦须用。

〔谨案〕五味,皮肉甘、酸,核中辛、苦,都有咸味,此则五味具也。《本经》云:味酸,当以

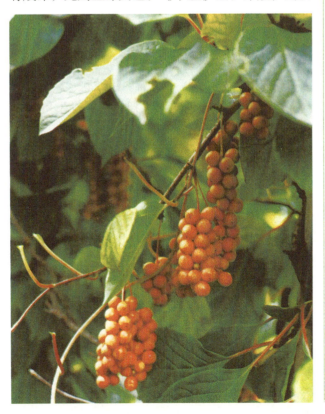

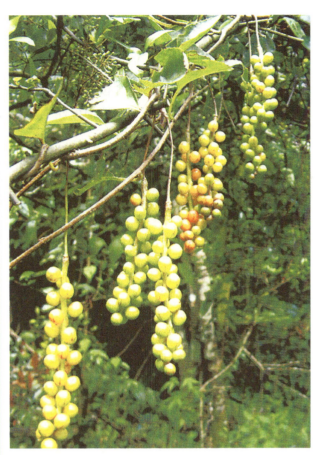

木为五行之先也。其叶似杏而大,蔓生木上。子作房如落葵,大如蘡子。一出蒲州及蓝田山中。

【来　　源】为木兰科植物五味子 *Schisandra chinensis* (Turcz.) Baill. 的成熟果实。

【形态特征】落叶木质藤本。幼枝红褐色,老枝灰褐色,常起皱纹,片状剥落。叶膜质,宽椭圆形、卵形或近圆形。聚合果小浆果红色,近球形或倒卵圆形,果皮具不明显腺点。种子1~2粒,肾形,淡褐色,种皮光滑,种脐明显凹入呈U形。

【性味功效】酸、甘,温。收敛固涩,益气生津,补肾宁心。

【古方选录】《御药院方》五味子丸:苁蓉四两,蛇床子(炒)四两,菟丝子四两,远志(去心)四两,五味子四两。用法:上为细末,酒面糊为丸,如梧桐子大。每服四十丸,空心温酒送下。主治:肝肾俱虚。

【用法用量】煎服,3~6g;研末服,1~3g。

【使用注意】外有表邪,内有实热,咳嗽、麻疹初起者均不宜用。

【现代研究】化学研究显示,果实含柠檬酸、苹果酸、酒石酸、单糖类和树脂等;种子含脂肪油,挥

发油，叶绿素，鞣质及少量糖类等。药理研究显示，其有兴奋中枢神经，强心和降低血压，抗肝损伤，降低血清转氨酶，抑制金黄色葡萄球菌、肺炎杆菌、肠道沙门菌等作用。现代临床用于治疗病毒性肝炎，神经衰弱，糖尿病，急性细菌性痢疾和肠炎等。

158 旋 花

【古籍原文】味甘，温，无毒。主益气，去面奸黑色，媚好。其根，味辛，主腹中寒热邪气，利小便。久服不饥轻身。一名筋根花，一名金沸，一名美草。生豫州平泽。五月采，阴干。

东人呼为山姜，南人呼为美草，根似杜若，亦似高良姜。腹中冷痛，煮服甚效；作丸散服之，辟谷止饥。近有人从南还，遂用此术与人断谷，皆得半年百日不饥不瘦，但志浅嗜深，不能久服尔。其叶似姜，花赤色，殊辛美，子状如豆蔻。此旋花之名，即是其花也，今山东甚多。

〔谨案〕此即生平泽，旋葍是也。其根似筋，故一名筋根。旋花，陶所说真山姜尔。陶复于下品旋葍注中云：此根出河南，北国来，根似芎藭，惟膏中用。今复道似高良姜，二说自相矛盾。且此根味甘，山姜味辛，都非此类。其旋葍膏疗风，逐水止用花，言根亦无妨，然不可以杜若乱之也。又将旋葍花名金沸，作此别名非也。《别录》云：根，主续筋也。

【来　　源】为旋花科植物旋花Calystegia sepium（L.）R. Br.的花或根。

【形态特征】多年生草本，全体不被毛。茎缠绕，有细棱。叶形多变，三角状卵形或宽卵形，顶端渐

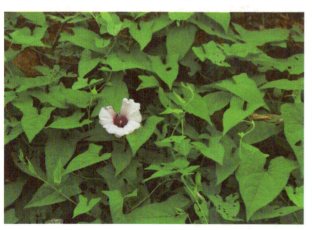

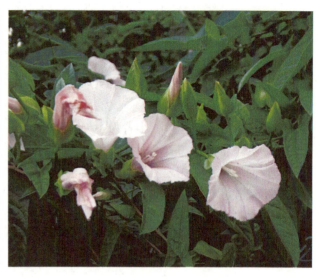

尖或锐尖，基部戟形或心形。花腋生，1朵；花冠白色或有时呈淡红色或紫色，漏斗状。蒴果卵形，为增大宿存的苞片和萼片所包被。种子黑褐色，表面有小疣。

【性味功效】甘，温。益气，养颜，涩精。

【临床用方】治胃痛腹胀：旋花根、苦蒜各20g，水煎服。

【用法用量】水煎服，10～20g。

【现代研究】药理研究显示，有降血糖作用。现代临床用于治疗劳伤，跌打损伤，蜂窝织炎，遗尿，遗精和蛔虫病等。

159 白兔藿

【古籍原文】味苦，平，无毒。主蛇虺、蜂虿、猘狗、菜肉、蛊毒，鬼疰，风疰，诸大毒不可入口者，皆消除之。又去血，可末着痛上，立消。毒入腹者，煮饮之即解。一名白葛。生交州山谷。

此药疗毒，莫与之敌。而人不复用，殊不可解，都不闻有识之者，想当似葛尔，须别广访交州人，未得委悉。

〔谨案〕此草，荆、襄间山谷大有，苗似萝摩，叶圆厚，茎俱有白毛，与众草异。蔓生，山南俗谓之白葛，用疗毒有效。而交广又有白花藤，生叶似女贞，茎叶俱无毛，花白，根似野葛，云大疗毒。而交州用根，不用苗，则非藿也。用叶苗者，真矣。二物所疗，并如经说，各自一物，下条载白花藤也。

【古代研究】弘景曰："此药解毒，莫之与敌。"

然"而人不复用，不闻识者"。该草药后世在中药类专著中未见记载，有待考证。

160 鬼督邮

【古籍原文】味辛、苦，平，无毒。主鬼疰，卒忤，中恶，心腹邪气，百精毒，温疟，疫疾，强腰脚，益膂力。一名独摇草。

苗唯一茎，叶生茎端若伞，根如牛膝而细黑。所在有之，有必丛生。今人以徐长卿代之，非也。（新附）

【来　源】为兰科植物天麻*Gastrodia elata* Bl.的块茎。

【形态特征】多年生寄生草本。植株高30~100cm；根状茎肥厚，块茎状，椭圆形至近哑铃形，肉质，具较密的节，节上被许多三角状宽卵形的鞘。茎直立，橙黄色、黄色、灰棕色或蓝绿色，无绿叶，下部被数枚膜质鞘。总状花序，花扭转，橙黄色、淡黄色、蓝绿色或黄白色。蒴果倒卵状椭圆形。

【性味功效】甘，平。祛风止痉，平肝潜阳，祛风通络。

【古方选录】《人己良方》天麻散：全蝎（去毒）二枚，天麻一钱，丁香七分，南星七分，木香七分，青皮七分，白附子七分。用法：上为细末。姜汤调少许搽乳头上，小儿吮之；或搽儿口中亦可。主治：小儿胎惊、胎寒、胎痫。

【用法用量】水煎服，3~9g；或入丸、散；研末吞服，每次1~1.5g。

【使用注意】气血虚者慎服。

【现代研究】化学研究显示，含天麻苷，天麻醚苷，对羟基苯甲醇，维生素A类物质，抗真菌蛋白及微量元素铁、氟、锰等。药理研究显示，有镇

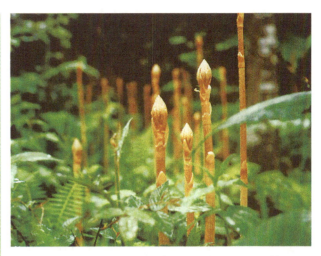

静，抗炎，抗癫痫，抗缺氧，改善睡眠，抗惊厥，增加心肌收缩，提高免疫力，提高机体耐缺氧能力等作用。现代临床用于治疗癫痫，脑外伤综合征，疼痛，神经衰弱，肾性高血压等。

161 白花藤

【古籍原文】味苦，寒，无毒。主解诸药、菜、肉中毒，酒渍服之，主虚劳风热。生岭南、交州、广川平泽。苗似野葛，而白花，根皮厚肉白，其骨柔于野葛。（新附）

【来　源】为豆科植物滇桂崖豆藤*Millettia bonatiana* Pamp.的藤。

【形态特征】藤本。藤长达10m。羽状复叶，叶纸质，卵形或卵状椭圆形。总状花序腋生，花冠淡紫色，旗瓣密被黄色绢毛。荚果线状长圆形，扁平，顶端截形，基部渐狭，密被灰褐色茸毛，果瓣革质，瓣裂，有种子4粒；种子褐色，扁圆形。

【性味功效】辛、苦，温；有毒。祛风除湿，活血止血。

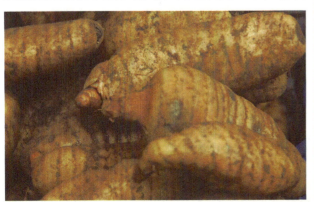

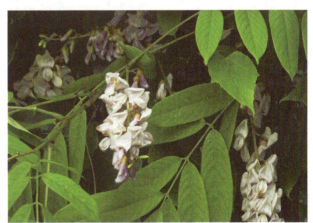

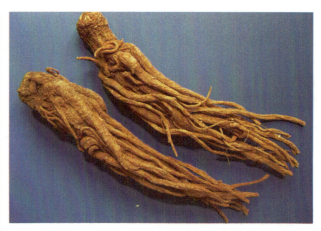

中品上

162 当 归

【古籍原文】味甘、辛，温、大温，无毒。主咳逆上气，温疟寒热洗洗在皮肤中，妇人漏下绝子，诸恶疮疡，金疮，煮饮之。温中止痛，除客血内塞，中风痉，汗不出，湿痹，中恶，客气虚冷，补五脏，生肌肉。一名干归。生陇西川谷。二月、八月采根，阴干。

恶䕡茹，畏菖蒲、海藻、牡蒙。今陇西叨阳、黑水当归，多肉少枝气香，名马尾当归，稍难得。西川北部当归，多根枝而细。历阳所出，色白而气味薄，不相似，呼为草当归，阙少时乃用之。方家有云真当归，正谓此，有好恶故也。俗用甚多。道方时须尔。

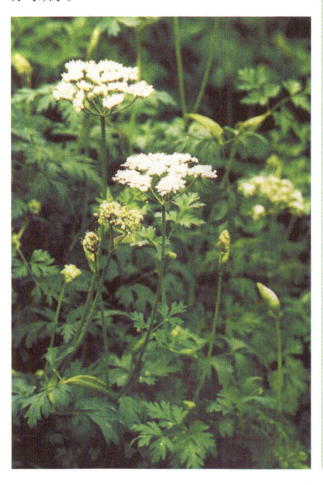

〔谨案〕当归苗，有二种于内：一种似大叶芎䓖，一种似细叶芎䓖，惟茎叶卑下于芎䓖也。今出当州、宕州、翼州、松州，宕州最胜。细叶者名蚕头当归。大叶者名马尾当归。今用多是马尾当归，蚕头者不如此，不复用。陶称历阳者，是蚕头当归也。

【来　源】为伞科植物当归Angelica sinensis（Oliv.）Diels的根。

【形态特征】多年生草本。根圆柱状，分支，有多数肉质须根，黄棕色，有浓郁香气。叶三出式二至三回羽状分裂，基部膨大成管状的薄膜质鞘，紫色或绿色。复伞形花序，密被细柔毛。果实椭圆形至卵形，背棱线形、隆起。

【性味功效】甘、辛、苦，温。补血活血，调经止痛，润肠通便。

【古方选录】《千金要方》人参当归汤：人参一两，当归一两，麦门冬一两，桂心一两，干地黄一两，大枣二十个，粳米一升，淡竹叶三升，芍药四两。用法：煮取三升，去滓，分三服。主治：产后烦闷不安。

【用法用量】水煎服，6~12g；或入丸、散；或浸酒；或敷膏。

【使用注意】热盛出血者禁服，湿盛中满及大便溏泄者慎服。

【现代研究】化学研究显示，含挥发油，溶血磷脂酰胆碱，鞘磷脂，钾、钠、钙、镁等无机物，正十四醇，棕榈酸，6-甲氧基-7羟基香豆楠，胡萝卜苷，腺嘌呤，果糖，多糖等。药理研究显示，有降低血小板凝集，抗血栓，抗贫血，降血压等作用。现代临床用于治疗慢性气管炎，慢性盆腔炎，高血压，带状疱疹，鼻炎，痛经等。

163 秦 艽

【古籍原文】味苦、辛，平、微温，无毒。主寒热邪气，寒湿风痹，肢节痛，下水，利小便。疗风无问久新，通身挛急。生飞乌山谷。二月、八月采根，曝干。

菖蒲为之使。飞乌或者地名，今出甘松、龙洞、蚕陵，长大黄白色为佳。根皆作罗文相交，中多衔土，用之熟破除去。方家多作秦胶字，与独活疗风常用，道家不须尔。

〔谨案〕今出泾州、鄜州、岐州者良。本作札，或作纠，作胶；正作艽也。

【来　　源】为龙胆科植物秦艽 *Gentiana macrophylla* Plla.、粗茎秦艽 *Gentiana crassicaulis* Duthie ex Burk.、麻花艽 *Gentiana straminea* Maxim.的根。

【形态特征】秦艽：多年生草本，基部被枯存的纤维状叶鞘包裹。须根扭结或粘结成圆柱形的根。莲座丛叶卵状椭圆形或狭椭圆形，茎生叶椭圆状披针形。花簇生枝顶呈头状或腋生作轮状。蒴果卵状椭圆形。种子红褐色，有光泽，矩圆形，表面具细网纹。

粗茎秦艽：多年生草本，基部被枯存的纤维状叶鞘包裹。须根扭结或粘结成一个粗的根。莲座丛叶卵状椭圆形或狭椭圆形，茎生叶卵状椭圆形至卵状披针形。花簇呈头状，稀腋生作轮状。蒴果

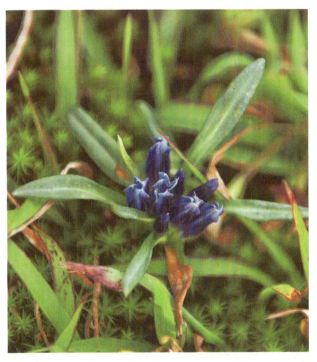

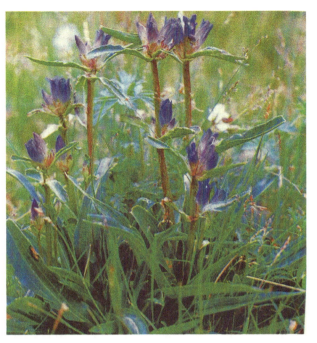

椭圆形。种子红褐色，有光泽，矩圆形，表面具细网纹。

麻花艽：多年生草本，基部被枯存的纤维状叶鞘包裹。须根扭结成粗大、圆锥形的根。莲座丛叶宽披针形或卵状椭圆形，茎生叶线状披针形至线形。聚伞花序顶生及腋生。蒴果内藏，椭圆状披针形。种子褐色，有光泽，狭矩圆形，表面有细网纹。

【性味功效】苦、辛，微寒。祛风湿，舒筋络，清虚热，利湿退黄。

【古方选录】《圣济总录》秦艽丸：秦艽四分，苦参四分，升麻四分，黄芩四分，枳壳四分，防风四分，恶实（炒）四分，乌蛇（酒浸，去皮骨，炙）五分，蒺藜子（炒）五分。用法：每服二十丸，早、晚食后以蒺藜子煎汤送下。主治：风毒气客经络成风疽。

【用法用量】水煎服，5～10g；或浸酒；或入丸、散。外用适量，研末撒。

【使用注意】久痛虚羸、溲多便滑者忌服。

【现代研究】化学研究显示，含秦艽碱甲，秦艽碱乙，秦艽碱丙，龙胆苦苷，当药苦苷，褐煤酸，褐煤酸甲酯等；粗茎秦艽含当药苷，龙胆碱，秦艽碱丙等；麻花艽含当药苷，当药苦苷，龙胆碱，秦艽碱丙等。药理研究显示，有抗炎，镇痛，抗过敏，抗休克等作用。现代临床用于治疗关节痛，头痛，牙痛，流行性脑脊髓膜炎等。

164 黄 芩

【古籍原文】味苦，平、大寒，无毒。主诸热黄疸，肠澼泄痢，逐水，下血闭，恶疮，疽蚀，火伤。疗痰热，胃中热，小腹绞痛，消谷，利小肠，女子血闭、淋露、下血，小儿腹痛。一名腐肠，一名空肠，一名内虚，一黄文，一名经芩，一名妒妇。其子主肠澼脓血。生秭归川谷及宛朐。三月三日采根，阴干。

得厚朴、黄连止腹痛；得五味子、牡蒙、牡蛎，令人有子；得黄芪、白蔹、赤小豆疗鼠瘘；山茱萸、龙骨为之使，恶葱实，畏丹沙、牡丹、藜芦。秭归属建平郡。今第一出彭城，郁州亦有之。圆者名子芩为胜。破者名宿芩，其腹中皆烂，故名腐肠，惟取深色坚实者为好。俗方多用，道家不须。

〔谨案〕叶细长，两叶相对，作丛生，亦有独茎者。今出宜州、鄜州、泾州者佳，宛州者大实亦好，名豚尾芩也。

【来　源】为唇形科植物黄芩Scutellaria baicalensis Georgi、滇黄芩Scutellaria amoena C. H. Wrign 的根。

【形态特征】黄芩：多年生草本。根茎肥厚，肉质。叶坚纸质，披针形至线状披针形。花序在茎及枝上顶生，总状，常于茎顶聚成圆锥花序，花冠紫色、紫红色至蓝色。小坚果卵球形，黑褐色，具瘤，腹面近基部具果脐。

滇黄芩：多年生草本。根茎近垂直或斜行，肥厚。叶草质，长圆状卵形或长圆形。花对生，排列成顶生长5～14cm的总状花序，花冠紫色或蓝紫

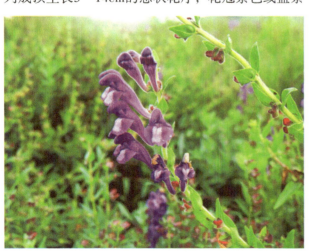

色。成熟小坚果卵球形，黑色，具瘤，腹面近基部具一果脐。

【性味功效】苦，寒。清热燥湿，泻火解毒，止血，安胎。

【古方选录】《圣济总录》石膏黄芩散：石膏（碎）一两，黄芩（去黑心）半两，山栀子仁半两，葛根（锉，焙）半两，知母（焙）半两，人参半两，黄连（去须，炒）半两。用法：制成细散，每服二钱匕，空心、食前浓煎葱白竹叶汤调下，日二次。以愈为度。主治：伤寒后，食肉劳复如初，壮热头痛，心烦欲吐，小便赤黄。

【用法用量】水煎服，3～9g；或入丸、散。外用适量，煎水洗；或研末调敷。

【使用注意】脾胃虚寒、少食便溏者禁服。

【现代研究】化学研究显示，黄芩含黄芩素，黄芩新素，黄芩苷，汉黄芩素，汉黄芩苷，木蝴蝶素A，白杨素，β-谷甾醇，菜油甾醇及豆甾醇；滇黄芩含滇黄芩新苷，滇黄芩新素，白杨素，β-谷甾醇。药理研究显示，有抗微生物，抗炎，抗变态反应，降血压等作用。现代临床用于治疗胆囊术后综合征，过敏性鼻炎，肝炎，高血压等。

165 芍 药

【古籍原文】味苦、酸，平、微寒，有小毒。主邪气腹痛，除血痹，破坚积，寒热疝瘕，止痛，利小便，益气。通顺血脉，缓中，散恶血，逐贼血，去水气，利膀胱大小肠，消痈肿，时行寒热，中恶，腹痛，腰痛。一名白木，一名余容，一名犁食，一名解仓，一名铤。生中岳川谷及丘陵。二月、八月

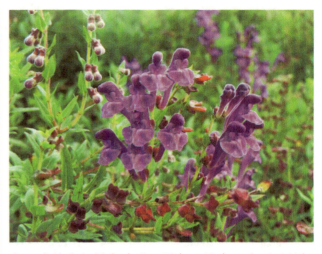

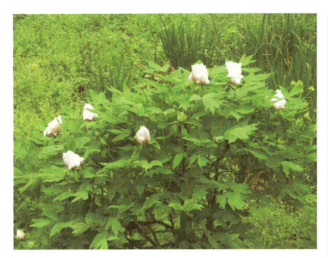

采根，曝干。

须丸为之使，恶石斛、芒硝，畏硝石、鳖甲、小蓟，反藜芦。今出白山、蒋山、茅山最好，白而长大，余处亦有而多赤，赤者小利。俗方以止痛，乃不减当归。道家亦服食之，又煮石用之。

【来　源】为毛茛科植物芍药Paeonia lactiflora Pall.的根。

【形态特征】多年生草本。下部茎生叶为二回三出复叶，上部茎生叶为三出复叶；小叶狭卵形、椭圆形或披针形。花数朵，生茎顶和叶腋，有时仅顶端1朵开放，而近顶端叶腋处有发育不好的花芽；花瓣倒卵形，白色，有时基部具深紫色斑块。蓇葖果顶端具喙。

【性味功效】苦、酸，凉。养血柔肝，缓中止痛，敛阴收汗。

【古方选录】《伤寒论》芍药甘草汤：芍药、甘草（炙）各四两。用法：水煎，分温再服。主治：诸拘急腹痛等。

【用法用量】煎服，6～15g；或入丸、散。

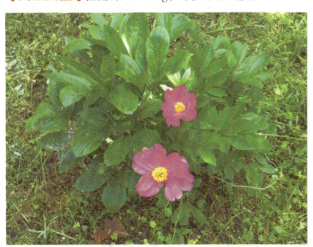

【使用注意】"十八反"中反藜芦，不宜同用。

【现代研究】化学研究显示，含芍药苷，羟基芍药苷，苯甲酰芍药苷，苯甲酰羟基芍药苷，挥发油，胡萝卜苷，蔗糖等。药理研究显示，有镇痛，调节免疫功能，抗炎，降血压，抗血小板聚集，保肝等作用。现代临床用于治疗头痛，胸痛，痢疾，阑尾炎，腓肠肌痉挛，习惯性便秘，病毒性肝炎等。

166 干　姜

【古籍原文】味辛，温、大热，无毒。主胸满咳逆上气，温中，止血，出汗，逐风湿痹，肠澼下痢。寒冷腹痛，中恶，霍乱，胀满，风邪诸毒，皮肤间结气，止唾血。生者尤良。疗风下气，止血，宣诸络脉，微汗。久服令眼暗。生姜，味辛，微温。主伤寒头痛鼻塞，咳逆上气，止呕吐。久服去臭气，通神明。生犍为川谷及荆州、扬州，九月采。

秦椒为之使，杀半夏、莨菪毒，恶黄芩、黄连、天鼠粪。干姜今惟出临海、章安，两三村解作

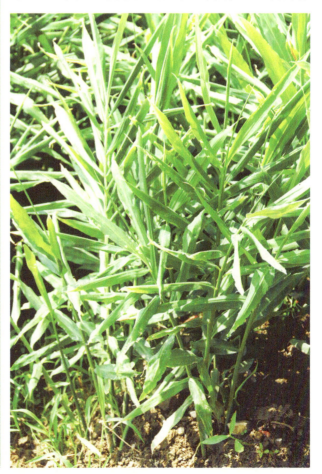

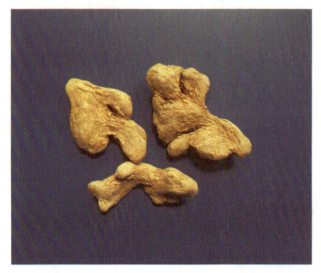

之。蜀汉姜旧美，荆州有好姜，而并不能作干者。凡作干姜法，水淹三日毕，去皮置流水中六日，更去皮，然后晒干，置瓮缸中，谓之酿也。

【来　源】为姜科植物姜 *Zingiber officnale* Rosc. 的干燥根茎。

【形态特征】多年生草本。株高50～100cm。根茎肥厚，多分支，有芳香及辛辣味。叶片披针形或线状披针形，叶舌膜质。穗状花序球果状，花冠黄绿色，裂片披针形，唇瓣中央裂片长圆状倒卵形，短于花冠裂片，有紫色条纹及淡黄色斑点。

【性味功效】辛，热。温中散寒，回阳通脉，温肺化饮。

【古方选录】《伤寒论》干姜附子汤：干姜一两，附子（生用，去皮，切八片）一枚。用法：水三升，煮取一升，去滓，温服。主治：伤寒下之后，复发汗，昼日烦躁不得眠，夜而安静，不呕不渴，无表证，脉沉微，身无大热。

【用法用量】水煎服，3～10g；或捣汁冲服。外用适量，捣敷或炒热熨或绞汁调搽。

【使用注意】阴虚内热及实热证禁服。

【现代研究】化学研究显示，含α-姜烯，α-姜黄烯，姜醇，紫苏醛，橙花醛，牻牛儿醛，3-姜辣醇，6-姜辣二醇，6-乙酰姜辣醇，呋喃大牻牛儿酮，2-哌啶酸及多种氨基酸等。药理研究显示，有镇静，抗惊厥，解热，镇痛，抗炎，止呕，保护胃黏膜等作用。现代临床用于治疗风湿性疾病，腰腿痛，急性附睾炎，慢性支气管炎，水烫伤，肺水肿等。

167 藁本

【古籍原文】味辛、苦，温、微温、微寒，无毒。主妇人疝瘕，阴中寒肿痛，腹中急，除风头痛，长肌肤，悦颜色。辟雾露润泽，疗风邪軃曳，金疮，可作沐药面脂。实主风流四肢。一名鬼卿，一名地新，一名薇茎。生崇山山谷。正月、二月采根，曝干，三十日成。

恶䕡茹。俗中皆用芎䓖根须，其形气乃相类。而《桐君药录》说芎䓖苗似藁本，论说花实皆不同，所生处又异。今东山别有藁本，形气甚相似，惟长大尔。

〔谨案〕藁本，茎、叶、根、味与芎䓖小别，以其根上苗下似藁根，故名藁本。今出宕州者，佳也。

【来　源】为伞形科植物藁本 *Ligusticum sinense* Oliv.、辽藁本 *Ligusticum jeholense* Nakai et Kitag. 的根茎及根。

【形态特征】藁本：多年生草本，植株高达1m。根茎发达，具膨大的结节。茎直立，圆柱形，中空。

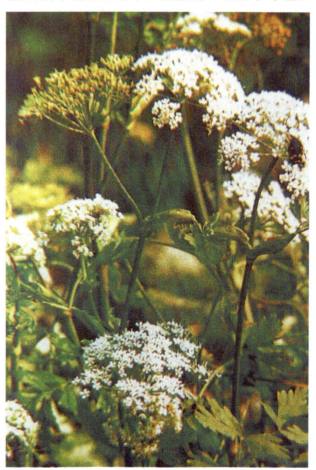

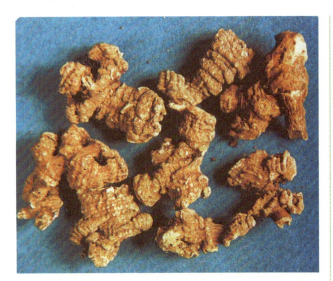

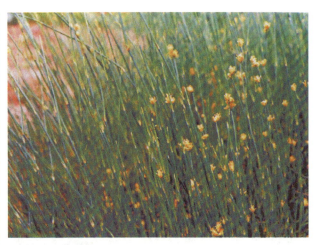

叶片轮廓宽三角形。复伞形花序顶生或侧生；花白色，花柄粗糙。分生果幼嫩时宽卵形，稍两侧扁压，成熟时长圆状卵形，背腹扁压，背棱突起，侧棱略扩大呈翅状。

辽藁本：多年生草本。根圆锥形，分叉，表面深褐色。根茎较短，茎直立，圆柱形。叶片轮廓宽卵形，裂片具齿，齿端有小尖头，表面沿主脉被糙毛。复伞形花序顶生或侧生，花瓣白色。分生果背腹扁压，椭圆形，背棱突起，侧棱具狭翅。

【性味功效】辛，温。发散风寒，祛风湿，止痛。

【古方选录】《鸡峰普济方》藁本散：藁本适量。用法：研细末，先以皂角水擦动面上、鼻上赤处，拭干；以蜂蜜水或冷水调藁本末涂，干后再用。主治：面上、鼻上赤。

【用法用量】煎服，3～10g；或入丸、散。

【使用注意】阴津亏虚、肝阳上亢、火热内盛的头痛者忌用。

【现代研究】化学研究显示，含新蛇床酞内脂，蛇床酞内脂，柠檬烯，松油醇A，肉豆蔻醚，藁本内酯和甲基丁香酚等。药理研究显示，有抑菌，镇静，镇痛，解热，降压，抗炎和平喘等作用。现代临床用于治疗感冒头痛，胃痉挛疼痛和神经性皮炎等。

168 麻 黄

【古籍原文】味苦，温、微温，无毒。主中风伤寒头痛，温疟，发表出汗，去邪热气，止咳逆上气，除寒热，破症坚积聚。五脏邪气缓急，风胁痛，字乳余疾，止好唾，通膝理，疏伤寒头疼，解肌，泄

邪恶气，消赤黑斑毒。不可多服，令人虚。一名卑相，一名龙沙，一名卑盐。生晋地及河东川谷。立秋采茎，阴干令青。

厚朴为之使，恶辛夷、石韦。今出青州、彭城、荣阳、中牟者为胜，色青而多沫。蜀中亦有，不好。用之折除节，节止汗故也。先煮一两沸，去上沫，沫令人烦。其根亦止汗。夏月杂粉用之。俗用疗伤寒，解肌第一。

〔谨案〕郑州、鹿台及关中沙苑河旁沙洲上太多，其青徐者，今不复用。同州沙苑最多也。

【来　源】为麻黄科植物草麻黄 *Ephedra sinica* Stapf、木贼麻黄 *Ephedra equisesina* Bge.、中麻黄 *Ephedra intermedia* Schrenk ex C. A. Mey.的草质茎。

【形态特征】草麻黄：草本状灌木。木质茎短或呈匍匐状，小枝直伸或微曲，表面细纵槽纹常不明显。叶2裂，裂片锐三角形，先端急尖。雄球花多呈复穗状，黑红色或灰褐色。种子三角状卵圆形或宽卵圆形，表面具细皱纹，种脐明显，半圆形。

木贼麻黄：直立小灌木。木质茎粗长，直立，稀部分匍匐状。叶2裂，褐色，大部合生，裂片短三角形，先端钝。雄球花单生或3～4朵集生于节上，卵圆形或窄卵圆形。种子通常1粒，窄长卵圆形，顶端窄缩成颈柱状，基部渐窄圆，具明显的点状种脐与种阜。

【性味功效】辛、微苦，温。发汗解表，宣肺平喘，利水消肿。

【古方选录】《圣济总录》茯苓麻黄汤：白茯苓一两半，麻黄一两半，黄芪三分，大青三分，桂三分，细辛一两一分，杏仁（汤浸，去皮尖双仁，

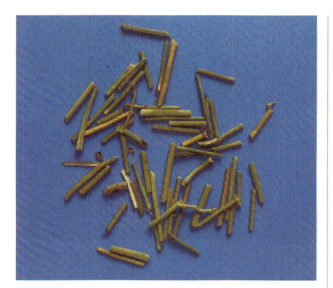

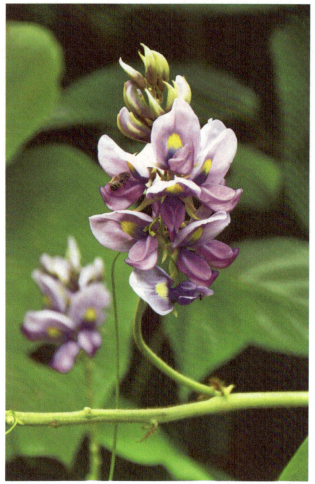

炒）一两一分，石膏二两，丹参半两，五味子一两，甘草（炙，锉）一两，贝母一两，陈橘皮（去白，焙干）一两，芎䓖一两，枳实（麸炒）三枚。用法：制成粗末，帛裹三钱匕，井花水一盏半，煎至八分，去滓温服，日二次。主治：大肠实热，令人气凭满。

【用法用量】水煎服，1.5～10g；或入丸、散。外用适量，研末敷。

【使用注意】体虚自汗、盗汗及虚喘者禁服。

【现代研究】化学研究显示，含左旋麻黄碱，右旋伪麻黄碱，左旋去甲基麻黄碱，右旋去甲基伪麻黄碱，挥发油等。药理研究显示，有平喘，镇咳，祛痰，发汗，中枢兴奋等作用。现代临床用于治疗风湿痹痛，抑郁症，坐骨神经痛，腰痛，小儿遗尿，功能性腹泻，慢性结肠炎，溃疡性结肠炎等。

169 葛 根

【古籍原文】味甘，平，无毒。主消渴，身大热，呕吐，诸痹，起阴气，解诸毒。疗伤寒中风头痛，解肌发表出汗，开腠理，疗金疮，止痛，胁风痛。生根汁，大寒，疗消渴，伤寒壮热。葛谷，主疗下痢十岁已上。白葛，烧以粉疮，止痛断血。叶，主金疮止血。花，主消酒。一名鸡齐根，一名鹿藿，一名黄斤。生汶山川谷。五月采根，曝干。

　　杀野葛、巴豆、百药毒。即今之葛根，人皆蒸食之。当取入土深大者，破而日干之。生者捣取汁饮之，解温病发热。其花并小豆花干末，服方寸

匕，饮酒不知醉。南康、庐陵间最胜，多肉而少筋，甘美。但为药用之，不及此间尔。五月五日日中时，取葛根为屑，疗金疮断血为要药，亦疗疟及疮，至良。

　　〔谨案〕葛谷，即是实尔，陶不言之。葛虽除毒，其根入土五、六寸已上者，名葛脰，脰颈也，服之令人吐，以有微毒也。根末之，主猘狗啮，并饮其汁良。蔓烧为灰，水服方寸匕，主喉痹。

【来　　源】为豆科植物野葛*Pueraria lobata*（Willd.）Ohwi、甘葛藤*Pueraria thomsonii* Benth的块根。

【形态特征】野葛：常绿木质藤本。小枝圆柱形，幼时具纵棱；除苞片边缘外，全株均无毛。叶片膜质，卵状长圆形或卵状披针形。花密集，组成顶生和腋生的三歧聚伞花序。荚果卵形或椭圆形，成熟时黑色。种子扁压状椭圆形或肾形，边缘具有不规则齿裂状膜质翅。

　　甘葛藤：常绿木质藤本。小枝圆柱形，幼时具纵棱；除苞片边缘外，全株均无毛。顶生小叶菱状

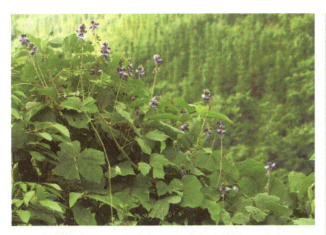

卵形或宽卵形，侧生的斜卵形，先端急尖或具长小
尖头，基部截平或急尖，两面均被黄色粗伏毛。花
冠旗瓣近圆形。

【性味功效】甘、辛，平。解肌退热，发表透疹，
生津止渴，升阳止泻。

【古方选录】《太平惠民和剂局方》升麻葛根汤：
升麻十两，白芍药十两，甘草（炙）十两，葛根
十五两。用法：制成粗末，每服三钱，用水一盏
半，煎取一中盏，去滓，稍热服，不拘时候，每日
二三次，以病气去、身清凉为度。主治：热毒皮
疹、麻疹、风疹等。

【用法用量】内服，煎汤，10～15g；或捣汁。外
用适量，捣敷。

【使用注意】表虚多汗及胃寒者慎服。

【现代研究】化学研究显示，含大豆苷元，葛根
素，4′-甲氧基葛根素，葛根酚，葛根苷A，葛根苷
B，刺芒柄花素-7-葡萄糖苷，羽扇烯酮等。药理研
究显示，有降血压，改善心肌的氧代谢，抗心肌缺
血，抗心律失常，扩张血管，改善微循环，抗高血
压等作用。现代临床用于治疗冠心病，心绞痛，高
血压，椎基底动脉供血不足，偏头痛，视网膜动脉
阻塞等。

170 前 胡

【古籍原文】味苦，微寒，无毒。主痰满，胸胁中
痞，心腹结气，风头痛，去痰实，下气。疗伤寒寒
热，推陈致新，明目益精。二月、八月采根，
曝干。

半夏为之使，恶皂荚，畏藜芦。前胡似柴胡
而柔软，为疗殆欲同。而《本经》上品有柴胡而无

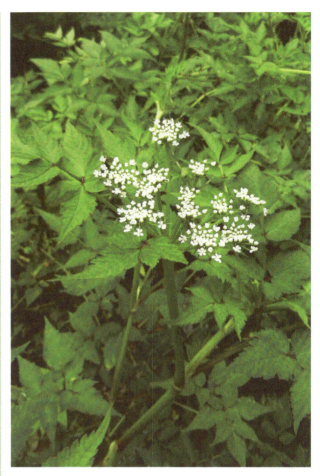

此。晚来医乃用之，亦有畏恶，明畏恶非尽出《本
经》也。此近道皆有，生下湿地，出吴兴者为胜。

【来　　源】为伞科植物白花前胡*Peucedanum
praeruptorum* Dunn、紫花前胡*Angelica decursiva*
（Miq.）Franch. et Sav. 的根。

【形态特征】白花前胡：多年生草本。根茎粗壮，
灰褐色，存留多数越年枯鞘纤维。基生叶具长柄，
基部有卵状披针形叶鞘。复伞形花序多数，顶生或
侧生。果实卵圆形，背部扁压，棕色，有稀疏短
毛，背棱线形稍突起，侧棱呈翅状，比果体窄，
稍厚。

紫花前胡：多年生草本。根圆锥状，外表棕
黄色至棕褐色，有强烈气味。根生叶和茎生叶有长
柄，基部膨大成圆形的紫色叶鞘。复伞形花序顶生
和侧生。果实长圆形至卵状圆形，背棱线形隆起，
尖锐，侧棱有较厚的狭翅，与果体近等宽。

【性味功效】苦、辛，微寒。疏散风热，降气
化痰。

【古方选录】《千金要方》前胡建中汤：前胡二
两，黄芪二两，芍药二两，当归二两，茯苓二两，

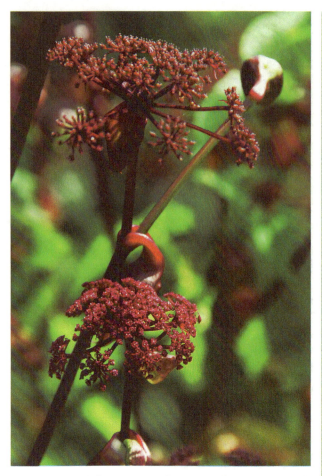

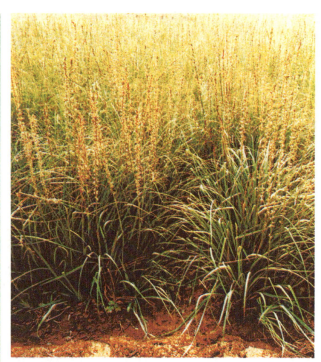

气，肢体浮肿，下水，补不足，益气。疗伤寒久疟烦热，胁下邪气，膈中恶，及风汗内疸。多服令人泄。一名蚳母，一名连母，一名野蓼，一名地参，一名水参，一名水浚，一名货母，一名蝭母，一名女雷，一名女理，一名儿草，一名鹿列，一名韭逢，一名儿踵草，一名东根，一名水须，一名沈燔，一名蕁，一名昌支。生河内川谷。二月、八月采根，曝干。

今出彭城。形似菖蒲而柔润，叶至难死，掘出随生，须枯燥乃止。甚疗热结，亦疗疟热烦也。

桂心二两，甘草一两，人参六分，半夏六分，白糖六两，生姜八两。用法：制成粗散，以水一斗二升，煮取四升，去滓，纳糖，分四服。主治：大劳虚羸，寒热呕逆；下焦虚热，小便赤痛；客热上熏头目，及骨肉疼痛，口干。

【用法用量】水煎服，5～10g；或入丸、散。

【使用注意】阴虚咳嗽、寒饮咳嗽患者慎服。

【现代研究】化学研究显示，白花前胡含外消旋白花前胡素A，右旋白Ib（Pd-Ib），右旋白Ⅲ（Pd-Ⅲ），北美芹素，补骨脂素，左旋白花前胡醇，茵芋苷，白花前胡苷Ⅰ、Ⅱ、Ⅲ、Ⅳ及Ⅴ等；紫花前胡含紫花前胡素，紫花前胡素C-Ⅰ、C-Ⅱ、C-Ⅴ，紫花前胡素Ⅰ，紫花前胡苷等。药理研究显示，有抗心律失常，阻滞钙通道，扩张血管，抗血小板聚集等作用。现代临床用于治疗慢性阻塞性肺病，急性或慢性支气管炎，喘息性支气管炎，哮喘等。

171 知 母

【古籍原文】味苦，寒，无毒。主消渴热中，除邪

【来　源】为百合科植物知母 *Anemarrhena asphodeloides* Bunge 的根茎。

【形态特征】多年生草本。根状茎粗，为残存的叶鞘所覆盖。叶向先端渐尖而呈近丝状，基部渐宽而呈鞘状，具多条平行脉，没有明显的中脉。花葶比叶长得多；总状花序通常较长。蒴果狭椭圆形，顶端有短喙。种子长7～10mm。

【性味功效】苦，寒。清热泻火，滋阴润燥，止渴除烦。

【临床用方】《验方新编》四物人参知母汤：归身一钱，白芍一钱，台党一钱，熟地一钱，知母一钱，麦冬一钱，川芎七分，炙草五分。用法：生姜、大枣为引，水煎，食前服。更宜常服地黄丸。主治：冲任内伤，不及期而经先行，形瘦，素多疾且热者。

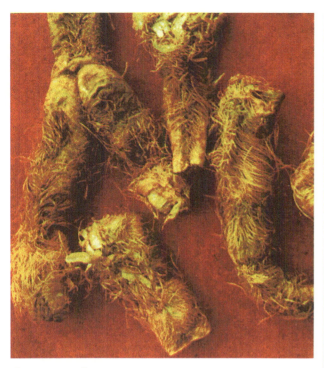

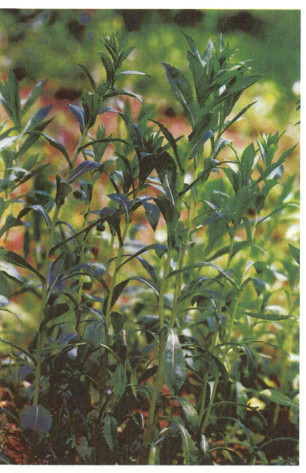

【用法用量】水煎服，6～12g；或入丸、散。

【使用注意】脾胃虚寒、大便溏泻者禁服。

【现代研究】化学研究显示，含知母皂苷，F-芰脱皂苷，伪原知母皂苷A-Ⅲ，异菝葜皂苷，顺-扁柏树脂酚，单甲基-顺-扁柏树脂酚，烟酸，烟酰胺及泛酸等。药理研究显示，有抑制Na^+-K^+-ATP酶活性，抗病原微生物，降血糖等作用。现代临床用于治疗急性肺部感染，慢性肾病引起的蛋白尿，类风湿性关节炎，坐骨神经痛，肩周炎等。

172 大青（大青叶）

【古籍原文】味苦，大寒，无毒。主疗时气头痛，大热口疮。三月、四月采茎，阴干。

疗伤寒方多用此，《本经》又无。今出东境及近道，长尺许，紫茎。除时行热毒，为良。

〔谨案〕大青用叶兼茎，不独用茎也。

【来　源】为十字花科植物菘蓝*Isatis indigotica* Fort.的叶。

【形态特征】二年生草本。基生叶莲座状，长圆形至宽倒披针形；基生叶蓝绿色，长椭圆形或长圆状披针形。花瓣黄白色，宽楔形，顶端近平截，具短爪。短角果近长圆形，扁平，无毛，边缘有翅；果梗细长，微下垂。种子长圆形，淡褐色。

【性味功效】苦，寒。清热解毒，凉血止血。

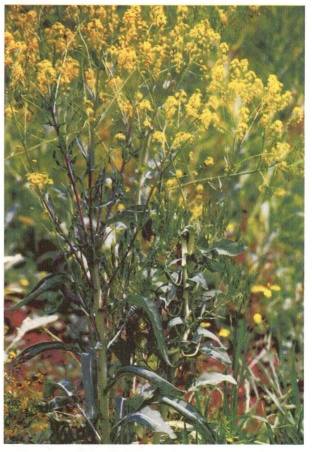

【古方选录】《太平圣惠方》大青散：大青半两，黄药半两，川朴硝半两，川大黄（锉碎，微炒）半两，羚羊角屑半两，土瓜根半两，栀子仁半两，秦艽（去苗）半两，甘草（炙微赤，锉）半两。用法：制成散剂，每服二钱，以冷蜜水调下，不拘时候。以利为度。主治：热病盛，发黄，皮肤如金色，小便赤涩，大便不通，口干烦渴，闷乱发狂。

【用法用量】水煎服，10～15g，鲜品30～60g；或捣汁服。外用适量，捣敷或煎水洗。

【使用注意】脾胃虚寒者忌服。

【现代研究】化学研究显示，含靛蓝，菘蓝苷，靛玉红及钛、钴、镍、硒、砷等。药理研究显示，有抗病原微生物，抗内毒素，解热，抗炎，抑制平滑肌等作用。现代临床用于治疗流行性乙型脑炎，麻疹合并肺炎，流行性脑脊髓膜炎，腮腺炎，慢性支气管炎，钩端螺旋体病，急性胃肠炎，急性阑尾炎等。

173 贝母（川贝母）

【古籍原文】味辛、苦，平，微寒，无毒。主伤寒烦热，淋沥邪气，疝瘕，喉痹乳难，金疮风痉。疗腹中结实，心下满，洗洗恶风寒，目眩项直，咳嗽上气，止烦热渴，出汗，安五脏，利骨髓。一名空草，一名药石，一名苦花，一名苦菜，一名商草，一名勒母。生晋地。十月采根，曝干。

厚朴、白薇为之使，恶桃花，畏秦艽、礜石、莽草，反乌头。今出近道，形似聚贝子，故名贝母。断谷服之不饥。

〔谨案〕此叶似大蒜，四月蒜熟时采，良。若十月，苗枯根亦不佳也。出润州、荆州、襄州者，最佳，江南诸州亦有。味甘、苦，不辛。按《尔雅》亦名茵也。

【来　　源】为百合科植物川贝母*Fritillaria cirrhosa* D. Don、暗紫贝母*Fritillaria unibracteata* Hsiao et K. C. Hsia、甘肃贝母*Fritillaria przewalskii* Maxim. et Batal、梭砂贝母*Fritillaria delavayi* Franch.的鳞茎。

【形态特征】川贝母：多年生草本。叶通常对生，少数在中部兼有散生或3～4片轮生的，条形至条状披针形，先端稍卷曲或不卷曲。花通常单朵，极少

2～3朵，紫色至黄绿色，通常有小方格，少数仅具斑点或条纹。蒴果长、宽各约1.6cm，棱上有宽1～1.5mm的狭翅。

暗紫贝母：多年生草本。叶在下面的1～2对为对生，上面的1～2片散生或对生，条形或条状披针形，先端不卷曲。花单朵，深紫色，有黄褐色小方格；叶状苞片1片，先端不卷曲。蒴果长1～1.5cm，宽1～1.2cm，棱上的翅很狭，宽约1mm。

甘肃贝母：多年生草本。叶通常最下面的2片对生，上面的2～3片散生，条形，先端通常不卷曲。花通常单朵，少有2朵的，浅黄色，有紫黑色斑点；叶状苞片1片，先端稍卷曲或不卷曲。蒴果长约1.3cm，宽1～1.2cm，棱上的翅很狭，宽约1mm。

梭砂贝母：多年生草本。叶3～5片（包括叶状苞片），较紧密地生于植株中部或上部，全部散生或最上面2片对生，狭卵形至卵状椭圆形，先端不卷曲。花单朵，浅黄色，具红褐色斑点或小方格。蒴果，棱上翅很狭，宿存花被常多少包住蒴果。

【性味功效】甘、苦，微寒。清热润肺，化痰止

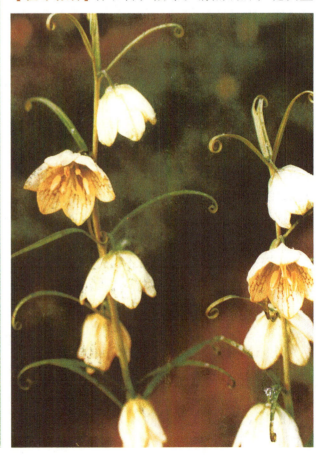

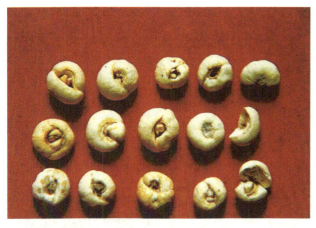

咳，散结消肿。

【古方选录】《古今医鉴》玄参贝母汤：防风一钱，天花粉一钱，贝母一钱，黄柏（盐水炒）一钱，白茯苓一钱，玄参一钱，蔓荆子一钱，白芷一钱，天麻一钱，生甘草五分，半夏（泡）一钱。用法：制成锉剂，加生姜三片，水煎，食后温服。主治：肾火上炎，痰火耳热出汁作痒。

【用法用量】水煎服，3～9g；研末，1～1.5g；或入丸、散。外用适量，研末撒；或调敷。

【使用注意】脾胃虚寒及寒痰、湿痰者慎服。反乌头，不宜同用。

【现代研究】化学研究显示，暗紫贝母含松贝辛，松贝甲素，蔗糖，硬脂酸，棕榈酸，β-谷甾醇等；川贝母含川贝碱，西贝素等；棱砂贝母含棱砂贝母碱，棱砂贝母酮碱，川贝酮碱，棱砂贝母芬碱，炉贝碱等；甘肃贝母含岷贝碱甲，岷贝碱乙，川贝酮碱，棱砂贝母酮碱，西贝素等。药理研究显示，有镇咳，祛痰，抑菌等作用。现代临床用于治疗前列腺肥大，肝硬化腹水，婴幼儿消化不良，慢性支气管炎等。

174 栝蒌根（天花粉）

【古籍原文】味苦，寒，无毒。主消渴身热，烦满大热，补虚安中，续绝伤。除肠胃中痼热，八疸身面黄，唇干口燥，短气，通月水，止小便利。一名地楼，一名果裸，一名天瓜，一名泽姑。实，名黄瓜，主胸痹，悦泽人面。茎叶，疗中热伤暑。生弘农川谷及山阴地。入土深者良。生卤地者有毒。二月、八月采根曝干，三十日成。

枸杞为之使，恶干姜，畏牛膝、干漆，反乌

头。出近道，藤生，状如土瓜，而叶有叉。《毛诗》云：果裸之实，亦施于宇。其实今以杂作手膏，用根，入土六、七尺，大二、三围者，服食亦用之。

〔谨案〕今用根作粉，大宜服石，虚热人食之。作粉如作葛粉法，洁白美好。今出陕州者，白实最佳。

【来　　源】为葫芦科植物栝楼*Trichosanthes kirilowii* Maxim.、双边栝楼*Trichosanthes rosthornii* Harms的块根。

【形态特征】栝楼：攀援藤本。叶片纸质，轮廓近圆形，浅裂至中裂，稀深裂或不分裂而仅有不等大的粗齿。花雌雄异株，雄花总状花序单生；雌花单生。果实椭圆形或圆形，成熟时黄褐色或橙黄色。种子卵状椭圆形，压扁，淡黄褐色，近边缘处具棱线。

双边栝楼：攀援藤本。叶片纸质，轮廓阔卵形至近圆形。花雌雄异株，雄花或单生，或为总状花序，或两者并生；雌花单生。果实球形或椭圆形，成熟时果皮及果瓤均橙黄色。种子卵状椭圆形，扁平，褐色，距边缘稍远处具一圈明显的棱线。

【性味功效】甘、微苦，寒。清热化痰，宽胸散结，润燥滑肠。

【古方选录】《太平圣惠方》栝楼散：栝楼根一两，漏芦一两，枳壳（麸炒微黄，去瓤）二分，赤芍药三分，甘草（炙微赤，锉）三分，桑根白皮（锉）三分，黄芩三分，木通（锉）一两。用法：制成粗散，每服四钱，以水一中盏，煎至六分，去滓温服，不拘时候。主治：产后乳无汁。

【用法用量】水煎服，9～20g；或入丸、散。外用适量，捣敷。

【使用注意】脾胃虚寒，便溏及寒痰、湿痰者慎服。反乌头，不宜同用。

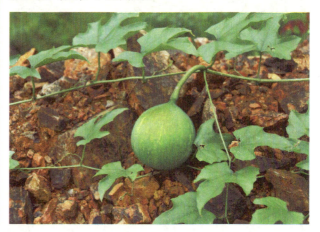

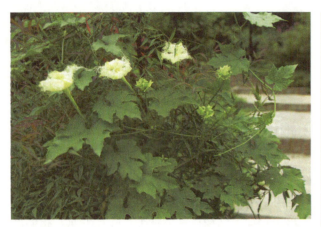

【现代研究】 化学研究显示，含三萜皂苷，有机酸，树脂，糖类，色素，丝氨酸蛋白酶A及B、苏氨酸、组氨酸等氨基酸，以及钾、钠等无机元素。药理研究显示，有扩张冠脉，抗心肌缺血，改善微循环，抑制血小板凝集，耐缺氧，抗衰老，抗早孕等作用。栝楼根可致孕妇流产。现代临床用于中期引产，治疗葡萄胎，糖尿病，小儿惊风，冠心病等。

175 玄参

【古籍原文】 味苦、咸，微寒，无毒。主腹中寒热积聚，女子产乳余疾，补肾气，令人目明。疗暴中风伤寒，身热支满，狂邪忽忽不知人，温疟洒洒，血瘕，下寒血，除胸中气，下水，止烦渴，散颈下核，痈肿，心腹痛，坚症，定五脏。久服补虚，明目，强阴，益精。一名重台，一名玄台，一名鹿

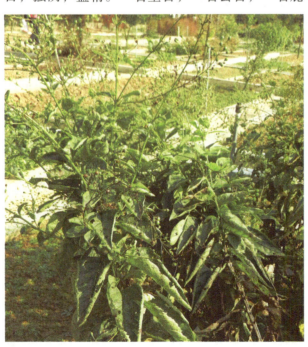

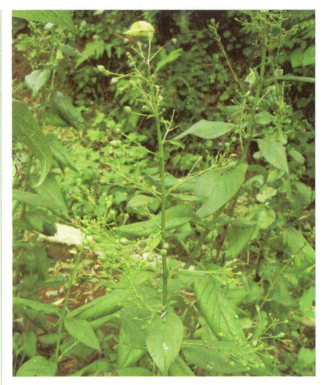

肠，一名正马，一名咸，一名端。生河间川谷及宛朐。三月、四月采根，曝干。

恶黄芪、干姜、大枣、山茱萸，反藜芦。今出近道，处处有。茎似人参而长大。根甚黑，亦微香，道家时用，亦以合香。

〔谨案〕玄参根苗并臭，茎亦不似人参。陶云道家亦以合香，未见其理也。

【来　　源】 为玄参科植物玄参*Scrophularia ningpoensis* Hemsl.的根。

【形态特征】 多年生草本。叶在茎下部多对生而具柄，上部的有时互生而柄极短，柄长者达4.5cm，叶片多变化，多为卵形。花序为疏散的大圆锥花序，由顶生和腋生的聚伞圆锥花序合成。蒴果卵圆形，连同短喙长8～9mm。

【性味功效】 甘、苦、咸，微寒。清热凉血，滋阴降火，解毒散结。

【古方选录】《痘疹心法》玄参地黄汤：玄参一钱半，生地黄一钱半，牡丹皮一钱半，栀子仁一钱半，甘草一钱半，升麻一钱半，白芍药一钱。用法：锉细，加炒蒲黄半钱，水一盏，煎七分，去滓服。主治：痘疹衄血。

【用法用量】 煎服，3～10g；或入丸、散。

【使用注意】 脾虚便溏者不宜使用。反藜芦，不宜同用。

【现代研究】化学研究显示，含玄参苷，桃叶珊瑚苷，玄参种苷元，玄参种苷A及B，天门冬酰胺，挥发油，脂肪酸和维生素A类物质等。药理研究显示，有抑制金黄色葡萄球菌、白喉杆菌、乙型溶血性链球菌、大肠杆菌，降压，轻微降低血糖，增加冠脉血流量等作用。现代用于治疗急性扁桃体炎，慢性咽炎，乳腺增生，慢性前列腺炎，带状疱疹及习惯性便秘等。

176 苦　参

【古籍原文】味苦，寒，无毒。主心腹结气，症瘕，积聚，黄疸，溺有余沥，逐水，除痈肿，补中，明目，止泪。养肝胆气，安五脏，定志，益精，利九窍，除伏热，肠澼，止渴，醒酒，小便黄赤，疗恶疮，下部匶疮，平胃气，令人嗜食轻身。一名水槐，一名苦识，一名地槐，一名菟槐，一名骄槐，一名白茎，一名虎麻，一名岑茎，一名禄白，一名陵郎。生汝南山谷及田野。三月、八月、十月采根，曝干。

玄参为之使，恶贝母、漏芦、菟丝，反藜芦。今出近道，处处有。叶极似槐树，故有槐名。花

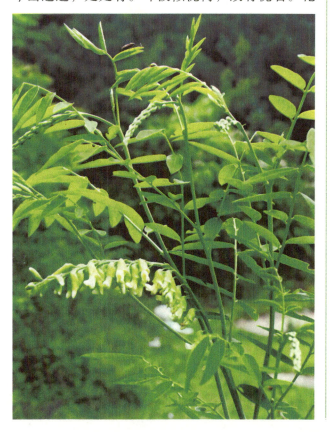

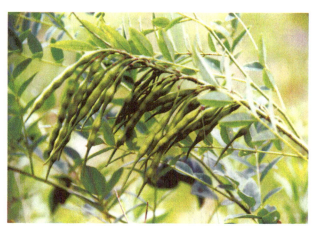

黄，子作荚。根味至苦恶。病人酒渍饮之，多差。患疥者，一两服，亦除，盖能杀虫。

〔谨案〕苦参疗胫酸，恶虫。以十月收其实，饵如槐子法，久服轻身不老，明目有验。

【来　源】为豆科植物苦参Sophora flavescens Ait的根。

【形态特征】多年生草本或亚灌木。羽状复叶；托叶披针状线形，渐尖。总状花序顶生；花多数，疏或稍密。荚果；种子间稍缢缩，呈不明显串珠状，稍四棱形，成熟后开裂成4瓣，有种子1～5粒；种子长卵形，稍压扁，深红褐色或紫褐色。

【性味功效】苦，寒。清热燥湿，祛风杀虫。

【古方选录】《外科大成》苦参地黄丸：苦参（切片，酒浸湿，蒸晒九次为度，炒黄，为末）一斤，地黄（酒浸一宿，蒸熟，捣烂）四两。用法：加蜂蜜为丸。每服二钱，白滚汤或酒送下，每日二次。主治：痔漏出血，肠风下血，酒毒下血。

【用法用量】水煎服，3～10g；或入丸、散。外用适量，煎水熏洗；或研末敷；或浸酒搽。

【使用注意】脾胃虚寒者忌服。

【现代研究】化学研究显示，含苦参碱，氧化苦参碱，右旋别苦参碱，苦参新醇，苦参查耳酮，苦参酮，苦参素，苦参皂苷，苦参醌A等。药理研究显示，有抗心律失常，抗心肌缺血，扩张血管，兴奋中枢，抗病原微生物等作用。现代临床用于治疗细菌性痢疾，滴虫性肾盂肾炎，湿疹，皮炎，肺部及心脏疾病等。

177 石龙芮

【古籍原文】味苦，平，无毒。主风寒湿痹，心腹

邪气，利关节，止烦满。平肾胃气，补阴气不足，失精，茎冷。久服轻身明目不老，令人皮肤光泽，有子。一名鲁果能，一名地椹，一名石熊，一名彭根，一名天豆。生太山川泽石旁。五月五日采子，二月、八月采皮，阴干。

大戟为之使，畏蛇蜕、吴茱萸。今出近道，子形粗，似蛇床子而扁，非真好者，人言是蓄菜子尔。东山石上所生，其叶芮芮短小，其子状如葶苈，黄色而味小辛，此乃实是也。

〔谨案〕今用者，俗名水堇。苗似附子，实如桑葚，故名地椹。生下湿地，五月熟，叶、子皆味辛。山南者粒大如葵子。关中、河北者细如葶苈，气力劣于山南者。陶以细者为真，未为通论。又《别录》水堇云：主毒肿、痈疖疮、蛔虫、齿龋。

【来　　源】为毛茛科植物石龙芮 *Ranunculus sceleratus* L.的全草。

【形态特征】一年生草本。须根簇生。基生叶多数；叶片肾状圆形，基部心形，裂片倒卵状楔形，顶端钝圆，有粗圆齿，无毛。聚伞花序有多数花；花小。聚合果长圆形；瘦果极多数，近百颗，紧密

排列，倒卵球形，稍扁，无毛，喙短至近无。

【性味功效】苦，辛，寒；有毒。清热解毒，消肿散结，止痛，截疟。

【古方选录】《太平圣惠方》石龙芮丸：石龙芮一两，石斛三分，牛膝三分，续断三分，菟丝子（酒浸三日，晒干，别捣为末）一两，肉桂一两，鹿茸一两，肉苁蓉（酒浸一宿，锉去皱皮，炙令干）三分，杜仲三分，白茯苓三分，熟干地黄三分，附子一两，巴戟半两，防风三分，桑螵蛸（微炙）半两，芎䓖半两，山茱萸三分，覆盆子半两，补骨脂三分，荜澄茄三分，五味子半两，泽泻一两，沉香三分，茴香子三分。用法：制成粗末，炼蜜为丸，每服三十丸，空心以温酒送下，晚食前再服。主治：肾气不足，风冷所攻，脏腑气虚，视听不利，肌体羸瘦，腰脚酸痛，饮食无味，小便滑数。

【用法用量】外用适量，外敷或捣烂涂。

【使用注意】有毒之品，外用为主，内服宜慎。

【现代研究】化学研究显示，含毛茛苷，原白头翁素，二聚物白头翁素，胆碱，生物碱，不饱和甾醇，没食子酚，鞣质，黄酮类和多种色胺衍生物

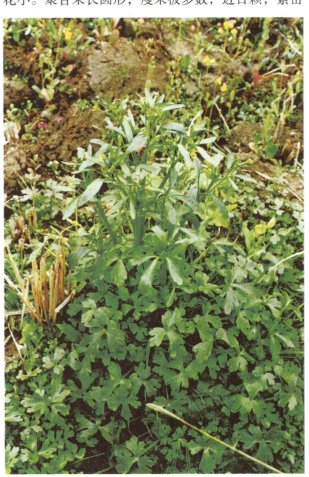

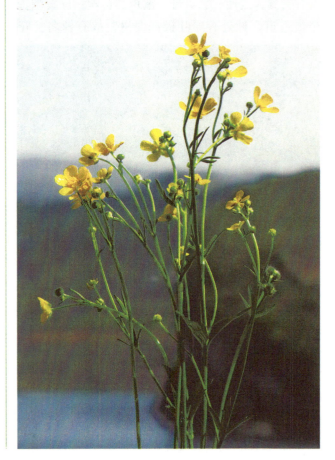

等。药理研究显示，鲜叶外用能引起皮炎、发疱，干品内服有引起动物子宫收缩的作用。现代临床用于治疗淋巴结结核，疟疾，痈肿，蛇咬伤和慢性下肢溃疡等。

178 石 韦

【古籍原文】味苦、甘，平，无毒。主劳热邪气，五癃闭不通，利小便水道。止烦，下气，通膀胱满，补五劳，安五脏，去恶风，益精气。一名石䔥，一名石皮。用之去黄毛，毛射人肺，令人咳，不可疗。生华阴山谷石上，不闻水及人声者良。二月采叶，阴干。

滑石、杏仁、射干为之使，得菖蒲良。蔓延石上，生叶如皮，故名石韦。今处处有，以不闻水声、人声者为佳。出建平者，叶长大而厚。

〔谨案〕此物丛生石旁阴处，不蔓延生。生古瓦屋上，名为瓦韦，用疗淋亦好也。

【来　　源】为水龙骨科植物石韦Pyrrosia lingua（Thunb）Farwell、庐山石韦Pyrrosia sheareri

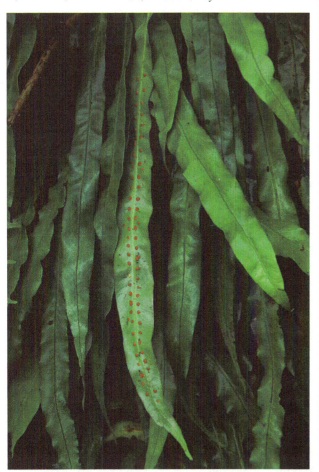

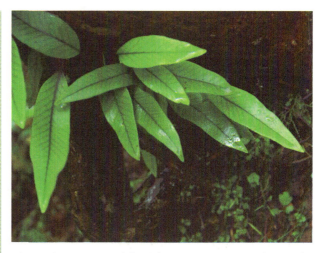

（Bak.）Ching、西南石韦Pyrrosia gralla（Gies.）Ching的全草。

【形态特征】石韦：多年生蕨类。植株通常高10～30cm。叶远生，近二型；叶柄与叶片大小和长短变化很大。孢子囊群近椭圆形，在侧脉间整齐成多行排列，布满整个叶片下面，或聚生于叶片的大上半部，初时为星状毛覆盖而呈淡棕色，成熟后孢子囊开裂外露而呈砖红色。

庐山石韦：多年生蕨类。植株通常高20～50cm。叶近生，一型；叶柄粗壮，基部密被鳞片，向上疏被星状毛，禾秆色至灰禾秆色。孢子囊群呈不规则的点状排列于侧脉间，布满基部以上的叶片下面，无盖，幼时被星状毛覆盖，成熟时孢子囊开裂而呈砖红色。

西南石韦：多年生蕨类。植株高10～20cm。叶近生，一型；叶柄长2.5～10cm，禾秆色，基部着生处被鳞片，向上疏被星状毛。孢子囊群均匀密布叶片下面，无盖，幼时被星状毛覆盖呈棕色，成熟时孢子囊开裂而呈砖红色。

【性味功效】苦、甘，凉。利水通淋，清泄肺热。

【古方选录】《外台秘要》引《古今录验方》石韦散：石韦（去毛）、滑石各等分。用法：捣筛为散，用米饭或蜜调服一刀圭。日二服。主治：石淋，小便涩痛。

【用法用量】水煎服，9～15g；或研末。外用适量，研末涂敷。

【使用注意】阴虚及无湿热者禁服。

【现代研究】化学研究显示，石韦含里白烯，杜果苷，异杜果苷，β-谷甾酸，蔗糖等；庐山石韦全草含里香草酸，原儿茶酸，延胡索酸等。药理研究

新修本草彩色药图
XINXIUBENCAO CAISE YAOTU

显示，有镇咳，祛痰，抗菌，抗病毒等作用。现代临床用于治疗急性或慢性肾炎及肾盂肾炎，尿路结石，慢性支气管炎咳嗽等。

179 狗 脊

【古籍原文】味苦、甘，微温，无毒。主腰背强，关机缓急，周痹寒湿，膝痛，颇利老人。疗失溺不节，男子脚弱腰痛，风邪淋露，少气，目暗，坚脊，利俯仰，女子伤中，关节重。一名百枝，一名强膂，一名扶盖，一名扶筋。生常山川谷。二月、八月采根，曝干。

草薢为之使，恶败酱。今山野处处有，与菝葜相似而小异。其茎叶小肥，其节疏，其茎大直，上有刺，叶圆有赤脉。根凹凸尤虎如羊角细强者是。

〔谨案〕此药，苗似贯众，根长多歧，状如狗脊骨，其肉作青绿色，今京下用者是。陶所说，乃有刺草薢，非狗脊也，今江左俗犹用之。

【来　源】为蚌壳蕨科植物金毛狗脊Cibotium barometz（L.）J. Sm. 的根茎。

【形态特征】多年生大型蕨类。根状茎卧生，粗大，顶端生出一丛大叶，棕褐色，基部被有一大丛垫状的金黄色茸毛；叶片大，广卵状三角形，三回羽状分裂；囊群盖坚硬，棕褐色，横长圆形，两瓣状，内瓣较外瓣小，成熟时张开如蚌壳，露出孢子囊群；孢子为三角状的四面形，透明。

【性味功效】苦、甘，温。除风湿，健腰脚，利关节。

【古方选录】《本事普济方》引《太平圣惠方》狗脊酒：狗脊（去毛）一两，丹参一两，黄芪一两，草薢一两，牛膝（去苗）一两，芎劳一两，独活

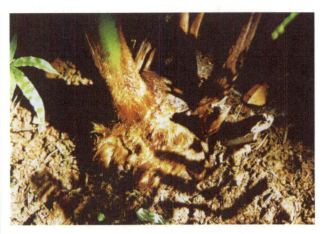

（去芦头）一两，附子（炮裂，去皮脐）一枚。用法：用酒一斗浸，纳瓶中密封，重汤煮三时取出。如冷，旋温服一盏，不拘时候。主治：腰痛强直，不能舒展。

【用法用量】煎服，6~12g；或入丸、散、酒。
【使用注意】胃津亏、口渴者慎用。
【现代研究】化学研究显示，含蕨素R，金粉蕨素，绵马酚，淀粉和鞣质等。药理研究显示，有类似于明胶海绵的止血作用。现代临床用于治疗体部溃疡，结核病，小儿脱肛，滑胎，脊柱炎，老年性骨关节炎，疲劳性骨折等。

180 草 薢

【古籍原文】味苦、甘，平，无毒。主腰背痛强，骨节风寒湿周痹，恶疮不瘳，热气。伤中恚怒，阴痿失溺，关节老血，老人五缓。一名赤节。生真定山谷。二月、八月采根，曝干。

薏苡为之使，畏葵根、大黄、柴胡、牡蛎、前胡。今处处有，亦似菝葜而小异，根大，不甚有角节，色小浅。

〔谨案〕此药有二种：茎有刺者，根白实；无刺者，根虚软，内软者为胜，叶似署预，蔓生。

【来　源】为薯蓣科植物粉背薯蓣Dioscorea collettii Hook. f. var. hypoglauca (Palibin) Péi et Ting. 的根茎。

【形态特征】多年生缠绕草质藤本。根茎横生，姜块状，断面姜黄色。茎左旋。单叶互生，叶片三角状心形或卵状披针形，先端渐尖，边缘波状或全缘。雌雄异株；雄花花序单生，花被碟形，雄蕊3枚，花丝短；雌花花序穗状，花全部单生，子房下位。蒴果有3翅，两端平截。种子2粒，着生于中轴

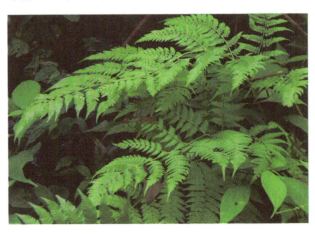

132

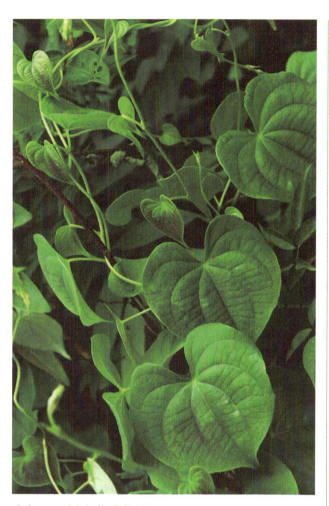

中部，四周有薄膜状翅。

【性味功效】 苦，平。祛风湿，利湿浊。

【古方选录】《太平圣惠方》萆薢丸：萆薢（锉）
一两，石斛（去根，锉）一两，五加皮一两，防风
（去芦头）一两，桂心一两，柏子仁一两，天雄
（炮裂，去皮脐）一两，仙灵脾一两，酸枣仁（微
炒）一两，山茱萸一两，钟乳粉一两，巴戟一两，
菟丝子（酒浸三日，晒干，别捣为末）一两，鹿茸
（去毛，涂酥，炙微黄）一两半，牛膝（去苗）一
两半。用法：制成粉末，加入钟乳粉搅匀，以蜜
炼为丸。每服三十丸，空心及晚食前温酒送下。主
治：虚劳偏枯，手脚无力，肌肤消瘦，行立不得。

【用法用量】 煎服，10～15g；或入丸、散。

【现代研究】 化学研究显示，含薯蓣皂苷元，雅姆
皂苷元，粉背薯蓣皂苷A，原粉背薯蓣皂苷A，淀粉
和蛋白质等。药理研究显示，有杀昆虫，抗真菌，
降低血清胆固醇和抗动脉粥样硬化等作用。现代临
床用于治疗风湿性关节炎，外伤后腰膝疼痛，水肿
小便不利，小便淋漓混浊，遗精和高脂血症等。

181 菝葜

【古籍原文】 味甘，平、温，无毒。主腰背寒痛，
风痹，益血气，止小便利。生山野。二月、八月采
根，曝干。

此有三种，大略根苗并相类。菝葜茎紫，短小
多细刺，小减草薢而色深，人用作饮。

〔谨案〕陶云三种相类，非也。草薢有刺者，
叶粗相类，根不相类，草薢细长而白，菝葜根作块
结，黄赤色，殊非狗脊之流也。

【来　　源】 为百合科植物菝葜 *Smilax china* L.的
根茎。

【形态特征】 多年生攀援灌木。叶薄革质或坚
纸质；干后通常红色、褐色或近古铜色；圆形、
卵形或其他形状。伞形花序生于叶尚幼嫩的小枝
上，具十几朵或更多的花，常呈球形。浆果直径
6～15mm，熟时红色，有粉霜。

【性味功效】 甘、酸，平。祛风利湿，解毒消痈。

【古方选录】《圣济总录》菝葜散：菝葜一两，贯
众（摘碎，刮去毛）一两，人参半两，甘草（炙，

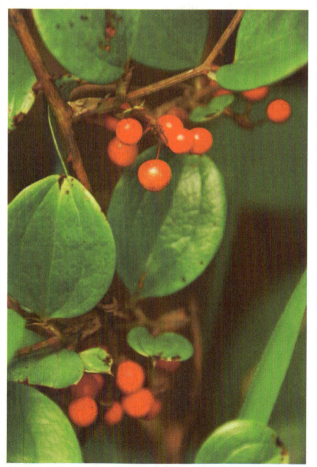

锉）半两。用法：制成散剂，每服二钱匕，水一盏，煎至七分，温服。如热渴即冷作饮。主治：一切伏热，烦躁困闷。

【用法用量】水煎服，10～30g；或浸酒；或入丸、散。

【使用注意】不宜与醋同用。

【现代研究】化学研究显示，含菝葜素，异黄杞苷，齐墩果酸，山奈素，β-谷甾醇，β-谷甾醇葡萄糖苷，薯蓣皂苷元等。药理研究显示，有抗菌，抗炎，抗肿瘤等作用。现代临床用于治疗银屑病，急性肠炎，直肠脱垂，风湿性关节痛，皮肤瘙痒等。

182 通草（通脱木）

【古籍原文】味辛、甘、平，无毒。主去恶虫，除脾胃寒热，通利九窍血脉关节，令人不忘。疗脾疸，常欲眠，心烦，哕出音声，疗耳聋，散痈肿诸结不消，及金疮恶疮，鼠瘘，踒折，齆鼻，息肉，堕胎，去三虫。一名附支，一名丁翁。生石城山谷及山阳。正月采枝，阴干。

今出近道。绕树藤生，汁白。茎有细孔，两头皆通。含一头吹之，则气出彼头者良。或云即蔦

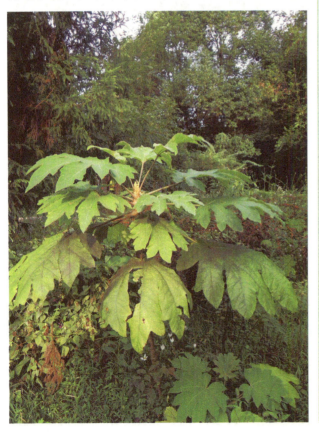

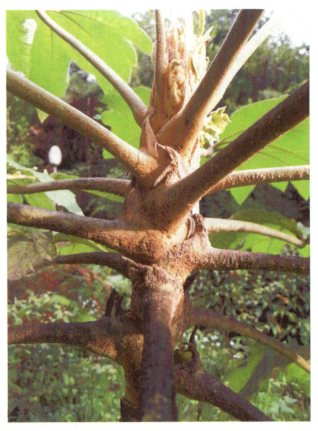

藤茎。

〔谨案〕此物大者径三寸，每节有二、三枝，枝头有五叶。其子长三、四寸，核黑穰白，食之甘美。南人谓为燕覆，或名乌覆。今言蔦藤，蔦覆声相近尔。

【来　　源】为五加科植物通脱木Tetrapanax papyriferus（Hook.）K. Koch.的茎髓。

【形态特征】常绿灌木或小乔木，基部直径6～9cm。树皮深棕色，略有皱裂；新枝淡棕色或淡黄棕色，有明显的叶痕和大形皮孔。叶大，集生茎顶；叶片纸质或薄革质，掌状5～11裂；圆锥花序分支多。果实直径约4mm，球形，紫黑色。

【性味功效】甘、淡，微寒。清湿利水，通乳。

【古方选录】《普济方》通草散：通草二两，白芍一两，王不留行半两，甘遂三钱，石韦一两，葵子一两半，滑石半两，蒲黄一两，桂心一两。用法：制成粉末，每服三钱，沸汤调下。主治：肾气不足，膀胱有热，水道不通，淋沥砂石，痛不可忍，或出鲜血。

【用法用量】水煎服，2～5g。

【使用注意】气阴两虚、内无湿热者及孕妇慎服。

【现代研究】化学研究显示，含灰分，脂肪，蛋

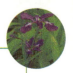

白质，粗纤维，糖醛酸，木质素，多糖；还含天冬氨酸、苯丙氨酸等氨基酸，以及钙、钡、镁、铁等微量元素。药理研究显示，有利尿，排钾等作用。现代临床用于治疗乳汁不畅，小便不利，闭经等。

183 瞿麦

【古籍原文】味苦、辛，寒，无毒。主关格诸癃结，小便不通，出刺，决痈肿，明目去翳，破胎堕子，下闭血。养肾气，逐膀胱邪逆，止霍乱，长毛发。一名巨句麦，一名大菊，一名大兰。生太山川谷。立秋采实，阴干。

蘘草、牡丹为之使，恶桑螵蛸。茎生细叶，花红紫赤可爱，合子叶刈取之。子颇似麦，故名瞿麦。此类乃有两种：一种微大，花边有叉枒，未知何者是？今市人皆用小者。复一种，叶广相似而有毛，花晚而甚赤。案《经》云采实，实中子至细，燥熟便脱尽，今市人惟合茎叶用，而实正空壳，无复子尔。

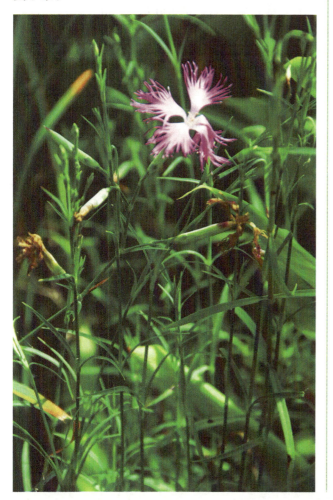

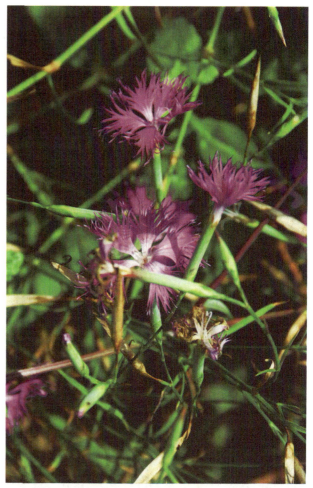

【来　源】为石竹科植物瞿麦Dianthus superbus L.或石竹Dianthus chinensis L.的地上部分。

【形态特征】多年生草本。茎丛生，直立，绿色，无毛，上部分支。叶片线状披针形，顶端锐尖，中脉特显，基部合生成鞘状，绿色，有时带粉绿色。花1朵或2朵生枝端，有时顶下腋生。蒴果圆筒形，顶端4裂。种子扁卵圆形，黑色，有光泽。

【性味功效】苦，寒。利小便，清湿热，活血通经。

【古方选录】《千金翼方》瞿麦丸：瞿麦二两，雄黄（研）一两半，王不留行五分，生地五分，麻黄（去节）二两，茅根二两，败酱二两，防风二两，雀李根皮二两，牛膝二两，大黄二两，蓝实二两，石龙芮二两，蔷薇根二两。用法：制成粉末，以蜜制成丸，每服十丸，以酒送下，日二次。稍加至二十丸，以知为度。主治：箭镞入肉，久不出者。

【用法用量】煎服，9～15g；包煎。

【使用注意】孕妇忌用。

【现代研究】化学研究显示，含花色苷，维生素

A样物质，皂苷，糖类，生物碱和钾盐等。药理研究显示，有利尿，抑制大肠杆菌、伤寒杆菌、铜绿假单孢菌，降低血压和影响肾血容积等作用。现代临床用于治疗泌尿系感染，妇女外阴糜烂，皮肤湿疮、湿疹和尿路结石等。

184 败酱（败酱草）

【古籍原文】味苦、咸，平、微寒，无毒。主暴热火疮赤气，疥瘙，疽痔，马鞍热气。除痈肿，浮肿，结热，风痹，不足，产后疾痛。一名鹿肠，一名鹿首，一名马草，一名泽败。生江夏川谷。八月采根，曝干。

出近道，叶似稀莶，根形似柴胡，气如败豆酱，故以为名。

〔谨案〕此药不出近道，多生岗岭间。叶似水莨及薇衔，丛生，花黄，根紫，作陈酱色，其叶殊不似稀莶也。

【来　源】为败酱科植物黄花败酱 Patrinia

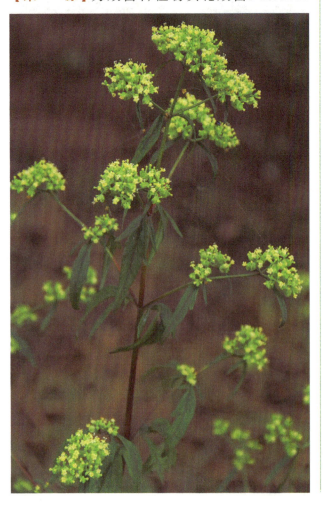

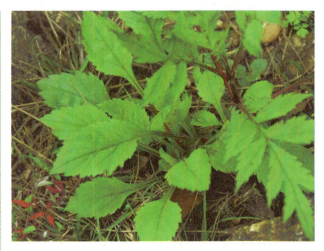

scabiosaefolia Fisch. ex Trev.和白花败酱 Parinia uillosa（Thunb.）Juss.的全草。

【形态特征】黄花败酱：多年生草本。根状茎横卧或斜生，节处生多数细根；茎直立，黄绿色至黄棕色。基生叶丛生，花时枯落，卵形、椭圆形或椭圆状披针形。花序为聚伞花序组成的大型伞房花序，顶生。瘦果长圆形，内含1粒椭圆形、扁平种子。

白花败酱：多年生草本。下根状茎长而横走，偶在地表匍匐生长。基生叶丛生，叶片卵形、宽卵形或卵状披针形至长圆状披针形。由聚伞花序组成顶生圆锥花序或伞房花序。瘦果倒卵形，与宿存增大苞片贴生；果苞倒卵形、卵形、倒卵状长圆形或椭圆形。

【性味功效】辛、苦，微寒。清热解毒，活血排脓。

【古方选录】《普济方》败酱散：败酱八分，当归八分，川芎六分，芍药六分，桂心六分。用法：制成粗散，以水二升，煮取八合，空心分二次温服。主治：产后虚冷，血气流入腰腿，痛不可转，或痛引腹中，如锥刀所刺。

【用法用量】煎服，6~15g。外用适量。

【使用注意】阴疽者不宜。

【现代研究】化学研究显示，含挥发油，黑芥子苷，莫罗忍冬苷，番木鳖苷，白花败酱苷等。药理研究显示，有抑制金黄色葡萄球菌、痢疾杆菌、伤寒杆菌和Ⅰ型单纯疱疹病毒的作用，还有抗肝炎病毒，促进肝细胞再生，改善肝功能等作用。现代临床用于治疗流行性感冒，婴幼儿腹泻，肠炎、痢疾，急性化脓性扁桃体炎，肺炎，急性阑尾炎等。

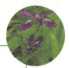

185 白 芷

【古籍原文】味辛，温，无毒。主女人漏下赤白，血闭，阴肿，寒热，风头侵目泪出长肌肤润泽，可作面脂。疗风邪，久渴，吐呕，两胁满，风痛，头眩，目痒，可作膏药面脂，润颜色。一名芳香，一名白茞，一名䖀，一名莞，一名苻离，一名泽芬。叶名蒿麻，可作浴汤。生河东川谷下泽。二月、八月采根，曝干。

当归为之使，恶旋覆花。今出近道，处处有，近下湿地，东间甚多。叶亦可作浴汤，道家以此香浴去尸虫，又用合香也。

【来　　源】为伞形科植物白芷 *Angelica dahurica*（Fisch. ex Hoffm.）Benth. et Hook.f.或杭白芷 *Angelica dahurica*（Fisch. ex Hoffm.）Benth. et Hook. f. var. *formosana*（Boiss.）Shan et Yuan的根。

【形态特征】白芷：多年生高大草本。基生叶一回羽状分裂，叶柄下部有管状抱茎边缘膜质的叶鞘；花序下方的叶简化成无叶的囊状叶鞘。复伞形花序顶生或侧生。果实长圆形至卵圆形，黄棕色，有时

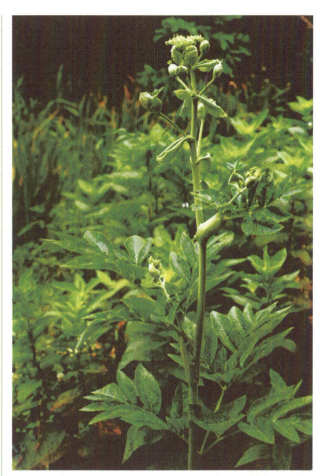

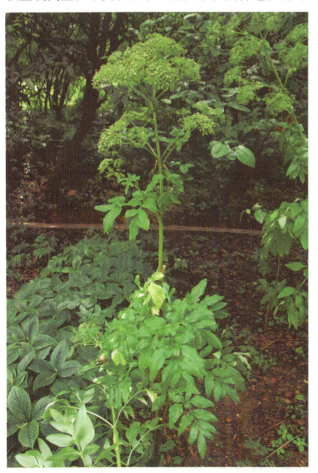

带紫色，无毛，背棱扁，厚而钝圆，近海绵质。

杭白芷：与白芷的植物形态基本一致，植株高1～1.5m。茎及叶鞘多为黄绿色。根长圆锥形，上部近方形，表面灰棕色，有多数较大的皮孔样横向突起，略排列成数纵行，质硬较重，断面白色，粉性大。

【性味功效】辛，温。祛风除湿，通鼻窍，止痛，消肿排脓。

【古方选录】《圣济总录》半夏白芷散：半夏（汤洗七遍）半两，白芷半两。用法：制成粗散，每服一钱匕，水调下。即呕出。主治：诸鲠。

【用法用量】水煎服，10～15g。外用，鲜品适量，捣敷患处。

【使用注意】脾胃虚弱者及孕妇慎服。

【现代研究】化学研究显示，含常春藤皂苷元，菜油甾醇-D-葡萄糖苷，东莨菪素，马栗树皮素，挥发油等成分。药理研究显示，有镇静，抗菌，抗病毒等作用。现代临床用于治疗流行性感冒，神经衰弱引起的失眠，急性化脓性扁桃体炎，鼻窦炎，急性阑尾炎等。

186 杜 衡

【古籍原文】味辛，温，无毒。主风寒咳逆，香人衣体。生山谷。三月三日采根，熟洗，曝干。

根叶都似细辛，惟气小异尔。处处有之。方药少用，惟道家服之，令人身衣香。《山海经》云：可疗瘿。

〔谨案〕杜衡叶似葵，形如马蹄，故俗云马蹄香。生山之阴，水泽下湿地，根似细辛、白前等，今俗以及己代之，谬矣。及己独茎，茎端四叶，叶间白花，殊无芳气，有毒，服之令人吐，惟疗疮疥，不可乱杜衡也。

【来　源】为马兜铃科植物杜衡Asarum forbesii Maxim.的根茎及根或全草。

【形态特征】多年生草本。根状茎短，根丛生，稍肉质。叶片阔心形至肾心形，先端钝或圆，基部心形。花暗紫色，花梗长1～2cm；花被管钟状或圆筒状；子房半下位，花柱离生，顶端2浅裂，柱头卵状，侧生。

【性味功效】辛，温；有小毒。疏风散寒，消痰利水，活血止痛。

【古方选录】《补缺肘后方》：瓜蒂二分，杜衡三分，人参一分。用法：捣、筛，以汤服一钱匕，日二、三服。主治：呼吸喘息，若犹觉停滞在心胸，膈中不和者。

【用法用量】水煎服，3～9g。

【使用注意】风热、燥痰咳嗽者不宜。

【现代研究】化学研究显示，含杜衡甲素、乙素、丙素、丁素，还含挥发油，油中有甲基丁香酚、龙脑、异龙脑、黄樟醚、榄香素及反式细辛脑等。药

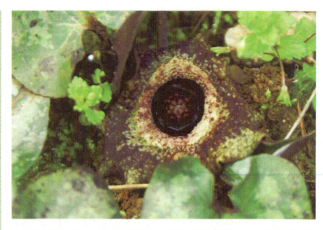

理研究显示，所含挥发油有麻醉作用。现代临床用于治疗感冒头痛，损伤疼痛，蛇咬伤，风湿性疾病引起的关节疼痛，皮肤细菌、真菌感染和龋齿疼痛等。

187 紫 草

【古籍原文】味苦，寒，无毒。主心腹邪气，五疸，补中益气，利九窍，通水道。疗腹肿胀满痛，以合膏，疗小儿疮及面皶。一名紫丹，一名紫芙。

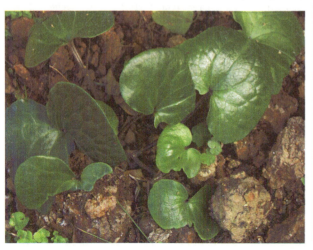

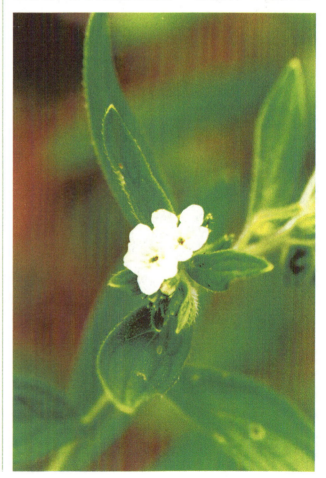

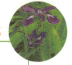

草 部

CAO BU

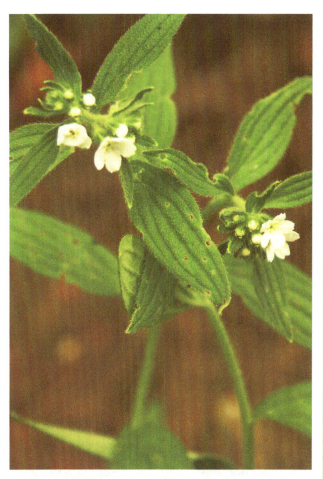

生砀山山谷及楚地。三月采根，阴干。

今出襄阳，多从南阳、新野来，彼人种之，即是今漆紫者，方药家都不复用。《博物志》云：平氏阳山紫草特好。魏国以漆色殊黑。比年东山亦种，色小浅于北者。

〔谨案〕紫草，所在皆有。《尔雅》云：一名藐，苗似兰香，茎赤节青，花紫白色，而实白。

【来　源】为紫草科植物新疆紫草 *Arnebia euchroma* （Royle） Johnst.、紫草 *Lithospermum erythrorhizon* Sieb. et Zucc.或内蒙古紫草 *Arnebia guttata* Bunge的根。

【形态特征】新疆紫草：多年生草本。根粗壮，富含紫色物质。茎1条或2条，直立。基生叶线形至线状披针形；茎生叶披针形至线状披针形。镰状聚伞花序生茎上部叶腋，含多数花。小坚果宽卵形，黑褐色，有粗网纹和少数疣状突起，着生面略呈三角形。

紫草：多年生草本。根富含紫色物质。叶无柄，卵状披针形至宽披针形，先端渐尖，基部渐狭，两面均有短糙伏毛。花序生茎和枝上部。小坚

果卵球形，乳白色或带淡黄褐色，平滑，有光泽，腹面中线凹陷呈纵沟。

内蒙古紫草：多年生草本。根含紫色物质。茎通常2～4条，有时1条，直立。叶无柄，匙状线形至线形。镰状聚伞花序，含多数花；苞片线状披针形；花冠黄色，筒状钟形。小坚果三角状卵形，淡黄褐色，有疣状突起。

【性味功效】苦，寒。凉血，活血，透疹，解毒。

【古方选录】《证治准绳》紫草冬葵汤：紫草茸一钱二分，山栀子一钱二分，黄芩一钱二分，秦艽一钱一分，苦参一钱一分，冬葵子一钱半，露蜂房一钱，白茯苓一钱，木通一钱，白芍药一钱，泽泻一钱，车前子一钱。用法：制成粗散，每服四钱，水煎，食远温服。主治：小便不通，毒气闭塞。

【用法用量】水煎服，3～9g；或入散。外用适量，熬膏或制油涂。

【使用注意】胃肠虚弱、大便溏泄者禁服。

【现代研究】化学研究显示，含紫草素，乙酰紫草素，异丁酰紫草素，紫草定A及B，酯类混合物等。药理研究显示，有抗炎，解热，镇痛，镇静，抗病原微生物，抗肿瘤等作用。现代临床用于治疗宫颈糜烂，玫瑰糠疹，肌内注射后硬结，张力性疱疹，银屑病，烧烫伤等。

188 紫 菀

【古籍原文】味苦、辛，温，无毒。主咳逆上气，胸中寒热结气，去蛊毒、痿蹶，安五脏。疗咳唾脓血，止喘悸，五劳体虚，补不足，小儿惊痫。一名紫茜，一名青菀。生房陵山谷及真定、邯郸。二

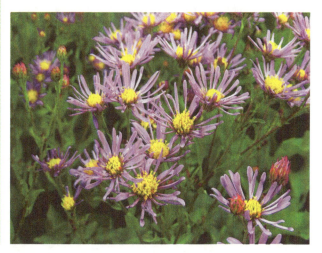

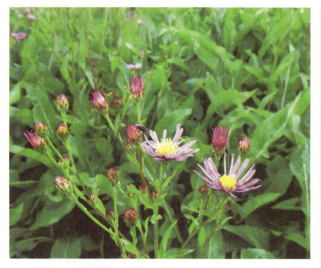

月、三月采根，阴干。

　　款冬为之使，恶天雄、瞿麦、雷丸、远志、藁本，畏茵陈蒿。近道处处有，生布地，花亦紫，本有白毛，根甚柔细。有白者名白菀，不复用。

　　〔谨案〕白菀，即女菀也，疗体与紫菀同，无紫菀时，亦用白菀。陶云不复用，或者未悉。

【来　　源】为菊科植物紫菀*Aster tataricus* L.f.的根及根茎。

【形态特征】多年生草本。根状茎斜升。基部叶在花期枯落，长圆状或椭圆状匙形，下半部渐狭成长柄，顶端尖或渐尖，边缘有具小尖头的圆齿或浅齿。花序梗长，有线形苞叶。瘦果倒卵状长圆形，紫褐色，两面各有1条或少有3条脉，上部被疏粗毛。

【性味功效】苦、辛，温。润肺下气，化痰止咳。

【古方选录】《圣济总录》紫菀丸：紫菀（去苗）二两，蛤蚧（大者，皂荚水浸一宿，涂酥，炙）一枚，白茯苓（去黑皮）二两，杏仁（去皮尖双仁，蜜浸一宿，炒）二两，款冬花（用蕊）一两，防风（去叉）一两，麦门冬（去心，焙）一两，人参半两，甘草（炙，锉）一两，马兜铃（炒）一两，黄芪（细锉）半两，赤芍药半两，当归（锉，焙）半两，贝母（生姜汁浸一宿，焙）半两，白药子半两，半夏（生姜汁浸一宿，焙）半两（以上六味并为细末），枣（蒸熟，去皮核）四两，大麻子（水浸，研烂，去滓取汁）半升，栝楼（大，肉烂研取）三十枚，龙脑（研）半匙（以上四味并研为膏）。用法：以前药末入在后膏内，制成丸，每服三十丸，煎麦门冬熟水送下。主治：

肺咳唾血。

【用法用量】水煎服，4.5～10g；或入丸、散。

【使用注意】有实热者忌服。

【现代研究】化学研究显示，含无羁萜，表无羁萜醇，紫菀酮，紫菀苷A、B、C，紫菀皂苷A、B、C、D、E、F及G，植物甾醇葡萄糖苷及挥发油等。药理研究显示，有祛痰，镇咳，抑菌，抗病毒，抗癌等作用；紫菀皂苷有溶血作用，制剂不宜静脉注射。现代临床用于治疗顽固性咳嗽，哮喘，感冒后咳嗽，小儿肺炎，支气管炎等。

189 白 藓

【古籍原文】味苦、咸，寒，无毒。主头风，黄疸，咳逆，淋沥，女子阴中肿痛，湿痹死肌，不可屈伸起止行步。疗四肢不安，时行腹中大热、饮水、欲走、大呼、小儿惊痫，妇人产后余痛。生上谷川谷及宛朐。四月、五月采根，阴干。

　　恶桑螵蛸、桔梗、茯苓、草藓。近道处处有，

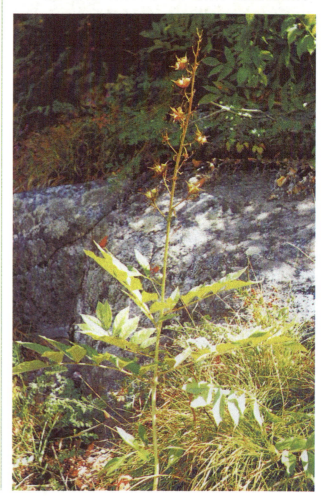

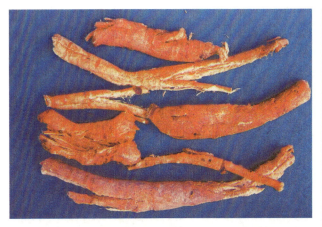

以蜀中者为良。俗呼为白羊藓，气息正似羊膻，或名白膻。

〔谨案〕此药叶似茱萸，苗高尺余，根皮白而心实，花紫白色。根宜二月采，若四月、五月采，便虚恶也。

【来　　源】为芸香科植物白鲜*Dictamnus dasycarpus* Turcz.的根皮。

【形态特征】多年生宿根草本。根斜生，肉质粗长，淡黄白色。叶有小叶9～13片，小叶对生，椭圆至长圆形。总状花序，花瓣白带淡紫红色或粉红带深紫红色脉纹，倒披针形。成熟的果（蓇葖果）沿腹缝线开裂。种子阔卵形或近圆球形。

【性味功效】苦、微辛，寒。清热解毒，燥湿，祛风。

【古方选录】《太平圣惠方》白鲜皮散：白鲜皮、防风、犀角、黄芩、知母、沙参、人参各五钱，炙甘草一两。用法：研末，每服一钱，水煎服。主治：小儿心肺风热壅滞，胸膈不利。

【用法用量】煎服，6～10g。外用适量。

【使用注意】虚寒者忌用。

【现代研究】化学研究显示，含白鲜碱，白鲜内酯，谷甾醇，黄柏酮酸，葫芦巴碱，胆碱，秦皮酮和白鲜明碱等。药理研究显示，有抑制堇色毛癣菌、同心性毛癣菌，抗炎，强心和增强子宫平滑肌收缩等作用。现代临床用于治疗湿疹，风疹，急性黄疸型肝炎，淋巴结炎，滴虫性肠炎和阴道炎等。

190 白 薇

【古籍原文】味苦、咸，平、大寒，无毒。主暴中风，身热肢满，忽忽不知人，狂惑邪气，寒热酸疼，温疟洗洗，发作有时。疗伤中淋露，下水气，利阴气，益精。一名白幕，一名薇草，一名春草，一名骨美。久服利人。生平原川谷。三月三日采根，阴干。

恶黄芪、大黄、大戟、干姜、干漆、山茱萸、大枣。近道处处有。根状似牛膝而短小尔。方家用，多疗惊邪、风狂、痊病。

【来　　源】为萝藦科植物白薇*Cynanchum atratum* Bge.或蔓生白薇*Cynanchum versicolor* Bge.的根及根茎。

【形态特征】白薇：直立多年生草本。根须状，有香气。叶卵形或卵状长圆形，顶端渐尖或急尖，两面均被有白色茸毛。伞状聚伞花序，生在茎的四周，着花8～10朵；花深紫色。蓇葖果单生，向端部渐尖。种子扁平；种毛白色。

蔓生白薇：半灌木。叶对生，纸质，宽卵形或椭圆形，顶端锐尖，基部圆形或近心形。伞状聚伞花序腋生；着花10余朵；花冠初呈黄白色，渐变为黑紫色。蓇葖果单生，向端部渐尖。种子宽卵形，暗褐色；种毛白色绢质。

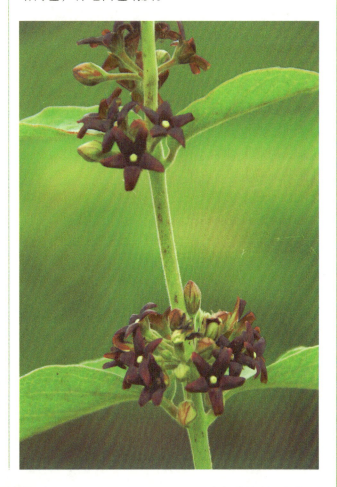

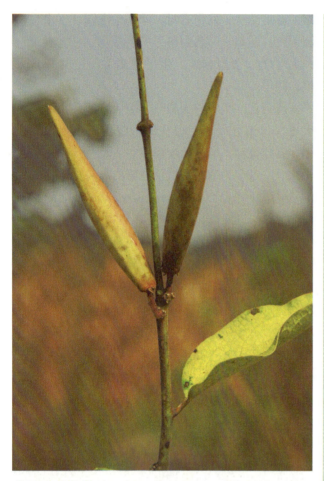

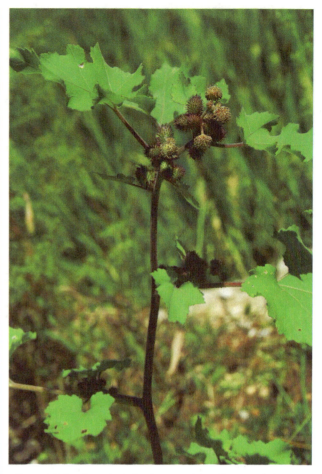

【性味功效】甘，寒。凉血止血，清热生津，利尿通淋。

【古方选录】《太平圣惠方》白薇散：白薇一两，白薇一两，白芍药一两。用法：制成粗散，食前粥饮调下二钱。主治：小便不禁。

【用法用量】煎服，6~12g；或入丸、散。外用适量。

【使用注意】脾胃虚寒者慎用。

【现代研究】化学研究显示，含白薇苷，白前苷，白前苷元A和直立白薇新苷A、B、C、D等。药理研究显示，有退热，抗炎，增强心肌收缩力，减慢心率，抑制肺炎双球菌，祛痰，平喘和利尿等作用。现代用于治疗血管抑制性晕厥，尿路感染，感冒发热，肺结核低热，咳嗽，风湿性关节炎，红斑性肢痛症等。

191 枲耳实（苍耳子）

【古籍原文】味苦、甘，温。叶，味苦、辛，微寒，有小毒。主风头寒痛，风湿周痹，四肢拘挛痛，去恶肉死肌，膝痛，溪毒。久服益气，耳目聪

明，强志轻身。一名胡枲，一名地葵，一名葹，一名常思。生安陆川谷及六安田野，实熟时采。

此是常思菜，伧人皆食之。以叶覆麦作黄衣者，一名羊负来。昔中国无此，言从外国逐羊毛中来，方用亦甚稀。

〔谨案〕苍耳，三月以后、七月以前刈，日干为散。夏，水服；冬，酒服，主大风癫痫，头风湿痹，毒在骨髓。日二服，丸服二十、三十丸；散服一、二匕。服满百日，病当出如病疥，或痒汁出，或斑驳甲错皮起，后乃皮落，肌如凝脂，令人省睡，除诸毒螫，杀疳湿匿。久服益气，耳目聪明，轻身强志，主腰膝中风毒优良。忌食猪肉米泔，亦主狖狗毒。

【来　　源】为菊科植物苍耳 *Xanthium sibiricum* Patr.的成熟带总苞的果实。

【形态特征】一年生草本。叶三角状卵形或心形，近全缘，或有3~5不明显浅裂，顶端尖或钝，基出脉3条，侧脉弧形，脉上密被糙伏毛。雄性的头状花序球形；雌性的头状花序椭圆形；喙坚硬，锥形，上端略呈镰刀状。瘦果2颗，倒卵形。

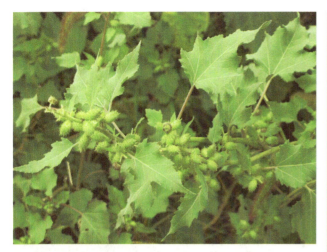

【性味功效】辛、苦，温；有小毒。散风除湿，通窍止痛。

【古方选录】《太平圣惠方》苍耳子粥：苍耳子、粳米各适量。用法：研末或煎服。主治：目暗，耳鸣。

【用法用量】煎服，3～10g；或入丸、散。宜炒后去硬刺用。

【使用注意】血虚头痛不宜服用。过量易致中毒。

【现代研究】化学研究显示，含苍耳苷，苍耳醇，异苍耳醇，氨基酸，生物碱，维生素C及树脂等。药理研究显示，有镇咳，减慢心率，降低血糖，减少自由基损害等作用。苍耳子过量有一定肝肾毒性。现代临床用于治疗风疹瘙痒，慢性鼻炎，疟疾，流行性腮腺炎，神经性皮炎，腰腿痛，牙痛，扁平疣，泌尿系感染等。

192 茅根（白茅根）

【古籍原文】味甘，寒，无毒。主劳伤虚羸，补中益气，除瘀血，血闭，寒热，利小便，下五淋，除客热在肠胃，止渴，坚筋，妇人崩中。久服利人。其苗主下水。一名兰根，一名茹根，一名地菅，一名地筋，一名兼杜。生楚地山谷田野，六月采根。

此即今白茅菅。《诗》云：露彼菅茅。其根如渣芹甜美。服食此断谷甚良。俗方稀用，惟疗淋及崩中尔。

〔谨案〕菅花，味甘，温，无毒。主衄血、吐血、灸疮。

【来　源】为禾本科植物白茅*Imperata cylindrica* Beauv. var. *major*（Nees）C. E. Hubb.的根茎。

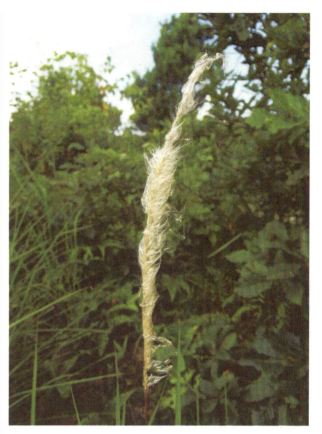

【形态特征】多年生草本。具粗壮的长根状茎。秆直立，具1～3节，节无毛。叶鞘聚集于秆基，甚长于其节间，质地较厚，老后破碎呈纤维状。圆锥花序稠密，基盘具长12～16mm的丝状柔毛。颖果椭圆形，长约1mm，胚长为颖果之半。

【性味功效】甘，寒。凉血止血，清热生津，利尿通淋。

【古方选录】《太平圣惠方》白茅根散：白茅根（锉）一两，赤芍药三分，滑石一两，木通（锉）三分，子芩三分，葵子一两，车前子三分，乱发灰一分。用法：制成粗散，每服三钱，以水一中盏，

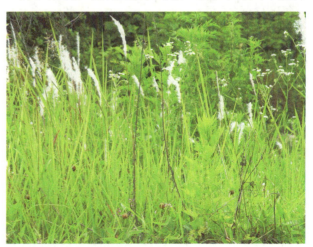

煎至六分，去滓温服。如人行十里再服，以愈为
度。主治：血淋，小便中痛不可忍。

【用法用量】煎服，15～30g；鲜品加倍。多生
用，亦可炒炭用。

【现代研究】化学研究显示，含蔗糖，葡萄糖，少
量果糖，木糖，柠檬酸，草酸，苹果酸，淀粉，芦
竹素，枸橼酸，白头翁素，维生素，类胡萝卜素和
钾盐等。药理研究显示，有止血，抗炎性渗出，镇
痛，利尿，抑制肺炎链球菌、卡他球菌、金黄色葡
萄球菌及痢疾杆菌等作用。现代临床用于治疗肾小
球肾炎，血尿，肝炎，口腔疾患，感冒等。

193 百 合

【古籍原文】味甘，平，无毒。主邪气腹胀，心
痛，利大小便，补中益气。除浮肿，胪胀，痞满，
寒热，通身疼痛，及乳难喉痹肿，止涕泪。一名重
箱，一名重迈，一名摩罗，一名中逢花，一名强
瞿。生荆州川谷。二月、八月采根，曝干。

近道处处有，根如胡蒜，数十片相累，人亦蒸
煮食之。乃言初是蚯蚓相缠结变作之，俗人皆呼为
强仇，仇即瞿也，声之讹尔，亦堪服食。

〔谨案〕此药有二种：一种细叶，花红白色；

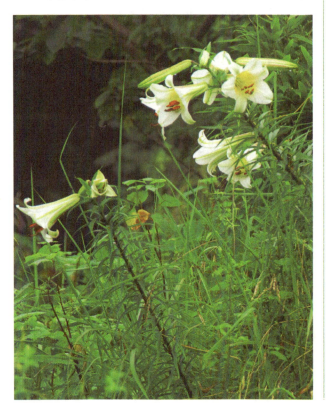

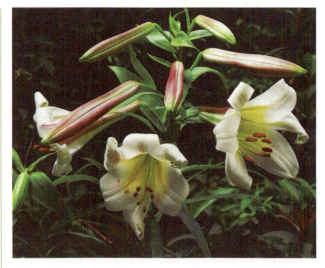

一种叶大，茎长，根粗，花白，宜入药用。

【来　　源】为百合科植物卷丹*Lilium lancifolium*
Thunb.、百合*Lilium brownii* F. E. Brown var. *viridulum*
Baker或细叶百合*Lilium pumilum* DC.的肉质
鳞叶。

【形态特征】卷丹：多年生草本。鳞茎近宽球形；
鳞片宽卵形，白色。叶散生，矩圆状披针形或披针
形，两面近无毛，先端有白毛，边缘有乳头状突
起，上部叶腋有珠芽。花3～6朵或更多；花下垂，
花被片披针形，反卷，橙红色，有紫黑色斑点。蒴
果狭长卵形。

百合：多年生草本。鳞茎球形；鳞片披针形，
无节，白色。叶散生，披针形、窄披针形至条形，
先端渐尖，基部渐狭。花单生或几朵排成近伞形；
花喇叭形，有香气，乳白色，外面稍带紫色，无斑
点，向外张开或先端外弯而不卷。蒴果矩圆形，有
棱，具多数种子。

细叶百合：多年生草本。鳞茎卵形或圆锥形；
鳞片矩圆形或长卵形，白色。叶散生于茎中部，条
形，中脉下面突出，边缘有乳头状突起。花单生或
数朵排成总状花序，鲜红色，通常无斑点；花被片
反卷，蜜腺两边有乳头状突起。蒴果矩圆形。

【性味功效】甘、微苦，微寒。养阴润肺，清心
安神。

【古方选录】《太平圣惠方》百合丸：百合一两，
紫菀（洗去苗土）一两，桂心半两，麦门冬（去
心，焙）一两，皂荚子仁（微炒）半两，贝母（煨
微黄）一两，五味子一两，干姜（炮裂，锉）一
两，杏仁（汤浸，去皮尖、双仁，麸炒微黄，研）

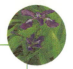

一两，诃黎勒皮一两，甘草（炙微赤，锉）半两。用法：制成粉末，入杏仁同研令匀，以枣肉为丸，以绵裹一丸，含咽津，不拘时候。主治：咳嗽上气，心膈烦闷，胸中不利。

【用法用量】煎服，10～30g；或入丸、散。清心宜生用，润肺宜蜜炙。

【使用注意】脾胃虚寒者慎用。

【现代研究】化学研究显示，百合含岷江百合苷，百合皂苷及去酰百合苷等。药理研究显示，百合有镇咳，平喘，祛痰，对抗应激性损伤，提高免疫功能和镇静催眠等作用。现代临床用于治疗支气管炎，肺炎，肺结核咳嗽、咯血，失眠，烦躁心悸等。

194 酸 浆

【古籍原文】味酸、平，寒，无毒。主热烦满，定志益气，利水道，产难吞其实立产。一名醋浆。生荆楚川泽及人家田园中。五月采，阴干。

处处人家多有，叶亦可食。子作房，房中有子如梅李大，皆黄赤色。小儿食之，能除热，亦主黄

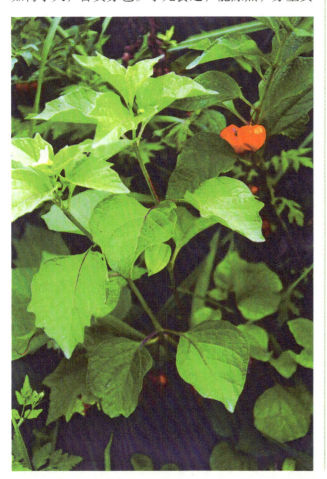

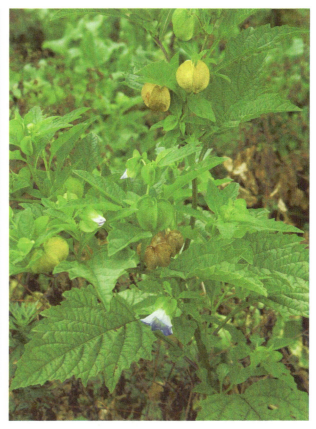

病，多效。

【来　　源】为茄科植物酸浆 *Physalis alkekengi* L. 及挂金灯 *Physalis alkekengi* L. var. *francheti*（Mast.）Makino 的全草或果实。

【形态特征】酸浆：多年生草本，基部常匍匐生根。叶长卵形至阔卵形，有时菱状卵形，顶端渐尖，两面被有柔毛，沿叶脉较密。花萼阔钟状，密生柔毛，萼齿三角形，边缘有硬毛；花冠辐状，白色。浆果球状，橙红色，柔软多汁。种子肾脏形，淡黄色。

挂金灯：茎较粗壮，茎节膨大；叶仅叶缘有短毛；花梗近无毛或仅有稀疏柔毛，果时无毛；花萼除裂片密生毛外筒部毛被稀疏，果萼毛被脱落而光滑无毛。

【性味功效】酸、苦，寒。清热毒，利咽喉，通利二便。

【古方选录】《圣济总录》酸浆丸：酸浆实五两，芡实三两，马蔺子（炒焦）二两，大盐（别研）二两，榆白皮（锉）二两，柴胡（去苗）一两，黄芩（去黑心）一两，栝楼根（锉）一两，茼茹一两。用法：制成粉末，以蜜炼成丸。每服二十至三十丸，用木香汤送下，不拘时候。以知为度。主治：

下焦肠胃伏热，妇人胎热产难。

【用法用量】水煎服，9～15g；或捣汁；或研末。外用适量，煎水洗；研末调敷或捣敷。

【使用注意】孕妇及脾虚泄泻者禁服。

【现代研究】化学研究显示，全草含α–胡萝卜素，酸浆黄质及叶黄素；果实含微量生物碱，枸橼酸，草酸，维生素C，酸浆红素，酸浆双古豆碱和隐黄素等。药理研究显示，有抗乙肝表面抗原作用，抑制痢疾杆菌、金黄色葡萄球菌、铜绿假单胞菌，使血管收缩及血压上升，催产和抑制肿瘤细胞等作用。现代临床用于治疗急性扁桃体炎，肾炎，百日咳，急性支气管炎，感冒和角膜炎等。

195 紫 参

【古籍原文】味苦、辛，寒、微寒，无毒。主心腹积聚，寒热邪气，通九窍，利大小便。疗肠胃大热，唾血，衄血，肠中聚血，痈肿诸疮，止渴，益精。一名牡蒙，一名众戎，一名童肠，一名马行。生河西及宛朐山谷，三月采根，火炙使紫色。

畏辛夷。今方家皆呼为牡蒙，用之亦少。

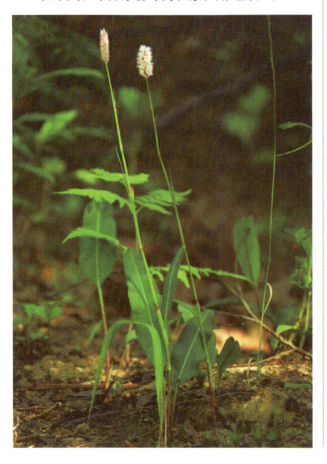

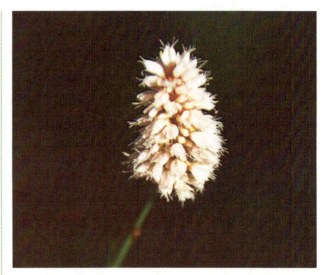

〔谨案〕紫参，叶似羊蹄，紫花青穗，皮紫黑，肉红白，肉浅皮深。所在有之。牡蒙叶似及己而大，根长尺余，皮肉亦紫色，根苗并不相似。虽一名牡蒙，乃王孙也。紫参京下见用者，是出蒲州也。

【来　　源】为蓼科植物拳参*Polygonum bistorta* L.的根茎。

【形态特征】多年生草本。根状茎肥厚，弯曲，黑褐色。基生叶宽披针形或狭卵形；托叶筒状，膜质，无缘毛。总状花序呈穗状，顶生，紧密；花被5深裂，白色或淡红色，花被片椭圆形。瘦果椭圆形，两端尖，褐色，有光泽，稍长于宿存的花被。

【性味功效】苦，微寒；有小毒。清热利湿，凉血止血，解毒散结。

【古方选录】《外台秘要》引《小品方》紫参丸：紫参一两，秦艽一两，乱发灰一两，紫菀一两，厚朴（炙）一两，藁本二两，雷丸半升，白芷一两，䗪虫（熬）半两，贯众（去毛）三两，猪后悬蹄甲（炙）十四枚，虻虫（去翅足，熬）半两，石南（炙）半两。用法：制成粉末，以羊脊骨中髓合猪脂各半升煎，再制成丸。每服十五丸，未食酒服，日再，亦可饮下，剧者夜一服。主治：五痔，大便肛边清血出；脱肛。

【用法用量】水煎服，3～12g；或入丸、散。外用适量，捣敷或煎水含漱、熏洗。

【使用注意】无实火热毒者不宜用，阴疽患者禁服。

【现代研究】化学研究显示，含有没食子酸，并没食子酸，可水解鞣质，缩合鞣质，右旋儿茶酚，左

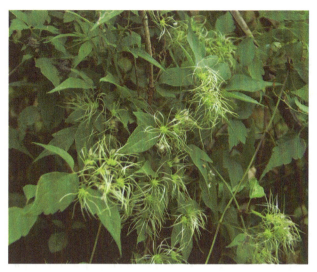

旋表儿茶酚，6-没食子酰葡萄糖，羟基甲基蒽醌，维生素，β-谷甾醇，绿原酸，原儿茶酸及金丝桃苷等。药理研究显示，有抗菌，止血，降低胆碱酯酶活性等作用。现代临床用于治疗细菌性痢疾，肠炎，慢性气管炎，阑尾炎，痔疮，牙龈炎，口腔炎，肝炎等。

196 女萎

【古籍原文】味辛，温。主风寒洒洒，霍乱，泄痢，肠鸣游气上下无常，惊痫寒热百病，出汗。《李氏本草》云：止下，消食。

其叶似白蔹，蔓生，花白，子细，荆襄之间名为女萎，亦名蔓楚，止痢有效。用苗不用根，与萎蕤全别。今太常谬以为白头翁者是也。（新附）

【来　源】为毛茛科植物女萎Clematis apiifolia DC.的藤茎、叶或根。

【形态特征】多年生木质藤本。小枝和花序梗、花梗密生贴伏短柔毛。三出复叶；小叶片卵形或宽卵形，常有不明显3浅裂，边缘有锯齿。圆锥状聚伞花序多花；萼片4片，开展，白色，狭倒卵形。瘦果纺锤形或狭卵形，顶端渐尖，不扁，有柔毛。

【性味功效】辛，温；有小毒。祛风除湿，温中理气，利尿，消食。

【古方选录】《产乳集验方》：女萎（切）一升，烧熏之。主治：久痢脱肛。

【用法用量】水煎服，10～15g。外用适量，鲜品捣敷，或煎水熏洗。

【使用注意】本品内服剂量过大可引起胃部不适、呕吐、腹泻、头痛、胸闷等。

【现代研究】化学研究显示，含乙酰齐墩果酸，齐墩果酸，常春藤皂苷元，豆甾醇，β-谷甾醇及槲皮素，山柰酚等。现代临床用于治疗痢疾，肠炎，甲状腺肿大，关节风湿痛，尿路感染等。

197 淫羊藿（仙灵脾）

【古籍原文】味辛，寒，无毒。主阴痿，绝伤，茎中痛，利小便，益气力，强志。坚筋骨，消瘰疬，赤痈，下部有疮洗出虫，丈夫久服，令人无子。一名刚前。生上郡阳山山谷。

薯蓣为之使。服此使人好为阴阳。西川北部有淫羊，一日百遍合，盖食藿所致，故名淫羊藿。

〔谨案〕此草，叶形似小豆而圆薄，茎细亦坚，所在皆有，俗名仙灵脾者是也。

【来　源】为小檗科植物淫羊藿Epimedium brevicornum Maxim.、箭叶淫羊藿Epimedium sagittatum（Sieb. et Zucc.）Maxim.、柔毛淫羊藿Epimedium pubescens Maxim.、巫山淫羊藿Epimedium

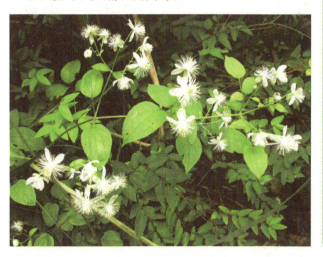

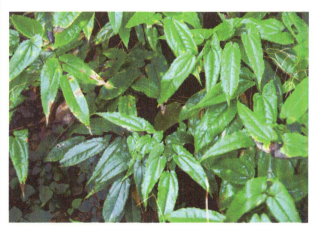

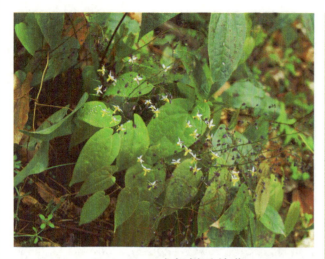

wushanense T. S. Ying或朝鲜淫羊藿*Epimedium koreanum* Nakai的地上部分。

【形态特征】淫羊藿：多年生草本。根状茎粗短，木质化，暗棕褐色。二回三出复叶基生和茎生，具9片小叶；小叶纸质或厚纸质，卵形或阔卵形，先端急尖或短渐尖，基部深心形。圆锥花序，序轴及花梗被腺毛；花白色或淡黄色。蒴果长约1cm，宿存花柱喙状。

箭叶淫羊藿（三枝九叶草）：多年生草本。根状茎粗短，节结状，质硬，多须根。一回三出复叶基生和茎生，小叶3片；小叶革质，卵形至卵状披针形，先端急尖或渐尖，基部心形。圆锥花序，花较小，白色；花瓣囊状，淡棕黄色。蒴果长约1cm。

柔毛淫羊藿：多年生草木。根状茎粗短，有时伸长，被褐色鳞片。一回三出复叶基生或茎生；茎生叶2片对生，小叶3片；小叶片革质，卵形、狭卵形或披针形，先端渐尖或短渐尖，基部深心形。圆锥花序；花瓣囊状，淡黄色。蒴果长圆形，宿存花柱长喙状。

【性味功效】辛、甘，温。补肾壮阳，祛风除湿，强筋健骨。

【古方选录】《太平圣惠方》仙灵脾散：仙灵脾一两，威灵仙一两，川芎一两，桂心一两，苍耳子一两。用法：捣为散，不计时候，温酒调下一钱。主治：风走注疼痛，来往不定。

【用法用量】煎服，5～10g；或入丸、散、酒。

【使用注意】阴虚火旺者不宜。

【现代研究】化学研究显示，含淫羊藿黄酮苷，淫羊藿黄酮次苷，皂苷，苦味素，鞣质，挥发油及钾、钙等。药理研究显示，有降压，提高性机能，抗菌，抗病毒，抗炎，祛痰，镇咳，镇静，抗衰老及降血糖等作用。现代临床用于治疗神经衰弱，高血压，冠心病，阳痿早泄，慢性气管炎，风湿性关节炎，老年骨质疏松症，白细胞减少等。

198 蠡 实

【古籍原文】味甘，平、温，无毒。主皮肤寒热，胃中热气，风寒湿痹，坚筋骨，令人嗜食。止心烦满，利大小便，长肌肤肥大。久服轻身。花叶去白虫，疗喉痹，多服令人溏泄。一名荔实，一名剧草，一名三坚，一名豕首。生河东川谷，五月采实，阴干。

方药不复用，俗无识者，天名精亦名豕首也。

〔谨案〕此即马蔺子也。《月令》云：荔挺出。郑注云：荔，马薤也。《说文》云：荔似蒲根，可为刷。《通俗文》：一名马蔺。《本经》一名荔实。子疗金疮、血内流、痈肿等病，有效。

【来　　源】为鸢尾科植物马蔺*Iris lactea* Pall. var. *chinensis*（Flsch.）Koidz. 的种子。

【形态特征】多年生草本，高25～30cm。根茎粗壮，根细而坚韧。叶基生，线形，下部带紫色，质

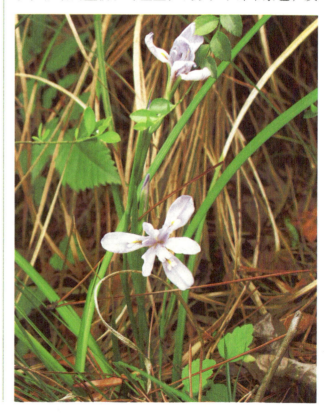

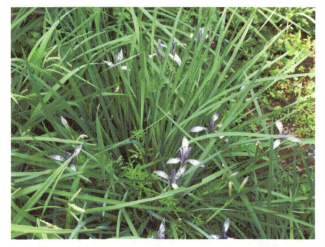

较硬，光滑无毛，平行脉两面凸起。花茎近上端有3片叶状苞片；花淡蓝紫色，1～3朵生于花茎顶端；花被片6片，2轮；雄蕊3枚，密接于花柱外侧；雌蕊1枚，子房下位。蒴果纺锤形，种子多数。

【性味功效】甘，平。清热，利湿，止血，解毒。

【古方选录】《普济方》：蠡实（研破酒浸、夏三冬七日暴晒、令干）一斤，首乌半斤，雌、雄黄各四两。用法：研末，以浸药酒打糊丸，梧子大，每服三十丸，温酒下。主治：肠风下血，有疙瘩疮，破者不治。

【用法用量】水煎服，3～9g；或入丸、散。外用适量，研末调敷或捣敷。

【使用注意】脾胃便溏者不宜。孕妇慎用。

【现代研究】化学研究显示，种子含马蔺甲、乙、丙素，羽扇豆烯-3-酮，白桦脂醇，β-谷甾醇及植物蜡，淀粉和脂肪油，油酸、软脂酸、肉豆蔻酸、月桂酸及癸酸等；果壳部分含有鸢尾苯醌等。药理研究显示，有抗肿瘤等作用。现代临床用于治疗月经不调，喉部肿痛，咽喉炎，鼻衄，骨结核，急性胃肠炎水样便等。

中品下

199 款 冬

【古籍原文】味辛、甘，温，无毒。主咳逆上气善喘，喉痹，诸惊痫，寒热，邪气。消渴，喘息呼

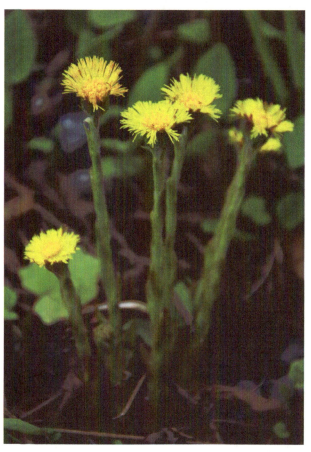

吸。一名橐吾，一名颗东，一名虎须，一名菟奚，一名氐冬。生常山山谷及上党水旁。十一月采花，阴干。

杏仁为之使，得紫菀良，恶皂荚、硝石、玄参，畏贝母、辛夷、麻黄、黄芪、黄芩、黄连、青葙。第一出河北，其形如宿莼未舒者佳，其腹里有丝。次出高丽百济，其花乃似大菊花。次亦出蜀北部宕昌，而并不如。其冬月在冰下生，十二月、正月旦取之。

〔谨案〕今出雍州南山溪水及华州山谷涧间。叶似葵而大，丛生，花出根下。

【来　源】为菊科植物款冬*Tussilago farfara* L.的花蕾。

【形态特征】多年生草本。早春花叶抽出数个花葶，密被白色茸毛，有鳞片状互生的苞叶，苞叶淡紫色。头状花序单生顶端，初时直立，花后下垂；边缘有多层雌花，花冠舌状，黄色；中央的两性花少数，花冠管状。瘦果圆柱形。

【性味功效】辛、微甘，温。润肺下气，化痰止咳。

【古方选录】《济生方》百花膏：款冬花、百合

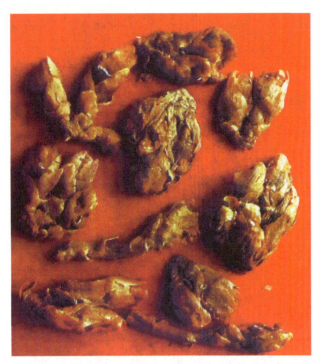

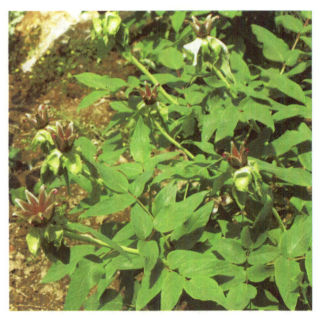

（蒸、焙）各等分。用法：研细末，蜜炼成丸如龙眼大，每服一丸，食后，临卧细嚼，姜汤咽下；嚼化尤佳。主治：喘嗽不已或痰中带血。

【用法用量】水煎服，3～10g；或熬膏；或入丸、散。外用适量，研末调敷。

【使用注意】阴虚者慎服。

【现代研究】化学研究显示，含款冬花碱，款冬花素，三萜类，黄酮苷，β-谷甾醇，蒲公英黄质，精油和多种氨基酸等。药理研究显示，有镇咳，祛痰，平喘，抑制血小板聚集，兴奋中枢，抑制胃肠平滑肌收缩及解痉等作用。现代临床用于治疗感冒咳嗽，支气管哮喘，急性或慢性气管炎和慢性骨髓炎等。

200 牡 丹

【古籍原文】味辛、苦，寒、微寒，无毒。主寒热，中风，瘛疭，痉，惊痫，邪气，除症坚瘀血留舍肠胃，安五脏，疗痈疮。除时气，头痛，客热，五劳，劳气，头腰痛，风噤，癫疾。一名鹿韭，一名鼠姑。生巴郡山谷及汉中，二月、八月采根，阴干。

畏菟丝子、贝母、大黄。今东间亦有，色赤者为好，用之去心。按鼠妇亦名鼠姑，而此又同，殆非其类，恐字误。

〔谨案〕牡丹，生汉中。剑南所出者，苗似羊桃，夏生白花，秋实圆绿，冬实赤色，凌冬不凋，根似芍药，肉白皮丹。出汉、剑南，土人谓之牡丹，亦名百两金，京下谓之吴牡丹者，是真也。今俗用者，异于此，别有臊气也。

【来　　源】为芍药科植物牡丹*Paeonia suffruticosa* Andr.的根皮。

【形态特征】落叶灌木，高达2m，分支短而粗。二回三出复叶，偶尔近枝顶的叶，顶生小叶宽卵形，侧生小叶狭卵形或长圆状卵形。花单生枝顶；花瓣5片，或为重瓣，玫瑰色、红紫色、粉红色至白色，倒卵形。蓇葖果长圆形，密生黄褐色硬毛。

【性味功效】苦，微寒。清热，活血散瘀。

【古方选录】《圣济总录》牡丹丸：牡丹皮一两一分，苦参半两，贝母（去心）三分。用法：研细末，炼蜜捣熟成丸如梧子大，每服二十丸，空腹米饮下，日三次。主治：妇人月水不利之或前或后、

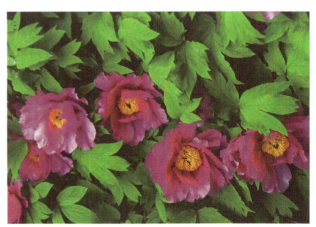

乍多乍少，腰疼腹痛，手足烦热。

【用法用量】水煎服，6～9g；或入丸、散。

【使用注意】血虚、虚寒者，孕妇及妇女月经过多者禁服。

【现代研究】化学研究显示，含芍药苷，氧化芍药苷，苯甲酰芍药苷，牡丹酚，牡丹酚苷，牡丹酚原苷，2,3-二羟基-4-甲氧基苯乙酮，没食子酸等。药理研究显示，有中枢抑制，抗凝血，抗炎，抗菌等作用。现代临床用于治疗高血压，过敏性鼻炎，湿疹皮肤瘙痒，各种疼痛等。

201 防 己

【古籍原文】味辛、苦，平、温，无毒。主风寒，温疟，热气，诸痫，除邪，利大小便。疗水肿，风肿，去膀胱热，伤寒，寒热邪气，中风手脚挛急，止泄，散痈肿，恶结，诸蜗疥癣，虫疮，通腠理，利九窍。一名解离，文如车辐理解者良。生汉中川谷，二月、八月采根，阴干。

殷孽为之使，杀雄黄毒，恶细辛，畏萆薢。今出宜都、建平，大而青白色，虚软者好，黯黑冰强者不佳。服食亦须之。是疗风水家要药耳。

〔谨案〕防己，本出汉中者，作车辐解，黄实而香，而青白虚软者，名木防己，都不任用。陶谓之佳者，盖未见汉中者尔。

【来　源】为防己科植物粉防己*Stephania tetrandra* S. Moore的块根。

【形态特征】草质藤本。主根肉质，圆柱状。叶纸质，阔三角形，顶端有凸尖，基部微凹或近截平，两面或仅下面被贴伏短柔毛。花序头状，于腋生、

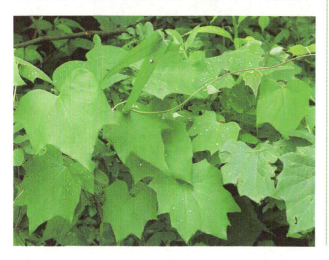

长而下垂的枝条上作总状式排列。核果成熟时近球形，红色。

【性味功效】苦、辛，寒。祛风除湿，通经活络，解毒消肿。

【古方选录】《金匮要略》木防己汤：木防己三两，石膏（鸡子大）十二枚，桂枝三两，人参四两。用法：水六升，煮取二升，分温再服。主治：胸膈支饮，其人喘满，心下痞坚，面色黧黑，其脉沉紧，得之数十日，医吐下之不愈。

【用法用量】水煎服，6～10g；或入丸、散。

【使用注意】食欲不振及阴虚而无湿热者慎服。

【现代研究】化学研究显示，含有防己碱，防己诺灵碱，轮环藤酚碱，氧防己碱，防己斯任碱，去甲基粉防己碱及粉防己碱A、B、C、D等。药理研究显示，有扩张血管，增加冠脉流量，抗血小板凝集，抗心律失常，抗炎，利尿，抗肿瘤等作用。现代临床用于治疗高血压，心绞痛，类风湿性关节炎等。

202 女 菀

【古籍原文】味辛、温，无毒。主疗风寒洗洗，霍乱，泄痢，肠鸣上下无常处，惊痫，寒热百疾。疗肺伤咳逆出汗，久寒在膀胱支满，饮酒夜食发病。一名白菀，一名织女菀，一名茆。生汉中川谷或山阳，正月、二月采，阴干。

畏卤咸。比来医方都无复用之。市人亦少有，便是欲绝。别复有白菀似紫菀，非此之别名也。

〔谨案〕白菀即女菀，更无别者，有名未用中，浪出一条，无紫菀时亦用之，功效相似也。

【来　源】为菊科植物女菀*Turczaninowia fastigiata*

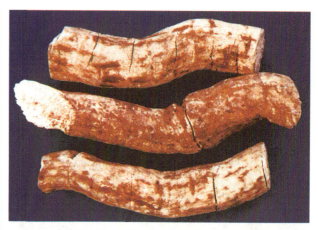

（Fisch.）DC.的根或全草。

【形态特征】多年生草本。根茎粗壮。茎直立，被短柔毛，下部常脱毛。下部叶在花期枯萎，条状披针形，基部渐狭成短柄，中部以上叶渐小，披针形或条形，下面灰绿色，被密短毛及腺点。头状花

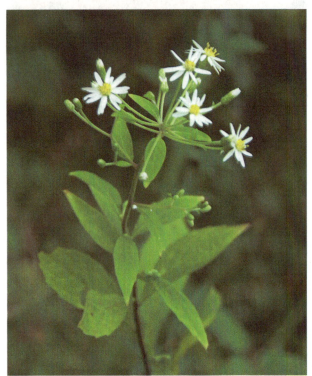

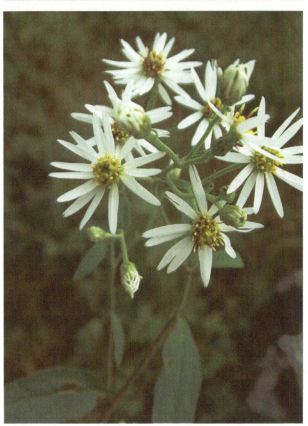

序，多数在枝端密集。瘦果矩圆形，基部尖，被密柔毛或后时稍脱毛。

【性味功效】辛，温。温肺化痰，和中，利尿。

【临床用方】《湖南药物志》治肠鸣腹泻：女菀五钱，陈皮、石菖蒲各二钱。水煎服。

【用法用量】水煎服，9～15g。

【使用注意】《本草经集注》"畏卤咸"。

【现代研究】化学研究显示，全草含槲皮素，根含挥发油。现代临床用于治疗细菌性痢疾。

203 泽兰（兰草）

【古籍原文】味苦、甘，微温，无毒。主乳妇内衄，中风余疾，大腹水肿，身面四肢浮肿，骨节中水，金疮痈肿疮脓。产后金疮内塞。一名虎兰，一名龙枣，一名虎蒲。生汝南诸大泽旁，三月三日采，阴干。

防己为之使。今处处有，多生下湿地。叶微香，可煎油，或生泽旁，故名泽兰，亦名都梁香，可作浴汤。人家多种之，而叶小异。今山中又有一

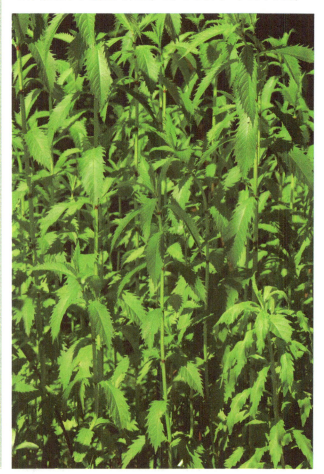

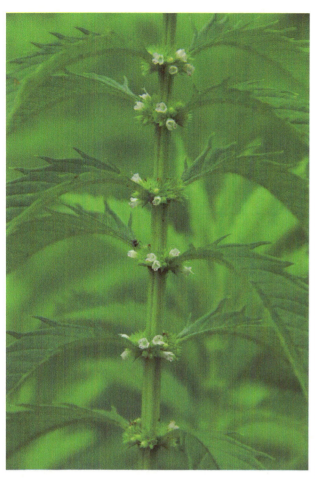

种甚相似，茎方，叶小强，不甚香。既云泽兰，又生泽旁，故山中者为非，而药家乃采用之。

〔谨案〕泽兰，茎方，节紫色，叶似兰草而不香，今京下用之者，是。陶云都梁香，乃兰草尔，俗名兰香，煮以洗浴，亦生泽畔，人家种之，花白，紫萼茎圆，殊非泽兰也。陶注兰草，复云名都梁香，并不深识也。

【来　源】为唇形科植物地笋*Lycopus lucidus* Turcz.、毛叶地瓜儿苗*Lycopus lucidus* Turcz. var. *hirtus* Regel的地上部分。

【形态特征】地笋：多年生草本。叶具极短柄或近无柄，长圆状披针形，先端渐尖，基部渐狭，两面或上面具光泽。轮伞花序无梗，轮廓圆球形，多花密集。小坚果倒卵圆状四边形，基部略狭，褐色。

毛叶地瓜儿苗：与地笋不同的是，毛叶地瓜儿苗茎棱上被向上小硬毛，节上密集硬毛。叶披针形，暗绿色，上面密被细刚毛状硬毛，叶缘具缘毛，叶下面被刚毛状硬毛，两端渐狭，边缘具锐齿。

【性味功效】苦、辛，微温。活血化瘀，行水消肿，解毒消痈。

【古方选录】《鸡峰普济方》泽兰汤：泽兰叶三两，当归、白芍药各一两，甘草半两。用法：研为粗末，每服五钱匕，水二盏，煎至一盏，去滓温服，不以时。主治：经候微少，渐渐不通，手足骨肉烦痛，日久羸瘦，渐生潮热，其脉微微。

【用法用量】水煎服，6~12g；或入丸、散。外用适量，鲜品捣敷；或煎水熏洗。

【使用注意】无瘀血或血虚者慎服。

【现代研究】化学研究显示，地笋含糖类，虫漆蜡酸，熊果酸及β-谷甾醇等；毛叶地瓜儿苗含挥发油和鞣质等。药理研究显示，有减少血小板数量，抑制血小板功能，促进纤溶活性，抗血栓形成及抗凝血，强心，较强抑制伤寒杆菌、痢疾杆菌、金黄色葡萄球菌等作用。现代临床用于心功能不全性水肿，泌尿系统感染，流行性出血热，蛇咬伤，跌打损伤和外伤出血等。

204 地榆

【古籍原文】味苦、甘、酸，微寒，无毒。主妇人乳痓痛，七伤，带下病，止痛，除恶肉，止汗，疗金疮。止脓血，诸瘘恶疮，热疮，消酒，除消渴，

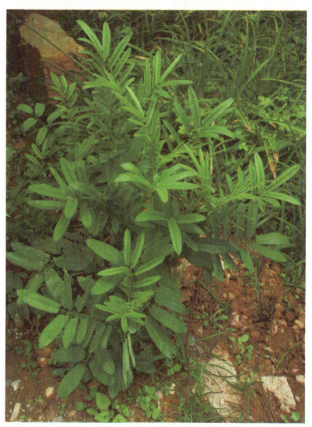

补绝伤。产后内塞，可作金疮膏。生桐柏及宛朐山谷。二月、八月采根，曝干。

得发良，恶麦门冬。今近道处处有，叶似榆而长，初生布地，而花子紫黑色如豉，故名玉豉。一茎长直上，根亦入酿酒。道方烧作灰，能烂石也。乏茗时，用叶作饮，亦好。

〔谨案〕主带下十二病。《孔氏音义》云：一曰多赤，二曰多白，三曰月水不通，四曰阴蚀，五曰子藏坚，六曰子门僻，七曰合阴阳患痛，八曰小腹寒痛，九曰子门闭，十曰子宫冷，十一曰梦与鬼交，十二曰五脏不定。用叶作饮代茶，甚解热。

【来　源】为蔷薇科植物地榆 Sanguisorba officinalis L.、长叶地榆 Sanguisorba officinalis L. var. longifolia（Bert.）Yü et Li的根。

【形态特征】地榆：多年生草本。基生叶为羽状复叶，有小叶4～6对，叶柄无毛或基部有稀疏腺毛。穗状花序椭圆形、圆柱形或卵球形，直立，从花序顶端向下开放，花序梗光滑或偶有稀疏腺毛。果实包藏在宿存萼筒内，外面有斗棱。

长叶地榆：多年生草本。基生小叶带状长圆形

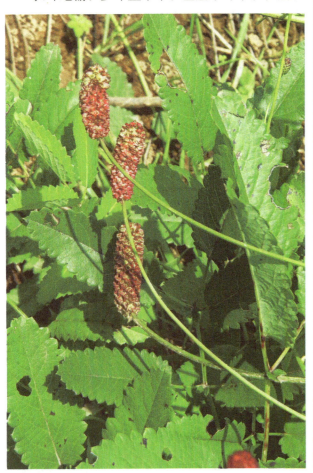

至带状披针形，基部微心形、圆形至宽楔形，茎生叶较多，与基生叶相似，但更长而狭窄。花穗长圆柱形，雄蕊与萼片近等长。

【性味功效】苦、酸，寒。凉血止血，清热解毒，消肿敛疮。

【古方选录】《外台秘要》引《延年秘录》地榆丸：地榆（炙）六两，赤石脂七分，厚朴六分，白术五分，干姜六两，龙骨七分，黄连十分，当归五分，熟艾五分，乌梅肉六分，甘草（炙）四分。用法：制成粉末，以蜜炼成丸，每服二十丸，加至二十五丸，饮送下，每日二次。主治：冷痢，不消食，腹中胀痛，气满不能食。

【用法用量】煎服，10～15g；或入丸、散。外用适量。止血宜炒炭用，解毒敛疮生用。

【使用注意】虚寒性出血或有瘀血者慎用。烫伤者不宜大面积使用。

【现代研究】化学研究显示，含地榆苷，地榆皂苷A、B、E，水解鞣质，缩合鞣质，没食子酸，鞣花酸，糖类，维生素A及多种微量元素等。药理研究显示，有明显缩短出血、凝血时间，抗炎，镇吐，促进伤口愈合和镇静等作用。现代临床用于治疗慢性支气管炎，慢性胃炎，胃溃疡，黄疸型肝炎，急性肠炎，细菌性痢疾，各种烧烫伤，痔疮，带状疱疹等。

205 王　孙

【古籍原文】味苦，平，无毒。主五脏邪气，寒湿痹，四肢疼酸，膝冷痛，疗百病，益气。吴名白功草，楚名王孙，齐名长孙，一名黄孙，一名黄昏，一名海孙，一名蔓延。生海西川谷及汝南城郭垣下。

今方家皆呼名黄昏，又云牡蒙，市人亦少识者。

〔谨案〕《小品》述本草牡蒙，一名王孙。《药对》有牡蒙，无王孙。此则一物明矣。又主金疮破血，生肌肉，止痛，赤白痢，补虚益气，除脚肿，发阴阳也。

【来　源】为百合科植物巴山重楼 Paris bashanensis Wang et Tang的根茎。

【形态特征】多年生直立草本。根状茎细长。叶

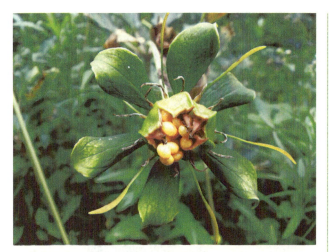
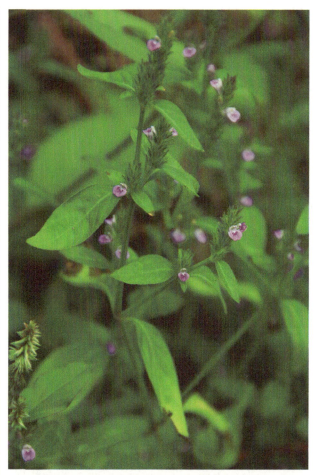
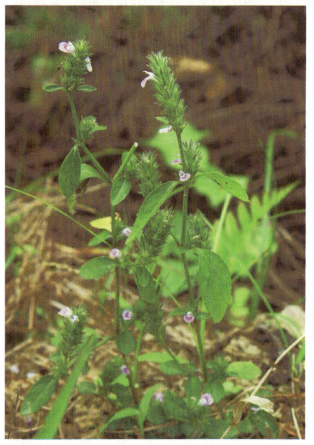

4片轮生，稀为5片，矩圆状披针形或卵状椭圆形，先端渐尖，基部楔形，具短柄或近无柄。外轮花被片4片，狭披针形；内轮花被片线形，与外轮同数且近等长。浆果状蒴果不开裂，紫色，具多数种子。

【性味功效】苦、辛，温。散寒祛湿，通络止痛，止血生肌。

【临床用方】治寒湿痹：王孙、草乌（制）、赤芍、甘草各适量。水煎服。

【用法用量】水煎服，3~9g。外用适量，捣敷；或研末撒。

206 爵床（小青草）

【古籍原文】味咸，寒，无毒。主腰脊痛，不得着床，俯仰艰难，除热，可作浴汤。生汉中川谷及田野。

〔谨案〕此草似香菜，叶长而大，或如荏且细，生平泽熟田近道旁，甚疗血胀，下气，又主杖疮，汁涂立差，俗名赤眼老母草。

【来　　源】为爵床科植物爵床*Rostellularia procumbens*（L.）Nees的全草。

【形态特征】多年生草本。茎基部匍匐，有短硬毛。叶椭圆形至椭圆状长圆形，先端锐尖或钝，基部宽楔形或近圆形，两面常被短硬毛。穗状花序顶生或生上部叶腋；花冠粉红色。蒴果长约5mm，上部具4粒种子，下部实心似柄状；种子表面有瘤状皱纹。

【性味功效】苦、咸、辛，寒。清热解毒，利湿消积，活血止痛。

【古方选录】《百草镜》：小青草（爵床）五钱。用法：煮豆腐食。主治：黄疸，劳疟发热，翳障初起。

【用法用量】水煎服，20～30g。外用适量。

【使用注意】脾胃虚寒者慎用。

【现代研究】化学研究显示，含爵床脂素A和E，山荷叶素，新爵床脂素A、B、C和D等。药理研究显示，有较强的抑制金黄色葡萄球菌、炭疽杆菌和白喉杆菌作用，还有预防和治疗心律失常等作用。现代临床用于治疗感冒发热，疟疾，钩端螺旋体病，血痢，便血，急性结膜炎，急性肾盂肾炎，带下，肝硬化腹水和黄疸型肝炎等。

207 白 前

【古籍原文】味甘，微温，无毒。主胸胁逆气，咳嗽上气。

此药出近道，似细辛而大，色白易折。主气嗽方多用之。

〔谨案〕此药叶似柳，或似芫花，苗高尺许，生洲渚沙碛之上。根白，长于细辛，味甘，俗以酒渍服，主上气。不生近道，俗名石蓝，又名嗽药。今用蔓生者味苦，非真也。

【来　源】为萝藦科植物柳叶白前 Cynanchum stauntonii （Deone.）Schltr. ex Lévl.、芫花白前 Cynanchum glaucescens （Deone.）Hand.-Mazz.的根茎及根。

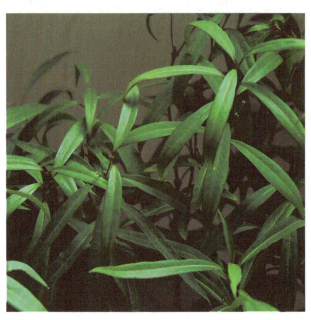

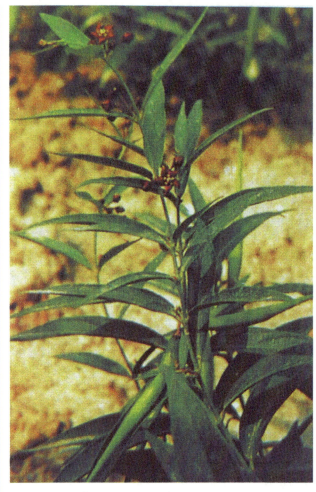

【形态特征】柳叶白前：直立半灌木。无毛，分支或不分支。叶对生，纸质，狭披针形，两端渐尖；中脉在叶背显著，侧脉约6对。伞形聚伞花序腋生；花冠紫红色，辐状，内面具长柔毛；副花冠裂片盾状，比花药为短。蓇葖果单生，长披针形。

芫花白前：直立矮灌木。茎具二列柔毛。叶无毛，长圆形或长圆状披针形，顶端钝或急尖，基部楔形或圆形。伞形聚伞花序腋内或腋间生；花冠黄色、辐状；副花冠浅杯状。蓇葖果单生，纺锤形，先端渐尖，基部紧窄。种子扁平；种毛白色绢质。

【性味功效】辛、甘，微温；无毒。泻肺降气，下痰止嗽。

【古方选录】《太平圣惠方》白前散：白前三两，桑白皮二两，桔梗二两，甘草（炙）一两。用法：以水二大升，煮取半大升。空腹顿服。若重者十数剂。主治：久咳唾血。

【用法用量】水煎服，3～10g；或入丸、散。

【使用注意】肺虚咳嗽者慎用。

【现代研究】化学研究显示，柳叶白前含 β-谷甾醇、高级脂肪酸和华北白前醇等；芫花叶白前含白前皂苷，白前皂苷式A和B，白前新皂苷A和B及白前二糖等。药理研究显示，有镇咳，镇痛，抗血栓，祛痰等作用。现代临床用于治疗跌打损伤，咳嗽，胃痛等。

208 百部根（百部）

【古籍原文】 微温，有小毒。主咳嗽上气。

　　山野处处有。根数十相连，似天门冬而苦强，亦有小毒。火炙酒渍饮之。疗咳嗽，亦主去虱。煮作汤，洗牛犬虱即去。《博物志》云：九真有一种草似百部，但长大尔。悬火上令干，夜取四五寸短切，含咽汁，勿令人知，疗暴嗽甚良，名为嗽药。疑此是百部，恐其土肥润处，是以长大尔。

【来　　源】 为百部科植物直立百部 *Stemona sessilifolia*（Miq.）Miq.、蔓生百部 *Stemona japonica*（Bl.）Miq.或对叶百部 *Stemona tuberosa* Lour.的块根。

【形态特征】 直立百部：半灌木。块根纺锤状。叶薄革质，通常3～4片轮生，卵状椭圆形或卵状披针

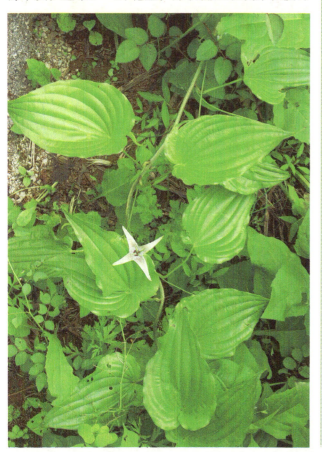

形，顶端短尖或锐尖，基部楔形，具短柄或近无柄。花单朵腋生，通常出自茎下部鳞片腋内；鳞片披针形，长约8mm。蒴果有种子数粒。

　　蔓生百部：块根肉质，成簇，长圆状纺锤形。叶2～4片轮生，纸质或薄革质，卵状披针形或卵状长圆形，顶端渐尖或锐尖，边缘微波状，基部圆形或截形。花单生或数朵排成聚伞状花序。蒴果卵形，略扁，赤褐色。种子椭圆形，稍扁平，深紫褐色，表面具纵槽纹。

　　对叶百部：块根通常呈纺锤状。叶对生或轮生，极少兼有互生，卵状披针形、卵形或宽卵形，顶端渐尖至短尖，基部心形，边缘稍波状，纸质或薄革质。花单生或2～3朵排成总状花序，生于叶腋或偶尔贴生于叶柄上。蒴果光滑，具多数种子。

【性味功效】 甘、苦，微温。温润肺气，止咳，杀虫。

【古方选录】 《千金要方》百部根汤：百部根半斤，生姜半斤，细辛三两，甘草三两，贝母一两，白术一两，五味子一两，桂心四两，麻黄六两。用法：以水一斗二升，煮取三升，去滓，分三服。主治：咳嗽日夜不得卧，两眼突出。

【用法用量】 水煎服，3～10g。外用适量，煎水洗；或研末外敷；或浸酒涂擦。

【使用注意】 脾胃虚弱者慎用。

【现代研究】 化学研究显示，直立百部含百部碱，原百部碱，对叶百部碱，百部定碱，异百部定碱，霍多林碱，直立百部碱等；蔓生百部含蔓生百部碱，异蔓生百部碱，蔓生百部叶碱等；对叶百部含对叶百部碱，异对叶百部碱，百部次碱，氧化对叶百部碱，滇百部碱，异滇百部碱，对叶百部酮碱及糖类，脂类，蛋白质等。药理研究显示，有抗病原微生物，镇咳，祛痰，平喘等作用。服用过量可中毒，常引起呼吸中枢麻痹。现代临床用于治疗百日咳，肺结核，慢性气管炎等。

209 王 瓜

【古籍原文】 味苦，寒，无毒。主消渴，内痹，瘀血，月闭，寒热，酸疼，益气，愈聋。疗诸邪气，热结，鼠瘘，散痈肿留血，妇人带下不通，下乳汁，止小便数不禁，逐四肢骨节中水，疗马骨刺人

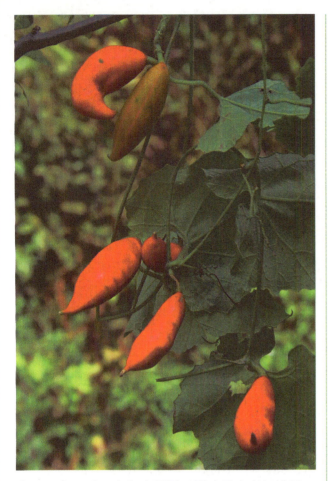

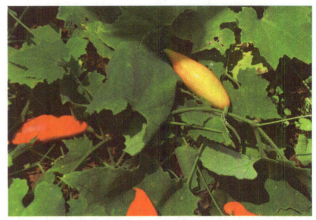

疮。一名土瓜。生鲁地平泽田野，及人家垣墙间。三月采根，阴干。

今土瓜生篱院间亦有，子熟时赤，如弹丸大。根今多不预干，临用时乃掘取，不堪入大方，正单行小小尔。《礼记•月令》云：王瓜生，此之谓也。郑玄云菝葜，殊为谬矣。

〔谨案〕此物蔓生，叶似栝楼，圆无叉缺，子如枝子，生青熟赤，但无棱尔。根似葛，细而多糁。北间者，累累相连，大如枣，皮黄肉白。苗子相似，根状不同。试疗黄疸、破血，南者大胜也。

【来　源】为葫芦科植物王瓜 *Trichosanthes cucumeroides*（Ser.）Maxim.的成熟果实。

【形态特征】多年生攀援藤本。叶片纸质，轮廓阔卵形或圆形，先端钝或渐尖，边缘具细齿或波状齿，叶基深心形。花雌雄异株，雄花总状花序；雌花单生。果实卵圆形、卵状椭圆形或球形，成熟时呈橙红色，平滑。种子横长圆形，深褐色，表面具瘤状突起。

【性味功效】苦，寒。清热，生津，化瘀，通乳。

【古方选录】《圣济总录》王瓜酒：王瓜不计多少。用法：用酒煮至烂熟。饮酒嚼王瓜下。主治：产后乳汁不下。

【用法用量】水煎服，9～15g；或入丸、散。外用适量，捣敷。

【使用注意】孕妇、虚证者禁服。

【现代研究】化学研究显示，含有 β-胡萝卜素，番茄烃，7-豆甾醇-3β-醇，α-菠菜甾醇等。现代临床用于治疗便秘，黄疸型肝炎，小便不利，闭经，乳汁不下，慢性咽喉炎等。

210 荠苨

【古籍原文】味甘，寒，无毒。主解百药毒。

根茎都似人参，而叶小异，根味甜绝，能杀毒。以其与毒药共处，而毒皆自然歇，不正入方家用也。

【来　源】为桔梗科植物荠苨 *Adenophora trachelioides* Maxim.、薄叶荠苨 *Adenophora remotiflora*（Sieb. et Zucc.）Miq.的根。

【形态特征】荠苨：多年生草本。茎单生，无毛，"之"字形曲折，有时具分支。基生叶心脏肾形，叶片心形或在茎上部的叶基部近于平截形。大圆锥花序，或分支短而组成狭、圆锥花序。蒴果卵状圆锥形；种子黄棕色，两端黑色，长矩圆状，稍扁，有一条棱，棱外缘黄白色。

薄叶荠苨：多年生草本，茎高大。叶有长柄，叶片长，卵形至卵状披针形，顶端渐尖，质地薄，膜质。假总状或狭圆锥状聚伞花序常为单花，少具几朵花；花萼裂片大。

【性味功效】甘，寒。润燥化痰，清热解毒。

【古方选录】《太平圣惠方》荠苨散：荠苨二两，

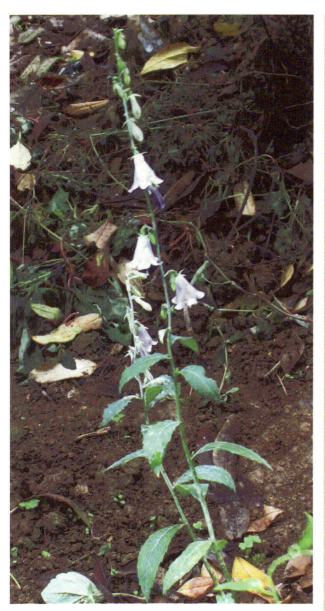

杜若相似，而叶如山姜。

〔谨案〕生岭南者，形大虚软，江左者细紧，味亦不甚辛，其实一也。今相与呼细者为杜若，大者为高良姜，此非也。

【来　　源】为姜科植物高良姜*Alpinia officinarum* Hance的根茎。

【形态特征】多年生草本。根茎延长，圆柱形。叶片线形，顶端尾尖，基部渐狭，两面均无毛，无柄；叶舌薄膜质，披针形。总状花序顶生，直立，花序轴被茸毛；花冠管较萼管稍短，裂片长圆形；唇瓣卵形，白色而有红色条纹。果球形，熟时红色。

【性味功效】辛，热。温中散寒，理气止痛。

【古方选录】《杨氏家藏方》高良姜丸：高良姜二两，干姜（炮）一两，肉桂（去粗皮）一两，人参（去芦头）一两，白术一两，甘草（炒）一两，丁香一分，荜澄茄一分，肉豆蔻（面裹煨）七枚，缩砂仁半两。用法：制成细末，以蜜炼成丸，每一两作十丸。每服一丸，食前以生姜汤化下。主治：脾胃虚弱，中脘停寒，心腹作痛，泄泻不止，不思饮食。

【用法用量】水煎服，3～6g；或入丸、散。

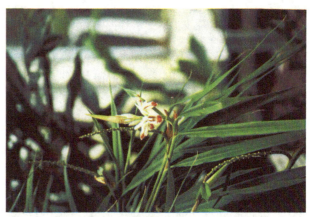

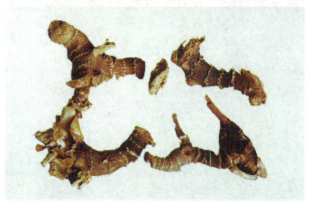

甘草（生，锉）三分，蓝子半两，赤茯苓一两，赤芍药一两，黄芩一两，蔓菁子（微炒）二合，石膏二两，玄参一两。用法：制成散剂，每服四钱，以水一中盏半，加黑豆半合，生姜半分，青竹叶三至七片，煎至六分，去滓温服，不拘时候。主治：乳石发动，热气上攻头面，眼昏，心神躁热，四肢烦疼，口干不食。

【用法用量】水煎服，5～10g。外用适量，捣烂敷。

211 高良姜

【古籍原文】大温，无毒。主暴冷，胃中冷逆，霍乱腹痛。

出高良郡。人腹痛不止，但嚼食亦效。形气与

【使用注意】阴虚有热者禁服。

【现代研究】化学研究显示，含姜黄素，二氢姜黄素，六氢姜黄素，八氢姜黄素，高良姜素，槲皮素，山奈酚，山奈素，异鼠李素，槲皮素-5-甲醚，高良姜素-3-甲醚，鼠李柠檬素，挥发油等。药理研究显示有解热，抗炎，抗菌，镇痛，保护胃黏膜等作用。现代临床用于治疗肠易激综合征，腹泻，呕吐，胃溃疡，慢性胃炎等。

212 马先蒿（马薪蒿）

【古籍原文】味苦，平，无毒。主寒热鬼疰，中风湿痹，女子带下病，无子。一名马屎蒿，生南阳川泽。

方云一名烂石草，主恶疮，方药亦不复用。

〔谨案〕此叶大如茺蔚，花红白色，实八月、九月熟，俗谓之虎麻是也。一名马新蒿，所在有之。茺蔚苗短小，子夏中熟。而初生二种，极相似也。

【来　　源】为玄参科植物返顾马先蒿*Pedicularis resupinata* L.的根。

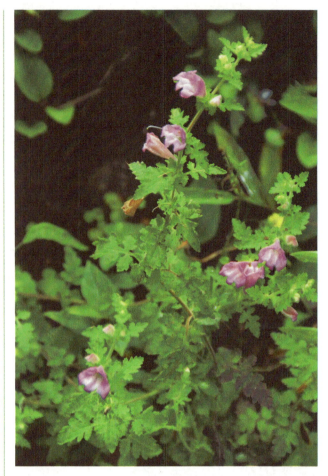

【形态特征】多年生草本，直立。根多数丛生，细长而纤维状。茎单出，上部多分支，粗壮而中空，多方形有棱。叶密生，互生或有时下部甚或中部者对生，无毛或有短毛。花单生于茎枝顶端的叶腋中。蒴果斜长圆状披针形，仅稍长于萼。

【性味功效】苦，平。祛风湿，利小便。

【古方选录】《太平圣惠方》引《普济方》马先蒿散：马薪蒿不拘多少。用法：制成细散。每服二钱，空心及晚食前以温酒调下。主治：大风癞疾，骨肉疽败，百节酸痛，眉鬓堕落，身体瘰痒痛者。

【用法用量】水煎服，6～9g；或研末。外用适量，煎水洗。

【现代研究】现代临床用于治疗风湿性关节炎疼痛，疥疮，尿路结石致小便排泄不畅等。

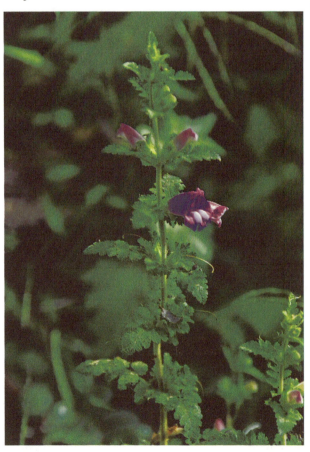

213 蜀羊泉（青杞）

【古籍原文】味苦，微寒，无毒。主头秃，恶疮，热气，疥瘙痂癣虫。疗龋齿，女子阴中内伤，皮间

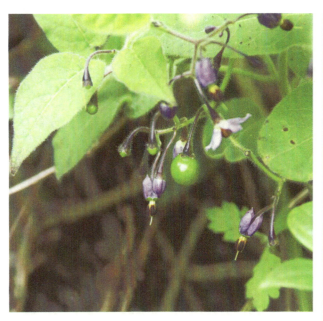

实积。一名羊泉，一名羊饴。生蜀郡川谷。

方药亦不复用，彼土人时有采识者。

〔谨案〕此草，俗名漆姑，叶似菊，花紫色。子类枸杞子，根如远志，无心有糁。苗主小儿惊，兼疗漆疮，生毛发。所在平泽皆有之。

【来　　源】为茄科植物青杞Solanum septemlobum Bunge的全草或果实。

【形态特征】直立草本或灌木状。茎具棱角。叶互生，卵形，先端钝，基部楔形，通常7裂。二歧聚伞花序，顶生或腋外生，具微柔毛或近无毛，花梗纤细，近无毛，基部具关节。浆果近球状，熟时红色。种子扁圆形。

【性味功效】苦，寒；有小毒。清热解毒。

【临床用方】治疗疮肿毒：蜀羊泉全草四两，炖服；另取鲜叶捣烂外敷患处。

【用法用量】水煎服，15～30g。外用适量，捣敷；或煎水熏洗。

【使用注意】体弱者慎用。

【现代研究】现代临床用于治疗急性咽喉炎，感冒咽痛和皮肤感染溃疡等。

214 积雪草（崩大碗）

【古籍原文】味苦，寒，无毒。主大热，恶疮，痈疽，浸淫赤熛，皮肤赤，身热。生荆州川谷。

方药亦不用，想此草当寒冷尔。

〔谨案〕此草，叶圆如钱大，茎细劲，蔓延生

溪涧侧。捣敷热肿丹毒，不入药用。荆楚人以叶如钱，谓为地钱草，《徐仪药图》名连钱草，生处亦稀。

【来　　源】为伞形科植物积雪草Centella asiatica（L.）Urban.的全草。

【形态特征】多年生草本。茎匍匐。叶片膜质至草质，圆形、肾形或马蹄形，两面无毛或在背面脉上疏生柔毛。伞形花序梗2～4条，聚生于叶腋，有或无毛。果实两侧扁压，圆球形，基部心形至平截形，每侧有纵棱数条，网状，表面有毛或平滑。

【性味功效】甘、辛，凉。清热利湿，活血止痛。

【临床用方】《江西民间草药》：鲜积雪草适量，洗净。用法：捣烂绞汁，同适量的糯米粉调成糊状，搽患处。主治：缠腰火疮（带状疱疹）。

【用法用量】水煎服，15～30g。外用适量。

【使用注意】孕妇及月经期妇女慎用。

【现代研究】化学研究显示，含积雪草酸，积雪草苷，羟基积雪草酸，积雪草糖，肌醇，叶绿素等。药理研究显示，有镇静，促进伤口愈合，抗菌，松

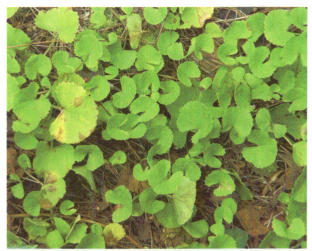

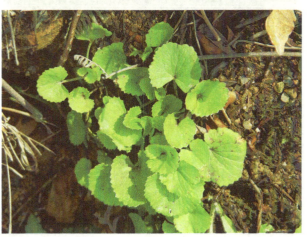

弛回肠的张力及收缩幅度，心率减慢等作用。现代临床用于治疗传染性黄疸型肝炎，胆道结石，泌尿道结石，腮腺炎，外伤性疼痛等。

215 恶实（牛蒡子）

【古籍原文】味辛，平，无毒。主明目，补中，除风伤。根茎疗伤寒寒热汗出，中风面肿，消渴热中，逐水。久服轻身耐老。生鲁山平泽。

方药不复用。

〔谨案〕鲁山在邓州东北。其草叶大如芋，子壳似栗状，实细长如荒蔚子。根主牙齿疼痛，劳疟，脚缓弱，风毒痈疽，咳嗽伤肺，肺壅，疝瘕，积血，主诸风，症瘕，冷气。吞一枚，出痈疽头。《别录》名牛蒡，一名鼠粘草。

【来　　源】为菊科植物牛蒡*Arctium lappa* L.的成熟果实。

【形态特征】二年生草本。基生叶宽卵形，两面异色，有黄色小腺点，叶柄灰白色。头状花序多数或少数在茎枝顶端排成疏松的伞房花序或圆锥状伞房花序，花序梗粗壮；总苞卵形或卵球形。瘦果倒长卵形，浅褐色，有多数细脉纹，有深褐色的色斑或

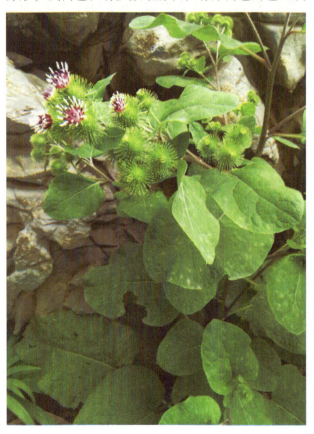

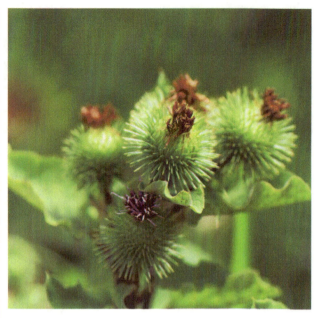

无色斑。

【性味功效】辛、苦，寒。疏散风热，宣肺透疹，解毒利咽。

【古方选录】《圣济总录》恶实丸：恶实（炒）四两，麝香半两，牵牛子（一半生，一半炒）一两半，漏芦（去芦头，锉）二两，大黄（煨）二两，薄荷叶二两。用法：制成粉末，每服十五丸，日午、临卧嚼，以薄荷汤送下。主治：诸种瘰疬，不限年久日近，或已破，或未破，及诸痈肿疮疖。

【用法用量】水煎服，5～10g；或入散。外用适量，煎汤含漱。

【使用注意】脾虚便溏者禁服。

【现代研究】化学研究显示，含牛蒡苷，罗汉松脂酚，络石苷元，倍半木质素AL-D及AL-F，牛蒡苷，牛蒡酚A、B、C、D、E、F、H，花生酸，硬脂酸等。药理研究显示，有抗菌，抗病毒，降血糖，钙拮抗等作用。现代临床用于预防猩红热、麻疹，治疗糖尿病肾病，周围神经麻痹，流行性感冒，膝关节骨性关节炎等。

216 莎草根（香附）

【古籍原文】味甘，微寒，无毒。主除胸中热，充皮毛。久服利人，益气，长须眉。一名薃、一名侯莎，其实名缇。生田野，二月、八月采。

方药亦不复用，《离骚》云：青莎杂树，繁草霍靡。古人为诗多用之，而无识者，乃有鼠蓑，疗

体异此。

　　〔谨案〕此草，根名香附子，一名雀头香，大下气，除胸腹中热，所在有之。茎叶都似三棱，根若附子，周匝多毛，交州者最胜。大者如枣，近道者如杏仁许。荆、襄人谓之莎草根，合和香用之。

【来　　源】 为莎草科植物莎草 *Cyperus rotundus* L.的根茎。

【形态特征】 多年生草本。匍匐根状茎长，具椭圆形块茎。锐三棱形，平滑，基部呈块茎状。叶较多，平张；鞘棕色，常裂成纤维状。叶状苞片，长侧枝聚伞花序简单或复出，具辐射枝。穗状花序轮廓为陀螺形。小坚果长圆状倒卵形，三棱形，具细点。

【性味功效】 辛，微寒。理气解郁，调经止痛，安胎。

【古方选录】 《圣济总录》莎草根丸：莎草根（用猪胆炒令香）二两，草乌头（用净水浸，一半生，一半炒熟，去皮尖）二两，威灵仙（去土）一分，踯躅花一分，刘寄奴一分。用法：制成粉末，用乳香、没药各半两研入，醋煮面糊为丸，每服五丸，渐加至十丸，煨葱酒送下。主治：风邪，循入经络疼痛，及腰膝苦痛。

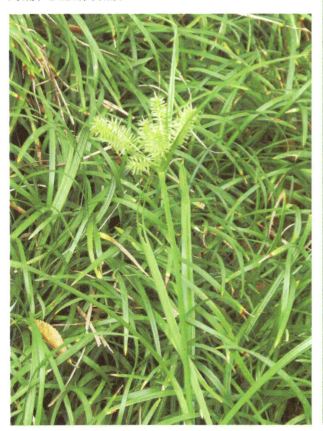

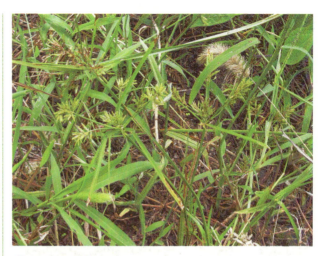

【用法用量】 水煎服，5～10g；或入丸、散。外用适量，研末撒或调敷。

【使用注意】 气虚无滞、阴虚、血热者慎服。

【现代研究】 化学研究显示，含有葡萄糖，果糖，淀粉，β-蒎烯，樟烯，桉叶素，柠檬烯，对-聚伞花素，香附子烯，异考布松等。药理研究显示，有抗炎，抗病原微生物，利胆及雌激素样作用等。现代临床用于治疗不孕，急性膀胱炎，各种腰痛，胃及十二指肠溃疡，扁平疣等。

217 大、小蓟根

【古籍原文】 味甘，温。主养精保血。大蓟主女子赤白沃，安胎，止吐血、衄鼻，令人肥健。五月采。

　　大蓟是虎蓟，小蓟得猫蓟，叶并多刺，相似。田野甚多，方药不复用，是贱之故。大蓟根甚疗血，亦有毒。

　　〔谨案〕大、小蓟，叶欲相似，功力有殊，并无毒，亦非虎、猫蓟也。大蓟生山谷，根疗痈肿；小蓟生平泽。俱能破血，小蓟不能消肿也。

大蓟根

【来　　源】 为菊科植物大蓟 *Cirsium japonicum* DC.的地下部分或根。

【形态特征】 多年生草本。块根纺锤状或萝卜状。茎直立，有条棱，被稠密茸毛及多细胞节毛。基生叶较大，卵形、长倒卵形、（长）椭圆形。头状花序直立，少有下垂，少数生茎端，少有单生茎端；小花红色或紫色。瘦果压扁，偏斜楔状倒披针状。

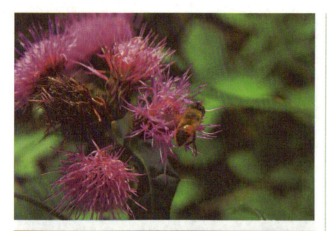

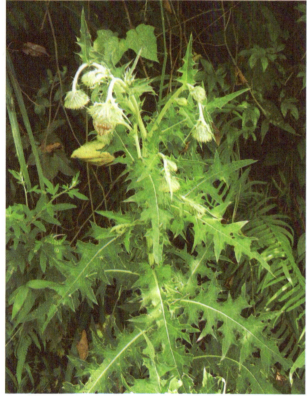

【性味功效】甘、微苦，凉。凉血止血，行瘀消肿。

【古方选录】《圣济总录》大蓟根散：大蓟根一斤。用法：制成散剂，每服三钱匕，食后温酒调下，每日二次。主治：热结瘰疬。

【用法用量】水煎服，5～10g，鲜品可用30～60g。外用适量，捣敷。用于止血宜炒炭用。

【使用注意】虚寒出血、脾胃虚寒者禁服。

【现代研究】化学研究显示，含有柳穿鱼苷，φ-蒲公英甾醇乙酸酯，β-香树脂醇乙酸酯，三十二烷醇，豆甾醇，β-谷甾醇，柳穿鱼素，单紫杉烯，α-雪松烯，蒲公英甾醇乙酸酯，菊糖等。药理研究显示，有止血，降压，抗菌等作用。现代临床用于治疗乳腺炎、肺结核、高血压等。

小蓟根

【来　　源】为菊科植物刺儿菜Cirsium setosum（Willd.）MB.的全草或根。

【形态特征】多年生草本。茎直立，上部有分支，花序分支无毛或有薄茸毛。基生叶和中部茎叶椭圆形，顶端钝或圆形，基部楔形。头状花序单生茎端，或在茎枝顶端排成伞房花序；小花紫红色或白色。瘦果淡黄色，椭圆形或偏斜椭圆形，压扁。

【性味功效】甘、微苦，凉。凉血止血，清热消肿。

【古方选录】《圣济总录》小蓟根汤：小蓟根三两，当归（微炙）一两，阿胶（炙令燥）一两，芎䓖一两，青竹茹一两，续断一两，地榆根一两半，伏龙肝二两。用法：每服三钱匕，水一盏，煎七分，去滓温服，每日三次。主治：妇人月经过多，或卒暴血伤不止，或色如肝，或成片者。

【用法用量】水煎服，5～10g，鲜品可用30～60g。外用适量，捣敷。用于止血宜炒炭用。

【使用注意】虚寒出血、脾胃虚寒者禁服。

【现代研究】化学研究显示，含有芦丁，原儿茶酸，绿原酸，咖啡酸，氯化钾，蒲公英甾醇，φ-蒲

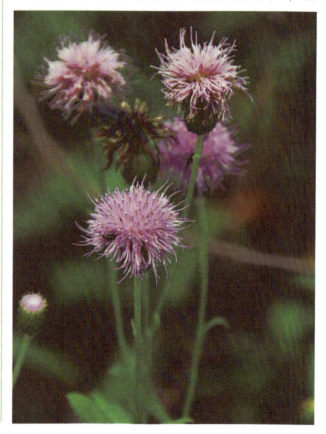

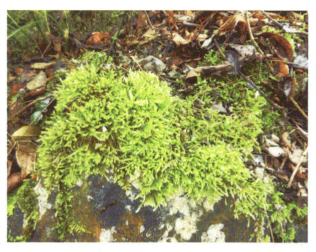

公英甾醇乙酸酯，三十烷醇，β-谷甾醇，豆甾醇等。药理研究显示，有止血，抗菌等作用。现代临床用于治疗麻风性鼻衄，产后子宫收缩不全，血痢，疮疡，传染性肝炎等。

218 垣 衣

【古籍原文】味酸，无毒。主黄疸，心烦，咳逆，血气，暴热在肠胃，金疮内塞。久服补中益气，长肌，好颜色。一名昔邪，一名乌韭，一名垣嬴，一名天韭，一名鼠韭。生古垣墙阴或屋上。三月三日采，阴干。

方药不甚用，俗中少见有者。《离骚》亦有昔邪，或云即是天蒜尔。

〔谨案〕此即古墙北阴青苔衣也，其生石上者名昔邪，一名乌韭。江南少墙，陶故云少见。《本经》载之：屋上者名屋游，在下品，形并相似，为疗略同。《别录》云：主暴风口噤，金疮，酒渍服之效。

【来　　源】为真藓科植物真藓Bryum argenteum Hedw.的全体。

【形态特征】多年生苔藓。茎单一或基部分支，纤细，基部有紫红色假根。叶紧密，覆瓦状排列，宽卵形；全缘，常内曲；叶片上部无叶绿体，白色透明。蒴柄紫红色，孢蒴近于长梨形，紫褐色，下垂。

【性味功效】甘、微涩，凉。清热解毒，止血。

【古方选录】《太平圣惠方》垣衣散：垣衣（晒干，捣罗为末）五合，铁精一合，合欢木灰二两，水萍末一合。用法：相和，然后制成极细粉末

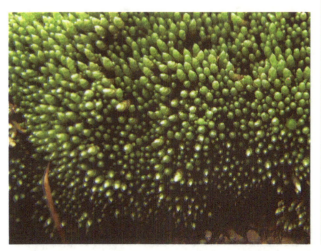

状，以生油调如膏。涂于不生处，日夜再涂，即生。主治：眉发髭不生。

【用法用量】水煎服，10～15g。外用适量，研末调敷；或捣碎后用纱布包好塞鼻孔。

【现代研究】化学研究显示，含芹菜素，木犀草素，芹菜素7-0-β-D吡喃葡萄糖苷，木犀草素7-0-β-D吡喃葡萄糖苷，芹菜素7-0-β-D-（6″-0-丙二酰基）吡喃葡萄糖苷，木犀草素7-0-β-D-（6″-0-丙二酰基）吡喃葡萄糖苷，异高山黄芩素7-0-β-D-吡喃葡萄糖苷等。

219 艾 叶

【古籍原文】味苦，微温，无毒。主灸百病，可作煎，止下痢，吐血，下部匿疮，妇人漏血，利阴气，生肌肉，辟风寒，使人有子。一名冰台，一名医草。生田野。三月三日采，曝干。作煎勿令见风。

捣叶以灸百病，亦止伤血。汁，又杀蛔虫。苦酒煎叶，疗癣甚良。

〔谨案〕《别录》云：艾生寒熟热，主下血、衄血、脓血痢，水煮及丸散任用。

【来　　源】为菊科植物艾Artemisia argyi Lévl. et Vant.的叶。

【形态特征】多年生草本或略呈半灌木状，植株有浓烈香气。叶厚纸质，上面被灰白色短柔毛，并有白色腺点与小凹。头状花序椭圆形，无梗或近无梗，并在茎上通常再组成狭窄、尖塔形的圆锥花序，花后头状花序下倾。瘦果长卵形或长圆形。

【性味功效】辛、苦，温。温经止血，散寒止痛，

祛湿止痒。

【古方选录】《太平圣惠方》艾叶散：艾叶二两，
阿魏二两，干姜二两，当归二两，龙骨二两，黄芪

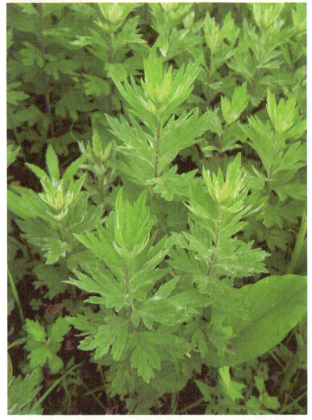

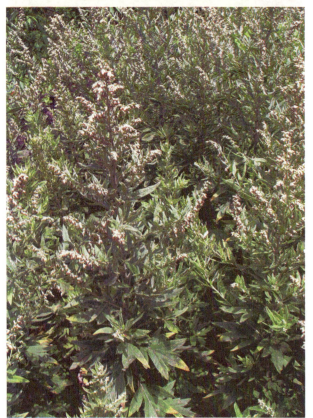

二两，熟干地黄二两，甘草（炙微赤，锉）半两。
用法：制成粗散，每服三钱，以水一中盏，加大枣
三枚，煎至六分，去滓，食前温服。主治：妇人月
水不断，吃食减少，四肢黄瘦。

【用法用量】水煎服，3～10g；或入丸、散；或捣
汁。外用适量，捣绒作炷或制成艾条熏灸；或捣
敷；或煎水熏洗；或炒热温熨。

【使用注意】阴虚血热者慎服。

【现代研究】化学研究显示，含2-甲基丁醇，2-己
烯醛，α-侧柏烯，α-蒎烯，α-香树脂醇、β-香
树脂醇，羽扇烯酮，β-谷甾醇，豆甾醇，棕榈酸
乙酯，油酸乙酯，亚油酸乙酯及镍、钴、铝、铬、
硒、钙、镁等。药理研究显示，有抗菌，增强网状
内皮细胞吞噬功能，平喘，镇咳，兴奋子宫等作
用。现代临床用于治疗慢性肝炎，肺结核喘息，急
性细菌性痢疾，钩蚴皮炎，肝硬化，慢性气管炎，
妇女白带，寻常疣等。

220 水萍（浮萍）

【古籍原文】味辛、酸，寒，无毒。主暴热身痒，
下水气，胜酒，长须发，止消渴，下气。以沐浴，
生毛发。久服轻身。一名水花，一名水白，一名水
苏。生雷泽池泽。三月采，曝干。

此是水中大萍尔，非今浮萍子。《药录》云：
五月有花，白色，即非今沟渠所生者。楚王渡江所
得，非斯实也。

〔谨案〕水萍者，有三种：大者名萍，中者曰
荇，小者即水上浮萍。水中又有荇菜，亦相似，而
叶圆。水上小浮萍，主火疮。

【来　　源】为浮萍科植物紫萍*Spirodela polyrrhiza*

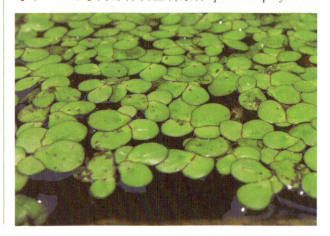

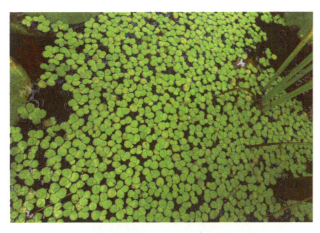

（L.）Schleid.或浮萍*Lemna minor* L.的全草。

【形态特征】 紫萍：水生漂浮植物。叶状体扁平，阔倒卵形，先端钝圆，表面绿色，背面紫色，具掌状脉，绿白色；根基附近的一侧囊内形成圆形新芽，萌发后，幼小叶状体渐从囊内浮出，由一细弱的柄与母体相连。

浮萍：水生飘浮植物。叶状体对称，表面绿色，背面浅黄色或绿白色或常为紫色，近圆形，倒卵形或倒卵状椭圆形，全缘，背面垂生丝状根1条。叶状体背面一侧具囊，以极短的细柄与母体相连，随后脱落。雌花具弯生胚珠1枚。果实无翅。

【性味功效】 辛，寒。发汗解表，透疹止痒，利水消肿，清热解毒。

【古方选录】 《圣济总录》：紫色浮萍半两，黄芪（炙）二钱半。用法：研为末，每服一钱，姜、蜜水调下。主治：吐血不止。

【用法用量】 水煎服，3～9g，鲜品15～30g；或捣汁饮；或入丸、散。外用适量，煎水熏洗；研末撒或调敷。

【使用注意】 表虚者禁服。

【现代研究】 化学研究显示，紫萍全草含荭草素，木犀草素-7-单糖苷，牡荆素，芹菜素-7-单糖苷，β-胡萝卜素，叶黄素，环氧叶黄素，脂肪酸等。浮萍全草含反式-1，十氢番茄红素，谷甾醇，11Z-十六碳烯酸等。药理研究显示，有强心，抗疟，解热，收缩血管，抗感染等作用。现代临床用于治疗痤疮，湿疹，小便不利，荨麻疹等。

221 海藻

【古籍原文】 味苦、咸，寒，无毒。主瘿瘤气颈下

核，破散结气、痈肿、症瘕、坚气，腹中上下鸣，下十二水肿。疗皮间积聚暴溃，留气热结，利小便。一名落首，一名薄。生东海池泽。七月七日采，曝干。

反甘草。生海岛上，黑色如乱发而大少许，叶大都似藻叶。又有石帆，状如柏，疗石淋。又有水松，状如松，疗溪毒。

【来　　源】 为马尾藻科植物海蒿子*Sargassum pallidum*（Turn.）C. Ag.或羊栖菜*Sargassum fusiforme*（Harv.）Setch.的藻体。

【形态特征】 海蒿子：多年生藻类植物，黄褐色，高30～100cm。1～2个直立主干，圆柱形。两侧羽状分支多。叶形变异大，初生叶呈披针形；次生叶线形。气囊多生于末枝叶间，球形或卵形。生殖托单生或总状排列于生殖小枝上。雌雄异株。

羊栖菜：多年生藻类植物，黄褐色，高20～50cm，肉质。主干直立，分支，圆柱形。叶形变异大，长短不一，呈线形、细匙形、卵形或棍棒状。气囊纺锤形，具短尖或短圆柱形的柄。生殖托丛生于叶腋或小枝间。雌雄异株。

【性味功效】 苦、咸，寒。软坚，消痰，利水，退肿。

【古方选录】 《圣济总录》海藻散：海藻一两一分，昆布一两半，海蛤半两，木通半两，桂半两，白茯苓半两，羊靥（去脂炙令黄）十枚。用法：制

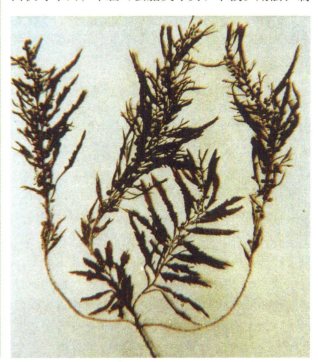

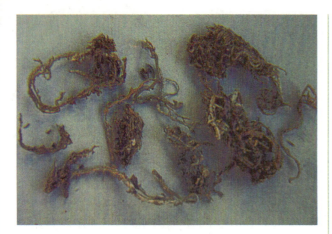

成散剂，每服三钱匕，温酒调下，夜再一服。主治：瘿瘤。

【用法用量】水煎服，5～15g；或入丸、散。外用适量，研磨敷或捣敷。

【使用注意】脾胃虚寒者禁服。

【现代研究】化学研究显示，羊栖菜含褐藻酸，甘露醇，氧化钾，羊栖菜多糖B、C及褐藻淀粉等。海蒿子含褐藻酸，甘露醇，碘，钾，粗蛋白，马尾藻多糖，磷脂类化合物等。药理研究显示，有暂时抑制甲状腺功能亢进，基础代谢率增高的作用；还有增进造血，降压，抗凝血，降血脂，抗肿瘤等作用。现代临床用于治疗单纯性肥胖，颈淋巴结结核，甲状腺良性肿瘤和缺碘性甲状腺肿大等。

222 昆 布

【古籍原文】味咸，寒，无毒。主十二种水肿，瘿瘤聚结气，瘘疮。生东海。

今惟出高丽。绳把索之如卷麻，作黄黑色，柔韧可食。《尔雅》云：纶似纶，组似组，东海有之。今青苔、紫菜皆似纶，此昆布亦似组，恐即是也。凡海中菜，皆疗瘿瘤结气。青苔、紫菜辈亦然，干苔性热，柔苔甚冷也。

【来　源】为海带科植物海带*Laminaria japonica* Aresch. 或昆布*Ecklonia kurome* Okam. 的干燥叶状体。

【形态特征】海带：藻体呈橄榄褐色，成熟后革质呈带状，叶片基部楔形。柄和叶片内部均由髓部、皮层及表皮层组成。在外皮层有黏液腔，腔内有分泌细胞，可分泌黏液构成胶质层。髓部由许多藻丝组成。藻体幼龄期叶面光滑，小海带期叶片出现凹凸现象。固着器为叉状分支的假根所组成。孢子

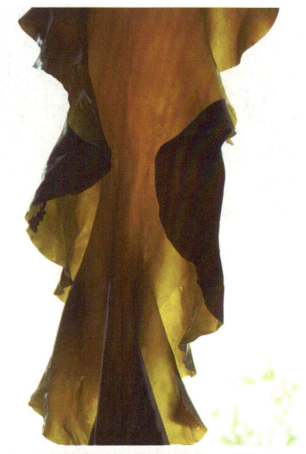

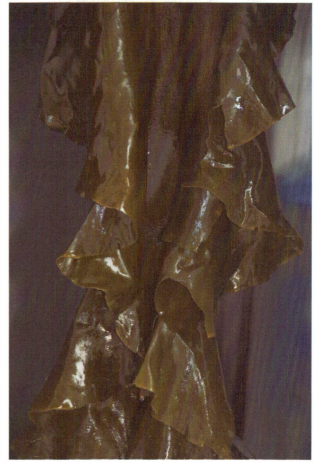

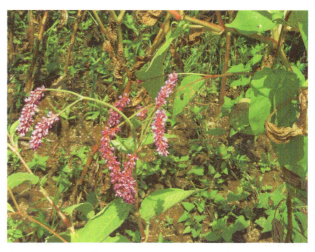

成熟于秋季。

【性味功效】咸，寒。消痰软坚，利水退肿。

【古方选录】《外台秘要》引苏恭方昆布丸：昆布八两，射干四两，茯苓二两，干姜二两，羚羊角屑三分，橘皮三分，杏仁五分，荜茇六分，吴茱萸六分，大黄六分。用法：制成粉末，蜜炼成丸，每服十五丸，利多服七丸。主治：诸脚气，定时候间满腹胀，不能食者。

【用法用量】水煎服，5～15g；或入丸、散。

【使用注意】脾胃虚寒者慎服。

【现代研究】化学研究显示，含褐藻酸盐，系褐藻酸，脂多糖，氨基酸，甘露醇，棕榈酸，荜澄茄油烯醇，己醛，（E)-2-己烯醛，胡萝卜素，维生素B$_1$、维生素B$_2$、维生素C等，以及硫、钾、镁、钙、磷等。药理研究显示，有抗凝血，降血脂，增强免疫力等作用。现代临床用于治疗便秘，视网膜震荡，玻璃体混浊，老年性白内障等。

223 荭草（东方蓼）

【古籍原文】味咸，微寒，无毒。主消渴，去热，明目，益气。一名鸿蔼。如马蓼而大，生水旁，五月采实。

此类甚多，今生下湿地，极似马蓼，甚长大。诗称隰有游龙，注云荭草。郭景纯云：即茏古也。

【来　源】为蓼科植物荭蓼*Polygonum orientale* L.的茎叶。

【形态特征】一年生草本。茎直立，粗壮，上部多分支。叶宽卵形，顶端渐尖，基部圆形或近心形，全缘，两面密生柔毛。总状花序呈穗状，花紧密，

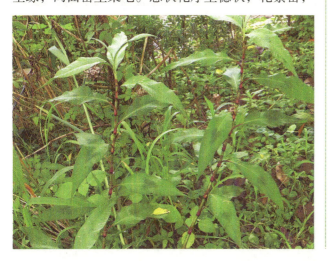

微下垂，通常数个再组成圆锥状。瘦果近圆形，双凹，黑褐色，有光泽，包于宿存花被内。

【性味功效】辛，平；有小毒。祛风除湿，清热解毒，活血，截疟。

【临床用方】《新疆中草药手册》：东方蓼全草一两。水煎服。主治：风湿性关节炎。

【用法用量】水煎服，9～15g；浸酒或研末。外用适量，研末或捣敷；或煎汁洗。

【使用注意】内服用量不宜过大，孕妇禁服。

【现代研究】化学研究显示，含槲皮苷，洋地黄黄酮，月橘素，荭草素及大量的叶绿醌，牡荆素等。药理研究显示，有增加心肌营养血流量，抗急性心肌缺血，耐缺氧，扩张支气管，抗菌等作用。现代临床用于治疗冠心病，心绞痛，风湿性关节炎等。

224 陟厘

【古籍原文】味甘，大温，无毒。主心腹大寒，温中消谷，强胃气，止泄痢。生江南池泽。

此即南人作纸者，方家惟合断下药用之。

〔谨案〕此物，乃水中苔，今取以为纸，名苔纸，青黄色，体涩。《小品方》云：水中粗苔也。《范东阳方》云：水中石上生，如毛，绿色者。《药对》云：河中侧梨。侧梨、陟厘，声相近也。王子年《拾遗》云：张花撰《博物志》上晋武帝，嫌繁，命削之，赐华侧理纸万张。子年云：陟厘纸也，此纸以水苔为之，溪人语讹，谓之侧理也。

【来　源】为双星藻科植物光洁水绵*Spirogyra nitida*（Dillw.）Link、扭曲水绵*Spirogyra intorta* Jao、异形水绵*Spirogyra uarians*（Hassall）Kutz的

新修本草彩色药图
XINXIUBENCAO CAISE YAOTU

藻体。

【形态特征】光洁水绵：营养细胞阔70～84μm，长93～300μm。横壁平直；色素体3～5条，呈1～5圈螺旋；结合管由雌雄两配子囊形成，呈梯形接合。接合孢子囊圆柱形。接合孢子椭圆形，两端尖，长105～189μm，宽55～90μm，成熟后呈黄色。

扭曲水绵：营养细胞宽25～29μm，长60～183μm。横壁平直；色素体1条，呈2～8圈螺旋；藻丝常不规则弯曲或螺旋状扭曲；多梯形接合。接合孢子囊圆柱形，有时略胀大。接合孢子椭圆形，两端较尖，长41～68μm，宽22～23μm，成熟后呈褐色。

异形水绵：营养细胞阔30～42μm，长30～135μm。横壁平直；色素体1条，呈1～9圈螺旋，梯形接合及侧面接合。接合孢子囊多数向接合管一侧显著膨大。阔达55μm，不育细胞多膨大，宽43μm，接合孢子椭圆形，长40～80μm，宽33～40μm，成熟后呈黄褐色。

【性味功效】甘，平；无毒。清热解毒，利湿。

【古方选录】《太平圣惠方》陟厘丸：陟厘三两，吴矾三两，绿矾二两，白矾一两半，黄丹一两半，石灰三两，赤石脂一两半，白石脂一两半，定粉一两半。用法：上为末，入瓶子内烧，一复时取出，研令细，以面糊为丸，如梧桐子大。每服二十丸，空心粥饮送下，晚食前再服之。主治：肠滑，下肠垢。

【用法用量】水煎服，3～10g。外用适量，鲜品洗净，捣敷。

【使用注意】治渴症，不宜食盐。

【现代研究】化学研究显示含没食子酰葡萄糖等。药理研究显示有抗菌，抑制淀粉酶，一定细胞毒活性等作用。现代临床用于治疗烫伤等。

225 井中苔及萍

【古籍原文】大寒。主漆疮，热疮，水肿。井中蓝，杀野葛、巴豆诸毒。

废井中多生苔萍，及砖土间生杂草、菜蓝，既解毒，在井中者弥佳，不应复别是一种名井中蓝。井底泥至冷，亦疗汤火灼疮，井花水又服炼法用之。

226 薪草（鸭舌草）

【古籍原文】味甘，寒，无毒。主暴热喘息，小儿丹肿。一名薪荣。生水旁。

叶圆，似泽泻而小。花青白，亦堪啖，所在有之。（新附）

【来　源】为雨久花科植物鸭舌草Monochoria vaginalis（Burm. f.）Presl的全草。

【形态特征】水生草本。根状茎极短。叶基生和茎生；叶片形状和大小变化较大，呈心状宽卵形、长卵形至披针形，顶端短突尖或渐尖，基部圆形或浅心形，全缘，具弧状脉。花序梗短，基部有1片披针形苞片。蒴果卵形至长圆形。

【性味功效】苦，寒。清热，凉血，利尿，解毒。

【临床用方】《福建中草药》：鲜鸭舌草30～60g。用法：捣烂，外敷患处。主治：丹毒。

【用法用量】水煎服，15～30g，鲜品30～60g；或捣汁。外用适量，捣敷。

【现代研究】现代临床用于治疗急性胃肠炎，吐

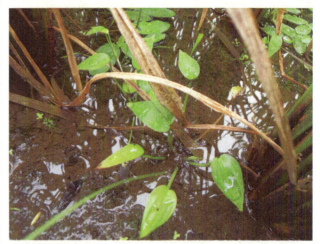

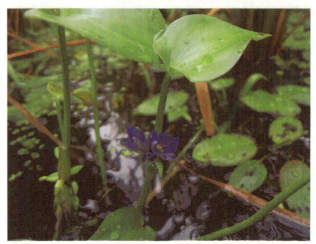

170

血，尿血，咳血，丹毒，疔疮，慢性气管炎，风火
赤眼，痢疾等。

227 凫葵

【古籍原文】味甘，冷，无毒。主消渴，去热淋，
利小便。生水中，即荇菜也。一名接余，五月采。
　　南人名猪莼，堪食。有名未用条中载也。（新附）

【来　　源】为龙胆科植物荇菜Nymphoides peltatum
（Gmel.）O. Kuntze的全草。

【形态特征】多年生水生草本。茎密生褐色斑点，
节下生根。上部叶对生，下部叶互生，叶片近革
质，圆形或卵圆形，全缘。花冠金黄色，分裂至近
基部，边缘近透明，具不整齐的细条裂齿。蒴果无
柄，椭圆形，宿存花柱。种子大，褐色，椭圆形。

【性味功效】辛、甘，寒。发汗透疹，利尿通淋，
清热解毒。

【古方选录】《食医心鉴》凫葵粥：凫葵二斤，米
半升。用法：上于豉汁中煮作粥。空心食之。主
治：热淋。

【用法用量】水煎服，10～15g。外用鲜品适量，
捣敷。

【使用注意】不宜与甘草同服。

【现代研究】化学研究显示，含有芦丁，槲皮
素-3β-巢菜糖苷，荇熊果酸，β-谷甾醇，β-香树
脂醇，槲皮素，白桦脂酸，齐墩果酸等。现代临床
主要用于治疗感冒，麻疹，荨麻疹，毒蛇咬伤，痈
毒，小儿便秘，水肿等。

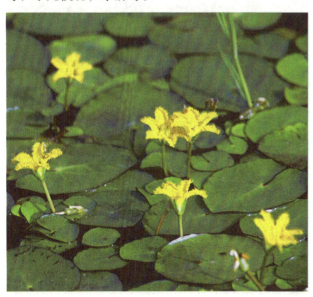

228 菟葵

【古籍原文】味甘，寒，无毒。主下诸石、五淋，
止虎蛇毒。
　　苗如石龙芮，叶光泽，花白似梅，茎紫色，煮
汁极滑，堪啖。《尔雅·释草》：一名莃，所在平
泽皆有，田间人多识之。（新附）

【来　　源】为锦葵科植物野葵Malva verticillata
L.或冬葵Malva crispa L.的成熟果实。

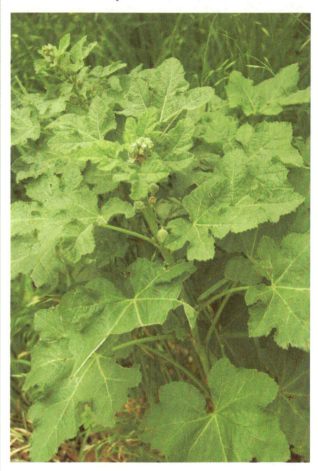

【形态特征】野葵：二年生草本。茎干被星状长柔
毛。叶肾形或圆形，掌状裂，裂片三角形，具钝尖
头，边缘具钝齿，两面近无毛。花簇生于叶腋，近
无柄。果实扁球形，背面平滑，两侧具网纹。种子
肾形，无毛，紫褐色。
　　冬葵：一年生草本，不分支。茎被柔毛。
叶柄细瘦，被疏柔毛；叶片圆形，5～7裂，直径
5～8cm，基部心形，边缘具细锯齿，特别皱曲。
花白色。果扁球形，直径约8mm。种子直径约
1mm，暗黑色。

【性味功效】甘，寒。利水通淋，滑肠通便，

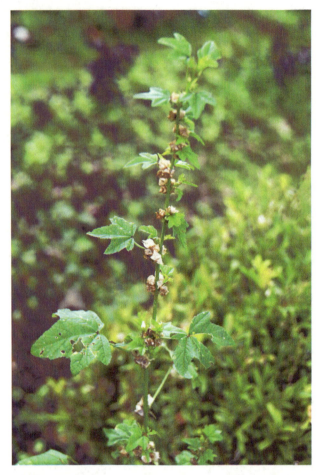

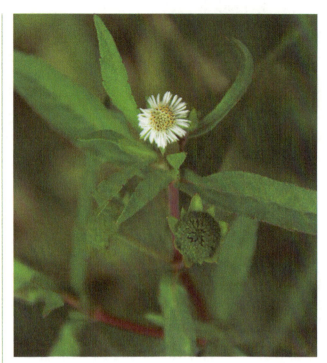

【形态特征】一年生草本。叶披针形，无柄或具极短柄，顶渐尖，边缘有细锯齿，两面被密硬糙毛。头状花序；雌花舌状；两性花，花冠管状，白色。瘦果暗褐色，雌花的瘦果三棱形，两性花的瘦果扁四棱形，顶端截形，边缘具白色的肋，表面有

下乳。

【古方选录】《子母秘录》：葵根适量。用法：烧末，外敷患处。主治：小儿褥疮。

【用法用量】水煎服，6～15g；或入散。

【使用注意】脾虚肠滑者忌服，孕妇慎服。

【现代研究】化学研究显示，含中性多糖MVS-Ⅰ、MVS-ⅡA、MVS-ⅡG；酸性多糖MVS-ⅢA、MVS-ⅣA及肽聚糖MVS-V等。药理研究显示，有增强网状内皮系统吞噬活性的作用。现代临床用于治疗便秘，盗汗等。

229 鳢肠（旱莲草）

【古籍原文】味甘、酸，平，无毒。主血痢，针灸疮发，洪血不可止者，敷之立已。汁涂发眉，生速而繁。生下湿地。

苗似旋蕧，一名莲子草，所在坑渠间有之。（新附）

【来　源】为菊科植物鳢肠 *Eclipta prostrata* L.的地上部分。

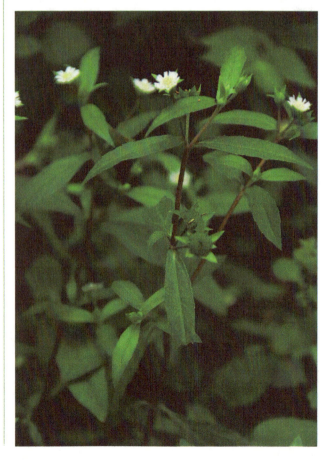

小瘤状突起，无毛。

【性味功效】甘、酸，寒。滋补肝肾，凉血止血。

【古方选录】《陆川本草》：旱莲草五钱，车前子三钱，银花五钱，土茯苓五钱。用法：水煎服。主治：小便白浊。

【用法用量】水煎服，9～30g；或熬膏；或捣汁；或入丸、散。外用适量，捣敷；或捣绒塞鼻；或研末敷。

【使用注意】脾肾虚寒者忌服。

【现代研究】化学研究显示，含有生物碱，黄酮类，3,4-呋喃，香豆精类化合物，噻吩类化合物，蛋白质，氨基酸，皂苷等。药理研究显示，有抑菌，保肝，抗诱变，止血，镇静，镇痛等作用。现代临床用于治疗白喉，肺结核咯血，胃出血，痢疾，心绞痛，慢性肝炎，肾炎，胃肠炎等。

230 蒟 酱

【古籍原文】味辛，温，无毒。主下气温中，破痰积。生巴蜀。

《蜀都赋》所谓流味于番禺者。蔓生，叶似

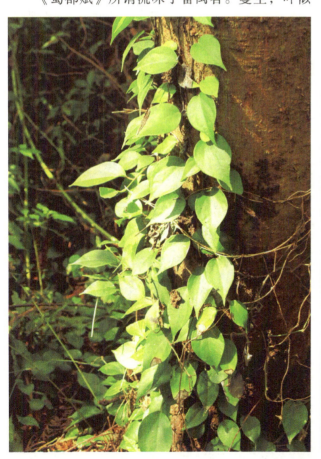

王瓜而浓大，味辛香，实似桑葚，皮黑肉白。西戎亦时将来，细而辛烈，或谓二种。交州、爱州人云蒟酱，人家多种，蔓生，子长大，谓苗为浮留藤，取叶合槟榔食之，辛而香也。又有荜拔，丛生，子细，味辛烈于蒟酱，此当信也。（新附）

【来 源】为胡椒科植物蒟酱*Piper betle* L.的成熟果穗。

【形态特征】攀援藤本。枝梢近木质，节上生根。叶纸质至近革质，背面及嫩叶脉上有密细腺点，阔卵形，顶端渐尖，腹面无毛。花单性，雌雄异株，穗状花序。浆果顶端稍凸，有茸毛，下部与花序轴合生成一柱状、肉质、带红色的果穗。

【性味功效】辛，温。温中下气，消痰散结，止痛。

【古方选录】《圣济总录》蒟酱汤：蒟酱二两，高良姜三分，荜澄茄半两。用法：制成粗末，每服三钱匕，水一盏，煎至七分，去滓，入苦酒数滴，热呷。以知为度。主治：中焦有寒，阴凝胃口，哕噫不止。

【用法用量】水煎服，1～3g；或入丸、散。外用适量；或浸酒擦患处。

【使用注意】阴虚火旺者禁服。

【现代研究】现代临床用于防治寄生虫病。

231 百脉根

【古籍原文】味甘、苦，微寒，无毒。主下气，止渴，去热，除虚劳，补不足。酒浸若水煮，丸散兼用之。出肃州、巴西。

叶似苜蓿，花黄，根如远志。二月、八月采根，日干。（新附）

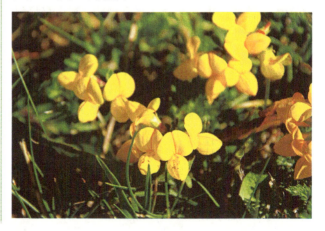

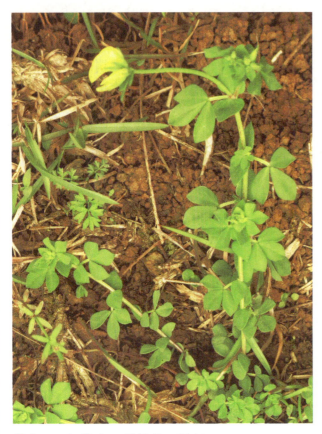

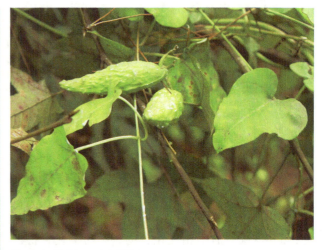

【来　　源】为豆科植物百脉根*Lotus corniculatus* L.的根。

【形态特征】多年生草本。全株散生稀疏白色柔毛或秃净。具主根。羽状复叶小；疏被柔毛，纸质，斜卵形至倒披针状卵形，中脉不清晰。花冠黄色或金黄色，干后常变蓝色。荚果褐色，二瓣裂；有多数种子，种子细小，卵圆形，灰褐色。

【性味功效】甘、苦，微寒。补虚，清热，止渴。

【用法用量】水煎服，9～18g；或浸酒；或入丸、散。

【现代研究】化学研究显示，含百脉根素，百脉根素-3-O-β-D-半乳糖苷，3,5,8,3′,4′-五羟基-7-甲氧基黄酮，棉花皮素-7-甲醚-3-半乳糖苷，5-去羟异鼠李素，5-去氧山柰酚，柠檬素，3,5,7,4′四羟基-8-甲氧基黄酮，棉子皮亭等。

232 萝摩子

【古籍原文】味甘、辛，温，无毒。主虚劳。叶食之，功同于子。陆机云：一名芄兰，幽州谓之雀瓢。

雀瓢，是女青别名，叶盖相似，以叶似女青，故兼名雀瓢。（新附）

【来　　源】为萝摩科植物萝摩*Metaplexis japonica*（Thunb.）Makino的成熟果实。

【形态特征】多年生草质藤本，具乳汁。叶膜质，卵状，顶端短渐尖，叶耳圆，两面无毛。总状聚伞花序腋生或腋外生，具长总花梗。菁葵果纺锤形，无毛，顶端急尖，基部膨大。种子卵圆形，有膜质边缘，褐色，顶端具白色绢质种毛。

【性味功效】甘、微辛，温。补益精气，生肌止血。

【临床用方】《安徽中草药》：萝摩子、补骨脂各

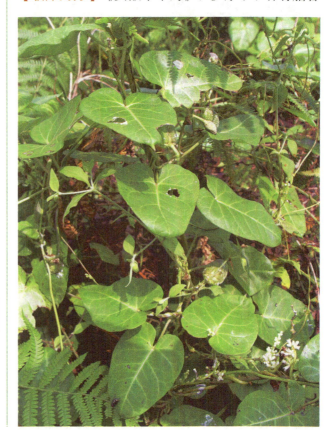

9g，枸杞子12g。水煎服。主治：肾虚阳痿。

【用法用量】水煎服，9~18g；或研末。外用适量，捣敷。

【现代研究】化学研究显示，含D-加拿大麻糖，D-沙门糖，L-夹竹桃糖，D-洋地黄毒糖；苷元是酯型壬烯类化合物，水解后产生热马酮、去酰牛皮消苷元、萝藦苷元、肉珊瑚苷元、桂皮酸等。现代临床用于治疗阳痿等。

233 白 药

【古籍原文】味辛，温，无毒。主金疮，生肌，出原州，剪草，凉，无毒。疗恶疮、疥癣、风瘙。根名白药。

　　三月苗生，叶似苦苣。四月抽赤茎，花白，根皮黄。八月叶落，九月枝折，采根，日干。（新附）

【来　源】为防己科植物金线吊乌龟Stephania cepharantha Hayata 的块根。

【形态特征】多年生草质、落叶、无毛藤本。块根团块状或近圆锥状，褐色，多突起的皮孔。叶纸质，三角状扁圆形至近圆形，全缘。雌雄花序同形，头状花序，具盘状花托。核果阔倒卵圆形，红色；果核背部两侧有横肋状雕纹。

【性味功效】辛，温；有毒。祛风湿，止痛。

【古方选录】《普济方》引《卫生家宝》白药散：白药子不拘多少。用法：制成细末，每服一钱，临卧冷米饮或冷水调下。主治：瘰疬疮。

【用法用量】水煎服，9~15g；或入丸、散。外用适量，捣敷或研末敷。

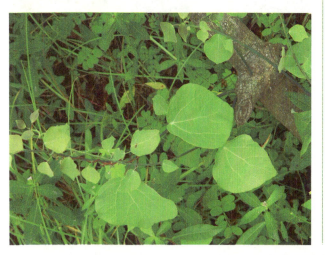

【使用注意】脾虚及泄泻者禁服。

【现代研究】化学研究显示，含左旋异可利定，异粉防己碱，粉防己碱，轮环藤宁碱，奎宁，罂粟碱，可待因，吗啡，粉防己碱等；种子含去氢千金藤碱，粉防己碱等。药理研究显示，有保护辐射损伤引起的白细胞突变，抗突变反应等作用。现代临床用于治疗流行性腮腺炎，淋巴结炎，神经性皮炎，带状疱疹，肝硬化腹水，胃及十二指肠溃疡，无名肿毒等。

234 怀香子（小茴香）

【古籍原文】味辛，平，无毒。主诸瘘，霍乱，及蛇伤。

　　叶似老胡荽，极细，茎粗，高五、六尺，丛生。（新附）

【来　源】为伞形科植物茴香Foeniculum vulgare Mill.的成熟果实。

【形态特征】多年生草本。茎直立，光滑，灰绿色或苍白色，多分支。中上部的叶柄呈鞘状，叶鞘边缘膜质；叶片羽状全裂。复伞形花序顶生与侧生。果实主棱5条，尖锐；每棱槽内有油管1条，合生面油管2条；胚乳腹面近平直或微凹。

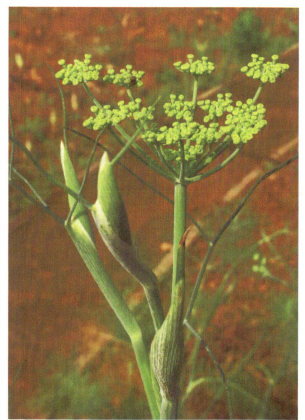

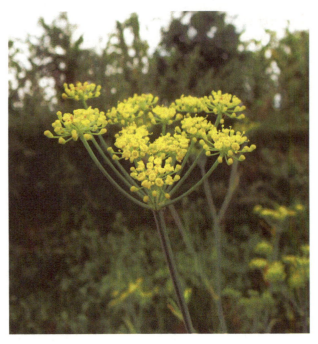

【性味功效】辛，温。温肾暖肝，行气止痛，和胃。

【古方选录】《医方集解》导气汤：川楝子四钱，木香三钱，茴香二钱，吴茱萸一钱。用法：长流水煎服。主治：寒疝疼痛。

【用法用量】水煎服，3～6g；或入丸、散。外用适量，研末调敷；或炒热温熨。

【使用注意】阴虚火旺者禁服。

【现代研究】化学研究显示，含挥发油；果实脂肪油中含10-十八碳烯酸，花生酸，棕榈酸，山嵛酸，肉豆蔻酸等。药理研究显示，有促进胃肠道蠕动，抗溃疡，利胆，性激素样作用，抗肿瘤等作用。现代临床用于治疗遗尿，小肠疝，睾丸鞘膜积水，阴囊象皮肿等。

235 郁 金

【古籍原文】味辛、苦，寒，无毒。主血积，下气，生肌，止血，破恶血，血淋，尿血，金疮。

此药苗似姜黄，花白质红，末秋出茎，心无实，根黄赤，取四畔子根，去皮火干之。生蜀地及西戎，马药用之。破血而补。胡人谓之马蒁。岭南者有实似小豆蔻，不堪啖。（新附）

【来　源】为姜科植物温郁金*Curcuma wenyujin* Y. H. Chen et C. Ling、姜黄*Curcuma longa* L.、广西莪术*Curcuma kwangsiensis* S. G. Lee et C. F. Liang、

蓬莪术*Curcuma phaeocaulis* Val.的块根。

【形态特征】温郁金：多年生草本。叶基生，叶片长圆形，顶端具细尾尖，基部渐狭，叶面无毛，叶背无毛。穗状花序圆柱形，有花的苞片呈淡绿色，卵形，长4～5cm；上部无花的苞片较狭，长圆形；花冠裂片纯白色而不染红。

姜黄：多年生草本。根茎很发达，成丛，分支很多，椭圆形或圆柱状，橙黄色，极香；根粗壮，末端膨大成块根。叶片长圆形或椭圆形，顶端短渐尖，基部渐狭，绿色，两面均无毛。花葶由叶鞘内抽出；穗状花序圆柱状；花冠淡黄色。

广西莪术：多年生草本。根茎卵球形，呈横纹状的节，节上有褐色膜质叶鞘，鲜时内部白色或微带淡奶黄色。须根细长，末端常膨大成近纺锤形块根；块根内部乳白色。叶基生。穗状花序从根茎抽出；花萼白色；花冠喇叭状，喉部密生柔毛。

蓬莪术：多年生宿根草本。根茎块状卵圆形，侧面有圆柱状的横走分支，根系细长，末端膨大成长卵形块状。叶片长圆状椭圆形或狭卵形，叶脉中部具紫色晕；叶柄长约为叶片的1/3，下延成鞘，叶耳形小。

【性味功效】辛、苦，寒。活血止痛，行气解郁，

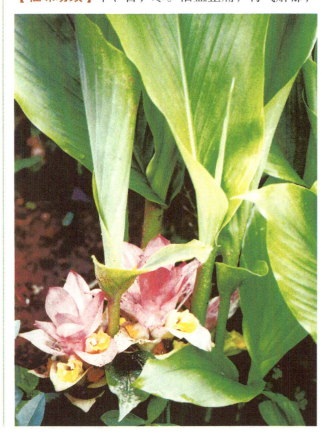

草 部
CAO BU

清心凉血，疏肝利胆。

【古方选录】《太平圣惠方》郁金散：郁金一两，
瞿麦一两，生干地黄一两，车前叶一两，滑石一
两，川芒硝一两。用法：制成粗散，主每服四钱，
以水一中盏，煎至六分，去滓温服，以愈为度。主
治：血淋及尿血，水道涩痛。

【用法用量】水煎服，3～10g；或入丸、散。

【使用注意】阴虚失血及无气滞血瘀者禁服，孕妇
慎服。

【现代研究】化学研究显示，温郁金含姜黄素，
去甲氧基姜黄素，双去甲氧基姜黄素等；姜黄含姜
黄素，姜黄酮，芳香-姜黄酮等；广西莪术含桉叶
素，龙脑，异莪术烯醇，桂莪术内酯等；蓬莪术含
姜黄素，去甲氧基姜黄素等。药理研究显示，有抑
制中枢，保护心肌，保肝，抗孕等作用。现代临床
用于治疗癫痫，病毒性肝炎，肝炎，精神分裂，硅
沉着病胸痛等。

236 姜 黄

【古籍原文】味辛、苦，大寒，无毒。主心腹结积
疰忤，下气破血，除风热，消痈肿，功力烈于
郁金。

叶、根都似郁金，花春生于根，与苗并出。夏
花烂，无子。根有黄、青、白三色。其作之方法，

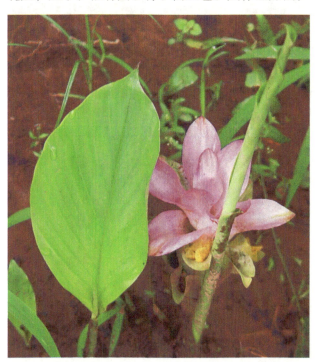

与郁金同尔。西戎人谓之蒁药，其味辛少、苦多，
与郁金同，惟花生异尔。（新附）

【来　　源】为姜科植物姜黄 *Curcuma longa* L.的
根茎。

【形态特征】多年生草本。根茎很发达，成丛，分
支很多，椭圆形或圆柱状，橙黄色，极香；根粗
壮，末端膨大成块根。叶片长圆形或椭圆形，顶端
短渐尖，基部渐狭，绿色，两面均无毛。花葶由叶
鞘内抽出；穗状花序圆柱状；花冠淡黄色。

【性味功效】苦、辛，温。破血行气，通经止痛。

【古方选录】《圣济总录》姜桂散：姜黄一两，桂
（去粗皮）三两。用法：捣为细末，每服二钱匕，
醋汤调下。主治：心痛。

【用法用量】水煎服，3～10g；或入丸、散。外用
适量，研末调敷。

【使用注意】血虚无气滞血瘀者及孕妇慎服。

【现代研究】化学研究显示，含姜黄素，二氢姜
黄素，姜黄酮醇，姜黄多糖，姜黄酮，芳香-姜黄
酮，姜黄烯，菜油甾醇，脂肪酸及钾、钠、镁、
铜、锌等。药理研究显示，有抗炎，利胆，保肝，
抗胃溃疡，降血压，抗血凝，抗病原微生物及抗原
虫等作用。现代临床用于治疗疮痈肿毒，丹毒，睑
腺炎，过敏性水肿等。

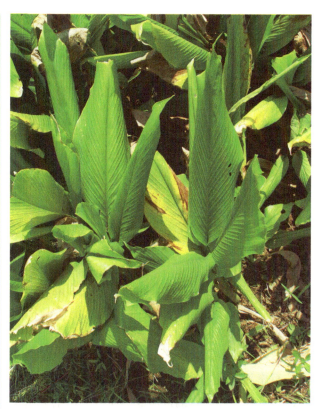

237 阿　魏

【古籍原文】味辛，平，无毒。主杀诸小虫，去臭气，破症积，下恶气，除邪鬼蛊毒。生西蕃及昆仑。

苗、叶、根、茎酷似白芷。捣根汁，日煎作饼者为上，截根穿曝干者为次。体性极臭，而能止臭，亦为奇物也。（新附）

【来　源】为伞形科植物新疆阿魏*Ferula sinkiangensis* K. M. Shen、阜康阿魏*Ferula fukanensis* K. M. Shen的树脂。

【形态特征】新疆阿魏：多年生一次结果的草本，全株有强烈的葱蒜样臭味。根纺锤形或圆锥形，根茎上残存叶鞘纤维。基生叶有短柄，柄的基部成鞘。复伞形花序，无总苞片。分生果背腹扁压，果棱突起；有油管。

阜康阿魏：多年生一次结果的草本，全株有强烈的葱蒜样臭味。根圆锥形或倒卵形，根茎上残存鞘纤维。基生叶柄基部成鞘，叶卵形，三出二回羽状全裂；茎生叶逐渐简化，叶鞘披针形，草质。复伞形花序。分生果背腹扁压；果棱突起；有油管。

【性味功效】辛，平。化症消积，杀虫，截疟。

【古方选录】《医学纲目》阿魏丸：阿魏（醋浸一宿，研如泥）半两，黄连（炒）半两，花碱（研如粉）三钱，山楂肉一两，连翘一两半，半夏（皂角水浸一宿）一两。用法：研为细末，炒神曲糊丸，如萝卜子大。每服二十丸，空心米饮下。主治：小儿食积，腹如蜘蛛状，肚痛，小便白浊。

【用法用量】内服，入丸、散，1～1.5g。外用适量，熬制药膏或研末入膏药内敷贴。

【使用注意】脾胃虚弱者及孕妇禁服。

【现代研究】化学研究显示，含有挥发油，香豆精类，法尼斯泄醇，左旋-波利安替宁，多胶阿魏素，阿魏种素，阿魏酸等。药理研究显示，具抗过敏，抗炎，免疫抑制等作用。现代临床用于治疗疟疾，痢疾，胃肠炎等。

下品上

238 大　黄

【古籍原文】将军，味苦，寒、大寒，无毒。主下瘀血，血闭，寒热，破症瘕积聚，留饮宿食，荡涤肠胃，推陈致新，通利水谷，调中化食，安和五脏。平胃下气，除痰实，肠间结热，心腹胀满，女子寒血闭胀，小腹痛，诸老血留结。一名黄良。生河西山谷及陇西。二月、八月采根，火干。

得芍药、黄芩、牡蛎、细辛、茯苓疗惊恚怒，

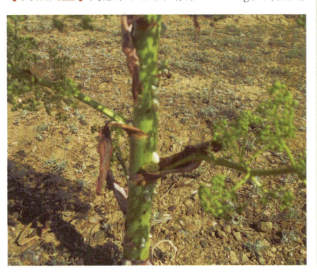

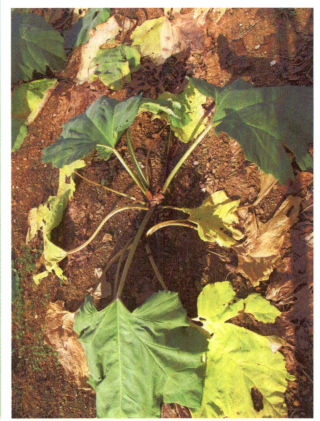

心下悸气。得消石、紫石英、桃仁疗女子血闭。黄芩为之使。今采益州北部汶山及西山者，虽非河西、陇西，好者犹作紫地锦色，味甚苦涩，色至浓黑。西川阴干者胜。北部日干，亦有火干者，皮小焦不如，而耐蛀堪久。此药至劲利，粗者便不中服，最为俗方所重。道家时用以去痰疾，非养性所须也。将军之号，当取其骏快矣。

〔谨案〕大黄性湿润，而易壤蛀，火干乃佳。二月、八月日不烈，恐不时燥，即不堪矣。叶、子、茎并似羊蹄，但粗长而厚，其根细者，亦似宿羊蹄，大者乃如碗，长二尺。作时烧石使热，横寸截著石上煿之，一日微燥，乃绳穿晾之，至干为佳。幽、并以北渐细，气力不如蜀中者。今出宕州、凉州、西羌、蜀地皆有。其茎味酸，堪生啖，亦以解热，多食不利人。陶称蜀地者不及陇西，误矣。

【来　　源】为蓼科植物掌叶大黄*Rheum palmatum* L.、唐古特大黄*Rheum tanguticum* Maxim. ex Balf.、药用大黄*Rheum officinale* Baill.的干燥根茎。

【形态特征】掌叶大黄：多年生草本。根及根状茎粗壮，木质。茎直立中空，叶片长宽近相等，掌状半5裂，具乳突状毛；叶柄与叶片近等长，密被锈乳突状毛。大型圆锥花序；花小，紫红色。果实矩圆形，两端均下凹，具翅。种子宽卵形，棕黑色。

唐古特大黄：多年生高大草本，根及根状茎粗壮，黄色。茎粗，中空，具细棱线。无毛。茎生叶，叶片近圆形，掌状5深裂，叶上具乳突，下具密短毛。大型圆锥花序，花小，紫红色，稀淡红色；花梗丝状。果实矩圆形，具翅。种子卵形，黑褐色。

药用大黄：多年生高大草本。根及根状茎粗壮，内部黄色。茎粗壮，中空，具细沟棱，被白色短毛。叶基生，近圆形，掌状浅裂，叶上无毛，叶下具淡棕色短毛。圆锥花序，簇生，绿色至黄白色。果实长椭圆形，具翅。种子宽卵形。

【性味功效】苦，寒。攻下积滞。清热燥湿，泻火，凉血，祛瘀，解毒。

【古方选录】《太平圣惠方》大黄丸：川大黄三两，鳖甲一两，柴胡一两，吴茱萸半两，当归半两，京三棱半两，赤芍药半两，牛膝半两，槟榔半两，桂心半两，干漆三分。用法：制成细末，再制

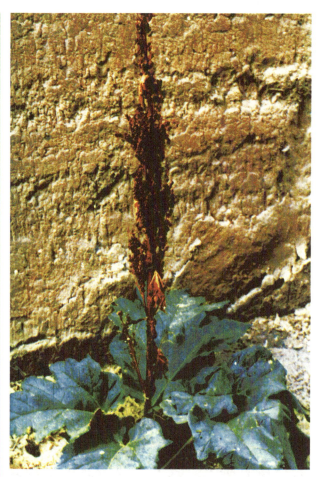

成丸，每服三十丸，食前以生姜、橘皮汤送下。主治：妇人月水不通，积聚成块，或歇寒热，时复刺痛。

【用法用量】煎服，3~15g。生大黄泻下力较强，欲攻下者宜生用，入汤剂应后下，或用开水泡服；酒大黄善清上焦血分热毒，多用于头昏目赤、咽喉及牙龈肿痛等。熟大黄泻下力缓，泻火解毒，用于火毒疮疡。外用适量，研末敷于患处。

【使用注意】脾胃虚弱者慎用；孕妇及月经期、哺乳期妇女慎用。

【现代研究】化学研究显示，含蒽醌苷、大黄素、大黄酚、大黄素酸、鞣质、有机酸和雌激素样物质等。药理研究显示，有增加肠蠕动，抗感染，止血，降压和降低血清胆固醇等作用。现代临床用于治疗急性肠梗阻、急性胰腺炎、急性胆囊炎、急性肠炎、细菌性痢疾、消化道出血、咯血、宫颈糜烂等。

239 桔　梗

【古籍原文】味辛、苦，微温，有小毒。主胸胁痛

如刀刺，腹满，肠鸣幽幽，惊恐悸气。利五脏肠胃，补血气，除寒热风痹，温中消谷，疗喉咽痛，下蛊毒。一名利如，一名房图，一名白药，一名梗草，一名荠苨，生嵩高山谷及宛朐。二、八月采根，曝干。

节皮为之使。得牡蛎、远志疗恚怒，得消石、石膏疗伤寒。畏白及、龙眼、龙胆。近道处处有，叶名隐忍。二、三月生，可煮食之。桔梗疗蛊毒甚验。俗方用此，乃名荠苨。今别有荠苨，能解药毒，所谓乱人参者便是，非此桔梗，而叶甚相似。但荠苨叶下光明、滑泽，无毛为异，叶生又不如人参相对者尔。

〔谨案〕人参，苗似五加阔短，茎圆，有三、四桠，桠头有五叶。陶引荠苨乱人参，谬矣。且荠苨、桔梗，又有叶差互者，亦有叶三、四对者，皆一茎直上，叶既相乱，惟以根有心、无心为别尔。

【来　　源】为桔梗科植物桔梗*Platycodon grandiflorum*（Jacq.）A. DC.的根。

【形态特征】多年生草本。茎通常无毛，不分支。

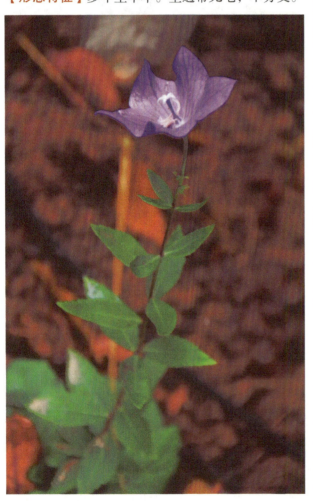

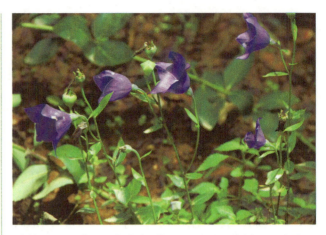

叶轮生，无柄，叶片卵形，上无毛而绿色，下无毛而有白粉，有时脉上有短毛或瘤突状毛，边缘具细锯齿。花单顶生，或总状花序，或圆锥花序。蒴果球状，或球状倒圆锥形，或倒卵状。

【性味功效】苦、辛，平。宣肺，祛痰，利咽，排脓。

【古方选录】《圣济总录》人参桔梗散：人参一两，桔梗（炒）四两，甘草（炙，锉）一两半，白茯苓（去黑皮）二两，恶实（慢火炒）二两。用法：制成细散，每服一钱匕，不拘时候，沸汤点服。主治：心咳，咽喉肿痛。

【用法用量】煎服，3～10g。

【使用注意】凡气机上逆、呕吐、眩晕、呛咳或阴虚火旺及阴虚火旺咯血者不宜，胃、十二指肠溃疡者慎服。用量过大易致恶心呕吐。

【现代研究】化学研究显示，含桔梗皂苷、菊糖、甾醇，桔梗聚糖和桔梗酸A、桔梗酸B、桔梗酸C等。药理研究显示，有祛痰，镇咳，抗炎，增强巨噬细胞的吞噬功能，增强中性白细胞的杀菌力，镇静，镇痛，解热，降血糖，降胆固醇，利尿消肿，抗过敏和抗肿瘤等作用。现代临床用于治疗支气管炎，失音，急性扁桃体炎，急性咽炎和急性喉炎等。

240 甘　遂

【古籍原文】味苦、甘，寒、大寒，有毒。主大腹疝瘕，腹满，面目浮肿，留饮宿食，破症坚积聚，利水谷道，下五水，散膀胱留热，皮中痞，热气肿满。一名主田，一名甘藁，一名陵藁，一名凌泽，一名重泽。生中山川谷。二月采根，阴干。

瓜蒂为之使，恶远志，反甘草。中山在代郡。

先第一本出太山，江东比来用京口者，大不相似。赤皮者胜，白皮都下亦有，名草甘遂，殊恶，盖谓膺伪草耳，非言草石之草也。

〔谨案〕所谓草甘遂者，乃蚤休也，疗体全别。真甘遂苗似泽漆，草甘遂苗一茎，茎端六、七叶，如萆麻、鬼臼叶等。生食一升，亦不能利，大疗痈疽蛇毒。且真甘遂皆以皮赤肉白，作连珠实重者良。亦无皮白者，皮白乃是蚤休，俗名重台也。

【来　　源】为大戟科植物甘遂*Euphorbia kansui* T. N. Liou ex T. P. Wang的块根。

【形态特征】多年生草本。根圆柱状，末端呈念珠状膨大。茎基部多分支。叶互生，线状披针形、线形或线状椭圆形，全缘。花序单生。蒴果三棱状球形；花柱宿存，易脱落，成熟时为3个分果。种子长球状，灰褐色；种阜盾状，无柄。

【性味功效】苦，寒；有毒。泻水逐饮，解毒散结。

【古方选录】《医学启蒙》木香甘遂散：木香、甘遂、白牵牛各等分。用法：制成细末，每服二钱，米汤调下。主治：腹胀。

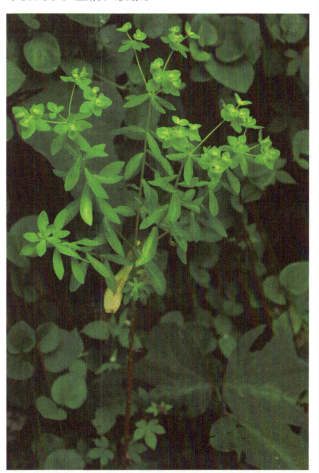

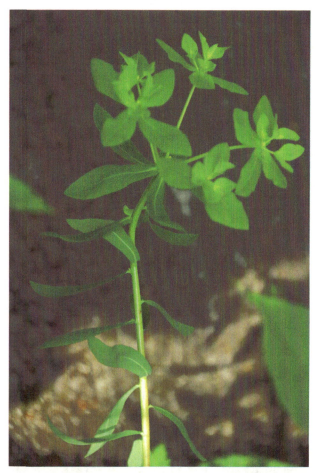

【用法用量】入丸、散，0.5～1.5g。外用适量。内服宜醋制，以减低毒性。

【使用注意】虚弱者及孕妇忌用。不宜与甘草配伍使用。

【现代研究】化学研究显示，含四环三萜类化合物α-大戟醇和γ-大戟醇，甘遂醇，大戟二烯醇，棕榈酸，柠檬酸，鞣质和树脂等。药理研究显示，有刺激肠管，促进肠蠕动，加速肠内容物的推动，泻下，利尿，终止妊娠和免疫抑制等作用。现代临床用于治疗结核性胸膜炎，胸腔积液，腹水，单纯性肠梗阻，术后尿滞留，百日咳，急腹症和中期引产等。

241 葶 苈

【古籍原文】味辛、苦，寒、大寒，无毒。主症瘕积聚结气，饮食寒热，破坚逐邪，通利水道，下膀胱水，腹留热气，皮间邪水上出，面目浮肿，身暴中风热痱痒，利小腹。久服令人虚。一名大室，一名大适，一名丁历，一名蕇蒿。生藁城平泽及田野。立夏后采实，阴干。

得酒良，榆皮为之使，恶僵蚕、石龙芮。出彭城者最胜，今近道亦有。母即公荠，子细黄至苦，用之当熬也。

【来　源】为十字花科植物播娘蒿Descurainia sophia (L.) Webb. ex Prantl.、独行菜Lepidium apetalum Willd.的成熟种子。

【形态特征】播娘蒿：一年生草本，有毛或无毛，毛为叉状毛。茎直立，下部成淡紫色。三回羽状叶深裂，下部叶具柄，上部叶无柄。花序伞房状；萼片直立，早落。长角果，无毛，稍内曲，果瓣中脉明显。种子每室1行，种子小，多数。

独行菜：一年或二年生草本；茎直立，有分支，无毛或具微小头状毛。基生叶窄匙形，一回羽状浅裂或深裂；叶柄长1～2cm。总状花序在果期可延长至5cm。短角果近圆形或宽椭圆形，扁平，果梗弧形。种子椭圆形，平滑，棕红色。

【性味功效】辛、苦，寒。泻肺降气，祛痰平喘，利水消肿。

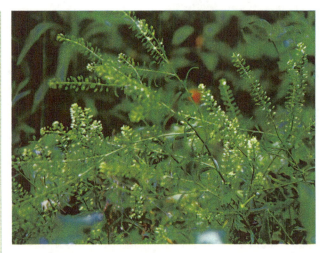

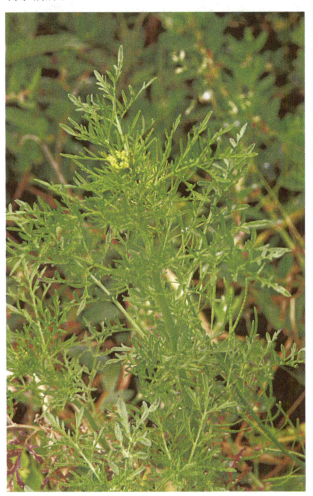

【古方选录】《太平圣惠方》引《世医得效方》单方葶苈散：甜葶苈（隔纸炒，令紫）二两半。用法：制成细末，每服二钱，水一盏，煎至六分，不拘时候温服。主治：肺痈咳唾脓血，喘嗽不得睡卧。

【用法用量】煎服，3～10g，包煎。

【现代研究】化学研究显示，含毒毛花苷配基，葶苈子苷，伊夫双苷，异硫氰酸苄酯，异硫氰酸烯丙酯，亚油酸，油酸，芥酸，棕榈酸和硬脂酸等。药理研究显示，两种葶苈子提取物均有强心作用，使心肌收缩力增强，心率减慢，利尿和抗酵母菌等作用。现代临床用于治疗渗出性胸膜炎，充血性心力衰竭引起的水肿和百日咳等。

242 芫花

【古籍原文】味辛、苦，温、微温，有小毒。主咳逆上气，喉鸣喘，咽肿，短气，蛊毒，鬼疟，疝瘕，痈肿，杀虫鱼，消胸中淡水，喜唾，水肿，五水在五脏皮肤，及腰痛，下寒毒、肉毒。久服令人虚。一名去水，一名毒鱼，一名牡芫。其根名蜀桑根，疗疥疮，可用毒鱼。生淮源川谷。三月三日采花，阴干。

决明子为之使，反甘草。近道处处有，用之微熬，不可近眼。

【来　源】为瑞香科植物芫花Daphne genkwa Sieb. et Zucc.的花蕾。

【形态特征】落叶灌木，多分支。树皮褐色，无毛。叶对生，纸质，卵形或卵状披针形至椭圆状长圆形，全缘。花比叶先开放，紫色或淡紫蓝色，无

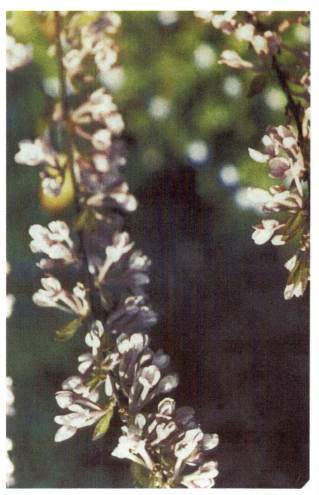

香味，簇生于叶腋。果实肉质，白色，椭圆形，包藏于宿存的花萼筒的下部，具1粒种子。

【性味功效】辛、苦，温；有毒。泻水逐饮，祛痰止咳，解毒杀虫。

【古方选录】《太平圣惠方》芫花散：芫花一两，川乌头一分，鬼箭羽一分，虻虫一分，水蛭一分，桃仁一分。用法：制成细散，每服半钱，食前以热酒调下。主治：妇人腹中宿有瘀血，结聚不散疼痛。

【用法用量】煎服，1.5～3g；或入丸、散，每次0.6～0.9g。内服宜醋制，以减低毒性。

【使用注意】虚弱者及孕妇忌用。不宜与甘草配伍同用。

【现代研究】化学研究显示，含芫花酯甲、乙、丙、丁、戊，芫花素，羟基芫花素，芹菜素，谷甾醇和苯甲酸等。药理研究显示，能引起剧烈水泻和腹痛，尿量增加，抑制肺炎杆菌、溶血性链球菌，镇静、镇咳等作用。现代临床用于治疗慢性支气管炎，冻疮，淋巴结结核，肝炎和头癣等。

243 泽 漆

【古籍原文】味苦、辛，微寒，无毒。主皮肤热，大腹水气，四肢面目浮肿，丈夫阴气不足。利大小肠，明目，轻身。一名漆茎，大戟苗也。生太山川泽。三月三日、七月七日采茎叶，阴干。

小豆为之使，恶薯蓣。是大戟苗，生时摘叶有白汁，故名泽漆，亦能啮人肉。

【来　　源】为大戟科植物泽漆*Euphorbia helioscopia* L.的全草。

【形态特征】一年生草本。根纤细。茎直立，分支斜展向上，光滑无毛。叶互生，倒卵形或匙形。花序单生；雄花数枚；雌花1枚。蒴果三棱状阔圆形，光滑，无毛，具3条纵沟，成熟时分裂为3个分果片。种子卵状，暗褐色，具明显的脊网；种阜扁平状，无柄。

【性味功效】辛、苦，微寒；有毒。行水消肿，化痰止咳，解毒杀虫。

【古方选录】《圣济总录》泽漆汤：泽漆叶五两，桑根白皮三两，郁李仁三两，杏仁一两半，人参一两半，白术一两，陈橘皮一两。用法：制成细末，每服五钱匕，水一盏，加生姜三片，煎取八分，去泽温服，半时辰后再服。取下黄水数升，或小便利为度。主治：水肿盛满，或痢后肿满，气急喘嗽，小便涩赤如血。

【用法用量】煎服，5～10g。外用适量。

【使用注意】苦寒易伤脾胃，脾胃虚寒者及孕妇慎用。不宜过量或长期使用。

【现代研究】化学研究显示，含槲皮素-5,3-二-D-半乳糖苷，泽漆皂苷，丁酸，泽漆醇，β-二氢岩藻

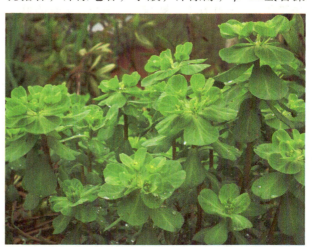

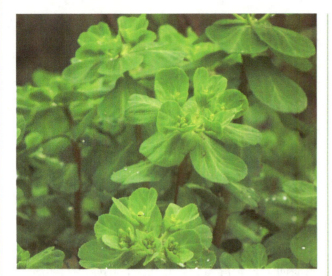

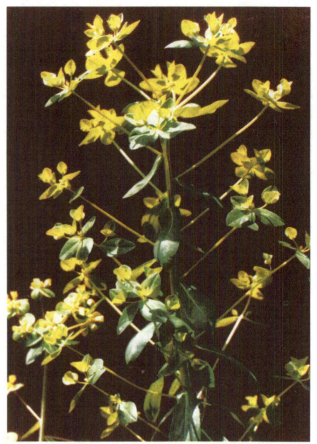

甾醇，葡萄糖和果糖等。药理研究显示，有抑制结核杆菌、金黄色葡萄球菌、铜绿假单胞菌、伤寒杆菌的作用，能抑制支气管腺体中酸性黏多糖合成，使痰量减少等。现代临床用于治疗急性支气管炎，慢性支气管炎，急性或慢性咽炎，无黄疸型传染性肝炎和乳糜尿等。

244 大 戟

【古籍原文】味苦、甘，寒、大寒，有小毒。主蛊毒，十二水，腹满急痛，积聚，中风，皮肤疼痛，吐逆。颈腋痈肿，头痛，发汗，利大小肠。一名邛钜。生常山。十二月采根，阴干。

反甘草，畏菖蒲、芦草、鼠屎。近道处处有，至猥贱也。

【来　　源】为大戟科植物大戟Euphorbia pekinensis Rupr.的根。

【形态特征】多年生草本。根圆柱状。茎单生或自基部多分支。叶互生，椭圆形，全缘；主脉明显，侧脉羽状，不明显，无毛。花序单生于二歧分支顶端，无柄。蒴果球状，成熟时分裂为3个分果爿。种子暗褐色或微光亮，腹面具浅色条纹；种阜近盾状，无柄。

【性味功效】苦、辛，寒；有毒。泻水逐饮，消肿散结。

【古方选录】《太平圣惠方》大戟散：大戟一两半，木通半两，当归半两，陈橘皮三分，木香半两。用法：制成散剂，每服四钱，以水一中盏，煎至六分，去滓，空心温服。服后当利；未得快利，

夜临卧时再服。主治：水气，脚膝肿满入腹，气喘烦闷，小便不利。

【用法用量】水煎服，0.5～3g；或入丸、散。外用适量，研末或熬膏敷；或煎水熏洗。

【使用注意】虚寒者及孕妇忌服，体弱者慎用。反甘草，不宜同用。

【现代研究】化学研究显示，含大戟酮，生物碱，大戟色素体A、大戟色素体B、大戟色素体C，树胶，树脂等；新鲜叶含维生素C等。药理研究显示，有致泻，利尿，降压，兴奋离体妊娠子宫等作用。现代临床用于治疗急性肾炎水肿，晚期血吸虫病腹水，肝硬化腹水等。

245 芫 花

【古籍原文】味苦、辛，寒、微寒，有毒。主伤寒，温疟，下十二水，破积聚，大坚，症瘕，荡涤肠胃中留癖，饮食，寒热邪气，利水道。疗痰饮咳嗽。生咸阳川谷及河南中牟。六月采花，阴干。

中牟者，平时惟从河上来，形似芫花而极细，白色。比来隔绝，殆不可得。

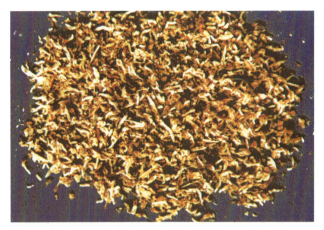

〔谨案〕此药苗似胡荽，茎无刺，花细，黄色，四月、五月收，与芫花全不相似也。

【来　　源】为瑞香科植物荛花 *Wikstroemia canescens*（Wall.）Meissn.的花蕾。

【形态特征】多年生灌木。多分支，当年生枝灰褐色，被茸毛，越年生枝紫黑色。芽近圆形，被白色茸毛。叶互生，披针形。头状花序，顶生或在上部腋生，花序梗长1～2cm，花后逐渐延伸成短总状花序，花梗具关节，长约2mm，花后宿存。果

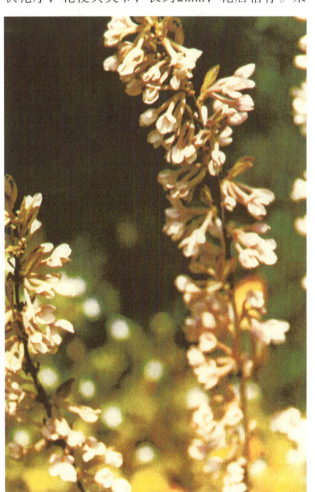

干燥。

【性味功效】苦、辛，寒；有毒。泻水逐饮，消坚破积

【用法用量】煎服，2～5g；或入丸、散。

【使用注意】体虚无积滞者及孕妇忌用。

【现代研究】化学研究显示，种子含正癸酸二萜原酸酯等。现代临床用于治疗水肿，胸中痰滞胀满，咽喉肿痛及瘀血肿痛等。

246 旋覆花

【古籍原文】味咸、甘，温、微温、冷利，有小毒。主结气胁下满，惊悸，除水，去五脏间寒热，补中下气。消胸上痰结，唾如胶漆，心胁淡水，膀胱留饮，风气湿痹，皮间死肉，目中眵䁾，利大肠，通血脉，益色泽。一名金沸草，一名盛椹，一名戴椹。根，主风温。生平泽川泽。五月采花，日干，二十日成。

出近道下湿地，似菊花而大。又别有旋覆根，乃出河南来，北国亦有，形似芎䓖，唯合旋覆膏用

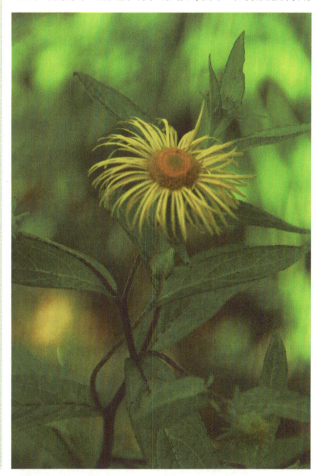

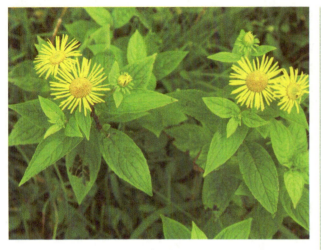

之，余无所入也，非此旋覆花根也。

〔谨案〕旋葍根在上品，陶云：苗似姜，根似高良姜而细，证是旋葍根，今复道从北国来，似芎䓖，与高良姜全无仿佛尔。

【来　源】 为菊科植物旋覆花 Inula japonica Thunb. 或欧亚旋覆花 Inula britannica L. 的头状花序。

【形态特征】 多年生草本。根状茎短。茎单生，直立；叶全缘，上有疏毛，下面有疏伏毛和腺点。头状花序，多数或少数排列成疏散的伞房花序，花序梗细长；舌状花黄色。瘦果，圆柱形，有10条沟，顶端截形，被疏短毛。

【性味功效】 苦、辛、咸，微温。消痰行水，降气止呕。

【古方选录】《御药院方》旋覆花丸：旋覆花二两，防风一两，吴白芷一两，甘菊花一两，天麻一两，天南星一两，白附子一两，半夏一两，陈皮一两，芎䓖一两，蝎梢一两，僵蚕一两，石膏一两。用法：制成细末，用生姜汁煮面糊制成丸，每服三十至四十丸，食后温生姜汤送下；或茶清亦得。主治：除风化痰，清利头目。

【用法用量】 煎服，3～9g，包煎。生用或蜜炙用。

【使用注意】 本品有茸毛，易刺激咽喉作痒而致呛咳、呕吐，须布包入煎。

【现代研究】 化学研究显示，含旋覆花素，槲皮素，异槲皮素，咖啡酸，甾醇，旋覆花内酯和脱乙酰旋覆花内酯等。药理研究显示，有镇咳，平喘，提高平滑肌张力，促进胆汁分泌，抗菌，保肝等作用。现代临床用于治疗急性或慢性支气管炎，胃神经官能症，慢性胃炎和幽门不完全梗阻等。

247 钩　吻

【古籍原文】 味辛，温，有大毒。主金创乳痓，中恶风，咳逆上气，水肿，杀鬼疰蛊毒。破癥积，除脚膝痹痛，四肢拘挛，恶疮疥虫，杀鸟兽。一名野葛。折之青烟出者名固活。甚热，不入汤。生傅高山谷及会稽东野。秦钩吻，味辛。疗喉痹，咽中寒，声变，咳逆气，温中。一名除辛，一名毒根。生寒石山，二月、八月采。

半夏为之使，恶黄芩。五符中亦云，钩吻是野葛，言其入口能钩人喉吻，或言吻作挽字，牵挽人腹而绝也。核事而言，乃是两物。野葛是根，状如牡丹，所生处亦有毒，飞鸟不得集之，今人用合膏服之无嫌。钩吻别是一草，叶似黄精而茎紫，当心抽花，黄色，初生既极类黄精，故以为杀生之对也。或云钩吻是毛茛，此《本经》及后说皆参错不同，未详定云何？又有一物名阴命，赤色，着木悬

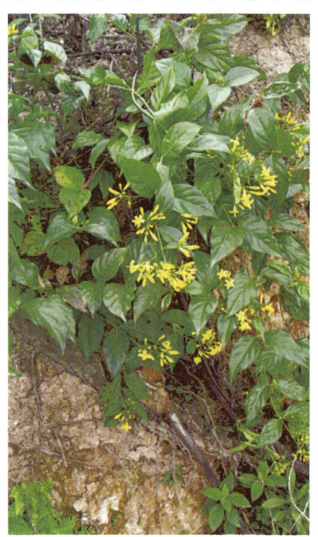

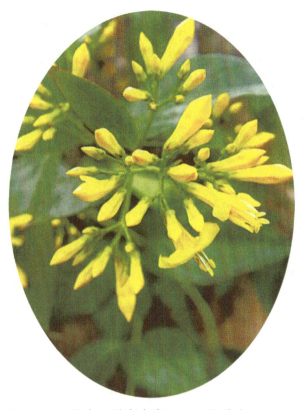

其子，生山海中，最有大毒，入口即杀人。

〔谨案〕野葛生桂州以南，村墟间巷间皆有，彼人通名钩吻，亦谓苗名钩吻、根名野葛。蔓生。人自求死者，取一二叶手挪使汁出，掬水饮，半日即死，而羊食其苗大肥。物有相伏如此，若巴豆鼠食则肥也。陶云飞鸟不得集之，妄矣，其野葛以时新采者，皮白骨黄，宿根似地骨，嫩根如汉中防己，皮节断者良。正与白花藤根相类，不深别者，颇亦惑之。其新取者，折之无尘气，经年已后，则有尘起，根骨似枸杞，有细孔久者，折之，则尘气从孔中出，令折枸杞根亦然。经言折之青烟起者名固活为良，此亦不达之言也。且黄精直生，如龙胆、泽漆，两叶或四、五叶相对，钩吻蔓生，叶如柳叶。《博物志》云：钩吻叶似凫葵，并非黄精之类。毛莨是有毛，石龙芮何干钩吻？秦中遍访元无物，乃文外浪说耳。

【来　　源】为马钱科植物胡蔓藤Gelsemium elegans （Gardn. et Champ.）Benth.的全株。

【形态特征】常绿木质藤本。小枝圆柱形，幼时具纵棱；全株均无毛。叶片膜质，卵形。花密集，组成顶生和腋生的三歧聚伞花序。蒴果，基部有宿存的花萼，果皮薄革质，内有种子20～40粒；种子肾形，边缘具有不规则齿裂状膜质翅。

【性味功效】辛、苦，温；有毒。祛风攻毒，散结消肿，止痛。

【临床用方】《广西药用植物图志》：钩吻30g，防风6g，独活3g。用法：共研粗末，用纸卷烧烟熏患处。功效：祛风除湿，散寒止痛。主治：风湿痹证关节疼痛。

【用法用量】外用适量，捣敷或研末调敷；或煎水洗或烟熏。

【使用注意】本品有剧毒，只作外用，切忌内服。

【现代研究】化学研究显示，全草含钩吻碱；叶含钩吻碱和葫蔓藤碱甲、乙、丙、丁等。药理研究显示，有镇痛，镇静，散瞳和抗肿瘤等作用。现代临床用于治疗风湿病关节疼痛，骨结核，颈淋巴结结核和胃癌等。

248 藜 芦

【古籍原文】味辛、苦，寒、微寒，有毒。主蛊毒，咳逆，泄痢，肠澼，头疡，疥瘙，恶疮，杀诸虫毒，去死肌。疗哕逆，喉痹不通，鼻中息肉，马刀，烘疮。不入汤。一名葱苒，一名葱炎，一名山葱。生太山山谷。三月采根，阴干。

黄连为之使，反细辛、芍药、五参，恶大黄。近道处处有。根下极似葱而多毛。用之止剔取根，微炙之。

【来　　源】为百合科植物藜芦Veratrum nigrum L.的根及根茎。

【形态特征】多年生草本。植株通常粗壮，基部的鞘枯死后残留为有网眼的黑色纤维网。叶椭圆形、宽卵状椭圆形或卵状披针形，大小常有较大变化，

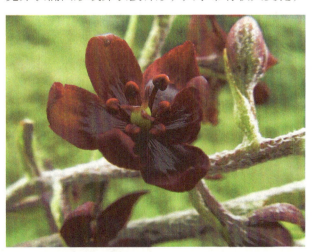

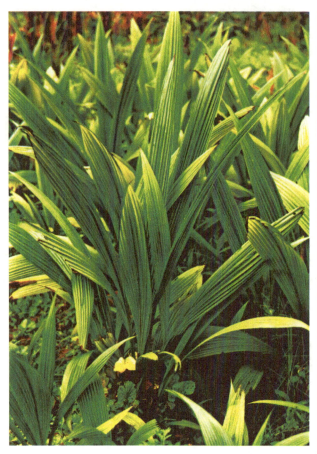

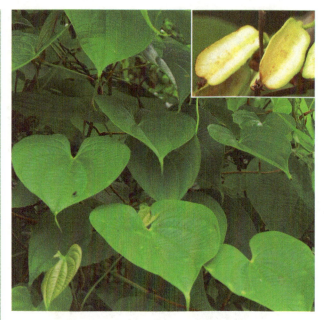

薄革质，先端锐尖或渐尖，基部无柄或生于茎上部的具短柄，两面无毛。圆锥花序密生黑紫色花。蒴果。

【性味功效】苦、辛，寒；有毒。涌吐风痰，杀虫疗疮。

【古方选录】《圣济总录》藜芦敷方：藜芦（末）二两，猪脂二两。用法：上相和调如糊，涂疮上，每日三至五次。主治：反花疮。阴挺下脱。

【用法用量】内服，入丸、散，0.3～0.6g。外用适量，研末，油或水调涂。

【使用注意】体虚气弱者及孕妇禁服。

【现代研究】化学研究显示，含去乙酰基原藜芦碱A，原藜芦碱A，藜芦马林碱，计米定碱，蜡酸，硬脂酸等。药理研究显示，藜芦有促进骨折愈合，催吐，降压，抗微生物，灭虫等作用。现代临床用于治疗黄疸，白秃，牙痛，狂躁型精神分裂症和骨折等。

249 赭魁（薯茛）

【古籍原文】味甘，平，无毒。主心腹积聚，除三虫。生山谷，二月采。

状如小芋子，肉白皮黄，近道亦有。

〔谨案〕赭魁，大者如斗，小者如升，叶似杜衡，蔓生草木上，有小毒。陶所说者，乃土卵尔，不堪药用。梁、汉人名为黄独，蒸食之，非赭魁也。

【来　　源】为薯蓣科植物薯茛*Dioscorea cirrhosa* Lour.的块茎。

【形态特征】多年生藤本，粗壮。块茎卵形，外皮黑褐色，断面新鲜时呈红色，干后呈紫黑色。单叶，互生或对生；叶片革质或近革质，长椭圆状卵形至卵圆形等。雌雄异株，穗状花序，雄花序排列成圆锥花序；雌花序单生于叶腋。蒴果，种子着生于每室中轴中部，有膜质翅。

【性味功效】苦，凉；有小毒。活血止血，理气止痛，清热解毒。

【临床用方】《湖南药物志》：薯茛根加月季花适量。用法：水煎服。主治：月经不调。

【用法用量】水煎服，3～9g；绞汁或研末。外用适量，研末敷或磨汁涂。

【使用注意】孕妇慎用。

【现代研究】化学研究显示，含缩合鞣质及苷类，原矢菊素B-1，原矢菊素B-2，原矢车菊素C-1，大量糖，淀粉及维生素C等。药理研究显示，有止血，增强子宫平滑肌张力，兴奋子宫，抑菌等作用。现代临床用于治疗阴道出血、上消化道出血，细菌性痢疾等。

250 及 己

【古籍原文】味苦，平，有毒。主诸恶疮，疥瘕，瘘蚀，及牛马诸疮。

今人多用以合疗疥膏，甚验也。

〔谨案〕此草一茎，茎头四叶，叶隙着白花，好生山谷阴虚软地，根似细辛而黑，有毒，入口使人吐，而今以当杜衡非也。疥瘙必须用之。

【来　　源】为金粟兰科植物及己 *Chloranthus serratrs* (Thunb.) Roem. et Schult.的根。

【形态特征】多年生草本。根状茎横生。茎直立，单生或数个丛生，具明显的节，无毛，下部节上对生2片鳞状叶。叶对生，纸质，椭圆形、倒卵形或卵状披针形。穗状花序顶生，偶有腋生，花白色。核果近球形或梨形，绿色。

【性味功效】苦，平；有毒。活血散瘀，祛风止痛，解毒杀虫。

【临床用方】《湖南药物志》：及己一钱，钩藤八分。用法：水煎，涂母乳上供小儿吸吮。主治：小

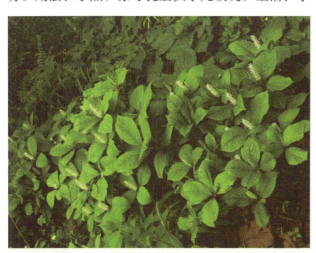

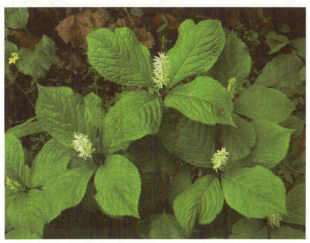

儿惊风。

【用法用量】水煎服，1.5～3g；或泡酒；或入丸、散。外用适量，捣敷或煎水熏洗。

【使用注意】内服宜慎，孕妇禁服。

【现代研究】化学研究显示，含二氢焦莪术呋喃烯酮，焦莪术呋喃烯酮，银线草内酯E、银线草内酯F，新菖蒲酮，7-a-羟基新菖蒲酮，菖蒲酮，莪术呋醚酮和金粟兰内酯C等。药理研究显示，有抗炎作用；及己根内服过量可致中毒，甚至死亡。现代临床用于治疗跌伤扭伤，骨折，疖肿，经闭等。

251 乌 头

【古籍原文】味辛、甘、温、大热，有大毒。主中风，恶风，洗洗出汗，除寒湿痹，咳逆上气，破积聚寒热。消胸上淡冷，食不下，心腹冷疾，脐间痛，肩胛痛不可俯仰，目中痛不可力视。又堕胎。其汁煎之名射罔，杀禽兽。射罔，味苦，有大毒。疗尸疰癥坚，及头中风痹痛。一名奚毒，一名即子，一名乌喙。乌喙，味辛，微温，有大毒。主风

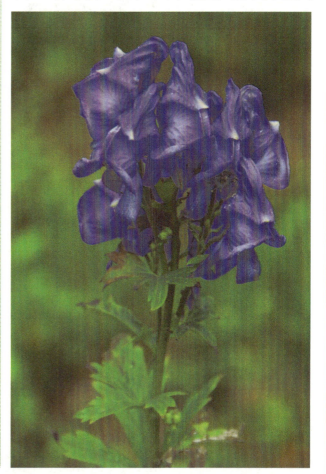

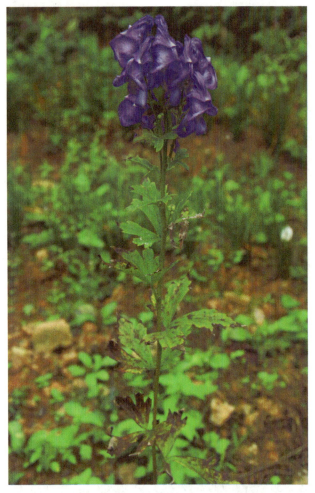

湿，丈夫肾湿，阴囊痒，寒热历节，掣引腰痛，不能步行，痈肿脓结。又堕胎。生朗陵川谷。正月、二月采，阴干。长三寸以上为天雄。

莽草为之使，反半夏、栝蒌、贝母、白蔹、白及、恶藜芦。今采用四月乌头与附子同根，春时茎初生有脑形似乌鸟之头，故谓之乌头，有两歧共蒂，状如牛角，名乌喙，喙即鸟之口也。亦以八月采捣榨茎取汁，日煎为射罔，猎人以傅箭射禽兽，中人亦死，宜速解之。

〔谨案〕乌喙，即乌头异名也。此物同苗或有三歧者，然两歧者少。纵天雄、附子有两歧者，仍依本名。如乌头有两歧，即名乌喙，天雄、附子若有两歧者，复云何名之？

【来　源】为毛茛科植物乌头*Aconitum carmichaeli* Debx.、北乌头*Aconitum kusnezoffii* Reichb.的块根。

【形态特征】乌头：多年生草本。块根倒圆锥形。茎中部之上疏被反曲的短柔毛，等距生叶；茎下部叶在开花时枯萎。叶片薄革质或纸质，五角形，二

回裂片约2对，间或全缘；顶生总状花序。蓇葖果长1.5~1.8cm。种子三棱形。

北乌头：多年生草本。块根圆锥形或胡萝卜形。茎无毛，等距生叶。茎下部叶有长柄，开花时枯萎。叶片纸质或近革质，五角形，三全裂，不等二深裂，表面疏被短曲毛；顶生总状花序。蓇葖果。种子扁椭圆球形，沿棱具狭翅。

【性味功效】辛、苦，热；有大毒。祛风除湿，温经散寒，消肿止痛。

【古方选录】《圣济总录》乌头丸：乌头三两，吴茱萸三两，细辛二两，附子二两，藁本二两。用法：制成细末，以蜜炼成丸如梧桐子大，每服五至十丸，空心温酒送下。主治：久寒积聚，心腹胀痛，食饮不下。

【用法用量】煎服，3~6g。入汤剂应先煎0.5~1h，或口尝无麻辣感为度。外用适量。内服一般应炮制后用，生品内服宜慎。

【使用注意】孕妇忌用。阴虚阳盛、热痹疼痛者忌用。反半夏、瓜蒌、贝母、白及、白蔹，不宜同用。生品只供外用。酒浸、酒煎服易致中毒，应慎用。

【现代研究】化学研究显示，含乌头碱，次乌头碱，中乌头碱，消旋去甲基乌药碱，异塔拉定和新乌宁碱等。药理研究显示，有明显的抗炎，镇痛，强心，调节心律（终致心脏抑制），局部麻醉和降低血糖等作用。现代临床用于治疗胃癌等恶性肿瘤疼痛，坐骨神经痛和肩周炎疼痛等。

252 天雄

【古籍原文】味辛、甘，温、大温，有大毒。主大风，寒湿痹，历节痛，拘挛缓急，破积聚，邪气，金创，强筋骨，轻身，健行。疗头面风去来疼痛，心腹结积，关节重，不能行步，除骨间痛，长阴气，强志令人武勇，力作不倦，又堕胎。一名白幕。生少室山谷。二月采根，阴干。

远志为之使，恶腐婢。今采用八月中旬。天雄似附子，细而长者便是，长者乃至三、四寸许，此与乌头、附子三种，本并出建平，谓为三建。今宜都佷山最好，谓为西建。钱塘间者，谓为东建，气力劣弱，不相似，故曰西水犹胜东白也。其用灰杀

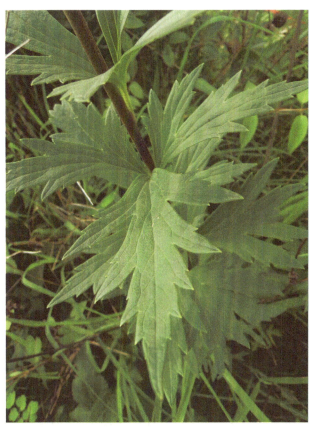

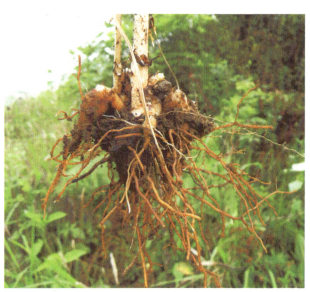

【用法用量】同乌头。

【使用注意】同乌头。

【现代研究】现代并无针对乌头和天雄的区别性研究，一般认为两者功效、应用相同。李时珍认为乌头、附子和天雄"皆是补下焦命门阳虚之要药"。

之时，有冰强者并不佳。

〔谨案〕天雄、附子、乌头等，并以蜀道绵州、龙州出者佳。余处纵有造得者，气力劣弱，都不相似。江南来者，全不堪用。陶以三物俱出建平故名之，非也。按国语茛菫于肉，注云乌头也。《尔雅》云：茛，菫草。郭注云：乌头苗也，此物本出蜀汉，其本名菫，今讹为建，遂以建平释之。又石龙芮叶似菫草，故名水菫。今复说为水茛，亦作建音，此岂复生建平耶？检字书又无茛字，甄立言《本草音义》亦论之。天雄、附子、侧子并同用八月采造。其乌头四月上旬，今云二月采，恐非时也。

【来　　源】为毛茛科植物乌头*Aconitum carmichaeli* Debx.、北乌头*Aconitum kusnezoffii* Reichb.的独立块根。

【形态特征】同乌头。

【性味功效】辛、苦，温；有大毒。祛风湿、强筋骨，止痛。

【古方选录】《备急千金要方》小三五七散：天雄三两，山茱萸五两，薯蓣七两。用法：研末，清酒服下五分匕，日再，不知稍增，以知为度。主治：头风，目眩耳聋。

---

253 附 子

【古籍原文】味辛、甘，温、大热，有大毒。主风寒咳逆，邪气，温中，金创，破症坚积聚，血瘕，寒湿踒躄，拘挛膝痛，不能行走。疗脚疼冷弱，腰脊风寒，心腹冷痛，霍乱转筋，下痢赤白，坚肌骨，强阴。又堕胎，为百药长。生犍为山谷及广汉。八月采为附子，春采为乌头。

地胆为之使，恶吴公，畏防风、黑豆、甘草、

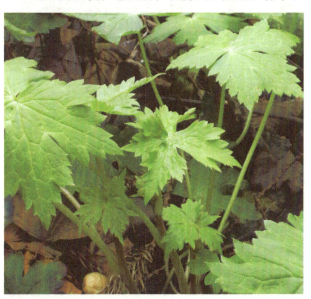

黄芪、人参、乌韭。附子以八月上旬采也，八角者良。凡用三建，皆热灰炮令拆，勿过焦，惟姜附汤生用之。俗方动用附子，皆须甘草，或人参、干姜相配者，正以制其毒故也。

【来　　源】为毛茛科植物乌头Aconitum carmichaeli Debx.的子根加工品。

【形态特征】同乌头。

【性味功效】辛、甘，热；有毒。回阳救逆，补火助阳，散寒除湿。

【古方选录】《黄帝素问宣明论方》丁香附子散：附子一两，母丁香四十九个，生姜（取自然汁半碗）半斤（原文制备方法：用附子钻孔四十九，以丁香填孔内，将生姜汁用文武火熬尽；又用大萝卜一个，取一穴子，入附子又填内，将萝卜盖之，又用文武桑柴火烧香熟为度，取出，切附子作片子，焙干，捣为细末）。用法：每服一钱，米汤一盏调下，每日三次。主治：脾胃虚弱，胸膈痞块，吐逆不止。

【用法用量】煎服，3～15g。本品有毒，宜先煎0.5～1h，至口尝无麻辣感为度。

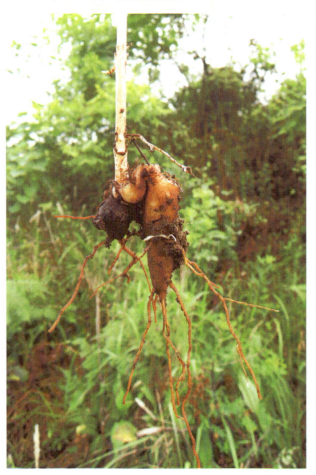

【使用注意】热证、阴虚阳亢者及孕妇忌用。反半夏、瓜蒌、贝母、白蔹、白及，不宜同用。内服须炮制，先煎以减毒。

【现代研究】化学研究显示，含乌头碱、中乌头碱、次乌头碱、异飞燕草碱、新乌宁碱、乌胺及尿嘧啶等。药理研究显示，有强心，抗休克，增强心肌收缩力和心输出量，抗心律失常，抗缺氧，抗寒冷，抑制脂质过氧化反应，镇痛，镇静等作用。现代临床用于治疗心肌炎，窦性心动过缓，缓慢型心律失常，感染性休克，创伤性休克，中毒性休克，急性心肌梗死等。

254 侧　子

【古籍原文】味辛，大热，有大毒。主痈肿，风痹历节，腰脚疼冷，寒热鼠瘘。又堕胎。

此即附子边角之大者，脱取之，昔时不用，比来医家以疗脚气多验。凡此三建，俗中乃是同根，而《本经》分生三处，当各有所宜故也。方云：少室天雄，朗陵乌头，皆称本土，今则无别矣。少室山连嵩高，朗陵县属豫州，汝南郡今在北国。

〔谨案〕侧子，只是乌头下共附子、天雄同

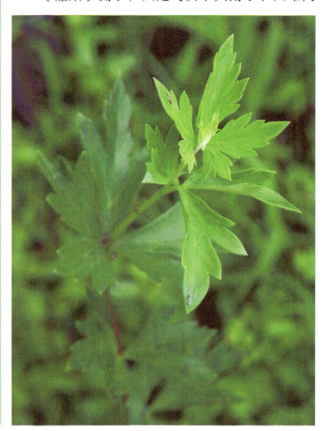

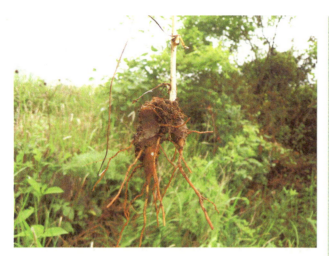

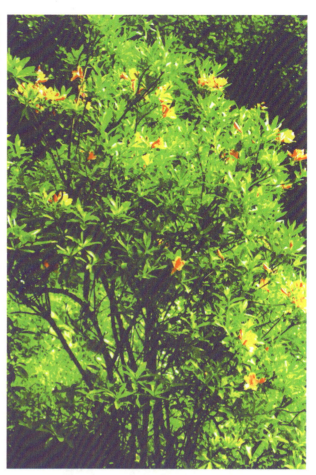

生，小者侧子，与附子皆非正生，谓从乌头旁出也。以小者为侧子，大者为附子，今称附子角为侧子，理必不然。若当阳以下，江左及山南嵩高、齐、鲁间，附子时复有角如大豆许。夔州已上剑南所出者，附子之角，曾微黍粟，持此为用，诚亦难充。比来京下，皆用细附子有效，未尝取角，若然，方须八角附子，应言八角侧子，言取角用，不近人情也。

【来　源】为毛茛科植物乌头Aconitum carmichaeli Debx.的侧根加工品。

【形态特征】同乌头。

【性味功效】辛，热；有毒。祛风散寒，除湿，舒筋。

【古方选录】《太平圣惠方》侧子丸：侧子一两半，天麻一两，独活一两，石斛（去根，锉）一两，杜仲（去粗皮，炙微黄，锉）一两，鹿茸一两，牛膝一两，附子一两，当归一两，肉桂一两，威灵仙一两，五加皮一两，丹参一两，海桐皮一两，安息香一两半，虎胫骨一两。用法：制成细末，以蜜炼成丸，每服三十丸，渐加至四十丸，空心及晚食前以豆淋酒送下。主治：风病，脚膝软弱，行立不得。

【用法用量】同附子。

【使用注意】同附子。

【现代研究】同附子。

255　羊踯躅

【古籍原文】味辛，温，有大毒。主贼风在皮肤中淫痛，温疟，恶毒，诸痹。邪气，鬼疰，蛊毒。一

名玉支。生太行山谷及淮南山。三月采花，阴干。

今近道诸山皆有之。花黄似鹿葱，羊误食其叶，踯躅而死，故以为名。不可近眼。

〔谨案〕玉支、踯躅一名。陶于枝子注中云：是踯躅，子名玉支，非也。花亦不似鹿葱，正似旋萐花黄色也。

【来　源】为杜鹃花科植物羊踯躅Rhododendron molle G. Don的花。

【形态特征】落叶灌木。叶纸质，长圆形至长圆状披针形，幼时上面被微柔毛，下面密被灰白色柔毛，沿中脉被黄褐色刚毛。总状伞形花序顶生，先花后叶或与叶同时开放。蒴果圆锥状长圆形，具5条纵肋，被微柔毛和疏刚毛。

【性味功效】辛，温；有大毒。祛风除湿，散瘀定痛。

【古方选录】《圣济总录》踯躅丸：踯躅花、干蝎（全者，炒）、乌头（炮炙，去皮脐）各半两，地龙（阴干）二十条。上四味，捣罗为末，炼蜜丸如小豆大。每服五至七丸，煎荆芥酒下，日二。主治：妇人血风走注，随所留止疼痛。

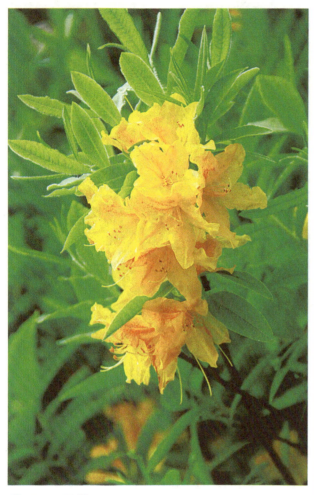

【用法用量】内服，研末，0.3～0.6g；煎汤，0.3～0.6g；或入丸、散；或浸酒。外用适量，研末调敷；或鲜品捣敷。

【使用注意】本品有毒，不宜多服、久服。孕妇及气血虚弱者禁服。

【现代研究】化学研究显示，含梫木毒素，石楠素，羊踯躅素Ⅲ，闹羊花毒素Ⅲ，八厘麻毒素，木藜芦毒素Ⅲ醇等。药理研究显示，有免疫抑制，镇痛，耐缺氧，抗菌，杀虫，轻度解热等作用。现代临床用于治疗风湿性关节炎，类风湿性关节炎等。

256 茵芋

【古籍原文】味苦，温、微温，有毒。主五脏邪气，心腹寒热，羸瘦，如疟状，发作有时，诸关节风湿痹痛。疗久风湿走四肢，脚弱。一名芫草，一名卑共。生太山川谷。三月三日采叶，阴干。

好者出彭城，今近道亦有。茎叶状如莽草而细软耳，取用之皆连细茎。方用甚稀，惟以合疗风酒散用之。

【来　　源】为芸香科植物茵芋 *Skimmia reevesiana* Fort.的茎叶。

【形态特征】灌木。小枝常中空，皮淡灰绿色，光滑，干后常有浅纵皱纹。叶有柑橘叶的香气，革质，集生于枝上部，叶片披针形。花序轴及花梗均被短细毛，花芳香，淡黄白色，顶生圆锥花序。果圆，红色。种子扁卵形，有极细小的窝点。

【性味功效】辛、苦，温；有毒。祛风胜湿。

【古方选录】《普济本事方》茵芋丸：茵芋叶半两，薏苡仁半两，郁李仁一两，牵牛子三两。用法：制成细末，以蜜炼成丸，每服二十丸，五更服，姜枣汤送下。未利，加至三十丸，日三次，快为度，白粥补。主治：风气积滞成脚气，常觉微肿，发则或痛。

【用法用量】内服，浸酒或入丸，0.9～1.8g。

【使用注意】阴虚而无风湿实邪者禁用。

【现代研究】化学研究显示，含茵芋碱，单叶芸香品碱，吴茱萸定碱，吴茱萸素，茵芋宁碱A，茵芋宁碱B，伞形花内酯，橙皮内酯水合物，茵芋苷等。药理研究显示，有抑制小肠收缩，扩张冠状动脉血管，加强肾上腺素对血压及子宫的影响，镇

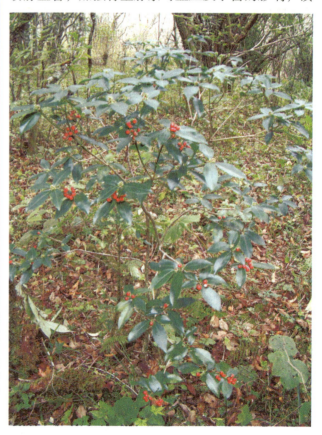

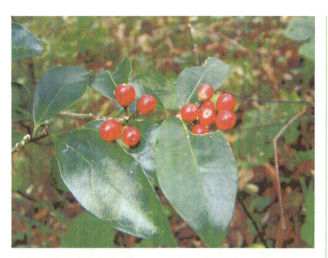

痛，抗炎等作用。静脉注射于兔，可引起心肌抑制，甚至麻痹，血压逐渐降低致动物痉挛而死亡。现代临床主要用于治疗痛风等。

257 射 干

【古籍原文】味苦，平，微温，有毒。主咳逆上气，喉痹咽痛，不得消息，散结气，腹中邪逆，食饮大热。疗老血在心肝脾间，咳唾、言语气臭，散胸中热气。久服令人虚。一名乌扇，一名乌蒲，一名乌翣，一名乌吹，一名草姜。生南阳川谷，生田

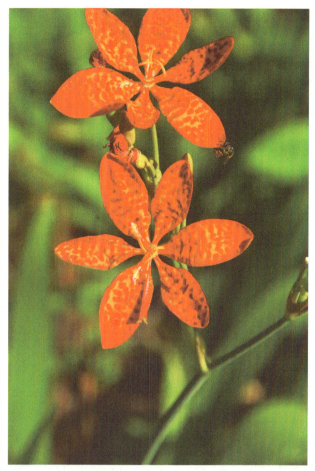

野。三月三日采根，阴干。

此即是乌翣根，庭坛多种之，黄色，亦疗毒肿。方多作夜干字，今射亦作夜音，乃言其叶是鸢尾，而复有鸢头，此盖相似尔，恐非。乌翣，即其叶名矣。又别有射干，相似而花白茎长，似射人之执竿者。故阮公诗云：射干临增城。此不入药用，根亦无块，惟有其质。

〔谨案〕射干，此说者是，其鸢尾，叶都似夜干，而花紫碧色，不抽高茎，根似高良姜而肉白，根即鸢头也。陶说由跋，都论此耳。

【来　　源】为鸢尾科植物射干 *Belamcanda chinensis* （L.）DC.的根茎。

【形态特征】多年生草本。根状茎为不规则的块状，黄色或黄褐色；须根多数，带黄色。叶互生，剑形，基部鞘状抱茎，无中脉。花序顶生，每分支的顶端聚生有数朵花；果瓣外翻，中央有直立的果轴。种子圆球形，紫黑色，着生在果轴上。

【性味功效】苦，寒。清热解毒，祛痰利咽，消瘀散结。

【古方选录】《圣济总录》射干丸：射干二两，昆

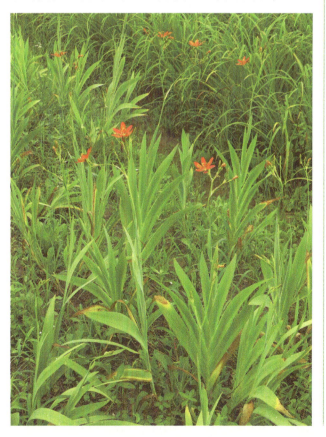

布二两，海藻二两，木香三分，黄芩三分，犀角三分，芍药半两，连翘半两，白蔹半两，大黄二两，乌蛇二两，玄参一两一分。用法：制成细末，以蜜炼成丸，每服十五丸，食后温酒送下，日三夜一。主治：风热毒瘰疬，久不愈，恶寒壮热，劳动转甚，渐成瘘者。

【用法用量】煎服，3～10g。

【使用注意】脾虚便溏者慎用。孕妇忌用。

【现代研究】化学研究显示，含射干定，鸢尾苷，鸢尾黄酮苷，射干酮，紫檀素，草夹竹桃苷和苯酚类化合物等。药理研究显示，有较强抑制常见致病性真菌和腺病毒、埃可病毒、致病性皮肤癣菌的作用；还有抗炎，解热和祛痰等作用。现代临床用于治疗腮腺炎，咽喉炎，慢性鼻窦炎，慢性支气管炎和白血病等。

258 鸢尾

【古籍原文】味苦，平，有毒。主蛊毒，邪气，鬼疰诸毒，破症瘕积聚大水，下三虫。疗头眩，杀鬼

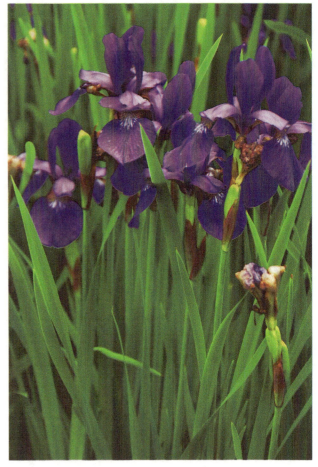

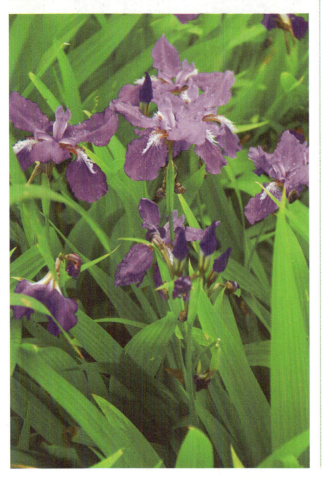

魅。一名乌园。生九疑山谷，五月采。

方家皆云，是夜干苗，无鸢尾之名，主疗亦异，此当别一种物。方亦有用，鸢头者即应是其根，疗体相似，而本草不显之。

〔谨案〕此草叶似夜干而阔短，不抽长茎，花紫碧色，根似高良姜，皮黄肉白，有小毒，嚼之戟人咽喉，与夜干全别。人家亦种，所在有之。夜干花红，抽茎长，根黄有臼。今陶云由跋，正说鸢尾根茎也。

【来　　源】为鸢尾科植物鸢尾*Iris tectorum* Maxim.的叶或全草。

【形态特征】多年生草本，植株基部有老叶残留的膜质叶鞘及纤维。根状茎粗壮，二歧分支。叶基生，宽剑形，基部鞘状，有数条不明显的纵脉。花茎光滑，花蓝紫色。蒴果长椭圆形或倒卵形，有6条明显的肋，成熟时自上而下3瓣裂。种子黑褐色，梨形。

【性味功效】辛、苦，平；有毒。活血祛瘀，祛风利湿，解毒消积。

【临床用方】《青岛中草药手册》：鸢尾、山豆根

各9g，僵蚕3g，薄荷12g。用法：水煎服。主治：一切咽喉肿痛。

【用法用量】煎服，1~3g；或研末，1.5~3g。外用适量，捣敷患处。

【使用注意】体虚者慎服。

【现代研究】化学研究显示，含草夹竹桃苷，草夹竹桃双糖苷，鸢尾苷，鸢尾黄酮新苷A和鸢尾黄酮新苷等。药理研究显示，有抗炎，解热，抗过敏等作用。现代临床用于治疗跌打损伤，疮痈肿痛，子宫内膜炎，消化不良，咽喉肿痛和疟疾等。

259 贯众（绵毛贯众）

【古籍原文】味苦，微寒，有毒。主腹中邪热气，诸毒，杀三虫。去寸白，破症瘕，除头风，止金创。花疗恶疮，令人泄。一名贯节，一名贯渠，一名百头，一名虎卷，一名扁苻，一名伯萍，一名乐藻，此谓草鸱头。生玄山山谷及宛朐又少室。二月、八月采根，阴干。

藋菌为之使。近道亦有，叶如大蕨，其根形色毛芒全似老鸱头，故呼为草鸱头也。

【来　源】为鳞毛蕨科植物粗茎鳞毛蕨Dryopteris crassirhizoma Nakai的根茎及叶柄残基。

【形态特征】多年生大型蕨类。根状茎粗大。叶簇生；叶柄连同根状茎密生鳞片，边缘疏生刺突；孢子囊群圆形，通常孢生于叶片背面上部1/3~1/2处，每裂片1~4对；囊群盖圆肾形或马蹄形，几乎全缘，棕色，膜质，成熟时不完全覆盖孢子囊群。孢子具周壁。

【性味功效】苦、涩、微寒；有小毒。杀虫，清热解毒，凉血止血。

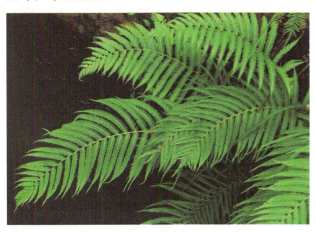

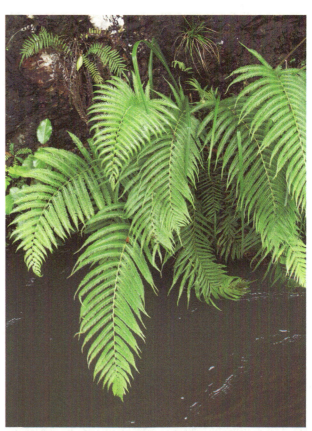

【古方选录】《圣济总录》贯众丸：贯众一两，黄连半两，板蓝根半两，木香半两，胡黄连一分，诃黎勒皮三分，肉豆蔻三分。用法：制成细末，再制成丸，每服十五丸，煎甘草汤送下，不拘时候。主治：伏热下痢脓血。

【用法用量】煎服，5~10g。清热解毒宜生用；止血宜炒炭用。

【使用注意】有小毒，用量不宜过大，忌油腻。孕妇慎用。

【现代研究】化学研究显示，含绵马酸类，黄绵马酸类，微量白绵马素，绵马酚，挥发油，鞣质及树脂等。药理研究显示，有抑制各型流行性感冒病毒、乙型脑炎病毒、腮腺炎病毒、脊髓灰质炎病毒，抗早孕，抗肿瘤，止血和保肝等作用。现代临床用于治疗感冒，流行性感冒，上呼吸道感染，胆道蛔虫症，急性睾丸炎，上消化道出血，药物性肝炎及月经过多等。

260 半 夏

【古籍原文】味辛，平、生微寒、熟温，有毒。主伤寒寒热，心下坚，下气，喉咽肿痛，头眩，胸

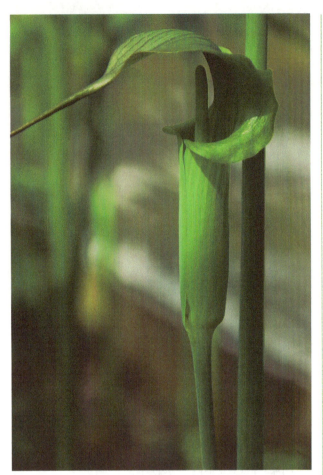

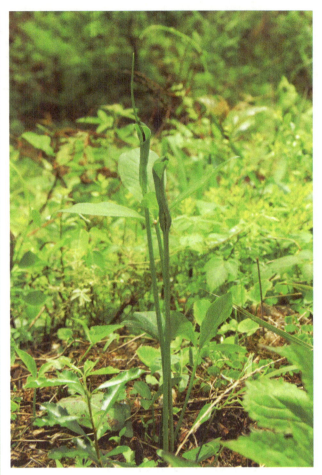

胀，咳逆，肠鸣，止汗。消心腹胸中膈痰热满结，咳嗽上气，心下急痛坚痞，时气呕逆，消痈肿，胎堕，疗痿黄，悦泽面目。生令人吐，熟令人下。用之汤洗，令滑尽。一名地文，一名水玉，一名守田，一名示姑。生槐里川谷。五月、八月采根，曝干。

射干为之使，恶皂荚，畏雄黄、生姜、干姜、秦皮、龟甲，反乌头。槐里属扶风，今第一出青戈，吴中亦有，以肉白者为佳，不厌陈久，用之皆汤洗十许过，令滑尽，不尔戟人咽喉。方中有半夏，必须生姜者，亦以制其毒故也。

〔谨案〕半夏所在皆有，生泽中者，名羊眼半夏，圆白为胜。然江南这，大乃径寸，南人特重之。顷来互相用，功状殊异，问南人说：苗，乃是由跋。陶注云：虎掌极似半夏，注由跋，乃说鸢尾，于此注中，似说由跋。三事混淆，陶竟不识。

【来　　源】 为天南星科植物半夏*Pinelliae ternata*（Thunb.）Breit.的块茎。

【形态特征】 多年生草本。块茎圆球形，具须根。叶柄基部具鞘，鞘内、鞘部以上或叶片基部有珠芽，珠芽在母株上萌发或落地后萌发。花序长于叶柄；佛焰苞绿色或绿白色，管部狭圆柱形。浆果卵圆形，黄绿色，先端渐狭为明显的花柱。

【性味功效】 辛，温；有毒。燥湿化痰，降逆止呕，消痞散结。

【古方选录】《伤寒论》半夏泻心汤：半夏半升，黄芩三两，干姜三两，人参三两，甘草三两，黄连一两，大枣十二个。用法：以水一斗，煮取六升，去滓，再煮取三升，温服一升，日三次。主治：湿痰寒痰，咳喘痰多，痰饮眩悸，风痰眩晕，痰厥头痛，呕吐反胃，胸脘痞闷，梅核气；外治痈肿痰核。

【用法用量】 煎服，3～9g。因炮制方法不同，有法半夏、清半夏、姜半夏、半夏曲等。生品外用适量，磨汁涂或研末以酒调敷患处。

【使用注意】 不宜与乌头类药物同用。阴虚、出血者慎用。热痰、燥痰者当配伍使用。妊娠期慎用。

【现代研究】 化学研究显示，含挥发油，β-谷甾醇，胆碱，葡萄糖苷，多种氨基酸，多糖，脂肪和直链淀粉等。药理研究显示，有镇咳，祛痰，镇吐，催眠，抗惊厥和抗肿瘤等作用。现代临床用于治疗食道癌梗阻，冠心病，宫颈糜烂，急性乳腺炎，喘息性支气管炎，失眠，梅尼埃病，妊娠呕吐，病毒性心肌炎，斑秃，慢性咽炎及突发性咽痛音哑等。

261 由跋根（鸢尾）

【古籍原文】主毒肿结热。

本出始兴，今都下亦种之。状如乌翣而布地，花紫色，根似附子，苦酒摩涂肿，亦效，不入余药。

〔谨案〕由跋根，寻陶所注，乃是鸢尾根，即鸢头也。由跋今南人以为半夏，顿尔乖越，非惟不识半夏，亦不知由跋与鸢尾耳。

【来　　源】为鸢尾科植物鸢尾*Iris tectorum* Maxim.的根。

【形态特征】多年生草本。植株基部有老叶残留的膜质叶鞘及纤维。根状茎粗壮，二歧分支。叶基生，宽剑形，基部鞘状，有数条不明显的纵脉。花

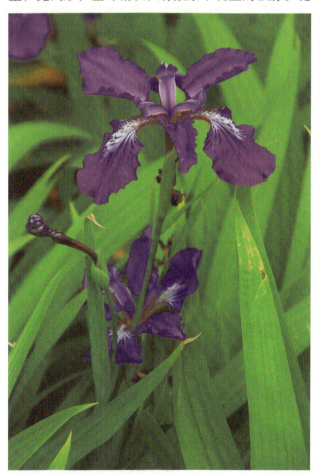

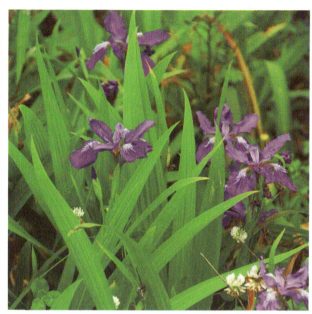

茎光滑，花蓝紫色。蒴果长椭圆形或倒卵形，有6条明显的肋，成熟时自上而下3瓣裂。种子黑褐色，梨形。

【性味功效】辛、苦，寒；有毒。消积杀虫，破瘀行水，解毒。

【现代用方】《方县中草药》：鸢尾根茎、栀子各9g，鱼腥草12g。用法：水煎服。主治：胃热口臭。

【用法用量】煎服，1～3g；或研末，1.5～3g。外用适量，捣敷患处。

【使用注意】体虚者慎服。

【现代研究】化学研究显示，含盾叶夹竹桃苷，鸢尾酮苷，鸢尾苷，鸢尾黄酮新苷A和鸢尾黄酮新苷等。药理研究显示，有抗炎，解热，抗过敏等作用。现代临床用于治疗跌打损伤，疮痈肿痛，子宫内膜炎，消化不良，咽喉肿痛和疟疾等。

262 虎掌

【古籍原文】味苦，温、微寒，有大毒。主心痛，寒热结气，积聚伏梁，伤筋痿拘缓，利水道。除阴下湿，风眩。生汉中山谷及宛朐。二月、八月采，阴干。

蜀漆为之使，恶莽草。近道亦有，极似半夏，但皆大，四边有子如虎掌。今用多破之，或三、四片耳，方药亦不正用也。

〔谨案〕此药，是由跋宿者，其苗一茎，茎头

一叶，枝丫夹茎。根大者如拳，小者若卵，都似扁柿，四畔有圆牙，看如虎掌，故有此名。其由跋是新根，犹大于半夏二、三倍，但四畔无子牙耳。陶云虎掌似半夏，也即由跋，以由跋为半夏，释由跋苗全说鸢尾，南人至今犹用由跋为半夏也。

【来　　源】为天南星科植物虎掌*Pinellia pedatisecta* Schott的块茎。

【形态特征】块茎近圆球形，根密集，肉质；块茎四旁常生若干小球茎。叶柄下部具鞘。花序直立；佛焰苞淡绿色，管部长圆形，向下渐收缩；檐部长披针形，锐尖。浆果卵圆形，绿色至黄白色，藏于宿存的佛焰苞管部内。

【性味功效】苦、辛，温；有小毒。清热解毒，活血舒筋，消肿止痛。

【古方选录】《圣济总录》虎掌汤：虎掌半两，大黄二两，桃仁三十枚，水蛭二十一枚。用法：制成粗末，每服二钱匕，水一盏，煎至七分，去滓温服。主治：妇人月水不利，腹中满痛。

【用法用量】水煎服，3~9g，一般制后用，或入丸、散。外用生品适量，研末以醋或酒调敷。

【使用注意】阴虚燥咳、热极动风者禁服，孕妇慎用。

【现代研究】化学研究显示，含多种生物碱，如掌

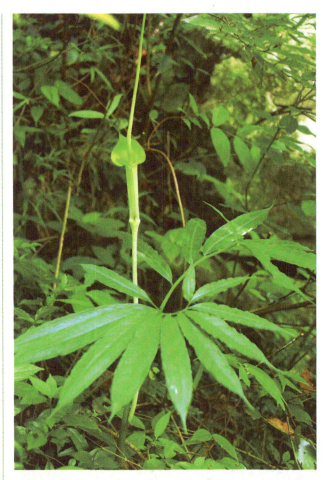

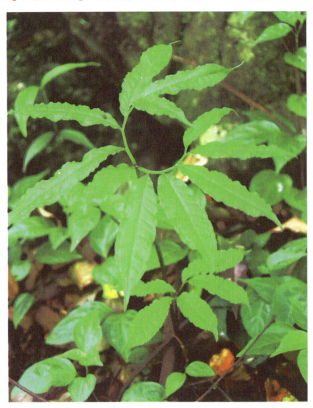

叶半夏碱，环二肽类化合物，胡萝卜苷，β-谷甾醇，棕榈酸、丝氨酸等氨基酸和镁、铝、锌、铜、硒等微量元素。药理研究显示，有祛痰，抗肿瘤，镇静，抗惊厥，抗心律失常，抗氧化等作用。现代临床用于治疗冠心病，宫颈癌，腮腺炎等。

263　莨菪子（天仙子）

【古籍原文】味苦、甘，寒，有毒。主齿痛出虫，肉痹拘急，使人健行见鬼。疗癫狂风痫，颠倒拘挛。多食令人狂走。久服轻身、走及奔马，强志，益力，通神。一名横唐，一名行唐。生海滨川谷及雍州。五月采子。

　　今处处亦有。子形颇似五味核而极小。惟入疗癫狂方用，寻此乃不可多食过剂耳。久服自无嫌，通神健行，足为大益，而《仙经》不见用之，今方家多作莨蓎也。

【来　　源】为茄科植物莨菪*Hyoscyamus niger* L.的成熟种子。

【形态特征】二年生草本，全体被黏性腺毛。自根

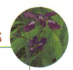

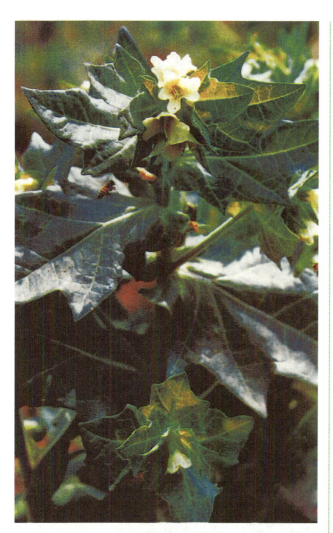

茎发出莲座状叶丛，卵状披针形或长矩圆形。花在茎中部以下单生于叶腋，在茎上端则单生于苞状叶腋内而聚集成蝎尾式总状花序。蒴果包藏于宿存萼内，长卵圆状。种子近圆盘形，淡黄棕色。

【性味功效】苦、辛，温；有大毒。镇痉安神，止痛，止咳。

【古方选录】《普济方》妙功散：莨菪子一两，大黄半两。用法：水煎服。主治：赤白痢，脐腹疼痛，肠滑后重。

【用法用量】内服，入丸、散，0.9~1.2g。外用适量，煎水洗，研末调敷或烧烟熏。

【使用注意】有毒，内服宜慎。青光眼患者禁用。

【现代研究】化学研究显示，含生物碱0.06%~0.2%，主要为莨菪碱、阿托品及东莨菪碱等；尚含脂肪油等。药理研究显示，有抑制腺体分泌，缓解平滑肌痉挛，散瞳，升高眼压和使心率加速等作用。现代临床用于治疗近视，慢性腹泻，体表感染，胃肠痉挛，肾绞痛，盗汗，流涎，虹膜炎，睫状肌炎等。

264 蜀 漆

【古籍原文】味辛，平、微温，有毒。主疟及咳逆寒热，腹中症坚，痞结，积聚，邪气，蛊毒，鬼疰。疗胸中邪结气吐出之。生江林山川谷，生蜀汉中，恒山苗也。五月采叶，阴干。

栝蒌为之使，恶贯众。犹是恒山苗，而所出又异者，江林山即益州江阳山名，故是同处尔。彼人采，仍紫结作丸，得时燥者，佳矣。

〔谨案〕此草日干，微萎则把束曝使燥，色青白堪用，若阴干便黑烂郁坏矣。陶云作丸，此乃椋饼，非蜀漆也。

【来　　源】为虎耳草科植物常山 *Dichroa febrifuga* Lour. 的嫩枝叶。

【形态特征】灌木。茎圆柱状或稍具四棱，无毛，紫红色。叶形状大小变异大，边缘具锯齿或粗齿，两面绿色或一至两面紫色，网脉稀疏。伞房状圆锥花序顶生，花蓝色或白色；花蕾倒卵形。浆果蓝色，干时黑色。种子具网纹。

【性味功效】苦、辛，温；有毒。除痰，截疟，解

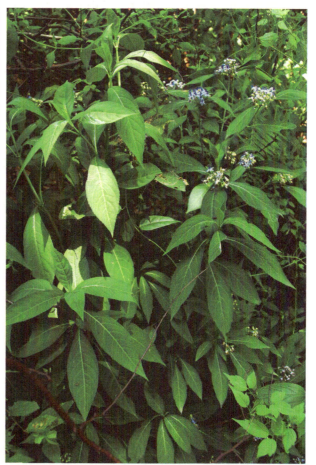

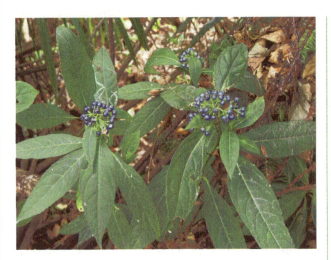

热，涌吐。

【古方选录】《圣济总录》蜀漆丸：蜀漆叶一两，牡蛎一两，黄芩一两，大黄三分，甘草三分，犀角屑三分，知母半两。用法：制成细末，以蜜炼成丸，每服二十丸，空心温水送下。主治：痰逆多时，久疟不愈，及面目四肢黄肿。

【用法用量】煎服，3～6g；或研末服。

【使用注意】正气虚弱、久病体弱者及孕妇忌服。

【现代研究】化学研究显示，含常山碱甲、乙和丙等生物碱，还含4-喹唑酮，常山素A，常山素B，草酸钙晶体和香草酸等。药理研究显示，有抗疟，解热，降压，抗流行性感冒病毒，抗癌和催吐等作用。常山毒性反应表现为恶心，呕吐，腹泻及胃内黏膜充血、出血等。现代临床用于治疗疟疾，支气管炎和食物中毒等。

265 恒山（常山）

【古籍原文】味苦、辛，寒、微寒，有毒。主伤寒寒热，热发温疟，鬼毒，胸中痰结吐逆。疗鬼蛊往来，水胀，洒洒恶寒，鼠瘘。一名互草。生益州川谷及汉中。八月采根，阴干。

畏玉札。出宜都、建平，细实黄者，呼为鸡骨恒山，用最胜。

〔谨案〕恒山叶似茗狭长，茎圆，两叶相当。三月生白花，青萼。五月结实，青圆。三子为房。生山谷间，高者不过三、四尺。

【来　源】为虎耳草科植物常山*Dichroa febrifuga* Lour.的根。

【形态特征】灌木。茎圆柱状或稍具四棱，无毛，

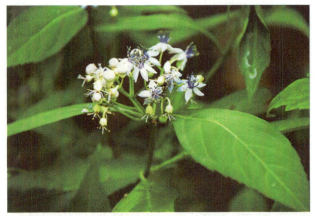

呈紫红色。叶形状大小变异大，边缘具锯齿或粗齿，两面绿色或一至两面紫色，网脉稀疏。伞房状圆锥花序顶生，花蓝色或白色。浆果蓝色，干时黑色。种子具网纹。

【性味功效】苦、辛，寒；有毒。劫痰，截疟。

【古方选录】《千金要方》恒山丸：恒山一两半，蜀漆一两半，白薇一两半，桂心一两半，鮀甲一两半，白术一两半，附子一两半，鳖甲一两半，䗪虫一两半，贝齿一两半，蜚虻六铢。用法：制成细末。以蜜炼成丸，每服五丸，以米汁送服，每日三次。主治：胁下邪气积聚，往来寒热如温疟。

【用法用量】水煎服，5～10g；或入丸、散。

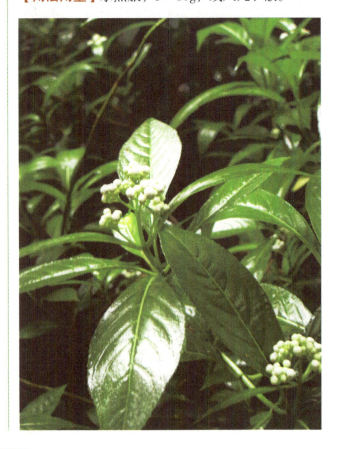

【使用注意】正气不足、久病体弱者及孕妇慎服。

【现代研究】化学研究显示，含黄常山碱乙，黄常山碱甲，常山碱丙，黄常山定碱，4-喹唑酮，伞形花内酯，草酸钙晶体，香草酸，八仙花酚，7-羟基-8-甲氧基香豆精等。药理研究显示，有抗疟，抗阿米巴原虫，解热，催吐等作用。现代临床用于治疗疟疾等。

266 青葙子

【古籍原文】味苦，微寒，无毒。主邪气，皮肤中热，风瘙身痒，杀三虫。恶疮、疥虱、痔蚀，下部匿疮。其子名草决明，疗唇口青。一名草蒿，一名萋蒿。生平谷道旁。三月采茎叶，阴干。五月、六月采子。

处处有。似麦栅花，其子甚细。后又有草蒿，别本亦作草藁。今主疗殊相类，形名又相似，极多足为疑，而实两种也。

〔谨案〕此草，苗高尺许，叶细软，花紫白色，实作角，子黑而扁光，似苋实而大，生下湿地，四月、五月采。荆襄人名为昆仑草，捣汁单

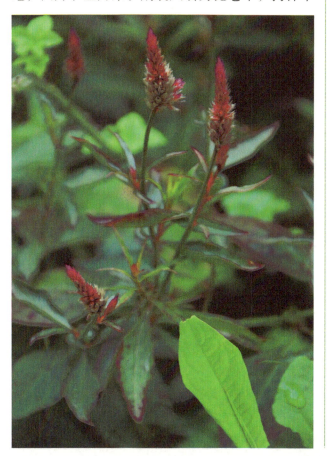

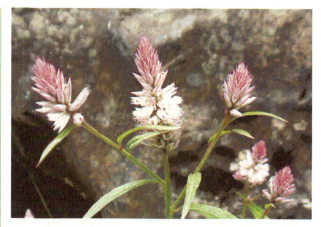

服，大疗温疠匿也。

【来　　源】为苋科植物青葙*Celosia argentea* L.的成熟种子。

【形态特征】一年生草本，全体无毛。茎直立，具明显条纹。叶片矩圆状披针形、披针形或披针状条形，绿色常带红色。花密生，在茎端或枝端成单一、无分支的塔状或圆柱状穗状花序。胞果卵形，包裹在宿存花被片内。种子凸透镜状肾形。

【性味功效】苦，寒。祛风热，清肝火，明目退翳。

【古方选录】《圣济总录》青葙子丸：青葙子三两，五味子三两，菟丝子三两，地骨皮三两，生干地黄（焙）三两，决明子（炒）三两，葶苈子三两，车前子二两半，麦门冬二两半，地肤子二两半，蒌蕤二两半，赤茯苓二两半，子芩二两半，泽泻二两半，防风二两半，兔肝一具，杏仁一两，细辛一两，桂一两。用法：制成细末，以蜜炼成丸，每服二十丸，食后米饮送下，每日三次。主治：目赤热痛，羞明泪出，或生翳障。

【用法用量】水煎服，3～15g。外用适量，研末调敷；捣汁灌鼻。

【使用注意】瞳孔散大、青光眼患者禁服。

【现代研究】化学研究显示，含有脂肪油，淀粉，烟酸及丰富的硝酸钾等。药理研究显示，有降血压，抗菌，抗细胞毒性，抗糖尿病，防治化学性肝损伤等作用。现代临床用于治疗高血压，老年性白内障，急性结合膜炎等。

267 牙子（狼牙）

【古籍原文】味苦、酸，寒，有毒。主邪气热气，疥瘙恶疡疮痔，去白虫。一名狼牙，一名狼齿，一

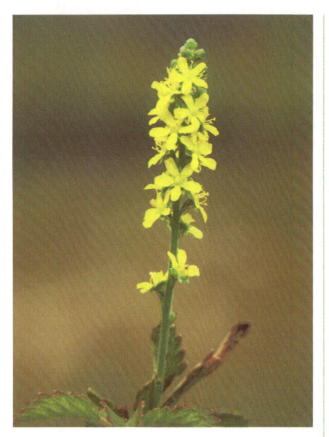

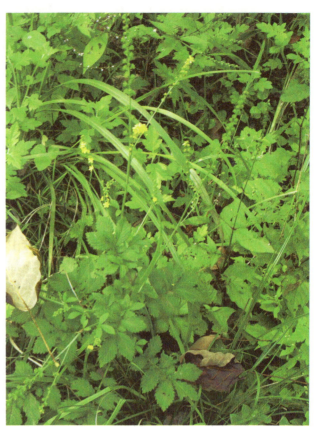

名狼子，一名犬牙。生淮方川谷及宛朐。八月采根，曝干。中湿腐烂生衣者，杀人。

芜荑为之使，恶地榆、枣肌。近道处处有，其根牙亦似兽之牙齿也。

【来　源】为蔷薇科植物龙牙草*Agrimonia pilosa* Ledeb.的冬芽。

【形态特征】多年生草本。根多呈块茎状，根茎短，基部常有1至数个地下芽。茎被疏柔毛及短柔毛。叶为间断奇数羽状复叶。花序穗状总状顶生。果实倒卵圆锥形，外有10条肋，顶端有数层钩刺，幼时直立，成熟时靠合。

【性味功效】苦、涩，凉。杀虫。

【古方选录】《外台秘要》引《范汪方》：狼牙五两。用法：研粉吞服。主治：寸白虫。

【用法用量】内服，研粉，晨起空腹1次顿服，成人30～50g，小儿按体重0.7～0.8g/kg。外用适量。

【使用注意】本品有效成分不溶于水，不宜入煎剂。偶见恶心、呕吐、头昏等副作用，停药后可自行缓解。

【现代研究】化学研究显示，含鹤草酚，鞣质等。药理研究显示，对动物及感染人的猪肉绦虫、牛肉绦虫有较好的疗效，还有抑制阴道滴虫、血吸虫和

鼠疟原虫等作用。现代临床用于治疗绦虫病，滴虫性阴道炎和滴虫性肠炎等。

268 白蔹

【古籍原文】味苦、甘，平、微寒，无毒。主痈肿疽疮，散结气，止痛，除热目中赤，小儿惊痫，温疟，女子阴中肿痛。下赤白，杀火毒。一名兔核，一名白草，一名白根，一名昆仑。生衡山山谷。二月、八月采根，曝干。

代赭为之使，反乌头。近道处处有之，作藤生，根如白芷，破片以竹穿之，日干。生取根捣，敷痈肿亦效。

〔谨案〕此根，似天门冬，一株下有十许根，皮赤黑，肉白，如芍药，殊不似白芷。

【来　源】为葡萄科植物白蔹*Ampelopsis japonica*（Thunb.）Makino的块根。

【形态特征】木质藤本。小枝圆柱形，有纵棱纹，无毛。小叶片羽状深裂或小叶边缘有深锯齿而不分裂，基部狭窄呈翅状。聚伞花序。果实球形，成熟后带白色。种子倒卵形，基部喙短钝，种脐呈带状椭圆形，种脊凸出，腹部中棱脊凸出，两侧洼穴呈

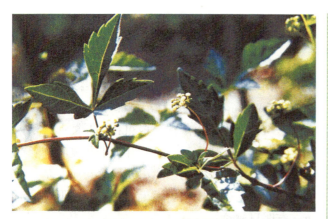
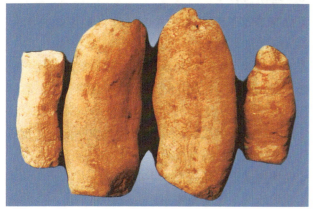
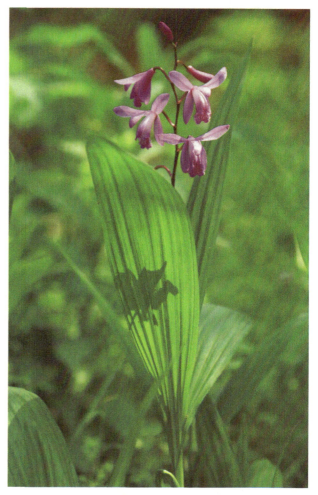

沟状。

【性味功效】苦、辛，微寒。清热解毒，散结止痛，生肌敛疮。

【古方选录】《刘涓子鬼遗方》白蔹膏：白蔹三两，白芷三两，芎䓖二两，大黄二两，黄连二两，当归三两，黄柏二两，豉（炒）八合，羊脂三两，猪脂二升。用法：制成粗散，敷之。主治：痱，瘰病疮。

【用法用量】煎服，5～10g。外用适量，煎汤洗或研成极细粉敷患处。

【使用注意】反乌头，不宜与川乌、制川乌、草乌、制草乌、附子等同用。

【现代研究】化学研究显示，含黏液质，淀粉，酒石酸，龙脑酸，糖苷，脂肪酸和酚性化合物等。药理研究显示，有抑制皮肤真菌、金黄色葡萄球菌、痢疾杆菌和抗肿瘤等作用。现代临床用于治疗急性或慢性痢疾，水火烫伤，化脓性皮肤感染和尿路感染等。

269 白 及

【古籍原文】味苦、辛，平、微寒，无毒。主痈

肿，恶疮，败疽，伤阴，死肌，胃中邪气，贼风鬼击，痱缓不收。除白癣疥虫。一名甘根，一名连及草。生北山川谷及宛朐及越山。

紫石英为之使，恶理石，畏李核、杏仁。近道处处有之。叶似杜若，根形似菱米，节间有毛。方用亦希，可以作糊。

〔谨案〕此物，山野人患手足皲拆，嚼以涂之有效。

【来　源】为兰科植物白及 Bletilla striata（Thunb.）Reichb. f.的根茎。

【形态特征】多年生草本。假鳞茎扁球形，上面具荸荠似的环带，富黏性。茎粗壮，茎直。叶4～6片，狭长圆形或披针形，先端渐尖，基部收狭成鞘并抱茎。花序具花3～10朵，常不分支或极罕分支；花序轴或多或少呈"之"字状曲折，花大，紫红色或粉红色。

【性味功效】苦、甘、涩，寒。收敛止血，消肿生肌。

【古方选录】《普济方》白及散：白及三钱，白蔹

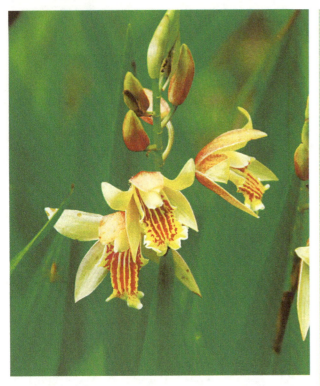

上也。

〔谨案〕全字乃是合字。陶见误本。宜改为含。含、衔义同，见古本草也。

【来　　源】为蔷薇科植物蛇含委陵菜*Potentilla kleiniana* Wight et Arn.的带根全草。

【形态特征】多年生草本。根粗壮，圆柱形，稍木质化。花茎直立或上升。基生叶为羽状复叶，叶柄被短柔毛及绢状长柔毛。伞房状聚伞花序，基部有披针形苞片，外面密被短柔毛。瘦果卵球形，深褐色，有明显皱纹。

【性味功效】苦，寒。清热定惊，截疟，止咳化痰，解毒活血。

【古方选录】《圣济总录》蛇含散：蛇含二枚。用法：制成细末，每服三钱匕，陈米饮调下。主治：肠风泻血。

【用法用量】煎服，5～15g，鲜品30～60g。外用适量，煎水洗，捣敷或煎水含漱。

【使用注意】本品有毒，不可过服。

【现代研究】化学研究显示，含仙鹤草素，鞣质和长梗马兜铃素等。现代临床用于治疗急性或慢性气

三钱，乌鱼骨三钱，紫参三钱，黄芩三钱，龙骨三钱。用法：制成细末，每用干掺疮口上。功效：生肌敛疮，止痛，止血。

【用法用量】煎服，6～15g；研末吞服，每次3～6g。外用适量。

【使用注意】反乌头，不宜与川乌、制川乌、草乌、制草乌、附子等同用。

【现代研究】化学研究显示，含菲类衍生物，蒽醌类化合物，酸性成分，胶质和淀粉等。药理研究显示，有明显缩短出血和凝血时间，保护胃黏膜，促进烫伤、烧伤肉芽生长和疮面愈合，显著抑制人型结核杆菌等作用。现代临床用于治疗胃肠出血，吐血，便血，肺结核，上消化道出血，硅沉着病咯血，肛裂，手足皲裂，衄血，口腔黏膜病，支气管扩张咯血和烫伤等。

270 蛇全（蛇含）

【古籍原文】味苦，微寒，无毒。主惊痫，寒热，邪气，除热，金疮，疽痔，鼠瘘，恶疮，头疡。疗心腹邪气，腹痛，湿痹，养胎，利小儿。一名蛇衔。生益州山谷。八月采，阴干。

即是蛇衔，蛇衔有两种，并生石上。当用细叶黄花者，处处有之。亦生黄土地，不必皆生石

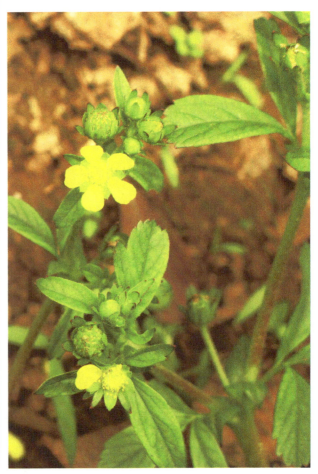

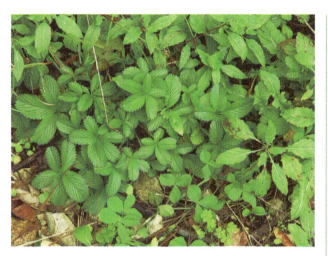
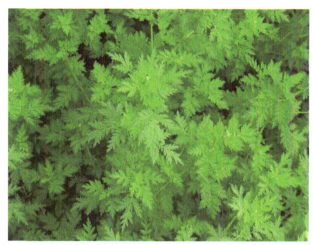

管炎，细菌性痢疾，阿米巴痢疾，疟疾，疔疮和流行性感冒等。

271 草蒿（青蒿）

【古籍原文】味苦，寒，无毒。主疥瘙痂痒恶疮，杀虱，留热在骨节间，明目。一名青蒿，一名方溃。生毕阴川泽。

处处有之，即今青蒿，人亦取杂香菜食之。

〔谨案〕此蒿，生挪敷金疮，大止血、生肉，

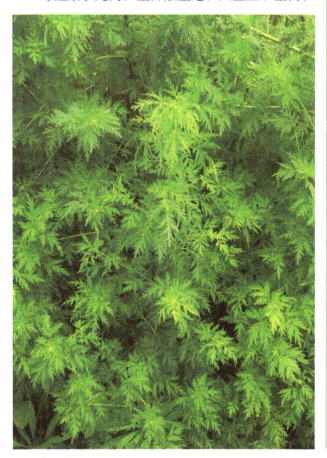

止疼痛良。

【来　源】为菊科植物黄花蒿 *Artemisia annua* L.的地上部分。

【形态特征】一年生草本；植株有浓烈的挥发性香气。根单生，垂直，狭纺锤形；茎单生，有纵棱。叶纸质。头状花序球形，总状或复总状花序；总苞片3～4层，花序托突起，半球形。瘦果小，椭圆状卵形，略扁。

【性味功效】苦、辛，寒。清虚热，凉血，解暑热，截疟。

【古方选录】《温病条辨》青蒿鳖甲汤：青蒿三钱，鳖甲五钱，细生地四钱，知母二钱，丹皮三钱。用法：水煎服。功效：养阴透热。主治：温病后期，邪伏阴分证。夜热早凉，热退无汗，舌红少苔，脉细数。

【用法用量】煎服，6～12g，不宜久煎；或鲜品加倍，捣汁服。

【使用注意】脾胃虚弱肠滑者忌服。

【现代研究】化学研究显示，含倍半萜类，黄酮类，香豆素类和挥发性成分等。药理研究显示，有显著抗疟，促进机体细胞免疫，减慢心率，降低冠状动脉流量，对多种细菌、病毒有杀伤、解热等作用。青蒿琥酯在实验中显示胚胎毒作用。现代临床用于治疗疟疾，急性黄疸型肝炎，日本血吸虫病，登革热，盘状红斑狼疮，鼻出血等。

272 萑 菌

【古籍原文】味咸、甘，平、微温，有小毒。主心痛，温中，去长虫白瘫蛲虫，蛇螫毒，症瘕诸虫。

疟蜗，去蛔虫、寸白，恶疮。一名藋芦。生东海池泽及渤海章武。八月采，阴干。

得酒良，畏鸡子。出北来，此亦无有，形状似菌。云鹳屎所化生，一名鹳菌。单末之，猪肉臛和食，可以遣蛔虫。

〔谨案〕藋菌，今出渤海芦苇泽中，咸卤地自然有此菌尔，亦非是鹳屎所化生也。其菌色白轻虚，表裹相似，与众菌不同，疗蛔虫有效。

【现代研究】考证不确，现代不用。

下品下

273 连 翘

【古籍原文】味苦，平，无毒。主寒热，鼠瘘，瘰疬，痈肿，恶疮，瘿瘤，结热，蛊毒。去白虫。一名异翘，一名兰华，一名折根，一名轵，一名三廉。生太兰华谷。八月采，阴干。

处处有，今用茎连花实也。

〔谨案〕此物有两种：大翘、小翘。大翘叶狭长如水苏，花黄可爱，生下湿地，著子似椿实之未开者，作房，翘出众草；其小翘生岗原之上，叶花实皆似大翘而小细，山南人并用之。今京下惟用大翘子，不用茎花也。

【来　源】为木犀科植物连翘 *Forsythia suspense*（Thunb.）Vahl 的成熟果实。

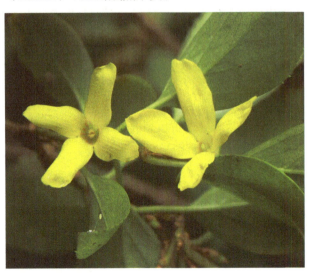

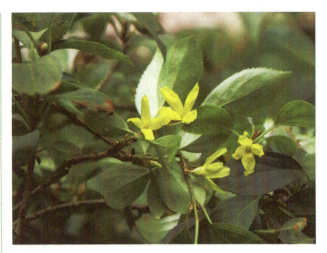

【形态特征】落叶灌木。枝略呈四棱形，疏生皮孔，节间中空，节部具实心髓。单叶，或三裂至三出复叶，叶片卵形、宽卵形或椭圆状卵形至椭圆形，无毛。花通常单生或两朵至数朵着生于叶腋，先于叶开放。果表面疏生皮孔。

【性味功效】苦，微寒。清热解毒，消肿散结。

【古方选录】《温病条辨》银翘散：连翘一两，银花一两，苦桔梗六钱，薄荷六钱，竹叶四钱，生甘草五钱，芥穗四钱，淡豆豉五钱，牛蒡子六钱。用法：制成细散。主治：温病初起，外感风热，发热，头痛，咽痛口渴或咳嗽等。

【用法用量】水煎服，6~15g；或入丸、散。

【使用注意】脾胃虚弱者慎服。

【现代研究】化学研究显示，含木脂体类化合物，黄酮类化合物，苯乙烷类衍生物，乙基环己醇类衍生物等。药理研究显示，有抗菌，抗病毒，镇吐，抗炎，抗肝损伤，抑制磷酸二酯酶和脂氧酶等作用。现代临床用于治疗感冒发热，流行性感冒，急性上呼吸道感染，急性肾炎，便秘，肺脓肿，视网膜出血等。

274 白头翁

【古籍原文】味苦，温，无毒、有毒。主温疟狂易寒热，症瘕积聚，瘿气，逐血，止痛，疗金疮，鼻衄。一名野丈人，一名胡王使者，一名奈何草。生高山山谷及田野，四月采。

处处有。近根处有白茸，状似人白头，故以为名。方用亦疗毒痢。

〔谨案〕其叶似芍药而大，抽一茎。茎头一

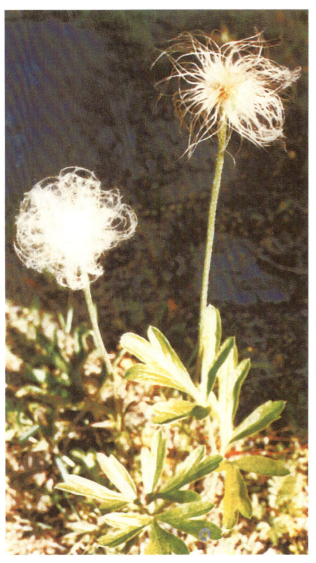

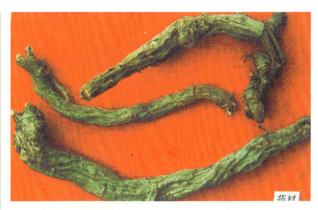

粥饮送下。主治：产后下痢不止。

【用法用量】水煎服，5～10g；或入丸、散。外用适量，煎水洗或捣敷。

【使用注意】虚寒泻痢患者慎服。

【现代研究】化学研究显示，含白头翁皂苷A、B、C、D，白桦脂酸，3-氧代白桦脂酸，胡萝卜苷，白头翁素，原白头翁素等。药理研究显示，有抗阿米巴原虫，抗阴道滴虫，抗菌，镇静，镇痛等作用。现代临床用于治疗原虫性痢疾，细菌性痢疾，疖痈，消化性溃疡等。

275 蔄茹（白狼毒）

【古籍原文】味辛、酸，寒、微寒，有小毒。主蚀恶肉败疮死肌，杀疥虫，排脓恶血，除大风热气，善忘不乐。去热痹，破症瘕，除息肉。一名屈据，一名离娄。生代郡川谷。五月采根，阴干。黑头

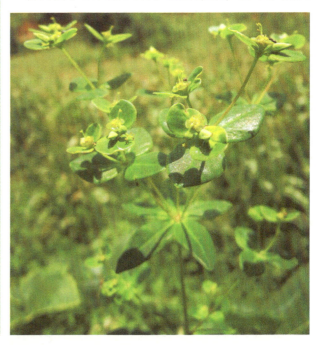

花，紫色，似木堇花。实，大者如鸡子，白毛寸余，皆披下似纛头，正似白头老翁，故名焉。今言近根有白茸，陶似不识。太常所贮蔓生者，乃是女萎。其白头翁根，甚疗毒痢，似续断而扁。

【来　　源】为毛茛科植物白头翁*Pulsatilla chinensis*（Bunge.）Regel的根。

【形态特征】多年生草本。根状茎。叶基生；叶片宽卵形，三全裂，全缘或有齿，侧深裂片不等二浅裂。花葶1～2支；苞片3片，基部合生成筒，三深裂，深裂片线形，不分裂或上部三浅裂，背面密被长柔毛。瘦果纺锤形、扁，有长柔毛，宿存花柱。

【性味功效】苦，寒。清热解毒，凉血止痢，燥湿杀虫。

【古方选录】《太平圣惠方》白头翁丸：白头翁一两，干姜一两，黄连一两，地榆一两，阿胶一两。用法：制成细末，再制成丸，每服二十丸，食前以

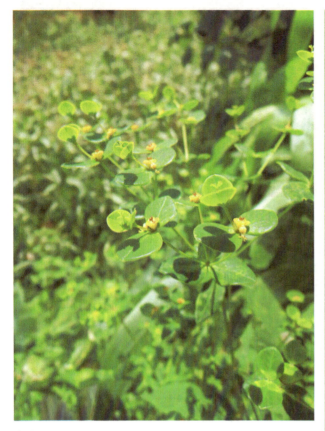

者良。

甘草为之使，恶麦门冬。今第一出高丽，色黄。初断时汁出凝黑如漆，故云漆头。次出近道，名草蔄茹，色白，皆烧铁烁头令黑，以当漆头，非真也。叶似大戟，花黄，二月便生。根亦疗疮。

【来　源】为大戟科植物月腺大戟*Euphorbia ebracteolata* Hayata的根。

【形态特征】多年生草本。根肥厚，肉质，纺锤形至圆锥形，外皮黄褐色，有黄色乳汁。茎绿色，基部带紫色。叶互生，叶片长圆状披针形，全缘。总花序多歧聚伞状，顶生；杯状聚伞花序宽钟形。蒴果三角状扁球形，无毛。种子圆卵形，棕褐色。

【性味功效】辛，寒；有小毒。破积，杀虫，拔毒，祛腐，除湿，止痒。

【临床用方】《安徽中草药》：白狼毒研细末，棉籽油或醋调擦患处。主治：顽癣。

【用法用量】水煎服，炮制后用1～2.4g；或入丸、散。外用适量，研粉或制成软膏，搽、敷。

【使用注意】本品有小毒，宜慎服；孕妇禁服。不宜与密陀僧同用。

【现代研究】化学研究显示，月腺大戟根中含双（5-甲酰基-糠基）-醚，二十八烷酸，胡萝卜

苷，β-谷甾醇和三萜酸。药理研究显示，有抗肿瘤，杀蛆等作用。现代临床用于治疗晚期恶性肿瘤，银屑病，皮肤结核，牛皮癣，神经性皮炎，阴道滴虫等。

276 苦芙

【古籍原文】微寒。主面目通身漆疮。

处处有之，伧人取茎生食之。五月五日采，曝干，烧作灰，以疗金疮，甚验。

〔谨案〕今人以为漏芦，非也。

【来　源】为菊科植物蒙山莴苣*Lactuca tatarica*（L.）C. A. Mey.的全草。

【形态特征】多年生草本。根垂直直伸。茎有细条棱或条纹，无毛。羽状浅裂或半裂，或边缘有多数或少数大锯齿，边缘全缘，或边缘细锯齿或稀锯齿。头状花序。瘦果长圆状披针形，灰黑色，每面有5～7条高起的纵肋，中肋稍粗厚，顶端渐尖喙。

【性味功效】苦，微寒。清热解毒，凉血止血。

【用法用量】水煎服，15～30g；或生嚼。外用适量，捣敷；或烧灰敷；或煎汤洗。

【使用注意】《食疗本草》：不堪多食尔。

【现代研究】化学研究显示，苦芙开花的地上部分含山莴苣苦素，山莴苣素，α-香树脂醇等。现代少用。

277 羊桃（猕猴桃）

【古籍原文】味苦，寒，有毒。主燻热，身暴赤色，风水积聚，恶疡，除小儿热。去五脏五水，大腹，利小便，益气，可作浴汤。一名鬼桃，一名羊

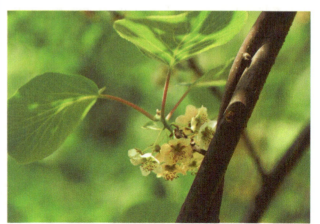

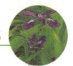

肠，一名苌楚，一名御弋，一名铫弋。生山林川谷及生田野，二月采，阴干。

山野多有，甚似家桃，又非山桃。子小细，苦不堪啖，花甚赤。《诗》云隰有苌楚者，即此也。方药亦不复用。

〔谨案〕此物，多生沟渠隍堑之间，人取煮以洗风痒及诸疮肿，极效。剑南人名细子根也。

【来　源】为猕猴桃科植物猕猴桃*Actinidia chinensis* Planch.的成熟果实。

【形态特征】大型落叶藤本。幼枝被灰白色茸毛或褐色长硬毛或铁锈色硬毛状刺毛，老时秃净或留有断损残毛；隔年枝秃净，皮孔长圆形；髓白色至淡褐色，片层状。聚伞花序；宿存萼片反折。果黄褐色，具小而多的淡褐色斑点。

【性味功效】酸、涩、平。清热利湿，补虚益损。

【古方选录】《圣济总录》淋渫羊桃汤：羊桃三升，荫蓘三升，桑叶一斤。用法：锉碎，以水九升，煮取四升，去滓，用淋渫脚，不拘时候。以肿消为度。主治：脚气痛肿，行履不得。

【用法用量】水煎服，30～60g；或生食；或榨汁饮。

【使用注意】脾胃虚寒者慎服。

【现代研究】化学研究显示，含猕猴桃碱，玉蜀黍嘌呤，大黄素，大黄素甲醚，ω-羟基大黄素，大黄素酸，β-谷甾醇，中华猕猴桃蛋白酶，游离氨基酸，糖，有机酸，维生素B、维生素C，色素，鞣质及挥发性的烯醇类等。药理研究显示，有防癌，延缓衰老，耐缺氧，降血脂，保肝，抗炎等作用。现代临床用于治疗消化不良，食欲不振，慢性气管炎合并肺气肿等。

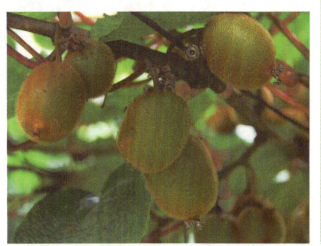

278 羊蹄（土大黄）

【古籍原文】味苦，寒，无毒。主头秃疥瘙，除热，女子阴蚀。浸淫，疽痔，杀虫。一名东方宿，一名连虫陆，一名鬼目，一名蓄。生陈留川泽。

今人呼名秃菜，即是蓄音之讹。《诗》云言采其蓄。又一种极相似而味酸，呼为酸模，根亦疗疥也。

〔谨案〕实，味苦、涩，平，无毒。主赤白杂痢。根，味辛、苦，有小毒。万华方云：疗虫毒，今山野平泽处处有之。

【来　源】为蓼科植物羊蹄*Rumex japonicus* Houtt.或尼泊尔羊蹄*Rumex nepalensis* Spreng.的根和根茎。

【形态特征】羊蹄：多年生草本。茎直立，具沟槽。基生叶长圆形或披针状长圆形，下面沿叶脉具小突起；茎上部叶狭长圆形。花序圆锥状，花两性，多花轮生；花梗细长，中下部具关节。瘦果卵形，具3条锐棱，顶端急尖，褐色，有光泽。

【性味功效】苦，寒。清热通便，凉血止血，杀虫止痒。

【古方选录】《医宗金鉴》羊蹄根散：羊蹄根

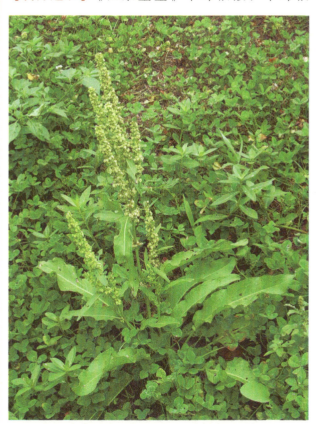

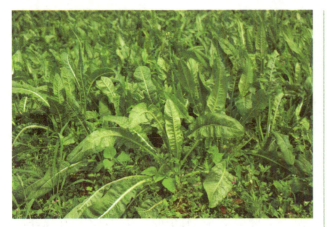

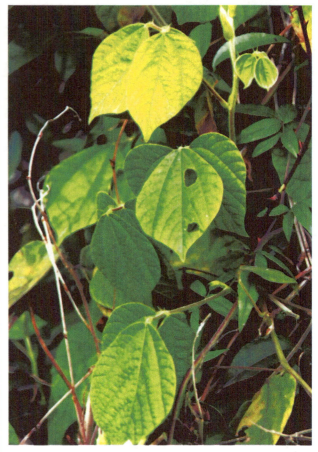

（末）八钱，枯白矾二钱。用法：制成细末，米醋调擦癣处。主治：疥癣，湿疹，皮肤瘙痒。

【用法用量】水煎服，9～15g；捣汁；或熬膏。外用适量，捣敷；磨汁涂；或煎水洗。

【使用注意】脾胃虚寒者禁服。

【现代研究】化学研究显示，含结合及游离的大黄素，大黄素甲醚，大黄酚，酸模素等。药理研究显示，有抗菌，预防感染，降压，利胆，止血，轻泻等作用。现代临床用于治疗鼻出血，功能性子宫出血，血小板减少性紫癜，慢性肝炎，肛门周围炎，大便秘结等；外用治外痔，急性乳腺炎，黄水疮，疖肿，皮癣等。

279 鹿藿

【古籍原文】味苦，平，无毒。主蛊毒，女子腰腹痛不乐，肠痈，瘰疬，疡气。生汶山山谷。

药方不复用，人亦罕识。葛根之苗，又一名鹿藿。

〔谨案〕此草，所在有之，苗似豌豆，有蔓而长大，人取以为菜，亦微有豆气，名为鹿豆也。

【来　源】为豆科植物鹿藿 *Rhynchosia volubilis* Lour. 的茎叶。

【形态特征】缠绕草质藤本。全株各部多少被灰色至淡黄色柔毛；茎略具棱。叶为羽状；托叶小，披针形。总状花序；花密生。荚果，红紫色，在种子间略收缩，先端有小喙；种子通常2粒，椭圆形或近肾形，黑色，光亮。

【性味功效】苦、酸，平。祛风除湿，活血，解毒。

【临床用方】《福建药物志》：鹿藿30～60g，鸭

蛋1个。炖服。主治：痔疮。

【用法用量】水煎服，9～30g。外用适量，捣敷。

【现代研究】化学研究显示，含β-谷甾醇，胡萝卜苷，苜蓿素，表儿茶素，豆甾-5-烯-3β,7α-二醇，槲皮素，芹菜素-7-O-β-D-葡萄糖苷，没食子

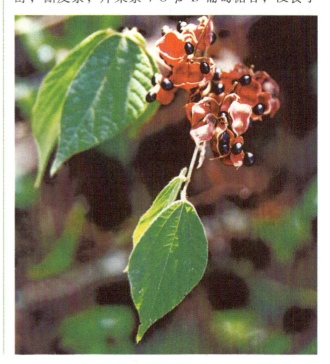

酸，大豆苷元等。药理研究显示，有抑菌，抗生育等作用。现代临床用于治疗小儿消化不良，牙痛，神经性头痛，颈淋巴结结核，风湿性关节炎，腰肌劳损；外用治痈疖肿毒，蛇咬伤等。

280 牛扁

【古籍原文】味苦，微寒，无毒。主身皮疮热气，可作浴汤。杀牛虱小虫，又疗牛病。生桂阳川谷。

今人不复识此，牛疫代代不无用之。既要牛医家应用，而亦无知者。

〔谨案〕此药，似三堇、石龙芮等，根如秦艽而细。生平泽下湿地，田野人名为牛扁。疗牛虱甚效。太常贮名扁特，或名扁毒。

【来　源】为毛茛科植物牛扁 *Aconitum barbatum* Pers. var. *puberulum* Ledeb. 的根。

【形态特征】多年生草本。根近直立，圆柱形，茎和叶柄均被反曲而紧贴的短柔毛。基生叶；叶片肾形或圆肾形，三全裂。顶生总状花序长，花密生；轴及花梗密被紧贴的短柔毛。蓇葖果，疏被紧贴的

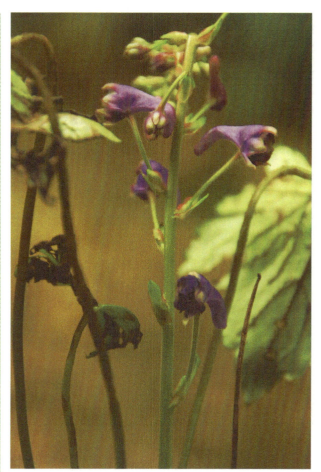

短毛。种子倒卵球形，褐色，密生横狭翅。

【性味功效】苦，温；有毒。祛风止痛，止咳化痰，平喘。

【临床用方】《内蒙古中草药》：牛扁适量。用法：水煎服。主治：腰腿痛，关节肿痛等。

【用法用量】水煎服，3～6g。外用适量，煎汁洗。

【使用注意】孕妇禁服。

【现代研究】化学研究显示，含刺乌头碱，毛茛叶乌头碱，牛扁碱，北方乌头碱，北方乌头定碱，牛扁宁碱，牛扁定碱，牛扁亭碱，牛扁替定碱等。药理研究显示，有抗菌，清除自由基，抗氧化活性等作用。现代临床用于治疗慢性支气管炎，腰腿疼痛，关节肿痛，疥癣皮肤瘙痒，淋巴结结核等。

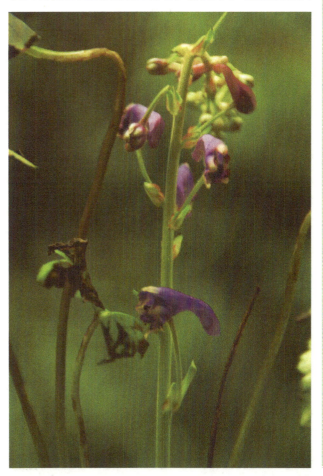

281 陆英

【古籍原文】味苦，寒，无毒。主骨间诸痹，四肢拘挛疼酸，膝寒痛，阴痿，短气不足，脚肿。生熊

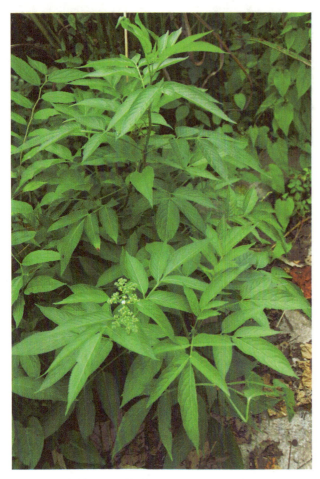

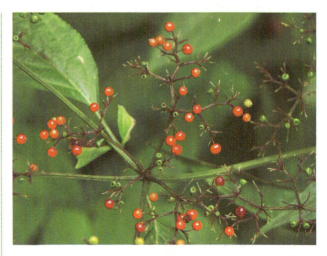

究显示，有镇痛，抗肝损伤，抗炎，抗菌，升高白细胞，抗肿瘤等作用。现代临床用于治疗急性病毒性肝炎，急性化脓性扁桃体炎，急性细菌性痢疾，多发性疖肿，手术后切口痛，牙痛，腹痛等。

282 荩 草

【古籍原文】味苦，平，无毒。主久咳上气喘逆，久寒惊悸，痂疥白秃疡气，杀皮肤小虫。可以染黄作金色。生青衣川谷，九月、十月采。

畏鼠妇。青衣在益州西。

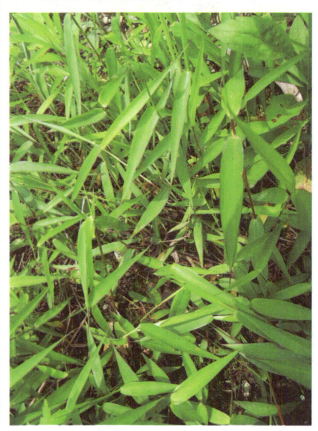

耳川谷及冤句，立秋采。

〔谨案〕此即蒴藋是也。后人不识，浪出蒴藋条。此叶似芹及接骨花，亦一类，故芹名水英，此名陆英，接骨树名木英，此三英也。花叶并相似。

【来　源】为忍冬科植物陆英Sambucus chinensis Lindl.的茎叶。

【形态特征】多年生高大草本或半灌木。茎有棱条，髓部白色。羽状复叶的托叶叶状或有时退化成蓝色的腺体；叶互生或对生，狭卵形。复伞形花序顶生。果实红色，近圆形；核2~3粒，卵形，表面有小疣状突起。

【性味功效】甘、微苦，平。祛风，利湿，舒筋，活血。

【临床用方】《全国中草药汇编》：陆英全草30~60g。用法：水煎服。主治：肾炎水肿。

【用法用量】水煎服，9~15g，鲜品60~120g。外用适量，捣敷；或煎水洗；或研末调敷。

【使用注意】孕妇禁服。

【现代研究】化学研究显示，含黄酮类，酚性成分，鞣质，糖类，绿原酸；种子含氰苷类。药理研

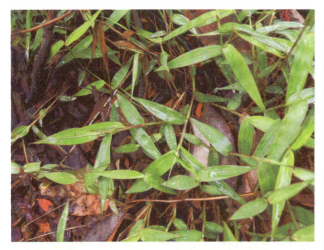

〔谨案〕此草叶似竹而细薄，茎亦圆小。生平泽溪涧之侧，荆襄人煮以染黄，色极鲜好。洗疮有效。俗名绿蓐草。《尔雅》云：所谓王刍者也。

【来　源】为禾本科植物荩草Arthraxon hispidus (Thunb.) Makino的全草。

【形态特征】一年生草本。秆细弱无毛，基部倾斜，高30～45cm，分支多节。叶鞘短于节间，有短硬疣毛；叶舌膜质，边缘具纤毛；叶片卵状披针形，长2～4cm，宽8～15mm，除下部边缘生纤毛外，余均无毛。总状花序。花、果期8—11月。

【性味功效】苦，平。止咳定喘，杀虫解毒。

【临床用方】《全国中草药汇编》：荩草全草60g。用法：水煎外洗。主治：疥癣，皮肤瘙痒，痈疖肿痛等。

【用法用量】水煎服，6～15g。外用适量，煎水洗或捣敷。

【使用注意】《本草经集注》：畏鼠妇。

【现代研究】化学研究显示，荩草叶茎含乌头酸，木犀草素，木犀草素-7-葡萄糖苷，荩草素等。现代临床用于治疗肝炎，久咳气喘，咽喉炎，口腔炎，鼻炎，淋巴腺炎，乳腺炎；外用治疥癣，皮肤瘙痒，痈疖等。

283 夏枯草

【古籍原文】味苦、辛，寒，无毒。主寒热、瘰疬、鼠瘘、头疮，破症，散瘿结气，脚肿湿痹，轻身。一名夕句，一名乃东，一名燕面。生蜀郡川谷，四月采。

土瓜为之使。

〔谨案〕此草，生平泽，叶似旋覆，首春即生，四月穗出，其花紫白似丹参花，五月便枯。处处有之。

【来　源】为唇形科植物夏枯草Prunella vulgaris L.或长冠夏枯草Prunella asiatica Nakai的果穗。

【形态特征】夏枯草：多年生草木。根茎匍匐，节上生须根。茎钝四棱形，其浅槽紫红色，无毛。茎叶卵状长圆形或卵圆形；花序下方的一对苞叶似茎叶，近卵圆形。穗状花序，每一轮伞状花序下承以苞片。小坚果黄褐色，长圆状卵珠形，微具沟纹。

长冠夏枯草：多年生草本。茎匍匐，下部节上生密集须根。茎钝四棱形，具疏柔毛，紫红色。茎叶卵圆形或卵圆状长圆形。轮伞花序具6朵花，聚集于枝顶组成长3～5cm的穗状花序，每一轮伞花序下方均承以苞片。小坚果卵珠状，顶端浑圆，棕色，无毛。

【性味功效】苦、辛，寒。清肝明目，散结解毒。

【古方选录】《冯氏锦囊·杂症》引《简要济众方》夏枯草散：夏枯草一两，香附子一两，甘草四钱。用法：制成细末，每服一钱五分，茶清调下。

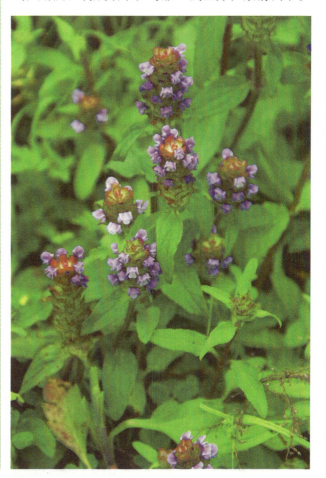

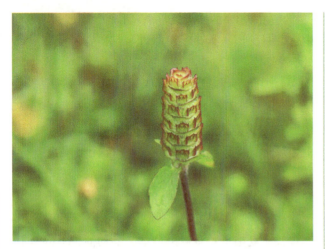

主治：厥阴郁火，目珠痛，夜则痛甚，或用苦寒药
点上反疼甚者。

【用法用量】水煎服，6~15g，大剂量至30g；熬
膏或入丸、散。外用适量，煎水洗或捣敷。

【使用注意】脾胃虚弱者慎服。

【现代研究】化学研究显示，含熊果酸，齐墩果
酸，胡萝卜苷，二十六烷酸，二十八烷酸，夏枯草
多糖等。药理研究显示，有抗炎，抗菌，抗病毒，
防止机体免疫功能受到抑制，抗细胞毒素等作用。
现代临床用于治疗感冒发热，急性结合膜炎，肺结
核，渗出性胸膜炎，细菌性痢疾，急性黄疸型肝
炎等。

284 乌 韭

【古籍原文】味甘，寒，无毒。主皮肤往来寒热，
利小肠膀胱气。疗黄疸，金疮内塞，补中益气，好
颜色。生山谷石上。

　　垣衣亦名乌韭，而为疗异，非是此种类也。

　　〔谨案〕此物，即石衣也，亦曰石苔，又名石

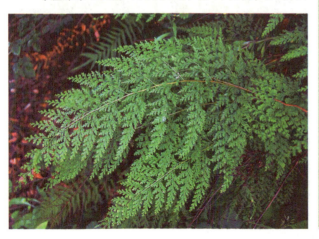

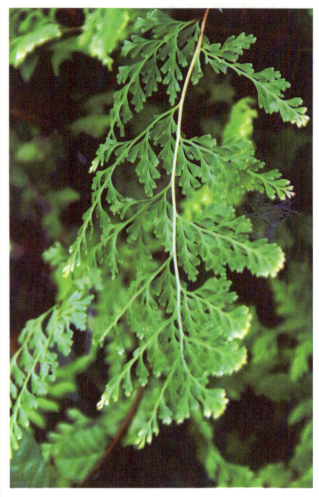

发，生岩石阴不见日处，与卷柏相类也。

【来　　源】为鳞始蕨科植物乌蕨*Sphenomeris
chinensis*（L.）Maxon的全草或根茎。

【形态特征】多年生蕨类。根状茎短而横走，密
被赤褐色的钻状鳞片。叶近生，有光泽；叶片披
针形，四回羽状。孢子囊群边缘着生，每裂片上1
枚或2枚，顶生1~2条细脉上；囊群盖灰棕色，革
质，半杯形，宽，与叶缘等长，近全缘或多少啮
蚀，宿存。

【性味功效】苦，寒。清热解毒，利湿。

【用法用量】水煎服，15~30g，鲜品30~60g；或
绞汁。外用适量，捣敷；或研末外敷；或煎汤洗。

【现代研究】化学研究显示，含牡荆素，丁香酸，
山奈酚，原儿茶醛，原儿茶酸等。药理研究显示，
有抑制金黄色葡萄球菌、铜绿假单胞菌、伤寒杆
菌、人型结核杆菌等作用，另有抗氧化、抗炎、保
肝、止血、解毒等作用。现代临床用于治疗扁桃体
炎，腮腺炎，肠炎，痢疾，肝炎，慢性肾功能衰竭
等；外用治烧烫伤，皮肤湿疹等。

285 蚤 休

【古籍原文】味苦，微寒，有毒。主惊痫，摇头弄舌，热气在腹中，癫疾，痈疮阴蚀，下三虫，去蛇毒。一名蚩休。生山阳川谷及宛朐。

〔谨案〕今谓重楼者是也。一名重台，南人名草甘遂，苗似王孙、鬼臼等，有二、三层。根如肥大菖蒲，细肌脆白，醋摩疗痈肿，敷蛇毒，有效。

【来　　源】为百合科植物华重楼Paris polyphylla Smith var. chinensis（Franch.）Hara、云南重楼Paris polyphylla Smith var. yunnanensis（Franch.）Hand.-Mazz.、七叶一枝花Paris polyphylla Smith的根茎。

【形态特征】华重楼：多年生草本。茎直立。叶5～8片轮生，通常7片，倒卵状披针形、矩圆状披针形或倒披针形，基部通常楔形。内轮花被片狭条形，通常中部以上变宽，长为外轮的1/3至近等长或稍超过；雄蕊8～10枚。

云南重楼：多年生草本。茎直立。叶厚纸质、披针形、卵状矩圆形或倒卵状披针形。外轮花被片披针形或狭披针形，内轮花被片6～8（12）片，条形，中部以上，长为外轮的1/2或近等长；雄蕊（8）10～12枚，花丝极短；子房球形，花柱

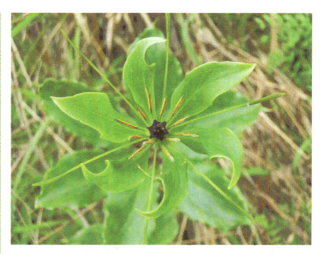

粗短。

七叶一枝花：多年生草本。茎直立。根状茎粗厚，外面棕褐色，密生环节和须根。茎紫红色，基部有灰白色干膜质的鞘。叶矩圆形、椭圆形或倒卵状披针形。外轮花被片绿色，狭卵状披针形；内轮花被片狭条形。蒴果紫色，3～6瓣裂开。种子多数，具鲜红色多浆汁的外种皮。

【性味功效】苦，寒；有小毒。清热解毒，消肿止痛，凉肝定惊。

【古方选录】《药奁启秘》蚤休散：蚤休（晒干，研末）不拘多少。用法：上药用菊花露同蜜调敷。主治：疔疮肿疼。

【用法用量】水煎服，3～10g；研末，每次1～3g。外用适量，磨汁涂布、研末调敷或鲜品捣敷。

【使用注意】虚寒证、阴证外疡者及孕妇禁服。

【现代研究】化学研究显示，华重楼含薯蓣皂苷元糖苷等；云南重楼含薯蓣皂苷元糖苷，薯蓣皂苷，β-蜕皮素等；七叶一枝花含薯蓣皂苷元糖苷，蚤休皂苷，薯蓣皂苷，蚤休甾酮，甲基原薯蓣皂苷，丙氨酸，天冬酰胺，γ-氨基丁酸等。药理研究显示，有抗肿瘤，抗菌，平喘，止咳等作用。现代临床用于治疗慢性气管炎，急性扁桃体炎，流行性腮腺炎，静脉炎，虫咬性皮炎，毛囊炎，子宫出血等。

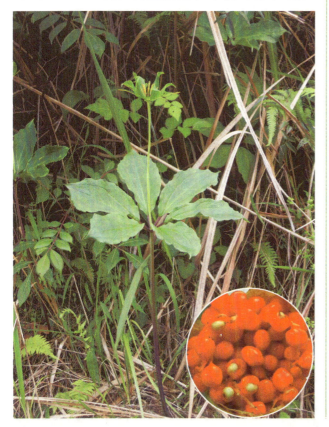

286 虎杖根

【古籍原文】微温。主通利月水，破留血症结。

田野甚多此，状如大马蓼，茎斑而叶圆。极主暴瘕，酒渍根服之也。

【来　　源】为蓼科植物虎杖Polygonum cuspidatum

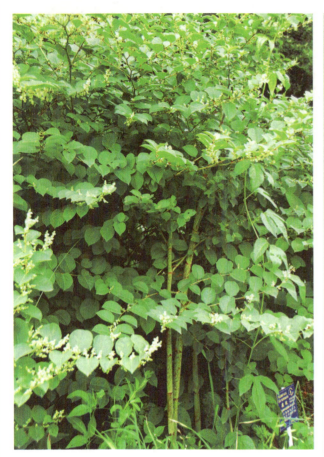

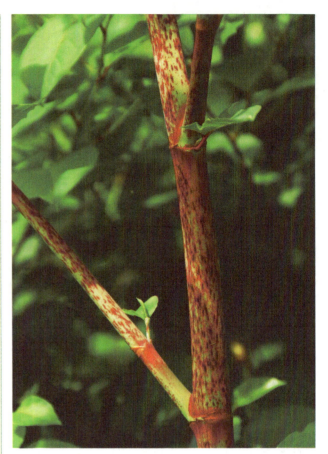

Sieb. et Zucc.的根茎或根。

【形态特征】多年生草本。根状茎粗壮，横走。茎直立，空心，具纵棱，具小突起，散生红色或紫红色斑点。叶宽卵形或卵状椭圆形，近革质，全缘，沿叶脉具小突起。花单性，雌雄异株，花序圆锥状，腋生。瘦果，具3条棱，包于宿存花被内。

【性味功效】微苦，微寒。祛风利湿，散瘀定痛，止咳化痰。

【临床用方】《中医外科学》虎杖根粉剂：虎杖根适量。用法：制成散，麻油调搽患处，每日3～4次。主治：热毒痈疮，烧烫伤等。

【用法用量】水煎服，10～15g；或浸酒；或入丸、散。外用适量，研末调敷；或煎浓汁湿敷；或熬膏涂擦。

【使用注意】孕妇禁服。

【现代研究】化学研究显示，含大黄素，大黄素甲醚，大黄酚，蒽苷A，蒽苷B，原儿茶酸，右旋儿茶精，鼠李糖，多糖，氨基酸，铜、铁、锰、锌等。药理研究显示，有降血压、抗氧化、抗菌、抗病毒、镇咳平喘、降血脂、止血、抗炎等作用。现

代临床用于治疗急性黄疸型传染性肝炎，新生儿黄疸，烧伤，上消化道出血，高脂血症，关节炎，银屑病，真菌性阴道炎等。

287 石长生

【古籍原文】味咸、苦，微寒，有毒。主寒热恶疮大热，辟鬼气不祥。下三虫。一名丹草。生咸阳山谷。

俗中虽时有采者，方药亦不复用。近道亦有，是细细草叶，花紫色尔。南中多生石岩下，叶似

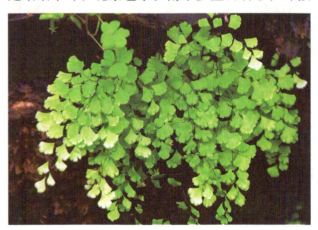

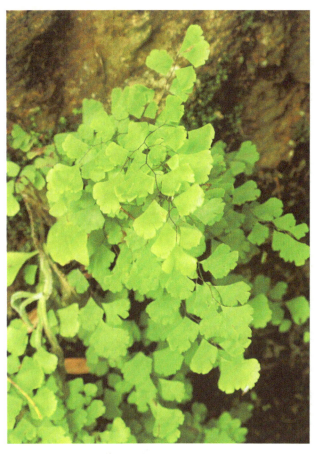

蕨，而细如龙须草大，黑如光漆，高尺余，不与余草杂也。

〔谨案〕今市人用黔筋草为之，叶似青葙，茎细劲紫色，今太常用者是也。

【来　源】 为铁线蕨科植物单盖铁线蕨 *Adiantum monochlamys* Eaton 的全草。

【形态特征】 多年生蕨类。根状茎长而横走，密被鳞片。叶近生或散生；柄基部被与根状茎上相同的鳞片。孢子囊群每羽片1枚，偶有2枚，横生于末回小羽片上缘的缺刻内；囊群盖肾形，上缘呈深缺刻状，薄纸质，红褐色，全缘或呈微波状，宿存。

【性味功效】 咸，微寒；有小毒。清热化痰，解毒。

【古方选录】《圣济总录》石长生丸：石长生五两，升麻三分，鸡舌香二两，水银粉二两，硝石二两，石膏一两，葛根一两，大黄一两，射干一两。用法：制成细末，以蜜炼成丸，每服十丸，早、晚食前温米饮送下。渐加至二十丸，以知为度。主治：下焦受热，大便难，及多疮疡。

【用法用量】 水煎服，9~15g。外用适量，捣敷。

【现代研究】 化学研究显示，含铁线蕨烯，5-铁线蕨烯臭氧化物，雁齿烯，羟基铁线蕨酮，铁线蕨

酮，金丝桃苷，紫云英苷，洋李苷等。现代临床用于治疗肺结核吐血，痢疾，疥癣等。

288 鼠尾草

【古籍原文】 味苦，微寒，无毒。主鼠瘘寒热，下痢脓血不止。白花者主白下，赤花者主赤下。一名劾，一名陵翘。生平泽中。四月采叶，七月采花，阴干。

　　田野甚多，人采作滋染皂。又用疗下瘘，当浓煮取汁，令可丸服之。今人亦用作饮。

【来　源】 为唇形科植物鼠尾草 *Salvia japonica* Thunb. 的全草。

【形态特征】 一年生草本。须根密集。茎直立，钝四棱形，具沟，沿棱上被疏长柔毛或近无毛。茎下部叶为二回羽状复叶，腹凹背凸，被疏长柔毛或无毛，茎上部叶为一回羽状复叶，具短柄。总状花序顶生。小坚果椭圆形，褐色，光滑。

【性味功效】 苦、辛，平。清热利湿，活血调经，解毒消肿。

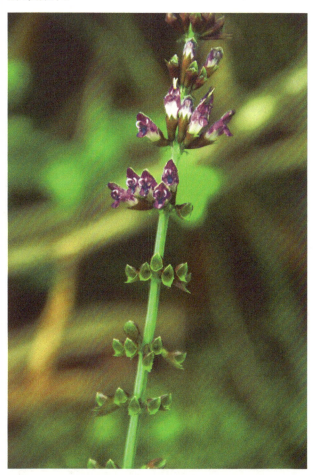

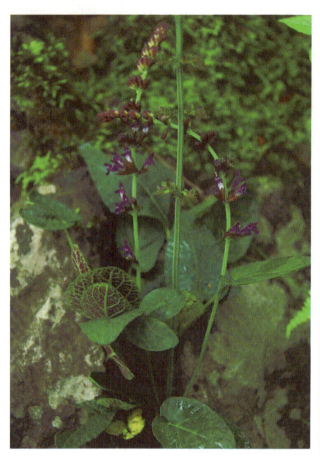

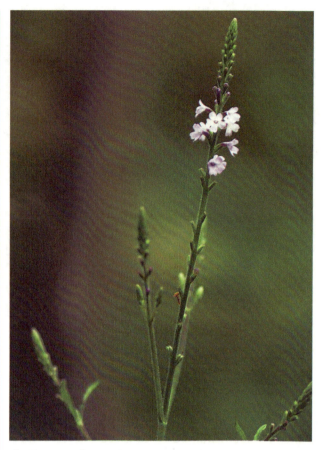

【古方选录】《圣济总录》鼠尾草散：鼠尾草五两，槐花三两，犀角二两，黄连二两，栀子仁二两，黄芩一两，白芍药一两，地榆一两，甘草一两。用法：制成散，每服二钱匕，稍增至三钱，早、晚食前用温酒调下，以知为度。主治：中焦结热，下赤白沃。

【用法用量】水煎服，15～30g。

【现代研究】化学研究显示，含β-谷甾醇，β-谷甾醇葡萄糖苷，熊果酸，齐墩果酸，委陵菜酸，咖啡酸，马斯里酸，乙基-β-D-吡喃半乳糖苷等。药理研究显示，有清除自由基，抗氧化等作用。现代临床用于治疗月经不调，痛经等。

289 马鞭草

【古籍原文】主下部疮。

村墟陌甚多。茎似细辛，花紫色，叶微似蓬蒿也。

〔谨案〕苗似野狼牙及茺蔚，抽三、四穗，紫花，似车前，穗类鞭鞘，故名马鞭，都不似蓬蒿也。

【来　　源】为马鞭草科植物马鞭草*Verbena officinalis* L.的干燥地上部分。

【形态特征】多年生草本。茎四方形，节和棱上被硬毛。叶片卵圆形至倒卵形或长圆状披针形，基生叶羽状分裂，茎生叶多数三深裂，裂片边缘有不整齐锯齿。穗状花序顶生和腋生，花小，无柄。果实长圆形，外果皮薄，成熟时四瓣裂。

【性味功效】苦、辛，微寒。清热解毒，活血通经，利水消肿，截疟。

【古方选录】《妇人良方》马鞭草散：马鞭草二两，荆芥穗二两，北柴胡二两，乌梅肉二两，枳壳一两，白术一两，羌活一两，白芍药一两，秦艽半两，天台乌药半两，麻黄半两，木香半两，当归一两，川乌一两，甘草一两。用法：制成细末，每服二钱，水一盏，加生姜二片，大枣一个，葱白二寸，煎至七分，日午、临卧温服。常服无忌。主治：血风攻透，肢体疼痛，或觉瘙痒，或觉麻痹，作寒作热，饮食减味。

【用法用量】水煎服，15～30g，鲜品30～60g；或入丸、散。外用适量，捣敷；或煎水洗。

【使用注意】孕妇慎服。

草 部
CAO BU

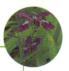

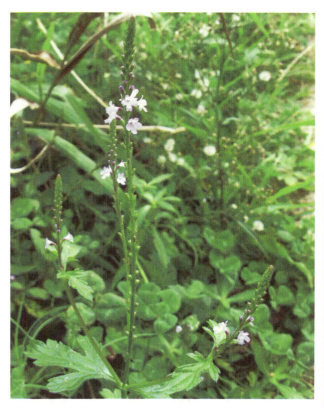

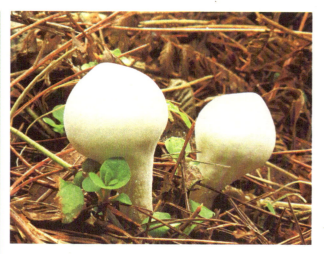

成浅黄色或淡青黄色；外包被膜质，后脱落而光
滑；内包被较厚，由疏松的菌丝组成；成熟后包被
裂开，呈残片状剥落。孢子球形，壁光滑，淡青黄
色。孢丝长，稍有分支及稀少的横隔。

紫色马勃：子实体近扁球形，基部缢缩，有根
束与基质相连。外表淡紫堇色至污褐色，成熟后表
面有网状裂纹。内部的造孢层初呈白色，后转黄色
至浓紫色。基部为营养菌丝所交织。孢子淡紫色，
球形。孢丝长而多分支，有隔膜。

【性味功效】辛，平。清肺利咽，解毒止血。

【古方选录】《圣济总录》马勃丸：马勃半两，白
矾灰半两，恶实半两，陈橘皮半两。用法：制成
末，再制成丸，含化咽津。主治：骨鲠在喉中
不出。

【用法用量】内服，1.5～6g，包煎；或入丸、
散。外用，研末撒；或调敷；或作吹药。

【使用注意】外感风寒咳嗽失音者禁服。

【现代研究】化学研究显示，紫色马勃含马勃菌
酸等；大秃马勃含α-淀粉酶及多种氢基酸等。药

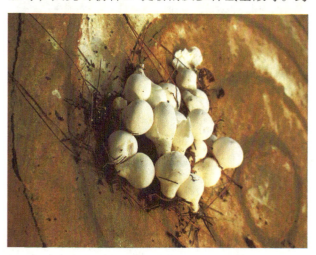

【现代研究】化学研究显示，含马鞭草苷，戟叶
马鞭草苷，羽扇豆醇，β-谷甾醇，熊果酸，桃叶
珊瑚苷，蒿黄素，马鞭草新苷，腺苷，β-胡萝卜
素等。药理研究显示，有抗炎，止痛，镇咳，兴奋
子宫肌，促进乳汁分泌等作用。现代临床用于治疗
疟疾，白喉，急性扁桃体炎，疱疹性口腔炎，传染
性肝炎，真菌性阴道炎，丝虫病等。

290 马 勃

【古籍原文】味辛、平、无毒。主恶疮马疥。一名
马庀。生园中久腐处。

俗人呼为马屁勃，紫色虚软，状如狗肺，弹之
粉出，敷诸疮用之，甚良也。

【来　源】为灰包科真菌脱皮马勃*Lasiosphaera
fenzlii* Reich.等同属近缘真菌的子实体。

【形态特征】脱皮马勃：子实体近球形。包被两
层，外包被成熟后易与内包被分离。外包被初乳白
色，后转灰褐色、污灰色；内包被纸质，浅烟色，
成熟后与外包被逐渐剥落，余下的孢体呈灰褐色至
烟褐色。孢子呈球形，壁具小刺突，褐色。孢丝
长，菌丝浅褐色。

大马勃：子实体近圆球形。包被白色，渐转

理研究显示，有止血，抗菌，抗过敏反应等作用。现代临床用于治疗咽喉肿痛，咳嗽，鼻出血，冻疮，疖肿等。

291 鸡肠草

【古籍原文】主毒肿，止小便利。

人家园庭亦有此草，小儿取挪汁，以捎蜘蛛网，至粘；可掇蝉，疗蟛蜞溺也。

〔谨案〕此草，即蘩蒌是也，剩出此条，宜除之。

【来　源】为石竹科植物繁缕*Stellaria media*（L.）Cyr.的全草。

【形态特征】一年生或二年生草本。茎基淡紫红色。叶片宽卵形或卵形，全缘。疏聚伞花序顶生；花瓣白色。蒴果卵形，稍长于宿存萼，顶端6裂，具多数种子；种子卵圆形至近圆形，稍扁，红褐色，表面具半球形瘤状突起，脊较显著。

【性味功效】微苦、甘、酸，凉。清热解毒，凉血消痈，活血止痛，下乳。

【古方选录】《千金要方》鸡肠草散：鸡肠草三分，茅苈四分，升麻四分，芍药一分，当归一分，

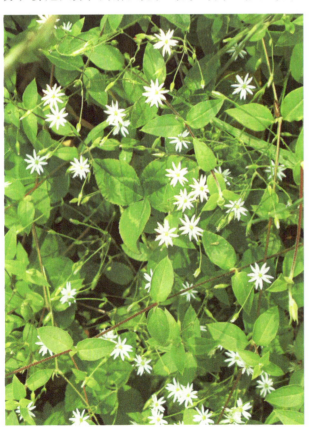

甘草一分，篮子一合，垩土一分。用法：水送下。功效：解诸毒。

【用法用量】内服，煎汤，15～30g，鲜品30～60g；或捣汁。外用适量，捣敷；或烧存性研末调敷。

【使用注意】孕妇忌用。

【现代研究】化学研究显示，含棉根皂苷元，黄酮类成分如荭草素，异荭草素，牡荆素，芹菜素，染料木素等；酚酸成分如香草酸，对羟基苯甲酸，阿魏酸，咖啡酸，绿原酸及酵母氨酸，抗坏血酸，氨基酸等。现代临床用于治疗肠炎，痢疾，肝炎，阑尾炎，产后瘀血腹痛，子宫收缩痛，牙痛，头发早白，乳汁不下，乳腺炎，跌打损伤，疮疡肿毒等。

292 蛇莓汁

【古籍原文】大寒。主胸腹大热不止。

园野亦多。子赤色、极似莓，而不堪啖，人亦无服此为药者。疗溪毒、射工、伤寒大热，甚良。

【来　源】为蔷薇科植物蛇莓*Duchesnea indica*（Andr.）Focke的鲜果实捣汁。

【形态特征】多年生草本。根茎短，粗壮。匍匐茎多数，有柔毛。小叶片倒卵形至菱状长圆形，具小叶柄。花单生于叶腋；花瓣倒卵形，黄色，先端圆钝。瘦果卵形，光滑或具不明显突起，鲜时有光泽。

【性味功效】苦、甘，凉。清热解毒，凉血止血，散瘀消肿。

【临床用方】《山西中草药》：鲜蛇莓汁30～60g。用法：水煎服。主治：感冒发热咳嗽。

【用法用量】水煎服，9～15g，鲜品30～60g；或

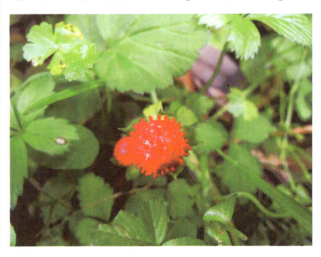

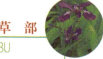

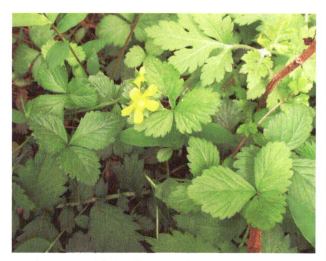

捣汁。外用适量，捣敷或研末撒。

【现代研究】化学研究显示，全草含甲氧基去氢胆甾醇，低聚缩合鞣质，并没食子鞣质，总蛋白，戊糖，蛋白质，鞣质，多糖，酚性物质，熊果酸，委陵菜酸，野蔷薇葡萄糖酯，杜鹃素，β-谷甾醇等。药理研究显示，有抗癌，抗菌，增强免疫功能，降压，增加冠状动脉流量，兴奋子宫等作用。现代临床用于治疗白喉，细菌性痢疾，小儿口疮，脓疱疮，毒虫咬伤，小面积烧伤，阑尾炎，慢性咽炎等。

293 苎根（苎麻根）

【古籍原文】寒。主小儿赤丹。其渍苎汁，疗渴。

即今绩苎尔。又有山苎，亦相似，可入用也。

〔谨案〕《别录》云：根安胎，贴热丹毒肿，有效。沤苎汁，主消渴也。

【来　源】为荨麻科植物苎麻Boehmeria nivea (L.) Gaud.的根和根茎。

【形态特征】亚灌木或灌木。茎上部与叶柄均密被

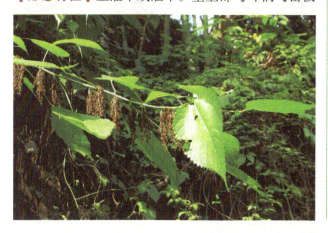

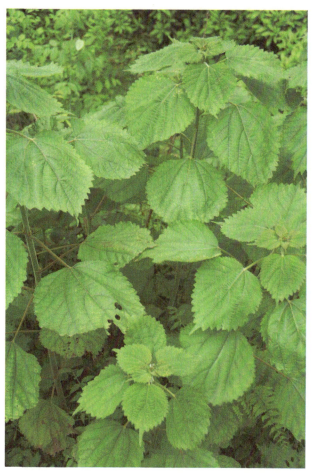

短糙毛。叶互生；叶片草质，通常呈圆卵形或宽卵形，少数卵形。圆锥花序腋生，或植株上部的为雌性，其下的为雄性，或同一植株的全为雌性。瘦果近球形，光滑，基部突缩成细柄。

【性味功效】甘，寒。凉血止血，清热安胎，利尿，解毒。

【古方选录】《圣济总录》苎麻根饮：干苎麻根二两，陈橘皮二两，甘草（炙）二两，干地黄二两，乌梅二两，人参二两。用法：制成粗末，每服二钱七，以水一盏，加生姜二片，同煎至七分，去滓温服，日、夜各一次。入月宜常服。主治：难产。

【用法用量】水煎服，5～30g；或捣汁。外用适量，鲜品捣敷；或煎汤熏洗。

【使用注意】无实热者慎服。

【现代研究】化学研究显示，含绿原酸，咖啡酸，奎宁酸，大黄素，大黄素甲醚-8-β-葡萄糖苷等。药理研究显示，有止血，使白细胞及血小板显著增加等作用。现代临床用于治疗麻疹高烧，尿路感染，肾炎水肿，孕妇腹痛，胎动不安，先兆流产，上消化道出血等。

294 菰根（茭白）

【古籍原文】大寒。主肠胃痼热，消渴，止小便利。

菰根亦如芦根，冷利复甚也。

【来　源】为禾本科植物菰*Zizania caduciflora*（Turcz. ex Trin.）Hand.-Mazz.的嫩茎秆被菰黑粉刺激而形成的纺锤形肥大的部分。

【形态特征】多年生草本。具根茎，须根粗壮。秆直立，高90～180cm，基部节上具不定根。叶鞘肥厚，长于节间，基部常具横脉纹；叶片扁平，线状披针形，下面光滑，上面粗糙。圆锥花序簇生，雄性小穗紫色，雄蕊6枚；雌性小穗多位于花序上部。颖果圆柱形，长约10mm。花期秋季。

【性味功效】甘，寒。除烦止渴，清热解毒，利二便。

【临床用方】《湖南药物志》：茭白五钱至一两，通草三钱。用法：猪脚煮食。主治：催乳。

【用法用量】水煎服，鲜品60～90g；或绞汁。外用适量，烧存性研末调敷。

【现代研究】现代以蔬菜食用为主。

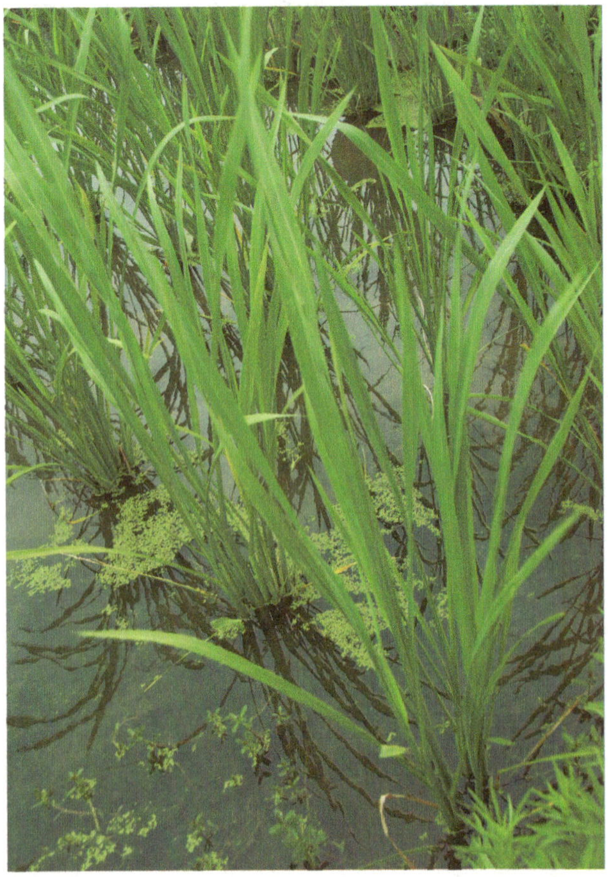

295 狼跋子（紫藤香）

【古籍原文】有小毒。主恶疮、蜗疥，杀虫鱼。

出交广，形扁扁尔。捣以杂米，投水中，鱼无大小，皆浮出而死。人用苦酒摩，疗疥亦效。

〔谨案〕此今京下呼黄环子为之，亦谓度谷，一名就葛。陶云出交广，今交广送入太常正是黄环子，非余物尔。

【来　源】为豆科植物紫藤*Wisteria sinensis* Sweet的茎或茎皮。

【形态特征】落叶藤本。茎左旋，枝较粗壮，嫩枝被白色柔毛；冬芽卵形。奇数羽状复叶；托叶线形，早落；小叶卵状椭圆形至卵状披针形。总状花序发自去年短枝的腋芽或顶芽；苞片披针形，早落。荚果倒披针形，悬垂枝上不脱落。种子褐色，具光泽。

【性味功效】甘，温；有小毒。祛风除湿，舒筋活络。

【古方选录】《太平圣惠方》紫藤香散：紫藤香二两，马齿苋（阴干）十两，薯蓣二两，黄丹（以猪脑髓和为白，以火煅令通红，地上出火毒一宿）二

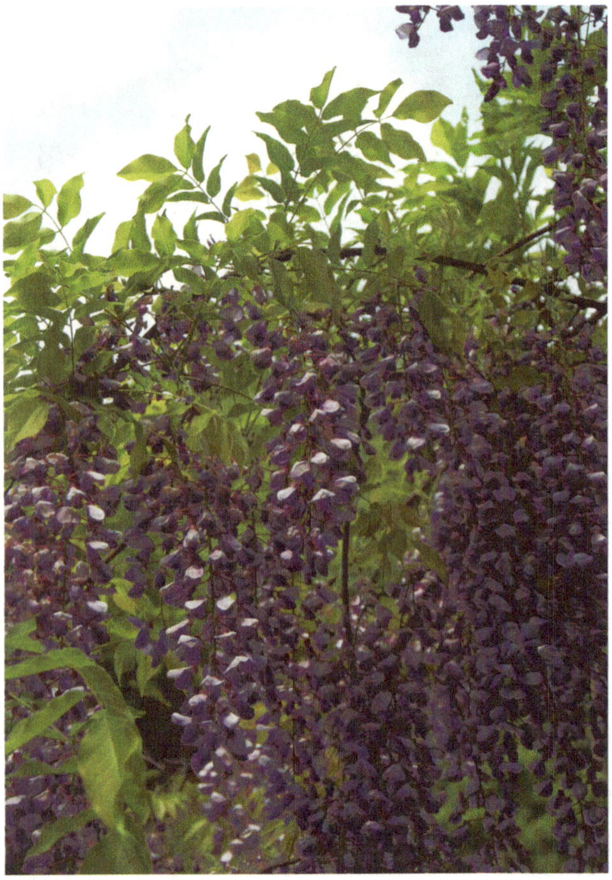

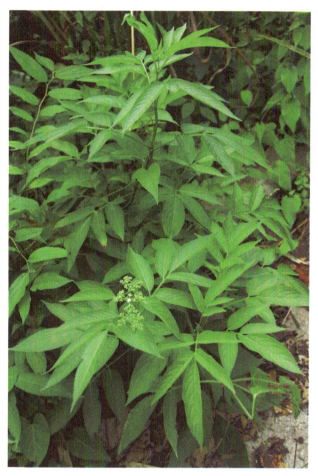

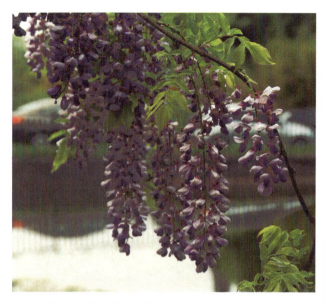

两。用法：制成散，敷之即干。主治：干疮，难敛，疼痛。

【用法用量】水煎服，9～15g。

【使用注意】有小毒，不宜长期服用。

【现代研究】化学研究显示，茎皮含 β-谷甾醇，三十烷醇，原甾醇B和山柰酚等；叶含忍冬苦苷，野漆树苷，尿囊素及尿囊酸等；鲜花含挥发油。药理研究显示，紫藤苷及树脂均有毒，能引起呕吐、腹泻乃至虚脱。现代临床用于治疗腹痛，蛲虫病。

296 蒴藋

【古籍原文】味酸，温，有毒。主风瘙瘾疹，身痒、湿痹，可作浴汤。一名堇草，一名芨。生田野。春夏采叶，秋冬采茎、根。

田野墟村中甚多，绝疗风痹痒痛，多用薄洗，不堪入服，亦有酒渍根，稍饮之者。

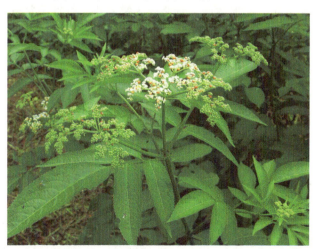

〔谨案〕此陆英也，剩出此条。《尔雅》云：芨，堇草。郭注云：乌头苗也。检三堇别名，又无此者。蜀人谓乌头苗为堇草。陶引此条，不知所出处。《药对》及古方无蒴，惟言陆英也。

【来　　源】为忍冬科植物蒴藋 *Sambucus javanica* Thunb.的全草或根。

【形态特征】高大草本或半灌木。茎有棱条，髓部白色。羽状复叶的托叶叶状，或有时退化成蓝色的腺体。复伞形花序顶生，大而疏散，总花梗基部托以叶状总苞片。果实红色，近圆形；果核2～3粒，卵形，表面有小疣状突起。

【性味功效】甘、酸，温。祛风除湿，活血散瘀。

【古方选录】《御药院》蒴藋散：蒴藋四两，吴茱萸四两，黄荆四两，黄芪四两，防风四两，防己四两，踯躅花二两，白独活二两，荆芥穗二两，藁本二两。用法：制成粗末，都入水半碗，葱白2～7茎（细锉），木瓜半个（按碎），拌令匀，作三份。每服用药一份，于铫内慢火炒令通热，用绵帛两重裹药熨痛处。如觉药微冷，依前别炒余药，更换熨之，三剂必减。主治：荣卫不顺，气血偏虚，风寒

草 部
CAO BU

225

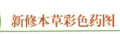

湿气攻注，脚膝疼痛。

【用法用量】内服，煎汤，9～15g（鲜者60～120g）。外用适量，煎水洗浴或捣敷。

【使用注意】孕妇禁服。

【现代研究】化学研究显示，全草含黄酮类，酚性成分，鞣质，糖类，β-谷甾醇，豆甾醇，菜油甾醇，α-香树脂醇棕榈酸酯，熊果酸和多量硝酸钾，绿原酸等；种子含氰苷类。药理研究显示，有加速骨折愈合，消肿，镇痛等作用。现代临床用于治疗急性细菌性痢疾，急性化脓性扁桃体炎，肺炎，慢性气管炎，骨折，疼痛，急性病毒性肝炎等。

297 弓弩弦

【古籍原文】主难产，胞衣不出。

产难取弓弩弦以缚腰；及烧弩牙，令赤，内酒中饮之，皆取发放快速之义也。

【现代研究】现代不用。

298 舂杵头细糠

【古籍原文】主卒噎。

食猝噎不下，刮取含之，即去，亦是舂捣义尔。天下事理，多有相影响如此也。

【现代研究】现代不用。

299 败蒲席

【古籍原文】平。主筋溢、恶疮。

烧之蒲席，惟舡家用，状如蒲帆尔。人家所用席，皆是莞草；而荐多是蒲。方家有用也。

〔谨案〕席、荐一也，皆人卧之，以得人气为佳也。青、齐间人，谓蒲荐为蒲席，亦曰蒲盖，谓藁作者为荐尔。山南、江左机上织者为席，席下重厚者为荐。如经所说，当以人卧久者为佳，不论荐、席也。

【现代研究】现代不用。

300 败船茹

【古籍原文】平。主妇人崩中，吐痢血不止。

此是大艑步典切艦他盉切刮竹菇，以捏直萌切漏处者，取干煮之，亦烧作屑服之。

【现代研究】现代不用。

301 败鼓皮

【古籍原文】平。主中蛊毒。

此用穿败者，烧作屑水和服之。病人即唤蛊主姓名，仍往令其呼取蛊便差。白襄荷亦然。

【现代研究】现代不用。

302 败天公

【古籍原文】平。主鬼疰精魅。

此是人所戴竹笠之败者也，取上竹烧，酒服之。

【现代研究】现代不用。

303 半天河

【古籍原文】微寒。主鬼疰、狂、邪气、恶毒。

此竹篱头水也，及空树中水皆可饮，并洗诸疮用之。

【现代研究】现代不用。

304 地　浆

【古籍原文】寒。主解中毒烦闷。

此掘地作坎，以水沃其中，搅令浊，俄顷取之，以解中诸毒。山中有毒菌，人不识，煮食之，无不死。又枫树菌，食之令人笑不止，惟饮土浆皆差，余药不能救矣。

【现代研究】现代不用。

305 屋　游

【古籍原文】味甘，寒。主浮热在皮肤，往来寒热，利小肠膀胱气。生屋上阴处。八月、九月采。

此瓦屋上青苔衣，剥取煮服之。

【来　源】为真藓科植物真藓*Bryum argenteum* Hedw.的全体。

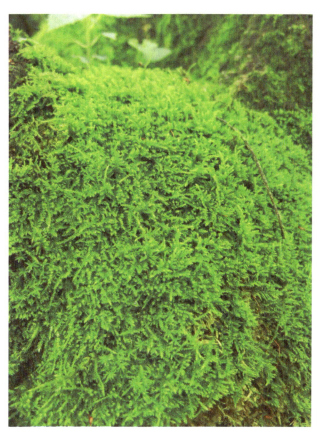

【用法用量】水煎服，10～15g。外用适量，研末调敷；或捣碎后用纱布包好塞鼻孔。

【现代研究】化学研究显示，含芹菜素，木犀草素，芹菜素7-0-β-D-吡喃葡萄糖苷，木犀草素 7-0-β-D-（6'-0-丙二酰基）吡喃葡萄糖苷，异高山黄芩素7-0-β-D-吡喃葡萄糖苷等。现代少用。

306 赤地利

【古籍原文】味苦，平，无毒。主赤白冷热诸痢，断血破血，带下赤白，生肌肉。所在山谷有之。

叶似萝摩，蔓生，根皮赤黑，肉黄赤。二月、八月采根，晒干。（新附）

【来　　源】为蓼科植物金荞麦 *Fagopyrum dibotrys*（D. Don）Hara的根茎。

【形态特征】多年生草本。根状茎木质化，黑褐色。茎具纵棱，无毛。叶三角形，全缘，两面具乳头状突起或被柔毛；托叶鞘筒状，膜质。花序伞房状；花被5深裂，白色，雄蕊8枚，花柱3枚，柱头头状。瘦果具3条锐棱，黑褐色，超出宿存花被2～3倍。

【性味功效】微辛、涩，凉。清热解毒，排脓祛

【形态特征】多年生苔藓。植物体密集丛生，呈银白色、灰绿色。叶紧密覆瓦状排列，阔卵形，具细长的毛状尖，叶边全缘常内曲；叶细胞薄壁，上部细胞白色透明，近于菱形，基部细胞呈长方形。蒴柄红色，直立。孢蒴近于长梨形，下垂，红褐色。蒴齿两层。孢子球形，有疣。

【性味功效】甘、微涩，凉。清热解毒，止血。

【古方选录】《太平圣惠方》垣衣散：垣衣（晒干，捣罗为末）五合，铁精一合，合欢木灰二两，水萍末一合。用法：相和，制成极细末。涂于不生处，日夜再涂，即生。主治：眉发髭不生。

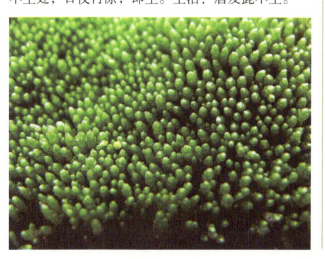

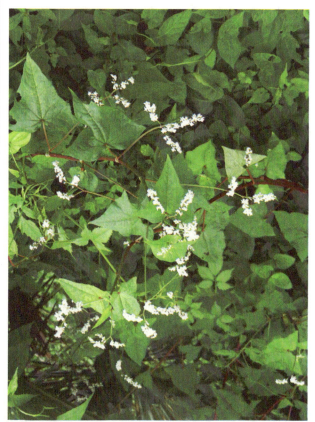

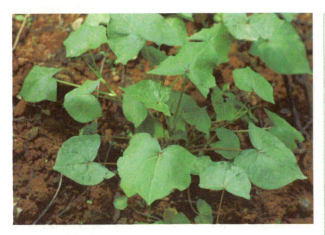

瘀，祛风除湿。

【古方选录】《中国接骨图说》赤地利散：赤地利、黄柏、石灰各适量。用法：制成细末，酽醋和匀，鸡翎扫涂。主治：打扑伤损，青紫肿硬，数日不减者。

【用法用量】水煎服，15～30g；或研末。外用适量，捣汁或磨汁涂敷。

【现代研究】化学研究显示，含双聚原矢车菊素，海柯皂苷元，β-谷甾醇，鞣质，对-香豆酸，阿魏酸，葡萄糖苷，左旋表儿茶精，3-没食子酰表儿茶精，原矢车菊素B-2、B-4等。药理研究显示，有抗癌，抗菌，镇咳等作用。现代临床用于治疗肺脓肿，喘息性慢性气管炎，肺气肿，肺源性心脏病，细菌性痢疾，原发性痛经等。

307 赤车使者

【古籍原文】味辛、苦，温，有毒。主风冷，邪痓，蛊毒，症瘕，五脏积气。

苗似香菜、兰香，叶、茎赤，根紫赤色，生

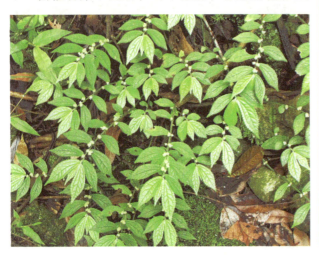

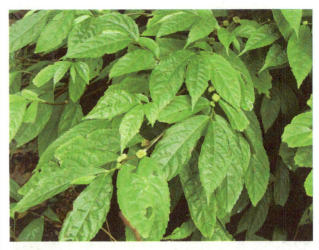

溪谷之阴，出襄州。八月、九月采根，日干。（新附）

【来　源】为荨麻科植物赤车Pellionia radicans（Sieb. et Zucc.）Wedd.的全草及根。

【形态特征】多年生草本。茎下部卧地。叶具极短柄或无柄；叶片草质，托叶钻形。雌雄异株，雄花聚伞花序，花序与分支无毛或有乳头状小毛，雄花花被片5片，顶部有角状突起；雌花花被片5片，船状长圆形，外面顶部有角状突起。瘦果有小瘤状突起。

【性味功效】微苦，平。祛风胜湿，活血行瘀，解毒止痛。

【古方选录】《圣济总录》赤车使者酒：赤车使者半两，当归半两，白茯苓半两，防风一两，独活一两，细辛一两，人参一两，附子十五枚。用法：锉如麻豆大，用水一斗，黍米一斗，曲一斤五两，造酒，入三斗罂中密封，以油袋盛罂，勿令水入，沉井底三宿，药成即置高燥处，停二日。平旦服半盏，日三次，渐增之。主治：中风湿偏枯，纵缓不随，五劳七伤，寒冷百病。

【用法用量】水煎服，15～30g。外用适量，鲜品捣敷；或研末调敷。

【使用注意】现代临床用于治疗风湿性骨痛，急性关节炎，跌打损伤，骨折，疮疖，牙痛，骨髓炎，丝虫病引起的淋巴管炎，肝炎，支气管炎，毒蛇咬伤，烧烫伤等。

308 刘寄奴

【古籍原文】味苦，温。主破血，下胀，多服令人

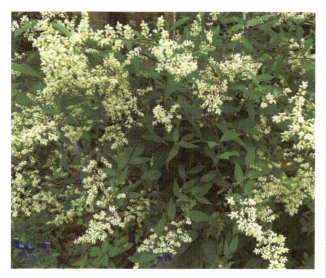

痢。生江南。

　　茎似艾蒿，长三、四尺，叶似兰草，尖长，子似稗而细，一茎上有数穗。

【来　源】为菊科植物奇蒿Artemisia anomala S. Moore的带花全草。

【形态特征】多年生草本。主根稍明显或不明显，侧根多数；根状茎稍粗。茎单生，具纵棱，黄褐色或紫褐色。叶厚纸质或纸质。头状花序；雌花4~6朵，花冠狭管状；两性花6~8朵，花冠管状，花药线形，花柱略长于花冠，有睫毛。瘦果小，倒卵形或长圆形。

【性味功效】辛、微苦，温。破瘀通经，止血消肿，消食化积。

【古方选录】《卫生简易方》：刘寄奴穗实，研末。用法：每服三钱，水煎服。主治：血气胀满。

【用法用量】水煎服，5~10g；消食积单味可用至15~30g；或入散。外用适量，捣敷；或干品研粉敷患处。

【使用注意】孕妇禁服，气血虚弱、脾虚作泄者慎服。

【现代研究】化学研究显示，含奇蒿黄酮，香豆精，小麦黄素，脱肠草素，东莨菪素，伞形花内酯，狭叶墨西哥蒿素，伞形香青酰胺，刘寄奴酰胺，棕榈酸，反式-邻-羟基桂皮酸，挥发油等。药理研究显示，有抗缺氧，解除平滑肌痉挛，加速血液循环，促进凝血等作用。现代临床用于治疗中暑，头痛，经闭腹痛，风湿性疾病引起的关节疼痛，跌打损伤，乳腺炎，肠炎，急性细菌性痢疾等。

309 三白草

【古籍原文】味甘、辛，寒，有小毒。主水肿脚气，利大小便，消痰，破癖，除积聚，消丁肿。生池泽畔。

　　叶如水荭，亦似蓣，又似菝葜，叶上有三黑点，非白也，古人秘之，隐黑为白尔。高尺许，根如芹根，黄白色而粗大。（新附）

【来　源】为三白草科植物三白草Saururus chinensis（Lour.）Baill.的地上部分。

【形态特征】多年生湿生草本。茎有纵长粗棱和沟槽。叶纸质，密生腺点，阔卵形至卵状披针形，网状脉明显；叶柄基部与托叶合生，呈鞘状，略抱茎。苞片近匙形；雄蕊6枚，花药长圆形，纵裂，花丝比花药略长。果近球形，表面多疣状突起。

【性味功效】苦、辛，寒。清热利水，解毒消肿。

【临床用方】《福建民间草药》：三白草鲜叶一握。用法：捣烂，敷患处，日换两次。主治：疔疮炎肿。

【用法用量】水煎服，10~30g，鲜品倍量。外用，鲜品适量，捣烂外敷；或捣汁饮。

【使用注意】脾胃虚寒者慎服。

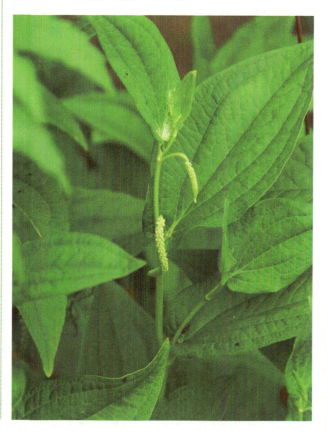

【现代研究】化学研究显示，含槲皮素，槲皮苷，异槲皮苷，槲皮素-3-L-阿拉伯糖苷，金丝桃苷，芦丁，水解鞣质等；全草含甲基正壬基甲酮。药理研究显示，有中枢抑制，抗菌，抗炎，利尿等作用。现代临床用于治疗疔疮痈疖，皮肤炎症肿痛，高血压，细菌性痢疾，尿路感染等。

310 牵牛子

【古籍原文】味苦，寒，有毒。主下气，疗脚满水肿，除风毒，利小便。

作藤生，花状如扁豆，黄色。子作小房，实黑色，形如球子核。比来服之，以疗脚满气急，得小便利，无不差。此药始出田野，人牵牛易药，故以名之。又有一种草，叶上有三白点，俗因以名三白草，其根以疗脚下气，亦甚有验。

〔谨案〕此花似旋覆花作碧色，又不黄，不似扁豆，其三白草有三黑点，非白也，古人秘之，隐黑为白尔。陶不见，但闻而传之，谓实白点。

【来　　源】为旋花科植物裂叶牵牛*Pharbitis nil*（L.）Choisy或圆叶牵牛*Pharbitis purpurea*（L.）Voigt的成熟种子。

【形态特征】裂叶牵牛：一年生缠绕草本。茎上被倒向长硬毛。叶深或浅的三裂，三角形。花腋生，雄蕊及花柱内藏，雄蕊不等长；花丝基部被柔毛；子房无毛，柱头头状。蒴果三瓣裂。种子卵状三棱形，黑褐色或米黄色。

圆叶牵牛：一年生缠绕草本。茎上被倒向长硬毛。叶圆心形或宽卵状心形，全缘。花腋生，聚伞花序；花冠漏斗状，紫红色、红色或白色，花冠管通常

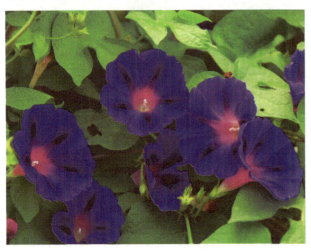

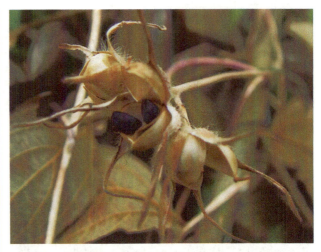

呈白色；雄蕊与花柱内藏；柱头头状。蒴果近球形。种子呈黑褐色或米黄色，被极短的糠秕状毛。

【性味功效】苦、辛，寒。利水通便，祛痰逐饮，消积杀虫。

【古方选录】《太平圣惠方》牵牛子散：牵牛子一两，木通三分，陈橘皮三分，桑根白皮三分，槟榔一两，赤茯苓半两。用法：制成细散，每服二钱，食前煎生姜、葱白汤调下。主治：心腹卒胀痛，肩背壅闷，大、小肠气滞。

【用法用量】水煎服，3~10g；入丸、散，每次0.3~1g，每日2~3次。炒用药性较缓。

【使用注意】孕妇禁服，体质虚弱者慎服，不宜与巴豆、巴豆霜同用。

【现代研究】化学研究显示，裂叶牵牛含牵牛子苷3%，脂肪油11%，生物碱有裸麦角碱、野麦碱、田麦角碱、麦角醇等及糖类；圆叶牵牛含赤霉素A_3、A_5、A_8、A_{17}、A_{19}、A_{20}等，又含栗木甾酮和麦角类生物碱等。药理研究显示，有兴奋平滑肌，泻下，利尿，驱虫等作用。大量使用可引起呕吐、腹痛、腹泻与黏液血便，刺激肾脏引起血尿，重者损及神经系统，发生语言障碍、昏迷等。现代临床用于治疗癫痫，便秘，消化不良，肾炎水肿，小儿咽喉炎，蛔虫病，淋巴结结核等。

311 猪膏莓（豨莶）

【古籍原文】味辛、苦，平，无毒。主金疮，止痛，断血，生肉，除诸恶疮，消浮肿。捣封之，汤渍散敷并良。

叶似苍耳，茎圆有毛，生下湿地，所在皆有。

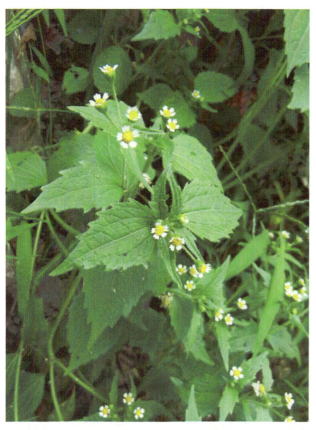

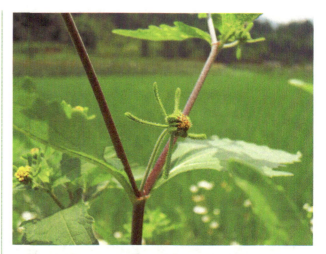

一名虎膏，一名狗膏。生平泽。（新附）

【来　　源】 为菊科植物豨莶 *Siegesbeckia orientalis* L.、腺梗豨莶 *Siegesbeckia pubescens* Makino 或毛梗豨莶 *Siegesbeckia glabrescens* Makino 的地上部分或叶。

【形态特征】 豨莶：一年生草本。茎上部的分支复二歧状。基部叶花期枯萎；纸质，具腺点，两面被毛，基出3条脉。花序头状；总苞阔钟状，背面被紫褐色头状具柄的腺毛；花黄色，两性管状花上部钟状。瘦果有4条棱，顶端有灰褐色环状突起。

　　腺梗豨莶：一年生草本。茎基部叶卵状披针形，花期枯萎；基出3条脉。花序头状；花梗密生紫褐色头状具柄腺毛和长柔毛；总苞宽钟状，总苞片背面密生紫褐色头状具柄腺毛；两性管状花，冠檐钟状。瘦果具4条棱，顶端有灰褐色环状突起。

　　毛梗豨莶：一年生草本。茎直立，较细弱。基部叶花期枯萎；基出3条脉，叶脉在叶下面稍突起。头状花序；总苞钟状，总苞片背面密被紫褐色头状有柄的腺毛；托片背面疏被头状具柄腺毛。两性花花冠上部钟状。瘦果具4条棱。

【性味功效】 辛、苦，寒。祛风湿，利关节，解毒。

【古方选录】《方脉正宗》：豨莶叶。用法：酒蒸

为末，炼蜜为丸，每服三钱。主治：肠风下血。

【用法用量】 水煎服，9～12g；鲜品捣汁或入丸、散。外用适量，捣敷；或研末撒；或煎水熏洗。

【使用注意】 非风湿性疾病患者慎服。生用或大剂量应用，易致呕吐。

【现代研究】 化学研究显示，豨莶茎中含萜类，苷类，内醋类化合物等；腺梗豨莶含有机酸和腺梗豨莶苷，腺梗豨莶醇，腺梗豨莶酸等；毛梗豨莶含豨莶苷，有机酸类成分等。药理研究显示，有抗炎，降血压，血管扩张，抗血栓形成，抗早孕，抗单纯疱疹病毒等作用。现代临床用于治疗疟疾，神经衰弱，失眠，高血压，风湿痹痛，蛇虫咬伤等。

312 紫葛

【古籍原文】 味甘、苦，寒，无毒。主痈肿恶疮。取根皮捣为末，醋和封之。生山谷中。不入方用。
　　苗似葡萄，根紫色，大者径二、三寸，苗长丈许。（新附）

【来　　源】 为葡萄科植物异叶蛇葡萄 *Ampelopsis humulifolia* Bunge var. *heterophylla*（Thunb.）K. Koch. 的根皮。

【形态特征】 木质藤本。小枝圆柱形，有纵棱纹。卷须2～3叉分支，相隔2节间断与叶对生。叶为单叶，基出脉5条；萼碟形。花蕾卵圆形；花盘明显，边缘浅裂；子房下部与花盘合生。种子基部有短喙，种脐呈卵状椭圆形，上部背面种脊凸出，腹部中棱脊凸出。

【性味功效】 甘、微苦，寒。清热补虚，散瘀通络，解毒。

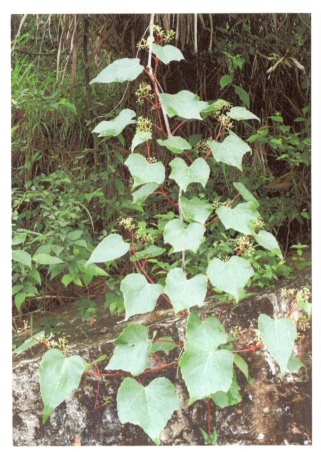

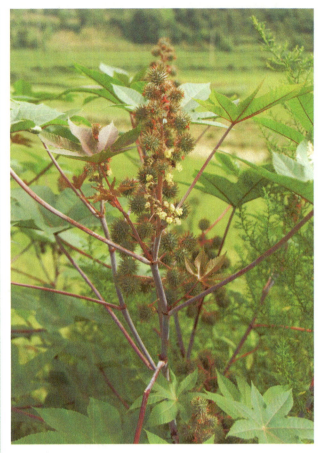

【古方选录】《圣济总录》紫葛饮：紫葛半两，麦门冬半两，人参半两，羚羊角半两，小麦半两，甘草（炙）半两。用法：制成粗末，每服三钱匕，水一盏，加生姜三片，枣（擘）一枚，煎至七分，去滓温服，不拘时候。主治：产后心中烦闷不解。

【用法用量】水煎服，15～30g。外用适量，捣敷。

【现代研究】现代临床用于治疗产后心烦口渴，中风半身不遂，跌打损伤，痈肿恶疮等。

313 蓖麻子

【古籍原文】味甘、辛，平，有小毒。主水症，水研二十枚服之，吐恶沫，加至三十枚，三日一服，差则止。又主风虚寒热，身体疮痒浮肿，尸疰恶气，榨取油涂之。叶主脚气，风肿不仁，捣蒸敷之。

　　此人间所种者，叶似大麻叶而甚大，其子如蜱，又名草麻。今胡中来者，茎赤，树高丈余，子大如皂荚核，用之益良。油涂叶炙热熨囟上，止衄尤验也。（新附）

【来　　源】为大戟科植物蓖麻 *Ricinus communis*

L. 的成熟种子。

【形态特征】一年生粗壮草本或草质灌木。小枝、叶和花序通常被白霜，茎多汁液。叶轮廓近圆形，掌状脉网脉明显；叶柄中空，顶端具2枚盘状腺体，基部具盘状腺体。总状花序或圆锥花序；子房密生软刺或无刺，花柱红色，顶部二裂，密生乳头状突起。蒴果球形，果皮具软刺或平滑。种子斑纹淡褐色或灰白色；种阜大。

【性味功效】甘、辛，平；有小毒。消肿拔毒，泻下导滞，通络利窍。

【古方选录】《慈禧光绪医方选议》蓖麻子膏：蓖麻子一两。用法：捣碎，摊布光上，贴面跳动处，或掺于大肥皂内贴之亦可。主治：手臂风疾及痈疽肿毒。

【用法用量】内服，入丸，1～5g；生研或炒食。外用适量，捣敷或调敷。

【使用注意】孕妇及便滑者忌服。本品内服、外用均可能引起中毒，重者可危及生命。有报道外用蓖麻子还可致过敏性休克。

【现代研究】化学研究显示，含蛋白质，脂肪油，碳水化合物，酚性物质，蓖麻毒蛋白及蓖麻碱，

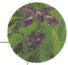

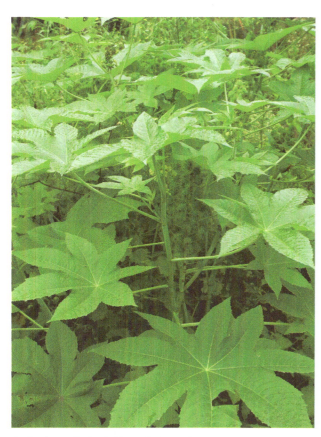

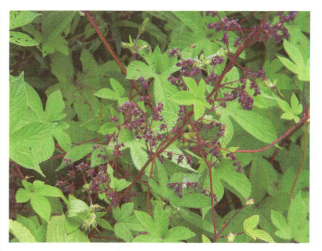

凝集素和脂肪酶等。药理研究显示，有抗肿瘤，泻下，抗HIV病毒，降血压，呼吸抑制，致热等作用。蓖麻子中含蓖麻毒蛋白及蓖麻碱可引起中毒。现代临床用于治颜面神经麻痹，疔疮脓肿，痈疽初起，烫火伤，胃下垂等。

【古方选录】《圣济总录》葎草饮：葎草一升。用法：用醋一合和匀，每服半盏，连服三服，不计时候。主治：膏淋。产妇大喜，汗出，污衣赤色，及膏淋尿血，亦治淋沥尿血。

【用法用量】水煎服，10～15g，鲜品30～60g；或捣汁。外用适量，捣敷；或煎水熏洗。

【使用注意】非热病者慎用。

【现代研究】化学研究显示，含木犀草素，葡萄糖苷，胆碱，天冬酰胺，β-葎草烯，丁香烯，α-芹子烯，β-芹子烯和γ-荜澄茄烯等；球果含葎草酮，蛇麻酮等。药理研究显示，有使体温升高，抗菌等作用；大量使用可产生糖尿、血尿等副作用。现代临床用于治疗肺结核，细菌性痢疾，慢性腹泻等。

314 葎 草

【古籍原文】味甘、苦，寒，无毒。主五淋，利小便，止水痢，除疟虚热渴。煮汁及生汁服之。生故墟道旁。

叶似草麻而小薄，蔓生，有细刺。俗名葛葎蔓。古方亦时用之。（新附）

【来　　源】为桑科植物葎草*Humulus scandens*（Lour.）Merr.的全草。

【形态特征】多年生缠绕草本。茎、枝、叶柄均具倒钩刺。叶纸质，肾状五角形，掌状5～7深裂，背面有柔毛和黄色腺体，边缘具锯齿。雄花小，黄绿色，圆锥花序；雌花序球果状，苞片纸质，三角形，具白色茸毛；子房为苞片包围，柱头二裂。瘦果扁球形。

【性味功效】甘、苦，寒。清热解毒，利尿通淋。

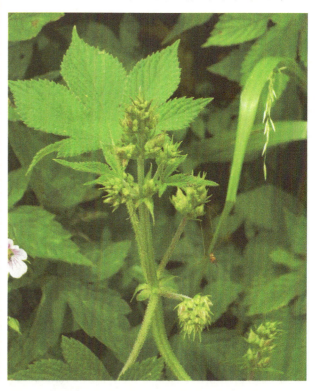

315 格注草

【古籍原文】味辛、苦，温，有大毒。主蛊疰诸毒疼痛等。生齐鲁山泽。

叶似蕨。根紫色，若紫草根，一株有二十许。二月、八月采根，五月、六月采苗，日干。（新附）

【现代研究】考证不确，现代不用。

316 独行根（青木香）

【古籍原文】味辛、苦，冷，有毒。主鬼疰积聚，诸毒热肿，蛇毒。水摩为泥封之，日三、四立差。水煮一二两，取汁服，吐蛊毒。

蔓生，叶似萝摩，其子如桃李，枯则头四开，悬草木上。其根扁长尺许，作葛根气，亦似汉防己。生古堤城旁，山南名为土青木香，疗丁肿大效。一名兜零根。（新附）

【来　源】为马兜铃科植物马兜铃Aristolochia debilis Sieb. et Zucc.的根。

【形态特征】多年生草质藤本。根圆柱形，外皮黄褐色。茎有腐肉味。叶纸质，无毛；基出脉5～7条。花单生或2朵聚生于叶腋；花被基部膨大；子房具6条棱；合蕊柱顶端6裂，稍具乳头状突起。蒴果具6条棱。种子边缘具白色膜质宽翅。

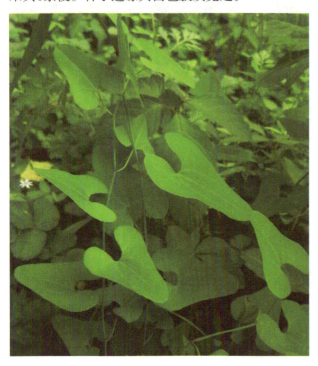

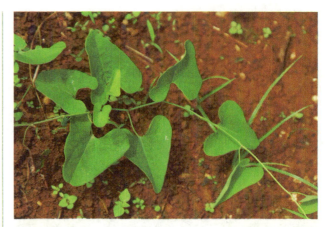

【性味功效】苦、辛，寒。清肺降气，止咳平喘，清泄大肠。

【古方选录】《圣济总录》：马兜铃根一两，木香、楝实（微炮）各三分。用法：研成散，每服二钱匕，浓煎乌梅蜜汤调下，食后临卧服。主治：上气喘急。

【用法用量】水煎服，3～9g；或入丸、散。止咳清热多炙用，外用熏洗易生用。

【使用注意】本品味苦而寒，内服过量可致呕吐。虚寒喘咳及脾虚便泄者禁用，胃弱者慎服。

【现代研究】化学研究显示，含马兜铃酸A、C、D，β-谷甾醇，木兰花碱等。药理研究显示，有祛痰，镇咳，收缩平滑肌，抗菌等作用。现代临床因马兜铃酸的肾毒性而不用。

317 狗舌草

【古籍原文】味苦，寒，有小毒。主蛊疥瘙疮，杀小虫。

叶似车前，无文理，抽茎，花黄白细，丛生渠堑湿地。（新附）

【来　源】为菊科植物狗舌草Senecio kirilowii Turcz.的全草。

【形态特征】多年生草本。根状茎斜升，常覆盖以褐色宿存叶柄，具多数纤维状根。茎单生。基生叶莲座状；茎叶基部半抱茎。头状花序；花序梗被黄褐色腺毛。舌状花具3枚细齿，4条脉；管状花多数，花冠黄色，檐部漏斗状；裂片顶端具乳头状毛。瘦果圆柱形。

【性味功效】苦，寒。清热解毒，利水消肿，杀虫。

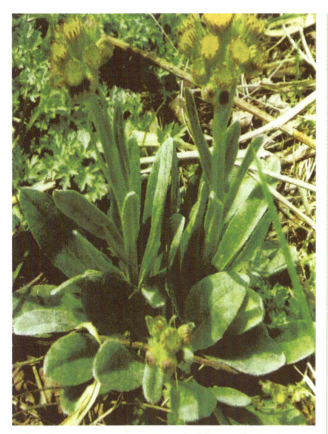

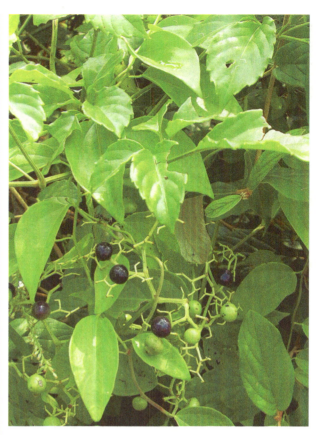

【临床用方】《浙江民间常用草药》：狗舌草三至五钱。用法：水煎服。主治：疖肿。

【用法用量】水煎服，9~15g，鲜品加倍；或入丸、散。外用适量，鲜品捣敷。

【现代研究】化学研究显示，含多种吡咯里西啶类生物碱、黄酮类化合物及挥发油等。药理研究显示，有抗肿瘤，降血压，抑制白血病细胞等作用；有报道研究其有致肝癌作用。现代临床用于治疗肺脓疡，尿路感染，小便不利，白血病，口腔炎，疖肿等。

318 乌敛莓

【古籍原文】味酸苦，寒，无毒。主风毒热肿，游丹，蛇伤，捣敷并饮汁。

　　蔓生，叶似白蔹，生平泽。（新附）

【来　　源】为葡萄科植物乌蔹莓Cayratia japonica (Thunb.) Gagnep.的全草或根。

【形态特征】多年生草质藤本。小枝有纵棱纹。卷须2~3叉分支，与叶对生。叶为鸟足状5小叶。花序腋生，复二歧聚伞花序；萼碟形，外面被乳突状毛或几无毛；花瓣4瓣，外面被乳突状毛；花盘发

达，4浅裂；子房下部与花盘合生。种子基部有短喙。

【性味功效】苦、酸，寒。清热利湿，解毒消肿。

【临床用方】《青岛中草药手册》：新鲜乌敛莓，捣烂敷患处。主治：乳腺炎。

【用法用量】水煎服，15~30g；浸酒或捣汁饮。外用适量，捣敷。

【现代研究】化学研究显示，全草含樟脑，香桧烯，β-榄香烯，δ-荜澄茄醇，棕榈酸甲酯，α-水芹烯，乙酸龙脑酯，辣薄荷酮，黏液质，氨基酸等；根含生物碱，鞣质，淀粉，树胶，黏液质等；果皮含乌蔹色苷。药理研究显示，有抗菌，解热，抗病毒，抗炎，增强细胞免疫等作用。现代临床用于治疗疮疡肿毒，风湿性疾病引起的关节疼痛，毒蛇咬伤，小便尿血，蜂蜇伤等。

319 豨莶（豨莶草）

【古籍原文】味苦，寒，有小毒。主热匿烦满，不能食。生捣汁，服三、四合，多则令人吐。

　　叶似酸浆而狭长，花黄白色，一名火莶，田野皆识之。（新附）

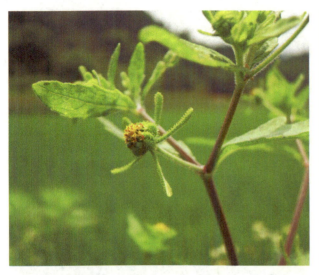

【来　　源】为菊科植物豨莶Siegesbeckia orientalis L.、腺梗豨莶Siegesbeckia pubescens Makino或毛梗豨莶Siegesbeckia glabrescens Makino的地上部分。

【形态特征】豨莶：一年生草本。茎上部的分支复二歧状。基部叶花期枯萎；纸质，具腺点，两面被毛，三出基脉。头状花序；总苞阔钟状；背面被紫褐色头状具柄的腺毛；花黄色，两性管状花上部钟状。瘦果有4条棱，顶端有灰褐色环状突起。

　　腺梗豨莶：一年生草本。茎基部叶卵状披针形，花期枯萎；三出基脉。头状花序；花梗密生紫褐色头状具柄腺毛和长柔毛；总苞宽钟状，总苞片背面密生紫褐色头状具柄腺毛；两性管状花，冠檐钟状。瘦果有4条棱，顶端有灰褐色环状突起。

　　毛梗豨莶：一年生草本。茎直立，较细弱。基部叶花期枯萎；三出基脉，叶脉在叶下面稍突起。头状花序；总苞钟状，总苞片背面密被紫褐色头状有柄的腺毛；托片背面疏被头状具柄腺毛。两性花花冠上部钟状。瘦果有4条棱。

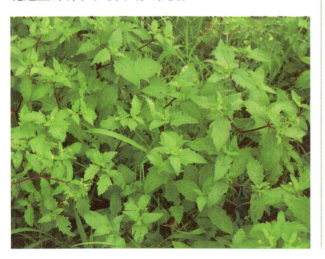

【性味功效】辛、苦，寒。祛风湿，利关节，解毒。

【临床用方】《青岛中草药手册》：豨莶草、臭梧桐、夏枯草各9g。用法：水煎服，每日1次。主治：高血压。

【用法用量】水煎服，9～12g，大剂量30～60g；捣汁或入丸、散。外用适量，捣敷；或研末撒；或煎水熏洗。

【使用注意】非风湿性疾病患者慎服。生用或大剂量应用，易致呕吐。

【现代研究】化学研究显示，豨莶茎中含萜类，苷类，内酯类化合物等；腺梗豨莶含有机酸和腺梗豨莶苷，腺梗豨莶醇，腺梗豨莶酸等；毛梗豨莶含豨莶苷，有机酸类成分等。药理研究显示，有抗炎，降血压，扩张血管，抗血栓形成，抗早孕，抗单纯疱疹病毒等作用。现代临床用于治疗疟疾，神经衰弱，失眠，高血压，风湿痹痛，蛇虫咬伤等。

320 狼　毒

【古籍原文】味辛、平，有大毒。主咳逆上气，破积聚饮食，寒热水气，胁下积癖，恶疮，鼠瘘，疽蚀，鬼精，蛊毒，杀飞鸟走兽。一名续毒。生秦亭山谷及奉高。二月、八月采根，阴干。陈而沉水者良。

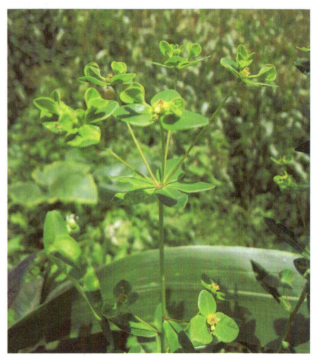

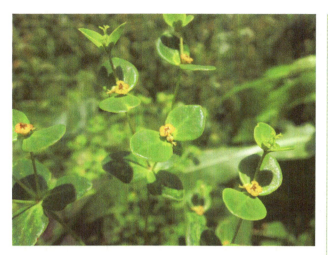

屑病，皮肤结核，牛皮癣，神经性皮炎，阴道滴虫等。

321 鬼 臼

【古籍原文】味辛，温、微温，有毒。主杀蛊毒鬼疰精物，辟恶气不祥，逐邪，解百毒。疗咳嗽喉结，风邪烦惑，失魄妄见，去目中肤翳，杀大毒，不入汤。一名爵犀，一名马目毒公，一名九臼，一名天臼，一名解毒。生九真山谷及宛朐。二月、八月采根。

畏垣衣。鬼臼如射干，白而味甘，温，有毒。疗风邪鬼疰蛊毒。九臼相连、有毛者良，一名九臼。生山谷，八月采，阴干。又似钩吻。今马目毒公如黄精，根白处似马眼而柔润；鬼臼似射干、术辈，有两种：出钱塘、近道者，味甘，上有丛毛，最胜；出会稽、吴兴者，乃大，味苦，无丛毛，不如，略乃相似而乖异毒公。今方家多用鬼臼，少用毒公。鬼臼如射干……顿尔乖越也。

〔谨案〕此药生深山岩石之阴。叶如蓖麻、重楼辈。生一茎，茎端一叶，亦有两歧者。年长一茎，茎枯为一臼。假令生来二十年，则有二十臼，岂惟九臼耶？根肉皮须并似射干。今俗用皆是射干，及江南别送一物，非真者。今荆州当阳县、硖州远安县、襄州荆山县山中并有之，极难得也。

【来　源】为小檗科植物八角莲Dysosma versipellis（Hance）M. Cheng ex Ying的根茎。

【形态特征】多年生草本。根状茎粗壮，多须根；茎直立。茎生叶2片，薄纸质，互生，盾状，4~9掌状浅裂，叶脉明显隆起，边缘具细齿。花深红色，簇生；萼片6片；花瓣6片；雄蕊6枚；子房椭

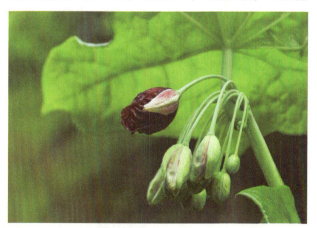

大豆为之使，恶麦句姜。秦亭在陇西，亦出宕昌。乃言止有数亩地生，蝮蛇食其根，故为难得。亦用太山者，今用出汉中及建平。云与防葵同根类，但置水中沉者，便是狼毒，浮者则是防葵。俗用希，亦难得，是疗腹内要药尔。

〔谨案〕此物与防葵，都不同类，生处又别。狼毒今出秦州、成州，秦亭故在二州之界，其太山、汉中亦不闻有。且秦陇寒地，元无蝮蛇，复云数亩地生，蝮蛇食其根，谬矣。

【来　源】为大戟科植物狼毒大戟Euphorbia pallasii Turcz.的根。

【形态特征】多年生草本，有白色乳液。根肥厚肉质，圆柱形，外皮土褐色，含黄色汁液。茎基部的叶多鳞片状，向上逐渐增大，互生，披针形或卵状披针形。花序呈伞状，有5条伞梗，每伞梗再二叉分支，每一分支基部有2片对生苞片；杯状花序，花单性同株。蒴果宽卵形。

【性味功效】辛，寒；有小毒。破积，杀虫，拔毒，祛腐，除湿，止痒。

【临床用方】《安徽中草药》：狼毒适量。用法：研细末，棉籽油或醋调擦患处。主治：顽癣。

【用法用量】水煎服，炮制后用1~2.4g；或入丸、散。外用适量，研粉或制成软膏，搽、敷。

【使用注意】本品有小毒，宜慎服，孕妇禁服。不宜与密陀僧同用。

【现代研究】化学研究显示，含羽扇豆醇，羽扇豆醇-3-乙酰化物，β-谷甾醇，岩大戟内酯A，岩大戟内酯B，狼毒大戟内酯A、B，菜油甾醇，豆甾醇，7-氧代豆甾醇等。药理研究显示，有抗肿瘤，杀蛆等作用。现代临床用于治疗晚期恶性肿瘤，银

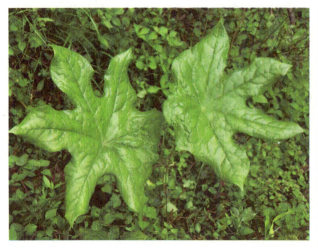

圆形，无毛，花柱短，柱头盾状。浆果。种子多数。

【性味功效】苦、辛，凉；有毒。化痰散结，祛瘀止痛，清热解毒。

【古方选录】《圣济总录》鬼臼浆：鬼臼鲜叶一把。用法：上细锉，以苦酒渍之，捣绞取汁一升。顿服，每日三次。主治：射工中人，寒热。

【用法用量】水煎服，3～12g；磨汁，或入丸、散。外用：适量，磨汁或浸醋、酒涂搽；捣烂敷或研末调敷。

【使用注意】孕妇禁服，体质虚弱者慎服。

【现代研究】化学研究显示，含鬼臼毒素，脱氧鬼臼毒素，黄芪苷，金丝桃苷，山荷叶素，山柰酚，槲皮素等。药理研究显示，有兴奋心肌，兴奋子宫，抑制小肠平滑肌等作用。现代临床用于治疗肿毒初起，疔疮，带状疱疹，淋巴结炎，腮腺炎，乙型脑炎等。

322 芦 根

【古籍原文】味甘，寒。主消渴，客热，止小便利。

当掘取甘辛者，其露出及浮水中者，并不堪用也。

〔谨案〕此草，根疗呕逆不下食，胃中热，伤寒患者弥良。其花名蓬蕽，水煮汁服，主霍乱大善，用有验也。

【来　　源】为禾本科植物芦苇 Phragmites communis Trin. 的根茎。

【形态特征】多年生近水生植物。根状茎十分发达。秆直立，节下被腊粉。叶鞘长于其节间；叶舌边缘密生一圈短纤毛，易脱落。圆锥花序大型，着生稠密下垂的小穗，含4朵花；第一不孕外稃雄性，第二外稃具3条脉，成熟后易自关节上脱落；雄蕊3枚，花药黄色。颖果椭圆形至长圆形。

【性味功效】甘，寒。清热生津，除烦止呕，利尿，透疹。

【古方选录】《太平圣惠方》芦根散：芦根一两，前胡一两，陈橘皮一两，甘草半两，赤茯苓一两，半夏二两。用法：制成细散，每服三钱，以水一中盏，加生姜半分，大枣三个，煎至六分，去滓温服，不拘时候。主治：妊娠7～8月，伤寒烦热，心胸烦闷，咳嗽呕逆，不下饮食。

【用法用量】水煎服，15～30g，鲜品60～120g；或鲜品捣汁。外用适量，煎汤洗。

【使用注意】脾胃虚寒者慎服。

【现代研究】化学研究显示，含维生素B₁、B₂、C，蛋白质，脂肪，碳水化合物，天冬酰胺，氨基酸，甾醇，咖啡酸，丁香醛，阿魏酸，薏苡素，β-香树脂醇，蒲公英赛酮，阿拉伯糖、木糖和葡萄糖所

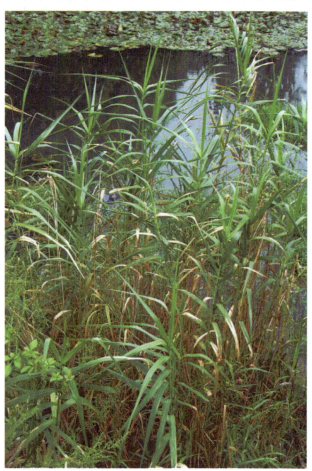

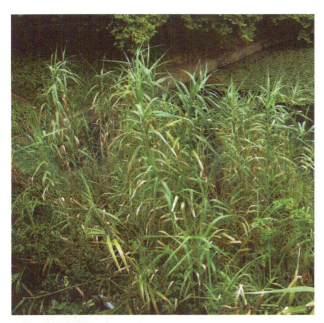

组成的多糖等。药理研究显示，有镇静，镇痛，解热，轻度抗氧化，轻度雌激素样作用，以及抗癌、免疫促进等作用。现代临床用于治疗牙龈出血，浮肿，喉痛，风火虫牙，胃痛吐酸水，便秘等。

323 甘蕉根（香蕉根、大蕉根）

【古籍原文】大寒。主痈肿结热。

本出广州，今都下、东间并有。根叶无异，惟子不堪食尔，根捣敷热肿，甚良。又有五叶莓，生人篱援间，作藤，俗人呼为笼草。取其根捣敷痈疖，亦效。

〔谨案〕五叶，即为乌敛草也。其甘蕉根，味甘寒，无毒。捣汁服，主产后血胀闷，敷肿，去热毒，亦效。岭南者，子大，味甘冷，不益人。北间但有花汁无实。

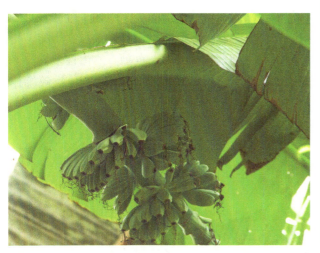

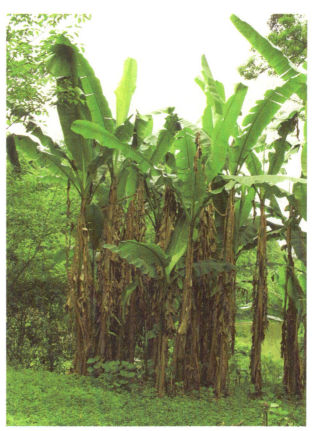

【来　　源】为芭蕉科植物大蕉*Musa sapientum* L.和香蕉*Musa nana* Lour.的根。

【形态特征】大蕉：多年生草本。植株丛生，具匍匐茎，假茎厚而粗重，被白粉。叶长圆形，被白粉。穗状花序，雄花脱落；离生花被片，具光泽。果序由7～8段至数十段的果束组成；果长圆形，棱角明显，果肉细腻。无种子或具少数种子。

香蕉：多年生草本。植株丛生，具匍匐茎，假茎浓绿而带黑斑，被白粉。叶片长圆形。穗状花序，雄花苞片不脱落；花乳白色或略带浅紫色，离生花。果丛有果8～10段，果肉松软，黄白色，味甜。无种子，香味特浓。

【性味功效】甘，寒。清热凉血，解毒。

【临床用方】《泉州本草》：鲜香蕉根二钱，马齿苋一两，六月霜八钱。用法：合捣烂绞汁，炖微温，去沫内服。主治：麻疹肺热痰喘。

【用法用量】水煎服，30～60g；或捣汁。外用适量，捣敷；或捣汁涂。

【使用注意】《得配本草》：多服动冷气，胃弱脾弱、肿毒系阴分者禁用。

【现代研究】化学研究显示，含酚类等。药理研究显示，有减轻结石形成或溶解已形成的结石等作用。现代临床用于治疗麻疹肺热痰喘，白喉，血淋，热疬肿毒等。

324 蓄（萹蓄）

【古籍原文】味苦，平，无毒。主浸淫疥瘙疽痔，杀三虫。疗女子阴蚀。生东莱山谷。五月采，阴干。

处处有，布地生，花节间白，叶细绿，人亦呼为萹竹。煮汁与小儿饮，疗蛔虫有验。

【来　源】为蓼科植物萹蓄*Polygonum aviculare* L.的地上部分。

【形态特征】一年生草本。茎平卧、上升或直立，具纵棱。叶椭圆形，全缘，无毛；基部具关节；托叶鞘膜质，撕裂脉明显。花单生或簇生于叶腋；苞片薄膜质；花被5深裂，绿色，边缘白色或淡红色。瘦果，具3条棱，黑褐色，密被由小点组成的细条纹。

【性味功效】苦，微寒。利水通淋，杀虫止痒。

【古方选录】《医方类聚》引《王氏集验方》萹蓄

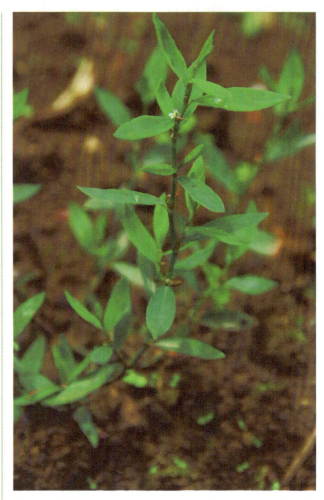

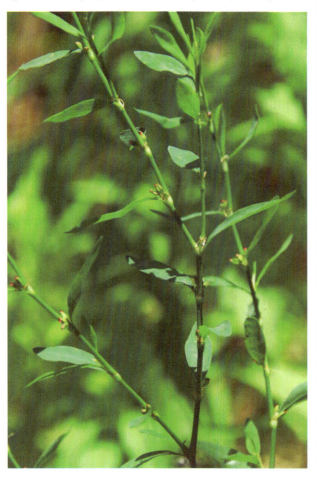

散：地萹蓄。用法：制成细末，水调服。主治：赤白痢，并小便不通。

【用法用量】水煎服，10～15g；或入丸、散；杀虫单用30～60g，鲜品捣汁饮50～100g。外用适量，煎水洗、捣烂敷或捣汁搽。

【使用注意】脾胃虚弱及阴虚患者慎服。

【现代研究】化学研究显示，含槲皮素，牡荆素，异牡荆素，木犀草素，金丝桃苷，伞形花内酯，东莨菪素，阿魏酸，芥子酸，香草酸，丁香酸，草木犀酸，对香豆酸，龙胆酸，咖啡酸，没食子酸，亮氨酸，以及葡萄糖，果糖，蔗糖，水溶性多糖等。药理研究显示，有利尿，抗菌，降压，收敛等作用。现代临床用于治疗细菌性痢疾，急性肠炎，阴囊鞘膜积液等。

325 酢浆草

【古籍原文】味酸，寒，无毒。主恶疮瘑瘘，捣敷之，杀诸小虫。生道旁。

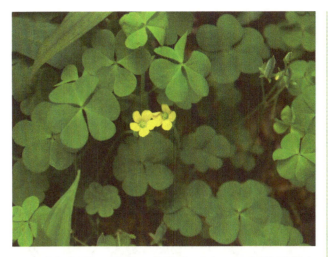

叶如细萍，丛生，茎头有三叶。一名醋母草，一名鸠酸草。（新附）

【来　　源】为酢浆草科植物酢浆草Oxalis corniculata L.的全草。

【形态特征】多年生草本，全株被柔毛。根茎稍肥厚。茎直立或匍匐。叶基生或茎上互生；托叶小，基部与叶柄合生。花单生或伞形花序状，腋生；花瓣黄色；花丝白色半透明；子房5室，花柱5枚，柱头头状。蒴果近圆柱形，5棱。种子呈褐色或红棕色，具横向肋状网纹。

【性味功效】酸，寒。清热利湿，凉血散瘀，解毒消肿。

【临床用方】《江西民间草药》：鲜酢浆草适量。用法：杵烂，揉作小丸，塞鼻腔内。主治：鼻衄。

【用法用量】水煎服，9～15g，鲜品30～60g；或研末；或鲜品绞汁饮。外用适量，煎水洗、捣烂敷、捣汁涂或煎水漱口。

【使用注意】孕妇及体虚者慎服。

【现代研究】化学研究显示，含抗坏血酸，去氢抗

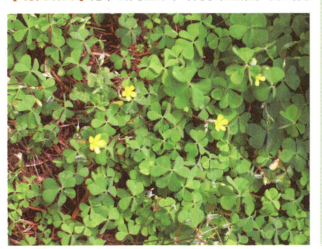

坏血酸，丙酮酸，乙醛酸，脱氧核糖核酸，牡荆素，异牡荆素，黄酮类，糖脂，磷脂以及脂肪酸，α-生育酚，β-生育酚等。药理研究显示，有抗菌，消炎等作用。现代临床用于治疗急性咽喉炎，扭伤血肿，失眠，传染性肝炎等。

326 苘实（苘麻子）

【古籍原文】味苦，平，无毒。主赤白冷热痢。散服饮之，吞一枚破痈肿。

　　一作䔉字，人取皮为索者。（新附）

【来　　源】为锦葵科植物苘麻Abutilon theophrastii Medic.的成熟种子。

【形态特征】一年生亚灌木状草本。叶互生，密被星状柔毛；叶柄被星状细柔毛；托叶早落。花单生于叶腋；花萼杯状，花黄色；雄蕊柱平滑无毛，心皮15～20枚，具扩展、被毛的长芒2根，轮排。蒴果，被粗毛，顶端具长芒2根。种子肾形，褐色，被星状柔毛。

【性味功效】苦，平。清热利湿，解毒消痈，退翳明目。

【古方选录】《苏沈良方》苘麻散：苘麻子（以柳

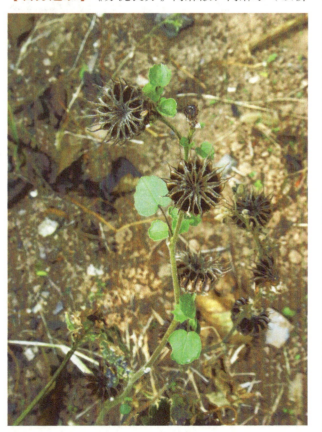

木制，砣子磨之，马尾筛筛过，取黄肉，其乌壳弃之不用，每十两可得四两精肉，非柳木砣不能去壳）。用法：制成细末，每服二钱，临卧陈米饮调下。一法煎醇醋为丸，每服二十丸；一法取茵实内囊，蒸一炊，晒干为末，或为散，或炼蜜为丸，温水送下。主治：内障青盲翳晕。

【用法用量】水煎服，6～12g；或入散。

【现代研究】化学研究显示，种子含油15%～17%，其中58%为亚油酸；还含蛋白质，胆甾醇等。药理研究显示，有利尿，抑菌作用。现代临床用于治疗痢疾，腹泻，尿道炎，乳汁不通等。

327 蒲公草（蒲公英）

【古籍原文】味甘，平，无毒。主妇人乳痈肿，水煮汁饮之，及封之，立消。一名构耨草。

叶似苦苣，花黄，断有白汁，人皆啖之。（新附）

【来　　源】菊科植物蒲公英*Taraxacum mongolicum* Hand.-Mazz.、东北蒲公英*Taraxacum ohwianum*

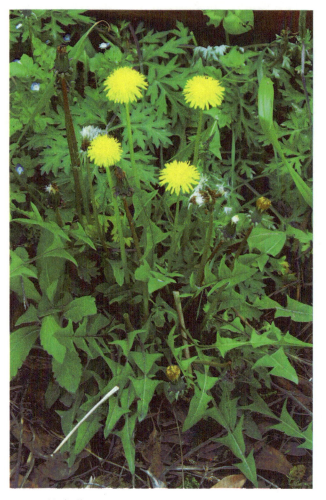

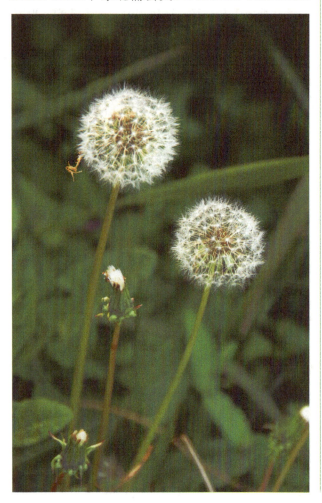

Kitam.的全草。

【形态特征】多年生草本，高10～25cm。全株含白色乳液，被白色疏软毛。根深长。叶根生，排列成莲座状；具叶柄；叶片线状披针形或倒披针形；先端尖或钝，基部狭窄，全缘或具粗齿。花茎生于叶丛，头状花序顶生，全为舌状花，两性；总苞片多层；花冠黄色。瘦果倒卵状披针形。

【性味功效】苦、甘，寒。清热解毒，消痈散结。

【古方选录】《景岳全书》蒲公英酒：蒲公英一握。用法：捣烂。入酒半盏，取酒温服，滓贴患处。甚者不过3～5服即愈。主治：乳痈、吹乳，不问已成未成。

【用法用量】水煎服，10～30g，大剂量60g；或捣汁；或入散。外用适量，鲜品捣敷。

【使用注意】非实热证慎服，阴疽者禁用。

【现代研究】化学研究显示，含蒲公英甾醇，胆碱，菊糖，果胶等；叶含叶绿醌，维生素C及维生素D等；花含山金车二醇，叶黄素，毛茛黄质等。药理研究显示，有抗菌，抗肿瘤，利胆，保肝，轻泻等作用。现代临床用于治疗小儿流行性腮腺炎，急性扁桃体炎，小面积灼伤合并感染，急性黄疸型肝炎，多种感染性疾病等。

328 商 陆

【古籍原文】味辛、酸，平，有毒。主水胀疝瘕痹，熨除痈肿，杀鬼精物。疗胸中邪气，水肿，痿痹，腹满洪直，疏五脏，散水气。如人形者，有神。一名荡根，一名夜呼。生咸阳川谷。

近道处处有，方家不甚干用，疗水肿，切生根杂生鲤鱼煮作汤。道家乃散用及煎酿，皆能去尸虫，见鬼神。其实亦入神药。花名荡花，优良。

〔谨案〕此有赤白二种：白者入药用，赤者见鬼神，甚有毒，但贴肿外用。若服之伤人，乃至痢血不已而死也。

【来　　源】为商科植物商陆*Phytolacca acinosa* Roxb.或垂序商陆*Phytolacca americanu* L.的根。

【形态特征】商陆：多年生草本。根肥大，肉质，倒圆锥形，外皮淡黄色或灰褐色，内面黄白色。茎直立，有纵沟，肉质。叶片薄纸质。总状花序顶生或与叶对生；花被片5片，白色、黄绿色，椭圆形、卵形或长圆形。浆果，熟时黑色。种子肾形，

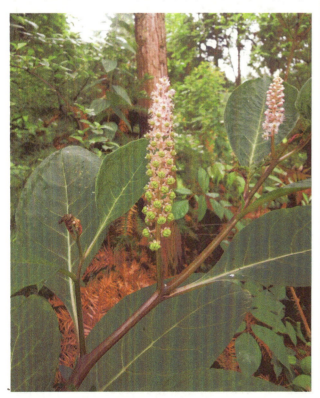

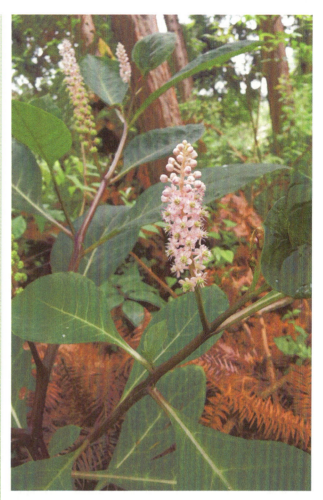

黑色，具3条棱。

【性味功效】苦，寒；有毒。逐水消肿，通利二便，解毒散结。

【古方选录】《疡医大全》商陆膏：商陆六两，牛蒡子五钱，防风五钱，金银花五钱，荆芥五钱，当归尾五钱，连翘五钱，赤芍药五钱，红花五钱，茅苍术五钱，甘草五钱。用法：上药用麻油三斤熬枯去滓，用密陀僧一斤收成膏。外贴。主治：疮毒。

【用法用量】水煎服，3～10g；或入散。外用适量，捣敷。

【使用注意】脾虚水肿者及孕妇忌服。

【现代研究】化学研究显示，商陆含多种商陆种苷A、B、C等，美商陆皂苷元，γ-氨基丁酸，α-菠菜甾醇，棕榈酸，硬脂酸及肉豆蔻酸等；垂序商陆根含多种美商陆苷，美商陆皂苷元，商陆种酸，美商陆酸，齐墩果酸，天冬氨酸，谷氨酸，瓜氨酸，美商陆毒素等。药理研究显示，有祛痰，镇咳，抗炎，抗菌，抗病毒，抗肿瘤，利尿等作用。本品有毒，服用不当可引起中毒。孕妇多服有流产

的危险。现代临床用于治疗血小板减少性紫癜，肾炎，血吸虫肝硬化引起的腹水，乳腺增生，慢性气管炎，银屑病等。

329 女 青

【古籍原文】味辛，平，有毒。主蛊毒，逐邪恶气，杀鬼温疟，辟不祥。一名雀瓢。蛇衔根也，生朱崖。八月采，阴干。

若是蛇衔根，不应独生朱崖。俗用是草叶，别是一物，未详熟是。术云带此屑一两，则疫病不犯，弥宜识真者。

〔谨案〕此草，即雀瓢也，叶似萝摩，两叶相对。子似瓢形，大如枣许，故名雀瓢。根似白薇。生平泽。茎、叶并臭。其蛇衔根，都非其类。又《别录》云：叶嫩时，似萝摩，圆端大茎，实黑，茎、叶汁黄白，亦与前说相似。若是蛇衔根，何得苗生益州，根在朱崖，相去万里余也？《别录》云：雀瓢白汁，主虫蛇毒，即女青苗汁也。

【来 源】为萝摩科植物地梢瓜 *Cynanchum thesioides* （Freyn）K. Schum. 或雀瓢 *Cynanchum thesioides* （Freyn）K. Schum. var. *australe* （Maxim.）Tsiang et P. Ti. Li的全草。

【形态特征】地梢瓜：直立半灌木。地下茎单轴横生。叶对生或近对生，叶背中脉隆起。伞形聚伞花序腋生；花萼外面被柔毛；花冠绿白色；副花冠杯状。菁葖果纺锤形，中部膨大。种子扁平，暗褐色；种毛白色绢质。

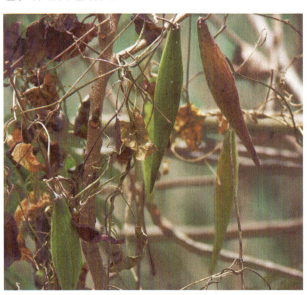

雀瓢：直立半灌木。地下茎单轴横生；茎自基部多分支。叶对生或近对生，叶背中脉隆起。伞形聚伞花序腋生；花萼外面被柔毛；花冠绿白色；副花冠杯状。菁葖果纺锤形，中部膨大。种子扁平，暗褐色；种毛白色绢质。

【性味功效】甘，凉。补肺气，清热降火，生津止渴，消炎止痛。

【临床用方】《河南中草药手册》：地梢瓜一两（全草二两）。用法：水煎服，或鲜果嚼服。主治：咽喉痛。

【用法用量】水煎服，15～30g。

【现代研究】化学研究显示，含胡萝卜苷，阿魏酸，琥珀酸，蔗糖，槲皮素，1,3-O-二甲基-肌醇，β-香树脂醇乙酸酯，羽扇豆醇乙酸酯，柽柳素，地梢瓜苷等。药理研究显示，有抗病毒作用。现代临床用于治疗咽喉痛，神经衰弱，气血亏虚，乳汁不下等。

330 水 蓼

【古籍原文】主蛇毒，捣敷之。绞汁服，止蛇毒入内心闷。水煮渍捋脚，消气肿。

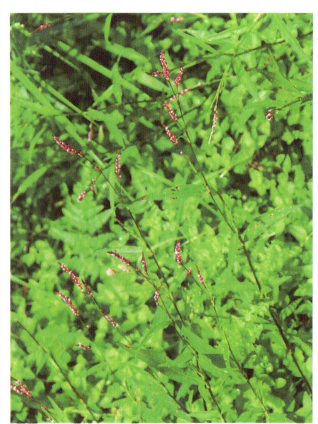

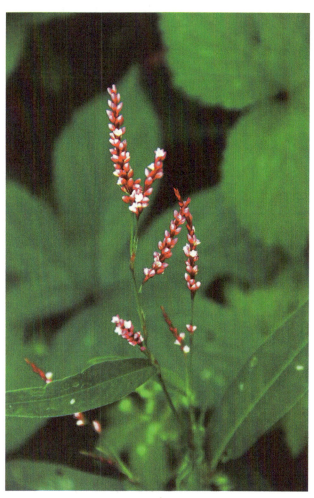

叶似蓼，茎赤，味辛，生下湿水旁。（新附）

【来　　源】为蓼科植物水蓼*Polygonum hydropiper* L.的地上部分。

【形态特征】一年生草本。茎直立，节部膨大。叶披针形，全缘，被褐色小点，具辛辣味，叶腋具闭花受精花；托叶鞘筒状，膜质，具短缘毛。总状花序呈穗状，顶生或腋生；花被5深裂，被黄褐色透明腺点。瘦果卵形，双凸镜状或具3条棱，密被小点。

【性味功效】辛、苦，平。行滞化湿，散瘀止血，祛风止痒，解毒。

【古方选录】《圣济总录》水蓼散：水蓼一两，覆盆子一两，五味子一两，京三棱（炮）一两，茴香子（炒）一两，皂荚子（炮）一两，桑根白皮一两，甘草（炙）二钱。用法：制成细散，每服四钱匕，水一大盏，煎七分，去滓温服。主治：久患肺气喘急，坐卧不得，涎唾黏稠。

【用法用量】水煎服，15～30g，鲜品30～60g；或捣汁。外用适量，煎水浸洗；或捣敷。

【使用注意】有小毒，不宜多服。

【现代研究】化学研究显示，含水蓼二醛，密叶辛木素，水蓼酮，水蓼素，槲皮苷，槲皮黄苷，金丝桃苷，草木犀酸，龙胆酸，原儿茶酸，没食子酸，丙酮酸，缬草酸，半乳糖醛酸和微量元素等。药理研究显示，有止血，抗炎，抗癌，抗氧化，降压等作用。对雌性大鼠、小鼠有抗生育及减轻皮肤刺激作用。现代临床用于治疗细菌性痢疾，肠炎，子宫出血，风湿痹痛，皮肤湿疹等。

331 角 蒿

【古籍原文】味辛、苦，平，有小毒。主甘湿匮，诸恶疮有虫者。

叶似白蒿，花如瞿麦，红赤可爱，子似王不留行，墨色作角，七月、八月采。（新附）

【来　　源】为紫葳科植物角蒿*Inacruillea sinensis* Lam.的全草。

【形态特征】一年生至多年生草本。根近木质而分支。叶互生，二至三回羽状细裂，具细齿或全缘。顶生总状花序；花萼钟状，萼齿间皱褶2浅裂；雄蕊4枚，2强，花药成对靠合；花柱淡黄色。蒴果圆柱形。种子扁圆形，细小，四周具透明的膜质翅，

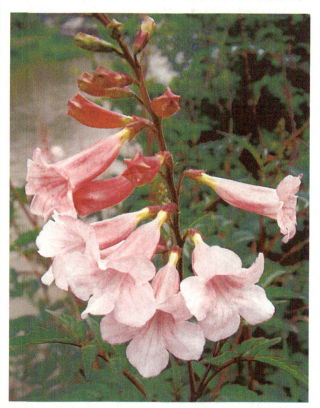

顶端具缺刻。

【性味功效】辛、苦，寒；有小毒。祛风湿，解毒，杀虫。

【古方选录】《太平圣惠方》角蒿散：角蒿（烧灰）。用法：每取少许，敷于疮上，有汁咽之。不过一宿愈。主治：口生疮久不愈，至咽喉当中者。

【用法用量】外用适量，烧存性研末掺，或煎汤熏洗。

【现代研究】化学研究显示，含角蒿酯碱A、B、C，角蒿原碱，角蒿特灵酯碱等。药理研究显示，有抗炎，镇痛，抗氧化，抗衰老，抗癌和抗贫血等作用。现代临床用于治疗干性或湿性皮疹，滴虫性阴道炎，疥疮，齿龈腐烂及耳疮，风湿痹痛，筋骨疼痛等。

332 昨叶何草（瓦松）

【古籍原文】味酸，平，无毒。主口中干痛，水谷血痢，止血。生上党屋上，如蓬初生。一名瓦松。夏采，日干。

叶似蓬，高尺余，远望如松栽，生年久瓦屋

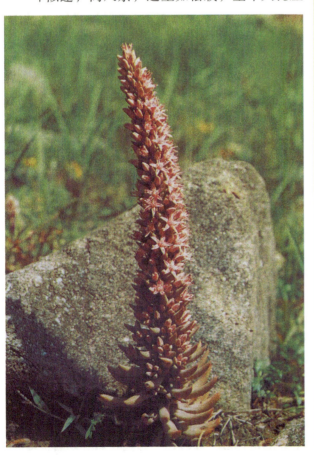

上。（新附）

【来　源】为景天科植物瓦松Orostachyl fimbriatus（Turcz.）Berger、晚红瓦松Orstachys erubescens（Maxim.）Ohwi等同属植物的全草。

【形态特征】瓦松：二年生草本。一年生莲座丛的叶短；莲座叶线形，为白色软骨质，有齿；叶互生，疏生，有刺，线形至披针形。花序总状，紧密，或下部分支；萼片5片；花瓣5瓣，红色，披针状椭圆形。菁葵果5颗，喙细；种子多数，细小。

晚红瓦松：多年生草本。莲座叶狭匙形，肉质，先端长渐尖，有软骨质的刺。叶线形至线状披针形，先端长渐尖，不具刺尖，有红斑点。花序总状，花密生，有梗；花瓣5瓣，白色，披针形。种子褐色。

【性味功效】酸、苦，凉；有毒。凉血止血，清热解毒，收湿敛疮。

【临床用方】《四川中药志》：瓦松适量。用法：熬水兑白糖服。主治：火淋，白浊。

【用法用量】水煎服，5～15g；捣汁；或入丸。外用适量，捣敷；或煎水熏洗；或研末调敷。

【使用注意】脾胃虚寒者慎服。本品有毒，内服用量不宜过大。

【现代研究】化学研究显示，瓦松含槲皮素，槲皮素-3-葡萄糖苷，山柰酚，山柰酚-7-鼠李糖苷及草酸等。晚红瓦松含草酸。药理研究显示，有强心，抗炎，镇痛作用。其毒性给小鼠腹腔注射可以致死，家兔静脉注射可引起跌倒、呼吸加快、战栗等。现代临床用于治疗宫颈糜烂，月经不调，疔疮痈肿，痔疮，湿疹，烫伤，肺炎，肝炎等。

333 白附子（关白附）

【古籍原文】主心痛血痹，面上百病，行药势。生蜀郡。三月采。

此物乃言出芮芮，久绝，俗无复真者，今人乃作之献用。

〔谨案〕此物，本出高丽，今出凉州已西，形似天雄，《本经》出蜀郡，今不复有。凉州者，生沙中，独茎，似鼠尾草，叶生穗间。

【来　源】为毛茛科植物黄花乌头Aconitum coreanum（Levl.）Raipaics 的块根。

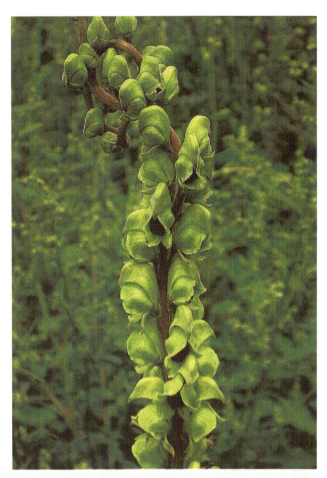

C、D、E、F、G、H、I、Z，还含次乌头碱，β-谷甾醇，油酸，亚油酸，棕榈酸和24-乙基胆甾醇等。药理研究显示，有抗炎，镇痛，增强耐缺氧等作用。现代临床用于治疗中风痰壅，口眼㖞斜，语言涩謇，头痛，咽痛，破伤风等。

334 鹤 虱

【古籍原文】味苦，平，有大毒。主蛔、蛲虫，用之为散，以肥肉臛汁，服方寸匕。亦丸散中用。生西戎。

子似蓬蒿子而细，合叶、茎用之，胡名鹤虱。（新附）

【来　源】为菊科植物天名精 *Carpesium abrotanoides* L.的成熟果实。

【形态特征】多年生粗壮草本。茎有明显的纵条纹。基叶于开花前凋萎，茎下部叶有细小腺点，齿端有腺体状胼胝体。头状花序，腋生；总苞钟球形，具缘毛，背面被短柔毛；雌花狭筒状，两性花筒状，冠檐5齿裂。瘦果顶端有短喙。

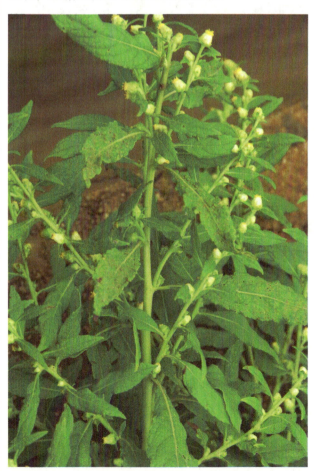

【形态特征】多年生草本。块根通常呈倒卵形或纺锤形。茎直立，单一。叶互生，具柄；叶片近五角形，掌状三全裂达基部，先端锐尖，上面无毛或稍被毛，下面无毛。总状花序单一或分支，花左右对称；花萼淡黄色；雄蕊多数；心皮3枚，子房被白色短毛。蓇葖果3颗，直立，被毛。

【性味功效】辛、甘，热；有毒。祛风痰，定惊痫，散寒止痛。

【古方选录】《太平圣惠方》白附子散：白附子半两，附子半两，天南星一分，天麻半两，半夏半两，乌头半两，朱砂（细研）一分，干蝎一分，麻黄（去根节）半两。用法：制成细散，用朱砂调匀。每服一钱，以生姜汤调下。良久，以热葱豉粥饮投之，当便汗出。主治：伤寒中风，头痛项强；身体壮热，服诸药不得汗者。

【用法用量】水煎服，1.5～6g；或入丸、散。外用适量，煎汤洗；或研末调敷。

【使用注意】阴虚或热盛者及孕妇禁服。过量易致中毒。中毒症状同川乌头。

【现代研究】化学研究显示，含关白附素A、B、

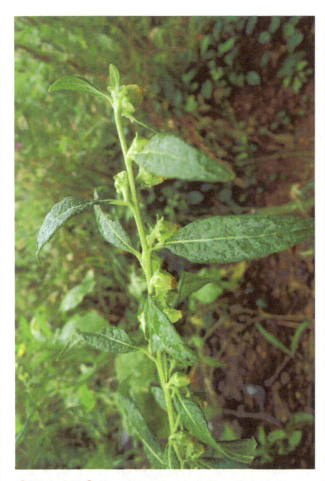

【性味功效】苦、辛，平；有小毒。杀虫消积。

【古方选录】《外台秘要》引《延年秘录》鹤虱丸：鹤虱六两，吴茱萸五两，橘皮四两，桂心三两，槟榔四两。用法：制成细末，以蜜炼成丸，每服二十丸，蜜汤送下，日二次。加至三十丸，以虫出为度。主治：蛔虫心痛。

【用法用量】内服，多入丸、散；煎汤，5～10g。

【使用注意】孕妇慎服。

【现代研究】化学研究显示，含鹤虱内酯，天名精内酯酮，三十烷，正己酸，棕榈酸，硬脂酸，油酸，亚油酸，三十一烷，豆甾醇等；种子含蜡醇。药理研究显示，有抗菌，杀虫，降压等作用。现代临床用于治疗钩虫病，蛔虫病等。

335 瓺带灰

【古籍原文】主腹胀痛，脱肛。煮汁服，主胃反，小便失禁不通，及淋，中恶，尸疰，金创刃不出。（新附）

【现代研究】考证不确，现代不用。

336 屐屧鼻绳灰

【古籍原文】水服，主噎哽，心痛，胸满。（新附）

【现代研究】考证不确，现代不用。

337 故麻鞋底

【古籍原文】水煮汁服之，解紫石英发毒，又主霍乱吐下不止，及解食牛马肉毒、腹胀、吐痢不止者。（新附）

【现代研究】考证不确，现代不用。

338 雀麦

【古籍原文】味甘，平，无毒。主女人产不出，煮汁饮之。一名蘥，一名燕麦。生故墟野林下，叶似麦。（新附）

【来　　源】为禾本科植物雀麦Bromus japonicus Thunb.的全草。

【形态特征】一年生草本。秆直立。叶鞘闭合，

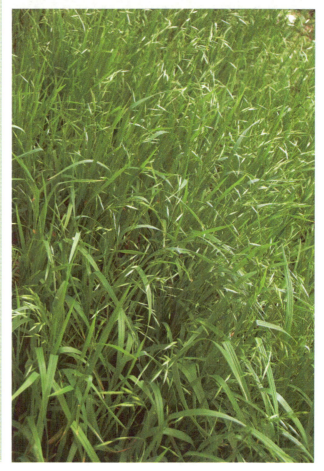

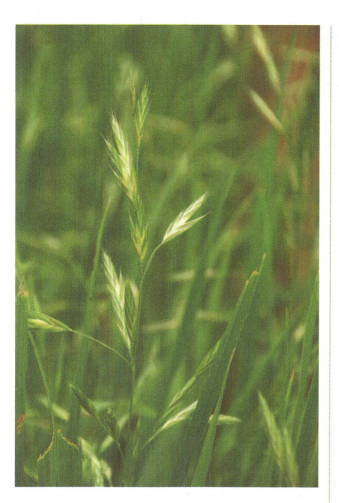

被柔毛；叶舌先端近圆形；叶片两面生柔毛。圆锥花序疏展，向下弯垂；颖近等长，脊粗糙，边缘膜质，第一颖具3~5条脉，第二颖具7~9条脉；外稃椭圆形，草质，边缘膜质；内稃两脊疏生细纤毛；小穗轴短棒状。颖果长7~8mm。

【性味功效】甘，平。止汗，催产。

【临床用方】《湖南药物志》：燕麦全草一两。用法：水煎服，或加米糠五钱。主治：汗出不止。

【用法用量】水煎服，15~30g。

【现代研究】现代少用。

339 笔头灰

【古籍原文】年久者，主小便不通，小便数难，阴肿，中恶，脱肛，淋沥，烧灰水服之。（新附）

【现代研究】考证不确，现代不用。

木 部

上 品

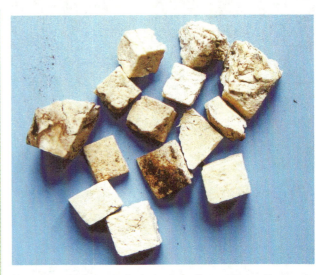

340 茯苓

【古籍原文】味甘，平，无毒。主胸胁逆气，忧恚、惊邪、恐悸，心下结痛，寒热，烦满，咳逆，止口焦舌干，利小便。止消渴，好唾，大腹淋沥，膈中淡水，水肿淋结，开胸腑，调脏气，伐肾邪，长阴，益气力，保神守中。久服安魂魄、养神、不饥、延年。一名茯菟。其有抱根者，名茯神。茯神，味甘、平。主辟不祥，疗风眩、风虚，五劳、七伤，口干，止惊悸，多恚怒，善忘，开心益智，安魂魄，养精神。生太山山谷大松下。二月、八月采，阴干。

马间为之使。案药名无马间，或者马茎，声相近故也。得甘草、防风、芍药、紫石英、麦门冬共疗五脏。恶白敛。畏牡蒙、地榆、雄黄、秦胶、龟甲。今出郁州，彼土人乃故斫松作之，形多小，虚赤不佳。自然成者，大如三、四升器，外皮黑细皱，内坚白，形如鸟兽龟鳖者，良。又复时燥则不

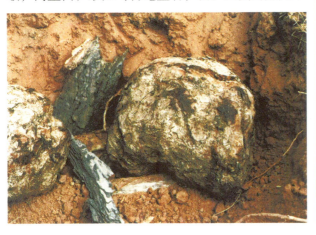

水。作丸散者，皆先煮之两三沸，乃切，曝干。白色者补，赤色利，俗用甚多。仙经服食，亦为至要。云其通神而致灵，和魂而练魄，明窍而益肌，厚肠而开心。调营而理胃，上品仙药也。善能断谷不饥。为药无朽蛀。吾尝掘地得昔人所埋一块，计应卅许年，而色理无异，明其全不朽矣。其有衔松根对度者，为茯神，是其次茯苓后结一块也。仙方唯云茯苓，而无茯神。为疗既同，用之亦应无嫌。

〔谨案〕《季氏本草》云：马刀为茯苓使，无名马间者，间字草书，似刀字，写人不识，讹为间耳。陶不悟，云是马茎，谬矣。今大山亦有茯苓，白实而块小，不复采用。今第一出华山，形极粗大。雍州南山亦有，不如华山者。

【来　源】为多孔菌科真菌茯苓 *Paria cocos*（Schw.）Wolf 的菌核。

【形态特征】药材呈类球形、椭圆形、扁圆形或不规则团块。外皮薄而粗糙，棕褐色至黑褐色，有明显的皱缩纹理。体重，质坚实，断面颗粒性，有的具裂隙，外层淡棕色，内部白色，少数淡红色，有的中间抱有松根。无臭，味淡，嚼之黏牙。

【性味功效】甘、淡，平。利水渗湿，健脾，宁心安神。

【古方选录】《伤寒论》五苓散：猪苓（去皮）

十八铢，泽泻一两六铢，白术十八铢，茯苓十八铢，桂枝（去皮）半两。主治：通治诸湿腹满，水饮水肿，呕逆泄泻；水寒射肺，或喘或咳；中暑烦渴，身热头痛；膀胱积热，便秘而渴；霍乱吐泻，湿疟，身痛身重。

【用法用量】水煎服，10～15g；或入丸、散。

【使用注意】阴虚而无湿热、虚寒滑精、气虚下陷者慎服。

【现代研究】化学研究显示，含茯苓酸，茯苓聚糖，脂肪酸，树胶，麦角甾醇，月桂酸，蛋白质，脂肪，胆碱和少量无机成分等。药理研究显示，有明显利尿，促进机体水盐代谢，镇静，促进体液免疫，提高T淋巴细胞增殖反应和巨噬细胞功能等作用。现代临床用于治疗小儿肾病综合征，肾炎水肿，慢性精神分裂症，婴幼儿腹泻及部分肿瘤性疾病等。

341　虎魄（琥珀）

【古籍原文】味甘，平，无毒。主安五脏，定魂魄，杀精魅邪鬼，消瘀血，通五淋。生永昌。

旧说云是松脂沦入地，千年所化，今烧之亦作松气。俗有虎魄中有一蜂，形色如生。《博物志》又云烧蜂巢所作，恐非实。此或当蜂为松脂所粘，因堕地沦没耳。有煮鰕鸡子及青鱼枕作者，并非真，唯以拾芥为验。俗中多带之辟恶。刮屑服，疗

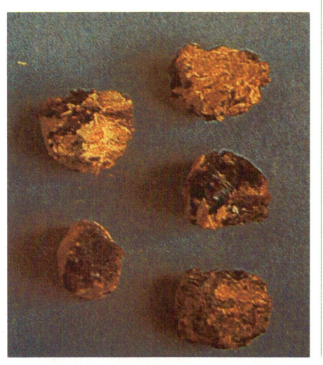

瘀血至验。《仙经》无正用，惟曲晨丹所须，以赤者为胜。今并从外国来，而出茯苓处永无有。不知出虎魄处，复有茯苓否？

〔谨案〕璧，味甘，平，无毒。古来相传云：松脂千年为茯苓，又千年为虎魄，又千年为璧。然二物烧之，皆有松气，为用与琥珀同，补心安神，破血尤善。状似玄玉而轻，出西戎来，而有茯苓处，见无此物。今西州南三百余里，碛中得者，大则方尺，黑润而轻，烧作腥臭，高昌人名为木璧，谓玄玉为石璧。洪州土石间得者，烧作松气，破血生肌，与虎魄同。见风拆破，不堪为器量。此二种及虎魄，或非松脂所为也。有此差舛，今略论之。

【来　　源】为古代松科植物的树脂，埋藏地下经年久转化而成的化石样物质。

【形态特征】药材为不规则块状、钟乳状、粗颗粒状。表面光滑或凹凸不平，血红色、淡黄色至淡棕色或深棕色；条痕白色。体较轻，质酥脆，捻之易碎。断面平滑，具玻璃样光泽。摩擦之，显电气性。稍有松脂气，味淡，嚼之易碎，无砂石感。

【性味功效】甘，平。镇心安神，活血散瘀，利尿通淋。

【古方选录】《活人心统》琥珀安神丸：琥珀一钱，珍珠一钱，生地一钱，甘草一钱，当归三钱，黄连三钱，朱砂二钱。制备方法：上为末，米糊为丸，如粟米大。主治：病后虚烦不睡。

【用法用量】内服，研末，1～3g；或入丸、散。外用适量，研末撒；或点眼。

【使用注意】阴虚内热及无瘀滞者慎服。

【现代研究】化学研究显示，含树脂、挥发油、二松香醇酸、琥珀银松酸、琥珀树脂醇、琥珀松香醇、琥珀酸、龙脑、琥珀氧松香酸、琥珀松香醇酸，还含钠、锶、硅、铁、钨、镁、铝、钴、镓等元素。药理研究显示，有镇静、安神、利尿的作用。现代临床用于治疗水泻，小便不利，腹胀肿满，发热抽搐，烦躁不安等。

342　松　脂

【古籍原文】味苦、甘，温，无毒。主痈疽、恶疮，头疡、白秃，疥瘙、风气，安五脏，除热，胃中伏热，咽干，消渴，及风痹死肌。练之令白。其

赤者主恶风痹，久服轻身，不老、延年。一名松膏，一名松肪。生大山山谷。六月采。松实，味苦，无毒温。主风痹，寒气、虚羸、少气，补不足。九月采，阴干。松叶，味苦，温。主风湿痹疮气，生毛发，安五脏，守中，不饥、延年。松节，温。主百节久风、风虚，脚痹、疼痛。松根白皮，主辟谷不饥。

采炼松脂法，并在服食方中，以桑灰汁苦酒煮辄，内寒水中数十过，白滑则可用。其有自流出者，乃胜于凿树及煮膏也。其实不可多得，唯叶止是断谷所宜尔。细切如粟，以水及面饮服之。亦有阴干捣为屑、丸服者。人患恶病，服此无不差。比来苦脚弱人，酿松节酒，亦皆愈。松柏皆有脂润，又凌冬不凋，理为佳物，但人多轻忽近易之耳。

〔谨案〕松花，名松黄，拂取似蒲黄，正尔酒服轻身，疗病云胜皮、叶及脂。其子味甚甘，经直云味苦，非也。松取枝烧其上，下承取汁名涽，主牛马疮疥为佳。树皮绿衣名艾纳，合和诸香烧之，其烟团聚，青白可爱也。

【来　　源】为松科植物中渗出的树脂经蒸馏或提

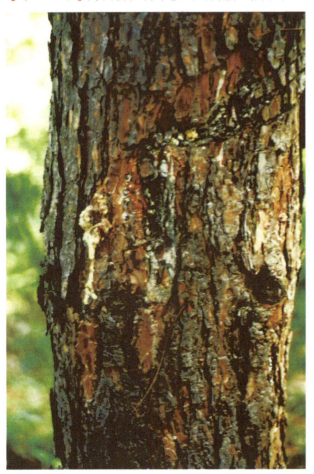

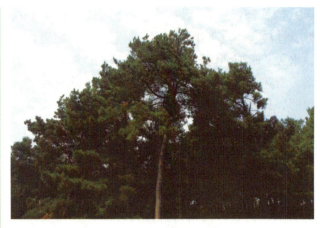

取除去挥发油后所余固体树脂。

【形态特征】药材为不规则半透明的块状，大小不等。表面黄色，常有一层黄白色的霜粉。常温时质坚而脆，易碎，断面光亮，似玻璃状。有松节油臭气，味苦。加热则软化，然后熔化，燃烧时产生棕色浓烟。

【性味功效】苦、甘，温。祛风燥湿，排脓拔毒，生肌止痛。

【临床用方】《梅师集验方》：松脂（炼）三两，巴豆一两，相和熟捣，可丸，以薄棉裹入耳孔中塞之，日一度易。主治：耳久聋。

【用法用量】水煎服，3～5g；或入丸、散；亦可浸酒服。外用适量，研末掺；或调敷。

【使用注意】血虚者、内热实火者禁服。不可久服。未经严格炮制不可服。

【现代研究】化学研究显示，含松香酸酐及游离的松香酸、树脂烃、挥发油、槲皮素、山柰酚及苦味物质。药理研究显示，有镇咳、祛痰等作用。现代临床用于治疗银屑病，黄水疮，血栓性脉管炎，慢性气管炎等。

343 柏　实

【古籍原文】味甘，平，无毒。主惊悸，安五脏，益气，除风湿痹。疗恍惚、虚损，吸吸历节，腰中重痛，益血，止汗。久服令人润泽、美色，耳目聪明，不饥、不老，轻身、延年。生太山山谷。柏叶尤良。柏叶，味苦，微温，无毒。主吐血，衄血，痢血，崩中，赤白，轻身益气，令人耐风寒，去湿痹，止饥。四时各依方面采，阴干。柏白皮，主火灼，烂疮，长毛发。

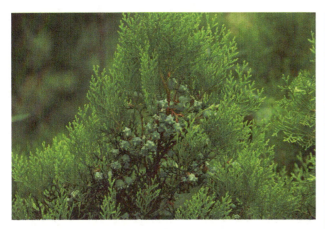

牡蛎、桂、瓜子为之使，恶菊花、羊蹄、诸石及曲。柏叶、实亦为服食所重，炼饵别有法。柏处处有，当以太山为佳，并忌取冢墓上也。虽四时俱有，而秋夏为好，其脂亦入用。此云恶曲，人有以酿酒无妨，恐酒米相和，异单用也。

〔谨案〕柏枝节，煮以酿酒，主风痹、历节风。烧取淄，疗病疥及癞疮尤良。今子仁唯出陕州、宜州为胜。太山无复采者也。

【来　　源】 为柏科植物侧柏*Platycladus orientalis*（L.）Franco 的成熟种仁。

【形态特征】 乔木。球果近卵圆形，蓝绿色，被白粉；成熟后木质，红褐色；中间2对种鳞倒卵形或椭圆形，鳞背顶端的下方有一向外弯曲的尖头，上部1对种鳞窄长，近柱状，顶端有向上的尖头。种子卵圆形或近椭圆形，稍有棱脊。

【性味功效】 甘，平。养心安神，敛汗，润肠通便。

【古方选录】《世医得效方》：柏子仁十四粒，纱囊贮，以好酒三盏，煎至八分服之。初服反觉加多，再服立止。非饮酒而致斯疾，以艾叶煎汤服之。主治：肠风下血。

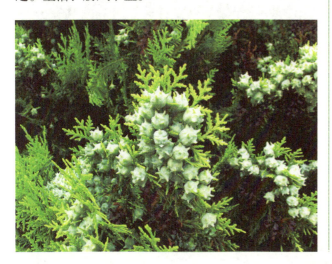

【用法用量】 水煎服，10～15g；便溏者制霜用；或入丸、散。外用适量，研末调敷；或鲜品捣敷。

【使用注意】 便溏及痰多者慎服。

【现代研究】 化学研究显示，含柏木醇，谷甾醇，双萜类成分，脂肪油约14%，少量挥发油，皂苷等。药理研究显示，有镇静，催眠，延长睡眠，改善损伤造成的记忆再现障碍及记忆消去等作用。现代临床用于治疗咳喘，出血，小便不利，失眠等。

344 菌 桂

【古籍原文】 味辛，温，无毒。主百疾，养精神，和颜色，为诸药先聘通使。久服轻身不老，面生光花媚好，常如童子。生交趾、桂林山谷岩崖间。无骨，正圆如竹。立秋采。

交趾属交州，桂林属广州，而蜀都赋云：菌桂临崖。今俗中不见正圆如竹者，唯嫩枝破卷成圆，犹依桂用，恐非真菌桂也。《仙经》乃有用菌桂，云三重者良，则判非今桂矣，必当别是一物，应更研访。

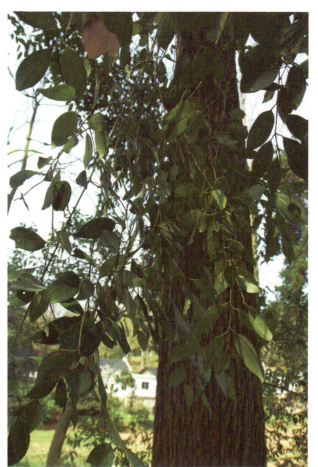

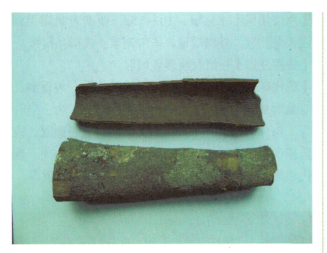

〔谨案〕箘者，竹名；古方用筒桂者是，故云三重者良。其筒桂亦有二、三重卷者，叶似柿叶，中三道文，肌理紧薄如竹，大枝小枝皮俱是箘桂。然大枝皮不能重卷，味极淡薄，不入药用，今惟出韶州。

【来　　源】为樟科植物肉桂*Cinnamomum cassia* Presl的树干皮、枝皮。

【形态特征】乔木。树皮灰褐色。一年生枝条圆柱形，黑褐色，有纵向细条纹，略被短柔毛。圆锥花序腋生或近顶生，三级分支，分支末端为3朵花的聚伞花序。花白色，被黄褐色短茸毛。果椭圆形，成熟时呈黑紫色，无毛。

【性味功效】辛、甘，热。补火助阳，散寒止痛，温经通脉。

【古方选录】《兰室秘藏·妇人门》桂附汤：肉桂一钱，附子三钱，黄柏、知母各五分。用法：研粗末，水煎，食远服。主治：白带腥臭，多悲不乐。

【用法用量】煎服，2～5g，宜后下；研末冲服，每次1～2g；或入丸、散。

【使用注意】阴虚火旺、实热、血热出血者及孕妇忌用。

【现代研究】化学研究显示，树皮含桂皮油，鞣质，黏液质，树脂等，油中有桂皮醛以及乙酸桂皮酯、乙酸苯丙酯等。药理研究显示，桂皮醛可增加心肌收缩力，有镇静、镇痛、解热和抗惊厥等作用；桂皮油有增强消化功能，排除积气，缓解胃肠痉挛性疼痛等作用。现代临床用于治疗风湿性及类风湿性脊柱炎，腰肌劳损，小儿腹泻，支气管哮喘等。

345 牡桂

【古籍原文】味辛，温，无毒。主上气咳逆，结气，喉痹，吐吸。心痛，胁风，胁痛，温筋通脉，止烦出汗，利关节，补中益气，久服通神，轻身、不老。生南海山谷。

南海郡即是广州。今俗用牡桂，状似桂而扁广殊薄，皮色黄，脂肉甚少，气如木兰，味亦类桂，不知当是别树，为复犹是桂生，有老宿者耳，亦所未究。

〔谨案〕《尔雅》云：梫，木桂。古方亦用木桂，或云牡桂，即今木桂，及单名桂者，是也。此桂花子与箘桂同，唯叶倍长，大小枝皮俱名牡桂。然大枝皮肌理粗虚如木兰，肉少味薄，不及小枝皮也。小枝皮肉多，半卷。中必皱起，味辛美。一名肉桂，一名桂枝，一名桂心。出融州、柳州、交州甚良。

【来　　源】为樟科植物肉桂*Cinnamomun cassiu* Presl的嫩枝。

【形态特征】中等大乔木。树皮灰褐色。一年生枝

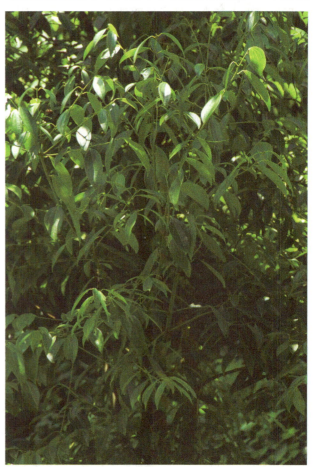

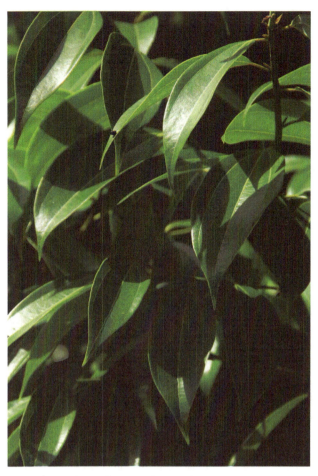

条圆柱形，黑褐色，有纵向细条纹，略被短柔毛，当年生枝条多少呈四棱形，黄褐色，具纵向细条纹，密被灰黄色短茸毛。顶芽小，芽鳞宽卵形，先端渐尖，密被灰黄色短茸毛。

【性味功效】 辛、甘，温。发汗解表，温经脉，助阳气。

【古方选录】《伤寒论》桂枝汤：桂枝（去皮）三两，芍药三两，甘草（炙）二两，生姜（切）三两，大枣（擘）十二枚。主治：外感风寒，汗出恶风，头痛发热，鼻鸣干呕，苔白不渴，脉浮缓或浮弱；杂病、病后、妊娠、产后等见时发热，自汗出，微恶风，属营卫不和者。

【用法用量】 水煎服，1.5～6g，大剂量，可用至15～30g；或入丸、散。

【使用注意】 热病高热、阴虚火旺、血热妄行者禁服。

【现代研究】 化学研究显示，桂枝含挥发油，苯甲酸苄酯，乙酸肉桂酯，β-荜澄茄烯，菖蒲烯，香豆精等。药理研究显示，有抗菌、抗病毒、解热、镇痛、镇静、抗惊厥、抗炎、抗过敏等作用。现代

临床用于治疗冻疮，风湿痹痛，小便不利，湿阻，胃及十二指肠溃疡，胁痛等。

346 桂

【古籍原文】 味甘、辛，大热，有毒。主温中，利肝肺气，心腹寒热，冷疾，霍乱，转筋，头痛、腰痛，出汗，止烦，止唾、咳嗽、鼻衄，能堕胎，坚骨节，通血脉，理疏不足，宣导百药，无所畏，久服神仙，不老。生桂阳。二月、七、八月、十月采皮，阴干。

得人参、麦门冬、甘草、大黄、黄芩调中益气，得柴胡、紫石、干地黄疗吐逆。案《本经》唯有菌桂、牡桂，而无此桂，用体大同小异，今俗用便有三种。以半卷多脂者单名桂，入药最多，所用悉与前说相应。《仙经》乃并有三种桂，常服食，以葱涕合和云母蒸化为水者，正是此种耳。今出广州湛惠为好，湘州、始兴、桂阳县即是小桂，亦有，而不如广州者，交州、桂州者形段小，多脂肉，亦好。《经》云桂叶如柏叶，泽黑，皮黄心赤。齐武帝时，湘州送桂树，以植芳林苑中，今东山有山桂皮，气粗相类，而叶乖异，亦能凌冬，恐或者牡桂，时人多呼丹桂，正谓皮赤耳。北方今重此，每食辄须之。盖《礼》所云姜桂以为芬芳也。

〔谨案〕菌桂，叶似柿叶，中有纵文三道，表裹无毛而光泽。牡桂叶长尺许，陶云小桂，或言其叶小者。陶引《经》云：叶似柏叶，验之殊不相类，不知此言从何所出。今案桂有二种，唯皮稍不同，若菌桂老皮坚板无肉，全不堪用。其小枝皮薄卷，乃二、三重者，或名菌桂，或名筒桂。其牡桂嫩枝皮，名为肉桂，亦名桂枝。其老者，名牡桂，亦名木桂，得人参等良。本是菌桂，剩出单桂条，陶为深误矣。

【来　　源】 为樟科植物肉桂*Cinnamomum cassia* Presl的树干皮、枝皮。

【形态特征】 同肉桂。

347 杜 仲

【古籍原文】 味辛、甘，平、温，无毒。主腰脊痛，补中，益精气，坚筋骨，强志，除阴下痒湿，

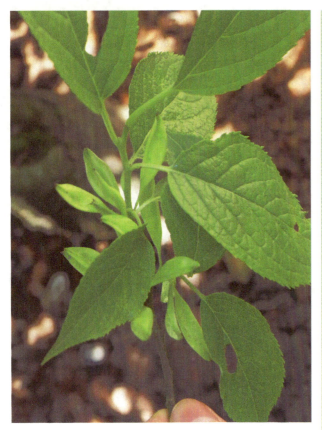

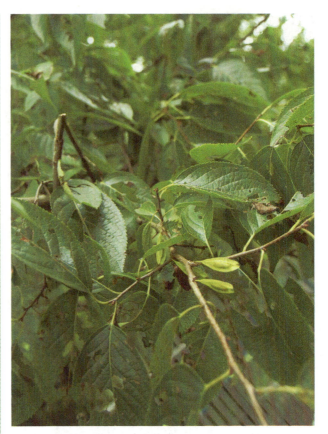

小便余沥。脚中酸疼痛，不欲践地，久服轻身能老。一名思仙，一名思仲，一名木绵。生上虞山谷又上党及汉中。二月、五月、六月、九月采皮，阴干。

畏蛇蜕皮、玄参。上虞在豫州，虞、虢之虞，非会稽上虞县也。今用出建平、宜都者，状如厚朴，折之多白丝为佳。用之薄削去上甲皮横理，切令丝断也。

【来　　源】为杜仲科植物杜仲*Eucommia ulmoides* Oliver的树皮。

【形态特征】落叶乔木。树皮灰褐色，内含橡胶，折断拉开有多数细丝。嫩枝被有黄褐色毛，老枝有明显的皮孔。花生于当年枝基部，雄花无花被。坚果位于中央，稍突起。种子扁平，线形，两端圆形。

【性味功效】甘，温。补肝肾，强筋骨，安胎。

【古方选录】《证治准绳·女科》杜仲丸：杜仲（姜汁炒）、续断（酒浸）各二两。用法：研细末，枣肉为丸，梧桐子大，每服七十丸，米汤送下。主治：妊娠二三月，胎动不安，腰痛如坠。

【用法用量】煎服，10～15g；或入丸、散；或浸酒。盐水炒用效果更佳。

【使用注意】阴虚火旺者不宜。

【现代研究】化学研究显示，含木脂素，木脂素苷，松脂素双糖苷，杜仲苷，筋骨草苷，杜仲素A，绿原酸，生物碱，蛋白质，维生素和杜仲胶等。药理研究显示，有降压，调节细胞免疫，增强巨噬细胞吞噬功能，促使肝糖元堆积，使胸腺萎缩、血浆中皮质醇含量增加，增强耐缺氧能力，镇静，镇痛，抗真菌，利尿和抗脂质过氧化等作用。现代临床用于治疗高血压眩晕头痛、目昏，风湿性疾病，腰腿关节痛，子宫脱垂和习惯性流产等。

348 枫香脂

【古籍原文】一名白胶香，味辛、苦，平，无毒。主瘾疹风痒、浮肿、齿痛。其树皮，味辛，平，有小毒，主水肿，下水气，煮汁用之。所在大山皆有。

树高大，叶三角，商、洛之间多有。五月斫树为坎，十一月采脂。（新附）

【来　　源】为金缕梅科植物枫香树*Liquidambar formosana* Hance的树脂。

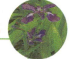

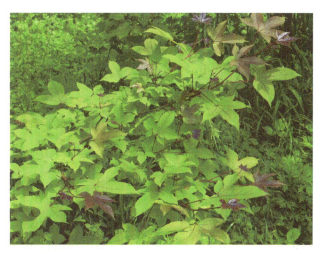

【形态特征】落叶乔木。树皮灰褐色，方块状剥落。雄性短穗状花序常多个排成总状。头状果序圆球形，木质；蒴果下半部藏于花序轴内，有宿存花柱及针刺状萼齿。种子多数，褐色，多角形或有窄翅。

【性味功效】辛、苦，平。祛风活血，解毒止痛，止血生肌。

【古方选录】《圣济总录》枫香脂丸：枫香脂半钱，巴豆（去皮心）七粒。用法：上同研相入，捻为丸，如枣核大。主治：耳聋。

【用法用量】水煎服，3~6g；一般入丸、散。外用适量，研末撒或调敷或制膏摊贴，亦可制成熏烟药。

【使用注意】孕妇禁服。

【现代研究】化学研究显示，枫香树脂含阿姆布酮酸（即模绕酮酸），阿姆布醇酸（即模绕酸），阿姆布二醇酸，路路通酮酸，路路通二醇酸，枫香脂熊果酸，枫香脂诺维酸。药理研究显示，有抗血栓、促进纤溶活性、提高血小板环磷酸腺苷

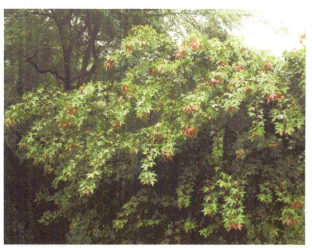

（cAMP）等作用。现代临床用于治疗瘰疬，乳岩，横痃，骨疽等。

349 干 漆

【古籍原文】味辛，温，无毒、有毒。主绝伤，补中，续筋骨，填髓脑，安五脏，五缓六急，风寒湿痹，疗咳嗽，消瘀血，痞结，腰痛，女子疝瘕，利小肠，去蛔虫。生漆去长虫。久服轻身能老。生汉中川谷。夏至后采，干之。

半夏为之使，畏鸡子，今又忌油脂。今梁州漆最胜，益州亦有，广州漆性急易燥。其诸处漆桶上盖裹，自然有干者，状如蜂房，孔孔隔者为佳。生漆毒烈，人以鸡子白和服之，去虫。犹有啮肠胃者，畏漆人乃致死。外气亦能使身肉疮肿，自别有疗法。仙方用蟹消之为水，炼服长生。

【来　　源】为漆树科植物漆树*Toxicodendron verniciluum*（Stokes）F. A. Barkl.的树脂加工品。

【形态特征】落叶乔木。树皮灰白色，粗糙，呈不

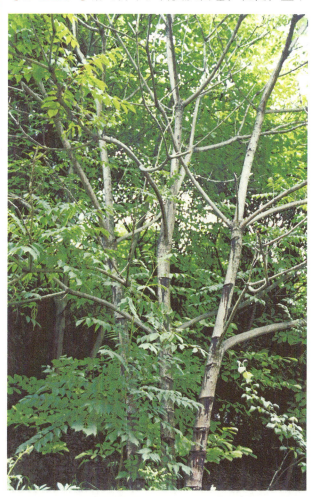

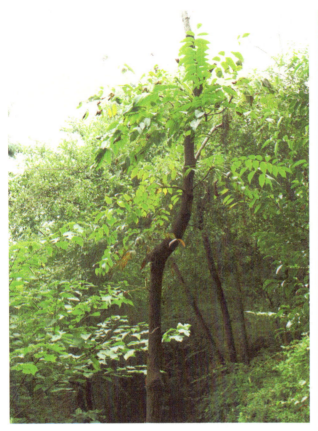

少下垂，核果肾形或椭圆形，略压扁。

【性味功效】苦，微寒。祛风通络，凉血消痈。

【古方选录】《外台秘要》引《崔氏方》七味干漆散：干漆（熬，烟断）三两，干地黄八两，芍药二两，苁蓉二两，五味子二两，食茱萸四两，枸杞子四两。用法：共研为散。主治：虚羸。

【用法用量】内服，入丸、散，2～4.5g；内服宜炒或煅后用。外用，烧烟熏。

【使用注意】孕妇及体虚无瘀滞者禁服。

【现代研究】化学研究显示，干漆是生漆中的漆酚在虫漆酶的作用下，在空气中氧化生成的黑色树脂状物质。药理研究显示，有解痉、促凝血、强心等作用。现代临床用于治疗妇女闭经，瘀血证，虫积腹痛等。

350 蔓荆实

【古籍原文】味苦、辛，微寒、平、温，无毒。主筋骨间寒热，湿痹，拘挛，明目，坚齿，利九窍，去白虫、长虫。主风头痛，脑鸣，目泪出。益气，久服轻身能老。令人光泽，脂致，长须发。小荆实亦等。生益州。

恶乌头、石膏。小荆即应是牡荆，牡荆子大于蔓荆子而反呼为小荆，恐或以树形为言。复不知蔓荆树若高大耳。

〔谨案〕此荆子，今人呼为牡荆子者是也。其蔓荆子大，故呼牡荆子为小荆；实亦等者，言其功与蔓荆同也。蔓荆苗蔓生，故名蔓荆。生水滨，叶似杏叶而细，茎长丈余，花红白色。今人误以小荆为蔓荆，遂将蔓荆子为牡荆子也。

【来　　源】为马鞭草科植物单叶蔓荆 *Viter trifolia*

规则纵裂。圆锥花序，被灰黄色微柔毛，疏花；花黄绿色，雄花花梗纤细，雌花花梗短粗；花瓣长圆形，具细密的褐色羽状脉纹，开花时外卷。果序多

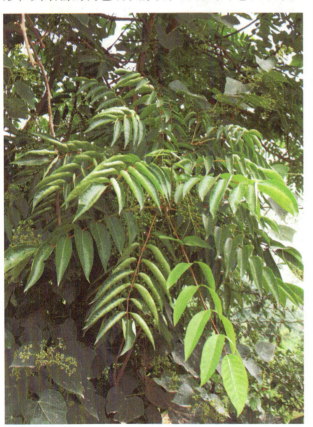

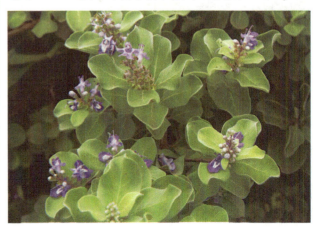

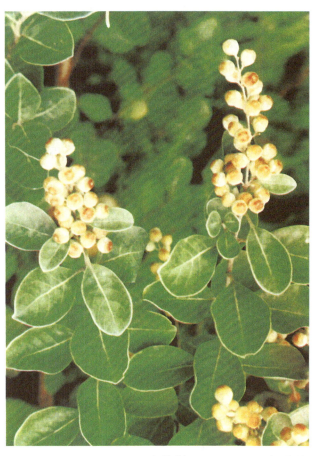

L. var. *simplicifolia* Cham或蔓荆*Viter trifolia* L.的成熟果实。

【形态特征】单叶蔓荆：本种为变种。茎匍匐，节处常生不定根。单叶对生。叶片倒卵形或近圆形，顶端通常钝圆或有短尖头，基部楔形，全缘。花和果实的形态特征同原种。

蔓荆：落叶灌木。通常三出复叶。圆锥花序顶生，花萼钟形；花冠淡紫色或蓝紫色，顶端5裂，二唇形，下唇中间裂片较大；伸出花冠外；子房无毛，密生腺点；柱头2裂。核果近圆形，成熟时呈黑色。

【性味功效】辛、苦，微寒。疏散风热，清利头目，止痛。

【古方选录】《原机启微》无比蔓荆子汤：黄芪一钱，人参一钱，黄连七分，柴胡七分，蔓荆子五分，当归五分，葛根五分，防风五分，生草一钱，细辛叶三分。主治：眼棱紧急，以致倒睫拳毛，损睛生翳，及上、下睑眦赤烂，羞涩难开，眵泪稠黏。

【用法用量】水煎服，6～10g；或浸酒；或入丸、散。外用适量，煎汤外洗。

【使用注意】胃虚者慎服。

【现代研究】化学研究显示，单叶蔓荆含挥发油，微量生物碱和维生素A，牡荆子黄酮等；蔓荆果实含少量（0.01%）蔓荆子碱，脂肪油，对-羟基苯甲酸，对-茴香酸及香草醛等。药理研究显示，有抗微生物，镇痛，抗炎，降血压，抗凝，祛痰，平喘等作用。现代临床用于治疗感冒头目痛，高血压头晕、头痛，中耳炎，目翳等。

351 牡荆实

【古籍原文】味苦、温、无毒。主除骨间寒热，通利胃气，止咳逆，下气。生河间南阳宛朐山谷，或平寿、都乡高堤岸上，牡荆生田野。八月、九月采实，阴干。

得术、柏实、青葙共疗头风，防风为之使，恶石膏。河间、宛朐、平寿并在北，南阳在西，论蔓荆，即应是今作杖棰之荆，而复非见。其子殊细，正如小麻子，色青黄。荆子实小大如此也。牡荆子乃出北方，如乌豆大，正圆黑，仙术多用牡荆，今人都无识者。李当之《药录》乃注溲疏下云：溲疏一名阳胪，一名牡荆，一名空疏。皮白，中空，

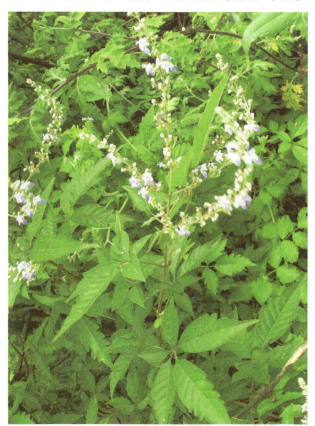

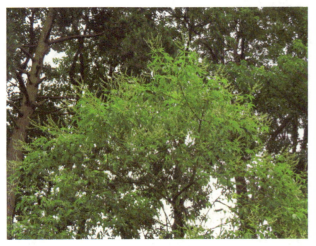

时有节。子似枸杞子，赤色，味甘、苦，冬月熟，俗乃无识者。当此实是真，非人篱域阳胪也。案如此说，溲疏主疗与牡荆都不同，其形类乖异，恐乖实理。而仙方用牡荆，云能通神见鬼，非唯其实，乃枝叶并好。又云有荆树，必枝枝相对，此是牡荆，有不对者，既非牡荆。既为父，则不应有子。如此，并莫详虚实，须更博访，乃详之耳。

〔谨案〕此即作棰杖荆，是也。实细，黄黑色，茎劲作树，不为蔓生，故称之为牡，非无实之谓也。案《汉书·郊祀志》，以牡荆茎为幡竿，此明则蔓不堪为竿。今所在皆有，此荆非《本经》所载。案今生出乃是蔓荆，将以附此条后，陶为误矣。《别录》云：荆叶，味苦，平，无毒。主久痢、霍乱、转筋、血淋，下部疮湿匿。薄脚，主脚气肿满。其根，味甘、苦，平，无毒。水煮服，主心风、头风、肢体诸风，解肌发汗。有青赤二种，赤者为佳。出《类聚方》，今医相承，多以牡荆为蔓荆，此极误也。

【来　　源】为马鞭草科植物牡荆 *Vitex negundo* L. var. *cannabifolia*（Sieb. et Zucc.）Hand.-Mazz的成熟果实。

【形态特征】落叶灌木或小乔木。小枝四棱形。叶对生，掌状复叶；小叶片披针形或椭圆状披针形，顶端渐尖，基部楔形，边缘有粗锯齿，通常被柔毛。圆锥花序顶生，长10~20cm；花冠淡紫色。果实近球形，黑色。

【性味功效】苦、辛，温。化湿祛痰，止咳平喘，理气止痛。

【古方选录】《太平圣惠方》牡荆子丸：牡荆子二两，防风（去芦头）三两，皂荚（去皮，涂酥，炙黄焦，去子）十挺，桑螵蛸（微炒）二两。用法：上为末，炼蜜为丸，如梧桐子大。

　　主治：肺脏风毒，皮肤生疮疥。

【用法用量】水煎服，6~9g；或研末；或浸酒。

【使用注意】《本草经集注》：恶石膏。《本草经疏》：病非干外邪者一概不宜用。

【现代研究】化学研究显示，含丁香酸、香草酸、牡荆木脂素，以及棕榈酸、硬脂酸、油酸、亚油酸、挥发油。药理研究显示，有平喘、镇咳、祛痰、抗菌、降血压等作用。现代临床用于治疗小儿咳喘，慢性气管炎。

352 女贞实

【古籍原文】味苦、甘，平，无毒。主补中，安五脏，养精神，除百疾，久服肥健，轻身不老。生武陵川谷。立冬采。

　　叶茂盛，凌冬不凋，皮青肉白，与秦皮为表里，其树以冬生而可爱，诸处时有。《仙经》亦服食之，俗方不复用，市人亦无识之者。

〔谨案〕女贞叶，似枸骨及冬青树等，其实九月熟黑，似牛李子。陶云与秦皮为表里，误矣。然

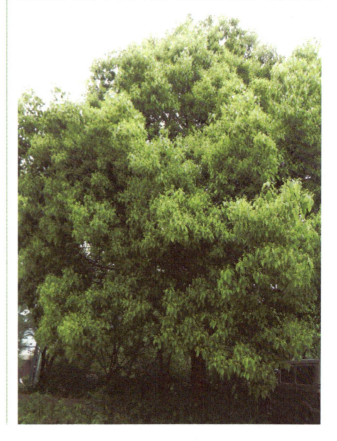

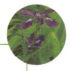

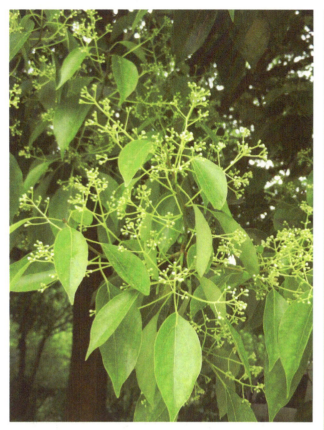

秦皮叶细冬枯，女真叶大冬茂，殊非类也。

【来　　源】为木犀科植物女贞*Ligustrum lucidum* Ait的成熟果实。

【形态特征】灌木或乔木。叶片常绿，革质，卵形、长卵形或椭圆形至宽椭圆形。圆锥花序顶生，花序轴紫色或黄棕色，果时具棱；花无梗或近无梗，花冠反折，花药长圆形，柱头棒状。果肾形或近肾形，深蓝黑色，成熟时呈红黑色，被白粉。

【性味功效】甘、苦，凉。补益肝肾，明目，清虚热。

【古方选录】《医醇剩义》女贞汤：女贞子四钱，生地黄、龟板各六钱，当归、茯苓、石斛、天花粉、萆薢、牛膝、车前子各二钱。用法：水煎服。主治：肾虚燥热，淋浊溺痛，腰脚无力。

【用法用量】煎服，6～12g；或入丸、散。黄酒拌蒸减苦寒之性，使滋补之力增加。

【现代研究】化学研究显示，含齐墩果酸，女贞子酸，女贞子苷，熊果酸，β-谷甾醇，槲皮素，女贞子多糖，氨基酸，挥发油及铜、铁、锌、锰等。药理研究显示，有抑制金黄色葡萄球菌、伤寒杆菌，抗炎，增强细胞免疫，降血脂，抑制动脉粥样硬化和降血糖等作用。现代临床用于治疗失眠，慢性萎缩性胃炎，高脂血症，冠心病，口腔溃疡，急性结膜炎红肿及神经衰弱引起的失眠等。

353 桑上寄生

【古籍原文】味苦、甘，平，无毒。主腰痛，小儿背强，痈肿，安胎，充肌肤，坚发齿，长须眉。主金创，去痹，女子崩中，内伤不足，产后余疾，下乳汁。其实明目，轻身通神。一名寄屑，一名寓木，一名宛童，一名蔦，生弘农川谷桑树上。三月三日采茎、叶，阴干。

桑上者，名桑上寄生耳。诗人云：施于松上，方家亦有用杨上、枫上者，则各随其树名之，形类犹是一般，但根津所因处为异。法生树枝间，寄根在枝节之内，叶圆青赤，厚泽易折，旁自生枝节。冬夏生，四月华白，五月实赤，大如小豆。今处处皆有，以出彭城为胜。俗人呼皆为续断用之。案《本经》续断别在上品药，所主疗不同，岂只是一物，市人使混乱无复能甄识之者。服食方云是桑檽，与此说又为不同耳。

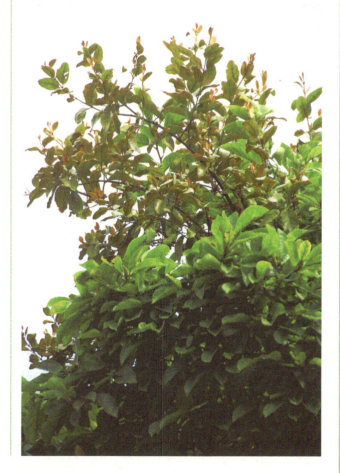

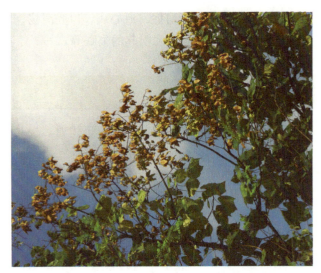

〔谨案〕寄生槲、榉柳、水杨、枫等树上，子黄，大如小枣子，唯虢州有桑上者。子汁甚粘，核大如小豆，叶无阴阳，如细柳叶而厚肌，茎粗短，江南人相承用为续断，殊不相关。且寄生实，九月始熟而黄，今称五月实赤，大如小豆，此是陶未见之。

【来　源】为桑寄生科植物桑寄生*Taxillus chinensis*（DC.）Danser的带叶茎枝。

【形态特征】灌木。叶近对生或互生。总状花序；花红色，花托椭圆状，副萼环状；花冠花蕾时呈管状，下半部膨胀，顶部椭圆状，裂片4枚，反折。果椭圆状，两端均钝圆，果皮具颗粒状体。

【性味功效】苦、甘，平。祛风湿，补肝肾，强筋骨，安胎。

【古方选录】《证治准绳·女科》桑寄生散：桑寄生、当归（酒浸）、川芎、续断（酒浸）、阿胶（蛤粉炒）、炒香附、茯神、白术各一钱，人参、炙甘草各半钱。用法：生姜五片，水煎服。主治：胎漏，经血妄行，淋沥不已。

【用法用量】煎服，9～15g；或入丸、散；或浸酒。

【现代研究】化学研究显示，含广寄生苷，槲皮素，槲皮苷，萹蓄苷及少量右旋儿茶酚等。药理研究显示，有镇静，降压，利尿，舒张冠状血管，增加冠状动脉血流量，抑制血管运动中枢和交感神经中枢，抑制伤寒杆菌、葡萄球菌及脊髓灰质炎病毒等作用。现代临床用于治疗高血压，高脂血症，冠心病心绞痛，冻伤，心律失常，精神分裂，风湿性关节肿痛和类风湿性关节炎等。

354 蕤核

【古籍原文】味甘，温、微寒，无毒。主心腹邪结气，明目，目痛赤伤泪出。疗目肿眦烂，齆鼻，破心下结淡痞气。久服轻身，益气不饥。生函谷、川谷及巴西。月采实。

今从北方来，云出彭城间，形如乌豆大，圆而扁，有文理，状似胡桃桃核，今人皆合壳用为分两，此乃应破取仁秤之。医方唯以疗眼，《仙经》以合守中丸也。

〔谨案〕采字如此作也。

【来　源】为蔷薇科植物单花扁核木*Prinsepia uniflora* Batal.的成熟核仁。

【形态特征】灌木。花单生，簇生于叶丛内；萼筒杯状；花瓣白色，有紫色脉纹，倒卵形；花柱侧生，柱头头状。核果球形，红褐色或黑褐色，无毛，有光泽；核扁卵球形，有沟纹。

【性味功效】甘，寒。祛风散热，养肝明目。

【古方选录】《经验良方》：蕤仁、杏仁各一两。

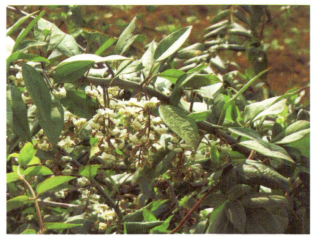

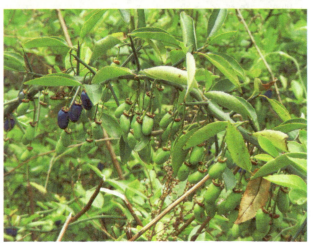

用法：去皮研匀，入腻粉少许为丸。每日一次，热水溶化后清洗。功效：清热生肌。主治：赤烂眼。

【用法用量】水煎服，3～10g。外用适量，去油研膏点眼；或煎水洗。安神炒用。

【使用注意】《本草经疏》：目痛非关风热，而因于肝肾两虚者，不宜用。

【现代研究】化学研究显示，蕤核种子含水分10.36％，灰分1.72％，蛋白质3.53％，脂肪7.57％，纤维56.91％，含油脂36％。现代临床用于治疗眼结膜炎，睑缘炎，角膜云翳等。

355　五加（五加皮）

【古籍原文】味辛、苦，温、微寒，无毒。主心腹疝气，腹痛，益气，疗躄小儿不能行，疽疮，阴蚀。男子阴痿，囊下湿，小便余沥，女人阴痒及腰脊痛，两脚疼痹风弱，五缓虚赢。补中益精，坚筋骨，强志意。久服轻身耐老。一名豺漆，一名豺节。五叶者良。生汉中及宛朐。五月、七月采茎，十月采根，阴干。

　　远志为之使，畏蛇蜕皮、玄参。今近道处处有，东间弥多，四叶者亦好，煮根茎酿酒，至益

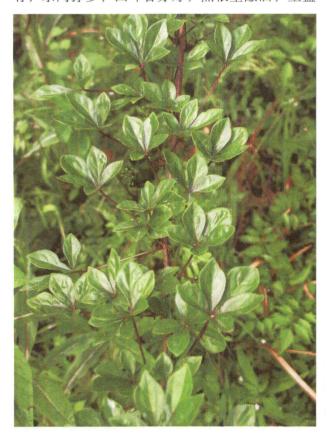

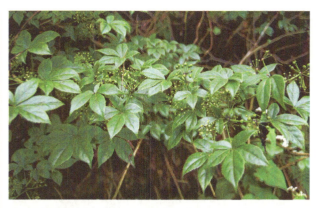

人，道家用此作灰，亦以煮石与地榆，并有秘法。加字或作家字者也。

【来　　源】为五加科植物细柱五加*Acanthopanax gracilistylus* W. W. Smith的根皮。

【形态特征】灌木。伞形花序单个、稀2个腋生，或顶生在短枝上；花黄绿色；萼边缘近全缘或有5枚小齿；长圆状卵形，先端尖；离生或基部合生。果实扁球形，黑色；宿存花柱长2mm，反曲。

【性味功效】苦、甘，微温。祛风湿，强筋骨，利水。

【古方选录】《圣济总录》五加皮汤：五加皮、芍药、草薢、桂枝、芦根、杜仲各半两。用法：研粗末，每服二钱，水煎，不拘时服。主治：风湿腰痛。

【用法用量】煎服，4.5～10g；或入丸、散；或浸酒。

【使用注意】萝藦科植物杠柳皮，又名北五加，有小毒，不能与五加皮混用。

【现代研究】化学研究显示，根皮含丁香苷，刺五加苷，右旋芝麻素，硬脂酸，棕榈酸，挥发油，亚麻酸，β-谷甾醇，维生素A和B_1等。药理研究显示，有抗炎，镇痛，抗应激，提高血清抗体浓度，影响机体核酸代谢和性激素样等作用。现代临床用于治疗跌打损伤，风湿性疾病引起的关节疼痛，久病腰痛，年老体弱，小儿行迟，水肿和骨折等。

356　沉　香

【古籍原文】薰陆香、鸡舌香、藿香、詹糖香、枫香并微温。悉疗风水毒肿，去恶气。薰陆、詹糖去伏尸。鸡舌，藿香疗霍乱、心痛。枫香疗风瘾疹痒毒。

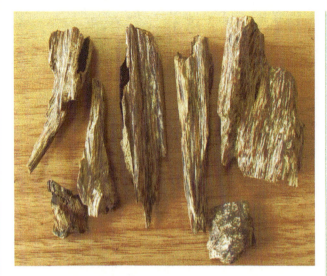

此六种香皆合香家要用，不正复入药，唯疗恶核毒肿，道方颇有用处。詹糖出晋安岑州，上真淳泽者难得，多以其皮及柘虫屎杂之，唯轻者为佳，其余无甚真伪，而有精粗耳。外国用波津香明目。白檀消风肿。其青木香别在上品。

〔谨案〕沉香、青桂、鸡骨、马蹄、笺香等，同是一树，叶似橘叶，花白，子似槟榔，大如桑葚，紫色而味辛。树皮青色，木似榉柳。薰陆香，形似白胶，出天竺、单于国。鸡舌香，树叶及皮并似粟，花如梅花，子似枣核，此雌树也，不入香用。其雄树著花不实，采花酿之，以成香，出昆仑及交、爱以南。詹糖树似橘，煎枝叶为香，似沙糖而黑，出交、广以南。又有丁香根，味辛，温，主风毒诸肿。此别一种树，叶似栎，高数丈，凌冬不凋，唯根堪疗风热毒肿，不入心腹之用，非鸡舌也。詹糖香，疗恶疮，去恶气，生晋安。

【来　源】为瑞香科植物沉香Aquilaria agallocha（Lour.）Roxb.、白木香Aquilaria sinensisi（Lour.）Gilg含有树脂的木材。

【形态特征】沉香：常绿乔木。幼枝被绢状毛。叶互生，稍带革质，椭圆状披针形、披针形或倒披针形，先端渐尖，全缘。伞形花序；无梗，或有短的总花梗，被绢状毛；花白色，与小花梗等长或较短。蒴果倒卵形，基部有略为木质的宿存花被。种子通常1粒，卵圆形，基部具有角状附属物，长约为种子的2倍。

白木香：乔木，树皮暗灰色，几乎平滑。叶革质，圆形、椭圆形至长圆形，先端锐尖或急尖而具短尖头。花芳香，黄绿色，多朵，组成伞形花序；

萼筒浅钟状；鳞片状。蒴果果梗短，卵球形；种子褐色，卵球形。花期春夏，果期夏秋。

【性味功效】辛、苦，微温。行气止痛，温中止呕，温肾纳气。

【古方选录】《太平圣惠方》沉香丸：沉香半两，阿魏（以少面和溶，作饼子，炙令黄）半两，木香一分，桃仁（汤浸，去皮尖双仁，麸炒微黄）半两，槟榔半两，吴茱萸（汤浸七遍，焙干，微炒）一分，茴香子半两，青橘皮（汤浸，去白瓤，焙）一分，硼砂（不夹石者，细研，以汤一盏化，澄去滓取清，纳银器中煎成霜，研入）三两，蛐螋（生用）一两。制法：上为细末，加硼砂令匀，酒糊为丸，如梧桐子大。主治：奔豚气，小腹积聚疼痛，或时上攻，心胸壅闷。

【用法用量】水煎服，2～5g，后下；研末，0.5～1g；或磨汁服。

【使用注意】阴虚火旺、气虚下陷者慎服。

【现代研究】化学研究显示，沉香含挥发油，苄基丙酮，对甲氧基苄基丙酮，氢化桂皮酸，沉香木质素，鹅掌楸碱等；白木香含挥发油，苄基丙酮，对甲氧基苄基丙酮，茴香酸等。药理研究显示，有抑菌，镇静，止喘，麻醉，止痛，松弛肌肉，解痉肠平滑肌，延长睡眠时间等作用。现代临床用于治疗胃寒痛，胃气痛，食积痛，胸闷气短等。

357 檗 木

【古籍原文】味苦，寒，无毒。主五脏肠胃中结气热，黄疸，肠痔，止泄痢，女子漏下、赤白，阴阳蚀疮。疗惊气在皮间，肌肤热赤起，目热赤痛，口疮。久服通神。一名檀桓。根，名檀桓，主心腹百

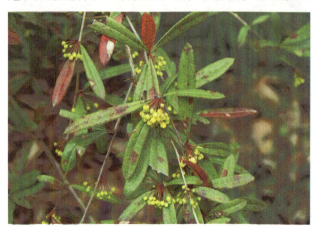

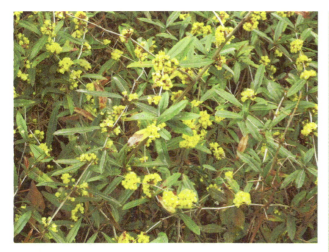

病，安魂魄，不饥渴。久服轻身，延年通神。生汉中山谷及永昌。

恶干漆。今出邵陵者，轻薄色深为胜。出东山者，厚重而色浅。其根于道家入木芝品，今人不知取服之。又有一种小树，状如石榴。其皮黄而苦，俗呼为子檗，亦主口疮。又一种小树，至多刺，皮亦黄，亦主口疮。

〔谨案〕子檗，一名山石榴，子似女贞，皮白不黄，亦名小檗，所在皆有。今云皮黄，恐谬矣。案今俗用子檗，皆多刺小树，名刺檗，非小檗也。

【来　源】为小檗科植物华西小檗*Berberis silvataroucana* Schneid.等多种同属植物的根、根皮及枝叶。

【形态特征】落叶灌木。老枝暗灰色，散生疣点，具条棱；幼枝紫褐色或淡黄色，光滑无毛。叶纸质，叶片倒卵形、长圆状倒卵形或近圆形。花序由6～12朵花组成疏松伞状总状花序；花黄色。浆果长圆形，成熟时深红色。

【性味功效】苦，寒。清热燥湿，泻火解毒。

【古方选录】《小品方》小檗汤：龙胆二两，黄连二两，子檗四两。凡三物以水四升，先煮龙胆、黄连，取二升，别渍子檗令水淹潜，投汤中和，稍含之。治口疮。

【用法用量】水煎服，3～9g；或研末。外用适量，煎水滴眼；或洗患处。

【使用注意】苦寒之品，脾胃虚弱者慎用。

【现代研究】化学研究显示，含有生物碱，主要为小檗碱、药根碱、受巴枯碱等。药理研究显示，对痢疾杆菌、各种链球菌、葡萄球菌、肺炎双球菌、各种结核菌、百日咳嗜血杆菌、枯草杆菌、炭疽杆菌、大肠杆菌、阿米巴原虫、钩端螺旋体等有一定抑制作用。现代临床用于治疗慢性气管炎，小儿肺炎，痢疾，肠炎，口疮等。

358 辛夷（辛夷花）

【古籍原文】味辛，温，无毒。主五脏身体寒风，风头，脑痛，面皯，温中解肌，利九窍，通鼻塞涕出，疗面肿引齿痛眩，冒，身洋洋如在车船之上者。生须发，去白虫。久服下气、轻身，明目，增年、能老。可作膏药，用之去中心及外毛，毛射人肺，令人咳。一名辛矧，一名喉桃，一名房木。生汉中川谷。九月采实，曝干。

芎䓖为之使，恶五石脂，畏菖蒲、蒲黄、黄连、石膏、黄环。今出丹阳近道，形如桃子，小时气辛香，即《离骚》所呼辛夷者也。

〔谨案〕此是树花未开时收之，正月、二月好采。今见用者，是其言九月采实者，恐误。其树大，连合抱高数仞，叶大于柿叶，所在皆有。实臭，不任药也。方云去毛，用其心，然难得，而滋

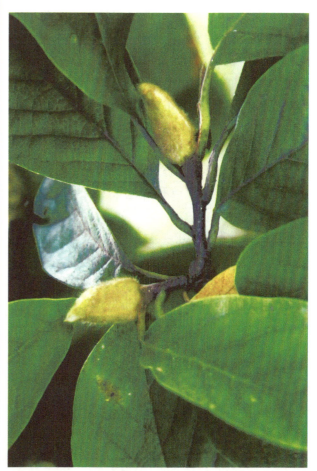

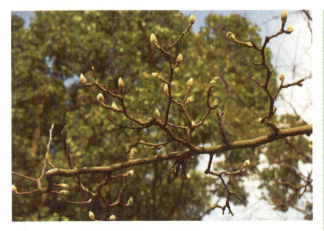

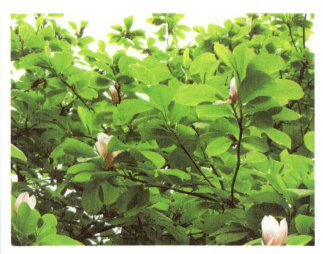

人面。此用花开者易得，而且香。

【来　源】为木兰科植物望春花*Magnolia biondii* Pamp.、玉兰*Magnolia denudata* Desr.的花蕾。

【形态特征】望春花：落叶乔木。树皮淡灰色，光滑。叶椭圆状披针形、卵状披针形。花先叶开放，芳香。果梗残留长绢毛。蓇葖浅褐色，近圆形，侧扁。种子心形，外种皮鲜红色，内种皮深黑色，具"V"形槽，中部凸起，腹部具深沟。

玉兰：落叶乔木。花蕾卵圆形，花先叶开放，直立，芳香；花梗显著膨大；花药侧向开裂；药隔宽，顶端伸出成短尖头；雌蕊圆柱形；雌蕊狭卵形，具锥尖花柱。聚合果圆柱形，蓇葖厚木质。种子心形，侧扁。

【性味功效】辛，温。散风寒，通鼻窍。

【古方选录】《医方考》辛夷汤：辛夷、川芎、防风、木通（去节）、细辛（洗去土）、藁本、升麻、白芷、甘草各等分。用法：共研为末。主治：鼻生息肉，气息不通，香臭莫辨；脑漏。

【用法用量】宜包煎或开水泡服，3～6g；或入丸、散。

【使用注意】阴虚火旺致鼻病者不宜使用。

【现代研究】化学研究显示，含挥发油和生物碱等。药理研究显示，有麻醉，抗过敏，抗炎，降血压，兴奋子宫，抗血小板，抗凝，抗微生物，镇痛，局部收敛，抑菌等作用。现代临床用于治疗急性或慢性鼻炎，鼻窦炎，咳嗽和支气管哮喘等。

359 木　兰

【古籍原文】味苦，寒，无毒。主身有大热在皮肤中，去面热赤疱、酒齄、恶风、癫疾，阴下痒湿，

明目。疗中风伤寒，及痈疽水肿，去臭气。一名林兰，一名杜兰，皮似桂而香。生零陵山谷，生太山。十二月采皮，阴干。

零陵诸处皆有，状如楠树，皮甚薄而味辛香。今益州有，皮厚，状如厚朴，而气味为胜。故蜀都赋云：木兰㮌桂也。今东人皆以山桂皮当之，亦相类，道家用合香，亦好也。

〔谨案〕木兰叶似菌桂叶，其叶气味辛香，不及桂也。

【来　源】为木兰科植物辛夷*Magnolia liliflora* Desr.的树皮。

【形态特征】落叶灌木，高3～4m。树干皮灰白色。小枝紫褐色，具纵阔椭圆形皮孔；顶生冬芽，被浅灰绿色绢毛。叶互生；叶片椭圆形或倒卵状椭圆形，先端渐尖，基部圆形，全缘，两面无毛。花单生于小枝顶端，先叶开放；花萼3片；花冠6片；雄蕊多数；心皮多数分离。果实长椭圆形，稍弯曲。

【性味功效】苦，寒。清热燥湿，祛风止痒。

【古方选录】《圣济总录》黄芪木兰散：黄芪

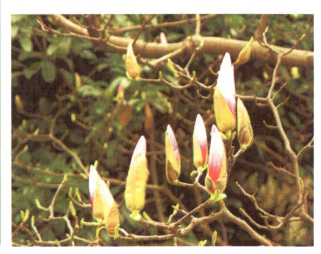

（锉）二两，木兰皮（锉）一两。用法：捣为散，每服二至三钱，食前热酒调下，日三次。主治：酒疸，心懊痛，足胫满，小便黄，面发赤斑或黄黑色。此由饮酒大醉，当风入水所致。

【用法用量】煎服；或入丸、散，5～10g。

【使用注意】脾胃虚寒者慎用。

【现代研究】化学研究显示，含挥发油和生物碱等。药理研究显示，有收缩鼻黏膜血管，显著降血压，轻度减慢心率，直接扩张血管，镇痛和消炎等作用。现代临床用于治疗感冒鼻塞，急性或慢性鼻炎，鼻窦炎，咳嗽和支气管哮喘等。

360 榆 皮

【古籍原文】味甘，平，无毒。主大小便不通，利水道，除邪气。肠胃邪热气，消肿。性滑利。久服轻身不饥，其实尤良。疗小儿头疮痂疕。华，主小儿痛，小便不利，伤热。一名零榆。生颍川山谷。二月采皮，取白曝干。八月采实，并勿令中湿，湿则伤人。

　　此即今榆树耳，剥取皮，刮除上赤皮，亦可临

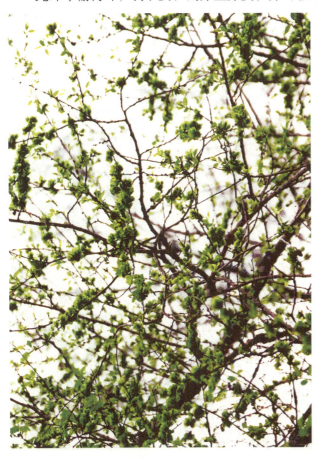

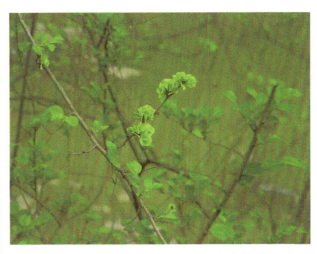

时用之。性至滑利，初生叶，人以作糜羹辈，令人睡眠。嵇公所谓：榆，令人瞑也。断谷乃屑其皮，并檀皮服之，即所谓不饥者也。

　　〔谨案〕榆三月实熟，寻即落矣，今称八月采实，恐《本经》误也。

【来　　源】为榆科植物榆树*Ulmus pumila* L.的树皮、根皮。

【形态特征】落叶乔木。幼树树皮平滑，呈灰褐色或浅灰色，大树之皮呈暗灰色，不规则深纵裂，粗糙。小枝有散生皮孔，无膨大的木栓层及突起的木栓翅。花先叶开放，去年生枝的叶腋呈簇生状。翅果近圆形，稀倒卵状圆形。

【性味功效】甘，微寒。利水通淋，祛痰，消肿解毒。

【古方选录】《太平圣惠方》榆白皮汤：榆白皮一两，葵根（锉）一两，牛膝（去苗）三分，瞿麦一两，大麻仁三分，木通（锉）半两。用法：上为粗散。主治：难产。

【用法用量】水煎服，9～15g；或研末。外用适量，煎水洗；或捣敷；或研末调敷。

【使用注意】脾胃虚寒者慎服。

【现代研究】化学研究显示，含β-谷甾醇、豆甾醇等多种甾醇类，及鞣质、树胶、脂肪油。药理研究显示，有抗菌作用。现代临床用于治疗慢性气管炎，体虚带下，烧烫伤等。

361 酸枣（酸枣仁）

【古籍原文】味酸，平，无毒。主心腹寒热，邪结气，四肢酸疼湿痹，烦心不得眠，脐上下痛，血

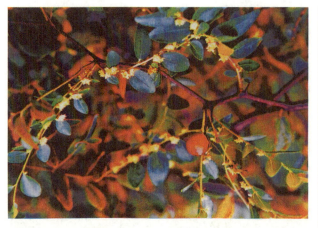

转、久泄，虚汗，烦渴。补中，益肝气，坚筋大骨，助阴气，令人肥健。久服安五脏，轻身延年。生河东川泽。八月采实，阴干卅日成。

恶防己。今出东山间，云即是山枣树子，子似武昌枣，而味极酸，东人乃啖之以醒睡，与此疗不得眠，正反矣。

〔谨案〕此即枣实也，树大如大枣，实无常形，但大枣中味酸者是。《本经》唯用实，疗不得眠，不言用仁。今方用其仁，补中益气。自补中益肝以下，此为酸枣仁之功能。又于下品白棘条中，复云用其实。今医以棘实为酸枣，大误矣。

【来　　源】为鼠李科植物酸枣*Ziziphus jujuba* Mill. var. *spinosa*（Bunge）Hu ex H. F. Chow的成熟种子。

【形态特征】落叶小乔木，稀灌木；枝呈"之"字形曲折，具2个托叶刺；萼片卵状三角形；花瓣倒卵圆形，基部有爪；花盘厚，肉质，圆形。核果矩圆形或长卵圆形，成熟后变红紫色，具1粒或2粒种子；种子扁椭圆形。

【性味功效】甘，平。宁心安神，养肝，敛汗。

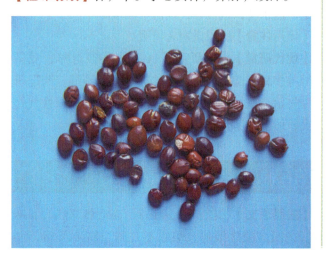

【古方选录】《外台秘要》引《深师方》小酸枣汤：酸枣仁二升，知母二两，生姜二两，甘草（炙）一两，茯苓二两，芎䓖二两（一方加桂二两）。用法：水煎服。主治：虚劳不得眠，烦不可宁。

【用法用量】水煎服，6～15g；研末，每次3～5g；或入丸、散。

【使用注意】有实邪及滑泻者慎服。

【现代研究】化学研究显示，含生物碱，三萜类，氨基酸，阿魏酸，维生素C，植物甾醇，环磷酸腺苷和钾、钠、钙、锌、铁、铜、锰等。药理研究显示，有镇静、催眠、镇痛、抗惊厥、降体温、抗心律失常、抗心肌缺血、降血压、降血脂、防治动脉粥样硬化、兴奋子宫、增强免疫、强心、改善微循环、提高抗缺氧能力、抗脂质过氧化等作用。现代临床用于治疗失眠。

362 槐　实

【古籍原文】味苦、酸、咸、寒，无毒。主五内邪气热，止涎唾，补绝伤，疗五痔，火疮，妇人乳

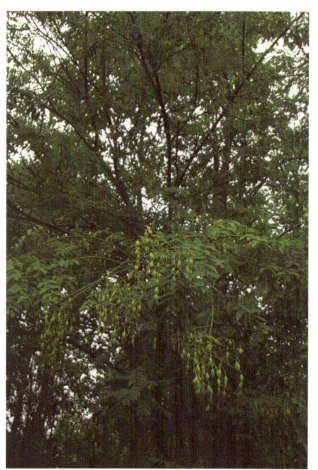

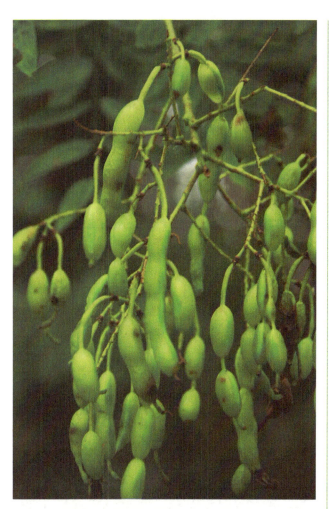

痕,子脏急痛。以七月七日取之,捣取汁,铜器盛之,日煎,令可作丸,大如鼠矢,内窍中,三易乃愈。又堕胎,久服明目,益气,头不白,延年。枝主洗疮及阴囊下湿痒。皮主烂疮。根主喉痹寒热。生河南平泽。可作神烛。

景天为之使。槐子以多连者为好,十月上巳日采之,新盆盛,合泥百日,皮烂为水,核如大豆。服之,令令人脑满,发不白而长生。今处处有,此云七月取其子未坚,故捣绞取汁。

〔谨案〕《别录》云:八月断槐大枝,使生嫩蘖,煮汁酿酒,疗大风痿痹甚效。槐耳味苦、辛,平,无毒。主五痔心痛,女人阴中痒痛。槐树菌也,当取坚如桑耳者。枝炮熨止蝎毒也。

【来　　源】为豆科植物槐*Sophora japonica* Linn的成熟果实。

【形态特征】乔木。羽状复叶,叶柄基部膨大;圆锥花序顶生,常呈金字塔形;花萼浅钟状,有紫色脉纹,龙骨瓣阔卵状长圆形,与翼瓣等长;雄蕊近分离,宿存。荚果串珠状,成熟后不开裂,具种子

1～6粒;种子卵球形,干后黑褐色。

【性味功效】苦,寒。清热泻火,凉血止血。

【古方选录】《医林绳墨大全》冬青槐角丸:冬青子(炒)二两,槐角子(炒)二两,怀生地(酒洗)二两,荆芥穗(炒黑)二两,川黄连(炒黑)一两,川归身(酒洗)一两,侧柏叶(用茶水煮)一两。用法:上为末,米糊加醋少许为丸。主治:痔漏。

【用法用量】水煎服,5～15g;或入丸、散;或嫩角捣汁。外用适量,水煎洗;研末掺或油调敷。

【使用注意】脾胃虚寒、食少便溏者及孕妇慎服。

【现代研究】化学研究显示,槐实主要含黄酮类,三萜类,氨基酸,生物碱,半乳糖甘露聚糖,磷脂,植物血凝素,脂肪油等。药理研究显示,有抗氧化,提高血糖,降低胆固醇,抗炎,维生素P样等作用。现代临床用于治疗高血压,泌尿系感染,结肠炎,痔疮等。

363 楮　实

【古籍原文】味甘,寒,无毒。主阴痿水肿,益气,充肌肤,明目。久服不饥,不老轻身。生少室山,一名谷实,所在有之。八月、九月采实,日干,四十日成。叶,味甘,无毒。主小儿身热,食不生肌,可作浴汤。又主恶疮生肉。树皮,主逐水,利小便。茎,主瘾疹痒,单煮洗浴。其皮间白汁疗癣。

此即今谷树子也,仙方采捣取汁和丹用,亦干服,使人通神见鬼。南人呼谷纸,亦为楮纸,作褚

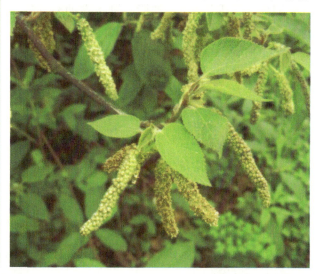

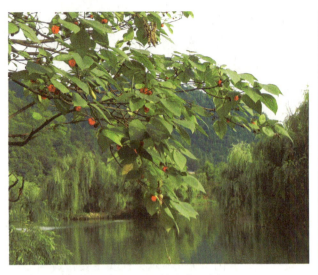

音。武陵人作谷皮衣，又甚坚好耳也。

【来　　源】为桑科构树*Broussonetia papyrifera*（L.）Vent.的果实。

【形态特征】乔木。叶螺旋状排列，广卵形至长椭圆状卵形。花雌雄异株；子房卵圆形，柱头线形，被毛。聚花果，成熟时橙红色，肉质；瘦果表面有小瘤，龙骨双层。

【性味功效】甘，寒。滋肾益阴，清肝明目，健脾利水。

【古方选录】《素问病机气宜保命集》楮实子丸：楮实子（以水二斗，熬成膏）一斗，白丁香一两半，茯苓（去皮）三两。用法：上为细末，用楮实膏为丸，如梧桐子大。主治：水气臌胀。

【用法用量】水煎服，6～10g；或入丸、散。外用适量，捣敷。

【使用注意】脾胃虚寒、大便溏泻者慎服。

【现代研究】化学研究显示，楮实果实含皂苷（0.51%），维生素B，油脂；种子含油31.7%，油中含非皂化物2.67%，饱和脂肪酸9.0%，油酸15.0%，亚油酸76.0%。现代临床用于治疗水肿，耳鸣。

364 枸　杞

【古籍原文】味苦，寒，根大寒，子微寒，无毒。主五内邪气，热中，消渴，周痹，风湿，下胸胁气，客热，头痛，补内伤，大劳、嘘吸，坚筋骨，强阴，利大小肠。久服坚筋骨，轻身，能老，耐寒暑。一名杞根，一名地骨，一名枸忌，一名地辅，

一名羊乳，一名却暑，一名仙人杖，一名西王母杖。生常山平泽、又诸丘陵阪岸上。冬采根，春、夏采叶，秋采茎、实，阴干。

今出堂邑，而石头烽火楼下最多。其叶可作羹，味小苦。俗谚云：去家千里，勿食萝摩、枸杞，此言其补益精气，强盛阴道也。萝摩一名苦丸，叶厚大作藤生，摘有白乳汁，人家多种之，可生啖，亦蒸煮食也。枸杞根、实，为服食家用，其说乃甚美，仙人之杖，远自有旨乎也。

枸杞子

【来　　源】为茄科植物宁夏枸杞*Lycium barbarum* L.的成熟果实。

【形态特征】灌木。叶互生或簇生，披针形或长椭圆状披针形。花在长枝上1～2朵生于叶腋，在短枝上2～6朵同叶簇生。花萼钟状，花冠漏斗状，浆果红色。种子常20余粒，略呈肾脏形，扁压，棕黄色。

【性味功效】甘，寒。补血止血，滋阴润燥。

【古方选录】《圣济总录》枸杞丸：枸杞子（九炊九晒）二两，巴戟天（穿心紫色者，去心）一两，旋覆花（择净）一两，蜀椒（去目及闭口，炒出

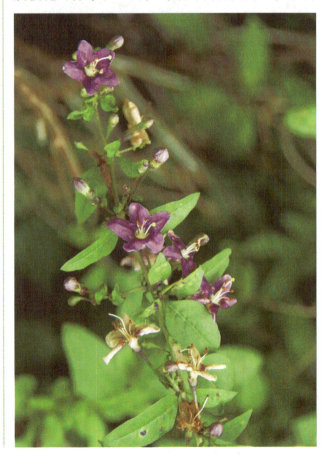

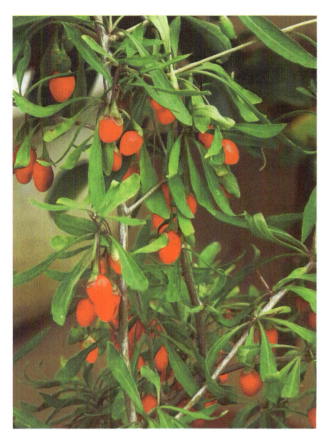

汗）一两。制法：上为末，炼蜜为丸，如梧桐子大。主治：肝肾风气上攻，眼生黑花。

【用法用量】水煎服，5～15g；或入丸、散、膏、酒。

【使用注意】脾虚便溏者慎服。

【现代研究】化学研究显示，含甜菜碱，阿托品，天仙子胺，玉蜀黍黄质，酸浆果红素，隐黄质，东莨菪素，胡萝卜素，硫胺素，核黄素，烟酸，维生素C，多糖等；种子含氨基酸和钾、钙、钠、锌、铁、铜、锰、硒、铬、锶、铅、镍、镉、砷、钴、镁等。药理研究显示，有增强免疫，延缓衰老，抗肿瘤，降血脂，保肝，抗脂肪肝，促进造血，抗遗传损伤，降血糖，降血压等作用。现代临床用于治疗与免疫功能异常有关的疾病，男性不育，妊娠呕吐，糖尿病，肥胖病，慢性萎缩性胃炎，褥疮，冻疮，疔疮痈疖，烫伤等。

地骨皮

【来　源】为茄科植物枸杞*Lycium chinense* Mill.或宁夏枸杞*Lycium barbarum* L.的根皮。

【形态特征】枸杞：多分支灌木。花在长枝上单生或双生于叶腋，在短枝上则同叶簇生；花梗向顶端渐增粗。花萼通常4～5齿裂；花冠漏斗状，5深

裂；花柱稍伸出雄蕊，上端弓弯；浆果红色。种子扁肾脏形。

【性味功效】甘，寒。凉血除蒸，清肺降火。

【古方选录】《太平圣惠方》地骨皮散：地骨皮二分，赤芍药一两，桑根白皮一两，茅根（锉）一两，甘草（炙微赤，锉）一两，柴胡（去苗）二两。制法：上为粗散。主治：骨蒸，羸瘦少力，燥热，背膊酸痛，小便赤黄，口舌干燥烦渴。

【用法用量】煎服，9～15g；或入丸、散。

【使用注意】外感风热及脾虚便溏者不宜服用。

【现代研究】化学研究显示，枸杞根含甜菜碱，苦可胺A，枸杞素A，枸杞素B，β-谷甾醇，枸杞酰胺，亚油酸，亚麻酸，蜂花酸，桂皮酸及多种酚类物质等。药理研究显示，有抑制伤寒杆菌、甲型副伤寒杆菌，降血压，降血糖，降血脂，升高白细胞计数和镇静等作用。现代临床用于治疗糖尿病，疟疾，感冒发热，原发性高血压，淋巴结结核，疮口不愈等。

365 苏合（苏合香）

【古籍原文】味甘，温，无毒。主辟恶，杀鬼精物，温疟，蛊毒，痫痓，去三虫，除邪，不梦，忤魇脒，通神明，久服轻身长年。生中台川谷。

俗传云是狮子屎，外国说不尔，今皆从西域来，真者难别，亦不复入药，唯供合好香耳。

〔谨案〕此香从西域及昆仑来，紫赤色，与紫真檀相似，坚实，极芬香，惟重如石，烧之灰白者好。云是狮子屎，此是胡人诳言，陶不悟之，犹以为疑也。

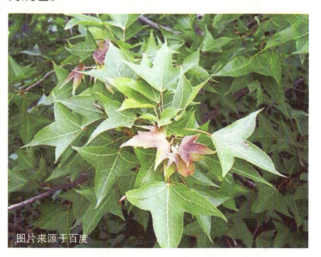

图片来源于百度

【来　源】为金缕梅科植物苏合香树*Liquidambar orientalis* Mill.的树脂加工品。

【形态特征】乔木。叶互生，具长柄。花小，单性，雌雄同株，多数呈圆头状花序，黄绿色。果序圆球状，聚生多数蒴果，有宿存刺状花柱；蒴果先端喙状，成熟时顶端开裂。种子1粒或2粒，狭长圆形，扁平，顶端有翅。

【性味功效】辛，温。开窍醒神，散寒止痛。

【古方选录】《张氏医通》苏合香丸：苏合香（另研，白色者佳）二两，安息香（无灰酒熬，飞去砂土）二两，熏陆香（另研）一两，龙脑（另研）一两，丁香一两，麝香（别研，勿经火）一两，青木香、白术、沉香（另研极细）、香附（炒）、乌犀角（镑屑，另研极细）。主治：传尸殗殜，心腹卒痛，僵仆不省，一切气闭属寒证，一切恶毒之气中人，关窍不通者。

【用法用量】内服，0.3～1g，入丸、散；或泡汤。不入煎剂。外用适量，溶于乙醇或制成软膏、搽剂涂敷。

【使用注意】脱证者禁服，阴虚有热、血燥津伤、气虚者及孕妇慎服。

【现代研究】化学研究显示，苏合香树脂含挥发油，齐墩果酮酸，3-表齐墩果酸。挥发油中含α-蒎烯，β-蒎烯，月桂烯，樟烯，柠檬烯，1,8-桉叶素，对聚伞花素，异松油烯，芳樟醇等。药理研究显示，有抗血小板聚集，抗血栓，提高血小板内环腺苷酸含量，抑菌，抗炎等作用。现代临床用于治疗冠心病，心绞痛，冻疮等。

366 橘柚（陈皮）

【古籍原文】味辛，温，无毒。主胸中瘕热逆气，利水谷，下气，止呕咳，除膀胱留热，下停水，五淋，利小便，主脾不能消谷，气冲胸中吐逆，霍乱，止泄，去寸白。久服去臭，下气通神，轻身长年。一名橘皮。生南山川谷，生江南，十月采。

此是说其皮功耳，以东橘为好，西江亦有而不如。其皮小冷，疗气乃言欲胜东橘，北人亦用之。以陈者为良。其肉味甘、酸，食之多痰，恐非益人也。今此虽用皮，既是果类，所以犹宜相从。柚子皮乃可食，而不复入药用，此亦应下气。

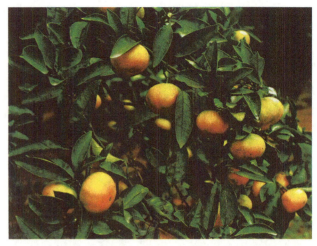

〔谨案〕柚皮厚，味甘，不如橘皮味辛而苦，其肉亦如橘，有甘有酸，酸者名胡甘。今俗人或谓橙为柚，非也。案《吕氏春秋》云："果之美者。有云梦之柚。"郭璞曰："柚似橙而大于橘。"孔安国云："小曰橘，大曰柚，皆谓甘也。"

【来　源】为芸香科植物橘*Citrus reticulata* Blanco及其栽培变种的成熟果皮。

【形态特征】小乔木。花单生或2～3朵簇生。果形通常扁圆形至近圆球形，果皮甚薄而光滑，或厚而粗糙，淡黄色、朱红色或深红色。种子或多数或少数，通常卵形，顶部狭尖。

【性味功效】辛、苦，温。理气健脾，燥湿化痰。

【古方选录】《简要济众方》平胃散：苍术五斤，厚朴（姜汁炒）、陈皮（去白）各三斤二两，甘草（炒）三十两。用法：研细末，每服两钱，加生姜两片，大枣两枚，同煎，去姜渣，空心食前热服。功效：燥湿运脾，行气和胃。主治：湿滞脾胃证，脘腹胀满，不思饮食，嗳气吞酸，肢体沉重，常多自利，舌苔白腻而厚，脉缓。

【用法用量】煎服，5～10g；或入丸、散。药用以

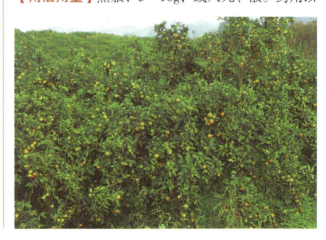

放置陈久者为佳，故名陈皮。

【现代研究】化学研究显示，含挥发油及橙皮苷，川陈皮素，维生素B$_1$，肌醇。挥发油中有柠檬烯、α-蒎烯、β-蒎烯和枸橼醛等。药理研究显示，有促进消化液分泌，排除肠管内积气，祛痰，降低胆固醇，抗血栓形成和抑制子宫等作用。现代临床用于治疗感冒咳嗽，气管炎痰多咳嗽，百日咳，急性胃炎呕吐呃逆，急性乳腺炎，胆石症及溃疡性结肠炎等。

中 品

367 龙 眼

【古籍原文】味甘，平，无毒。主疗五脏邪气，安志厌食，除虫去毒。久服强魂魄，聪察，轻身不老，通神明。一名益智。其大者似槟榔。生南海山谷。

广州别有龙眼，似荔枝而小，非益智，恐彼人别名，今者为益智耳，食之并利人。

〔谨案〕益智，似连翘子，头未开者，味甘、辛，殊不似槟榔。其苗、叶、花、根与豆蔻无别，唯子小耳。龙眼一名益智，而益智非龙眼也。其龙眼树，似荔枝，叶若林檎，花白色，子如槟榔，有鳞甲，大如雀卵，味甘酸。

【来　源】为无患子科植物龙眼 *Dimocarpus longan* Lour.的假种皮。

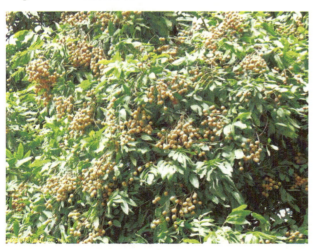

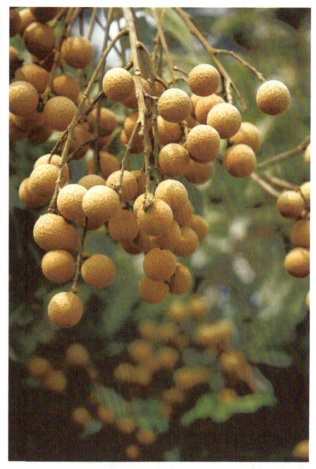

【形态特征】常绿乔木。花序多分支，顶生和近枝顶腋生，密被星状毛；萼片近革质，三角状卵形，两面均被褐黄色茸毛和成束的星状毛；花瓣乳白色，披针形。果近球形，或少有微凸的小瘤体；种子茶褐色，光亮，全部被肉质的假种皮包裹。

【性味功效】甘，温。补心脾，益气血。

【古方选录】《老老恒言》龙眼肉粥：龙眼肉五分，红枣三至五枚，粳米二两。主治：心血不足之心悸、心慌、失眠、健忘、贫血，脾虚腹泻，浮肿，体质虚羸等。

【用法用量】煎服，10～15g；或入丸、散。

【使用注意】肝阴虚有热者慎用。

【现代研究】化学研究显示，干假种皮（果肉）含有葡萄糖，酸类，蛋白质，脂肪，酒石酸，少量蔗糖和维生素类物质等。药理研究显示，对低温、高温或缺氧刺激有明显保护作用，对痢疾杆菌有抑制作用，还有健胃、镇静、提高细胞免疫力、调节内分泌、抗肿瘤、抗衰老等作用。现代临床用于治疗神经衰弱，贫血，失眠、健忘，心悸，再生障碍性贫血和血小板减少性紫癜。

368 厚朴

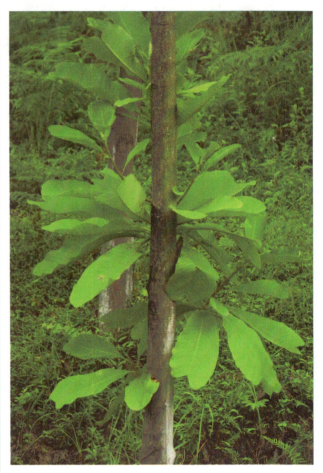

【古籍原文】 味苦，温、大温，无毒。主中风，伤寒，头痛，寒热，惊悸，气血痹，死肌，去三虫，温中，益气，消痰下气，疗霍乱及腹痛，胀满，胃中冷逆，胸中呕逆不止，泄痢，淋露，除惊，去留热，止烦满，厚肠胃。一名厚皮，一名赤朴。其树名榛，其子名逐相。疗鼠瘘，明目，益气。生交趾、宛朐。三月、九月、十月采皮，阴干。

干姜为之使，恶泽泻、寒水石、硝石。今出建平、宜都，极厚、肉紫色为好，壳薄而白者不如。用之削去上甲错皮。俗方多用，道家不须也。

【来　源】 为木兰科植物厚朴*Magnolia officinalis* Rehd. et Wils.或凹叶厚朴*Magnolia officinalis* Rehd. et Wils. var. *biloba* Rehd. et Wils.的干皮、根皮及枝皮。

【形态特征】 厚朴：落叶乔木。树皮厚，褐色，不开裂；小枝粗壮，淡黄色或灰黄色，幼时有绢毛。花白色，花被片外轮3片淡绿色，长圆状倒卵形，盛开时常向外反卷，内两轮白色，倒卵状匙形。聚

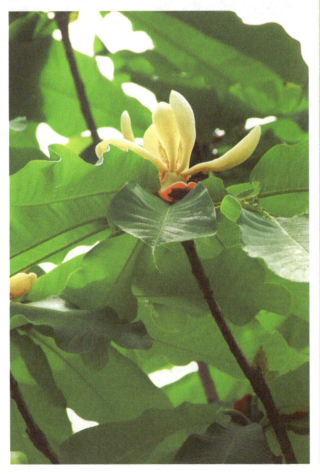

合果长圆状卵圆形，蓇葖具喙；种子三角状倒卵形。

凹叶厚朴：与厚朴不同之处在于叶先端凹缺，形成先端钝圆的浅裂片，但幼苗之叶先端钝圆，并不凹缺；聚合果基部较窄。

【性味功效】 苦、辛，温。燥湿，行气，平喘。

【古方选录】 《金匮要略》厚朴三物汤：厚朴八两，大黄四两，枳实五枚。用法：水先煮二味，内大黄再煮，温服，以利为度。主治：实热内积，气滞不行，腹部胀满疼痛，大便不通。

【用法用量】 煎服，3～10g；或入丸、散。

【使用注意】 气虚津亏者及孕妇慎用。

【现代研究】 化学研究显示，含木脂素，去甲木脂素，双木脂素，挥发油，木兰箭毒碱，皂苷和芥子醛等。药理研究显示，有抗胃溃疡，增加唾液、胃液分泌，加快胃肠蠕动，保肝，抗菌，降血压，增加心率，松弛全身骨骼肌，抑制血小板聚集，抗过敏，保护心肌和抗肿瘤等作用。现代临床用于治疗肠粘连，慢性咽炎，淋巴结肿大，胃及十二指肠溃疡术后恢复，阿米巴痢疾，胃结石，慢性肠

炎，消化不良，便秘，骨骼肌强直，肠梗阻及闭经等。

369 猪 苓

【古籍原文】味甘、苦，平，无毒。主疟，解毒，辟蛊疰不祥，利水道。久服轻身能老。一名猳猪矢。生衡山山谷，及济阴宛朐。二月、八月采，阴干。

今湘州、衡山无有，此道不通，皆从宁州来。旧云是枫树苓，其皮至黑，作块似猪矢，故以名之，肉白而实者佳。用之削去黑皮乃称之，比年殊难得耳。

【来　　源】为多孔真菌猪苓*Polyporus umberllarus*（Pers.）Fr.的菌核。

【形态特征】菌核呈长形块状或不规则块状，棕黑色或黑褐色。子实体从地下菌核内生出，菌柄基部相连或多分支，伞形呈伞状半圆形。菌盖肉质，中部脐状，表面浅褐色至红褐色。菌肉薄，白色。菌管与菌肉同色。孢子呈卵圆形。

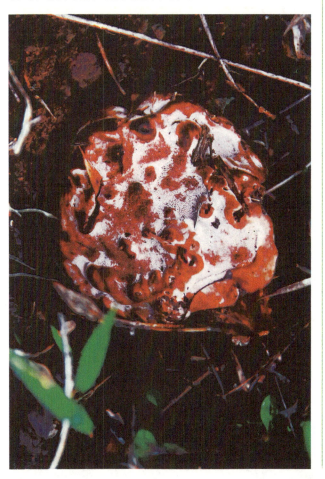

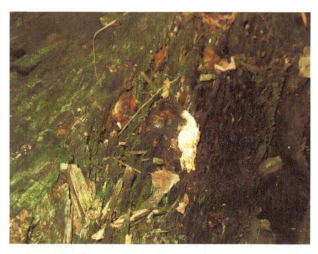

【性味功效】甘、淡，平。利水渗湿。

【古方选录】《伤寒论》猪苓汤：猪苓（去皮）、茯苓、泽泻、阿胶、滑石（碎）各一两。用法：以水四升，先煮四味，去滓，内阿胶烊消。温服七合，日三服。主治：水热互结证。小便不利，脉浮发热，口渴欲饮。

【用法用量】煎服，6～12g。

【使用注意】无水湿者忌用。

【现代研究】化学研究显示，含麦角甾醇，粗蛋白，25-去氧罗汉松甾酮A，α-羟基二十四酸，孔菌甾酮，甘露糖，半乳糖和猪苓多糖等。药理研究显示，有利尿，促进免疫功能，抗癌，保肝，排石和抗菌等作用。现代临床用于治疗急性肾炎水肿，慢性肾炎，急性肠炎腹泻，带下，肺癌，慢性病毒性肝炎和银屑病等。

370 竹 叶

【古籍原文】芹竹叶，味苦，平、大寒，无毒。主咳逆上气，溢筋急，恶疡，杀小虫，除烦热，风痉，喉痹，呕逆。根，作汤，益气，止渴，补虚下气，消毒。汁，主风痉痹。实，通神明，轻身益气。生益州。淡竹叶，味辛，平、大寒。主胸中痰热、咳逆上气。其沥，大寒。疗暴中风，风痹，胸中大热，止烦闷。其皮茹，微寒，疗呕哕，温气，寒热，吐血，崩中，溢筋。苦竹叶及沥，疗口疮，目痛，明目，通利九窍。竹笋，味甘，无毒。主消渴，利水道，益气，可久食。干笋烧服，疗五痔血。

竹类甚多，此前一条云是䇳竹，次用淡苦尔。

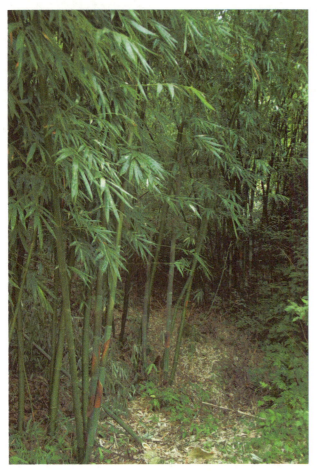

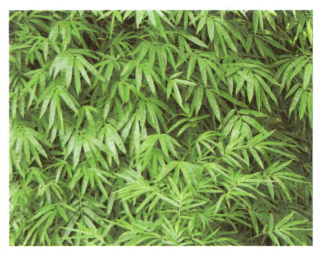

【现代研究】化学研究显示，含酚类，氨基酸，有机酸，皂苷，蛋白质，多糖，蒽醌，香豆精，萜类内酯化合物，甾体，叶绿素和多种微量元素等。药理研究显示，能增加尿中氯化物排出量，增高血糖，提高机体免疫功能，抗自由基，抗衰老，降血脂和抑菌等作用。现代临床用于治疗感冒发热，急性尿道感染引起的小便涩痛，膀胱炎，血尿，口腔溃疡等。

371 枳 实

【古籍原文】味苦、酸，寒、微寒，无毒。主大风在皮肤中如麻豆苦痒，除寒热热结，止痢。长肌肉，利五脏，益气，轻身。除胸胁痰癖，逐停水，破结实，消胀满、心下急、痞痛、逆气、胁风痛，安胃气，止溏泄，明目。生河内川泽。九月、十月采，阴干。

又一种薄壳者，名甘竹叶，最胜。又有实中竹、笙竹，并以笋为佳，于药无用。凡取竹沥，惟用淡竹耳。竹实出蓝田，江东乃有花而无实，故凤鸟不至。而顷来斑斑有实，实状如小麦，堪可为饭。

【来　　源】为禾本科植物淡竹Lophatherum gracile Brongn.的叶。

【形态特征】多年生草本。箨片线状披针形或带状，开展或外翻，平直或有时微皱曲。末级小枝具2片或3片叶；叶舌紫褐色；叶片下表面沿中脉两侧稍被柔毛。花枝呈穗状；佛焰苞5～7片，缩小叶狭披针形至锥状。小穗狭披针形，含1朵或2朵小花。

【性味功效】苦、甘，寒。清热除烦，利尿。

【古方选录】《金匮要略》竹叶汤：竹叶一把，葛根二两，防风、桔梗、桂枝、人参、甘草各一两，附子（炮）一枚，大枣十五枚，生姜五两。用法：水煎，分温三服，温覆使汗出；头项强，用大附子一枚，破之如豆大；若呕者，加半夏（洗）半升。主治：产后中风，发热，面正赤，喘而头痛。

【用法用量】煎服，5～15g。

【使用注意】虚寒者忌用。

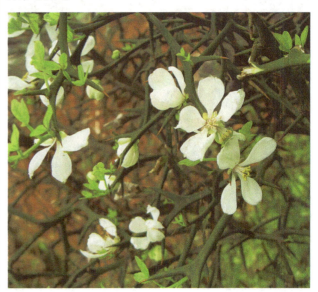

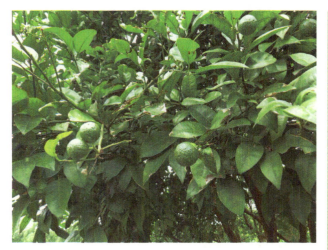

今处处有，采破令干。用之除中核，微炙令香，亦如橘皮，以陈者为良。枳树枝茎及皮，疗水胀、暴风、骨节疼急。枳实俗方多用，道家不须也。

〔谨案〕枳实，日干乃得，阴便湿烂也。用当去核及中瓤乃佳。今云用枳壳乃尔。若称枳实，须合核瓤用者，殊不然也，误矣。

【来　　源】为芸香科植物酸橙*Citrus aurantium* L.及其栽培变种或甜橙*Citrus sinensis* Osbeck的幼果。

【形态特征】酸橙：小乔木。刺多。总状花序有花少数，有单性花倾向。果圆球形或扁圆形，果皮稍厚至甚厚，难剥离，橙黄色至朱红色，油胞大小不均匀；种子多且大，常有肋状棱，子叶乳白色，单胚或多胚。

甜橙：乔木。枝少刺或近于无刺。花白色，总状花序有花少数，或兼有腋生单花。果圆球形、扁圆形或椭圆形，橙黄色至橙红色，果皮难或稍易剥离，瓤囊9～12瓣，果心实或半充实。种子少或无，种皮略有肋纹，子叶乳白色，多胚。

【性味功效】辛、苦，寒。破气消积，化痰除痞。

【古方选录】《内外伤辨惑论》枳术丸：白术二两，枳实（麸炒黄色、去瓤）一两。用法：研极细末，荷叶裹炒饭为丸，如梧桐子大。每服五十丸，白汤下，无时。主治：脾胃虚弱，食少不化，脘腹痞满。

【用法用量】煎服，3～9g，大剂量可用至30g；或入丸、散。

【使用注意】孕妇及脾胃虚弱者慎用。

【现代研究】化学研究显示，果实含橙皮苷，新橙皮苷，柚皮苷和辛弗林；未成熟果实含柚皮苷，忍冬苷和新橙皮苷等。药理研究显示，有兴奋和抑制胃肠平滑肌的双重作用，还有抗溃疡、收缩胆囊、缓解小肠痉挛、兴奋子宫、增强心肌收缩力和泵血功能、抑制血栓形成、抗菌、抗病毒、抗氧化和抗变态反应等作用。现代临床用于治疗产后腹痛、胀满，心力衰竭，心源性休克，子宫脱垂及胃下垂等。

372　山茱萸

【古籍原文】味酸，平、微温，无毒。主心下邪气，寒热，温中，逐寒湿痹，去三虫，肠胃风邪，寒热，疝瘕，头脑风，风气去来，鼻塞，目黄，耳聋，面疱，温中，下气，出汗，强阴，益精，安五脏，通九窍，止小便利。久服轻身，明目，强力，长年。一名蜀枣，一名鸡足，一名思益，一名魃实。生汉中山谷及琅琊、宛朐、东海承县。九月、十月采实，阴干。

蓼实为之使，恶桔梗、防风、防己。今出近道诸山中大树，子初熟未干，赤色，如胡颓子，亦可啖。既干后，皮甚薄，当合核为用也。

【来　　源】为山茱萸科植物山茱萸*Cornus officinalis* Sieb. et Zucc.的成熟果皮。

【形态特征】落叶乔木或灌木。叶对生，纸质，卵状披针形或卵状椭圆形。伞形花序生于枝侧，花瓣4瓣，舌状披针形，黄色。核果长椭圆形，红色至紫红色；核骨质，狭椭圆形，有几条不整齐的肋纹。

【性味功效】酸，微温。补益肝肾，收敛固涩。

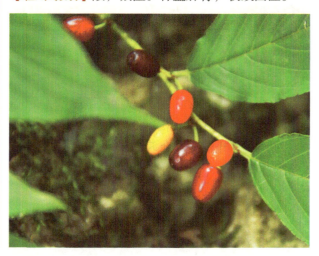

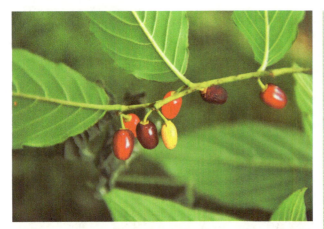

【古方选录】《医学衷中参西录》来复汤：萸肉（去净核）二两，生龙骨（捣细）一两，生牡蛎（捣细）一两，生杭芍六钱，野台参四钱，甘草（蜜炙）三钱。用法：水煎服。主治：寒温外感诸症，大病瘥后不能自复，寒热往来，虚汗淋漓；或但热不寒，汗出而热解，须臾又热又汗，目睛上窜，势危欲脱；或喘逆，或怔忡，或气虚不足以息。

【用法用量】煎服，5～10g，急救可用至30g；或入丸、散。

【使用注意】素有湿热、小便淋沥者不宜使用。

【现代研究】化学研究显示，果肉含鞣质，多酚苷化合物；种子含植物凝集素，挥发油；果核含脂肪酸等。药理研究显示，有增强免疫系统功能，抗炎，抗菌，抗失血性休克，抗氧化，降血糖，强心，抗疲劳，耐缺氧，抑制血小板聚集等作用。现代临床用于治疗糖尿病，乳糜尿，失眠，阳痿，腰痛，体虚汗多，遗精，久咳虚喘，崩漏带下和久泻久痢等。

373 吴茱萸

【古籍原文】味辛，温、大热，有小毒。主温中下气，止痛咳逆，寒热，除湿血痹，逐风邪，开腠理，去痰冷，腹内绞痛，诸冷，实不消，中恶，心腹痛，逆气，利五脏。根杀三虫。根白皮杀蛲虫，疗喉痹咳逆，止泄注，食不消，女子经产余血。疗白癣。一名薽。生上谷川谷及宛朐。九月九日采，阴干。

蓼实为之使，恶丹参、消石、白垩，畏紫石英。此即今食茱萸。《礼记》亦名薽，而俗中呼为

茺子，当是不识薽字，薽字似薽字，仍以相传。其根南行、东行者为胜。道家去三尸方亦用之。

〔谨案〕《尔雅·释木》云：椒樧醜梀。陆氏《草木疏》云：椒樧属亦有名，陶误也。

【来 源】为芸香科植物吴茱萸*Evodia rutaecarpa*（Juss.）Benth、石虎*Evodia rutaecarpa*（Juss.）Benth. var. *officinalis*（Dode）Huang或疏毛吴茱萸*Evodia rutaecarpa*（Juss.）Benth. var. *bodinieri*（Dode）Huang的近成熟果实。

【形态特征】吴茱萸：小乔木或灌木。花序顶生；萼片及花瓣均5片；雄花花瓣腹面被疏长毛；雌花腹面被毛，子房及花柱下部被疏长毛。果密集或疏离，有大油点。种子近圆球形，一端钝尖，腹面略平坦，有光泽。

石虎：小叶纸质，宽稀超过5cm。叶背密被长毛，油点大。果序上的果较少，彼此密集或较疏松。

疏毛吴茱萸：小叶薄纸质，叶背仅叶脉被疏柔毛。雌花序上的花彼此疏离，花瓣长约4mm，内面被疏毛或几无毛；果梗纤细且延长。

【性味功效】辛、苦，热；有小毒。散寒止痛，疏

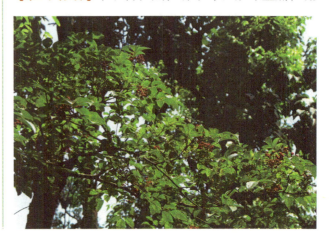

肝下气，燥湿。

【古方选录】《伤寒论》吴茱萸汤：吴茱萸（洗）一升，人参三两，生姜（切）六两，大枣（擘）十二枚。用法：水煎，去滓，温服，日三服。主治：阳明寒呕，厥阴头痛，少阴吐利。

【用法用量】煎服，1～5g；或入丸、散。外用适量。

【使用注意】不宜过量服用，阴虚发热者忌用。

【现代研究】化学研究显示，含吴茱萸碱、吴茱萸次碱、吴茱萸卡品碱、羟基吴茱萸碱等生物碱，挥发油，吴茱萸醇，吴茱萸苦素和天冬氨酸、丝氨酸、胱氨酸等。药理研究显示，有强心升压，升高血糖，保肝利胆，抗血栓，促进脂质代谢，兴奋子宫和抑制霍乱弧菌、铜绿假单胞菌、金黄色葡萄球菌等作用。现代临床用于治疗溃疡性口腔炎，小儿腹泻，呃逆，流行性腮腺炎，浅表性胃炎，神经性皮炎和黄水疮等。

374 秦 皮

【古籍原文】味苦，微寒、大寒，无毒。主风寒湿痹，洗洗寒气，除热，目中青翳白膜。疗男子少精，妇人带下，小儿痫，身热。可作洗目汤。久服

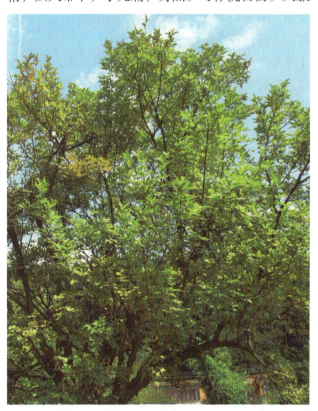

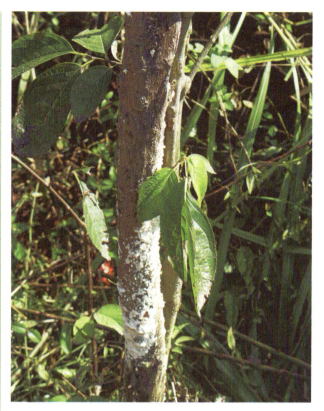

头不白，轻身，皮肤光泽，肥大有子。一名岑皮，一名石檀。生庐江川谷及宛朐。二月、八月采皮，阴干。

大戟为之使，恶吴茱萸。俗云是樊槻皮，而水渍以和墨，书青色不脱，彻青，且亦殊薄，恐不必尔。俗方惟以疗目。道术家亦有用处。

〔谨案〕此树似檀。叶细，皮有白点而不粗错。取皮水渍便碧色，书纸看皆青色者是。俗见味苦，名为苦树，亦用皮，疗眼有效。以叶似檀，故名石檀也。

【来　源】为木犀科植物白蜡树*Fraxinus chinensis* Roxb.以及同属近缘植物的树皮。

【形态特征】落叶乔木，高10m左右。叶对生，单数羽状复叶，小叶通常5片，卵形、倒卵状长圆形或披针形，顶端1片最大，先端锐尖至渐尖，边缘具钝锯齿，叶背沿叶脉有褐色柔毛；小叶柄对生处膨大。圆锥花序顶生，花小；花萼筒状；花轴节上常有淡褐色短柔毛。翅果扁平，倒披针形，翅长于果。

【性味功效】苦，寒。清热燥湿，清肝明目，清热解毒。

【古方选录】《太平惠民和剂局方》秦皮散：秦皮、滑石（桂府者，捣碎）、黄连（去须）各十

两。用法：研为细末，每用半钱，沸汤泡，去滓，温热频洗。主治：大人、小儿风毒，赤眼肿痛，痒涩眵泪，昏暗羞明。

【用法用量】煎服，6～12g；或入丸、散。外用适量。

【使用注意】虚寒者忌用。

【现代研究】化学研究显示，树皮含马栗树皮苷，马栗树皮素和鞣质等；种子含油约15.8%。药理研究显示，有消炎、镇痛、利尿、抗菌、止咳、平喘和抗血凝等作用。现代临床用于治疗急性细菌性痢疾，肠炎腹泻，慢性气管炎，银屑病和带下等。

375 枝子（栀子）

【古籍原文】味苦，寒、大寒，无毒。主五内邪气，胃中热气，面赤酒疱齇鼻，白癞、赤癞、疮疡。疗目热赤痛，胸心大小肠大热，心中烦闷，胃中热气。一名木丹，一名越桃。生南阳川谷。九月采实，曝干。

解玉支毒。处处有，亦两三种小异，以七道者为良。经霜乃取之。今皆入染用，于药甚希。玉支即踯躅萌也。

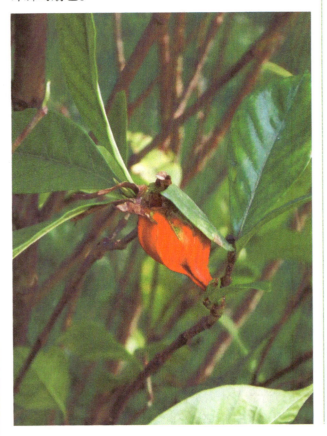

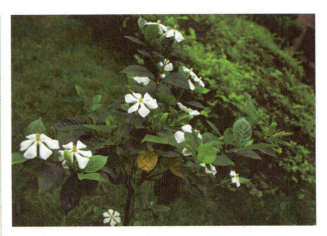

【来　源】为茜草科植物栀子Gardenia jasminoides Eliis的成熟果实。

【形态特征】灌木。嫩枝常被短毛，枝圆柱形，灰色。托叶膜质。花通常单生于枝顶；萼管倒圆锥形或卵形；花冠白色或乳黄色，高脚碟状，喉部有疏柔毛，冠管狭圆筒形；柱头纺锤形，种子多数，近圆形而稍有棱角。

【性味功效】苦，寒。泻火除烦，凉血止血，清热解毒，清利湿热。

【古方选录】《伤寒论》栀子豉汤：栀子（擘）十四个，香豉（绵裹）四合。用法：水四升，先煮栀子，内豉，去滓，分二次温服，得吐者，止后服。主治：发汗吐下后，余热郁于胸膈，身热懊恼，虚烦不得眠，胸脘痞闷，嘈杂似饥，但不欲食，舌红，苔微黄，脉数。

【用法用量】煎服，5～15g；或入丸、散。外用适量。焦栀子用于止血。

【使用注意】虚寒及脾虚便溏者忌用。

【现代研究】化学研究显示，含栀子苷，山栀子苷，栀子糖苷，栀子素，栀子酸，芦丁和挥发油等。药理研究显示，有利胆，促进胰腺分泌，抑制金黄色葡萄球菌、脑膜炎双球菌、卡他球菌和多种皮肤真菌，解热，镇静，镇痛，降压，止血，抗炎和加速软组织愈合等作用。现代临床用于治疗急性传染病发热、神昏，皮肤化脓性感染肿痛，黄疸型肝炎，急性泌尿系感染和跌打损伤肿痛等。

376 槟榔

【古籍原文】味辛，温，无毒。主消谷，逐水，除痰癖，杀三虫，去伏尸，疗寸白。生南海。

此有三、四种：出交州，形小而味甘；广州以南者，形大而味涩，核亦大；尤大者，名楮槟榔，作药皆用之。又小者，南人名纳子，俗人吸为槟榔孙，亦可食。

〔谨案〕槟榔，苽者极大，停数日便烂。今入北来者，皆先灰汁煮熟，仍火熏使干，始堪停久，其中仁，主腹胀，生捣末服，利水谷道，敷疮生肌肉，止痛。烧为灰，主口吻白疮。生交州、爱州及昆仑。

【来　源】为棕榈科植物槟榔 *Areca catechu* L.的成熟种子。

【形态特征】茎直立，乔木状，有明显的环状叶痕。叶簇生于茎顶。雌雄同株，花序多分支，花瓣长圆形。果实长圆形或卵球形，纤维质。种子卵形，基部截平，胚乳嚼烂状，胚基生。

【性味功效】苦、辛，温。驱虫，消积，下气，行水，截疟。

【古方选录】《卫生易简方》截疟七宝饮：常山（酒炒）一钱，草果、槟榔、厚朴、青皮、陈皮、炙甘草各五分。用法：切细，酒水各半盏煎，寒多加酒，热多加水，空心冷服；忌热茶汤一日，至午食温粥。功效：燥湿祛痰，理气截疟。主治：痰湿

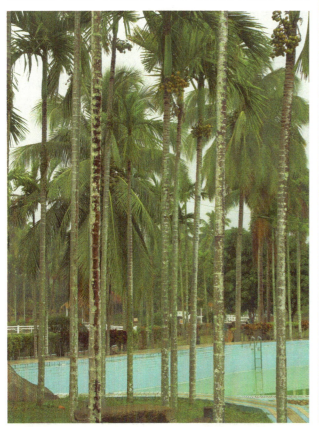

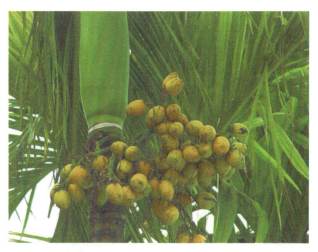

疟疾，寒热发作。

【用法用量】水煎服，6～15g，单用杀虫，可用60～120g；或入丸、散。

【使用注意】气虚下陷者禁服。

【现代研究】化学研究显示，含槟榔碱、槟榔次碱、去甲基槟榔碱等多种生物碱，右旋儿茶精、左旋表儿茶精、氨基酸、甘露糖、半乳糖、蔗糖、月桂酸、肉豆蔻酸、棕榈酸、硬脂酸和油酸等。药理研究显示，有驱虫，抗病原微生物，降血压，抗癌等作用。现代临床用于治疗绦虫病，姜片虫病，鞭虫病，蛔虫病，钩虫病，青光眼，幽门螺杆菌感染，慢性血吸虫病等。

377 合欢（合欢皮）

【古籍原文】味甘平，无毒。主安五脏，和心志，令人欢乐无忧。久服轻身，明目，得所欲。生益州川谷。

稽公《养生论》亦云：合欢蠲忿，萱草忘忧。诗人又有萱草，皆云即是今鹿葱，而不入药用。至于合欢，举俗无识之者。当以其非疗病之功，稍见轻略，遂致永谢。犹如长生之法，人罕敦尚，亦为遗弃也。洛阳华林苑中，犹云合欢如丁林，唯不来江左耳。

〔谨案〕此树，生叶似皂荚槐等，极细，五月花发，红白色，所在山涧中有之。今东西京第宅山池间亦有种者，名曰合欢，或曰合昏。秋实作荚，子极薄细。

【来　源】为豆科植物合欢 *Albizia julibrissin* Durazz.的树皮。

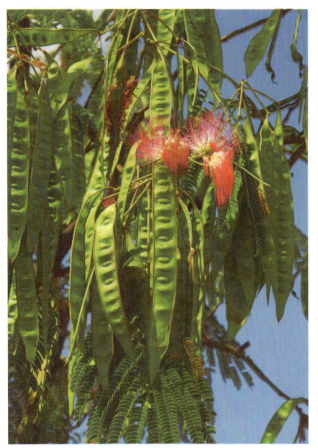

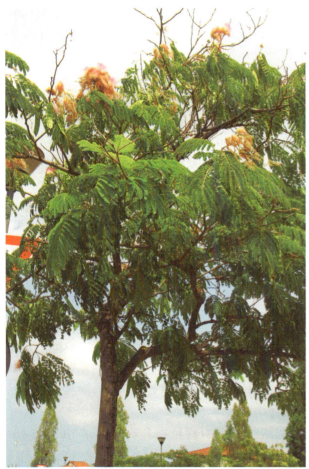

【形态特征】落叶乔木。二回羽状复叶；总叶柄近基部及最顶一对羽片着生处各有1枚腺体；小叶线形至长圆形。头状花序于枝顶排成圆锥花序；花粉红色；花萼管状；花冠裂片三角形。荚果带状，嫩荚有柔毛，老荚无毛。

【性味功效】甘，平。解郁安神，活血消肿。

【古方选录】《千金要方》合欢汤（黄昏汤）：合欢皮手掌大。用法：细切，以水三升，煮取一升，分二服。主治：肺痈，咳有微热，烦满，胸心甲错。

【用法用量】煎服，10～15g；或入丸、散。

【使用注意】孕妇慎用。

【现代研究】化学研究显示，皮含木脂体糖苷，剑叶莎酸甲酯，金合欢皂苷元B，α-菠菜甾醇葡萄糖苷和合欢三萜内酯甲等。药理研究显示，有镇静，显著抗早孕，抗过敏和抗肿瘤等作用。现代临床用于治疗神经官能症，慢性劳损性肌肉、关节疼痛，失眠，抑郁性神经衰弱和体表化脓性感染等。

378 秦椒

【古籍原文】味辛，温、生温、熟寒，有毒。主风邪气，温中，除寒痹，坚齿长发，明目。疗喉痹，吐逆，疝瘕，去老血，产后余疾，腹痛，出汗；利五脏。久服轻身，好色，能老，增年，通神。生太山川谷及秦岭上，或琅玡。八月、九月采实。

恶栝蒌、防葵，畏雌黄。今从西来，形似椒而大，色黄黑，味亦颇有椒气，或呼为大椒。又云：即今樗树子，而樗树子是椋椒，恐谬。

〔谨案〕秦椒树，叶及茎、子，都似蜀椒，但味短，实细。蓝田南、秦岭间大有也。

【来　　源】为芸香科植物青椒 *Zanthoxylum*

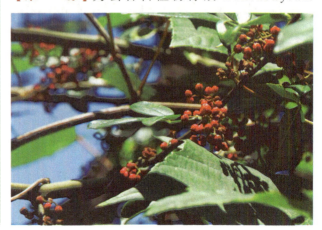

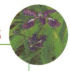

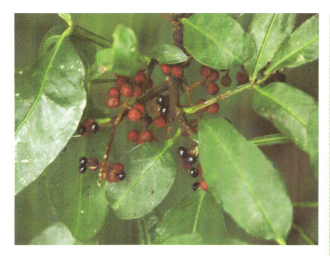

schinifolium Sieb. et Zucc.或花椒 *Zanthoxylum bungeanum* Maxim.的成熟果皮。

【形态特征】青椒：灌木。茎枝有短刺。花序顶生；萼片及花瓣均5片；花瓣淡黄白色；雄花的退化雌蕊甚短，2～3浅裂；雌花有心皮3枚。分果瓣红褐色，干后变暗苍绿色或褐黑色，顶端几无芒尖，油点小；种子直径3～4mm。

花椒：小乔木。枝有短刺。小叶对生，无柄，椭圆形，稀披针形。花序顶生或生于侧枝之顶，花序轴及花梗密被短柔毛或无毛。果紫红色，散生微突起的油点，顶端有甚短的芒尖或无。

【性味功效】辛，热；有小毒。温中止痛，杀虫止痒。

【古方选录】《普济本事方》椒附散：炮附子（取重六钱以上，炮，去皮脐，为末）一枚，药末每二钱入川椒二十粒（用白面填满），加生姜七片。用法：水煎，去椒入盐，空腹服。主治：肾气上攻，项背痛，不能转侧。

【用法用量】煎服，3～6g。外用适量，煎汤含漱、熏洗，或研末外敷。

【使用注意】热证及阴虚火旺者忌用，孕妇慎用。

【现代研究】化学研究显示，果皮含月桂烯，香桧烯，紫苏烯，对聚伞花素，乙酸牛儿醇脂，柠檬烯和异茴香醚等。药理研究显示，有麻醉、止痛，减轻腹泻，抑制血栓形成，降血脂，抑制子宫收缩，杀灭猪蛔虫和抑制白喉杆菌、炭疽杆菌、肺炎双球菌、金黄色葡萄球菌、伤寒杆菌等作用。现代临床用于治疗蛔虫病，滴虫性阴道炎，急性胃痛，皮肤真菌性感染或化脓性感染，感冒咳嗽，跌打损伤和冻疮等。

379 卫 矛

【古籍原文】味苦，寒，无毒。主女子崩中，下血，腹满，汗出，除邪，杀鬼毒蛊疰，中恶，腹痛，去白虫，消皮肤风毒肿，令阴中解。一名鬼箭。生霍山山谷。八月采，阴干。

山野处处有。其茎有三羽，状如箭羽，俗皆呼为鬼箭。而为用甚希，用之削取皮及羽也。

【来　　源】为卫矛科植物卫矛 *Euonymus alatus* (Thunb.) Sieb.的具翅状物的枝条或翅状附属物。

【形态特征】灌木。小枝常具2～4列宽阔木栓翅。聚伞花序；花白绿色；萼片半圆形；花瓣近圆形。蒴果1～4深裂，裂瓣椭圆状；种子椭圆状或阔椭圆状，全包种子。

【性味功效】苦、辛，寒。活血通经，祛瘀镇痛。

【古方选录】《太平圣惠方》鬼箭羽散：鬼箭羽、桃仁、赤芍、当归、鬼臼、桂心、柴胡、大黄、朱砂、陈皮各适量。用法：每服一钱，以水一中盏，煎至五分，去滓温服，不拘时候。主治：小儿中恶，心坚强，卒痛欲困。

【用法用量】水煎服，4～9g；或泡酒；或入丸、散。外用适量，捣敷或煎汤洗；或研末调敷。

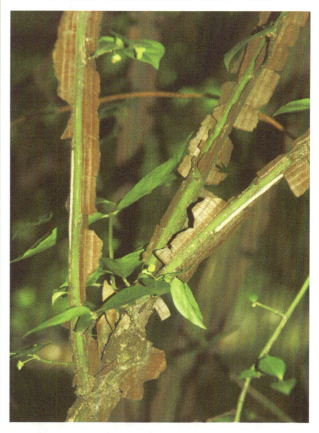

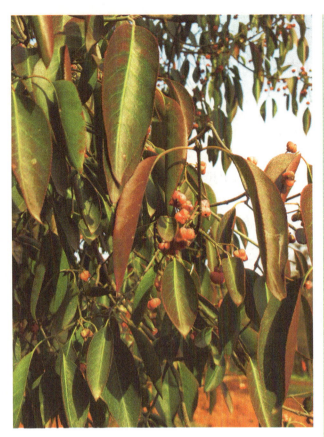

【使用注意】 脾胃虚寒者慎用。孕妇、气虚崩漏者禁服。

【现代研究】 化学研究显示，含4-豆甾烯-3-酮，4-豆甾-4-烯-3,6-二酮，β-谷甾醇，去氢双儿茶精A，香橙素，鬼箭羽碱，雷公藤碱，卫矛羰碱，卫矛碱和草酰乙酸钠等。药理研究显示，有调节血脂，降血糖等作用。现代临床用于治疗慢性活动性肝炎，产后腹痛，月经不调，闭经，跌打伤痛，虫积腹痛，风疹，肾炎，风湿痹痛，烫火伤和虫蛇咬伤等。

380 紫葳（凌霄花）

【古籍原文】 味酸，微寒，无毒。主妇人产乳余疾，崩中，症瘕，血闭，寒热，羸瘦，养胎。茎叶，味苦，无毒。主痿蹶，益气。一名陵苕，一名芙华。生西海川谷及山阳。

李云是瞿麦根，今方用至少。《博物志》云：郝晦行华草于太行山北得紫葳花。必当奇异。今瞿麦华乃可爱，而处处有，不应乃在太行山。且有树其茎叶，恐亦非瞿麦根。《诗》云有苕之花；郭云陵霄藤，亦恐非也。

〔谨案〕此即陵霄也，花及茎叶俱用。案《尔雅·释草》云：苕，一名陵苕，黄华蒛，白华茇。郭云：一名陵时，又名陵霄。本草云：一名陵苕，一名芙华。即用花，不用根也。山中亦有白花者。案瞿麦花红，无黄白者。且紫葳，瞿麦皆《本经》所载，若用瞿麦根为紫葳，紫葳何得复用茎叶。体性既与瞿麦乖异，生处亦不相关。郭云陵霄，此为真说也。

【来　　源】 为紫葳科植物凌霄*Campsis grandiflora*（Thunb.）Loisel K. Schum.或美洲凌霄*Campsis radicans*（L.）Seem.的花。

【形态特征】 凌霄：攀援藤本。叶对生，为奇数羽状复叶。顶生疏散的短圆锥花序。花萼钟状，花冠裂片半圆形。雄蕊着生于花冠筒近基部；花药呈"个"字形着生。花柱线形，柱头扁平，2裂。蒴果顶端钝。

美洲凌霄：藤本。小叶椭圆形至卵状椭圆形。花萼钟状，裂片齿卵状三角形，外向微卷。花冠筒细长，漏斗状。蒴果长圆柱形，顶端具喙尖，沿缝线具龙骨状突起，具柄，硬壳质。

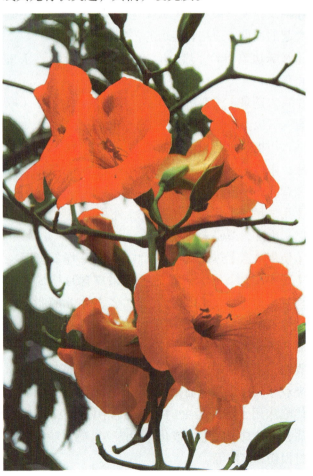

【性味功效】辛，微寒。化瘀散结，清热凉血，祛风止痒。

【古方选录】《妇科玉尺》紫葳散：紫葳、肉桂、赤芍、白芷、延胡索、当归、刘寄奴、丹皮各等分，红花少许。用法：酒一水二，煎服。主治：经水不来，发热腹胀。

【用法用量】煎服，3～10g；或入丸、散。外用适量，研末调涂；或煎汤熏洗。

【使用注意】气血虚弱、内无瘀热者慎服。孕妇忌用。

【现代研究】化学研究显示，花含芹菜素，β-谷甾醇，三萜类，黄酮类，苯丙醇苷类，花色素，环烯醚萜苷类，挥发油等成分。药理研究显示，有改善血液循环，抑制血栓形成，抗氧化，抗炎，抗菌，显著抑制子宫收缩，抗痢疾杆菌、伤寒杆菌等作用。现代临床用于治疗急性病毒性肝炎，肾结石，月经不调，经闭，带下，跌打损伤，风湿性疾病，酒渣鼻，接触性皮炎，荨麻疹，痤疮和皮肤湿疹等。

381 芜荑

【古籍原文】味辛，平，无毒。主五内邪气，散皮肤骨节中淫淫行毒，去三虫，化食，逐寸白，散腹中温温喘息。一名无姑，一名蕨瑭。生晋山川谷。三月采实，阴干。

今唯出高丽，状如榆荚，气臭如狐，彼人皆以作酱食之。性杀虫，以置物中，亦辟蛀。但患其臭耳。

〔谨案〕《尔雅》云：芜荑一名蕨蕾，今名蕨

瑭，字之误也。今出延州、同州者，最好。

【来　　源】为榆科榆属植物大果榆*Ulmus macrocarpa* Hance的果实加工品。

【形态特征】落叶乔木或灌木。花自花芽或混合芽抽出，在去年生枝上排成簇状聚伞花序或散生于新枝的基部。翅果宽倒卵状圆形、近圆形或宽椭圆形，果核部分位于翅果中部，宿存花被钟形，裂片边缘有毛。

【性味功效】辛、苦，温。驱虫消积。

【古方选录】《仁斋直指方论》芜荑汤：槟榔、芜荑各三钱，木香一钱。用法：研末，黎明前先吃炙肉一片，石榴根煎汤送服。主治：肠中诸虫。

【用法用量】煎服，3～10g；或入丸、散。外用适量，研末调敷。

【使用注意】脾虚、肺热者慎服。不宜多服。

【现代研究】化学研究显示，果实含多种植物油，维生素，鞣质及糖类等。药理研究显示，对猪蛔虫、蚯蚓、蚂蟥、疟原虫等有显著杀虫效力，对堇色毛癣菌、奥杜益芽孢癣菌等多种皮肤真菌有抑制作用。现代临床用于治疗脑囊虫病，蛔虫病，钩虫病，蛲虫病，绦虫病，皮肤真菌感染和痔疮等。

382 食茱萸（吴茱萸）

【古籍原文】味辛、苦，大热，无毒。功用与吴茱萸同，少为劣耳，疗水气用之，乃佳。

皮薄开口者是，虽名为食，而不堪啖。（新附）

【来　　源】为芸香科植物吴茱萸*Evodia rutaecarpa*（Juss.）Benth的近成熟果实。

【形态特征】小乔木或灌木。花序顶生；萼片及

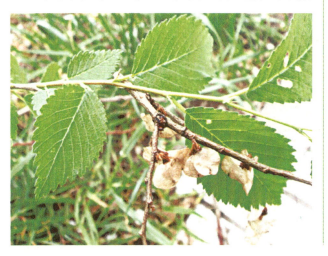

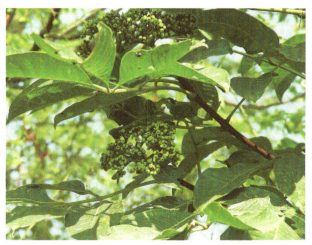

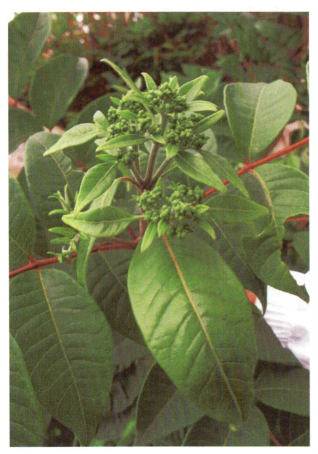

花瓣均5片；雄花花瓣腹面被疏长毛；雌花腹面被毛，子房及花柱下部被疏长毛。果密集或疏离，有大油点；种子近圆球形，一端钝尖，腹面略平坦，有光泽。

【性味功效】辛、苦，热；有小毒。散寒止痛，疏肝下气，燥湿。

【古方选录】《伤寒论》吴茱萸汤：吴茱萸（洗）一升，人参三两，生姜（切）六两，大枣（擘）十二枚。用法：水煎，去滓，温服，日三服。主治：阳明寒呕，厥阴头痛，少阴吐利。

【用法用量】煎服，1～5g；或入丸、散。外用适量。

【使用注意】不宜过量服用，阴虚发热者忌用。

【现代研究】化学研究显示，含吴茱萸碱、吴茱萸次碱等生物碱，挥发油，吴茱萸醇，吴茱萸苦素和天冬氨酸、丝氨酸、胱氨酸等。药理研究显示，有强心升压，升高血糖，保肝利胆，抗血栓，促进脂质代谢，兴奋子宫和抑制霍乱弧菌、铜绿假单胞菌、金黄色葡萄球菌等作用。现代临床用于治疗溃疡性口腔炎，小儿腹泻，呃逆，流行性腮腺炎，浅表性胃炎，神经性皮炎和黄水疮等。

383 椋子木

【古籍原文】味甘、咸，平，无毒。主折伤，破血养血，安胎，止痛，生肉。

叶似柿，两叶相当，子细圆，如牛李子，生青熟黑。其木坚重，煮汁赤色。《尔雅》云：椋，即来是也。郭注云：椋，材中车辋。八月、九月采木，日干。（新附）

【来　　源】为山茱萸科植物棶木Cornus macrophylla Wall.的心材。

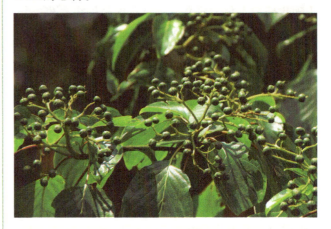

【形态特征】乔木。树皮灰褐色或灰黑色；幼枝粗壮，灰绿色，有棱角，微被灰色贴生短柔毛，不久变为无毛，老枝圆柱形，疏生灰白色椭圆形皮孔及半环形叶痕。伞房状聚伞花序顶生，疏被短柔毛；总花梗红色；花白色。核果近于球形，核骨质，扁球形。

【性味功效】甘、咸，平。活血止痛，养血安胎。

【用法用量】水煎服，3～10g；或泡酒。

【现代研究】化学研究显示，树皮含鞣质8%～20%，叶含鞣质5%～13%；种子含半干性油，出油率7%～15%。药理研究显示，有减轻动脉粥样硬化斑块及胆固醇在主动脉内膜的堆积等作用。现代临床用于治疗风湿性骨痛，疮疡湿疹，中风瘫痪等。

384 每始王木

【古籍原文】味苦，平，无毒。主伤折，跌筋骨，生肌破血，止痛，酒水煮浓汁饮之。生资州山谷。

藤生，绕树木上生，叶似萝摩叶。二月、八月采。（新附）

【现代研究】考证不确，现代不用。

385 折伤木

【古籍原文】味甘、咸，平，无毒。主伤折，筋骨疼痛，散血，补血，产后血闷，心痛，酒水煮浓汁饮之。生资州山谷。

藤生，绕树上，叶似荞草叶而光厚。八月、九月采茎，晒干。（新附）

【现代研究】考证不确，现代不用。

386 茗、苦搽

【古籍原文】茗，味甘、苦，微寒，无毒。主瘘疮，利小便，去痰、热渴，令人少睡，秋采之。苦搽，主下气，消宿食，作饮加茱萸、葱、姜等，良。

《尔雅·释木》云：槚苦搽，注：树小如栀子，冬生叶，可煮作羹饮。今呼早采者为茶，晚取者为茗，一名荈，蜀人名之苦搽，生山南汉中山谷。（新附）

【来　　源】为山茶科植物茶Camellia sinensis（L.）O. Kuntze的嫩叶或嫩芽。

【形态特征】灌木或小乔木，嫩枝无毛。叶革质，

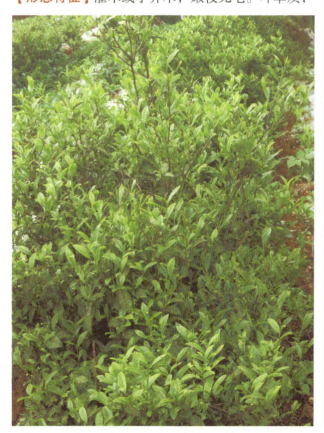

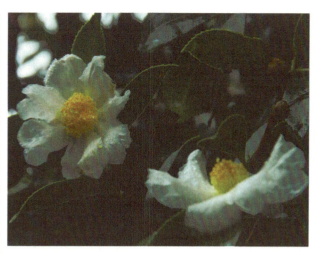

长圆形或椭圆形。花1～3朵腋生，白色；苞片早落；阔卵形至圆形；花瓣阔卵形；子房密生白毛。蒴果3球形或1～2球形，每球有种子1～2粒。

【性味功效】苦、甘，凉。清头目，除烦渴，消食，化痰，利尿，解毒。

【古方选录】《串雅补》茶叶顶：茶叶五钱，青盐一钱，洋糖三钱，三棱三钱，雷丸三钱。用法：共研为末，将盐、糖煎好后，入三味调匀。每服三钱，白汤送下。主治：虫积，哮喘，虫胀。

【用法用量】水煎服，3～10g；或入丸、散；或沸水泡。外用适量，研末调敷，或鲜品捣敷。

【使用注意】脾胃虚寒者慎服。失眠及习惯性便秘者禁服。服人参、土茯苓及含铁药物者禁服。服使君子再饮茶易致呃。过量饮茶易致呕吐、失眠等。

【现代研究】化学研究显示，茶叶含嘌呤类生物碱，有可可豆碱、茶碱等；还含鞣质，精油，茶氨酸，茵芋苷，东莨菪素，维生素，三萜皂苷和糖类等。药理研究显示，有兴奋神经中枢，降血压，松弛平滑肌，利尿，降血脂，抗动脉硬化，抑制血小板聚集，抗血栓，抗氧化，抗癌，抗病原微生物，抗炎，抗过敏等作用。现代临床用于治疗细菌性痢疾，急性结膜炎，牙本质过敏，急性或慢性肠炎等。

387 桑根白皮（桑白皮）

【古籍原文】味甘，寒，无毒。主伤中五劳六极，羸瘦，崩中，脉绝，补虚，益气。去肺中水气，止唾血，热渴，水肿，腹满，颅胀，利水道，去寸白，可以缝创。采无时。出土上者杀人。续断、桂心、麻子为之使。

叶，主除寒热，出汗。汁，解蜈蚣毒。

桑耳，味甘，有毒。黑者，主女子漏下赤白汁，血病，症瘕积聚，腹痛，阴阳寒热无子，疗月水不调。其黄熟陈白者，止久泄，益气不饥。其金色者，疗澼癖饮，积聚，腹病，金创。一名桑菌，一名木麦。五木耳名檽，益气不饥，轻身强志。生犍为山谷。六月多雨时采木耳，即曝干。

东行桑根乃易得，而江边多出土，不可轻信。桑耳，《断谷方》云：木檽又呼为桑上寄生，此云五木耳，而不显四者是何木？案老桑树生燥耳，有黄、赤、白者，又多雨时亦生软湿者，人采以作菹，皆无复药用。

〔谨案〕柠耳，人常食；槐耳，用疗痔；榆、柳、桑耳，此为五耳，软者并堪啖。桑葚，味甘，寒，无毒。单食，主消渴；叶，味苦、甘、寒，有小毒。水煎取浓汁，除脚气水肿，利大小肠。灰，味辛，寒，有小毒。蒸淋取汁为煎，与冬灰等，同灭痣疵黑子，蚀恶肉。煮小豆，大下水胀。敷金创止血，生肌也。

【来　　源】为桑科植物桑*Morus alba* L.的干燥根皮。

【形态特征】乔木或灌木。叶卵形或广卵形。花单

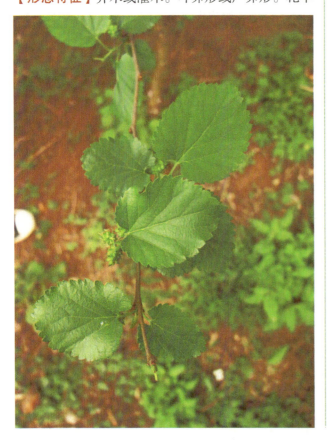

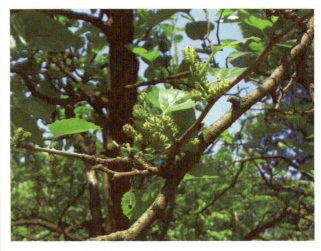

性，腋生或生于芽鳞腋内，与叶同时生出；雄花花序下垂，密被白色柔毛；雌花无梗，花被片倒卵形，顶端钝圆，两侧紧抱子房，无花柱，内面有乳头状突起。聚花果卵状椭圆形。

【性味功效】甘，寒。泻肺平喘，利水消肿。

【古方选录】《小儿药证直诀》泻白散（泻肺散）：地骨皮、桑白皮（炒）各一两，甘草（炙）一钱。用法：上为散，入粳米一撮，水二小盏，煎七分，食前服。主治：小儿肺盛气急，喘嗽。

【用法用量】水煎服，9～15g；或入散。外用适量，捣汁涂或煎水洗。泻肺、利水生用；治肺虚咳嗽蜜炙用。

【使用注意】肺寒无火及风寒咳嗽喘息者不宜。

【现代研究】化学研究显示，含伞形花内酯，东莨菪素，桑白皮素，桑素，桑色烯，环桑素，环桑色烯，鞣质和黏液素等。药理研究显示，有利尿，降血压，导泻，镇静，抗惊厥，降低体温，镇痛，镇咳，抑菌，降血糖等作用。现代临床用于治疗糖尿病，小便不利，面目浮肿，咳喘，吐血，蜈蚣毒，脚气，传染性肝炎等。

388 菘萝

【古籍原文】味苦、甘，平，无毒。主嗔怒邪气，止虚汗，出风头，女子阴寒肿痛，疗痰热，温疟，可为吐汤，利水道。一名女萝。生熊耳山川谷松树上。五月采，阴干。

东山甚多，生杂树上，而以松上者为真。《毛诗》云：茑与女萝，施于松上。茑是寄生，今以桑

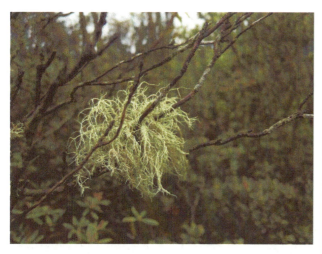

上者为真，不用松上者，此互有异同耳。

【来　源】为松萝科植物长松萝Usnea longissima Ach、环列松萝Usnea diffracta Vain的全体。

【形态特征】长松萝：全体呈线状，长可达100cm左右。基部着生于树皮上，下垂。不分支，密生细小而短的侧枝，长约1cm。全体灰绿色，外皮部质粗松，中心质坚密。子器稀少，皿状，生于枝的先端。

　　环列松萝：地衣体枝状，悬垂型，长达

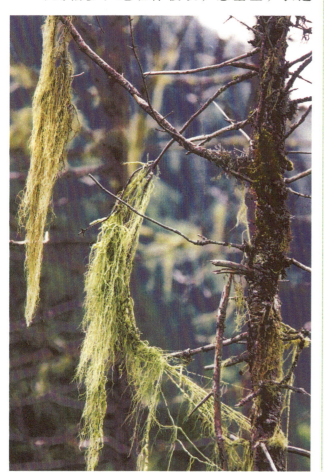

15～50cm。深灰绿色至淡黄绿色。枝体基部直径约3mm，主枝粗3～4mm，次生分枝整齐或不整齐，多回二叉分支，枝圆柱形，少数末端稍扁平或有棱角。枝干具环状裂隙，如脊椎状。

【性味功效】甘、苦，平。祛痰止咳，清热解毒，除湿通络，止血调经，祛虫。

【古方选录】《千金要方》破结散：海藻三分，龙胆三分，海蛤三分，通草三分，昆布三分，礜石三分，松萝三分，麦曲四分，半夏二分。用法：上九味，研细末，酒服方寸匕，日三次。禁食鱼、猪肉、五辛、生菜诸难消之物。十日知，二十日愈。主治：瘿瘤。

【用法用量】水煎服，6～9g。外用适量，煎汤洗；或研末调敷。

【现代研究】化学研究显示，长松萝含松萝酸，地弗地衣酸，拉马酸，地衣聚糖，长松萝多糖和扁枝衣酸乙酯等；环列松萝含巴尔巴地衣酸，松萝酸，地弗地衣酸等。药理研究显示，有很强的抗结核杆菌及革兰阳性菌作用，有明显的解白喉杆菌及破伤风杆菌毒素的作用，还有抗炎、镇咳、祛痰和平喘等作用。现代临床用于治疗肺结核，慢性支气管炎，化脓性中耳炎，淋巴结结核，乳腺炎，烧伤，子宫颈糜烂，滴虫性阴道炎，创伤感染等。

389 白　棘

【古籍原文】味辛，寒，无毒。主心腹痛，痈肿，溃脓，止痛。决刺结，疗丈夫虚损，阴痿，精自出，补肾气，益精髓。一名棘针，一名棘刺。生雍州川谷。

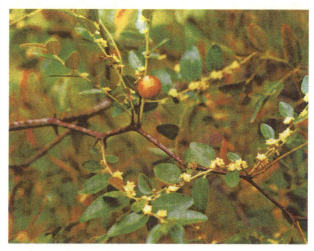

李云此是酸枣树针，今人用天门冬苗代之，非真也。

〔谨案〕白棘，茎白如粉望子，叶与刺棘同，棘林中时复有之，亦为难得也。

【来　源】为鼠李科植物酸枣*Ziziphus jujuba* Mill. var. *spinosa*（Bunge）Hu ex H. F. Chow 的棘刺。

【形态特征】常为灌木，短枝和无芽小枝比长枝光滑，呈"之"字形曲折。叶纸质，卵形、卵状椭圆形。花黄绿色，两性，单生或2~8朵密集成腋生聚伞花序。核果小，近球形或短矩圆形，后变红紫色，具1粒或2粒种子；种子扁椭圆形。

【性味功效】辛，寒。清热解毒，消肿止痛。

【古方选录】《太平圣惠方》：白棘烧灰。用法：水服一钱。主治：小儿口噤、惊风、不乳。

【用法用量】水煎服，3~6g；或入丸、散。外用适量，煎汁涂；或研末搐鼻。

【使用注意】脾胃虚寒者慎用。

【现代研究】现代临床少用。

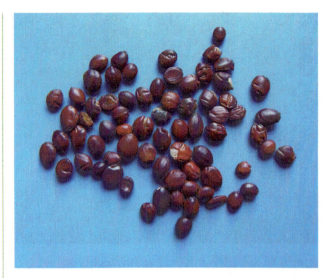

〔谨案〕棘有白赤二种，亦犹诸枣，色类非一。后条用花，斯不足怪。以江南无棘，李云用枣针。天门冬苗一名颠棘，南人取以代棘针，陶亦不许，今用棘刺，当取白者为胜。花即棘花，定无别物。然刺有两种，有钩、有直，补益用直者，疗肿宜取钩者。又云枣针宜在枣部。南人昧于枣、棘之别，所以同在棘条中也。

【来　源】为鼠李科植物酸枣*Ziziphus jujuba* Mill. var. *spinosa*（Bunge）Hu ex H. F. Chow的花。

【形态特征】常为灌木。短枝和无芽小枝比长枝光滑，呈"之"字形曲折。叶纸质，卵形，卵状椭圆形。花黄绿色，两性，单生或2~8朵密集成腋生聚伞花序。核果小，近球形或短矩圆形，后变红紫色，具1粒或2粒种子；种子扁椭圆形。

【性味功效】苦，平。敛疮，明目。

【用法用量】水煎服，3~6g。外用适量，捣敷。

【现代研究】现代少用。

390 棘刺花

【古籍原文】味苦，平，无毒。主金疮、内漏，明目。冬至后百廿日采之。实，主明目，心腹痿痹，除热，利小便。生道旁。四月采。一名菥蓂，一名马朐，一名刺原。又有枣针，疗腰痛、喉痹不通。

此一条又相违越，恐李所言多是，然复道其花一名菥蓂，此恐别是一物，不关枣刺也。今俗人皆用天门冬苗，吾亦不许。门冬苗乃是好作饮，益人，正不可当棘刺耳。

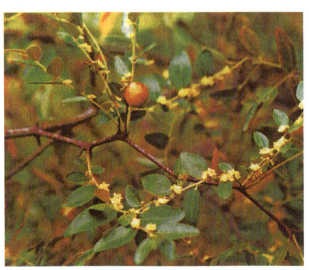

391 安息香

【古籍原文】味辛、苦，平，无毒。主心腹恶气鬼疰。出西戎，似松脂，黄黑色为块，新者亦柔韧。（新附）

【来　源】为安息香科植物安息香*Styrax benzoin* Dryan和越南安息香*Styrax tonkinensis*（Pierre）Craib ex Hartw.的树脂。

【形态特征】安息香：乔木。树皮绿棕色，嫩枝被棕色星状毛。叶互生，长卵形，叶缘具不规则齿牙，上面稍有光泽，下面密被白色短星状毛；叶柄

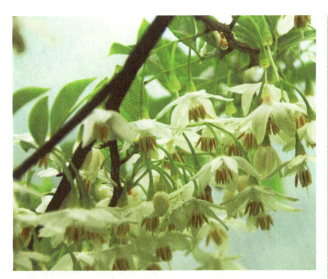

长约1cm。总状或圆锥花序腋生及顶生，被毡毛；苞片小，早落。果实扁球形，长约2cm，灰棕色。种子坚果状，红棕色，具6条浅色纵纹。

越南安息香：乔木。树皮灰色，幼枝被棕黄色星状毛，后光滑。叶互生，卵形，先端短急尖，基部圆或微楔形，全缘或近上部呈微齿状，上面光滑，下面除主脉和侧脉具棕黄色茸毛外，他处均被银白色茸毛。花序圆锥状，腋生或顶生，被黄色星状毛；花多，白色。果实卵形，被灰色星状毛，3瓣裂。

【性味功效】辛、苦，平。开窍醒神，豁痰辟秽，行气活血，止痛。

【古方选录】《圣济总录》安息香丸：安息香（研）一两，乳香（研）一两，麻黄（去根节）二两，胡桃仁（汤浸，去皮，研）一两半，干浮萍草（去土）一两半。制法：上药先捣麻黄、浮萍草为末，与研药拌匀，炼蜜为丸，如弹子大。主治：偏风，半体不仁，纵缓不收，或痹痛。

【用法用量】内服，研末，0.3～1.5g；或入丸、散。

【使用注意】阴虚火旺者慎服。

【现代研究】化学研究显示，安息香含树脂约90%，有3-桂皮酰苏门树脂酸酯、松柏醇桂皮酸酯、苏合香素、香草醛、桂皮酸苯丙醇酯和桂皮酸等。药理研究显示，有祛痰、防腐等作用。现代临床用于治疗心绞痛，胃痛，小儿肚痛，风湿性关节痛等。

392 龙脑香（冰片）

【古籍原文】味辛、苦，微寒，一云温，平，无毒。主心腹邪气，风湿积聚，耳聋，明目，去目赤肤翳。出婆律国，形似白松脂，作杉木气，明净者善；久经风日，或如雀屎者不佳。云合粳米炭、相思子贮之，则不耗。膏主耳聋。

树形似杉木，言婆律膏是树根下清脂，龙脑是树根中干脂。子似豆蔻。皮有甲错，香似龙脑，味辛，尤下恶气，消食，散胀满，香人口，旧云出婆律国，药以国为名也。亦言即杉脂也。江南有杉木，未经试造，或方土无脂，尤甘蕉比闻花而无实耳。（新附）

【来　　源】为龙脑香科植物龙脑香树*Dtyobalanops aromatia* Gaeth. f.的树脂加工品。

【形态特征】常绿乔木。全株无毛。树皮裂缝处带有溢出的龙脑结晶。叶互生，革质；叶片卵状椭圆形，全缘。圆锥花序生于上部枝腋；花两性；花托肉质微凹。干果卵圆形，果皮革质；种子1～2粒，具胚乳。

【性味功效】苦，温。祛风开窍。

【古方选录】《政和本草》引《经验方》开关散：天南星、白龙脑各等分。用法：上药为末，以中指点药末，揩大牙齿左右二三十下，其口自开。主治：急中风，目瞑牙噤，不能服药者。

【用法用量】内服，入丸、散，0.15～0.3g。外用适量，研末吹。

【使用注意】气血虚者忌服，孕妇慎服。

【现代研究】化学研究显示，龙脑香树脂含多种萜类成分，倍半萜成分，常春藤皂苷元，龙脑香醇酮，齐墩果酸，齐墩果酮酸，齐墩果酸乙酸酯等。药理研究显示，有抑菌，消炎，止痛，抗缺氧，抗生育等作用。现代临床用于治疗慢性气管炎，烧伤，溃疡性口腔炎，慢性鼻腔炎，化脓性中耳炎，痔疮术后，妇女宫颈糜烂，疮疡痈疖等。

393 庵摩勒（余甘子）

【古籍原文】味苦、甘，寒，无毒。主风虚热气。一名余甘。生岭南交、广、爱等州。

树叶细，似合欢，花黄，子似李、奈，青黄色，核圆作六七棱，其中仁亦入药用。（新附）

【来　　源】为大戟科植物余甘子*Phyllanthus emblica* L.的成熟果实。

【形态特征】乔木。具多朵雄花和1朵雌花或全为

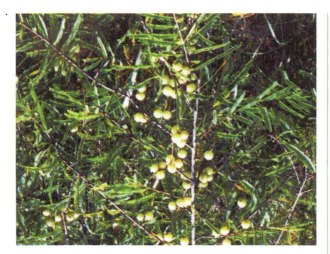

雄花组成腋生的聚伞花序；花药长圆形；花粉近球形。蒴果呈核果状，圆球形，外果皮肉质，绿白色或淡黄白色，内果皮硬壳质；种子略带红色。

【性味功效】苦、甘、酸，凉。清热利咽，润肺化痰，生津止渴。

【古方选录】《太平圣惠方》余甘子散：余甘子三分，红雪三两，犀角屑一两，子芩半两，独活半两，葛根（锉）半两，川升麻半两，防风（去芦头）半两，甘草（生用）半两。制法：上为细散。主治：乳石发热，上攻头面，烦热，咽喉不利，舌粗语涩，大小便不通。

【用法用量】水煎服，15～30g；或鲜品取汁。

【使用注意】脾胃虚寒者慎服。

【现代研究】化学研究显示，果实含鞣质；果皮含没食子酸、油柑酸、余甘子酚等；种子含亚麻酸、亚油酸、油酸和硬脂酸等。药理研究显示，有抑菌、消炎、降血脂、扩张血管、改善微循环、抗氧化、抗致畸、抗诱变、抗肿瘤、护肝、降血压等作用。现代临床用于治疗咳嗽哮喘、肺结核、慢性支气管炎、糖尿病、结膜炎、风湿性疾病、皮肤湿疹、急性或慢性咽喉炎、高血压、维生素C缺乏症等。

394 毗梨勒（诃子）

【古籍原文】味苦，寒，无毒。功用与庵摩勒同。出西域及岭南交、爱等州，戎人谓之三果。

树似胡桃，子形亦似胡桃，核似诃梨勒而圆短无棱，用之亦同法。（新附）

【来　　源】为使君子科植物毗梨勒 *Terminalia bellirica*（Gaertn）Roxb.的成熟果实。

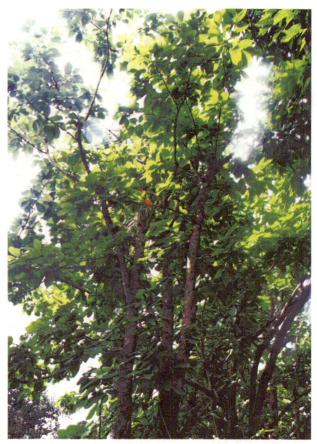

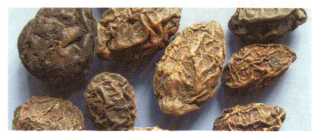

【形态特征】落叶乔木。穗状花序腋生，在茎上部常聚成伞房状，基部为两性花；萼管杯状5裂，裂片三角形。假核果卵形，密被锈色茸毛，具明显的5条棱，种子1粒。

【性味功效】苦、微涩，寒。解毒利咽，止咳止痢，养血止血。

【临床用方】《中国民族药志》三果汤散：诃子（去核）300g，毛诃子（去核）200g，余甘子（去核）240g。主治：瘟疫热症初期与后期，劳累过度等。

【用法用量】水煎服，3～10g；或研末。外用适量，烧灰为末撒；或调涂。

【现代研究】现代临床用于治疗头痛，咽喉肿痛，慢性咳嗽，慢性腹泻，肠炎，子宫出血，黄水病，肝胆病，病后虚弱等。

下 品

395 黄 环

【古籍原文】味苦，平，有毒。主蛊毒，鬼疰，鬼魅，邪气在脏中，除咳逆寒热。一名陵泉，一名大就。生蜀郡山谷。三月采根，阴干。

鸢尾为之使，恶茯苓、防己。似防己。亦作车辐理解。《蜀都赋》所云：青珠黄环者，或云是大戟花，定非也。俗用甚希，市人鲜有识者。

〔谨案〕此物，襄阳巴西人谓之就葛，作藤生。根亦葛类。所云似防己，作车辐理解者，近之。人取葛根，误得食之，吐利不止，用土浆解乃差，此真黄环也。余处亦希，唯襄阳大有。《本经》用根，今云大戟花，非也。其子作角，生似皂荚，花实与葛同时矣。今园庭种之。大者茎径六七寸，所在有之。谓其子名狼跋子。今太常科剑南来者，乃鸡屎葛根，非也。

【现代研究】《本草纲目》尚有"消水肿，利小便"的记载。考证不确，现代不用。

396 石南草

【古籍原文】味辛、苦，平，有毒。主养肾气，内伤阴衰，利筋骨皮毛。疗脚弱，五脏邪气，除热。女子不可久服，令思男。实，杀蛊毒，破积聚，逐风痹。一名鬼目。生花阴山谷。二月、四月采叶，

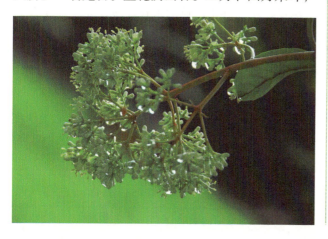

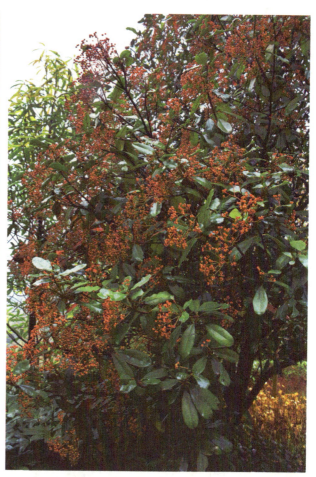

八月采实，阴干。

五加为之使。今庐江及东间皆有，叶状如枇杷叶，方用亦希。

〔谨案〕此草叶似茵草，凌冬不凋，以叶细者为良。关中者好，为疗风邪丸散之要。其江山已南者，长大如枇杷叶，无气味，殊不任用，今医家不复用实也。

【来　　源】为蔷薇科植物石楠*Photinia serrulata* Lindl.的叶或带叶嫩枝。

【形态特征】常绿灌木或小乔木；枝褐灰色，无毛；叶片革质，长椭圆形、长倒卵形或倒卵状椭圆形。复伞房花序顶生，总花梗和花梗无毛；花密生。果实球形，褐紫色，有1粒种子；种子卵形。

【性味功效】辛、苦，平；有小毒。祛风除湿，通络止痛，益肾。

【古方选录】《圣济总录》石南酒：生石南叶三两。用法：捣罗为末。加酒煎煮。主治：风瘾疹经旬不解。

【用法用量】煎服，5～10g；或入丸、散。外用，研末撒或吹鼻。

【使用注意】阴虚火旺者忌用。

【现代研究】化学研究显示，叶含叶绿素，类胡萝卜素，鞣质，樱花苷，山梨醇，氢氰苷和苯甲醇等。药理研究显示，有杀灭钉螺、日本血吸虫尾蚴，降低实验动物血压等作用。现代临床用于治疗腰膝酸软，偏头痛，感冒头痛、咳嗽，牙龈肿痛，风湿性疾病引起的肌肉麻痹，关节疼痛，风疹等。

397 巴豆

【古籍原文】味辛，温、生温熟寒，有大毒。主伤寒，温疟，寒热，破症瘕，结坚积聚，留饮痰澼，大腹水胀，荡练五脏六腑，开通闭塞，利水谷道，去恶肉，除鬼蛊毒疰、邪物，杀虫鱼。疗女子月闭，烂胎，金创，脓血，不利丈夫阴，杀斑蝥毒。可炼饵之，益血脉，令人色好，变化与鬼神通。一名巴椒。生巴郡山谷。八月采实，阴干之，用去心皮。

芫花为之使，恶蘘草，畏大黄、黄连、藜芦。出巴郡，似大豆，最能利人，新者佳。用之皆去心

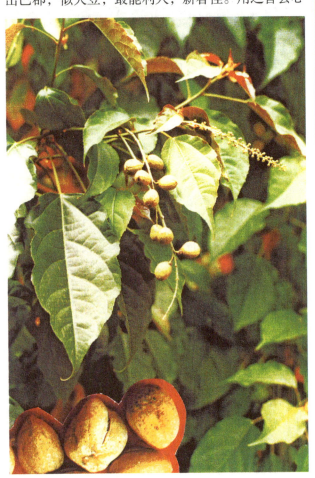

皮乃称，又熬令黄黑，别捣如膏，乃合和丸散耳。道方亦有炼饵法，服之乃言神仙。人吞一枚，便欲死，而鼠食之，三年重卅斤，物性乃有相耐如此耳。

〔谨案〕树高丈余，叶似樱桃叶，头微尖，十二月叶渐凋，至四月落尽，五月叶渐生，七月花，八月结实，九月成，十月采其子，三枚共蒂，各有壳裹。出眉州、嘉州者良。

【来　源】为大戟科植物巴豆 *Croton tiglium* L.的成熟果实。

【形态特征】灌木或小乔木；嫩枝被稀疏星状柔毛，枝条无毛。叶纸质，卵形，稀椭圆形。总状花序，顶生，苞片钻状。蒴果椭圆状，被疏生短星状毛或近无毛；种子椭圆状。

【性味功效】辛，热；有大毒。峻下冷积，逐水退肿，祛痰利咽。外用蚀疮。

【古方选录】《金匮要略》三物备急丸：大黄一两，干姜一两，巴豆（去皮心、炒、研为脂）一两。用法：炼蜜为丸，豆大，成人每服三至四丸，用温水或酒送下。主治：寒实冷积，卒然心腹胀痛，痛如锥刺，气急口噤，大便不通。

【用法用量】入丸、散，每次0.1～0.3g。大多制成巴豆霜用，以减低毒性。外用适量。

【使用注意】孕妇及体弱者忌用。畏牵牛，不宜同用。

【现代研究】化学研究显示，含巴豆油酸，巴豆酸，棕榈酸，月桂酸，巴豆醇，巴豆毒素，巴豆苷等。药理研究显示，有泻下，促进平滑肌运动，抗肿瘤，抗菌和抗炎等作用。巴豆口服半滴至1滴即能产生口腔及胃黏膜的烧灼感及呕吐，多次大量水泻，伴有剧烈腹痛和里急后重等严重的口腔刺激及胃肠炎症状；外用巴豆油可致皮肤发红，发展为脓疱，甚至坏死。人服巴豆油1g可中毒致死。现代临床用于治疗肠梗阻，白喉，支气管哮喘及喘息样支气管炎，急性或慢性肠炎，慢性痢疾，急性阑尾炎，神经性皮炎，胆绞痛，骨结核和疟疾等。

398 蜀椒（川椒）

【古籍原文】味辛，温、大热，有毒。主邪气咳逆，温中，逐骨节皮肤死肌，寒湿痹痛，下气。除

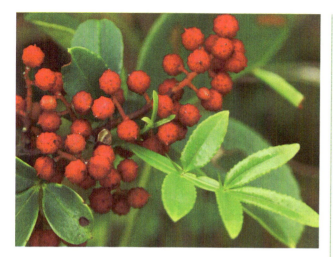

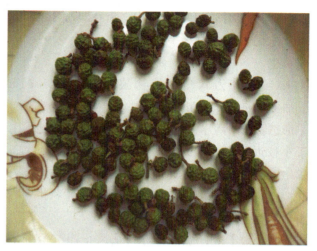

五脏六腑寒冷，伤寒，温疟，大风，汗不出，心腹留饮宿食，止肠澼下利，泄精，字乳余疾，散风邪瘕结，水肿，黄疸，鬼疰，蛊毒，杀虫鱼毒。久服之头不白，轻身增年。开腠理，通血脉，坚齿发，调关节，耐寒暑，可作膏药。多食令人乏气，口闭者杀人。一名巴椒，一名卢藜。生武都川谷及巴郡。八月采实，阴干。

　　杏仁为之使，畏橐吾。出蜀郡北部，人家种之，皮肉厚，腹里白，气味浓。江阳晋原及建平间亦有而细赤，辛而不香，力势不如巴郡。巴椒，有毒不可服，而此为一名，恐不尔。又有秦椒，黑色，在上品中。凡用椒皆火微熬之，令汗出，谓为汗椒，令有力势。椒目冷利去水，则入药不得相杂耳。

　　〔谨案〕椒目，味苦，寒，无毒。主水腹胀满，利小便。今椒出金州西域者，最善。

【来　源】为芸香科植物青椒*Zanthoxylum schinifolium* Sieb. et Zucc.或花椒*Zanthoxylum bungeanum* Maxim.的成熟果皮。

【形态特征】青椒：灌木，通常高1～2m。花序顶生，萼片及花瓣均5片；花瓣淡黄白色；雄花的退化雌蕊甚短，2～3浅裂；雌花有心皮3枚。分果瓣红褐色，干后变暗苍绿色或黑褐色，顶端几无芒尖，油点小；种子直径3～4mm。

【性味功效】辛，温；有小毒。温中止痛，杀虫止痒。

【古方选录】《太平圣惠方》川椒丸：川椒（微炒）、桑根白皮（锉）、芫花根皮、款冬花、紫菀、代赭石、细辛、伏龙肝各一两。用法：水煎服。主治：积年咳嗽。

【用法用量】煎服，3～6g。外用适量，煎汤熏洗；或研末调敷。

【使用注意】本品辛热，有小毒，热证及阴虚火旺者忌用。孕妇慎用。

【现代研究】化学研究显示，果皮中含挥发油，α-蒎烯、β-蒎烯、香桧烯、紫苏烯、芳樟醇、香草木宁碱、菌芋碱和单叶芸香品碱等。药理研究显示，有抗溃疡，保肝，止泻，兴奋和抑制肠平滑肌，镇痛，抗炎，抑制多种细菌、皮肤癣菌，杀疥、螨和抗血栓形成等作用。现代临床用于治疗蛔虫性肠梗阻，急性胃痛，脂溢性皮炎和疥疮等。

399 莽草

【古籍原文】味辛、苦，温，有毒。主风头痈肿，乳痈，疝瘕，除结气疥瘙，虫疽疮，杀虫鱼。疗喉痹不通，乳难，头风痒，可用沐，勿近目。一名葂，一名春草。生上谷山谷及宛朐。五月采叶，阴干。

　　上谷远在幽州，今东间诸山处处皆有。叶青新

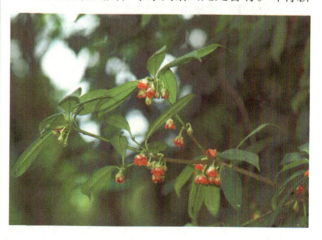

烈者良。人用捣以和米内水中，鱼吞即死浮出，人取食之无妨。莽草，字亦有作黄茵字，今俗呼为茵草也。

【来　源】为八角科植物狭叶茴香*Illicium lanceolatum* A. C. Smith的叶。

【形态特征】灌木或小乔木；叶互生或稀疏地簇生于小枝近顶端或排成假轮生。花腋生或近顶生，单生或2～3朵；雄蕊6～11枚，花药分离，药室突起；花柱钻形，纤细，骤然变狭。蓇葖轮状排列，单个蓇葖。

【性味功效】辛，温；有毒。祛风止痛，消肿散结，杀虫止痒。

【古方选录】《普济方》莽草散：莽草（炙，去毛出汗）一两半，蝎梢一分，官桂（去皮）一分，当归一两，羌活半两，荆三棱一两，蓬莪术一两。主治：瘫痪等风疾。

【用法用量】外用适量，捣敷；或研末调敷；或煎水熏洗、含漱。

【使用注意】禁内服，不可入目，有大毒。

【现代研究】药理研究显示，莽草有毒，可直接刺激消化道黏膜，经消化道吸收进入间脑、延脑，使呼吸中枢和血管运动中枢功能失常，并麻痹运动神经末梢，严重时损害大脑。现代临床外用治疗跌打损伤，痈肿，皮肤麻痹，乳痈，癣疥和牙痛等。

400 郁核（郁李仁）

【古籍原文】味酸，平，无毒。主大腹水肿，面目四肢浮肿，利小便水道。根，主齿龈肿、齲齿，坚齿，去白虫。一名爵李，一名车下李，一名棣。生高山山谷及丘陵上。五月、六月采根。

山野处处有，其子熟赤色，亦可啖之。

【来　源】为蔷薇科植物欧李*Prunus humilis* Bge.、郁李*Prunus japonica* Thunb. 或长柄扁桃*Prunus pedunculata* Maxim.的成熟种子。

【形态特征】欧李：灌木。叶片倒卵状长椭圆形或倒卵状披针形。花单生，萼片三角状卵圆形，先端急尖或钝圆；花瓣白色或粉红色，长圆形或倒卵形；花柱与雄蕊近等长，无毛。

郁李：灌木。叶片卵形或卵状披针形，花叶同

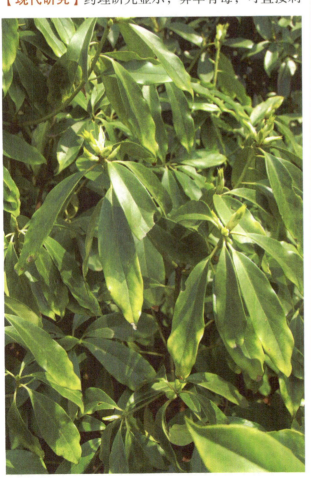

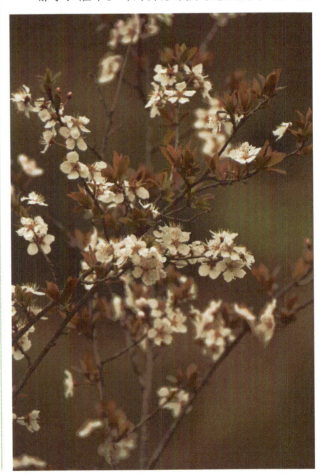

开或先叶开放；萼筒陀螺形，萼片椭圆形；花瓣白色或粉红色，倒卵状椭圆形；核果近球形，深红色。

长柄扁桃：灌木。花单生，稍先于叶开放，具短柔毛；萼筒宽钟形；萼片三角状卵形，花瓣近圆形，粉红色；雄蕊多数。果实近球形或卵球形，成熟时暗紫红色，密被短柔毛；成熟时开裂，离核；种仁宽卵形，棕黄色。

【性味功效】辛、苦、甘，平。润肠通便，利水消肿。

【古方选录】《圣济总录》：郁李仁（炒）、桑根白皮（锉）、川芎、细辛（去苗叶）各一两。用法：捣为细末，每服五钱匕，水煎，入盐一钱匕，去滓，热漱冷吐。主治：牙齿风，挺出疼痛。

【用法用量】水煎服，3～10g；或入丸、散。

【使用注意】孕妇慎用。

【现代研究】化学研究显示，含苦杏仁苷、郁李仁苷、熊果酸、香草酸、原儿茶酸、阿福豆苷、山柰苷、脂肪油、挥发性有机酸、皂苷和植物甾醇等。药理研究显示，有泻下、祛痰、抗炎、镇痛、降血压、抗惊厥、扩张血管等作用。现代临床用于治疗肠燥便秘，小儿习惯性便秘，幽门梗阻，支气管哮喘，急性阑尾炎，水肿等。

401 鼠李

【古籍原文】主寒热瘰疬疮。皮，味苦，微寒，无毒。主除身皮热毒。一名牛李，一名鼠梓，一名椑。生田野，采无时。

此条又附见，今亦在副品限也。

〔谨案〕此药一名赵李，一名皂李，一名乌槎树。皮主诸疮寒热毒痹。子主牛马六畜疮中虫，或生捣敷之，或和脂涂皆效。子味苦，采取日干，九蒸，酒渍，服三合，日二，能下血及碎肉，除疝瘕积冷气，大良。皮、子俱有小毒。

【来　源】为鼠李科植物冻绿 *Rhamnus utilis* Decne 的成熟果实。

【形态特征】灌木或小乔木。花单性，雌雄异株，具花瓣。核果圆球形或近球形，成熟时黑色，具2分核，基部有宿存的萼筒；梗长5～12mm，无毛。

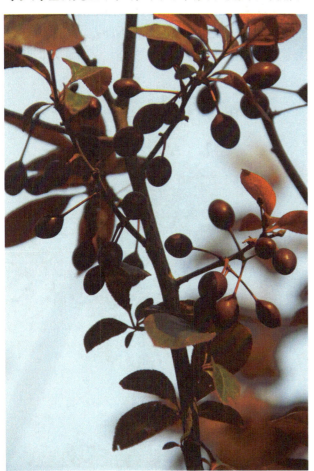

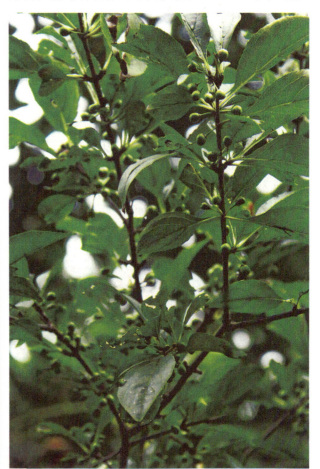

新修本草彩色药图
XINXIUBENCAO CAISE YAOTU

种子背侧基部有短沟。

【性味功效】甘、微苦，凉；有小毒。利湿消积，祛痰止咳，解毒杀虫。

【古方选录】《太平圣惠方》：生鼠李适量。用法：捣敷患处。主治：诸疮寒热，毒痹。

【用法用量】煎服，6~12g；或研末熬膏。外用适量，捣敷或煎水含漱。

【使用注意】本品有毒，不宜过用。孕妇忌服。

【现代研究】化学研究显示，果实含大黄素、大黄酚、蒽酚、山柰酚，种子含芦丁。药理研究显示，有导泻作用。现代临床用于治疗水肿腹胀痛，腹部包块，淋巴结肿大和疮疡等。

402 栾华

【古籍原文】味苦，寒，无毒。主目痛泣出，伤眦，消目肿。生汉中川谷。五月采。

决明为之使。

〔谨案〕此树，叶似木槿而薄细，花黄似槐少长大，子壳似酸浆，其中有实，如熟豌豆，圆黑坚硬，堪为数珠者是也。五月、六月花可收，南人取合黄连作煎，疗目赤烂大效。花以染黄色，甚鲜好也。

【来源】为无患子科植物栾树*Koelreuteria paniculata* Laxm.的花。

【形态特征】落叶乔木或灌木。聚伞圆锥花序，密集呈头状；萼裂片卵形；花瓣开花时向外反折，线状长圆形，开花时橙红色，参差不齐的深裂，被疣状皱曲的毛；蒴果圆锥形。种子近球形。

【性味功效】苦，寒。清肝明目。

【古方选录】《神农本草经贯通》：栾华10g，龙

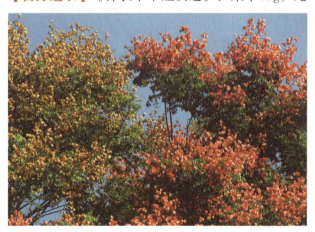

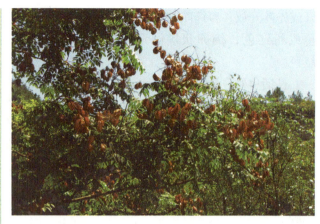

蛋15g，菊花、密蒙花、黄芩各12g，银花20g。用法：水煎服。主治：迎风流泪。

【用法用量】煎服，3~10g。

【使用注意】脾胃虚寒者慎用。

【现代研究】化学研究显示，叶含槲皮苷-2-没食子酸。现代临床用于治疗急性结膜炎，急性卡他性结膜炎等。

403 杉材

【古籍原文】微温，无毒。主疗漆疮。

削作柿，煮以洗漆疮，无不即差。又有鼠查，生去地高尺余许，煮以洗漆多差。又有漆姑，叶细

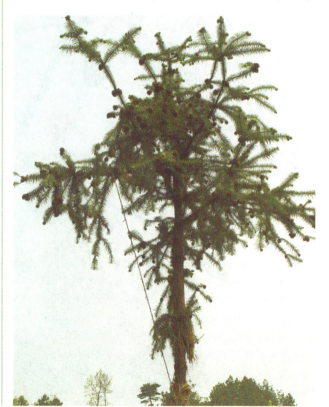

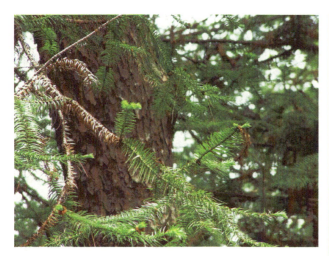

细，多生石旁，亦疗漆疮。其鸡子及蟹，并是旧方。

〔谨案〕杉材木，水煮汁。浸捋脚气肿满，服之疗心腹胀痛，去恶气。其鼠查、漆姑有别功，别出下品。

【来　　源】为杉科植物杉木*Couuinghamia lanceolata*（Lamb.）Hook.的心材及树枝。

【形态特征】乔木。树皮灰褐色，裂成长条片脱落，内皮淡红色；大枝平展，小枝近对生或轮生，常成二列状，幼枝绿色，光滑无毛。雄球花圆锥状，雌球花单生或2～4朵集生；种子扁平，遮盖着种鳞，子叶2片。

【性味功效】辛，微温。辟秽，止痛，散湿毒，下逆气。

【古方选录】《药性切用》：杉材、川芎、细辛。用法：煎酒，含漱，每日二至三次。主治：风虫牙痛。

【用法用量】水煎服，15～30g。外用适量，煎水熏洗；或烧存性研末调敷。

【使用注意】不可久服和过量。虚者禁服。

【现代研究】化学研究显示，木材含挥发油，主要成分为柏木醇等。药理研究显示，杉木挥发油具有一定的抗菌效果。现代临床用于治疗慢性气管炎，胃痛，风湿性关节痛；外用治跌打损伤，烧烫伤，外伤出血，过敏性皮炎等。

404 楠　材

【古籍原文】微温。主霍乱吐不下止。
削作柿，煮服之，穷无他药，用此。

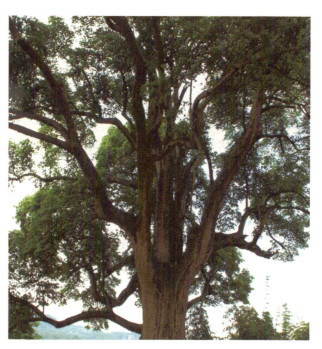

【来　　源】为樟科植物楠木*Phoebe zhennan* S. Lee et F. N. Wei的木材及枝叶。

【形态特征】大乔木。小枝通常较细，有棱或近于圆柱形，被灰黄色或灰褐色长柔毛或短柔毛。聚伞状圆锥花序十分开展，子房球形，柱头盘状。果椭圆形；果梗微增粗；宿存花被片卵形，革质，紧贴，两面被短柔毛或外面被微柔毛。

【性味功效】辛，微温。和中降逆，止吐止泻，利水消肿。

【古方选录】《太平圣惠方》：楠木一两，樟木一两。用法：细锉，以水二大盏煎至一大盏，去渣，分三服，不计时候，温服。主治：霍乱腹痛吐利。

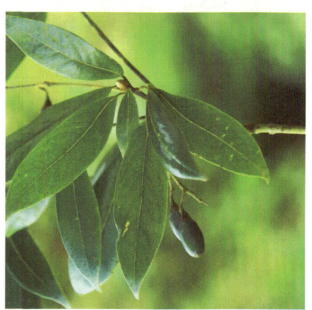

【用法用量】水煎服，5～15g。外用适量，煎汤洗足；或烧研粉，棉裹塞耳。

【使用注意】孕妇慎服。

【现代研究】现代少用。

405 榧实（榧子）

【古籍原文】味甘，无毒。主五痔，去三虫，蛊毒，鬼疰。生永昌。

今出东阳诸郡，食其子，乃言疗寸白虫。不复有余用，不入药方，疑此与前虫品彼子疗说符同。

〔谨案〕此物是虫部中彼子也。《尔雅》云：彼杉也，其树大连抱，高数仞，叶似杉，其树如柏，作松理，肌细软，堪为器用也。

【来　　源】为红豆杉科植物榧Torreya grandis Fort. Lindl.的成熟种子。

【形态特征】乔木。雄球花圆柱状，基部的苞片有明显的背脊，雄蕊各有4枚花药，药隔先端宽圆有缺齿。种子椭圆形、卵圆形、倒卵圆形或长椭圆形，熟时假种皮呈淡紫褐色，有白粉，顶端微凸，基部具宿存的苞片，胚乳微皱；初生叶三角

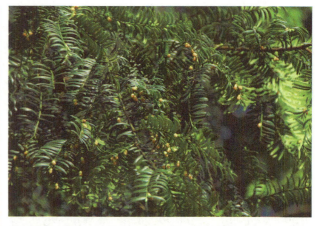

状鳞形。

【性味功效】甘、涩，平。杀虫，消积，润燥。

【古方选录】《食疗本草》：榧子日食七颗，满七日。主治：寸白虫。

【用法用量】水煎服，15～50g；连壳生用，打碎入煎；或10～40枚，炒熟去壳，取种仁嚼服；或入丸、散。驱虫宜用较大剂量，顿服；治便秘、痔疮宜小量常服。

【使用注意】脾虚泄泻及肠滑大便不实者慎服。

【现代研究】化学研究显示，种子含54.3%的脂肪油（其不饱和脂肪酸含量高达74.88%），甾醇，糖类，挥发油，鞣质等。药理研究显示，有驱钩虫的作用。榧子油有抗氧化、降血脂的作用。现代临床用于治疗钩虫病，丝虫病等。

406 蔓椒（两面针）

【古籍原文】味苦，温，无毒。主风寒湿痹，历节疼痛，除四肢厥气，膝痛。一名豕椒，一名猪椒，一名彘椒，一名狗椒。生中山川谷及丘冢间。采茎、根，煮酿酒。

山野处处有，俗呼为樛，似椒菻，小不香尔，一名豨杀，可以蒸病出汁也。

【来　　源】为芸香科植物两面针Zanthoxylum nitidum（Roxb.）DC.的根或枝叶。

【形态特征】灌木。老茎有翼状蜿蜒而上的木栓层，茎枝及叶轴均有弯钩锐刺，粗大茎干上部的皮刺基部呈长椭圆形枕状凸起。花4基数；子房圆球形，花柱粗而短，柱头头状。种子圆珠状，腹面稍平坦。

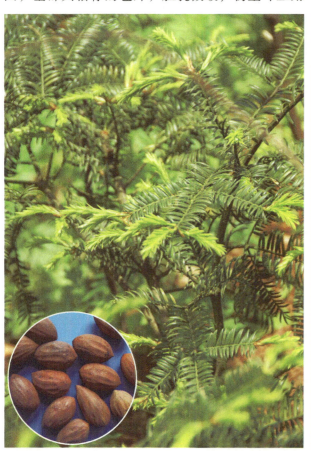

【性味功效】苦、辛，温；有小毒。祛风除湿，行

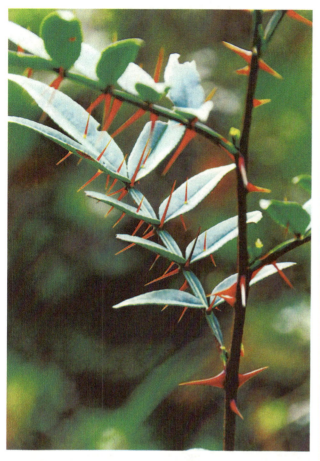

气止痛，散瘀消肿。

【临床用方】《云南中草药选》：两面针根30g。
用法：泡酒0.5kg，7天后可饮，每次5～10ml，每
日3次；或两面针根3～15g，煎服。主治：跌打劳
伤，风湿骨痛。

【用法用量】水煎服，4.5～9g；研末，1.5～3g；
或浸酒。外用适量，煎水洗；或含漱；或鲜品
捣敷。

【使用注意】内服过量，可出现头晕、呕吐或腹泻
的毒性反应，当立即停药。不宜与酸性食物同服。
孕妇禁服。

【现代研究】化学研究显示，含光叶花椒碱，光叶
花椒酮碱，二氢光叶花椒碱，氧化白屈菜红碱，菌
芋碱和香叶木苷等。药理研究显示，有镇痛，镇
静，强心，降血压，抑菌，抗肿瘤和解除平滑肌痉
挛等作用。现代临床用于治疗风湿性关节痛，胃及
十二指肠溃疡，疝痛和龋齿，神经痛，头痛，胃
肠绞痛，牙痛，腰腿痛，急性扁桃体炎，口疮，烫
伤，跌打损伤等。

407 钓樟根皮

【古籍原文】主金创，止血。

出桂阳、邵陵诸处，亦呼作乌樟，方家乃不
用，而俗人多识此。刮根皮屑，以疗金创，断血易
合甚验。又有一草似狼牙，气辛臭，名地菘，人呼
为刘愻草，五月五日采，干作屑，亦主疗金疮，言
刘愻昔采用之耳。

〔谨案〕钓樟，生柳州山谷，树高丈余，叶似
枬叶而尖长，背有赤叶，若枇杷叶。八月、九月采
根皮，日干之。

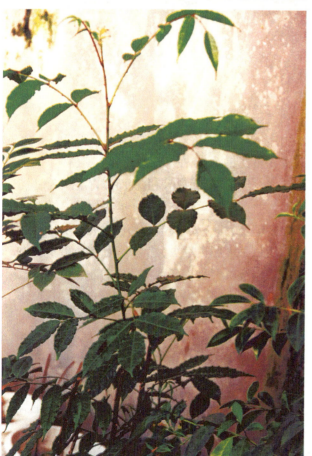

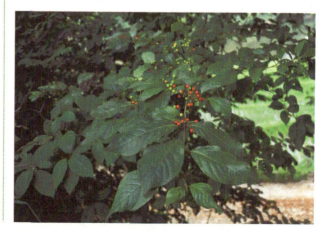

【来　　源】为樟科植物红果钓樟Lindera erythrocarpa Makino的根皮。

【形态特征】落叶灌木或小乔木。叶互生，通常呈卵形或倒卵状椭圆形。伞形花序着生于叶芽两侧各一，总苞片4片，内有花约5朵；子房椭圆形，柱头盘状。果球形，熟时红色；果梗无皮孔，被疏柔毛。

【性味功效】辛，温。暖胃温中，行气止痛，祛风除湿。

【临床用方】《安徽中草药》：钓樟根15g，煎服。主治：胃寒吐泻。

【用法用量】水煎服，3～10g。外用适量，煎汤洗浴。

【现代研究】化学研究显示，含无根藤次碱、木姜子碱、波尔定碱、六驳碱、N-甲基六驳碱、北美乔松黄烷酮、红果山胡椒查耳酮、红果山胡椒黄烷酮、乌药环戊烯二酮甲醚等。现代临床用于治疗胃寒吐泻，疥癣湿疮，跌打损伤，风湿痹痛等。

408 雷　丸

【古籍原文】味苦、咸，寒、微寒，有小毒。主杀三虫，逐毒气，胃中热，利丈夫，不利女子，作膏摩，除小儿百病。逐邪气，恶风，汗出，除皮中热结，积聚，蛊毒，白虫，寸白自出不止。久服令人阴痿。一名雷实，赤者杀人。生石城山谷，生汉中土中。八月采根，曝干。

荔实、浓朴为之使，恶葛根。今出建平、宜都间，累累相连如丸。《本经》云：利丈夫。《别录》云：久服阴痿，于事相反。

〔谨案〕雷丸是竹之苓也，无有苗蔓，皆零出，无相连者。今出房州、金州。

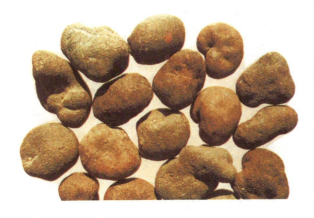

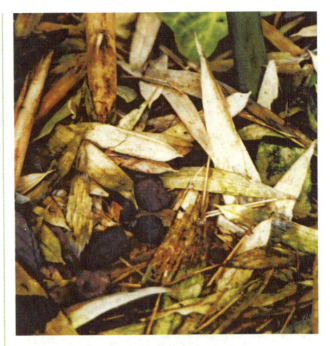

【来　　源】为白蘑科真菌雷丸Omphalia lapidescens Schroet.的菌核。

【形态特征】菌核形态较多样，呈球形、扁圆形、椭圆形等，直径0.8～5cm。表面褐色、红褐色、棕褐色至黑褐色和黑色，有细皱纹，干燥后坚硬，有时还附有菌索。内部白色至灰白色或带黄色。

【性味功效】微苦，寒。消积，杀虫。

【古方选录】《杨氏家藏方》雷丸散：雷丸、使君子、鹤虱、榧子肉、槟榔各等分。用法：上药为细末，每服一钱，温米饮调下，乳食前。主治：虫积。

【用法用量】入丸、散，15～21g。饭后温开水调服或吞服，每次5～7g，每日3次，连服3日。

【使用注意】不入煎剂。虫积而脾胃虚寒者慎服。

【现代研究】化学研究显示，含蛋白酶、雷丸素、雷丸多糖及钙、铝、镁等。药理研究显示，其蛋白酶有明显杀灭胆道蛔虫、钩虫、阴道滴虫及囊虫；雷丸多糖有抗炎，提高动物免疫功能，抑制小鼠肉瘤S_{180}等作用。现代临床用于治疗绦虫病，钩虫病，滴虫性阴道炎，脑囊虫病和急性胆道蛔虫病等。

409 溲　疏

【古籍原文】味辛、苦，寒、微寒，无毒。主身皮肤中热，除邪气，止遗溺，通利水道，除胃中热，下气，可作浴汤。一名巨骨。生掘耳川谷及田野故丘墟地。四月采。

　　漏芦为之使。李云溲疏一名杨栌，一名牡荆，一名空疏。皮白，中空，时时有节。子似枸杞子，冬月熟，色赤，味甘、苦，末代乃无识者，此实真也，非人篱援之杨栌也。李当之此说，于论牡荆，乃不为大乖，而滥引溲疏，恐斯误矣。又云：溲疏与空疏亦不同。掘耳疑应作熊耳，熊耳山名，而都无掘耳之号也。

　　〔谨案〕溲疏，形似空疏，树高丈许，白皮，其子八月、九月熟，色赤，似枸杞子，味苦，必两两相并，与空疏不同。空疏一名杨栌，子为荚，不似溲疏。

【来　　源】为虎耳草科植物溲疏*Deutzia scabra* Thunb.的果实。

【形态特征】落叶灌木。小枝中空，赤褐色。叶对生，有短柄。圆锥花序直立，花白色或外面有粉红色斑点。蒴果近球形，顶端扁平，有多数细小种子。

【性味功效】苦、辛，寒；有小毒。清热，利尿。

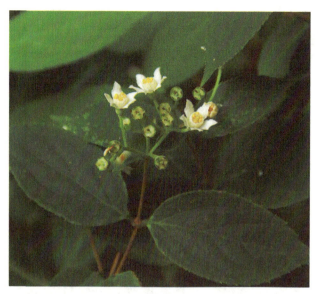

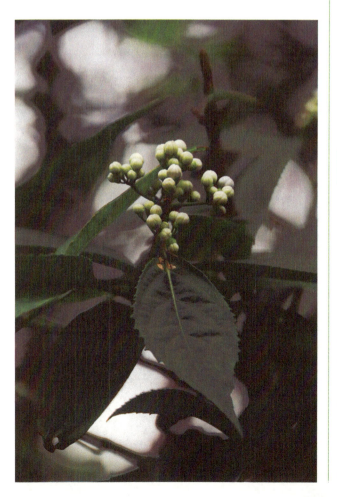

【古方选录】《备急千金要方》承泽丸：溲疏二两，梅核仁、辛夷各一升，葛上亭长七枚，泽兰子五合，藁本一两。用法：研末，蜜合为丸，先食，服如大豆两丸，日三，不知稍增。主治：妇人下焦三十六疾。

【用法用量】煎服，3~10g。

【使用注意】本品有毒，不可过服。脾胃虚寒者慎用。

【现代研究】化学研究显示，叶和花含山柰酚-7-葡萄糖苷，槲皮素-3-葡萄糖苷等黄酮类化合物；叶还含溲疏苷，卯花苷，溲疏醇和卯花醇等。现代临床用于治疗发热，小便不利等。

410 举树皮（榉树皮）

【古籍原文】大寒。主时行头痛，热结在肠胃。

　　山中处处有，皮似檀、槐，叶如栎、槲，人亦多识用之。削取里皮，去上甲，煎服之，夏日作饮去热。

　　〔谨案〕此树，所在皆有，多生溪涧水侧。叶似梣而狭长，树大者连抱，高数仞，皮极粗厚，殊不似檀。俗人取煮汁，以疗水气断下利，取嫩叶，挪贴火烂疮有效也。

【来　　源】为榆科植物榉树*Zelkova schneirrana* Hand.-Mazz.的树皮。

【形态特征】乔木。树皮灰白色或褐灰色，呈不规则的片状剥落。叶薄纸质至厚纸质；托叶膜质，紫褐色，披针形。花被裂至中部，花被裂片5~8片。

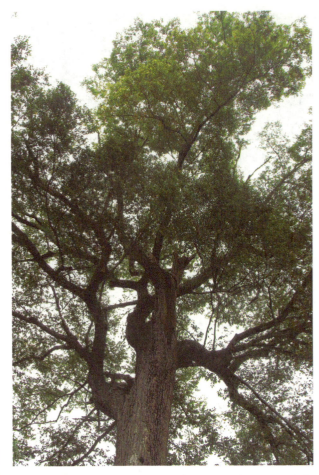

核果斜卵状圆锥形，具背腹脊，表面被柔毛，具宿存的花被。

【性味功效】苦，寒。清热解毒，止血，利水，安胎。

【古方选录】《古今录验方》榉皮饮子：榉皮十二分，栝楼八分，茯苓八分，人参六分，粟米二合。制法：以水三升煮，取一升二合，去滓分服。主治：小儿渴痢。

【用法用量】水煎服，3～10g。外用适量，煎

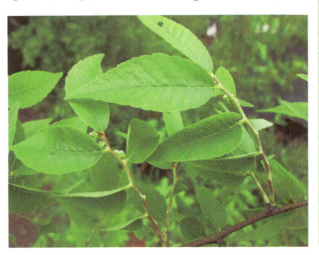

水洗。

【使用注意】脾胃虚寒者慎服。

【现代研究】现代临床用于治疗感冒发热，小儿血痢，目赤肿痛，便血，水肿，急性结膜炎等。

411 白杨树皮

【古籍原文】味苦，无毒。主毒风，脚气肿，四肢缓弱不随，毒气游易在皮肤中，痰癖等。酒渍服之。

取叶圆大、蒂小、无风自动者良。（新附）

【来　　源】为杨柳科植物山杨*Populus davidiana* Dode的树皮。

【形态特征】乔木。树皮光滑灰绿色或灰白色，老树基部黑色，粗糙；树冠圆形。小枝圆筒形，光滑，赤褐色，萌枝被柔毛。叶三角状卵圆形或近圆形。花序轴有疏毛或密毛。蒴果卵状圆锥形，有短柄，2瓣裂。

【性味功效】苦，寒。祛风活血，清热利湿，驱虫。

【古方选录】《太平圣惠方》白杨皮散：白杨皮四握，细辛半两，露蜂房半两。用法：上为散，每用

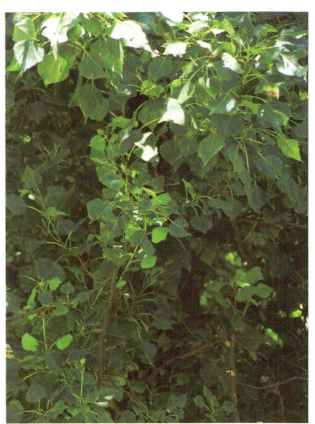

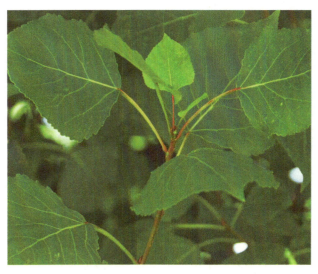

三钱，以水一大盏，浸一宿，煎令3～5沸，去滓，热含冷吐。主治：齿疼。

【用法用量】水煎服，10～30g；或研末；或浸酒。外用适量，煎水含漱；或浸洗；或研末调敷。

【现代研究】现代临床用于治疗小便淋漓涩痛，皮肤疥癣，高血压等。

412 水杨叶

【古籍原文】嫩枝，味苦，平，无毒。主久利赤白。捣和水绞取汁，服一升，日二，大效。

此陶注柳者是。（新附）

【来　　源】为杨柳科植物红皮柳*Salix sinopurpurea* C. Wang et Ch. Y. Yang的枝叶。

【形态特征】灌木。小枝淡绿或淡黄色，无毛；当年枝初有短茸毛，后无毛。叶对生或斜对生，披针形。花序圆柱形，无花序梗；苞片卵形，先端钝或微尖；腺体1枚，腹生；雄蕊2枚，花丝合生，花药4室，圆形；子房卵形，柱头头状。

【性味功效】苦，平。清热解毒。

【用法用量】水煎服，3～9g；或捣汁。外用适量，煎水熏洗。

【现代研究】现代少用。

413 栾 荆

【古籍原文】味辛、苦，温，有小毒。主大风，头面手足诸风，癫痫，狂痓，湿痹寒冷疼痛。俗方大用之，而本草不载，亦无别名，但有栾花，功用又

别，非此花也。

案其茎、叶都似石南，干亦反卷，经冬不死，叶上有细黑点者，真也。今雍州所用者是，而洛州乃用石荆当之，非也。（新附）

【现代研究】考证不确，现代不用。

414 小 檗

【古籍原文】味苦，大寒，无毒。主口疮，疳匿，杀诸虫，去心腹中热气。一名山石榴。

其树枝叶与石榴无别，但花异，子细黑圆如牛李子耳。生山石间，所在皆有，襄阳岘山东者为良。陶于檗木附见二种，其一是此。陶云皮黄，其树乃皮白，今太常所贮乃叶多刺者，名曰刺檗，非小檗也。（新附）

【来　　源】为小檗科植物华西小檗*Berberis silva-taroucana* Schneid.等多种同属植物的根、茎、叶。

【形态特征】落叶灌木。老枝暗灰色，散生疣点，具条棱，幼枝紫褐色或淡黄色，光滑无毛；叶纸质，叶片倒卵形。伞形总状花序，花序基部有时簇生数花，花瓣倒卵形，基部具2枚分离腺体。浆果长圆形。

【性味功效】苦，寒。清热燥湿，泻火解毒。

【古方选录】《小品方》小檗汤：龙胆三两，黄连二两，小檗四两。用法：凡三物以水四升，先煮龙胆、黄连，取二升，别渍子檗令水淹潜，投汤中和，稍含之。主治：口疮。

【用法用量】水煎服，3～9g；或研末。外用适量，煎水滴眼；或洗患处。

【现代研究】化学成分显示，主要含小檗碱，以

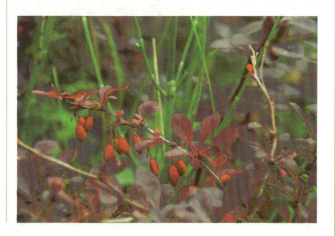

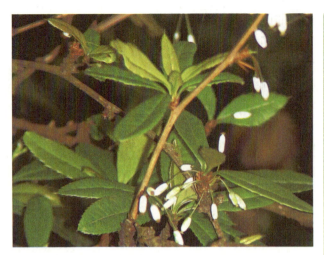

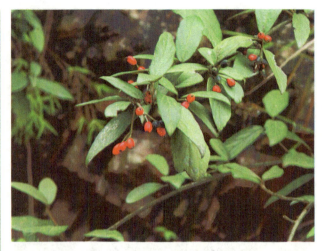

根皮中较多。药理研究显示，有抗多种微生物，抗原虫，降血压，利胆，抗癌，解热，利尿，局部麻醉，镇静，镇痛等作用。现代临床用于治疗细菌性痢疾，胃肠炎，呼吸道感染，支气管肺炎，扁桃体炎，早期乳腺炎，泌尿系感染，伤口感染，副伤寒，慢性气管炎等。

415 荚蒾

【古籍原文】 味甘、苦，平，无毒。主三虫，下气，消谷。

叶似木槿，及似榆，作小树，其子如溲疏，两两为并，四四相对，而色赤味甘。煮树枝汁和作粥，甘美。以饲小儿，杀蛔虫，不入方用。陆机《草木疏》：名击迷，一名羿先，盖檀、榆之类也，所在山谷有之。（新附）

【来　源】 为忍冬科植物荚蒾 *Viburnum dilatatum* Thunb. 的茎、叶。

【形态特征】 落叶灌木。叶纸质，宽倒卵形、倒卵

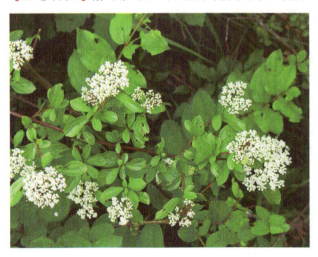

形，顶端急尖，基部圆形至钝形或微心形，脉腋集聚簇状毛，有带黄色或近无色的透亮腺点。复伞形式聚伞花序稠密，萼筒狭筒状；花冠白色，裂片圆卵形。果实红色，椭圆状卵圆形，核扁，卵形。

【性味功效】 酸，微寒。疏风解毒，清热解毒，活血。

【临床用方】《贵州草药》：荚蒾15g。用法：煨水服。主治：风热感冒。

【用法用量】 水煎服，9～30g。外用适量，鲜品捣敷或煎水外洗。

【现代研究】 化学研究显示，叶含荚蒾螺内酯，谷甾醇，熊果酸，谷甾醇-β-D-葡萄糖苷，异槲皮苷，乙酰胆碱，山柰酚，槲皮素，左旋表儿茶精，右旋表儿茶精等。药理研究显示，有抗菌，抗肿瘤，抗胆碱酯酶等作用。现代临床用于治疗风热感冒，疔疮发热，产后伤风，外伤骨折，过敏性皮炎，淋巴结炎等。

416 钓藤（钩藤）

【古籍原文】 微寒，无毒。主小儿寒热，十二惊痫。

出建平，亦作吊藤字，惟疗小儿，不入余方。

〔谨案〕出梁州，茎间有刺，形若钓钩者是。

【来　源】 为茜草科植物华钩藤 *Uncaria sinensis*（Oliv.）Havil. 及其同属多种植物的带钩枝条。

【形态特征】 藤本；嫩枝较纤细，方柱形或有四棱角，无毛。叶薄纸质，椭圆形，脉腋窝陷有黏液毛；托叶阔三角形至半圆形。头状花序单生叶腋，头状花序不计花冠，花序轴有稠密短柔毛；小苞片

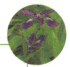

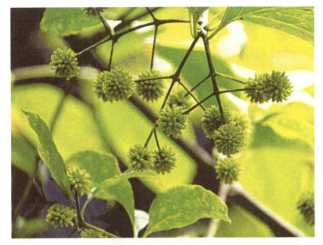

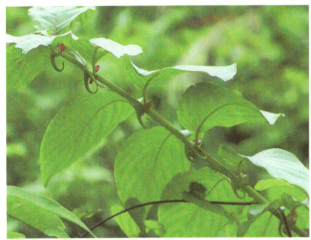

线形或近匙形，花柱伸出冠喉外，柱头棒状。

【性味功效】甘，凉。清热平肝，熄风定惊。

【古方选录】《太平圣惠方》钩藤散：钩藤一分，龙胆（去芦头）一分，犀角屑一分，茯神一分，黄芩一分，甘草（炙微赤，锉）一分。制法：上为细散。用法：每服一钱，以水一小盏，煎至五分，去滓，频服。主治：小儿惊啼壮热，心烦不得稳睡。

【用法用量】水煎服，6～30g；或入散。不宜久煎。

【使用注意】脾胃虚寒者慎服。

【现代研究】化学研究显示，含异去氢钩藤碱、异钩藤碱、去氢钩藤碱、钩藤碱、去氢硬毛钩藤碱、硬毛钩藤碱、柯楠因碱、二氢柯楠因碱等，还含地榆素、糖脂、己糖胺、脂肪酸和草酸钙等。药理研究显示，有降血压，抗心律失常，抑制血小板聚集，抗血栓，镇静，抗惊厥，局部麻醉等作用。现代临床用于治疗高血压，面神经麻痹，全身麻木，百日咳等。

417 药实根

【古籍原文】味辛，温，无毒。主邪气，诸痹，疼酸，续绝伤，补骨髓。一名连木。生蜀郡山谷。采无时。

〔谨案〕此药子也，当今盛用，胡名那绽，出通州、渝州。《本经》用根，恐误载根字。子味辛，平，无毒。主破血，止利，消肿，除蛊注蛇毒。树生叶似杏，花红白色，子肉味酸甘。用其核仁也。

【现代研究】考证不确，现代不用。

418 皂荚

【古籍原文】味辛、咸，温，有小毒。主风痹，死肌，邪气，风头泪出，下水，利九窍，杀鬼、精物，疗腹胀满，消谷，破咳嗽囊结，妇人胞不落，明目益精。可为沐药，不入汤。生雍州川谷及鲁邹县，如猪牙者良。九月、十月采荚，阴干。

柏实为之使，恶麦门冬，畏空青、人参、苦参。今处处有，长尺二者良。俗人见其皆有虫孔，而未尝见虫形，皆言不可近，令人恶病，殊不尔。

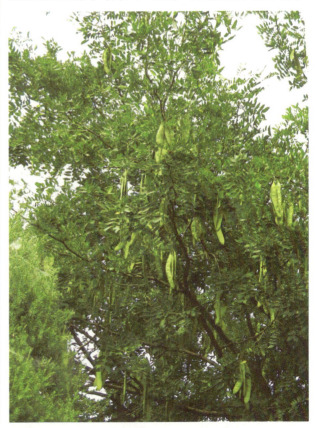

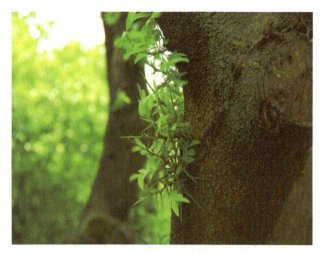

其虫状如草菜上青虫，荚微欲黑，便出，所以难见尔。但取生者看，自知之也。

〔谨案〕此物有三种，猪牙皂荚最下，其形曲戾薄恶，全无滋润，洗垢亦不去。其尺二寸者，粗大长虚而无润，若长六七寸，圆厚节促直者，皮薄多肉，味浓，大好。

【来　　源】为豆科植物皂荚*Gleditsia sinensis* Lam.的果实或不育果实。

【形态特征】落叶乔木或小乔木。花杂性，组成总状花序；花序腋生或顶生，两性花。果瓣革质，棕褐色或红褐色，常被白色粉霜。种子多粒，长圆形或椭圆形，棕色，光亮。

【性味功效】辛、咸，温；有毒。祛痰止咳，开窍通闭，杀虫散结。

【古方选录】《太平圣惠方》皂荚散：皂荚一分，细辛一分，辛夷一分，川椒（去目及闭口者，微炒去汗）一分，附子（炮裂，去皮脐）一分。主治：鼻塞不通。

【用法用量】内服，1~3g，多入丸、散。外用适量，研末搐鼻；或煎水洗；或研末掺或调敷；或熬膏涂；或烧烟熏。

【使用注意】体虚者、孕妇及咯血者禁服。

【现代研究】化学研究显示，含皂荚苷，蜡醇，二十九烷，豆甾醇，谷甾醇，鞣质等。药理研究显示，有祛痰，调节免疫，抗过敏，抗肿瘤，抗菌，抗炎，抗凝血，降血脂等作用。现代临床用于治疗急性肠梗阻，产后急性乳腺炎，面部神经麻痹，神经性头痛，三叉神经痛，慢性功能性便秘，乳腺增生，重度痤疮，慢性结肠炎，慢性盆腔炎，急性阑尾炎等。

419 楝实（川楝子）

【古籍原文】味苦，寒，有小毒。主温疾，伤寒大热烦狂，杀三虫，疥疡，利小便水道。根，微寒，疗蛔虫，利大肠。生荆山山谷。

处处有，俗人五月五日皆取花叶佩带之，云辟恶。其根以苦酒磨涂疥，甚良。煮汁作糜，食之去蛔虫。

〔谨案〕此物有两种，有雄有雌。雄者根赤，无子，有毒，服之多使人吐不能止，时有至死者。雌者根白，有子，微毒，用当取雌者。

【来　　源】为楝科植物川楝*Melia toosendan* Sieb. et Zucc.的成熟果实。

【形态特征】乔木。幼枝密被褐色星状鳞片。叶痕明显，二回羽状复叶，具长柄。圆锥花序聚生于小枝顶部之叶腋内；花具梗，较密集。核果大，椭圆状球形，果皮薄，熟后淡黄色；核稍坚硬。

【性味功效】苦，寒；有小毒。疏肝泄热，行气止痛，杀虫。

【古方选录】《古今医彻》川楝子汤：川楝肉二钱，木香七分，槟榔一钱，熟半夏一钱，枳实（曲炒）一钱，广皮一钱，炙甘草三分。制法：加生姜，水煎，入砂糖少许，和服。主治：虫痛时作时止，口吐清水，或如咬状。

【用法用量】水煎服，3~10g；或入丸、散。外用适量，研末调涂。行气止痛炒用，杀虫生用。

【使用注意】脾胃虚寒者忌服。有小毒，内服不宜用量过大及久服，有恶心、呕吐等不良反应。

【现代研究】化学研究显示，含川楝素，苦楝子酮，脂苦楝子醇，21-O-乙酰川楝子三醇，21-O-甲基川楝子五醇等。药理研究显示，有驱蛔虫，抗

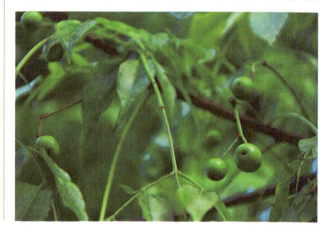

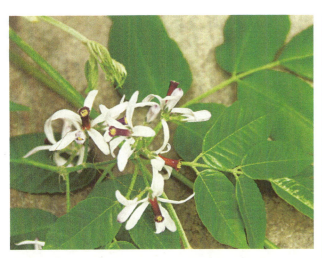

菌，消炎，抗病毒，抗生育，抗氧化等作用。现代临床用于治疗蛔虫病，头癣，急性乳腺炎，胃病，胁痛，淋证，带状疱疹，痤疮，面部毛囊炎，前列腺炎等。

420 柳华（柳花）

【古籍原文】味苦，寒，无毒。主风水，黄疸，面热黑，痂疥，恶疮，金创。一名柳絮。叶主马疥痂疮。取煎者，以洗马疥，立愈。又疗心腹内血，止痛，实主溃痈，逐脓血。子汁疗渴。生琅琊川泽。

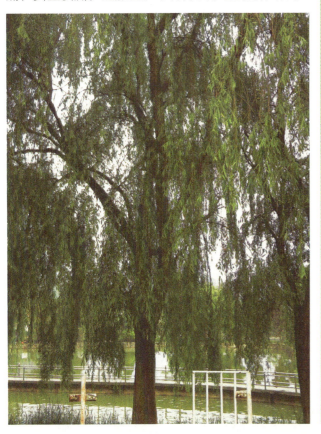

柳即今水杨也，花熟随风起，状如飞雪。陈元正方以为譬者，当用其未舒时，子亦随花飞，正应水渍取汁耳。柳花亦宜贴灸疮，皮叶疗漆疮耳。

〔谨案〕柳与水杨全不相似。水杨叶圆阔而赤，枝条短硬；柳叶狭长，青绿，枝条长软。此论用柳，不载水杨。水杨亦有疗能，本草不录。树枝及木中虫屑、枝皮，味苦，寒，无毒。主痰热淋，可为吐汤，煮洗风肿痒。酒煮含，主齿痛。木中虫屑可为浴汤，主风瘙痒瘾疹，大效。此人间柳树是也。陶云水杨非也。本草载花差灸疮。

【来　　源】为杨柳科植物垂柳*Salix babylonica* L.的花序。

【形态特征】乔木。树冠开展而疏散。树皮灰黑色。枝细，下垂，淡褐黄色、淡褐色或带紫色，无毛。芽线形，先端急尖。叶狭披针形或线状披针形。花序先叶开放，或与叶同时开放。蒴果长3～4mm，带绿黄褐色。

【性味功效】苦，寒。祛风利湿，止血散瘀。

【古方选录】《赤水玄盼》：柳花五、七钱；紫草一两二钱，升麻九钱，归身七钱半。用法：上为末。每服七钱，葡萄煎汤调下。主治：室女发热经停。

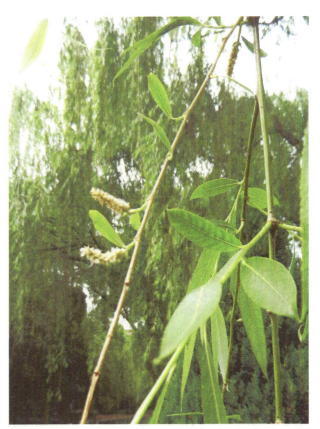

【用法用量】水煎服，6～12g；或研末，3～6g；或捣汁。外用适量，烧存性研末，撒。

【现代研究】现代少用。

421 桐　叶

【古籍原文】味苦，寒，无毒。主恶蚀疮着阴。皮主五痔，杀三虫。疗奔豚气病。华，敷猪疮，饲猪肥大三倍。生桐柏山谷。

　　桐树有四种：青桐，茎皮青，叶似梧桐而无子。梧桐，色白，叶似青桐有子，子肥亦可食。白桐与岗桐无异，惟有花子耳，花三月舒，黄紫色，《礼》云桐始花者也。岗桐无子，是作琴瑟者。今此云花，便应是白桐，白桐亦堪作琴瑟，一名椅桐，人家多植之。

　　〔谨案〕古本草：桐花饲猪，肥大三倍。今云敷疮，恐误矣，岂有故破伤猪，敷桐花者。

【来　　源】为梧桐科植物梧桐*Firmiana plantanifolia*（L. f.）Marsili的树叶。

【形态特征】落叶乔木，高达16m。树皮青绿色，平滑。单叶互生，叶柄长8～30cm；叶片心形，掌状3～5裂先端渐尖，基部心形。圆锥花序顶生，花

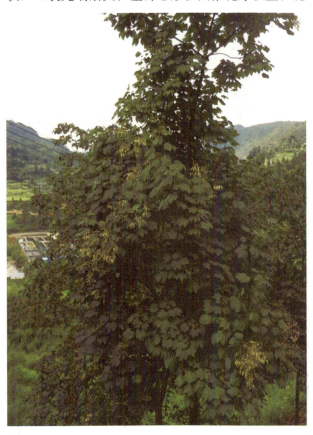

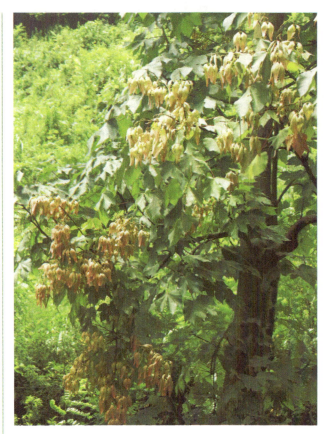

单性或杂性，淡黄绿色。蓇葖果，被短茸毛或几无毛。种子4～5粒，球形。花期6—7月，果熟期10—11月。

【性味归经】甘，平。镇静，降压，祛风，解毒。

【临床用方】《广州部队常用中草药手册》：梧桐叶15～30g。用法：水煎服。主治：风湿骨痛，跌打损伤，哮喘。

【用法用量】水煎服，10～30g。外用适量，鲜叶敷贴；煎水洗或研末调敷。

【使用注意】孕妇禁服。

【现代研究】化学研究显示，含芦丁，β-香树脂醇，β-香树脂醇乙酸酯，β-谷甾醇，三十一烷，甜菜碱，胆碱，水溶性多糖等。药理研究显示，有降血压、镇静等作用。现代临床用于治疗风湿性骨关节疼痛，冠心病，高血压，高脂血症，银屑病，神经衰弱，痈疮肿毒，外伤出血等。

422 梓白皮

【古籍原文】味苦，寒，无毒。主热，去三虫，疗目中患，华、叶捣敷猪疮，饲猪肥大易养三倍。生河内山谷。

此即梓树之皮。梓亦有三种，当用拌素不腐者，方药不复用。叶疗手脚水烂。桐叶及此以肥猪之法未见，其事应在商丘子《养猪经》中耳。

〔谨案〕此三树，花叶取以饲猪，并能肥大，且易养。今见《李氏本草》及《博物志》，但云饲猪使肥。今云敷猪疮并误讹矣。《别录》云：皮主吐逆胃反，去三虫，小儿热疮，身头热烦蚀疮，汤浴之。并封敷嫩叶，主烂疮也。

【来　　源】为紫葳科植物梓 *Catalpa ovata* G. Don 的根皮或树皮的韧皮部。

【形态特征】乔木。叶对生或近于对生。顶生圆锥花序；花序梗微被疏毛；花萼蕾时圆球形，2唇开裂，花冠钟状。能育雄蕊2枚，花丝插生于花冠筒上，花药叉开。子房上位，棒状。花柱丝形，柱头2裂。蒴果线形，下垂，种子长椭圆形。

【性味功效】苦，寒。清热利湿，降逆止吐，杀虫止痒。

【古方选录】《医学纲目》麻黄连翘汤：麻黄（去节）二钱，连轺（即连翘根）二钱，杏仁二钱，赤小豆三钱，大枣十二枚，生梓白皮（切）三钱，生

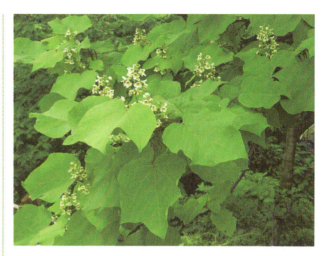

姜二钱，甘草（炙）二钱。用法：以水一升，先煮麻黄，去上沫，纳诸药，去滓，分二次温服。主治：阳黄兼表证，发热恶寒，无汗身痒，周身黄染如橘色，脉浮滑。

【用法用量】水煎服，5～9g。外用适量，研末调敷或煎水洗浴。

【现代研究】化学研究显示，茎皮含羽扇豆醇，三十烷酸酯，阿魏酸，梓果苷，对-香豆酸，香草酸，β-胡萝卜苷，十六碳酸，β-谷甾醇；根皮含异阿魏酸，对-羟基苯甲酸和谷甾醇。药理研究显示，有利尿、抗诱变作用。现代临床用于治疗急性肾炎，疗疮，小儿头疮，肝硬化腹水等。

423 苏方木（苏木）

【古籍原文】味甘、咸，平，无毒。主破血，产后血胀闷欲死者。水煮若酒煮五两，取浓汁服之，效。

此人用染色者，自南海昆仑来，交州、爱州亦有。树似庵罗，叶若榆叶而无涩，抽条长丈许，花黄，子生青熟黑。（新附）

【来　　源】为豆科植物苏木 *Caesalpinia sappan* L.的心材。

【形态特征】小乔木。枝上的皮孔密而显著。二回羽状复叶，长圆形至长圆状菱形；圆锥花序顶生或腋生，苞片披针形。荚果木质，稍压扁，近长圆形至长圆状倒卵形，种子3～4粒，长圆形。

【性味功效】甘、咸，平。活血祛瘀，消肿定痛。

【古方选录】《圣济总录》苏木酒：苏木（槌令烂，研）二两。用法：用酒二升，煎取一升；分三

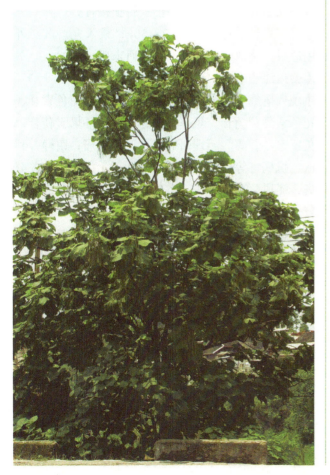

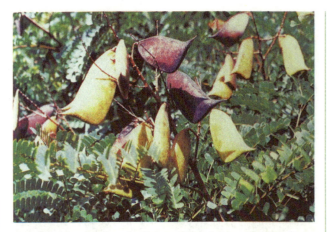

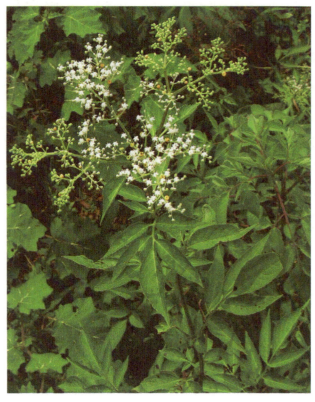

服，空心、午时、夜卧各一服。主治：跌打损伤，
因疮中风。

【用法用量】水煎服，3～9g；或研末。外用适
量，研末撒。

【使用注意】血虚无瘀滞者、月经过多者及孕妇
禁服。

【现代研究】化学研究显示，含3-去氧苏木酮B，
苏木酮B，苏木酚，表苏木酚，巴西苏木素，商陆
黄素，鼠李素，槲皮素，苏木查耳酮，二十八醇，
β-谷甾醇及蒲公英赛醇等。药理研究显示，有抗
癌，抑菌，抑制醛糖还原酶，催眠，促进微循环，
降血糖等作用。现代临床用于治疗风湿性关节炎，
跖筋膜炎，宫颈癌等。

424 接骨木

【古籍原文】味甘、苦，平，无毒。主折伤，续筋
骨，除风痒龋齿。可为浴汤。

　　叶如陆英，花亦相似。但作树高一、二丈许，
木轻虚无心。斫枝插便生，人家亦种之。一名木蒴
藋，所在皆有之。（新附）

【来　　源】为忍冬科植物接骨木Sambucus williamsii
Hance的茎枝。

【形态特征】落叶灌木或小乔木。老枝淡红褐色，
具明显的长椭圆形皮孔，髓部淡褐色。羽状复叶，
圆锥形聚伞花序顶生，花小而密；萼筒杯状，萼齿
三角状披针形。果实红色，卵圆形或近圆形；分核
2～3枚，卵圆形至椭圆形。

【性味功效】甘、苦，平。祛风利湿，活血，
止血。

【古方选录】《续本事方》：接骨木半两，好乳香

半钱，赤芍药、川当归、川芎、自然铜各一两。用
法：上为末，用黄蜡四两溶入前药末，搅匀，候温
软，众手丸如大龙眼。主治：打损接骨。

【用法用量】水煎服，15～30g；或入丸、散。外
用适量，捣敷或煎汤熏洗；或研末撒。

【使用注意】孕妇禁服。

【现代研究】化学研究显示，含接骨木花色素苷、
花色素葡萄糖苷，氢基酸，氰醇苷，环烯醚萜苷，
莫罗忍冬苷等。药理研究显示，有镇痛，镇静，利
尿，抗病毒等作用。现代临床用于治疗风湿性关节
炎，痛风，预防麻疹，湿脚气，漆疮，急性或慢性
肾炎；外用治创伤出血等。

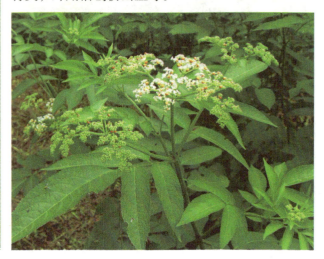

425 枳椇

【古籍原文】味甘，平，无毒。主头风，少腹拘急。陆机云：一名木蜜。其木皮，温，无毒。主五痔，和五脏。以木为屋，屋中酒则味薄，此亦奇物。

其树径尺，木名白石，叶如桑柘。其子作房，似珊瑚，核在其端，人皆食之。（新附）

【来　源】为鼠李科植物枳椇Hovenia acerba Lindl.的干燥成熟种子。

【形态特征】落叶乔木，高达10m。树皮灰褐色，浅纵裂，小枝红褐色。叶互生，叶片卵形或卵圆形，先端渐尖，边缘具细尖锯齿。二歧式聚伞花序顶生或腋生；花杂性；花瓣5片，倒卵形，黄绿色。果实近球形，灰褐色；果柄肉质肥厚，红褐色，具黄色皮孔，成熟后微甜可食。种子扁圆形，暗褐色。

【性味功效】甘，平。解酒毒，止渴除烦，止呕，利大小便。

【古方选录】《世医得效方》枳椇子丸：枳椇子二两，麝香一钱。制法：上药研末，面糊为丸，如梧桐子大。主治：饮酒过多，又受酷热，津枯血涩，小便并多，肌肉消铄，专嗜冷物寒浆。

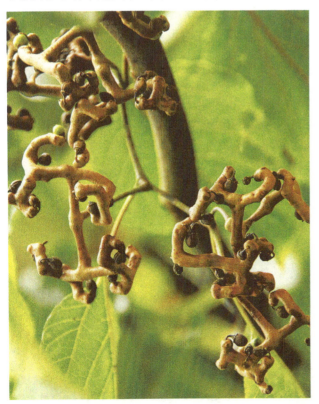

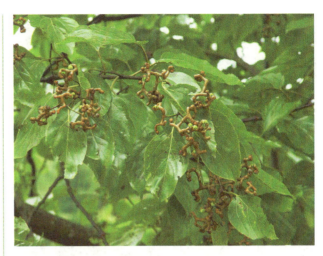

【用法用量】水煎服，6～15g；或泡酒服。

【使用注意】脾胃虚寒者禁服。

【现代研究】化学研究显示，含黑麦草碱，β-咔啉，枳椇苷，多量葡萄糖，硝酸钾和苹果酸钾，果糖和蔗糖等。药理研究显示，有抗惊厥，降血压，抗脂质过氧化，增强耐寒和耐热功能等作用。现代临床用于治疗酒后吐血，醉酒，发热烦渴、小便不利，伤暑烦渴、头晕，风湿性瘫痪，风湿性关节炎引起的肢体麻木，手足抽搐，小儿消化不良，小儿惊风等。

426 木天蓼

【古籍原文】味辛，温，有小毒。主症结、积聚，风劳虚冷。生山谷中。

作藤蔓，叶似柘，花白，子如枣许，无定形。中穰似茄子，味辛，取之当姜蓼。其苗藤切以酒浸服，或以酿酒，去风冷、症癖，大效。所在皆有，今出安州、申州。（新附）

【来　源】为猕猴桃科植物木天蓼Actinidia polygama（Sieb. et Zucc.）Mip.的枝叶。

【形态特征】大型落叶藤本。着花小枝细长，基本无毛，最多幼枝顶部略被微柔毛，皮孔不显著；髓白色，实心。叶膜质（花期）至薄纸质，卵形或椭圆卵形。花白色；萼片5片，卵形至长方卵形。果成熟时淡橘色，卵珠形或柱状卵珠形。

【性味功效】辛，温；有小毒。祛除风湿，温经止痛，消症瘕。

【临床用方】《湖南药物志》：木天蓼30g，牛膝15g，伸筋草15g。水煎服。主治：血虚风湿痛。

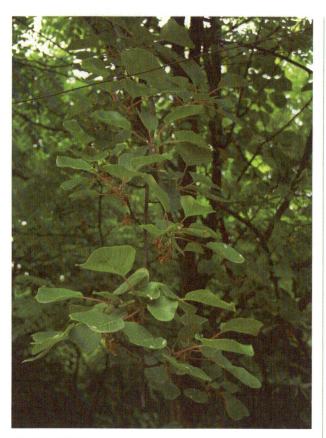

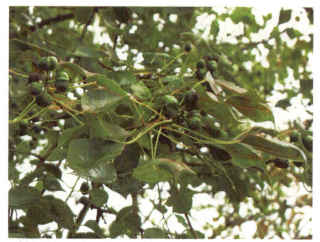

侧各具一近肾形的腺体；雄蕊2枚。雌花：苞片深3裂，裂片渐尖。蒴果梨状球形；种子扁球形，外被白色、蜡质的假种皮。

【性味功效】苦，微温；有毒。泻下逐水，消肿散结，解蛇虫毒。

【古方选录】《太平圣惠方》：乌桕皮二两，木通（锉）一两，槟榔一两。用法：上药，捣细罗为散，每服不计时候，以粥饮调下二钱。主治：水气，小便涩，身体虚肿。

【用法用量】水煎服，9～12g；或入丸、散。外用适量，煎水洗或研末调敷。

【使用注意】体虚者、孕妇及溃疡病患者禁服。

【现代研究】化学研究显示，含花椒油素，莫雷亭酮，莫雷亭醇，3-表莫雷亭醇，3,3-甲基并没食子酸，6,7,8-三甲氧基香豆精。药理研究显示，有抑菌，抗炎，降血压，降胆固醇，致癌等作用。现代临床主要用于治疗肾变性综合征，血吸虫病，毒蛇咬伤，外伤出血，皮疹，荨麻疹，腋臭，疥癣等。

【用法用量】水煎服，3～10g。

【使用注意】本品辛温耗气，不宜久服。

【现代研究】化学研究显示，叶和果实中含猕猴桃碱，木天蓼内酯，木天蓼醚，新木天蓼醇，异新木天蓼醇，猕猴桃醇，猕猴桃内酯，二氢猕猴桃内酯，木天蓼醇，异新假荆芥内酯，二氢假荆芥内酯，异二氢假荆芥内酯，苯乙醇，异阿根廷蚁素，假荆芥内酯，猕猴桃内酯，异猕猴桃内酯，异二氢表假荆芥内酯，异表阿根廷蚁素等。药理研究显示，有镇静，降血压，催眠等作用。现代临床用于治疗血虚风湿痛，敏感性皮肤红斑等。

427 乌臼木

【古籍原文】味苦，微温，有毒。主暴水、症结、积聚。生山南平泽。

树高数仞，叶似梨、杏，花黄白，子黑色。（新附）

【来　源】为大戟科植物乌桕*Sapium sebiferum*（L.）Roxb.的根皮或茎皮。

【形态特征】乔木。树皮暗灰色，有纵裂纹。叶互生，纸质，叶片菱形。雄花：苞片阔卵形，基部两

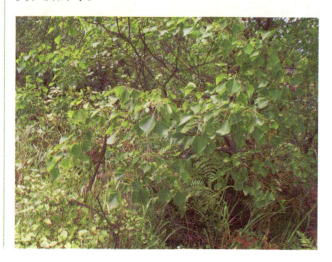

428 赤爪草（山楂）

【古籍原文】味苦，寒，无毒。主水利，风头，身痒。生平陆，所在有之。实，味酸冷，无毒。汁服主利，洗头及身差疮痒。一名羊棣，一名鼠查。

小树生高五六尺，叶似香荚，子似虎掌爪，大如小林檎，赤色。出山南申州、安州、随州。（新附）

【来　　源】为蔷薇科植物山里红*Crataegus pinnatifida* Bge. var. *major* N. E. Br.或山楂*Crataegus pinnatifida* Bge.的成熟果实。

【形态特征】山楂：落叶乔木。叶片宽卵形或三角状卵形，稀菱状卵形，通常两侧各有3～5片羽状深裂片。伞房花序具多花；苞片膜质，线状披针形；萼筒钟状；萼片三角状卵形至披针形；花瓣倒卵形或近圆形，白色；果实近球形或梨形。

【性味功效】酸、甘、微温。消食积，化滞瘀。

【临床用方】《中华人民共和国药典》（1990年版）大山楂丸：山楂1000g，六神曲（麸炒）150g，麦芽（炒）150g。粉碎过筛。另取蔗糖

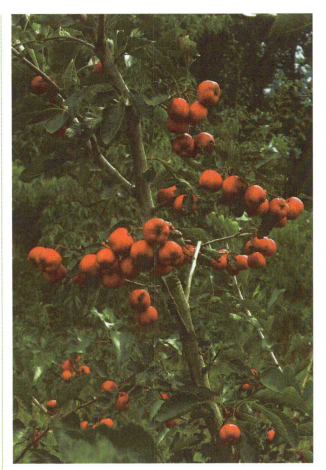

600g，水270ml，炼蜜600g，制成大蜜丸。每丸重9g。用法：每次服3～9g，每日2～3次。主治：脾胃失和，消化不良。

【用法用量】水煎服，3～10g；或入丸、散。外用适量，煎水洗或捣敷。

【使用注意】脾胃虚弱者及孕妇慎服。

【现代研究】化学研究显示，山里红果实含左旋表儿茶精，槲皮素，金丝桃苷，绿原酸，枸橼酸及其单甲酯，蔗糖，黄烷聚合物和熊果酸等；山楂果实含左旋儿表茶精，槲皮素，金丝桃苷，绿原酸，枸橼酸，黄烷聚合物等。药理研究显示，有促进消化，强心，降血压，降血脂，抗氧化，增强免疫，抗菌，防癌，止痛等作用。现代临床用于治疗高脂血症，冠心病，高血压，急性细菌性痢疾，肠炎，婴幼儿腹泻，肾盂肾炎，乳糜尿，冻疮等。

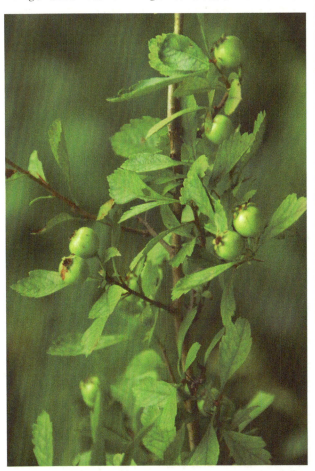

429 诃梨勒（诃子）

【古籍原文】味苦，温，无毒。主冷气，心腹胀满，下宿物。生交、爱州。

树似木梡，花白，子形似栀子，青黄色，皮肉相着。水磨或散水服之。（新附）

【来　　源】 为使君子科植物诃子*Terminalia chebula* Retz.的成熟果实。

【形态特征】 乔木。叶互生或近对生，叶片卵形或椭圆形至长椭圆形。穗状花序腋生或顶生，有时又组成圆锥花序，花两性。核果坚硬，卵形或椭圆形，成熟时变黑褐色，通常有5条钝棱。

【性味功效】 苦、酸、涩，平。敛肺，涩肠，下气，利咽。

【古方选录】《金匮要略》诃黎勒散：诃黎勒（煨）十枚。用法：上一味，为散。主治：虚寒性肠滑气利，泄泻滑脱不禁，大便随气而出。

【用法用量】 水煎服，3~6g；或入丸、散。敛肺清火宜生用，涩肠止泻宜煨用。

【使用注意】 外邪未解、内有湿热积滞者慎服。

【现代研究】 化学研究显示，含诃子酸，诃子鞣质，原诃子酸，葡萄糖没食子鞣质，没食子酸，榄仁萜酸，诃五醇，莽草酸，去氢莽草酸，奎宁酸，三十碳酸，棕榈酸，胡萝卜苷，β-谷甾醇，果糖，葡萄糖，蔗糖和氨基酸等。药理研究显示，有抗氧化，解痉，抑菌，收敛，止泻，降血压等作用。现代临床用于治疗结膜炎，大叶性肺炎，细菌性痢疾，白喉等。

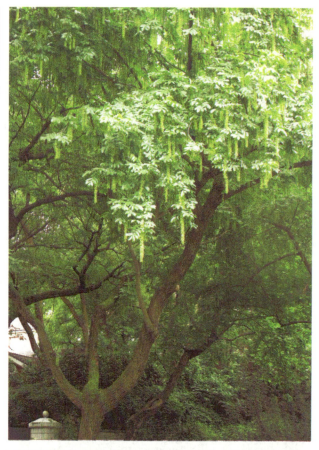

430 枫柳皮

【古籍原文】 味辛，大热，有毒。主风龋、齿痛。出石州。

叶似槐，茎赤，根黄，子六月熟，绿色而细。剥取其茎皮用之。（新附）

【来　　源】 为胡桃科植物枫杨*Pterocarya stenoptera* C. DC.的树皮。

【形态特征】 大乔木。幼树树皮平滑，浅灰色，老时则深纵裂。叶多为偶数或稀奇数羽状复叶。雄性葇荑花。雌性葇荑花花序顶生，花序轴密被星芒状毛及单毛。果实长椭圆形，基部常有宿存的星芒状毛；果翅狭，条形或阔条形。

【性味功效】 辛、苦，温；有小毒。祛风止痛，杀虫，敛疮。

【临床用方】《湖南药物志》：枫杨皮、藜辣根、

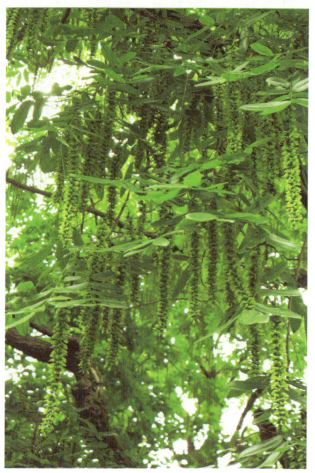

羊蹄根各适量。用法：乙醇浸，外涂患处。主治：疥癣。

【用法用量】外用适量，煎水含漱或熏洗；或乙醇浸搽。

【使用注意】有毒，不宜内服。

【现代研究】化学研究显示，枫柳树皮含鞣质。现代临床用于治疗牙痛，疥癣，头癣，烧伤等。

431 卖子木

【古籍原文】味甘，微温，咸，平，无毒。主折伤，血肉结，续绝，补骨髓，止痛，安胎。生山谷中。

其叶似柿，出剑南邛州。（新附）

【来　源】为茜草科植物龙船花*Lxora chinensis* Lam.的花。

【形态特征】灌木。叶对生，披针形、长圆状披针形至长圆状倒披针形。花序顶生；苞片和小苞片微小，生于花托基部的成对；花药长圆形，基部2裂。果近球形，双生，中间有1条沟，成熟时呈红黑色。

【性味功效】甘、淡、凉。清热凉血，散瘀止痛。

【临床用方】《广州部队常用中草药手册》：龙船花10～15g。水煎服。主治：高血压。

【用法用量】水煎服，10～15g。外用适量，捣烂敷。

【使用注意】孕妇忌服。

【现代研究】现代临床用于治疗高血压，骨折，月经不调，闭经，疮疡疖肿等。

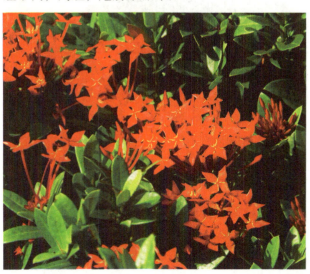

432 大空

【古籍原文】味辛、苦，平，有小毒。主三虫，杀虮虱。生山谷中。取根皮作末，油和涂发，虮虱皆死。

根皮赤，叶似楮，小圆厚。作小树，抽条高六七尺。出襄州山谷，所在亦有，秦陇人名为揭空。（新附）

【现代研究】考证不确，现代不用。

433 紫真檀木

【古籍原文】味咸，微寒。主恶毒、风毒。

俗人磨以涂风毒、诸肿，亦效，然不及青木香。又主金创，止血，亦疗淋用之。

〔谨案〕此物出昆仑盘盘国，惟不生中华，人间遍有之。

【来　源】为豆科植物紫檀*Pterocarpus indicus* Willd.的心材。

【形态特征】乔木。羽状复叶，小叶卵形。圆锥花序顶生或腋生；花萼钟状，微弯，萼齿阔三角形，花冠黄色，边缘皱波状。荚果圆形，扁平，偏斜，宽约5cm，种子部分略被毛且有网纹，周围具宽翅，有种子1～2粒。

【性味功效】咸，平。祛瘀和营，止血定痛，解毒消肿。

【临床用方】《肘后方》：紫檀末敷。主治：金疮。

【用法用量】水煎服，3～6g；或入丸、散。外用适量，研末敷；或磨汁涂。

【使用注意】痈肿溃后、诸疮脓多及阴虚火盛者均不宜用。

【现代研究】化学研究显示，紫檀心材含安哥拉紫檀素、紫檀素、高紫檀素和刺芒柄花素，亦含α-桉叶醇和β-桉叶醇。药理研究显示，有抗癌作用。现代少用。

434 椿木叶

【古籍原文】味苦，有毒。主洗疮疥，风疽，水煮叶汁用之。皮主甘匿。樗木根叶尤良。

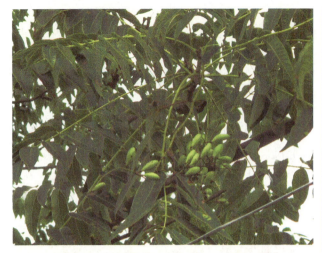

二树形相似，樗木疏，椿木实，为别也。（新附）

【来　　源】为楝科植物香椿 *Toona sinensis* （A. juss.）Roem.的干燥叶。

【形态特征】乔木。叶具长柄，偶数羽状复叶；小叶对生或互生，纸质，卵状披针形或卵状长椭圆形。圆锥花序，被稀疏的锈色短柔毛或有时近无毛，小聚伞花序生于短的小枝上。蒴果狭椭圆形；种子基部通常钝，上端有膜质的长翅，下端无翅。

【性味功效】辛、苦，平。祛暑化湿，解毒，杀虫。

【古方选录】《古今医统大全》香椿散：香嫩椿叶（酒浸炒）三两，南壁土（向日者）、甘草（炙）、陈芽茶各二两。用法：上为细末，每服四

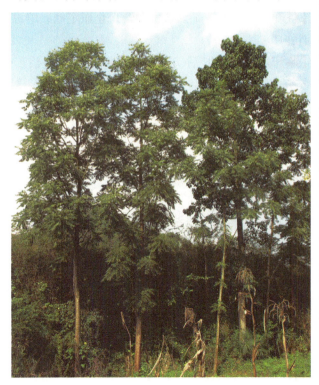

钱，用酒调下。主治：瘴气恶心，四肢疼痛，口吐酸水，不思饮食。

【用法用量】水煎服，鲜叶30~60g。外用适量，煎水洗；或捣敷。

【使用注意】气虚多汗者慎服。

【现代研究】化学研究显示，含黄酮类，挥发油，维生素A，维生素C和钙等。药理研究显示，有抑菌作用。现代临床用于治疗食欲不振，赤白痢疾，痈疮肿毒，小儿惊风，麻疹等。

435 胡　椒

【古籍原文】味辛，大温，无毒。主下气，温中，去痰，除脏腑中风冷。生西戎，形如鼠李子。调食用之，味甚辛美，而芳香不及蜀椒。（新附）

【来　　源】为胡椒科植物胡椒 *Piper nigrum* L.的近成熟或成熟果实。

【形态特征】木质攀援藤本。叶厚，近革质，阔卵形至卵状长圆形；花序与叶对生；苞片匙状长圆形，与花序轴分离，呈浅杯状；雄蕊2枚，花药肾

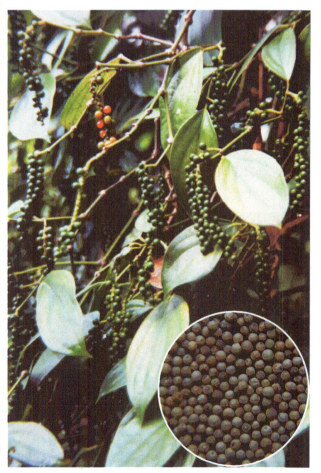

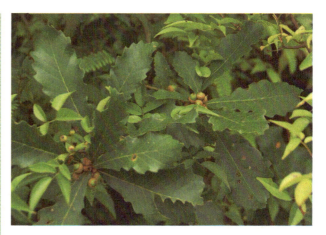

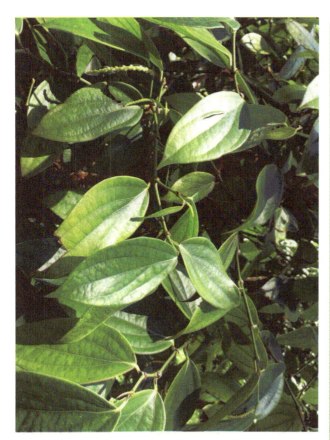

形；子房球形，柱头3～4枚。浆果球形，无柄，成熟时呈红色，未成熟时干后变黑色。

【性味功效】辛，热。温中散气，下气止痛，止泻，开胃，解毒。

【古方选录】《外台秘要》引《古今录验》小胡椒丸：胡椒五分，干姜六分，款冬花三分。主治：寒冷咳逆，胸中有冷，咽中如有物状，吐之不出。

【用法用量】水煎服，1～3g；或入丸、散。外用适量，研末调敷；或置膏药内外贴。

【使用注意】热病及阴虚有火者禁服，孕妇慎服。

【现代研究】化学研究显示，含胡椒碱，胡椒酰胺，次胡椒酰胺，胡椒亭碱，胡椒油碱B，向日葵素，二氢香苇醇，胡椒酮，倍半香桧烯，β-蒎酮等。药理研究显示，有抗惊厥，镇静，抗炎，杀虫，利胆等作用。现代临床用于治疗婴幼儿单纯性腹泻，肾炎，慢性气管炎，神经衰弱，皮肤病，风虫牙痛，冻伤，癫痫等。

436 橡实（青冈子）

【古籍原文】味苦，微温，无毒。主下利，厚肠胃，肥健人。其壳为散及煮汁服，亦主利，并堪染

用。一名杼斗，槲栎皆有斗。以栎为胜。所在山谷中皆有。（新附）

【来　　源】为壳斗科植物麻栎Quercus acutissima Carr.的成熟果实。

【形态特征】落叶乔木。叶片通常为长椭圆状披针形。雄花花序常数个集生于当年生枝下部叶腋，小苞片钻形或扁条形，向外反曲，被灰白色茸毛。坚果卵形或椭圆形，顶端圆形，果脐突起。

【性味功效】苦、涩，微温。收敛固脱，止血，解毒。

【古方选录】《太平圣惠方》橡实散：橡实一两，酸石榴皮（微炒）一两，黄牛角䚡（烧灰）一两。主治：赤白痢，日夜不禁。

【用法用量】水煎服，3～10g；或入丸、散，每次1.5～3g。外用适量，炒焦研末调涂。

【使用注意】湿热初泻、初痢者禁服。

【现代研究】化学研究显示，麻栎种子含淀粉

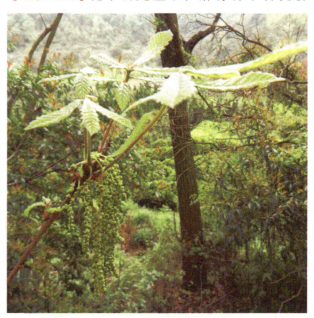

50.4%，脂肪油5%～20%等。现代临床用于治疗小儿红白痢疾，痔疮出血，下痢脱肛，乳腺炎，睾丸炎症等。

437 无食子（没食子）

【古籍原文】味苦，温，无毒。主赤白利，肠滑，生肌肉。出西戎。

云生沙碛间，树似柽。（新附）

【来　源】为没食子蜂科昆虫没食子蜂 *Cynips gullae-tinctoriae* Oliv.的幼虫寄生于壳斗科植物没食子树 *Quercus infectoria* Oliv.幼枝上所产生的虫瘿。

【形态特征】干燥虫瘿略呈球形，有短柄；外表灰色或灰褐色，有疣状突起。质坚厚，断面不平坦，呈黄白色或淡黄色，有光泽。常见有幼蜂的尸体。虫已飞出者，则中间有一孔道，与表面的小孔相连。

【性味功效】苦，温。涩肠，固精，止咳，止血，敛疮。

【古方选录】《普济方》没食子散：没食子（微煨）、诃梨勒（煨，用皮）各半两。用法：为细散，每服以粥饮调下半钱，日三、四服。主治：小儿洞泻下痢，羸困。

【用法用量】水煎服，5～10g；或入丸、散。外用适量，研末，外撒或调敷。

【使用注意】湿热泻痢初起或内有积滞者禁服。

【现代研究】化学研究显示，没食子虫瘿含土耳其没食子鞣质50%～70%，没食子酸2%～4%，并没食子酸，树脂，β-谷甾醇，白桦脂酸甲酯，齐墩果酸甲酯等。药理研究显示，有止痛，降血糖，抗震颤，催眠，局部麻醉等作用。现代临床用于治疗直肠溃疡，内痔出血，慢性支气管炎，痰多咳嗽，咯血等；外用于刀伤出血及慢性皮肤病。

438 杨栌木

【古籍原文】味苦，寒，有毒。主疽瘘、恶疮，水煮叶汁，洗疮立差。生篱垣间。一名空疏，所在皆有。（新附）

【来　源】为忍冬科植物半边月 *Weigela japonica* Thunb. var. *sinica*（Rehd.）Bailey的根。

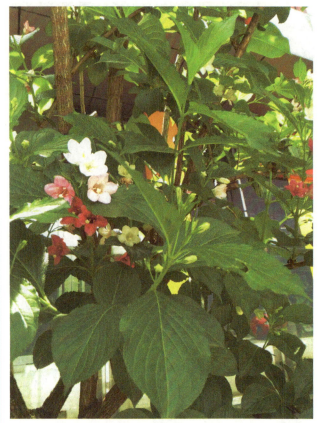

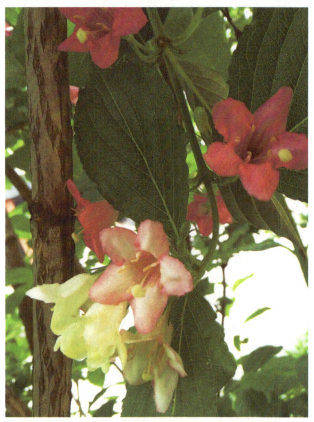

【形态特征】落叶灌木。叶长卵形至卵状椭圆形。单花或具3朵花的聚伞花序生于短枝的叶腋或顶端；花冠漏斗状钟形；花丝白色，花药黄褐色；花

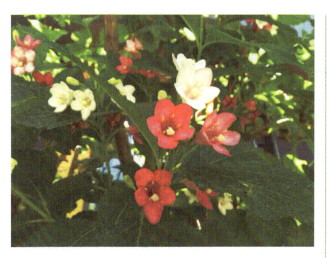

柱细长，柱头盘形，伸出花冠外。果实顶端有短柄状喙，疏生柔毛；种子具狭翅。

【性味功效】甘，平。益气，健脾。

【用法用量】水煎服，9~15g；或炖鸡蛋或猪肉。

【现代研究】现代少用。

439 槲 若

【古籍原文】味甘、苦，平，无毒。主痔，止血，疗血痢，止渴，取脉灸用之。皮，味苦，水煎浓汁，除蛊及瘘，俗用甚效。（新附）

【来　　源】为壳斗科植物槲树 *Quercus dentata* Thunb.的叶。

【形态特征】落叶乔木。叶片倒卵形或长倒卵形，顶端短钝尖，叶面深绿色，基部耳形，叶缘波状裂片或形如粗锯齿，叶背面密被灰褐色星状茸毛；雄花序生于新枝叶腋；雌花序生于新枝上部叶腋。壳斗杯形，包着坚果。坚果卵形至宽卵形。

【性味功效】甘、苦，平。止血，通淋。

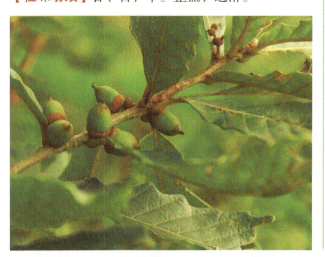

【古方选录】《圣济总录》槲叶散：槲叶不拘多少。主治：吐血。

【用法用量】水煎服，10~15g；捣汁或研末。外用适量，煎水洗；或烧灰研末敷。

【现代研究】化学研究显示，含没食子酸，右旋儿茶精，右旋没食子儿茶精，正二十五烷，正二十六烷，正二十七烷，正二十八烷，正二十九烷，正三十一烷，羽扇豆醇，β-黏霉烯醇，β-谷甾醇等。现代临床用于治疗漆疮，痈肿，淋病，绦虫病等。

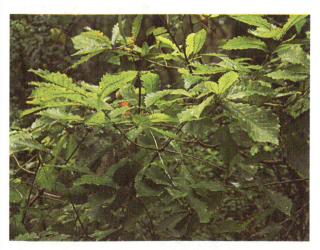

兽禽部

兽 上

440 龙 骨

【古籍原文】味甘，平、微寒，无毒。主心腹鬼疰，精物，老魅，咳逆，泄痢脓血，女子漏下，症瘕坚结，小儿热气惊痫，疗心腹烦满，四肢痿枯，汗出，夜卧自惊，恚怒，伏气在心下，不得喘息，肠痈内疽阴蚀，止汗，小便利，溺血，养精神，定魂魄，安五脏。白龙骨，疗梦寐泄精，小便泄精；

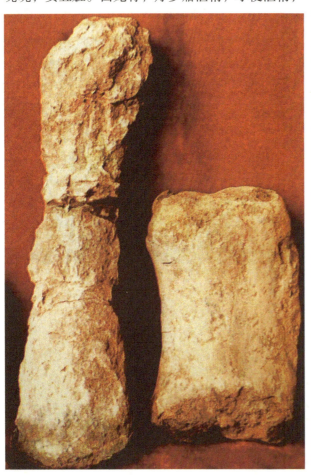

龙齿，主疗小儿大人惊痫，癫疾，狂走，心下结气，不能喘息，诸痉，杀精物。疗小儿五惊，十二痫，身热不可近人，大人骨间寒热，又杀蛊毒。得人参、牛黄良，畏石膏。角，主惊痫，瘛疭，身热如火，腹中坚及热泄。畏干漆、蜀椒、理石。久服轻身，通神明，延年。生晋地川谷，及太山岩水岸土穴石中死龙处，采无时。

今多出益州、梁州间，巴中亦有骨，欲得脊脑，作白地锦文，舐之着舌者，良。齿小强，犹有齿形。角强而实。又有龙脑，肥软，亦断痢。云皆是龙蜕，非实死也。比来巴中数得龙胞，吾自亲见形体具存，云疗产难，产后余疾，正当末服之。

〔谨案〕龙骨，今并出晋地，生硬者不好，五色具者良。其青、黄、赤、白、黑，亦应随色与腑脏相会，如五芝、五石英、五石脂等辈。而《本经》不论，莫知所以。

【来　　源】为古代大型哺乳动物象类、三趾马类、犀类、鹿类、牛类等的骨骼化石。

【形态特征】药材为不规则块状，大小不一。表面白色、灰白色或黄白色，较光滑，有的具纹理与裂隙，或具棕色条纹或斑块。质硬，断面不平坦，色白，细腻如粉质。吸湿力较强。

【性味功效】甘、涩，平。平肝潜阳，镇静安神，收敛固涩。

【古方选录】《医方集解》金锁固精丸：沙苑蒺藜（炒）、芡实（蒸）、莲须各二两，龙骨（酥炙）、煅牡蛎各一两。用法：莲子肉打粉糊丸，每次9g，空腹淡盐汤送下。功效：补肾涩精。主治：肾虚不固之遗精。遗精滑泄，神疲乏力，腰痛耳鸣，舌淡苔白，脉细弱。

【用法用量】煎服，15～30g，宜先煎。平肝潜阳宜生用，收敛固涩宜煅用。外用适量。

【使用注意】湿热积滞者不宜。

【现代研究】化学研究显示，含碳酸钙、磷酸钙以及铁、钾、钠、氯、铜、锰等。药理研究显示，有促进睡眠，抗惊厥，促进血液凝固，降低血管壁通透性和减轻骨骼肌兴奋等作用。现代临床用于治疗小儿佝偻病，多汗，精神分裂症，烫火伤，淋巴结结核，尿崩症，疮疡，胃及十二指肠溃疡，遗精，带下等。

441 牛 黄

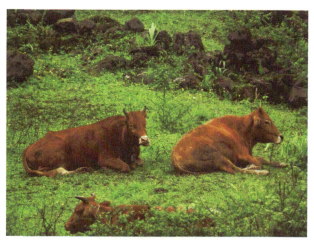

【古籍原文】味苦，平，有小毒。主惊痫寒热，热盛狂痓，除邪逐鬼，疗小儿百病，诸痫，热口不开，大人狂癫，又堕胎。久服轻身，增季，令人不忘。生晋地平泽，生于牛，得之即阴干百日，使时燥，无令见日月光。

人参为之使，得牡丹、菖蒲利耳目，恶龙骨、地黄、龙胆、蜚蠊，畏牛膝。旧云神牛出入鸣吼者有之，伺其出角上，以盆水承而吐之，即堕落水中。今人多皆就胆中得之耳。多出梁、益，一子如鸡子黄大相重叠，药中之贵，莫复过此。一子起二三分，好者直五六千至一万也。俗人多假作，甚相似，唯以磨爪甲舐拭不脱者，是真之。

〔谨案〕牛黄，今出莱州、密州、淄州、青州、巂州、戎州。牛有黄者，必多吼唤喝，拍而得之，谓之生黄，最佳。黄有三种：散黄粒如麻豆；慢黄若鸡卵中黄糊，在肝胆间；圆黄为块形，有大小，并在肝胆中，多生于牦特牛，其吴牛未闻有黄也。

【来　　源】为牛科动物牛 *Bos taurus domesticus* Gmelin 的胆结石。

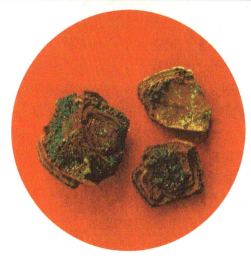

【形态特征】药材胆黄完整者呈卵形、方圆形或三角形。表面金黄色或棕黄色，深浅不一，细腻而稍

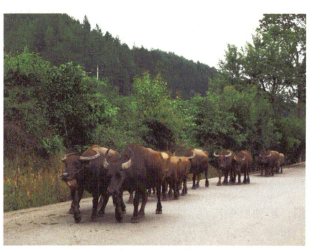

有光泽。质轻松脆，易于破碎，断面棕黄或金黄色，有排列整齐的环状层纹；气清香。管黄呈管状或破碎的小片，表面不平或有横曲纹。

【性味功效】甘，凉。清心，豁痰开窍，凉肝熄风，解毒。

【古方选录】《证治准绳·幼科》牛黄解毒丸：牛黄三钱，甘草、金银花各一两，草河车五钱。用法：研细末，炼蜜为丸。外用适量，涂搽患处。功效：清热解毒，消痈散疖。主治：小儿胎毒疮疖及一切疮疡。

【用法用量】入丸、散，0.15～0.35g。外用适量，研末外敷。

【使用注意】非实热者不宜用，孕妇慎用。

【现代研究】化学研究显示，含胆红素，胆绿素，胆酸，去氧胆酸，胆固醇，脂肪酸，卵磷脂，肽类，牛磺酸，多种氨基酸及钠、钙等。药理研究显示，有镇静，抗惊厥，镇痛，解热，强心，利胆，保肝，抗炎，兴奋呼吸，祛痰镇咳，抗微生物，抗肿瘤，抗氧化，止血，降脂和降压等作用。现代临床用于治疗上呼吸道感染，癫痫，高血压，痈疮，喉痹，口腔溃疡，流行性乙型脑炎，中风，糖尿病脑病，急性脑出血和肝癌等。

442 麝 香

【古籍原文】味辛，温，无毒。主辟恶气，杀鬼精物，温疟，蛊毒，痫痉，去三虫，疗诸凶邪鬼气，中恶，心腹暴痛胀急，痞满，风毒，妇人产难，堕胎，去面䵟，目中肤翳。久服除邪，不梦寤厌寐，通神仙。生中台川谷及益州、雍州山中。春分取之，生者益良。

射形似獐，恒食柏叶，又啖蛇，五月得香往往有蛇皮骨，故麝香疗蛇毒。今以蛇蜕皮裹麝香弥香，则是相使也。其香正在射阴茎前皮内，别有膜裹之。今出随郡义阳晋熙诸蛮中者亚之。今出其形貌真如粟眠人。又云是卵，不然也。香多被破杂蛮，犹差于益州。益州香形扁，仍以皮膜裹之。一子真者，分糅作三四子，刮取其血膜，亦杂以余物。大都亦有精粗，破看一片，有毛在裹中者胜，彼人以为志。若于诸羌夷中得者，多真好。烧当门沸起久亦好。今唯得活者，自看取之，必当全真耳。生香人云是其精溺凝作之，殊不尔。射夏月食蛇虫多，至寒香满，入春患急痛，自以脚剔出，着屎溺中覆之，皆有常处。人有遇得，乃至一斗五升也。用此香乃胜杀取者。带麝非但香，亦辟恶。以真者一子，置头间枕之，辟恶梦及尸疰鬼气。

【来　源】为鹿科动物林麝*Moschus berezovskii* Flerov、马麝*Moschus sifanicus* Przewalski或原麝*Moschus moschiferus* L.成熟雄体香囊中的分泌物。

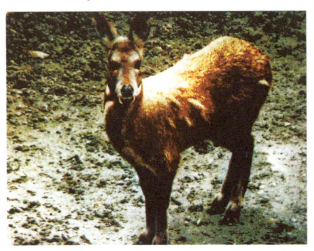

【形态特征】林麝：体长约75cm，体重约10kg。毛色较深，深褐色或灰褐色。耳背多为褐色或黑褐色；耳多为黑褐色或棕褐色，内白色；眼下部有2条白色毛带延伸至颈和胸部。成年雄麝有1对獠牙，腹下有1个分泌麝香的腺体囊，开口于生殖孔前面。雌麝无腺囊和獠牙。

马麝：全身沙黄褐色，后部棕褐色，成兽颈背有4~6个大型棕黄色斑点。颌白色，颈下纹浅黄色或灰白色。尾短粗，明显可见。耳背端部毛色棕黄。雄性有发达的獠牙，裸于唇外，腹部有麝香腺囊。

原麝：身体毛色为黑褐色，背部隐约有6行肉桂黄色斑点。腹部毛色较浅。毛粗而髓腔大。头和面部较狭长，吻部裸露，与面部都呈棕灰色。耳长，大而直立。四肢很细，后肢长，站立时臀高于肩，蹄子窄而尖，悬蹄发达。

【性味功效】辛，温。开窍醒神，活血通经，止痛，催产。

【古方选录】《中药制剂手册》六神丸：麝香、牛黄、珍珠（豆腐制）各一钱五分，冰片、蟾酥、雄黄各一钱。用法：研细末，水泛为丸，百草霜为衣。每30g制成10 000粒。每次服10粒。功效：消肿解毒。主治：烂喉痧，喉风，乳蛾，咽喉肿痛，痈疽疮疖等。

【用法用量】入丸、散，0.03~0.1g。外用适量。

【使用注意】孕妇忌用。

【现代研究】化学研究显示，含麝香酮，麝香醇，胆固醇，氨基酸，纤维素，蛋白激酶激活剂和无机盐类等。药理研究显示，有兴奋中枢神经系统，增强中枢神经耐缺氧能力，改善脑循环，镇痛，强心，增加冠脉血流量，升高血压，抗血小板凝集和兴奋子宫等作用。麝香及其制剂现代临床用于治疗冠心病心绞痛，血管神经性头痛，支气管哮喘，外伤疼痛和白癜风等。

443 人乳汁

【古籍原文】主补五脏，令人肥白悦泽。

张仓恒服人乳，故年百岁余，肥白如瓠。

〔谨案〕《别录》云：首生男乳，疗目赤痛多泪，解独肝牛肉毒，如合豉浓汁服之，神效。又取和雀屎，去目赤胬肉。

【来　　源】为健康哺乳期妇女的乳汁。

【性味功效】甘、咸，平。补阴养血，润燥止渴。

【古方选录】《丹溪心法》：人乳汁、黄连末、天花粉末、藕汁、生地黄汁（原方未著剂量）。制法：上后二味汁为膏，入前三味搜和，佐以姜汁和蜜为膏，徐徐留舌上，以白汤少许送下。主治：消渴。

【用法用量】内服，新鲜乳乘热饮，适量。外用适量，点眼。

【使用注意】《本草经疏》："脏乞虚寒，滑泄不禁，及胃弱不思食，脾虚不磨食，并不宜服。"

【现代研究】化学研究显示，每100g人乳汁含水分88g，蛋白质1.5g，脂肪3.7g，碳水化合物6.4g，灰分0.3g，钙34mg，磷15mg，铁0.1mg，维生素A 250U，硫胺素0.01mg，核黄素0.04mg，烟酸0.1mg，抗坏血酸6mg，还含有少量脂肪酸、寡糖、溶菌酶等。

444 发髲（血余炭）

【古籍原文】味苦，温、小寒，无毒。主五癃关格不得小便，利水道，疗小儿痫、大人痓，仍自还神化，合鸡子黄煎之，消为水，疗小儿惊热，下痢。

李云是童男发。神化之事，未见别方。今俗中妪母为小儿作鸡子煎，用发杂熬良久得汁，与儿服去痰热、疗百病而用发，皆用其父梳头乱者耳。不知此发髲审取是何物？且髲字书记所无，或作算音，人今呼斑发为算发。书家亦呼乱发为鬒，恐髲即是鬒音也。童男之理，未或全明。

〔谨案〕此发皮根也，年久者用之神效。即发字误矣，既有乱发及头垢，则阙发明矣。又头垢功劣于发皮，犹去病用陈久者梳及船茹、败天公、蒲席皆此例也。甄立言作鬒鬒，亦髲也，检字书无髲字，但有发髻。鬒，发美貌，作丘权音，有声无质，则髲为真矣。

【来　　源】为健康人头发制成的碳化物。

【形态特征】药材呈不规则块状，乌黑光亮，有多数细孔。体轻，质脆。用火烧之有焦发气，味苦。

【性味功效】苦、涩，平。止血，化瘀，利尿，生肌。

【古方选录】《惠直堂方》血余丸：血余八两，阿胶（面炒成珠）一斤。制法：上为末，炼蜜为丸，如梧桐子大。主治：便血并一切血症。

【用法用量】水煎服，5～10g；研末，每次1.5～3g。外用适量，研末掺、熬膏涂敷。

【使用注意】胃弱者慎服。

【现代研究】化学研究显示，人发主要含优角蛋白，水分12%～15%，灰分0.3%，脂肪3.4%～5.8%，氮17.4%，硫5.0%，黑色素；灰分中含钙、钠、钾、锌、铜、铁、锰、砷等。药理研究显示，有止血、抑菌等作用。现代临床用于治疗各类出血，烫伤，带状疱疹，产后尿潴留等。

445 乱发（血余炭）

【古籍原文】微温。主咳嗽，五淋，大小便不通，小儿惊痫，止血，鼻衄，烧之吹内立已。

此常人头发耳，术家用以乱发及爪烧，山人饮之相亲爱。此与发髲疗体相似。

〔谨案〕乱发灰，疗转胞，小便不通，赤白利，哽噎，鼻衄，狐尿刺，尸疰，疔肿，骨疽，杂疮，古方用之。陶弘景但知字书无髲字，竟不悟髲误为发也。

【来　　源】同发髲。

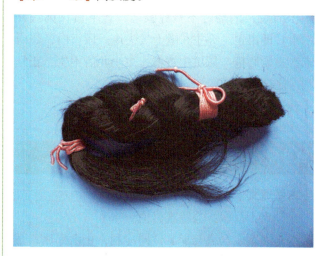

446 头　垢

【古籍原文】主淋闭不通。

术云头垢浮针，以肥腻故耳。今当用悦泽人者。其垢可丸，亦主噎，又疗劳复也。

【现代研究】现代不用。

447 人屎

【古籍原文】寒。主疗时行大热狂走，解诸毒，宜用绝干者，捣末，沸汤沃服之。人溺，疗寒热，头痛，温气，童男者尤良，溺白垽，疗鼻衄，汤火灼疮。东向圊厕溺坑中青泥，疗喉痹，消痈肿，若已有脓即溃。

交广俚人用焦铜为箭镞，射人才伤皮便死，惟饮粪汁即差。而射猪狗不死，以其食粪故也。时行大热，饮粪汁亦愈。今近城寺，别塞空罂口，内粪仓中，积年得汁甚黑而苦，名为黄龙汤，疗温病垂死饮皆差。若人初得头痛，直饮溺数升，亦多愈，合葱豉作汤弥佳。溺垽及青泥为疗并如所说。又妇人月水亦解毒箭并女劳复，浣裈汁亦善。扶南国旧有奇术，能禁令刀斫人不入，惟以月水涂刀便死，此是污秽坏神气也；又人合药，所以忌触之。皮既一种物，故从屎溺之例，又人精和鹰屎，亦灭瘢。

〔谨案〕人屎，主诸毒、卒恶热黄阿欲死者。新者最效，须以水和服之。其干者，烧之烟绝，水渍饮汁，名破棺汤。主伤寒热毒、炙热，水渍饮弥善。破疔肿，开以新者封之一日，根烂。尿，主卒血攻心，被打内有瘀血，煎服之，一服一升；又主症积满腹，诸药皆不差者服之，皆下血片肉块，二十日即出也。亦主久嗽上气失声。尿垽白，烧研末，主紧唇疮。尿坑中竹木，主小儿齿不生，正旦刮涂之即生。

【现代研究】现代不用。

448 马乳

【古籍原文】止渴。

今人不甚服，当缘难得也。

〔谨案〕马乳与驴乳性同冷利，止渴疗热，马乳作酪，弥应酷冷，江南无马乳，故陶不委言之。驴乳，疗微热黄，小儿热惊、邪气，服之亦利。胡言马酪性温，饮之消肉。当以物类自相制伏，不拘冷热也。

【来　源】为马科动物马 Equus caballus orientalis Noack的乳汁。

【原形态】马，体格高大，骨骼肌发达，四肢强劲有力。体高1.27～1.60m，体重225～773kg。雌

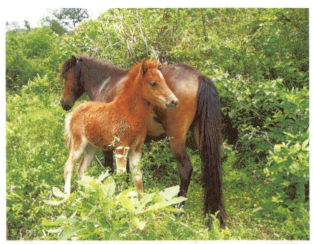

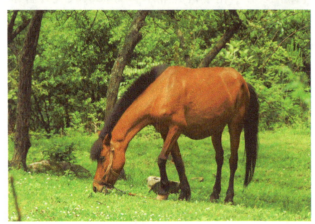

雄差异很大。马头面部狭长，耳小而尖，直立。鼻宽，眼大。从头顶起沿颈背至肩胛，具有长毛即鬃毛。两耳间垂向额部的长毛称门鬃。身体余部皆被短而均匀的毛，毛部也有长的鬃毛。

【性味功效】甘，凉。养血润燥，清热止渴。

【用法用量】内服，煮饮，125～250ml。

【现代研究】化学研究显示，每100g马乳中含水分91g，蛋白质2.1g，脂肪1.1g，碳水化合物6g，灰分0.4g及溶菌酶等。药理研究显示，有抗病毒，杀菌，抗血纤维蛋白溶解等作用。现代少用。

449 牛乳

【古籍原文】微寒。补虚羸，止渴，下气。

榛牛为佳，不用新被饮竟者。

〔谨案〕水牛乳，云造石蜜须之，言作酪浓浓，味胜榛牛。榛牛乳，性平，生饮令人痢，熟饮令人口干，微似温也。

【来　源】为牛科动物黄牛 Bos taurus domestica Gmelin或水牛 Bubalus bubalus Linnaeus的乳汁。

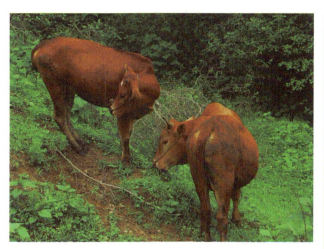

【原形态】黄牛：体长1.5～2m，体重280kg左右。体格强壮结实，头大额广，鼻阔口大，上唇上部有2个大鼻孔。眼、耳都较大。头上有角1对，左右分开，角弯曲无分支，中空，内有骨质角髓。四肢匀称，有蹄甲，后方2趾不着地，称悬蹄。尾较长，尾端具丛毛，毛色大部分为黄色，无杂毛掺混。

水牛：角较长大而扁，颈短，腰腹隆凸。四肢较短，蹄较大。皮厚无汗腺，毛粗而短，体前部较密，后背及胸腹各部较疏。体色大多呈灰黑色，但亦有黄褐色或白色的。

【性味功效】甘，微寒。补虚损，益肺胃，养血，生津润燥，解毒。

【古方选录】《圣济总录》牛乳丸：黄牛乳半斤，生姜汁四两。功效：润体悦色，养气补脏腑。

【用法用量】内服，煮饮，150～200ml。

【使用注意】脾胃虚寒作泻、中有冷痰积饮者慎服。

【现代研究】化学研究显示，每100g牛乳含水分87g，蛋白质3.1g，脂肪3.5g，碳水化合物6g，灰分0.7g，钙120mg，磷90mg，铁0.1mg，硫胺素0.04mg，核黄素0.13mg，烟酸0.2mg，抗坏血酸1mg，胡萝卜素30μg，叶酸5μg，肌醇18μg，维生素A 140U（国际单位）；还含少量卵磷脂，胆甾醇，色素等。药理研究显示，有降血糖、降胆固醇、抗感染等作用。

450 羊 乳

【古籍原文】温。补寒冷虚乏。

牛乳、羊乳实为补润，故北人皆多肥健。

〔谨案〕北人肥健，不噉咸腥，方土使然，何关饮乳。陶以未达，故屡有此言。

【来　　源】为牛科动物山羊 *Capra hircus* Linnaeus 或绵羊 *Ovis aries* Linnaeus 的乳汁。

【形态特征】山羊：体长1～1.2m。头长，颈短，耳大，吻狭长。雌、雄额部皆有角1对，雄性的角特大；角基部略呈三角形，尖端略向后弯。雄者颚下有总状长须。四肢细。尾短，不甚下垂。全体被粗直短毛，毛色有白、黑、灰或黑白相杂等多种。

绵羊：体躯丰满而较宽。头短。雄者角大，弯曲呈螺旋状。母羊无角或细小。唇薄而灵活。四肢强健。尾型不一，有瘦长尾、脂尾、短尾、肥尾之分。全体被毛绵密，毛长，柔软而卷曲，多白色。

【性味功效】甘，微温。补虚，润燥，和胃，解毒。

【古方选录】《普济方》羊乳膏：甘草二两，白羊乳三升，羊胰二具。用法：以上相和一宿，先以酢浆洗面水布拭之，夜敷药两遍，明旦以猪蹄汤洗却，每夜洗之。主治：面皯，瘢痕。

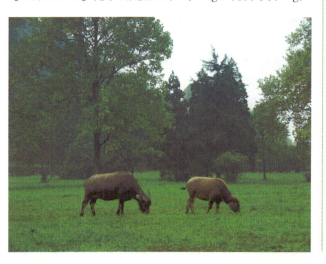

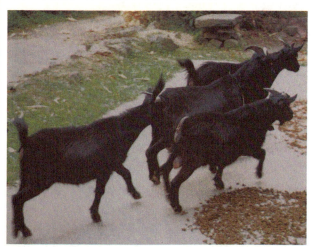

【用法用量】内服，煮沸或生饮，250～500ml。外用适量，涂敷。

【现代研究】化学研究显示，每100g羊乳约含水分87g，蛋白质3.8g，脂肪4.1g，碳水化合物5g，灰分0.9g，钙140mg，磷106mg，铁0.1mg，硫胺素0.05mg，核黄素0.13mg，烟酸0.3mg，抗坏血酸1mg，维生素A 80U等。药理研究显示，有促进细胞生长的作用。

451 酪 酥

【古籍原文】微寒。补五脏，利大肠，主口疮。

酥出外国，亦从益州来，本是牛羊乳所为，作之自有法。佛经称乳成酪，酪成酥，酥成醍醐。醍醐色黄白，作饼甚甘肥，亦时至江南。

〔谨案〕酥掐酪作之，其性犹与酪异，今通言功，恐是陶之未达。然酥有牛酥羊酥，而牛酥胜于羊酥，其犛牛复优于家牛也。

【来　源】为牛乳或羊乳经提炼而成的酥油。

【性味功效】甘，微寒。养阴清热，益气血，止渴润燥。

【古方选录】《鸡峰普济方》姜酥膏：酥三两，杏仁二两，阿胶二两，紫苏子二两，生姜汁一合，白蜜五合。主治：咳嗽端急，喉中似有物，唾脓血不止。

【用法用量】内服，溶化，15～30g；或入膏、丸。外用适量，涂抹。

【使用注意】脾虚湿盛、滑泄者禁服。

【现代研究】现代少用。

452 熊 脂

【古籍原文】味甘，微寒、微温，无毒。主风痹不仁，筋急，五脏腹中积聚，寒热，羸瘦，头疡白秃，面皯疱。食饮呕吐。久服强志，不饥，轻身，长年。生雍州山谷，十一月取。

此脂即是熊白，是背上膏，寒月则有，夏月则无。其腹中肪及身中膏，煎取可作药，而不中啖。今东西诸山林皆有之，自是非易得物耳。瘤病人不可食熊肉，令终身不除愈也。

〔谨案〕熊胆，味苦，寒，无毒。疗时气热

盛变为黄疸、暑月久痢，疳䘌，心痛，住忤。脑，疗诸聋。血，疗小儿客忤。脂，长发令黑，悦泽人面；酒炼服之，差风痹。凡言膏者，皆脂消以后之名，背上不得言膏。左传义云膏肓者，乃是鬲盲文误有此名，陶言背膏，同于旧说也。

【来　源】为熊科动物黑熊*Selenarctor thibetanus* G. Cuvier或棕熊*Ursus arctos* Linnaeus的脂肪油。

【形态特征】黑熊：耳被长毛，颈侧毛尤长。尾甚短，四肢粗壮。5趾均有爪，前足爪长于后足爪。全身黑色，略带光泽，面部毛色近于棕黄色，下颏白色，胸部有一明显的新月形白斑。

棕熊：尾短，头圆而宽，吻长，肩部隆起，四肢粗壮具5趾。全身毛色为棕黑色，头部色较浅，稍带褐色。腹面毛色比背部浅暗。四肢呈黑色。

【性味功效】甘，温。补虚损，润肌肤，消积，杀虫。

【古方选录】《洞天奥旨》熊脂膏：熊油一两，瓦松三钱，轻粉一钱，樟脑一钱。用法：各为末。先以甘草三钱，桂枝三钱煎汤洗之，烘干，以熊油调各末，搽而烘之，一日三次。

主治：数十年鹅掌风。

【用法用量】内服，和花椒熬炼后开水冲服，10～20g。外用适量，涂搽。

【现代研究】现代不用。

453 白胶（鹿角胶）

【古籍原文】味甘，平、温，无毒。主伤中，劳绝，腰痛，羸瘦，补中益气，妇人血闭无子，止痛，安胎。疗吐血，下血，崩中不止，四肢酸疼，

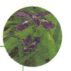

多汗，淋露，折跌伤损。久服轻身延年。一名鹿角胶。生云中，煮鹿角作之。

得火良，畏大黄。今人少复煮作，惟合角弓，犹言用此胶尔。方药用亦希，道家时又须之。作白胶法，先以米㵦汁，渍七日令软，然后煮煎之，如作阿胶法耳。又一法即细剉角，与一片干牛皮，角即消烂矣，不尔相厌，百年无一熟也。

〔谨案〕麋鹿角胶，但煮取浓汁重煎，即为胶矣，何至使烂也，求烂亦不难，当是未见煮胶，谬为此说耳。

【来　　源】为鹿科动物梅花鹿*Cervus nippon* Temminck或马鹿*Cervus elaphus* Linnaeus的角煎熬而制成的胶块。

【形态特征】梅花鹿：耳大直立，颈细长，四肢细长，尾短。臀部有明显的白色斑块。仅雄性有角。全身红棕色，白色斑点显著。

马鹿：耳大，圆锥形。颈较长，尾短。四肢长，蹄大，呈卵圆形。雄性有角，眉叉斜向前伸，与主干几成直角，主干长，稍向后倾斜，第二叉起点紧靠眉叉，第三叉与第二叉的距离远。

【性味功效】甘、咸，温。温补肝肾，益精养血。

【古方选录】《太平圣惠方》鹿角胶散：鹿角胶（捣碎，炒令黄燥）半两，人参（去芦头）半两，芎䓖一两，当归（剉，微炒）三分，甘草（炙微赤，剉）半两。制法：上为散。主治：妊娠胎动，腹痛闷纵。

【用法用量】内服，开水或黄酒烊化，每次3g，每日3次；或入丸、散、膏。

【使用注意】阴虚阳亢及火热内蕴之出血、咳嗽、

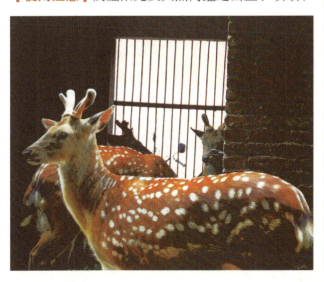

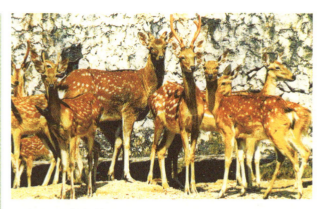

疮疡、疟痢者禁服。

【现代研究】化学研究显示，主要含胶质、磷酸钙、碳酸钙、氨基酸及氮化物等。药理研究显示，有促进淋巴母细胞转化，促进血液细胞量增加，促进钙吸收，治疗进行性肌营养障碍等作用。现代临床用于治疗大脑水肿，腰膝痿弱，筋骨无力，早衰，尿血等。

454 阿 胶

【古籍原文】味甘，平、微温，无毒。主心腹内崩，劳极洒洒如疟状，腰腹痛，四肢酸疼，女子下血，安胎。丈夫少腹痛，虚劳羸瘦，阴气不足，脚酸不能久立，养肝气。久服轻身益气。一名傅致胶。生东平郡，煮牛皮作之。出东阿。

恶大黄，得火良。出东阿，故名阿胶。今都下能作之，用皮亦有老少，胶则有清浊。凡三种：清薄者，书画用；厚而清者，名为盆覆胶，作药用之，用之皆火炙，丸散须极燥，入汤微炙尔；浊黑者，可胶物用，不入药也。用一片鹿角即成胶，不尔不成也。

【来　　源】为马科动物驴 *Equus asinus* Linnaeus 的皮经煎煮、浓缩制成的固体胶。

【形态特征】驴的体型比马小。头型较长，眼圆，其上生有1对显眼的长耳。颈部长而宽厚，颈背鬃毛短而稀少。躯体匀称，四肢短粗，蹄质坚硬。尾尖端处生有长毛。驴的体色主要以黑、栗、灰三种为主。

【性味功效】甘，平。补血，止血，滋阴，润燥。

【古方选录】《胎产心法》一味阿胶饮：阿胶（上好真者）不拘多少。主治：孕妇痢疾。

【用法用量】内服，烊化兑服，5～10g；炒阿胶可

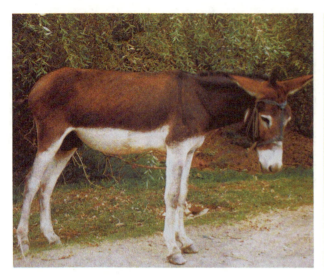

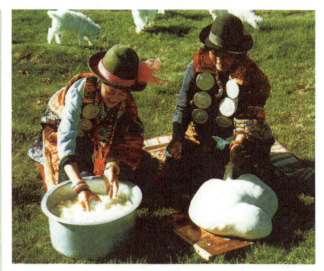

入汤或丸、散。滋阴补血多生用，清肺化痰蛤粉炒，止血蒲黄炒。

【使用注意】脾胃虚寒、消化不良者慎服。

【现代研究】化学研究显示，阿胶是一类明胶蛋白，水解可产生甘氨酸、脯氨酸、谷氨酸、丙氨酸、精氨酸、天冬氨酸、赖氨酸、苯丙氨酸、丝氨酸、组氨酸等，并含钾、钠、钙、镁、铁、铜、铝、锰、锌等。药理研究显示，有促进造血，抗辐射，耐缺氧，耐寒冷，抗疲劳，止血，抗休克，利尿，延缓衰老，加速生长发育，抗休克，抗贫血等作用。现代临床用于治疗肺结核咯血，各种贫血，产前或产后白细胞减少症，血小板减少症，慢性溃疡性结肠炎等。

455 醍醐

【古籍原文】味甘，平，无毒。主风邪痹气，通润骨髓。可为摩药，性冷利，功优于酥，生酥中。

此酥之精液也，好酥一石有三、四升醍醐，熟杵炼，贮器中，待凝，穿中至底便津出得之。陶云：黄白为饼，此乃未达之言。（新附）

【来　　源】为牛乳制成的食用脂肪。

【性味功效】甘，凉。滋阴清热，益肺止血，止渴润燥。

【古方选录】《太平圣惠方》：醍醐四两。用法：每服酒调下半匙。主治：中风烦热，皮肤瘙痒。

【用法用量】内服，烊化，适量。外用适量，涂摩。

【使用注意】脾虚湿盛者禁服。

【现代研究】化学研究显示，每100g醍醐含水分73g，蛋白质2.9g，脂肪20g，碳水化合物4g，灰分0.6g，钙97mg，磷77mg，铁0.1mg，硫胺素0.03mg，核黄素0.14mg，烟酸0.1mg，抗坏血酸微量，维生素A 830U；醍醐中脂肪含饱和脂肪酸，二羟基硬脂酸，花生酸，亚油酸，亚麻酸等。现代少用。

456 底野迦

【古籍原文】味辛、苦，平，无毒。主百病，中恶，客忤邪气，心腹积聚。出西戎。

云用诸胆作之，状似久坏丸药，赤黑色。胡人时将至此，亦甚珍贵，试用有效。（新附）

【来　　源】系一种红黑色多种成分制成的药丸，在唐代已进口。其组成由"诸胆"及鸦片等，医治各种动物咬伤所引起的中毒症。

【现代研究】考证不确，现代不用。

457 酪

【古籍原文】味甘、酸，寒，无毒。主热毒，止渴，解散发利，除胸中虚热，身面上热疮、肌疮。

案牛、羊、马、水牛乳，并可作酪，水牛乳作者浓厚，味胜羚牛。马乳作酪性冷，驴乳尤冷，不堪作酪。（新附）

【来　　源】为牛乳、羊乳、马乳、驼乳等炼制而成的乳制品。

【性味功效】甘、酸，微寒。滋阴清热，益肺养胃，止渴润燥。

【古方选录】《千金翼方》：酪和盐热煮，摩之。主治：瘾疹。

【用法用量】内服，化冲，适量。外用适量，涂摩。

【使用注意】脾虚湿盛、胃寒泻痢者禁服。

【现代研究】现代少用。

兽 中

458 犀 角

【古籍原文】味苦、咸、酸，寒、微寒，无毒。主百毒蛊疰，邪鬼，瘴气，杀钩吻、鸩羽、蛇毒，除邪，不迷惑魇寐，疗伤寒，瘟疫，头痛，寒热，诸毒气。久服轻身骏健。生永昌山谷及益州。

松脂为之使，恶雚菌、雷丸。今出武陵、交州、宁州诸远山。犀有二角，以额上者为胜，又有通天犀，角上有一白缕，直上至端，此至神验。或云是水犀，角出水中。《汉书》所云：骇鸡犀者，以置米边，鸡皆惊骇不敢啄。又置屋中，乌鸟不敢集屋上。昔者有人以犀为纛，死于野中，有行人见有鸢飞翔其上，不敢下往者，疑犀为异，抽取便群鸟竞集。又云通天犀，夜露不濡，以此知之。凡犀见成物皆被蒸煮，不堪入药，惟生者为佳。虽曰屑片，亦是已煮炙，况用屑乎！又有光犀，其角甚长，文理亦似犀，不堪药用耳。

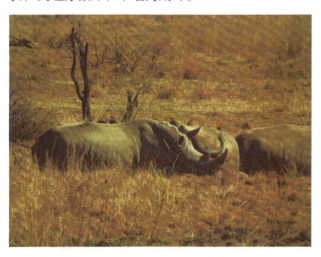

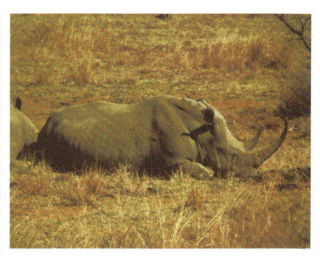

〔谨案〕犀有两角，鼻上者为良，通天犀者，即水犀，云夜露不濡，尤是前说。有人以犀为纛，死于野中，飞鸟翔而不集，谬矣。此心为剑簪耳，此人冠纛，则是贵人，当有左右，何得野死？从令喻说，足为难信。光是雌犀，文理细腻，斑白分明，俗谓斑犀，服用为上，然充药不如雄犀也。

【来　　源】为犀科动物印度犀 *Rhinoceros unicornis* L.的角。

【形态特征】动物体格粗壮庞大，身长3.2～3.5m，肩高达1.8m。头大，颈短，耳长，眼小，鼻孔大。皮肤坚厚，除耳与尾外，完全无毛。在肩胛、颈下及四肢关节处有宽大的褶缝，皮肤表面有很多疣状突起，皮呈黑灰色，略带紫色。雌雄兽鼻端都有一角，黑色，圆锥状，粗而不长，普遍长30～40cm。四肢粗壮，均3趾。

【性味功效】苦、酸、咸，寒。清热凉血，解毒定惊。

【古方选录】《圣济总录》犀角散：犀角（镑）、麻黄（去根节）、石膏各一两，黄连（去须）三分，山栀子仁一两半。用法：粗捣筛，每服五钱匕，水煎，去滓温服。主治：伤寒热毒内盛，身赤发斑。

【用法用量】镑片或锉末，煎服，0.3～1g。

【使用注意】大寒伤阳、寒证者禁用。

【现代研究】化学研究显示，含角蛋白，其组成中，胱氨酸占8.7%，还含组氨酸、赖氨酸和精氨酸等；含蛋白质、肽类、游离氨基酸、胍衍生物和甾醇类等。药理研究显示，有强心，抗凝血，升高白细胞计数，升高血小板计数，镇静，抗惊厥，兴奋垂体-肾上腺皮质系统等作用。现代临床不用。

459 羚羊角

【古籍原文】味咸、苦，寒、微寒，无毒。主明目，益气，起阴，去恶血注下，辟蛊毒恶鬼不祥，安心气，常不魇寐，疗伤寒，时气寒热，热在肌肤，温风注毒伏在骨间，除郁，惊梦，狂越，僻谬，及食噎不通。久服强筋骨，轻身，起阴，益气，利丈夫。生石城山川谷及华阴山，采无时。

今出建平宜都诸蛮中及西域，多两角者，一角者为胜。角甚多节，蹙蹙圆绕。别有山羊角极长，唯一边有节，节亦疏大，不入方用。而《尔雅》云名羱羊，而羌夷云只此即名零羊，甚能陟峻坂；短角者，乃是山羊耳，亦未详其正。

〔谨案〕《尔雅》云：羚，大羊，羊如牛大，其角堪为鞍桥，一名羱羊，俗名山羊，或名野羊，善斗至死。又有山驴，大如鹿，皮堪靴用，有两角，角大小如山羊角，前言其一边有蹙文，又疏慢者是此也，陶不识谓之山羊误矣。二种并不入药，而俗人亦用山驴角者，今用细如人指，长四、五寸，蹙文细者，南山商浙间大有，梁州、龙州、直州、洋州亦贡之，古来相承用此，不用羚羊角，未知孰是也。

【来　　源】为牛科动物赛加羚羊 *Saiga tatarica*

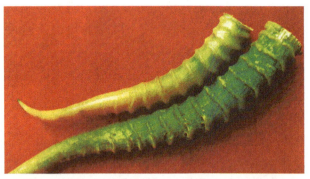

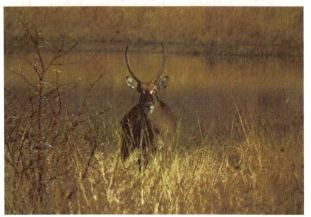

Linnaeus 的角。

【形态特征】头型较特别，耳郭短小，眼眶凸出。鼻端大，鼻中间具槽，鼻孔呈明显的筒状。雄羊具角1对，不分叉，角自基部长出后几乎竖直向上。角尖端平滑。角呈半透明状，蜡黄色。整个体色呈灰黄色，但体侧较灰白。

【性味功效】咸，寒。平肝熄风，清肝明目，清热解毒。

【古方选录】《太平圣惠方》羚羊角散：羚羊角屑半两，泽泻半两，甘菊花一两，葳蕤半两，菟丝子（酒浸三日，曝干，别捣为末）半两。用法：捣粗散，每服三钱，水煎，去滓，温服，不拘时候。主治：眼卒生白翳膜。

【用法用量】煎服，1～3g，另煎2h以上；或磨汁，入丸、散，每次0.3～0.6g。

【使用注意】脾胃虚寒者不宜。

【现代研究】化学研究显示，含磷酸钙，角蛋白及不溶性无机盐等。药理研究显示，有抑制中枢神经，解热，镇痛，降血压等作用。现代临床用于治疗急性传染病发热致神昏痉厥、谵语发狂，癫痫搐搦，急性角膜炎眼目红肿，高血压眩晕和神经衰弱引起的失眠等。

460 羖羊角

【古籍原文】味咸、苦，温、微寒，无毒。主青盲，明目，杀疥虫，止寒泄，辟恶鬼、虎狼，止惊悸。疗百节中结气，风头痛及蛊毒，吐血，妇人产后余痛。烧之杀鬼魅，辟虎狼。久服安心，益气力，轻身。生河西川谷。取无时，勿使中湿，湿

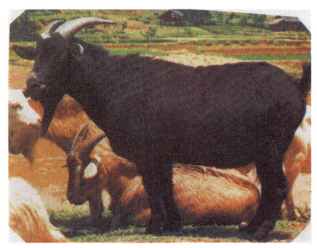

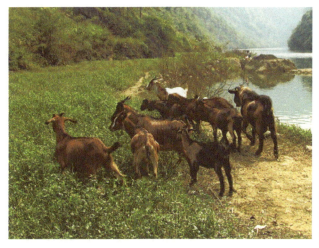

有毒。

菟丝为之使。

〔谨案〕此羊角，以青羖为佳，余不入药。羊髓，味甘，温，无毒。主男女伤中、阴气不足，利血脉，益经气，以酒服之。

青羊胆，主青盲，明目。

〔谨案〕青羊胆，疗疳湿，时行热煙疮，和醋服之良。

羊肺，补肺，主咳嗽。

〔谨案〕羊肺疗渴，止小便数，并小豆叶煮食之良。

羊心，止忧恚隔气。羊肾，补肾气，益精髓。

〔谨案〕羊肾合脂为羹，疗劳利甚效。蒜齑合食脂一升，疗症瘕。

羊齿，主小儿羊痫，寒热。三月三日取之。羊肉，味甘，大寒，无毒。主缓中，字乳余疾，及头脑大风汗出，虚劳寒冷，补中益气，安心止惊。

〔谨案〕羊肉，热病差后食之，发热杀人也。

羊骨，热，主虚劳，寒中，羸瘦；羊屎，燔之，主小儿泄痢，肠鸣惊痫。

殺羊角方药不甚用，余皆入汤煎。羊有三、四种，最以青色者为胜，次则乌羊耳。其羖䍽羊及房中无角羊，正可啖食之，为药不及都下者，其乳髓则肥好也。羊肝不可合猪肉及梅子、小豆食之，伤人心，大病人。

〔谨案〕羊屎煮汤下灌，疗大人小儿腹中诸疾、疳湿，大小便不通；烧之熏鼻，主中恶，心腹刺痛；熏疮，疗诸疮中毒痔瘘等，骨蒸弥良。羊肝，性冷，疗肝风虚热，目赤暗无所见，生食子肝七枚神效。羊头，疗风眩，瘦疾，小儿惊痫。骨，

与头疗同。羊血，主女人中风，血虚闷，产后血运闷欲绝者，生饮一升即活。

【来　源】为牛科动物山羊 *Capra hircus* Linnaeus 或绵羊 *Ovis aries* Linnaeus 雄性的角。

【形态特征】山羊：头长，颈短，耳大，吻狭长。雌、雄额部均有角1对，雄性者角大；角基部略呈三角形，尖端略向后弯，角质中空。表面有环纹或前面呈瘤状，雄者颌下有总状长须。四肢细，尾短，不甚下垂。全体被粗直短毛，毛色多种。

绵羊：有的雌、雄均有角；有的二者皆无角；有的仅雄性有角。其被毛接近原始品种者，具有两层：外层为粗毛可蔽雨水；内层为纤细的茸毛，用来保温。但改良品种仅存内层的茸毛。前后肢两趾间具有一腺体，开口于前部，具有泪腺。

【性味功效】咸，寒。清热，镇惊，散瘀止痛。

【古方选录】《普济方》：羖羊角适量。用法：烧存性，酒服少许。主治：小儿痫疾。

【用法用量】内服，煎汤，30～50g；或磨粉；或烧焦研末，3～6g。外用，0.6～0.9g，研末吹耳中。

【使用注意】脾胃虚寒者不宜。

【现代研究】化学研究显示，含磷酸钙，角蛋白及不溶性无机盐等。药理研究显示，有解热、镇痛、镇静、抗惊厥、抗肿瘤、降血压和抗病毒等作用。现代临床用于治疗小儿急惊风，癫痫搐搦，偏头痛，血管性头痛，紧张性头痛，神经痛，流行性感冒，尿道炎，膀胱炎，妇女产后中风，急性角膜炎眼目红肿，神经衰弱引起的失眠等。

461 牛角䚡（牛角鰓）

【古籍原文】下闭血，瘀血，疼痛，女人带下，下血。燔之，味苦，无毒。水牛角，疗时气寒热头痛；髓，补中，填骨髓，久服增年。髓，味甘，温，无毒。主安五脏，平三焦，温骨髓，补中，续绝伤，益气，止泄痢，消渴，以酒服之。胆可丸药。胆，味苦，大寒。除心腹热渴，利口焦燥，益目精。

此朱书牛角鰓、髓，其胆《本经》附出牛黄条中，此以类相从耳，非上品之药，今拨出随例在此，不关件数，犹黑书，别品之限耳。

心，主虚忘。肝，主明目。肾，主补肾气，

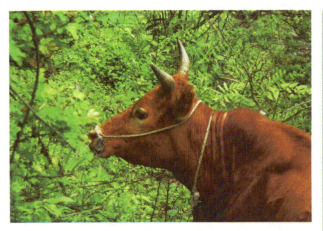

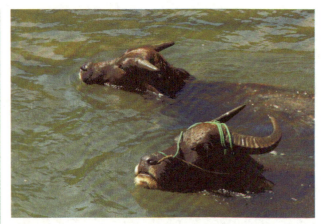

益精。齿，主小儿牛痫。肉，味甘，平，无毒。主消渴，止咽泄，安中益气，养脾胃，自死者不良。屎，寒，主水肿，恶气，用涂门户着壁者。燔之，主鼠，恶疮。黄犍牛、乌牯牛溺，主水肿腹胀脚满，利小便。

此牛亦以捧牛为好，青牛最良，水牛为可充食尔。自死谓灰疫死，肉多毒。青牛肠不可共犬肉犬血食之，令人成病也。

〔谨案〕《别录》云：牛鼻中木卷，疗小儿痫。草卷烧灰，疗小儿鼻下疮。耳中垢，疗蛇伤恶截毒。脐中毛，疗小儿久不行。白牛悬蹄，疗妇人崩中漏下赤白。屎，主霍乱。屎中大豆，疗小儿痫，妇人难产。特牛茎，疗妇人漏下赤白，无子。乌牛胆，主明目及疳湿，以酿槐子服之弥佳。脑，主消渴，风眩。齿，主小儿惊痫。尿，主消渴，黄疸，水肿，脚气，小便不通也。

【来　源】为牛科动物黄牛*Bos taurus domestica* Gmelin或水牛*Bubalus bubalus* Linnaeus的骨质角髓。

【形态特征】黄牛：头大额广，鼻阔口大，上唇上部有2个大鼻孔，其间皮肤硬而光滑，无毛，杵为鼻镜。眼、耳都较大。头上有角1对，弯曲无分支，中空，内有骨质角髓心。四肢匀称，4趾均有蹄甲，其后方2趾不着地。尾端具丛毛，毛色大部分为黄色。

水牛：体型比黄牛肥大。角较长大而扁，上有很多切纹，颈短，腰腹隆凸。四肢较短，蹄较大。皮厚无汗腺。毛粗而短，体前部较密，后背及胸腹各部较疏。体色大多呈灰黑色，但亦有黄褐色或白色的。

【性味功效】苦，温。化瘀止血，收涩止痢。

【古方选录】《太平圣惠方》牛角鳃散：牛角鳃

（烧灰）二两，白帆（烧汁尽）二两，橡实一两，木贼一两，芎劳一两。用法：上件药捣细罗为散，不计时候，以热酒调下二钱。主治：妇人崩中下血不止。

【用法用量】水煎服，6～15g；或入丸、散。外用，适量，烧灰调敷。

【现代研究】化学研究显示，黄牛角中的骨质角髓含碳酸钙、磷酸钙等。现代少用。

462　白马茎

【古籍原文】味咸、甘，平，无毒。主伤中，脉绝，阴不起，强志益气，长肌肉肥健，生子。小儿惊痫。阴干百日。眼主惊痫，腹满，疟疾。当杀用之。悬蹄，主惊痫，瘛疭，乳难，辟恶气，鬼毒，蛊注，不祥，止衄血，内漏，龋齿。生云中平泽。

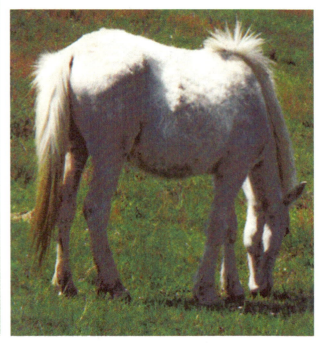

白马蹄，疗妇人漏下，白崩。赤马蹄，疗妇人赤崩。齿，主小儿马痫。鬐头膏，主生发。鬐毛，主女子崩中赤白。心，主喜忘。肺，主寒热，小儿茎萎。肉，味辛、苦，冷。主除热下气，长筋，强腰骨，壮健，强意利志，轻身不饥。脯，疗寒热痿痹。屎，名马通，微温。主妇人崩中，止渴，及吐下血，鼻衄金创，止血。头骨，主喜眠，令人不睡。溺，味辛，微寒。主消渴，破症坚积聚，男子伏梁积疝，妇人瘕疾。铜器承饮之。

东行白马蹄下土，作方术用，知女人外情。马色类甚多，以纯白者为良。其口、眼、蹄皆白，俗中时有两三耳，小小用不必尔。马肝及鞍下肉，旧言杀人。食骏马肉，不饮酒亦杀人。白马青蹄亦不可食。《礼》云：马黑脊而班臂漏脯，亦不复中食。骨，伤人有毒。人体有疮，马汗、马气、马毛亦并能为害人也。

〔谨案〕《别录》云：白马毛，疗小儿惊痫。白马眼，疗小儿魃母，带之。屎中粟，主金创，小儿客忤，寒热，不能食。马衔，主难产，小儿母毒惊痫。绊绳，主小儿痫，并煮汁洗之。

【来　　源】为马科动物马*Equus caballus orientalis* Noack 的雄性外生殖器。

【形态特征】头面部狭长，耳小而尖。直立。鼻宽，眼大。从头顶起沿颈背至肩胛，具有长毛即鬃毛，两耳间垂向额部的长毛称为门鬃。身体余部皆被短而均匀的毛。尾部也有长的鬃毛。主要毛色有青毛、花毛、黑毛、栗毛等。

【性味功效】甘、咸，温。补肾阳，益精气。

【古方选录】《食疗本草》：白马茎（阴干者）。制法：研末，和苁蓉，蜜丸。用法：空心酒下四十九丸，日再。百日见效。主治：阳痿。

【用法用量】内服，入丸，6～9g。

【现代研究】现代少用。

463　牡狗阴茎

【古籍原文】味咸，平，无毒。主伤中，阴痿不起，令强热，大生子，除女子带下十二疾，一名狗精。六月上伏取，阴干百日。胆，主明目，痂疡，恶疮。心，主忧恚气，除邪。脑，主头风痹痛，疗下部匿疮，鼻中息肉。齿，主癫痫，寒热，卒风、

痹，伏日取之。头骨，疗金创，止血。四脚蹄煮饮之，下乳汁。白狗血，味咸，无毒，主癫疾发作。肉，味咸、酸，温，主安五脏，补绝伤，轻身益气。屎中骨，主寒热，小儿惊痫。

白狗、乌狗入药用。白狗骨烧屑，疗诸疮瘘及妒乳痈肿。黄狗肉，大补虚，牝不及牡，牡者父也。又呼为犬，言脚上别有一悬蹄者是也。白犬血合白鸡肉、白鹅肝、白羊肉、乌鸡肉、蒲子羹等皆病患，不可食。犬春月目赤鼻燥欲狂狾，不宜食。

〔谨案〕《别录》云：狗骨灰，疗下痢，生肌，敷马疮。乌狗血，主产难横生，血上荡心者。下颔骨，主小儿诸痫。阴卵，主妇人十二疾，为灰服之。毛，主产难。白狗屎，主疔疮，水绞汁服，主诸毒不可入口者。

【来　　源】为犬科动物家狗*Canis familiaris* Linnaeus 的雄性外生殖器。

【形态特征】动物的体型大小、毛色因品种不同而异。一般的狗，体格匀称。鼻吻部较长，眼呈卵圆形，两耳或竖或垂。四肢矫健，前肢5趾，后肢4趾。具爪，但爪不能伸缩。尾呈环形或镰刀形。

【性味功效】咸，温。温肾壮阳，补益精髓。

【古方选录】《太平圣惠方》：牡狗阴茎、猪脊髓、当归各适量。用法：同煎，少加盐，长饮之。主治：阳痿。

【用法用量】内服，煎汤，4.5～9g。

【使用注意】《本草经疏》：“阳事易举者忌之，内热多火者勿服。”

【现代研究】化学研究显示，含雄性激素，蛋白质和脂肪等。

464 鹿茸

【古籍原文】味甘、酸，温、微温，无毒。主漏下恶血，寒热，惊痫，益气，强志，生齿，不老，疗虚劳洒洒如疟，羸瘦，四肢酸疼，腰脊痛，小便利，泄精溺血，破留血在腹，散石淋，痈肿，骨中热，疽痒。骨，安胎下气，杀鬼精物，不可近阴，令痿，久服耐老。四月、五月解角时取，阴干，使时燥。

麻勃为之使。

〔谨案〕鹿茸，夏收阴干，百不收一，纵得一干，臭不任用。破之火干，大好。角，味咸，无毒。主恶疮，痈肿，逐邪恶气，留血在阴中。除少腹血急痛，腰脊痛，折伤恶血，益气。七月取。杜仲为之使。髓，味甘，温。主丈夫女子伤中脉绝，筋急痛，咳逆。以酒和服之，良。肾，平，主补肾气。肉，温，补中，强五脏，益气力，生者疗口僻，割薄之。

野肉之中，唯獐鹿可食，生则不膻腥，又非辰属，八卦无主而兼能温补于人，即生死无尤，故道家许听为脯过。其余肉，虽牛、羊、鸡、犬补益充肌肤，于亡魂皆为愆责，并不足啖。凡肉脯炙之不动，及见水而动，及曝之不燥，并杀人。又茅屋漏脯，即名漏脯，藏脯密器中名郁脯，并不可食之。

〔谨案〕头，主消渴，煎之可作胶，服之弥善。筋，主劳损，续绝。骨，主虚劳，可为酒，主风，补虚。骨髓脂，主痈肿，死肌，温中，四肢不随，风头，通腠理，一云不可近阴。角，主猫鬼中恶，心腹注痛。血，主狂犬伤，鼻衄，折伤，阴痿，补虚，止腰痛。齿，主留血气，鼠瘘，心腹痛，不可近丈夫阴。

【来　　源】为鹿科动物梅花鹿Cervus nippon Temminck或马鹿Cervus elaphus Linnaeus的雄鹿未骨化密生茸毛的幼角。

【形态特征】梅花鹿：颈细长，躯干并不粗大，四肢细长，尾短。臀部有明显的白色斑块。仅雄性有角，年老者角分四叉，眉叉斜向前伸，第二叉与眉叉相距较远。全身红棕色，白色斑点显著，行动敏捷，嗅觉、听觉发达。

马鹿：头与面部较长，有眶下腺，耳大，呈圆锥形。鼻端裸露，其两侧和唇部为纯褐色。额部和头顶为深褐色，颊部为浅褐色。颈部较长，四肢也长。蹄子很大，尾巴较短。

【性味功效】甘、咸，温。壮肾阳，益精血，强筋骨，调冲任，托疮毒。

【古方选录】《普济方》鹿茸酒：好鹿茸（去皮、切片）五钱至一两，干山药（为末）一两。用法：生薄绢裹，酒浸七日，饮酒，日三盏为度。主治：虚弱阳事不举，面色不明，小便频数，饮食不思。

【用法用量】切片或研末用，1～3g，分3次冲服；或入丸、散；或浸酒。

【使用注意】小量开始，不可骤用大量。外感热病、气血热盛、阴虚阳亢者均忌用。

【现代研究】化学研究显示，含鹿茸精，雄性激素及少量女性卵泡激素，胶质，蛋白质，磷酸钙和碳酸钙等。药理研究显示，有促进生长，提高机体工作能力，减轻疲劳，改善睡眠和食欲，改善蛋白质代谢和能量代谢，增加肾脏利尿机能，降血压及性激素样等作用。现代临床用于治疗劳累或年老、久病致精神倦乏，眩晕，腰膝酸痛，阳痿，滑精，子宫虚冷，崩漏和带下等。

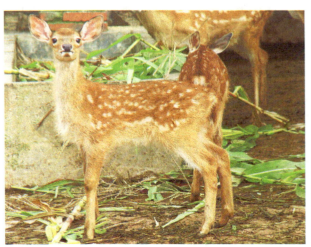

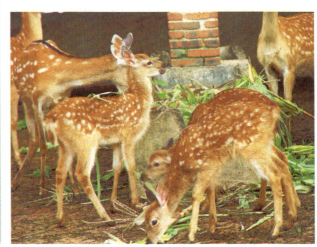

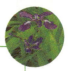

465 獐 骨

【古籍原文】微温。主虚损，泄精。肉，温，补益五脏。髓，益气力，悦泽人面。

俗云白肉，正是獐，不绝于鹿，言其白胆，易惊怖也。又呼为麋，麋肉不可合鹄肉，食之成症瘕也。

【来　　源】为鹿科动物獐*Hydropotes inermis* Swinhoe的骨骼。

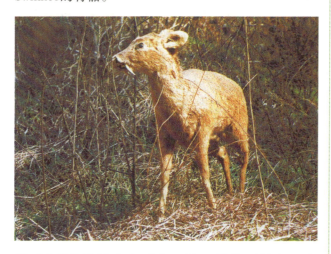

【形态特征】獐为小型鹿。雌、雄均不具角。犬齿突出口外。耳基部有2条软骨质的脊突，顶端稍尖。在鼠蹊部有鼠蹊腺1对。毛呈波状弯曲。腹部中央和鼠蹊部呈淡黄色。

【性味功效】甘，微温。补虚损，益精髓。

【古方选录】《千金翼方》獐骨汤：獐骨一具，远志、黄耆、芍药、干姜、防风、茯苓（一作茯神）、厚朴各三两，当归、橘皮、甘草、独活、芎藭各二两，桂心、生姜各四两。主治：产后虚乏，五劳七伤，虚损不足，脏腑冷热不调。

【用法用量】水煎服，15～60g；或浸酒。

【现代研究】化学研究显示，骨含胶原，唾液酸糖蛋白，硫酸软骨素，肽类，脂类，氨基酸，钙，磷，镁等。现代少用。

466 虎 骨

【古籍原文】主除邪恶气，杀鬼疰毒，止惊悸，疗恶疮鼠瘘，头骨尤良。膏，疗狗啮疮。爪，辟恶魅。肉，疗恶心欲呕，益气力。

俗云热食虎肉，坏人齿，信自如此。虎头作

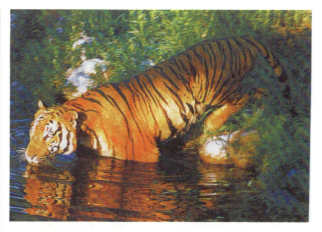

枕，辟恶魇；置户上，辟鬼。鼻，悬户上，令生男儿。骨，杂朱书符，疗邪。须，疗齿痛。爪，多以系小儿臂，辟恶鬼。

〔谨案〕《别录》云：屎，疗恶疮。其眼睛疗癫。其屎中骨为灰，疗火疮。牙，疗丈夫阴头疮及疽瘘。鼻，主癫疾，小儿痫也。

【来　　源】猫科动物虎*Panthera tigris* L.的骨骼。

【形态特征】头圆而宽，颈部较短。眼圆。耳短小。口旁列生长须，犬齿粗大而锐利。四肢粗大有力。毛色鲜丽。腹毛白色。头部黑纹较密。鼻部棕色无斑纹。耳背黑色。四肢外侧棕黄色，内侧白色，都有黑色斑纹。尾基部棕黄色。

【性味功效】甘、辛，温。祛风通络，强筋健骨。

【古方选录】《千金要方》虎骨酒：虎骨（炭火炙令黄色，捶刮取净，捣碎，得数升）一具。用法：清酒六升，浸五宿。随性多少稍饮之。主治：骨髓疼痛，风经五脏，诸风缓弱及历节风骨节酸痛。

【用法用量】内服，煎汤，9～15g；浸酒或入丸、散。

【使用注意】血虚火盛者慎服。

【现代研究】现代不用。

467 豹 肉

【古籍原文】味酸，平，无毒。主安五脏，补绝伤，轻身益气，久服利人。

豹至稀有，为用亦鲜，唯尾可贵。

〔谨案〕阴阳神豹尾，及车驾卤簿豹尾，名可尊敬。真豹尾有何可贵，未识陶据奚理也。

【来　　源】为猫科动物金钱豹*Panthera pardus* Linnaeus、云豹*Neofelis nebulosa*（Griffith）、雪豹*Uncia uncia* Schreber的肉 。

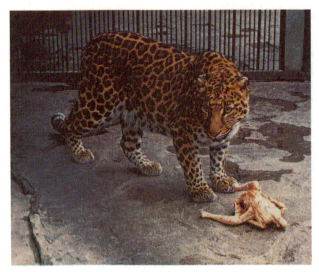

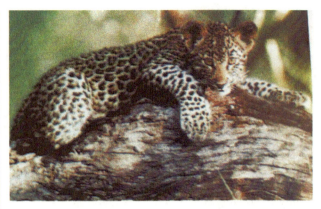

〔谨案〕狸屎灰，主寒热鬼疟发无期度者，极验。家狸亦好，一名猫也。

【来　源】为猫科动物豹猫 Felis bengalensis Kerr 的骨骼。

【形态特征】体型大小似家猫。体背、腹面、四肢具纵行斑点。背毛呈土黄色。眼外侧后下方有2条黑纹，黑纹之间夹有白色宽带。额部的4条黑纹，内侧2条黑纹延伸至尾基部，外侧2条逐渐扩大至肩后。耳背中部均具一白色斑块。

【性味功效】辛、甘，温。祛风湿，开郁结，解毒杀虫。

【古方选录】《千金要方》：狸头一枚。用法：炙，捣筛，饮服方寸匕，日二。主治：瘰疬。

【用法用量】内服，研末冲，每次15～30g；或入丸、散；或浸酒。外用适量，烧灰敷。

【使用注意】孕妇禁服。

【现代研究】现代临床用于治疗风湿性关节疼痛。

【形态特征】金钱豹：外形似虎，但较小。头圆、耳短，四肢粗壮。体背毛色橙黄色或黄色，腹毛纯白。通体满布大小不同的黑斑或钱状斑环，故称金钱豹。善爬树，夜间活动，性凶猛。

　　云豹：四肢短而粗。头部略圆，口鼻突出，爪子大。体色金黄色，并覆盖有大块的深色云状斑纹。口鼻部，眼睛周围，腹部为白色，黑斑覆盖头脸。圆形的耳朵背面有黑色圆点。瞳孔为长方形。尾毛与背部同色，尾端有不完整的黑环，端部黑色。

　　雪豹：体如金钱豹而较小。头小而圆，具小而密的黑斑，全身毛灰白色且布满黑色斑环，越往体后黑环越大。耳背灰白色，边缘黑色，胡须黑白相间。尾基部有大块黑斑，尾端黑色。前足5趾，后足4趾。趾端具角质化硬爪，略弯，尖端锋利。

【性味功效】甘、酸，温。补五脏，益气血，强筋骨。

【用法用量】内服，煮食，适量。

【现代研究】现代不用。

468 狸　骨

【古籍原文】味甘，温，无毒。主风疰、尸疰、鬼疰，毒气在皮中淫跃如针刺者，心腹痛，走无常处，及鼠瘘恶疮。头骨尤良。肉亦疗诸疰。阴茎，疗月水不通，男子阴㿗。烧之，以东流水服之。

　　狸类又甚多，今此用虎狸，无用猫者。猫狸亦好，其骨至难，别自取乃可信。又有狐，音信，色黄而臭，肉亦主鼠瘘，及狸肉作羹如常法并佳。

469 兔头骨

【古籍原文】平，无毒。主头眩痛，癫疾。骨，主热中消渴。脑，疗冻疮。肝，主目暗。肉，味辛，平，无毒。主补中益气。

　　兔肉乃大美，亦益人。妊身不可食，令子唇缺。其肉又不可合白鸡肉，食之令人面发黄；合獭肉食之，令人病遁尸。

　　〔谨案〕兔皮毛烧为灰，酒服，疗难产，产后衣不出，及余血抢心胀欲死者，极验。头皮，主鬼疰，毒气在皮中如针刺者，又主鼠瘘。膏，主耳聋。

【来　源】为兔科动物东北兔 Lepus mandshuricus Radde、华南兔 Lepus sinensis Gray、家兔 Oryctolagus

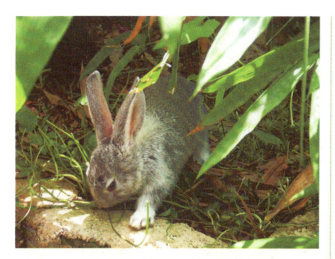

cuniculus domesticus（Gmelin）、蒙古兔*Lepus tolai*
Pallas 及高原兔*Lepus oiostolus* Hodgson 等的头骨。

【形态特征】东北兔：耳短。尾连端毛短于后足
长。冬毛背面为浅棕黑色。颈部背面有一明显的浅
棕色区域。背部与臀部均为棕黑色。下颌与胸、腹
部的中央为纯白色。尾上面黑灰色，下面白色。一
般无固定巢穴，产仔时有固定住所。

华南兔：耳短。无显明的黑尖。后足下方毛不
长。颊部眼下方毛色较暗黑，颊的下部毛色较淡。
耳尖及后缘毛较短、棕黄色。身体两侧黑色少，多
呈棕黄色。腹面近白色。昼夜活动，喜走人行小
道。常栖息于农田附近的山坡灌丛或杂草丛中。

家兔：个体变异较大。一般头部、耳较野兔为
短，后肢亦然。毛色亦有多种变化，通常以纯白色
为多。耳尖无黑色。

蒙古兔：耳甚长，有窄的黑尖。尾连端毛略
等于后足长。全身背部为沙黄色，杂有黑色。头部
颜色较深。眼周围有白色窄环；耳内侧有稀疏的白
毛。腹毛纯白色。臀部为沙灰色。颈下及四肢外侧
均为棕黄色，尾背面中间为黑褐色，两边白色，尾
腹面为纯白色。

高原兔：毛长而蓬松，耳长，向前折显著超过

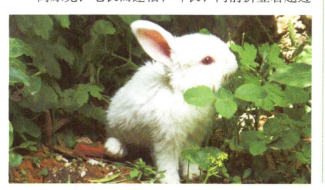

鼻端。全身背为暗灰色。臀部全为灰色细毛。头部
尤其是鼻部中央颜色较深，面颊及眼周色较淡。颈
背呈浅灰棕色，颈腹为黄灰色。腹毛纯白色。前肢
为极浅的棕黄色，后肢外侧棕色，足背白色。尾两
侧为白色，并有灰色毛基。

【性味功效】甘、酸，平。平肝清热，解毒疗疮。

【古方选录】《博济方》：兔头骨一具，以水煮，
取汁饮之。治产前滑胎。

【用法用量】水煎服，3～6g；或烧灰入丸、散。
外用适量，烧灰研末敷。

【使用注意】孕妇禁服。

【现代研究】现代不用。

兽　下

470 六畜毛蹄甲

【古籍原文】味咸，平，有毒。主鬼疰，蛊毒，寒
热，惊痫痉，癫疾，狂走；骆驼毛尤良。

　　六畜，谓马、牛、羊、猪、狗、鸡也，骡、驴
亦其类。骆驼出外国，方家并不复用。且马、牛、
羊、鸡、猪、狗毛蹄，亦已各出其身之品类中，所
主疗不必皆同此矣。

　　〔谨案〕骆驼毛蹄甲，主妇人赤白带下，
最善。

【来　　源】为动物马、牛、羊、猪、狗、鸡的
蹄甲。

【现代研究】现代不用。

471 鼺鼠

【古籍原文】主堕胎，生乳易。生山都平谷。

　　鼺是鼯鼠，一名飞生，状如蝙蝠，大如鹒鸢，
毛紫色暗，夜行飞行。生人取其皮毛，以与产妇持
之，令儿易出。又有水马，生海中，是鱼虾类，状
如马形，亦主易产。此鼺鼠别类而同一条中，当以
其是皮毛之物也，今亦在副品限也。

【来　　源】为鼯鼠科动物棕鼯鼠*Petaurista*

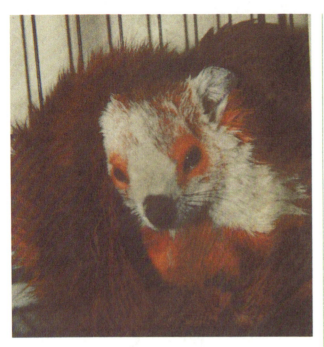

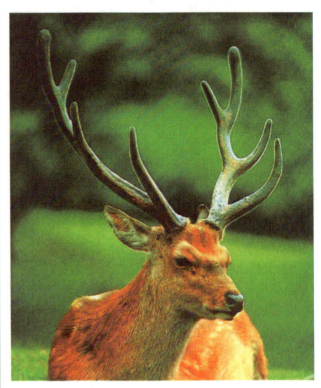

petaurista Pallas的全体。

【形态特征】耳基周围无细长簇毛。头钝圆。眼大，耳小。尾长明显超过体长。体背色调一致。腹面为棕黄色或橙黄色，颈下部黑褐色。飞膜背面色如体背。腹面色较红。两者分界线甚明显。眼圈具黑圈。耳郭背部具1黑斑。

【性味功效】甘，温。催产，止痛。

【古方选录】《本草图经》引《小品方》：鼺鼠一枚，槐子、故弩箭羽各十四枚。用法：合捣为丸，如桐子大。酒服二丸。主治：难产。

【用法用量】内服，泡酒，15~30g。

【使用注意】血虚无瘀滞者忌用，孕妇慎用。

【现代研究】现代不用。

---

472 麋脂

【古籍原文】味辛，温，无毒。主痈肿，恶疮，死肌，寒风湿痹，四肢拘缓不收，风头肿气，通腠理，柔皮肤，不可近用，令瘘。一名宫脂。畏大黄。角，味甘，无毒，主痹，止血，益气力。生南山山谷，及淮海边，十月取。

今海陵间最多，千百为群，多牝少牡。人言一牡辄交十余牝，交毕即死。其脂堕土中，经年人得之方好，名曰遁脂，酒服至良。寻麋性乃尔婬快，不应萎人阴。一方言不可近阴，令阴萎，此乃有理。麋肉不可合虾及生菜、梅、李、果实，食之皆

病人。其角刮取屑，熬，香酒服之，大益人。事出彭祖传中。

〔谨案〕麋茸，服之功力胜鹿茸。角，煮为胶，亦胜白胶，言游牝毕即死者，此亦虚传，遍问山泽人，不闻游牝因致死者。

【来　源】为鹿科动物麋鹿*Elaphurus davidianus* Milne-Edwards的脂肪。

【形态特征】头似马而非马，角似鹿而非鹿，身似驴而非驴，蹄似牛而非牛，故曰"四不像"。雄者具角，雌者无，角的主支分叉为前后2支。前支再分歧成二叉。四肢粗大。主蹄宽大能分开，侧蹄显著。毛色淡褐，背部稍浓，腹部鞍浅。

【性味功效】甘、辛，温。通血脉，祛风寒，润皮肤，解毒。

【古方选录】《肘后方》：麋脂适量。用法，涂面，即瘥。主治：年少气盛，面生疮疱。

【用法用量】内服，烊化冲，适量。外用适量，涂敷；或入面脂。

【使用注意】《本草经集注》：畏大黄。

【现代研究】现代不用。

---

473 豚 卵

【古籍原文】味甘，温，无毒。主惊痫，癫疾，鬼

痊，蛊毒，除寒热，贲豚，五癃，邪气挛缩。一名豚颠。阴干藏之，勿令败。猪悬蹄。主五痔，伏热在肠，肠痈内蚀。猪四足，小寒。疗伤挞，诸败疮，下乳汁。心，主惊邪，忧患。肾，冷利，理肾气，通膀胱。胆，疗伤寒热渴。肚，补中益气，止渴利。齿，主小儿惊痫，五月五日取。鬐膏，主生发。肪膏，主煎诸膏药，解斑蝥、芫青毒。獛猪肉，味酸，冷，疗狂病。凡猪肉，味苦，主闭血脉，弱筋骨，虚人肌，不可久食，病人金创者尤甚。猪屎，主寒热，黄疸，湿痹。

猪为用最多，惟肉不宜人，人有多食，皆能暴肥，此盖虚肌故也。其脂能悦泽皮肤，作手膏不皲裂，肪膏煎药，无不用之。勿令中水，腊月者历年不坏，颈下，膏谓之负革脂，入道家用。其屎汁，极疗温毒。食其肉饮酒，不可卧秋稻穰中。又白猪蹄白杂青者不可食，食猪膏，又忌乌梅也。

〔谨案〕《别录》云：猪耳中垢，疗蛇伤。猪脑，主风眩，脑鸣及冻疮。血，主奔豚暴气，中风，头眩，淋沥。乳汁，疗小儿惊痫，病乳。头，亦主小儿惊痫，及鬼毒去来，寒热五癃，五脏，主小儿惊痫汗发。十二月上亥日取肪，内新瓦器中，埋亥地百日，主痈疽，名膒脂，方家用之。又云一升脂，著鸡子白十四枚，更良。

【来　源】为猪科动物猪*Sus scrofa domestica* Brisson的睾丸。

【形态特征】动物躯体肥胖，头大，鼻与口吻皆长。眼小，耳壳有的大而下垂，有的较小而前挺。四肢短小，4趾，前2趾有蹄，后2趾有悬蹄。颈粗，项背疏生鬃毛。尾短小。毛色有纯黑、纯白或黑白混杂等。

【性味功效】甘、咸，温。温肾散寒，镇惊定痫。

【古方选录】《普济方》：豚卵（细切）一双，当归二分。制法：以醇酒三升，煮一升分服。主治：惊痫中风，壮热，吐舌出沫。

【用法用量】内服，煮食或煎汤，2个。外用适量，捣烂或煮膏涂敷。

【现代研究】化学研究显示，含睾酮。药理研究显示，有促进造血功能，延缓衰老，抗早孕等作用。现代临床主要用于治疗小儿腹股沟疝。

474 鼹鼠

【古籍原文】味咸，无毒。主痈疽，诸瘘蚀恶疮，阴匶烂疮。在土中行。五月取令干熻之。

俗中一名隐鼠，一名鼹鼠，形如鼠，大而无尾，黑色，长鼻甚强，恒穿耕地中行，讨掘即得。今诸山林中，又有一兽，大如水牛，形似猪，灰色，下脚似象，胸前尾上皆白，有力而钝，亦名鼹鼠。人张网取食之，肉亦似牛肉，多以作脯。其膏亦云主瘘，乃云此是鼠王，其精溺一滴落地辄成一鼠。谷有鼠灾年，则多出，恐非虚耳。谷字一作玫。此鼠蹄烧末酒服，又以骨捣碎酿酒将服之，并治良验也。

【来　源】为鼹鼠科动物长吻鼹*Talpa longirostris* Milne-Edwards、白尾鼹*Parascaptor leucurus* Blyth、缺齿鼹*Mogera rubusta* Nehring、麝鼹*Scaptochirus moschatus* Milne-Edwards、华南缺齿鼹*Mogera latouchei*（Thomas）等除去内脏的全体。

【形态特征】长吻鼹：体型粗圆。吻尖而向前突出，吻端裸露无毛。吻背中央具有凹槽。眼小。外

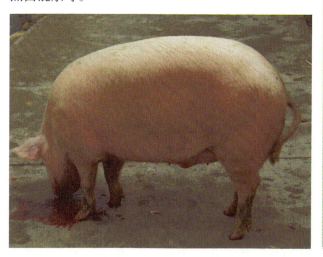

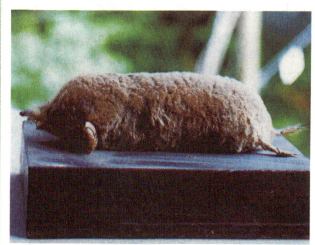

耳隐于被毛之中，四肢粗短。前足掌部异常宽大并向外翻折。爪较粗短强壮，尾短呈球棒状，尾末端粗圆浑厚。毛被短而细密。通体巧克力褐色或暗褐色。尾毛暗褐色，绝无白色。

【性味功效】咸，寒。解毒，杀虫。

【临床用方】《东北动物药》：鼹鼠一只，用瓦焙成焦黄色，研成粉末。用法：每次五分，黄酒冲服，日服一次。主治：胃癌。

【用法用量】内服，烧存性，研末，2～4g；或煮食。外用适量，烧存性，研末，调涂。

【现代研究】现代临床用于治疗疔肿恶疮，胃癌等。

475 獭　肝

【古籍原文】味甘，有毒。主鬼疰蛊毒，却鱼鲠，止久嗽，烧服之；肉，疗疫气温病，及牛马时行病。煮屎灌之亦良。

　　獭有两种：有猯獭，形大，头如马，身似蝙蝠，不入药用。此当取常所见者，其骨亦疗食鱼骨鲠。有牛马家，可取屎收之。多出溪岸边。其肉不可与兔肉杂食也。

　　〔谨案〕《别录》云：獭四足，主手足皮皲裂。

【来　　源】为鼬科动物水獭*Lutra lutra* Linnaeus、江獭*Lutra perspicillata* Geoffroy、小爪水獭*Aonyx cinerea* Illiger的肝脏。

【形态特征】水獭：头部宽而稍扁，吻端短粗，须粗硬，鼻垫小，眼小，耳小而回。四肢粗短，趾间具膜。爪短。下颔中央有数根短的硬须；在前肢腕垫后面有较短的刚毛数根。尾长。颊两侧及颈下为污白色。腹毛较长呈栗棕色，余者毛色为棕褐色或

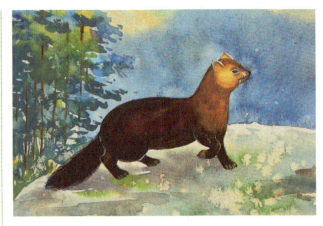

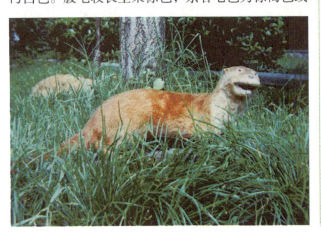

咖啡色。

【性味功效】甘、咸，温。益肺，补肝肾，明目，止血。

【古方选录】《延年方》：獭肝（炙）十分，人参、沙参、丹参各三分，鬼臼、苦参各二分。制法：六味，捣筛，蜜和丸，饮汁下，日三服，加至十丸。禁生冷猪鱼肉、生血等物。主治：骨蒸气日渐。

【用法用量】水煎服，3～6g；或入丸、散。

【现代研究】化学研究显示，含大量蛋白质，葡萄糖，糖原，磷脂，胆甾醇及维生素A、D等。现代临床用于治疗肺结核，咳嗽咯血，夜盲症，角膜翳，肝气痛等。

476 狐阴茎

【古籍原文】味甘，有毒。主女子绝产，阴痒，小儿阴颓卵肿。五脏及肠，味苦，微寒，有毒，主蛊毒寒热，小儿惊痫。雄狐屎，烧之辟恶，在木石上者是。

　　江东无狐，皆出北方及益州间，形似狸而黄，亦善能为魅也。

　　〔谨案〕狐肉及肠，作臛食之，主疥疮久不差

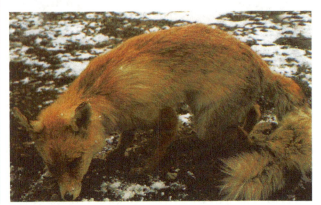

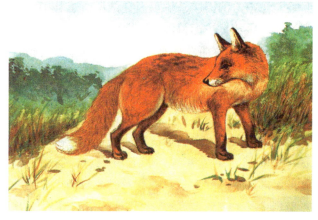

者。肠，主牛疫，烧灰和水灌之，乃胜獭。狐鼻尖似小狗，唯尾大，全不似狸。

【来　源】为犬科动物狐狸*Vulpes vulpes* Linnaeus、南狐*Vulpes vulpes hole* Swinhoe的雄性外生殖器。

【形态特征】狐狸：体型细长，颜面部狭，吻尖，耳大。头部灰棕色，耳背面黑色或黑棕色，唇和下颏到前胸部暗色。背红棕色，颈、肩和身体两侧稍带黄色。腹部白色或黄白色，尾尖端白色。洞居。昼伏夜出。食性甚杂。

南狐：体型似狗，中等细长。有腺臭。通常其头、躯、尾为赤褐色；深者赤色，浅者黄褐色。个体头部灰棕色；唇、下额至前胸暗白色；颈、肩、体两侧稍黄色，背部红棕色；腹面白色或黄白色，尾尖白色。前后肢外侧黑褐色带纹，其宽狭不等。

【性味功效】甘，温。补虚，暖中，镇静安神，祛风，解毒。

【临床用方】《四川中药志》：狐肉配陈醋炖服。主治：水积黄肿。

【现代研究】现代不用。

477 猯膏、肉、胞

【古籍原文】膏，味甘，平，无毒。主上气，乏气，咳逆，酒和三合服之，日二。又主马肺病、虫颡等疾。肉，主久水胀不差垂死者，作羹臛食之，下水大效。胞，干之，汤磨如鸡卵许，空腹服，吐诸蛊毒。（新附）

【来　源】为鼬科动物猪獾*Arctonyx collaris* F. Cuvier的肉。

【形态特征】体型似狗獾。全身黑棕色而杂以白色。背毛基部白色，中段黑棕色，毛尖复为白色。

头部，自鼻尖到颈部有一白色纵纹，两颊从口角到头后各有一白色短纹。耳缘白色，喉、颈部白色或黄白色。住岩洞中或穴居地下。夜间活动。性较凶猛，杂食性，春季产仔，每胎约4仔。

【性味功效】甘、酸，平。补脾胃，益气血，利水，杀虫。

【古方选录】《太平圣惠方》貒肉羹：貒猪肉半斤（细切）。主治：十种水病不愈，垂命。

【用法用量】内服，煮食，适量。

【现代研究】现代不用。

478 野猪黄

【古籍原文】味辛、甘，平，无毒。主金疮，止血，生肉，疗癫痫，水研如枣核，日二服，效。（新附）

【来　源】为猪科动物野猪*Sus scrofa* L.的胆结石。

【形态特征】野猪头部较宽长，吻部十分突出，呈圆锥形，末端具裸露的软骨垫。雄猪犬齿特别发达；雌猪獠牙不发达。耳直立。四肢较短。尾细小。身体被刚硬的针毛，背脊鬃毛显著，面颊杂有灰白色、污白色毛。

【性味功效】辛、苦，凉。清热解毒，熄风镇惊。

【古方选录】《证类本草》：（野猪黄）外肾和皮，烧作灰。用法：适量为末，水冲饮下。主治：崩中带下，并胞风泻血及血痢。

【用法用量】内服，研末，0.15～0.3g。外用适量，研末敷。

【现代研究】化学研究显示，含胆碱，去氧胆酸，胆红素和17种氨基酸等。现代少用。

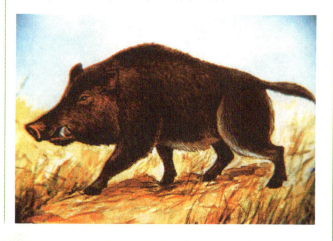

479 驴 屎

【古籍原文】熬之，主慰风肿疮。屎汁，主心腹卒痛诸痋忤。尿，主症癖，胃反，吐不止，牙齿痛，水毒。草驴尿，主燥水。驳驴尿，主水湿，一服五合良。燥水者画体成字，湿水者，不成字。乳，主小儿热惊、急黄等，多服使痢，热毒。尾下轴垢，主疟，水洗取汁和面如弹丸二枚，作烧饼，疟未发前食一枚，至发时啖一枚。疗疟无久新发无期者。（新附）

【来　　源】为马科动物驴 *Equus asinus* Linnaeus 的粪便。

【现代研究】现代不用。

480 豺 皮

【古籍原文】性热。主冷痹脚气，熟之，以缠病上，即差。（新附）

【来　　源】为犬科动物豺 *Cuon alpinus* Pallas 的皮。

【形态特征】体型小于狼，而稍大于狐。尾较粗短。体色随季节、产地而异。其中有些背毛毛尖呈黑褐色。腹部呈棕色或黄白色。性凶猛、勇敢，群居，集体猎食。多在冬季生殖，妊娠期约2个月，每胎3~4仔。栖于山地、丘陵、森林等处。

【性味功效】苦，平。消积，解毒，止痛，定惊。

【用法用量】内服煮汁，或烧存性酒调，适量。外用适量，烧存性敷。

【现代研究】现代不用。

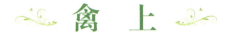

禽 上

481 丹雄鸡

【古籍原文】味甘，微温、微寒，无毒。主女人崩中漏下，赤白沃，补虚，温中，止血，不伤之疮，通神，杀毒，辟不详。头，主杀鬼，东门上者弥良。白雄鸡肉，味酸，微温，主下气，疗狂邪，安五脏，伤中，消渴。乌雄鸡肉，微温。主补中，止痛。胆，微寒，主疗目不明，肌疮。心，主五邪。血，主踒折，骨痛及痿痹。肪，主耳聋。鸡肠，平，主遗溺，小便数不禁。肝及左翅毛，主起阴。冠血，主乳难。膍胵里黄皮，微寒，主泄痢，小便利，遗溺，除热，止烦。屎白，微寒。主消渴，伤寒，寒热，破石淋及转筋，利小便，止遗溺，灭瘢痕。黑雌鸡，主风寒湿痹，五缓六急，安胎。其血，无毒，平。疗中恶腹痛，及踒折骨痛，乳难。翻羽，主下血闭。黄雌鸡，味酸、甘，平。主伤中，消渴，小便数不禁，肠澼泄痢，补益五脏，续绝伤，疗虚劳，益气力。肋骨，主小儿羸瘦，食不生肌。鸡子，主除热火疮，疗痫痉，可作虎魄神物。卵白，微寒，疗目热赤痛，除心下伏热，止烦满，咳逆，小儿下泄，妇人产难，胞衣不出。醢渍之一宿，疗黄疸，破大烦热。卵中白皮，主久咳结气，得麻黄、紫菀和服之立已。鸡白蠹能肥脂，生朝鲜平泽。

鸡此例又甚多，云鸡子作虎魄者，用欲腐卵黄白，混杂煮作之，亦极相似，惟不拾芥耳。又煮白合银，口含须臾，色如金。鸡子不可合葫、蒜及李子食之。乌鸡肉，不可合犬肝、肾食之。小儿食鸡肉，好生蛔虫。又鸡不可合芥叶蒸食之。朝鲜乃在玄菟乐浪，不应总是鸡所出。今云白蠹，不知是何物，恐此别一种耳。

〔谨案〕白鸡距及脑主产难，烧灰酒服之。脑，主小儿惊痫。

【来　　源】为雉科动物鸡 *Gallus gallus domesticus* Brisson带红色羽毛的雄鸡。

【形态特征】雄鸡嘴短而坚，略呈圆锥状，上嘴稍

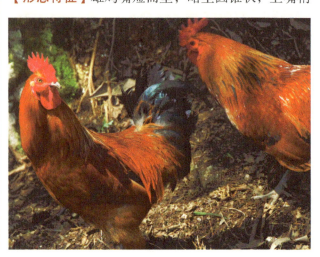

弯曲。鼻孔裂状。眼有瞬膜。头上有肉冠。喉部两侧有肉垂。肉冠肉垂以雄者为大。翼短。雄者尾羽较长。足健壮，跗、跖及趾均被有鳞板；趾4，前3趾，后1趾，后趾短小，位略高。

【性味功效】甘，温。温中益气，补精，填髓。

【古方选录】《饮膳正要》：乌雄鸡（持洗净，切作块）一只，陈皮（去白）一钱，良姜一钱，胡椒二钱，草果两个。制法：以葱、醋、酱相和，入瓶内封口，令煮熟，空腹食。主治：虚弱劳伤，心腹邪气。

【用法用量】内服，适量，煮食或炖汁。

【使用注意】凡实证、邪毒未清者慎用。

【现代研究】化学研究显示，每100g鸡肉含水分74g，蛋白质23.3g，脂肪1.2g，灰分1.1g，钙11mg，磷190mg，铁1.5mg，硫胺素0.03mg，核黄素0.09mg，烟酸8mg，维生素A、C及E。灰分含氧化铁、氧化钙、氧化镁、钾、钠、胆甾醇等。现代食用为主。

482 白鹅膏

【古籍原文】主耳卒聋，以灌之。毛，主射工，水毒。肉，平，利五脏。

东川多溪毒，养鹅以辟之，毛羽亦佳，中射工毒者，饮血又以涂身。鹅未必食射工，盖以威相制耳，乃言鹅不食生虫，今鹅子亦啖蚯蚓辈。

〔谨案〕鹅毛，主小儿惊痫，痢者。毛灰，主噎。

【来　　源】为鸭科动物家鹅 *Anser cygnoides domestica* Brisson的脂肪。

【形态特征】家鹅嘴扁阔。前额有肉瘤，雄者膨

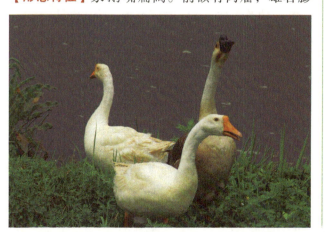

大、黄色或黑褐色。颈长。体躯宽壮，龙骨长，胸部丰满。尾短。羽毛白色或灰色。睁大有膜，膜呈黄色或黑褐色。体躯站立时昂然挺立。

【性味功效】甘，凉。润皮肤，解毒肿。

【古方选录】《太平圣惠方》白鹅膏粥：白鹅膏二两，粳米三合。用法：适量加水煮粥，温服。主治：五脏气壅，耳聋。

【用法用量】内服，煮食，适量。外用适量，涂敷。

【现代研究】化学研究显示，含油酸，棕榈酸，硬脂酸，胆甾醇等。现代少用。

483 鹜肪（鸭脂）

【古籍原文】味甘，无毒。主风虚，寒热。白鸭屎，名鸭通。主杀石药毒，解结缚蓄热。肉，补虚，除热，和脏腑，利水道。

鹜即是鸭，鸭有家、有野，前《本经》雁肪，一名鹜肪，其疗小异，此说则专是家鸭耳。黄雌鸭为补最胜。鸭卵不可合鳖肉食之。凡鸟自死口不闭者，皆不可食之，食之杀人。

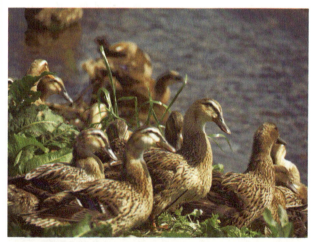

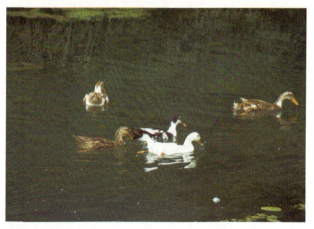

〔谨案〕《别录》云：鸭肪，主水肿。血，解诸毒。肉，主小儿惊痫。头，主水肿，通利小便，古方疗水，用鸭头丸也。

【来　源】为鸭科动物家鸭Anas domestica Linnaeus.的脂肪。

【形态特征】家鸭嘴长而扁平。颈长，体扁。翅小，覆翼羽大。腹面如舟底。尾短，公鸭尾有卷羽4片。羽毛甚密，色有全白色、栗壳色、黑褐色等不同。公鸭颈部多黑色而有金绿色光泽，且叫声嘶哑。脚矮，前3趾有蹼，后1趾略小。

【性味功效】甘，平。消瘰散结，利水消肿。

【古方选录】《圣济总录》鸭脂膏方：鸭脂三两，胡粉二两，巴豆（去壳细研去油尽）半两。制法：上三味，先熔脂，入二味末，调如膏，每日三五度涂疮上，即瘥。主治：蚯蚓瘘。

【用法用量】外用适量，涂敷。

【现代研究】现代少用。

484 雁　肪

【古籍原文】味甘，平，无毒。主风挛，拘急，偏枯，气不通利，久服长毛发须眉，益气，不饥，轻身，耐老。一名鹜肪。生江南池泽，取无时。

诗云：大曰鸿，小曰雁。今雁类亦有大小，皆同一形。又别有野鹅大于雁，犹似家仓鹅，谓之驾鹅。雁肪自不多食，其肉应亦好。鹜作木音，云是野鸭。今此一名鹜肪，则雁、鹜皆相类尔。此前又有鸭事注在前。夫雁乃住江湖，而夏应产伏皆往北，恐雁门北人不食此鸟故也，中原亦重之尔。虽采无时，以冬月为好。

〔谨案〕《别录》云：雁喉下白毛，疗小儿痫

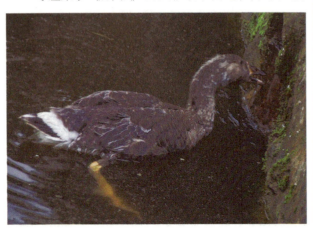

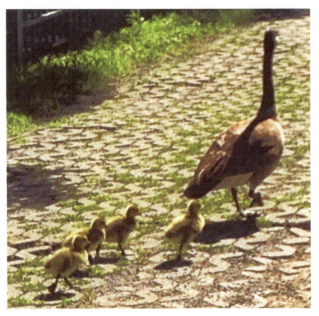

有效。夫雁为阳鸟，冬则南翔，而夏则北徂，时当春下，则孳育于北，岂谓北人不食之乎！然雁与燕相反，燕来则雁往，燕往则雁来，故《礼》云：秋候雁来，春去鸟至矣。

【来　源】为鸭科动物白额雁Anser albifrons（Scopoli）、鸿雁Anser cygnoides（Linnaeus）等的脂肪。

【形态特征】白额雁：雌体较小。嘴基和前额有白色横纹。尾羽棕黑色，羽绿白色，眼棕色；嘴肉色或玫瑰色，嘴甲灰色或白色；腿和脚橙黄色，蹼色较浅。夏季繁殖，产卵于以苔藓和野草制成的窝内。主要的食物为植物，但亦兼食昆虫和蠕虫，并常到河边饮水。

鸿雁：雌雄二性均为棕灰色，头顶及后颈部有1条红棕色长纹。嘴黑色，雄雁嘴基有膨大而成冠状的瘤。眼棕色；嘴黑色；腿和脚橙黄色；爪黑色。栖息在河川或沼泽地带。

【性味功效】甘，平。益气补虚，活血舒筋。

【古方选录】《外台秘要》雁肪汤：雁肪一具，甘草（炙）、当归、桂心、芍药、人参、石膏各二两，桃仁（去皮尖）三十枚，大枣（擘）二十枚，大黄二两。用法：以水一斗二升先煮雁肪，取汁一斗煮他药，取五升，去滓分服。主治：结热癖，心下肿，胸中痞塞，呕逆不止。

【用法用量】内服，熬油或煎汤。外用适量，局部涂搽。

【现代研究】现代不用。

485 鹧鸪鸟

【古籍原文】味甘，温，无毒。主岭南野葛菌毒，生金毒及温瘴久欲死不可差者，合毛熬酒渍服之。生捣取汁服，最良。生江南，形似母鸡，鸣云钩辀格磔者是也。

有鸟相似，不为此鸣者，则非也。（新附）

【来　　源】为雉科动物鹧鸪*Francolinus pintadeanus*（Scopoli）的肉或全体。

【形态特征】头顶、枕黑褐色，羽缘棕黄色，四周围以黄栗色；眉纹黑色，从鼻孔后缘向后绕眼周至颈侧；颚纹亦黑色；眼下、颊部、耳羽和颏、喉白色。后颈、上背和胸、腹黑色，满布对称排列的白色椭圆形斑点，羽色与雌性成鸟近似，头侧呈浅棕白色。虹膜暗褐色；嘴黑色，脚橙黄色。

【性味功效】甘，温。滋养补虚，开胃化痰。

【古方选录】《普济方》鹧鸪酒：鹧鸪、羊肉各适量。用法：白酒适量，浸泡十日。适量饮服。主治：瘴及蛊气欲死者。

【用法用量】内服，炖熟，1～2只。

【使用注意】《食疗本草》：不可与竹笋同食，令人小腹胀。

【现代研究】化学研究显示，含氨基酸，肽类，蛋白质，脂类等。现代临床用于治疗体虚，胃脘作痛等。

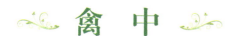

禽　中

486 雉　肉

【古籍原文】味酸，微寒，无毒。主补中，益气力，止泄痢，除蚁瘘。

雉虽非辰属，而正是离禽。景午日不可食者，明其王于火也。

〔谨案〕雉，味甘，主诸瘘疮也。

【来　　源】为雉科动物环颈雉*Phasianus colchicus* Linnaeus的肉。

【形态特征】动物体较家鸡略小，尾羽18枚，呈矛

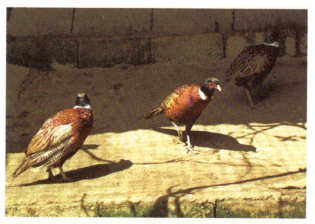

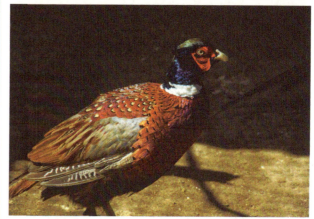

状；中央尾羽比外侧尾羽为长；雄鸟羽色华丽，具金属光彩，头顶两侧各有一束耸立而羽端方形的耳羽簇；雌鸟的羽色暗淡，大多为褐色和棕黄色，杂以黑斑；尾羽较短。

【性味功效】甘、酸，温。补中益气，生津止渴。

【古方选录】《食医心镜》：雉一只。制法：细切，和盐、豉作羹食。主治：消渴舌焦口干，小便数。

【用法用量】内服，适量，煮食；烧存性研末，每次3～6g。

【使用注意】有痼疾者慎服。

【现代研究】现代不用。

487 鹰屎白

【古籍原文】主伤挞，灭瘢。

止单用白，亦不能灭瘢。复应合诸药，僵蚕、衣鱼之属以为膏也。

〔谨案〕鹰屎灰之，酒服方寸匕，主恶酒，忽使饮人知之。

【现代研究】现代不用。

488 雀卵

【古籍原文】味酸，温，无毒。主下气，男子阴痿不起，强之令热，多精有子。脑，主耳聋。头血，主雀盲。雄雀屎，疗目痛，决痈疖，女子带下，溺不利，除疝瘕。五月取之良。

雀性利阴阳，故卵亦然。术云：雀卵和天雄丸服之，令茎大不衰。人患黄昏间目无所见，谓之为雀盲，其头血疗之。雄雀屎，两头尖是也，亦疗龋齿。雀肉不可合李食之，亦忌合酱食，妊身尤禁也。

〔谨案〕《别录》云：雀屎和男首子乳如薄泥，点目中胬肉赤脉贯瞳子上者即消，神效。以蜜和为丸，酒饮服，主症癖久瘤冷病；或和少干姜服，悦人。

【来　　源】为文鸟科动物麻雀Passer montanus（Linnaeus）的卵。

【形态特征】动物体全长121～148mm。前额、头顶至后颈纯肝褐色；上体砂棕褐色；背杂有黑色条纹；耳羽有黑色斑块，颏、喉黑色。两性相似。

【性味功效】甘、酸，温。补肾阳，益精血，调冲任。

【古方选录】《食疗本草》：雀卵白、天雄末、菟丝子。用法：共研末，炼蜜为丸，空心酒下五丸。主治：男子阴痿不起，女子带下，便溺不利。

【用法用量】内服，煮食，适量；或入丸、散。

【使用注意】阴虚火旺者禁服。

【现代研究】现代不用。

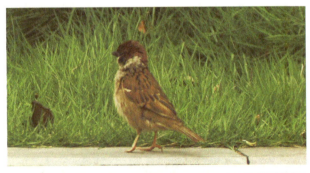

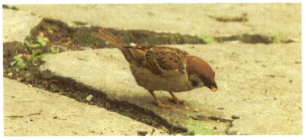

489 鹳骨

【古籍原文】味甘，无毒。主鬼蛊诸疰毒，五尸，心腹疾。鹳亦有两种，似鹄而巢树者为白鹳，黑色曲颈者为阳乌鹳。今此用白者。

【来　　源】为鹳科动物白鹳Ciconia ciconia（Linnaeus）的骨骼。

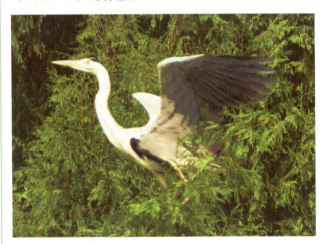

【形态特征】动物体全身白色，翅上大覆羽黑褐色；小翼羽外翈黑色、内翈黑褐色，在翼缘处缀以白色。肩羽较长，呈黑色而有金属光泽，为紫铜色。飞羽大多黑色而内着铜绿光泽。嘴角黑色而先端稍淡；眼周及颏囊裸出部分呈朱红色；脚暗朱色。

【性味功效】甘，寒。解毒，止痛。

【古方选录】《千金要方》鹳骨丸：鹳骨三寸，雄黄、莽草、丹砂（一作丹参）、牡蛎（一作牡丹）各四分，藜芦、桂心、野葛各二分，斑猫十四枚，巴豆四十枚，蜈蚣一枚，芫菁十四枚。制法：上十二味，末之，蜜丸，服如小豆大二丸，日三，以知为度。主治：积聚，胸痛连背，走无常处，或肿在腹，或奄奄然而痛。

【用法用量】水煎服，6～10g；或炙黄或烧灰存性，研末，每次6～10g。

【使用注意】《本草拾遗》：秃人毛发，沐汤中下少许，发尽脱，亦不更生。

【现代研究】现代临床用于治疗疮疖肿痛。

490 雄鹊肉（喜鹊）

【古籍原文】味甘，寒，无毒。主石淋，消结热。

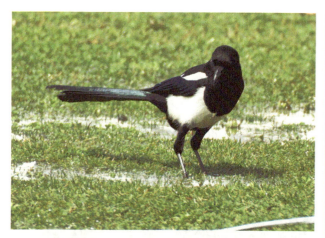

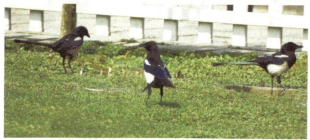

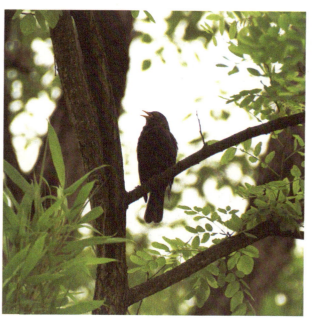

可烧作灰，以石投中散解者，是雄也。

五月五日鹊脑入术家用，一名飞驳乌。乌之雌、雄难别，旧言其翼左覆右是雄，右覆左是雌。又烧毛作屑，内水中，沉者是雄，浮者是雌。今云投石，恐止是鹊耳，余乌未必尔，并未识之。

【来　　源】为鸦科动物喜鹊*Pica pica*（Linnaeus）的肉。

【形态特征】动物体全长362～490mm。通体体羽除两肩和腹部外呈纯白色；初级飞羽内翈除大部白色外，余部大多为亮黑色；尾长而呈楔形。两性相似。

【性味功效】甘，寒。清热，补虚，散结，通淋，止渴。

【临床用方】《全国中草药汇编》：喜鹊一只，老母鸡一只，均去肠杂取肉。用法：炖至极烂，不加盐，尽量食之；其骨骼焙干研末，黄酒送下，连服3只。主治：肺结核。

【用法用量】内服煮食，1只。外用适量，捣敷。

【现代研究】现代临床主要用于治疗石淋。

491 鸲鹆肉

【古籍原文】味甘，平，无毒。主五痔，止血。炙食，或为散饮服之。

鸟似鹎而有帻者是。（新附）

【来　　源】为椋鸟科动物八哥*Acridotheres cristatellus*（Linnaeus）的肉。

【形态特征】动物体全长250mm左右。通体黑色；额基羽冠较短，5～10mm；翅上具白斑，飞行时尤其明显；尾下覆羽和外侧尾羽端缘白色。两性相似。

【性味功效】甘，平。下气降逆，解毒止血。

【古方选录】《养老奉亲》鸲鹆散：鸲鹆（治，洗令净，晒令干）五只。主治：老人痔病下血不止，日加羸瘦无力。

【用法用量】内服，9～15g，炙干研末作丸、散；或煮羹。

【现代研究】化学研究显示，含蛋白质，肽类，脂类等；胫跗骨肌肉和股肌肉含乙酰胆碱酯酶；心肌含脂酶等。现代临床用于治疗气逆久咳。

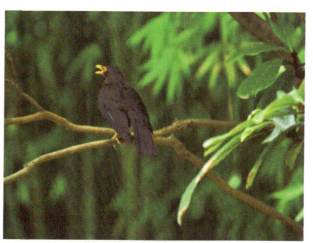

禽 下

492 燕屎

【古籍原文】味辛，平，有毒。主蛊毒鬼疰，逐不祥邪气，破五癃，利小便。生高山平谷。

燕有两种，有胡、有越。紫胸轻小者是越燕，不入药用；胸斑黑声大者是胡燕。俗呼胡燕为夏候，其作窠喜长，人言有容一匹绢者，令家富。窠亦入药用，与屎同，多以作汤洗浴，疗小儿惊邪也。窠户有北向及尾屈色白者，皆是数百岁燕，食之延年。凡燕肉不可食，令人入水为蛟龙所吞，亦不宜杀之。

〔谨案〕《别录》云：胡燕卵，主水浮肿。肉，出痔虫。越燕屎，亦疗痔，杀虫，去目翳也。

【来　　源】为燕科动物金腰燕Hirundo daurica Linnaeus的卵。

【形态特征】动物体长约18cm。上体背面大都呈金属蓝黑色，下体白色而多具黑色细纹，尾长而叉深。在野外与斑腰燕易混淆，但斑腰燕在我国的分布极有限。虹膜褐色，嘴及脚黑色。习性似家燕，飞行时发出尖叫。

【性味功效】甘、淡，平。利水消肿。

【古方选录】《普济方》：用胡燕卵中黄十枚，顿吞即瘥。主治：卒心腹水病，浮气水肿。

【用法用量】内服，煮食，10～20枚。

【现代研究】现代不用。

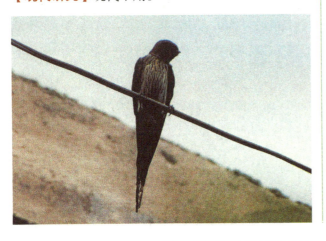

493 孔雀屎

【古籍原文】微寒。主女子带下，小便不利。

出广益诸州，都下亦养之。方家不见用其屎也。

〔谨案〕孔雀屎，交广有，剑南元无。

【来　　源】为雉科动物绿孔雀Pavo muticus（Linnaeus）的肉。

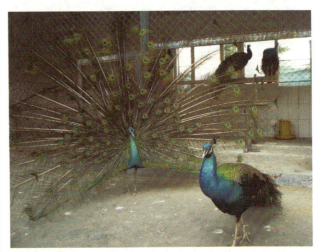

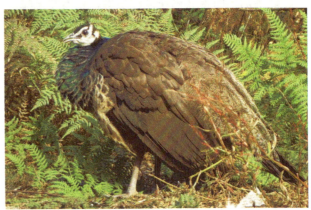

【形态特征】雄鸟头顶耸立一簇冠羽。冠羽中部辉蓝色而具翠绿色羽缘。后颈、上背和胸呈金铜色。尾黑褐色。颏、喉白色，两侧杂有褐色。虹膜红褐色，嘴峰黑褐色，下嘴较淡，跗跖角褐色，眼周裸出部浅钴蓝色，颊裸出部鲜钴黄色。

【性味功效】咸，凉。解毒。

【用法用量】内服，研末，50～100g。

【现代研究】现代不用。

494 鸬鹚屎

【古籍原文】一名蜀水花。去面黑黚黡志。头，微

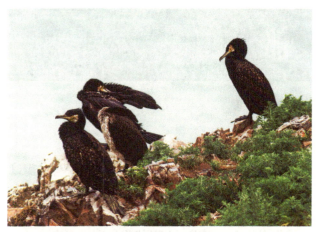

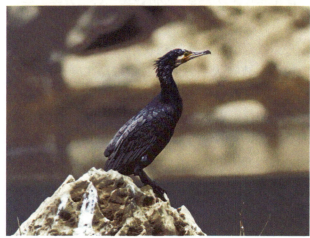

寒，主鲠及噎，烧服之。

溪谷间甚多见之，当自取其屎，择用白处，市卖不可信。骨，亦主鱼鲠。此鸟不卵生，口吐其雏，独为一异也。

【来　　源】为鸬鹚科动物鸬鹚*Phalacrocorax carbo sinensis*（Blumenbach）的头、骨骼。

【形态特征】成鸟：前额、头顶、颈部、下背至尾上覆羽及整个下体呈亮黑色；颊和上喉部白色；虹膜翠绿色；嘴峰黑褐色，上嘴两侧和下嘴灰白色，嘴甲角质灰白色；眼下、眼睑淡黄色；嘴角及下嘴底部、喉囊的裸露皮肤呈黄色。

【性味功效】酸、咸，微寒。化骨鲠，去面斑，下气。

【古方选录】《卫生简易方》：鸬鹚骨为末服，或煎汤饮。主治：鱼骨鲠。

【用法用量】内服，烧存性，研末，5～10g，开水或米饮调服。外用适量，研末调敷。

【使用注意】孕妇慎服。

【现代研究】现代不用。

495 鸱 头

【古籍原文】味咸，平，无毒。主头风眩，颠倒痫疾。

即俗人呼为老鸱者，一名鸢，鸢作绿音。又有雕鹗，并相似而大。虽不限雌雄，恐雄者当胜。今合鸱头酒，用之当微炙，不用蠹虫者。

【来　　源】为鹰科动物白尾鹞*Circus cyaneus*（Linnaeus）的头部。

【形态特征】嘴黑色，基部带蓝色，虹膜黄色。额、头顶青灰色，后头缀以褐色。耳羽下后方至额的羽毛蓬松而稍卷曲。尾上覆羽纯白色。胁、腹、尾下覆羽和覆腿羽纯白色。脚与趾均黄色，爪黑色。

【性味功效】咸，平。祛风，定惊。

【古方选录】《太平圣惠方》鸱头丸：鸱头一枚（炙令黄），竹茹一两，川椒（去目及闭口者，微炒去汗）一两。制法：上药捣罗为末，炼蜜和捣五七百杵，丸如梧桐子大。用法：每服食前，以温酒下二十丸。主治：风头旋，毒发眩冒。

【现代研究】现代不用。

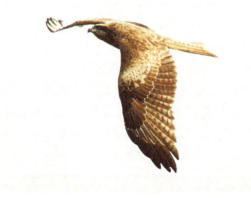

虫鱼部

虫鱼上

496 石蜜（蜂蜜）

【古籍原文】味甘，平，无毒，微温。主心腹邪气，诸惊痫痉，安五脏诸不足，益气补中，止痛解毒，除众病，和百药。养脾气，除心烦，食饮不下，止肠澼，肌中疼痛，口疮，明耳目。久服强志，轻身，不饥，不老，延年神仙。一名石饴。生武都山谷，河源山谷及诸山石中，色白如膏者良。

石蜜即崖蜜也。高山岩石间作之，色青、赤，味小碱，食之心烦，其蜂黑色似虻。又木蜜，呼为食蜜，悬树枝作之，色青白，树空及人家养作之者，亦白而浓厚，味美。凡蜂作蜜，皆须人小便以酿诸花，乃得和熟，状似作饴须蘖也。又有土蜜，于土中作之，色青白，味碱。今出晋安檀崖者，多土蜜，云最胜。出东阳临海诸处多木蜜；出潜、怀安诸县多崖蜜，亦有杂木蜜及人家养者，例皆被添，殆无淳者，必须亲自看取之，乃无杂耳，且又多被煎者。其江南向西诸蜜，皆是木蜜，添杂最多，不可为药用。道家丸饵，莫不须之。仙方亦单

炼服之，致长生不老也。

〔谨案〕土蜜，出氐羌中，并胜前说者，陶以未见，故以南土为证尔。今京下白蜜，如凝酥，甘美耐久，全不用江南者。说者，今自有以水牛乳煎沙糖作者，亦名石蜜。此既蜂作，宜去石字，后条蜜蜡，宜单称尔。

【来　　源】为蜜蜂科动物中华蜜蜂Apis cerana Fabricius或意大利蜂Apis mellifera Linnaeus所酿的蜜。

【形态特征】中华蜜蜂：工蜂腹部颜色因地区不同而有差异，有的较黄，有的偏黑；吻长平均5mm。蜂王有两种体色：一种是腹节有明显的褐黄色环，整个腹部呈暗褐色；另一种的腹节无明显褐黄色环，整个腹部呈黑色。

意大利蜂：腹部细长，吻较长；腹板几丁质颜色鲜明，在第2至第4腹节背板的前部具黄色环带，但黄色区域的大小和色泽深浅有很大变化，有的蜂群较宽而浅，有的窄而深。浅色的蜂种，常具有黄色的小盾片，类似塞浦路斯蜜蜂。

【性味功效】甘，平。补中，润燥，止痛，解毒。

【古方选录】《金匮要略》甘草粉蜜汤：甘草二钱，粉一钱，蜜四钱。用法：水煮甘草，内粉、蜜，搅令和，煎如薄粥，温服。主治：蛔虫病，吐涎，腹痛发作有时。

【现代研究】化学研究显示，含葡萄糖，果糖，有

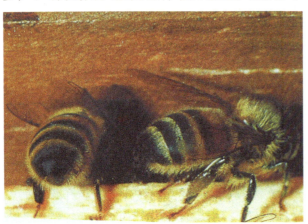

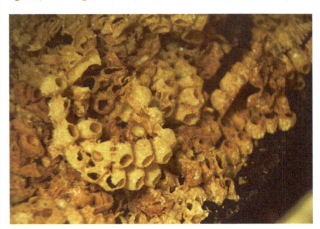

机酸，淀粉酶；维生素A、B、C、D、K，叶酸，泛酸，烟酸；多种氨基酸，蛋白质，树胶及钾、铁、钙、钠、铜、锰、磷等。药理研究显示，有抗菌、抗真菌、抗阴道滴虫和抗病毒，增强机体免疫功能，调节心脏功能，促使胃肠平滑肌蠕动，解毒，抗肿瘤，促进组织再生等作用。现代临床用于治疗烧伤，冻伤，便秘，十二指肠溃疡，结肠炎，鼻窦炎，神经官能症，痔疮和外伤感染性疾病等。

497 蜜 蜡

【古籍原文】味甘，微温，无毒。主下痢脓血，补中，续绝伤，金疮，益气，不饥，耐老。白蜡，疗久泄，后重，见白脓，补绝伤，利小儿。久服轻身，不饥。生武都山谷。生于蜜房木石间。

恶芫花、齐蛤。此蜜蜡尔，生于蜜中，故谓蜜蜡。蜂皆先以此为蜜蹠，煎蜜亦得之。初时极香软，人更煮炼，或加少醋酒，便黄赤，以作烛色为好。今药家皆应用白蜡，但取削之，于夏月曝百日许自然白；卒用之，亦可烊内水中十余过亦白。俗方惟以合疗下丸，而《仙经》断谷最为要用，今人但嚼食方寸者，亦一日不饥也。

〔谨案〕除"蜜"字为佳，蜜以见石蜜条中。

【来　源】为蜜蜂科昆虫中华蜜蜂*Apis cerana* Fabricius等分泌的蜡质块状物。

【形态特征】药材为不规则块状，大小不一，黄色、黄白色或淡黄棕色，不透明或微透明，表面光滑，手摸有油腻感。体轻，能浮于水面。断面呈沙粒状。有蜂蜜样香气，味微甘，嚼之细腻。不溶于水，溶于有机溶剂。

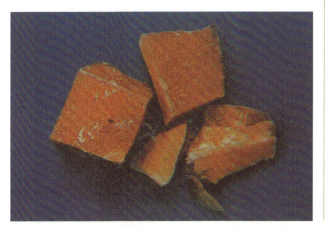

【性味功效】甘、淡，平。解毒，生肌，止血，止痢，定痛。

【古方选录】《备急千金要方》胶蜡汤：阿胶一两，蜡（如博棋）三枚，当归一两半，黄连二两，黄柏一两，陈廪米一升。用法：水煮米，去米纳药，再煮，去滓，纳胶、蜡令烊，分四服，一日令尽。主治：产后二日内，下诸杂五色痢。

【用法用量】烊化和服，5～10g；或入丸。外用适量，调敷。

【使用注意】湿热痢疾初起者禁服。

【现代研究】化学研究显示，含酯类，游离酸类，游离醇类，烃类，微量挥发油和色素等。药理研究显示，有抗菌和防腐等作用。现代临床用于治疗痈疽，溃疡不收，遗精，带下和梅核气等。

498 蜂 子

【古籍原文】味甘，平、微寒，无毒。主风头，除蛊毒，补虚羸，伤中。疗心腹痛，大人小儿腹中五虫口吐出者，面目黄。久服令人光泽，好颜色，不老。轻身益气。大黄蜂子，主心腹胀满痛，干呕，轻身益气。土蜂子，主痈肿，嗌痛。一名蜚零，生武都山谷。

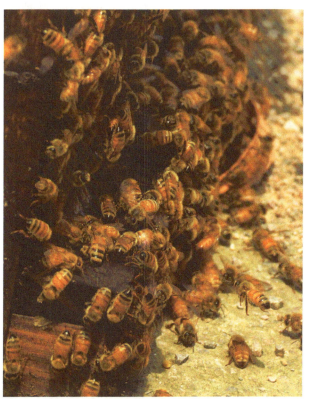

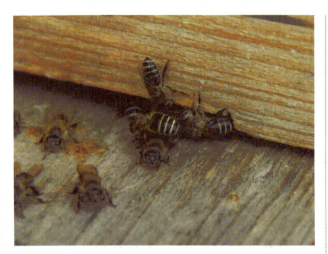

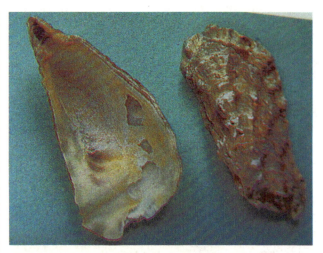

畏黄芩、芍药、牡蛎。前直云蜂子，即应是蜜蜂子也，取其未成头足时炒食之；又酒渍以敷面，令面悦白。黄蜂则人家屋上者及岾狐蜂也。

【来　　源】为蜂科昆虫中华蜜蜂 *Apis cerana* Fabricius 或意大利蜂 *Apis mellifera* Linnaeus 的幼虫。

【形态特征】中华蜜蜂：蜜蜂是一种营群体生活的昆虫。每一蜂群由1个蜂王（雌性）、数百计的雄蜂和数万计的工蜂组成。工蜂为生殖系统不发育的雌蜂，全体被黄褐色毛，头略呈三角形。胸部3节，翅2对，膜质透明足3对。腹部圆锥状，有毒腺和螫针。

【性味功效】甘，平；有毒。补虚，解毒。

【古方选录】《太平圣惠方》：土蜂子（微炒）二七枚，干蝎（全者，生用）二七枚，雄黄（细研）半两，牛黄（细研）一分。用法：诸药研细，粳米饭和丸如梧桐子大。不计时候，温酒研下五丸。主治：急惊风。

【用法用量】入丸、散，1～2g。外用适量。

【使用注意】不宜久服。

【现代研究】现代少用。

499　牡　蛎

【古籍原文】味咸，平、微寒，无毒。主伤寒，寒热，温疟洒洒，惊恚怒气，除拘缓，鼠瘘，女子带下赤白。除留热在关节、荣卫虚热去来不定，烦满，止汗，心痛气结，止渴，除老血，涩大小肠，止大小便，疗泄精，喉痹，咳嗽，心肋下痞热。久服强骨节，杀邪鬼，延年。一名蛎蛤，一名牡蛤。生东海池泽，采无时。

贝母为之使，得甘草、牛膝、远志、蛇床良，恶麻黄、吴茱萸、辛夷。是百岁雕所化，以十一月采为好，去肉，二百日成。今出东海，永嘉、晋安皆好。道家方以左顾者是雄，故名牡蛎；右顾则牝蛎尔。生著石，皆以口在上，举以腹向南视之，口邪向东则是。或云以尖头为左顾者，未详孰是？例以大者为好。又出广州，南海亦如此，但多右顾不用尔。丹方以泥釜，皆除其甲口，止取朏朏如粉处尔。俗用亦如之，彼海人皆以泥煮盐釜，耐水火而不破漏。

【来　　源】为牡蛎科动物近江牡蛎 *Ostrea rivularis* Gould、长牡蛎 *Ostrea gigas* Thunberg 及大连湾牡蛎 *Ostrea talienwhanensis* Grosse 等的贝壳。

【形态特征】长牡蛎：动物贝壳呈长条形，坚厚，壳长140～330mm，高57～115mm。左壳稍凹，壳顶附着面小，右壳较平如盖，背腹缘几乎平行，壳表面呈淡紫色、灰白色或黄褐色。壳顶向后缘环生排列稀疏的鳞片，略呈波状。壳内面瓷白色，韧带槽长而宽大，闭壳肌痕大，位于壳的后部背侧，呈棕黄色马蹄形。

【性味功效】咸，微寒。平肝潜阳，软坚散结，收敛固涩。

【古方选录】《太平惠民和剂局方》牡蛎散：煅牡蛎（米泔水浸）、黄芪、麻黄根各一两。用法：研粗末，每次三钱，加浮小麦一百粒，水煎热服。每日二次。功效：固表敛汗。主治：气虚表不固致自汗、盗汗、心悸短气、虚烦体倦等。

【用法用量】水煎服，15～30g，先煎；或入丸、散。外用适量，研末干撒或调敷。除收敛固涩宜煅用外，余均生用。

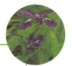

【使用注意】本品多服、久服易引起便秘和消化不良。

【现代研究】化学研究显示，含碳酸钙，磷酸钙，硫酸钙，氧化铁，少量镁、铝、硅、钠等。药理研究显示，有增强免疫力，镇痛，镇静，局部麻醉，抗实验性胃溃疡，降低血管渗透性，调节机体电解质平衡，抑制神经和肌肉兴奋等作用。现代临床用于治疗肺结核，消化性溃疡，高血压引起的眩晕头痛，失眠，胃酸过多，孕妇及小儿钙质缺乏，淋巴结结核和缺碘性甲状腺疾病等。

500 桑螵蛸

【古籍原文】味咸、甘，平，无毒。主伤中，疝瘕，阴痿，益精，生子，疗女子血闭，腰痛，通五淋，利小便水道。又疗男子虚损，五脏气微，梦寐失精，遗溺。久服益气，养神。一名蚀疣。生桑枝上，螳螂子也，二月、三月采蒸之，当火炙，不尔令人泄。

得龙骨，疗泄精，畏旋覆花。俗呼螳螂为蚰

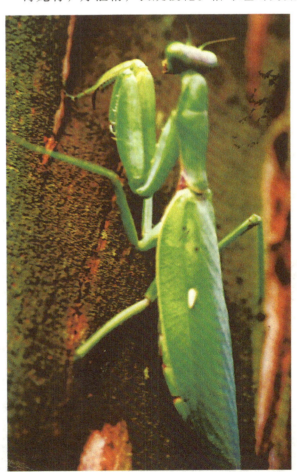

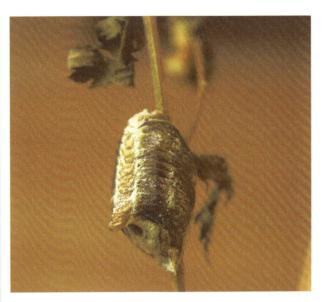

蟟，逢树便产，以桑上者为好，是兼得桑皮之津气。市人恐非真，皆令合枝断取之尔，伪者亦以胶著桑枝之上也。

【来　　源】为螳螂科动物大刀螂Tenodera sinensis Saussure、小刀螂Statilia maculata（Thunberg）的干燥卵鞘。

【形态特征】大刀螂：体型较大，呈黄褐色或绿色。头部三角形。前胸背板。前胸细长，侧缘有细齿排列，中纵沟两旁有细小的疣状突起。前翅革质，末端有较明显的褐色翅脉；后翅比前翅稍长，有深浅不等的黑褐色斑点散布其间。

【性味功效】咸、甘，平。补肾，固精。

【古方选录】《本草衍义》桑螵蛸散：桑螵蛸、远志、石菖蒲、龙骨、人参、茯神、当归、龟甲（炙）各一两。用法：研粗末，每次二钱，人参煎汤送服；或煎汤服。功效：调补心肾，涩精止遗。主治：心肾两虚之遗尿、遗精。

【用法用量】水煎服，5～10g；研末，3～5g；或入丸。外用适量，研末撒或油调敷。

【使用注意】阴虚火旺或膀胱有热致小便频数者忌用。

【现代研究】化学研究显示，含蛋白质，脂肪，磷脂，铁，钙，胡萝卜类色素，柠檬酸钙结晶，糖蛋白，脂蛋白和天门冬氨酸、苏氨酸、丝氨酸、胱氨酸、缬氨酸等。药理研究显示，有轻微抗利尿作用。现代临床用于治疗遗精，遗尿，阳痿，早泄，老人尿频，小儿遗尿，产后或人工流产后小便频数，肾病综合征，带状疱疹，冻疮等。

501 海蛤（青蛤）

【古籍原文】味苦、咸，平，无毒。主咳逆上气，喘息烦满，胸痛寒热，疗阴痿。一名魁蛤，生东海。

蜀漆为之使，畏狗胆、甘遂、芫花。此物以细如巨胜、润泽光净者，好；有粗如半杏仁者，不入药用。

〔谨案〕雁腹中出者极光润，主十二水满急痛，利膀胱大小肠。粗者亦谓为豚耳蛤，粗恶不堪也。

【来　源】为帘蛤科动物青蛤Cyclina sinensis（Gmelin）的贝壳。

【形态特征】贝壳2片，近圆形。壳顶凸出。贝壳表面极凸出，生长线在顶部者细密，表面呈淡黄色或棕红色，壳内面为白色或淡肉色。小齿越近贝缘越大。铰合部狭长而平。外套痕明显。前闭壳肌痕细长，后闭壳肌痕大，椭圆形。足扁平。

【性味功效】咸，平。清热利水，化痰软坚。

【古方选录】《卫生鸿宝》青蛤丸：青黛、煅蛤粉各三钱。用法：研细末，炼蜜为丸，指头大。每服三丸，睡前嚼化。功效：清肝泻肺，凉血止血。主治：肝火犯肺，头晕耳鸣，咳痰带血，咽喉不利，胸胁作痛等。

【用法用量】煎服，10～15g，蛤粉宜包煎。

【使用注意】脾虚及寒痰、湿痰者不宜使用。

【现代研究】化学研究显示，含碳酸钙和壳角质等。现代临床用于治疗胃溃疡，乳腺肿瘤，脑肿瘤，细菌性炎症，皮肤烧烫伤，皮炎，带状疱疹，咳喘，淋巴结结核，甲状腺肿大，水肿，淋病，痔疮，崩漏和带下等。

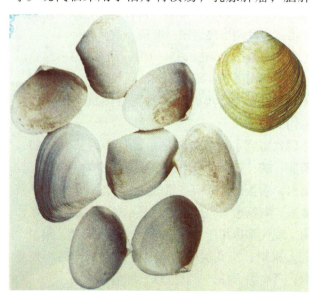

502 文　蛤

【古籍原文】味咸，平，无毒。主恶疮，蚀五痔。咳逆胸痹，腰痛胁急，鼠瘘，大孔出血，崩中漏下。生东海，表有文，取无时。

海蛤至滑泽，云从雁屎中得之，二三十过方为良，今人多取相摵令磨荡似之尔；文蛤小、大而有紫斑，此既异类而同条，若别之，则数多，今以为附见，而在副品限也。凡有四物如此。

〔谨案〕文蛤，大者圆三寸，小者圆五六分。若今妇人以置燕脂者，殊非海蛤之类也。夫天地间物，无非天地间用，岂限其数为正副耶！

【来　源】为帘蛤科动物文蛤Meretrix meretrix Linnaeus的贝壳。

【形态特征】贝壳2片，坚厚，背缘略呈三角形，腹缘略呈圆形。壳顶凸出略呈三角形，先端尖，微向腹面弯曲。韧带黑褐色，贝壳表面膨胀，光滑，壳皮黄褐色或黄灰色。贝壳内面白色，前、后缘略带紫色。铰合部宽。右壳主齿3枚及前侧齿2枚。外套痕明显，外套窦短。前闭壳肌痕小，略呈半圆形；后闭壳肌痕大，呈卵圆形。

【性味功效】咸，平。清热，利湿，化痰，软坚。

【古方选录】《金匮要略》文蛤散：文蛤适量。用法：杵为散，沸汤五合，和服方寸匕。功效：清热生津。主治：伤津后渴欲饮水不止。

【用法用量】水煎服，6～12g；或入丸、散。外用适量。

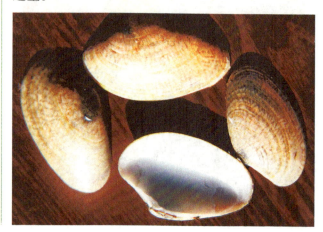

【使用注意】气虚有寒者不宜使用。

【现代研究】化学研究显示，含碳酸钙，甲壳质等。现代临床用于治疗胃溃疡，乳腺肿瘤，脑肿瘤，细菌性炎症，皮肤烧烫伤，皮炎，带状疱疹，咳喘，淋巴结结核，甲状腺肿大，水肿，淋病，痔疮，崩漏和带下等。

503 魁蛤（瓦楞子）

【古籍原文】味甘，平，无毒。主痿痹，泄痢，便脓血。一名魁陆，一名活东。生东海，正圆两头空，表有文，取无时。

形似纺轩，小狭长，外有纵横文理，云是老蝙蝠化为，用之至少。而《本经》海蛤，一名魁蛤，与此为异也。

【来　源】为蚶科动物魁蚶Scapharca inflata（Reeve）、泥蚶Tegillarca granosa（Linnaeus）及毛蚶Scapharca subcrenata（Lischke）的贝壳。

【形态特征】魁蚶：贝壳斜卵圆形。两壳合抱，极膨胀。壳顶凸出，韧带梭形。壳前缘及肤缘均呈圆形；后缘延伸呈截形。放射肋宽。生长轮脉明显，壳顶部壳皮常脱落。铰合部直。闭壳肌明显。后痕大且呈梨形，外套痕明显，有与放射肋沟相应的齿状突起。

泥蚶：贝壳卵圆形，极坚厚。壳表放射肋发达，肋上具有显著的断续颗粒状结节。壳内面灰白色，铰合部直，铰合齿约40枚。前闭壳肌痕小，呈三角形；后闭壳肌痕大，近方形。

毛蚶：贝壳长卵圆形，质坚厚。背侧两端略有棱角。壳表面被有棕色茸毛状壳皮。壳内面白色或灰黄色。边缘具有与壳面放射肋相应的齿和沟，前

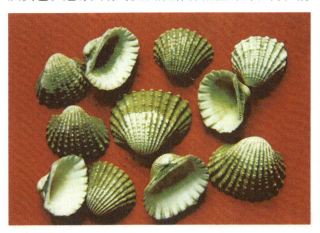

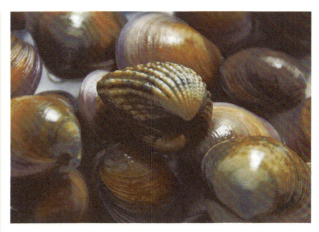

闭壳肌痕小略呈马蹄形，后闭壳肌痕为卵圆形。

【性味功效】甘、咸，平。消痰化瘀，软坚散结，制酸止痛。

【临床用方】《经验方》：瓦楞子（醋煅7次）270g，乌贼骨180g，广皮（炒）90g。制法：研极细末。每日3次，每次服6g，食后开水送下。主治：胃痛吐酸水，噫气，甚则吐血者。

【用法用量】水煎服，9～15g，宜打碎先煎；研末，每次1～3g；或入丸、散。外用适量，煅后研末调敷。

【使用注意】无瘀血痰积者勿用。

【现代研究】化学研究显示，含大量的碳酸钙、少量磷酸钙，钙含量在93%以上；尚含硅酸盐、硫酸盐、氯化物、有机质，无机盐及铝、氯、铬、铜、铁、钾、锰、钠、镍、磷、硫、硅、锶、锌等。药理研究显示，碳酸钙能中和胃酸，减轻胃溃疡引起的疼痛等作用。现代临床用于治疗胃及十二指肠溃疡，胃痛，烧烫伤，慢性胃炎，外伤出血等。

504 石决明

【古籍原文】味咸，平，无毒。主目障翳痛，青盲。久服益精，轻身。生南海。

俗云是紫贝，定小异，亦难得。又云是鳆鱼甲，附石生，大者如手，明耀五色，内亦含珠。人今皆水渍紫贝，以熨眼，颇能明。此一种，本亦附见在决明条，甲既是异类，今为副品也。

〔谨案〕此物，是鳆鱼甲也，附石生，状如蛤，惟一片无对、七孔者良。今俗用紫贝者全别，非此类也。

【来　源】为鲍科动物杂色鲍Haliotis diversicolir

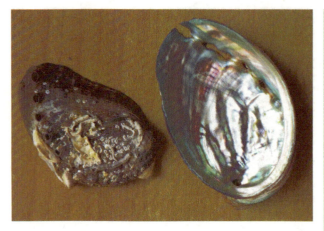

Reeve、皱纹盘鲍 *Haliotis discus hannai* Ino、耳鲍 *Haliotis asinina* Linnaeus、羊鲍 *Haliotis ovina* Gmelin 等的贝壳。

【形态特征】 杂色鲍：贝壳坚硬，螺旋部小，体螺层极大。壳面的左侧有1列突起。壳口大，外唇薄，内唇向内形成片状边缘。壳表面绿褐色，生长纹细密，生长纹与放射肋交错使壳面呈布纹状。壳内面银白色，具珍珠光泽。足发达。

皱纹盘鲍：其在分类学上属软体动物门腹足纲鲍科，只有1片贝壳，吸附在岩礁上生活。其贝壳大，呈椭圆形，较坚厚。螺旋部退化，螺层少。体螺层及壳口极大，其末端边缘具1列小孔。鳃1对，左侧鳃较小。无厣。

【性味功效】 咸，寒。平肝潜阳，明目退翳。

【古方选录】《圣济总录》石决明散：石决明、羌活（去芦头）、草决明、菊花各一两，甘草（炙锉）半两。制法：上五味，捣罗为散，每服二钱匕，水一盏，煎至六分，和滓，食后临卧温服。主治：风毒气攻入头，眼昏暗及头目不利。

【用法用量】 水煎服，10～30g，打碎先煎；或入丸、散。外用适量，研末水飞点眼。平肝内服宜生用，眼疾外点宜煅用。

【使用注意】 脾胃虚寒者慎服，消化不良、胃酸缺乏者禁服。

【现代研究】 化学研究显示，主要含碳酸钙，壳角质，无机元素钠、钙、钛、锰、铁、磷、铬、镁、锌、铜等，壳角质经水解得到16种氨基酸。药理研究显示，有保肝，耐缺氧，扩张气管及支气管平滑肌，清热，镇静，降血压，抗感染，抗凝血，免疫抑制等作用。现代临床用于治疗眩晕，外伤出血，血管性头痛，角膜炎，鼻渊等。

505 秦 龟

【古籍原文】 味苦，无毒。主除湿痹气，身重，四肢关节不可动摇。生山之阴土中，二月、八月取。

此即山中龟，不入水者，形大小无定，方药不甚用。龟类虽多，入药止有两种尔，又有𪉲龟，小狭长尾，乃言疗蛇毒，以其食蛇故也，用以卜则吉凶正反。带秦龟前臑骨，令人入山不迷。广州有蠼螋，其血甚疗俚人毒箭伤。

〔谨案〕𪉲龟腹折，见蛇则呷而食之，荆楚之间，谓之呷蛇龟也。秦龟，即蠼螋是，更无别也。

【现代研究】 品种考证不确，现代不用。

506 龟甲（龟板）

【古籍原文】 味咸、甘，平，有毒。主漏下赤白，破症瘕痎疟，五痔，阴蚀，湿痹，四肢重弱，小儿囟不合，疗头疮难燥，女子阴疮及惊恚气，心腹痛不可久立，骨中寒热，伤寒劳复，或肌体寒热欲死，以作汤良。久服轻身不饥，益气资智，亦使人能食。一名神屋，生南海池泽及湖水中，采无时，勿令中湿，中湿即有毒。

恶沙参、蜚蠊。此用水中神龟，长一尺二寸者为善，厌可以供卜，壳可以充药，亦入仙方，用之当炙。生龟溺，甚疗久嗽，亦断疟。肉，作羹臛，大补而多神灵，不可轻杀。书家载之甚多，此不具说也。

〔谨案〕龟取以酿酒，主大风缓急，四肢拘挛，或久瘫缓不收摄，皆差。

【来　　源】 为龟科动物乌龟 *Chinemys reevesii*（Gray）的背甲及腹甲。

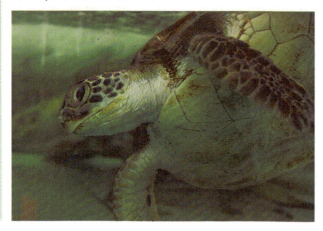

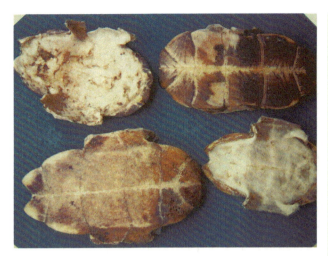

【形态特征】背甲有3条纵走的隆起。头、颈侧面有金黄色线状斑纹。雄体较小，有腥臭味，背甲呈黑色，尾较长；雌体较大，无腥臭味，背甲呈棕黄色，尾较短。腹甲均略带黄色，上有暗褐色斑纹；四肢较扁平，有爪，指、趾间具有全蹼。

【性味功效】甘、咸，微寒。滋阴潜阳，益肾强骨，养血补心。

【古方选录】《丹溪心法》大补阴丸：熟地黄（酒蒸）、龟板（酥炙）各六两，黄柏、知母各四两。用法：猪脊髓、蜂蜜为丸，梧桐子大。每服五十丸，空腹盐汤送下。功效：滋阴降火。主治：阴虚火旺证。骨蒸潮热，盗汗遗精，咳嗽咯血，心烦易怒，足膝疼热或消渴易饥等。

【用法用量】水煎服，10~30g，先煎；或熬膏；或入丸、散。外用适量，烧灰存性，研末掺或油调敷。

【使用注意】脾胃虚寒者慎用。

【现代研究】化学研究显示，含骨胶原、角蛋白、氧化钙、氧化镁、脂类、蛋白质、甾类化合物，多种氨基酸及钙、磷、镁等。药理研究显示，能显著降低甲状腺机能，降低血浆黏度，提高细胞免疫和体液免疫，兴奋子宫和延缓衰老等作用。现代临床用于治疗甲状腺功能亢进，结核病，糖尿病，小儿骨发育不良，佝偻病，高血压，皮肤瘙痒，小儿消化不良，慢性肾炎和神经衰弱等。

507 鲤鱼胆

【古籍原文】味苦，寒，无毒。主目热赤痛，青盲，明目。久服强悍，益志气。肉，味甘，主咳逆上气，黄疸，止渴；生者，主水肿脚满，下气。

骨，主女子带下赤白。齿，主石淋。生九江池泽，取无时。

鲤鱼，最为鱼之主，形既可爱，又能神变，乃至飞越山湖，所以琴高乘之。山上水中有鲤不可食。又鲤鲊不可合小豆藿食之。其子合猪肝食之，亦能害人尔。

〔谨案〕鲤鱼骨，主阴蚀，鲠不出。血，主小儿丹肿及疮。皮，主瘾疹。脑，主诸痫。肠，主小儿肌疮。

【来　　源】为鲤科动物鲤鱼*Cyprinus carpio* Linnaeus的胆囊。

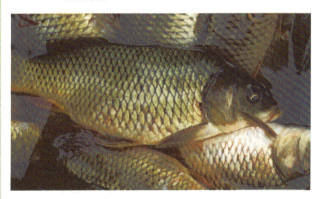

【形态特征】全体呈纺锤形，侧扁，腹部圆。吻钝。口端位，呈马蹄形。须2对。眼小，位于头纵轴的上方。下咽齿3行，内侧的齿呈白齿形。鳞大。侧线的下方近金黄色，腹部淡白色。背、尾鳍基部微黑，雄鱼尾鳍和臀鳍橙红色。

【性味功效】苦，寒。清热明目，散翳消肿。

【古方选录】《圣济总录》光明散：鲤鱼一头，取胆用。用法：胆刺破，滴汁在铜照上，阴干，竹刀刮下细末；每用少许，时时点眼。功效：清肝明目。主治：肝胆火旺致眼生晕，不论病发新久。

【用法用量】入丸、散，1~2.5g。外用适量，汁点、涂。

【使用注意】本品有毒，不宜吞服较大鱼胆，肝肾功能不全者慎服。

【现代研究】化学研究显示，含胆汁酸，胆色素，脂类，鲤甾醇和别鹅去氧胆酸等。现代不用。

508 鳠鱼

【古籍原文】味甘，寒，无毒。主湿痹，面目浮肿，下大水，疗五痔，有疮者，不可食，令人瘢

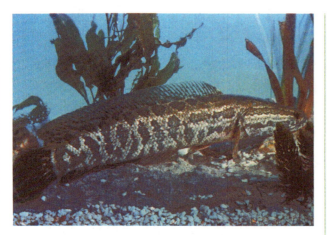

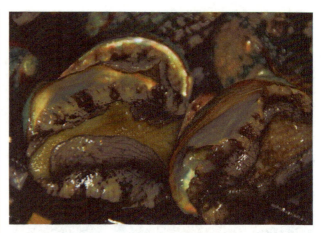

白。一无鲖鱼。生九江池泽,取无时。

今皆作鳢字,旧言是公蛎蛇所变,然亦有相生者。至难死,犹有蛇性。合小豆白煮,以疗肿满甚效。

〔谨案〕《别录》云:肠及肝,主久败疮中虫。诸鱼灰,并主哽噎也。

【来　源】为鳢科动物乌鳢Ophiocephalus argus Cantor的肉。

【形态特征】身体前部呈圆筒形,后部侧扁。头长,前部略平扁,后部稍隆起。吻短钝圆,口大。牙细小,带状排列于上、下颌,下颌两侧齿坚利。眼小。鼻孔2对。鳃裂大,左、右鳃膜愈合,鳃腔上方左、右各具一有辅助功能的鳃上器。

【性味功效】甘,寒。补脾,利水。

【古方选录】《太平圣惠方》鳢鱼汤:鳢鱼(洗去鳞、肠,令净)二斤,赤茯苓一两,泽泻一两,泽漆一两,杏仁(汤浸,去皮、尖)半两,桑根白皮(锉)一两,紫苏茎叶一两。用法:各药细锉,先以水五升,煮鱼取汁三升,去鱼纳药,煮取二升,去滓,每于食前温服一中盏,其鱼亦宜食之。主治:卒身面浮肿,小肠涩,大便难,上气喘息。

【用法用量】煮或蒸或烤熟食之,50~250g。

【使用注意】过敏者忌用。

【现代研究】化学研究显示,食用部分100g鳢鱼肉含水分78g,蛋白质19.8g,脂肪1.4g,灰分1.2g,钙57mg,磷163mg,铁0.5mg,硫胺素0.03mg,核黄素0.25mg和烟酸2.8mg等。现代可供食用。

509 鲍 鱼

【古籍原文】味辛、臭,温,无毒。主坠堕,腿

蹶,跛折,瘀血,血痹在四肢不散者,女子崩中血不止。勿令中咸。

所谓鲍鱼之肆,言其臭也,俗人呼为鮠鱼,字似鲍,又言盐鮠之以成故也。作药当用少盐臭者,不知正何种鱼尔?乃言穿贯者亦入药,方家自少用之。今此鲍鱼乃是鯗鱼,长尺许,合完淡干之,而都无臭气,要自疗漏血,不知何者是真?

〔谨案〕此说云味辛,又言勿令中咸,此是鳠鱼,非鲍鱼也。鱼去肠肚,绳穿,淡曝使干,故辛而不咸。李当之本草,亦言胸中湿者良,鲍鱼肥者,胸中便湿。又云穿贯绳者,弥更不惑。鲍鱼破开,盐裹不曝,味咸不辛,又完淹令湿,非独胸中。且鳠鱼亦臭,臭与鲍别。鲍鳠二鱼,杂鱼并用。鲍似尸臭,以无盐也;鳠臭差,微有盐故也。鳠鱼沔州、复州作之,余外皆不识尔。

【现代研究】考证不确,现代不用。

510 鮧鱼(鲇鱼)

【古籍原文】味甘,无毒。主百病。

此是鳀也,今人皆呼慈音,即是鲇鱼,作臛食之云补;又有鳠鱼相似而大;又有鮠鱼亦相似,黄而美,益人,其合鹿肉及赤目赤须无鳃者,食之并杀人;又有人鱼,似鳀而有四足,声如小儿,食之疗瘕疾,其膏燃之不消耗,始皇骊山冢中用之,谓之人膏也。荆州、临沮、青溪至多此鱼。

〔谨案〕鮧鱼,一名鲇鱼,一名鳀鱼,主水浮肿,利小便也。

【来　源】为鲇科动物鲇鱼Silurus asotus (Linnaeus)的全体或肉。

【形态特征】体长,头部平扁,尾部侧扁。口下

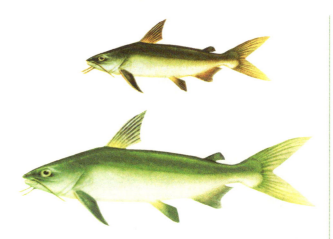

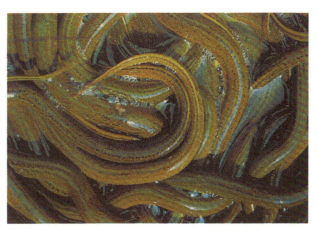

位，口裂小。下颚突出。齿间细，绒毛状，颌齿及梨齿均排列呈弯带状，后缘中部略凹入。眼小，被皮膜。成鱼须2对，上颌须可深达胸鳍末端，下颌须较短。

【性味功效】甘，凉。滋阴补虚，健脾开胃，下乳，利尿。

【临床用方】《吉林中草药》：鲇鱼二条，香菜五两，香油适量。将鱼剖腹去杂，把香菜纳入鱼腹中，香油加水炖食（不加盐），连续服用。主治：浮肿。

【用法用量】煮食，250g。

【现代研究】化学研究显示，含脂类，甾醇，酯化甾醇，糖，氨基酸，肌醇，肌苷，甜菜碱，次黄嘌呤，肌苷酸，亚牛磺酸等。现代临床用于治疗久病体虚，产妇乳汁不足，浮肿，白癜风等。

511 鳝鱼

【古籍原文】味甘，大温，无毒。主补中，益血，疗潪唇。五月五日取头骨烧之，止痢。

　　鳝是荇苓根化作之，又云是人发所化，今其腹中自有子，不必尽是变化也。性热，作臛食之亦补。而时行病起，食之多复，又喜令人霍乱。凡此水族鱼虾之类甚多，其有名者，已注在前条，虽皆可食，而甚损人，故不入药用。又有食之反能致病者，今条注如后说：凡鱼头有白色如连珠至脊上者，腹中无胆者，头中无鳃者，并杀人。鱼汁不可合鸬鹚肉食之。鲫鱼不可合猴、雉肉食之。鳅鳝不可合白犬血食之。鲤鱼子不可合猪肝食之。鲫鱼亦尔。青鱼鲊不可合生胡荽及生葵并麦酱食之。虾无须及腹下通黑，及煮之反白，皆不可食。生虾

鲙不可合鸡肉食之，亦损人。又有鲋鲵亦益人，尾有毒，疗齿痛。又有鮽虬鱼，至能醒酒。鯼鲗鱼有毒，不可食。

　　〔谨案〕《别录》云：干鳝头，主消渴，食不消，去冷气，除痞症。其穿鱼绳，主竹木屑入目不出；穿鲍鱼绳，亦主眯目、去刺，煮汁洗之大良也。

【来　　源】为合鳃科动物黄鳝 *Monopterus albus*（Zuiew）的肉。

【形态特征】动物体细长呈蛇形。头长而圆。口大，端位，上颌稍凸出，唇颇发达。上、下颌及口盖骨上都有细齿。眼小，为一薄皮所覆盖。左右鳃孔于腹面合而为一，呈"V"字形。鳃膜连于鳃峡。体表无鳞。无胸鳍和腹鳍。

【性味功效】甘，温。益气血，补肝肾，强筋骨，祛风湿。

【古方选录】《本经逢原》大力丸：熊筋、虎骨、当归、人参等分，为末，酒蒸大鳝鱼，取肉捣烂为丸。每日空腹服下两许。主治：体虚。

【用法用量】煮食，100～250g；或捣肉为丸；或研末。外用适量，剖片敷贴。

【使用注意】虚热及外感病患者慎服。

【现代研究】化学研究显示，每100g鳝鱼肉含水分80g，蛋白质18.8g，脂肪0.9g，灰分1g，钙38mg，磷150mg，铁1.6mg。药理研究显示，有调节血糖，抗肿瘤，抗炎，抑菌等作用。现代临床用于治疗痢疾，便脓血，内痔出血等。

512 鲫鱼

【古籍原文】主诸疮，烧以酱汁和涂之，或取猪脂

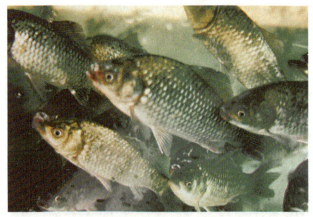

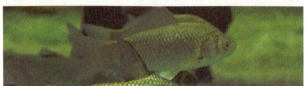

煎用，又主肠痛。头灰，主小儿头疮，口疮，重舌，目翳。一名鲋鱼。合莼作羹，主胃弱，不下食。作鲙，主久赤白痢。（新附）

【来　　源】为鲤科动物鲫鱼Carassius auratus（Linnaeus）的肉。

【形态特征】体高而侧扁，前半部弧形，腹部圆形。头短少。吻钝圆而无须。口呈弧形，斜向下方，唇较厚。鳃耙细长，呈针状。体被中大型圆鳞。背鳍基部较长。体背银灰色，腹部银白而略带黄色。各鳍灰白色。

【性味功效】甘，平。健脾和胃，利水消肿，通血脉。

【古方选录】《普济本事方》鲫鱼散：大鲫鱼一个。制法：去肠留胆，纳绿矾末，填满缝口，以炭火煅令黄干，为末。每服一钱，陈米饮调下，日三服。主治：翻胃。

【用法用量】适量煮食或煅研入丸、散。外用适量，捣敷、煅存性研末撒或调敷。

【现代研究】化学研究显示，每100g鲫鱼肉含水分85g，蛋白质13g，脂肪1.1g，碳水化合物0.1g，灰分0.8g，钙54mg，磷203mg，铁2.5mg，硫胺素0.06mg，核黄素0.07mg，烟酸2.4mg等。现代临床用于治疗全身水肿，气管炎，淋巴结结核，产后无乳汁等。

虫鱼中

513 伏翼（蝙蝠）

【古籍原文】味咸，平，无毒。主目瞑痒痛，疗淋，利水道，明目，夜视有精光。久服令人喜乐，媚好，无忧。一名蝙蝠。生太山川谷，及人家屋间。立夏后采，阴干。

　　苋实、云实为之使。伏翼目及胆，术家用为洞视法，自非白色倒悬者，亦不可服之也。

　　〔谨案〕伏翼，以其昼伏有翼尔。《李氏本草》云：即天鼠也；又云西平山中，别有天鼠，十一月、十二月取，主女人生子余疾，带下病，无子。方言一名仙鼠，在山孔中，食诸乳石精汁，皆千岁，头上有冠，淳白大如鸠鹊，食之令人肥健，长年。其大如鹑，未白者，皆以百岁，而并倒悬。其石孔中屎，皆白如大鼠屎。下条天鼠屎，当用此也。其屎灰酒服方寸匕，主子死腹中。其脑，主女子面疱，服之令人不忘也。

【来　　源】为翼手目动物蝙蝠Vesperti liosuperans Thomas的全体。

【形态特征】哺乳动物，全身有毛，呈浓淡不同的灰色、棕黄色、褐色或黑色，腹侧色调较浅。翼由前肢演化而来。膜从前臂、上臂向下与体侧相连直至下肢的踝部。拇指末端有爪。吻部似啮齿类，外耳向前凸出。蝙蝠鼻叶由皮肤和结缔组织构成。脖子短；胸肌发达。雌兽腹部有乳头1对。

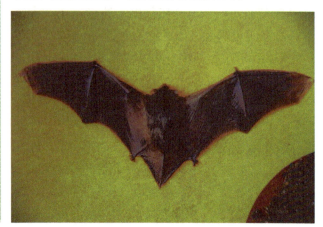

【性味功效】咸，平。明目，清热，止咳，截疟。

【古方选录】《太平圣惠方》伏翼丸：蝙蝠（炙）一个，蛇蜕（烧）一条，蜘蛛（去足、炙）一枚，鳖甲（涂醋，炙令黄，去裙襕）一枚，麝香半钱。用法：共研为末，加炼蜜做成丸子，如麻子大。每服五丸，温酒送下。主治：久疟不止。

【用法用量】入丸、散，1~3g。外用适量，研末撒或调敷。

【使用注意】金疮出血不止成内漏者，泻水而血消，其毒可知，勿轻用。

【现代研究】现代临床用于治疗慢性气管炎，哮喘，小儿疳积等。由于蝙蝠所居之处多有污秽，难免沾染有毒之物，甚则蚤、虱之类携带病菌，故有"有毒杀人"之说。现代临床不用。

514 猬 皮

【古籍原文】味苦，平，无毒。主五痔，阴蚀，下血赤白五色，血汁不止，阴肿，痛引腰背，酒煮杀之，又疗腹痛，疝积，亦烧为灰，酒服之。生楚山川谷田野。取无时，勿使中湿。

得酒良，畏桔梗、麦门冬。田野中时有此兽，人犯近，便藏头足，毛刺人，不可得捉，能跳入虎耳中。而见鹊便自仰腹受啄，物有相制，不可思议尔。其脂烊铁注中，内少水银，则柔如铅锡矣。

〔谨案〕猬极狞钝，大者如小豚，小者犹瓜大，或恶鹊声，故反腹令啄，欲掩取之，犹蚌鹬尔。虎耳不受鸡卵，且去地三尺，猬何能跳之而入？野俗鄙说，遂为雅记，深可怪也。

【来　源】为猬科动物刺猬*Erinaceus europaeus* Linnaeus、达乌尔猬*Hemiechinus dauricus* Sundevall、

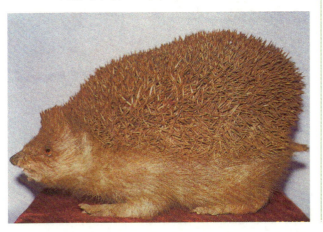

大耳猬*Hemiechinus auritus* Gmelin的皮。

【形态特征】刺猬：体背和体侧满布棘刺，头、尾和腹面被毛；嘴尖而长，耳小，四肢短，尾短；前、后足均具5趾，跖行，少数种类前足4趾；蜷缩成团时头和四足均不可见。齿均具尖锐齿尖；除肚子外全身长有硬刺。

达乌尔猬：体型较小，耳大，棘细而短，与普通刺猬很易识别。四肢粗短而强壮。额骨上无"V"字形嵴状隆起，基枕骨呈梯形。背部棘刺黑褐色。头顶棘刺不向左右分披。喉部、胸部、腹部毛色为黄色或灰白色。

大耳猬：体型较小，浑圆。吻部甚尖，吻侧有长须，耳甚大，耳尖钝圆。躯体背面覆有硬刺构成的甲胄。体背部的尖刺为暗褐色与白色相间。尾极短，为棕褐色。额骨上有"V"字形嵴状隆起，基枕骨呈三角形。躯体背面覆有硬刺构成的甲胄。

【性味功效】苦，平。降气定痛，凉血止血。

【古方选录】《太平圣惠方》猬皮散：猬皮（烧灰）一两，硫黄一分。用法：匀细。每服空腹温酒调下一钱。主治：虚劳吐血。

【用法用量】水煎服，3~10g；研末，1.5~3g；或入丸。外用适量，研末调敷。

【使用注意】脾胃虚弱者及孕妇慎用。

【现代研究】化学研究显示，刺猬皮上层刺主要含角蛋白，下层真皮层含胶原、弹性硬蛋白、脂肪等。药理研究显示，有止血，促进平滑肌蠕动等作用。现代临床用于治疗痔疮，腹痛疝积，遗精，遗尿，尿频等。

515 石龙子（蜥蜴）

【古籍原文】味咸，寒，有小毒。主五癃邪结气，破石淋，下血，利小便水道。一名蜥蜴，一名山龙子，一名守宫，一名石蜴。生平阳川谷，及荆山石间。五月取，着石上令干。

恶硫黄、斑蝥、芫菁。其类有四种：一大形，纯黄色，为蛇医母，亦名蛇舅母，不入药；次似蛇医，小形长尾，见人不动，名龙子；次有小形而五色，尾青碧可爱，名断蜴，并不螫人；一种喜缘篱壁，名蝘蜓，形小而黑，乃言螫人必死，而未常闻中人。案东方朔云：若非守宫，则蜥蜴是，如此螅

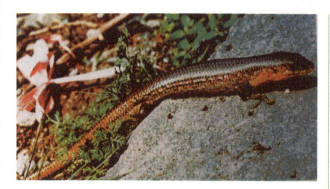

蜓名守宫矣。以朱饲之，满三斤，杀，干末以涂女子身，有交接事便脱，不尔如赤志，故谓守宫。今此一名守宫，犹如野葛、鬼臼之义也，殊难分别。

〔谨案〕此言四种者：蛇师，生山谷，头大尾短小，青黄或白斑者是；蝘蜓，似蛇师，不生山谷，在人家屋壁间，荆楚及江淮人名蝘蜓，河济之间名守宫，亦名荣螈，又名蝎虎，以其常在屋壁，故名守宫，亦名壁宫，未必如术饲朱点妇人也，此皆假释尔。其名龙子及五色者，并名蜥蜴，以五色者为雄而良，色不备者为雌，劣尔，形皆细长，尾与身相类，似蛇，著四足，去足便直蛇形也。蛇医则不然。案《尔雅》亦互言之，并非真说。又云朱饲满三斤，殊为谬矣。

【来　　源】为石龙子科动物石龙子*Eumeces chinensis*（Gray）或蓝尾石龙子*Eumeces elegans* Boulenger 除去内脏的全体。

【形态特征】石龙子：眶上鳞第2枚显著大于第1枚，额顶鳞发达，有上鼻鳞；无后鼻鳞；第2列下颞鳞楔形，后颞鳞前、后2枚。耳孔前缘有2～3个瓣突。鼓膜深陷。环体中段鳞22～24行。肛前具1对大鳞；背面灰橄榄色；头部棕色；颈侧及体侧红棕色，腹面白色。

蓝尾石龙子：吻端钝圆，上鼻鳞1对。无后鼻鳞，前额鳞1对。左、右顶鳞为间顶鳞所隔开。耳孔前缘有2～3枚锥状鳞，上唇鳞7枚，后颞鳞1枚。环体中段有20～28行，肛前鳞2枚，股后缘有1簇大鳞。背面深黑色。尾部为蓝色，腹面色浅。

【性味功效】咸，寒；有毒。破结散瘀，利水通淋。

【古方选录】《刘涓子鬼遗方》：蜥蜴（炙）三枚，地胆（炒）三十枚，斑蝥（炒）四十枚。用法：研为末，蜜丸小豆大。每服二丸，白汤下。主治：诸瘘不愈。

【用法用量】内服，烧存性研末，1.5～3g；或入丸、散。外用适量，熬膏涂；或研末调敷。

【使用注意】孕妇禁用。

【现代研究】药理研究显示，有抗癌作用，其醇提取物能抑制人肝癌细胞的呼吸；体内试验，可延长移植肿瘤动物的寿命。现代临床用于治疗恶性肿瘤，结核病，骨髓炎，瘘管等。

516 露蜂房

【古籍原文】味苦、咸，平，有毒。主惊痫瘛疭，寒热邪气，癫疾，鬼精蛊毒，肠痔，火熬之良，又疗蜂毒，毒肿。一名蜂肠，一名百穿，一名蜂窠。生牂牁山谷。七月七日采，阴干。

恶干姜、丹参、黄芩、芍药、牡蛎。此蜂房多在树腹中及地中，今此曰露蜂，当用人家屋间及树枝间苞裹者。乃远举牂牁，未解所以。

〔谨案〕此蜂房，用树上悬得风露者。其蜂黄黑色，长寸许，螫马、牛、人，乃至欲死者，用此皆有效，非人家屋下小小蜂房也。《别录》：乱发、蛇皮三味，合烧灰，酒服方寸匕，日二，主诸恶疽，附骨痈，根在脏腑，历节肿出疔肿，恶脉诸毒皆差。又水煮露蜂房，一服五合汁，下乳石，热毒壅闷服之，小便中即下石末，大效。灰之酒服，主阴痿。水煮洗狐尿刺疮。服之，疗上气赤白痢，遗尿失禁也。

【来　　源】为胡蜂科昆虫黄星长脚黄蜂*Polistes mandarinus* Saussure或多种近缘昆虫的巢。

【形态特征】雌蜂体长15mm左右，黑色。触角赤褐色。颊、后头、颜面下部赤褐色。唇基心脏形，

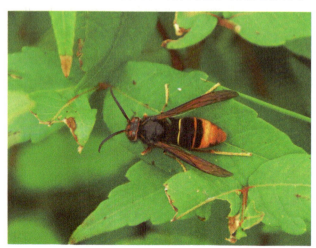

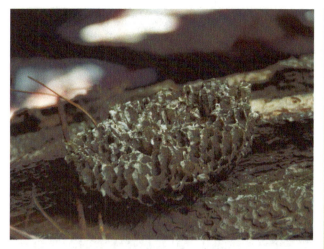

黄褐色。前胸背板前半部、肩板、小盾片、翅及足赤褐色。足基节、转节、腿节下面及跗节侧面具2条黄纹。胸部有刻点散布。前翅静止时纵叠。

【性味功效】甘，平。祛风攻毒，散肿止痛。

【古方选录】《千金要方》：露蜂房大者一枚。用法：水煎，令浓赤，浴小儿。主治：小儿卒痫。

【用法用量】水煎服，5～10g；研末服，2～5g。外用适量，水煎洗、研末掺或调敷。

【使用注意】脾胃虚弱者、气虚弱及肾功能不全者慎用。

【现代研究】化学研究显示，含蜂房油，蜂蜡，树脂，多种糖类，维生素，钙、铁和蛋白质等。药理研究显示，有抗炎，镇痛，降温，促凝血，降血压，抑制人体肝癌细胞，利尿，抑制葡萄球菌、痢疾杆菌和伤寒杆菌等作用。蜂房有小毒。现代临床用于治疗急性乳腺炎，鼻炎，皮肤顽癣，化脓性感染，龋齿痛，头癣，鹅掌风，过敏性皮炎，急性淋巴结炎，蜂窝织炎等。

517 樗鸡

【古籍原文】味苦，平，有小毒。主心腹邪气阴痿，益精强志，生子，好色，补中轻身，又疗腰痛，下气，强阴多精，不可近目。生河内川谷樗树上。七月采，曝干。

形似寒螀而小，今出梁州，方用至希，惟合大麝香丸用之。樗树似漆而臭，以此树上为好，亦如芫青、亭长，必以芫、葛上为良矣。

〔谨案〕此物有二种，以五色具者为雄，良；青黑质白斑者是雌，不入药用。今出歧州，河内无

此物也。

【来　　源】为蜡蝉科动物樗鸡Lycorma delicatula White的成虫。

【形态特征】樗鸡体长14～22mm，宽6～8mm。头狭小，复眼黑褐色。额延长如象鼻。前胸背板浅褐色；腹部大，黑褐色，腹部背面黑色。前翅基半部淡褐色而稍带绿色，翅端半部黑色；后翅基部呈红色，有黑斑7～8个，翅端黑色。体翅常有粉状白蜡。尾端逐渐狭小。

【性味功效】苦、辛，平；有毒。活血通经，攻毒散结。

【古方选录】《本草纲目》：樗鸡、九香虫、蜻蛉、青蚨、桑螵蛸、海马、泥鳅各适量。用法：研末，食之。主治：阴痿。

【用法用量】研末入丸、散，0.1～0.2g。外用适量，研末敷贴或调敷。

【使用注意】孕妇忌用，内服慎用。

【现代研究】化学研究显示，含斑蝥素，蜡，脂肪油和黑色素等。药理研究显示，有毒，故以外用为主，内服慎用。现代临床用于治疗消化性溃疡。

518 蚱蝉（蝉蜕）

【古籍原文】味咸、甘，寒，无毒。主小儿惊痫，夜啼，癫病，寒热，惊悸，妇人乳难，胞衣不出，又堕胎。生杨柳上。五月采，蒸干之，勿令蠹。

蚱字音作榨，即是哑蝉。哑，雌蝉也，不能鸣者。蝉类甚多。庄子云：蟪蛄不知春秋，则是今四月、五月小紫青色者。而《离骚》云：蟪蛄鸣兮啾啾，岁暮兮不自聊，此乃寒螀尔，九月、十月鸣

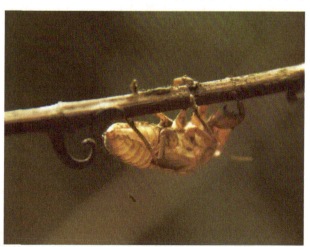

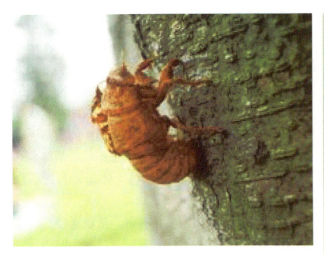

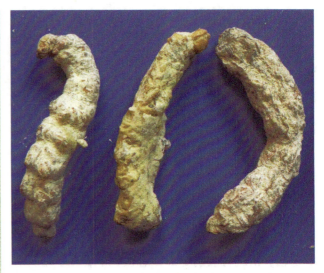

者甚悽急，又二月中便鸣者名蛦母，似寒螀而小；七月、八月鸣者名蛁蟟，色青。今此云生杨柳树上是。《诗》云：鸣蜩嘒嘒者，形大而黑，伛偻丈夫，止是掇此，昔人啖之。故《礼》有雀鷃蜩范，范有冠，蝉有緌，亦谓此蜩。此蜩复五月便鸣。俗云五月不鸣，婴儿多灾，今其疗亦专主小儿也。

〔谨案〕《别录》云：壳名枯蝉，一名伏蜟，主小儿痫，女人生子不出，灰服之，主久痢；又云蚱者，鸣蝉也，主小儿痫，绝不能言；今云哑蝉，哑蝉则雌蝉也，极乖体用，按诸虫兽，以雄者为良也。

【来　　源】为蝉科动物黑蚱*Crypototympana pustulata* Fabr.的若虫羽化退下的外壳。

【形态特征】雄虫体长而宽大，雌虫稍短。头部横宽。复眼1对呈淡黄褐色；单眼3个排列成三角形。触角短小。前胸背板两侧边缘略扩大。翅2对。雄虫具鸣器，雌虫无。足3对，淡黄褐色。雄虫腹盖发达；雌虫腹盖不发达，产卵器显著。

【性味功效】咸、甘、寒。清热，熄风，解痉。

【古方选录】《普济方》蚱蝉散：蚱蝉（煅）、赤芍各三分，黄芩二分。制法：为末。水一小盏，煎至五分，去滓服。主治：小儿初生百日内发痫。

【用法用量】水煎服，1～3个；或入丸、散。

【现代研究】现代临床用于治疗小儿疳积。

519 白僵蚕

【古籍原文】味咸、辛，平，无毒。主小儿惊痫，夜啼，去三虫，灭黑䵟，令人面色好，疗男子阴疡病。女子崩中赤白，产后余痛，灭诸疮瘢痕。生颍

川平泽。四月取自死者，勿令中湿，湿有毒，不可用。

人家养蚕时，有合箔皆僵者，即曝燥都不坏。今见小白色，似有盐度者为好。末以涂马齿，即不能食草，以桑叶拭去乃还食，此明蚕即马类也。

〔谨案〕《别录》云：末之，封疔肿，根当自出，极效。此白僵死蚕，皆白色，陶云似有盐度，此误矣。

【来　　源】为蚕蛾科昆虫家蚕*Bombyx mori* L.的4～5龄幼虫感染（或人工接种）白僵菌*Beauveria bassiana*（Bals.）Vaillant而死亡的全体。

【形态特征】雌、雄蛾全身均密被白色鳞片。体长1.6～2.3cm，翅展3.9～4.3cm。前翅外缘顶角后方向内凹切，端线与翅脉呈灰褐色；后翅较前翅色淡，边缘有鳞毛稍长。雌蛾腹部肥硕，末端钝圆；雄蛾腹部狭窄，末端稍尖。幼虫即家蚕，体色灰白至白色，胸部第2节、第3节稍见膨大，有皱纹。腹

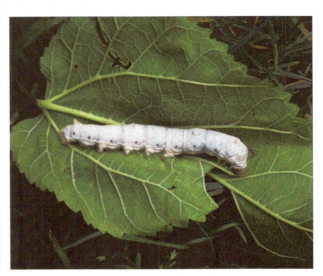

部第8节背面有一尾角。

【性味功效】咸、辛，平。祛风定惊，化痰散结。

【古方选录】《杨氏家藏方》牵正散：白附子、白僵蚕、全蝎各等分（并生用）。制法：为细末。用法：每服一钱，热酒调下，不拘时候。主治：中风口眼歪斜，半身不遂。

【用法用量】水煎服，3～10g；研末，1～3g；或入丸、散。外用适量，水煎洗、研末撒或调敷。

【使用注意】风寒外感者不宜。

【现代研究】化学研究显示，全体含蛋白质，脂肪，多种氨基酸，草酸铵，多种无机元素如镁、钙、锌，变态活性刺激素，促蜕皮甾酮和白僵菌黄色素等。药理研究显示，有抗癌活性，还有抗惊厥、催眠、镇静、抗凝血和降血糖等作用。现代临床用于治疗糖尿病，高脂血症，银屑病，慢性鼻窦炎所致头痛，黄褐斑，痤疮，面神经炎，病毒性感染，功能失调性子宫出血等。

520 木 虻

【古籍原文】味苦，平，有毒。主目赤痛，眦伤泪出，瘀血，血闭，寒热，酸嘶，无子。一名魂常。生汉中川泽，五月取。

此虻不噉血，状似虻而小，近道草中不见有，市人亦少有卖者，方家所用，惟是蜚虻也。

〔谨案〕虻有数种，并能噉血，商浙已南，江岭间大有。木虻长大绿色，殆如次蝉，咂牛马，或至顿仆。蜚虻状如蜜蜂，黄黑色，今俗用多以此也。又一种小虻，名鹿虻，大如蝇，啮牛马亦猛，市人采卖之。三种同体，以疗血为本，余疗虽小有异同，用之不为嫌。何有木虻，而不噉血。木虻倍

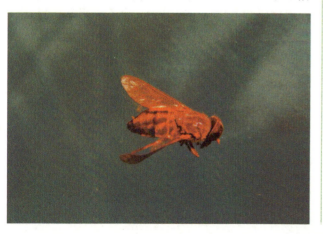

大蜚虻。陶云似虻而小者，未识之矣。

【来　源】为虻科昆虫复带虻*Tabanus bivittatus* Mats.的雄性全体。

【形态特征】头部宽大，等于或宽于胸部。复眼明显，多具金属光泽。雄虻两眼相接。触角多为3节，第3节有3～7个环节。翅宽，透明或具色斑。足粗短。腹部可见7节，其颜色和斑纹是分类依据，第8～11节演化为外生殖器。雌虻与雄虻形状相似，体型较雌性小。

【性味功效】苦，平。清热明目，破血通经。

【古方选录】《神农本草经贯通》：木虻、蝉蜕、赤芍、大黄各10g，决明子15g。用法：水煎服。主治：眼目赤痛。

【现代研究】《神农本草经》记载，后世使用甚少，亦无市售。功效特点类似于蜚虻，现代临床使用虻虫以雌虫为主。

521 蜚虻（虻虫）

【古籍原文】味苦，微寒，有毒。主逐瘀血，破下血积，坚痞，症瘕，寒热，通利血脉及九窍，女子月水不通，积聚，除贼血在心腹五脏者，及喉痹结塞。生江夏川谷，五月取。腹有血者良。

此即今噉牛马血者，伺其腹满掩取干之，方家皆呼为虻虫矣。

〔谨案〕三虻俱食牛马，非独此也，但得即堪用，何暇血充，然始掩取。如以义求，应如养鹰，饥则为用，若伺其饱，何能除疾尔。

【来　源】为虻科虻属动物华虻*Tabanus mandarinus* Schiner及其同属多种昆虫的雌性全体。

【形态特征】华虻：雌虫体灰黑色，前额黄灰色。

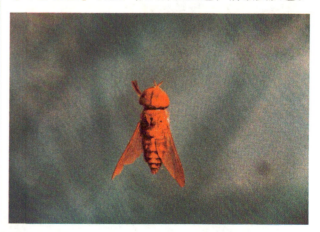

基胛近卵圆形，黄棕色。触角第1环节基部棕红色，有明显锐角突起。翅透明，翅脉棕色。胸部背板灰色，有5条明显的黑灰色纵带，腹部钝圆形，有明显的白斑。

【性味功效】苦，微寒；有小毒。破血逐瘀，消症。

【古方选录】《妇人良方》地黄通经丸：熟地四两，虻虫（去头、翅、炒）、水蛭（糯米同炒黄，去糯米）、桃仁（去皮尖）各五十枚。用法：研末，蜜丸桐子大。每服五至七丸，空心温酒下。主治：月水不行，或产后恶露脐腹作痛。

【用法用量】水煎服，1.5g～3g；研末，0.3～0.6g；或入丸。外用适量，研末敷或调搽。

【使用注意】气血虚者、孕妇及月经期妇女均禁服。

【现代研究】化学研究显示，含蛋白质，肝素，抗凝血酶，组胺样物质及钠、钾、钙等微量元素。药理研究显示，虻虫具有抗凝、抗血栓、抑制回肠运动、抗炎、镇痛、溶血、兴奋子宫、抑制内毒素所致肝出血性坏死病灶的形成，对纤溶系统具有活化等作用。现代临床用于治疗各种良性肿瘤，肝脾肿大，子宫肌瘤所致闭经，跌打损伤肿痛，部分恶性肿瘤，心绞痛等。

522 蜚蠊（蟑螂）

【古籍原文】味咸，寒，有毒。主血瘀，症坚，寒热，破积聚，喉咽闭，内寒无子，通利血脉。生晋阳川泽及人家屋间，立秋采。

形亦似䗪虫而轻小能飞，本在草中。八月、九

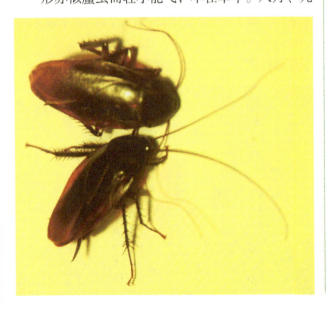

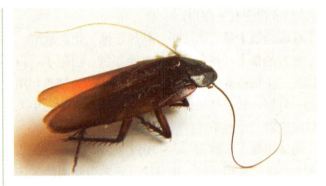

月知寒，多入人家屋里逃尔。有两三种，以作廉姜者为真，南人亦啖之。

〔谨案〕此虫，味辛辣而臭，汉中人食之，言下气，名曰石姜，一名卢蟹，一名负盘。《别录》云：形似蚕蛾，腹下赤，二月、八月采此，即南人谓之滑虫者也。

【来　　源】为蜚蠊科动物美洲大蠊Periplaneta americana（Linnaeus）、东方蜚蠊Blatta orientalis Linnaeus、澳洲蜚蠊Periplaneta australasiae（Fabricius）的全体。

【形态特征】东方蜚蠊：其体呈长椭圆形，深褐色，有光泽，背腹平扁，头部较小，口器发达；触角1对，细长如丝；复眼1对，肾形。脚3对，腿节和胫节上有刺。腹部10节，第6～7腹节之间有背腺开孔，能分泌油状的液体，有特殊的臭气。

【性味功效】咸，寒。活血散瘀，解毒消疳，利尿消肿。

【古方选录】《周益生家宝方》：蟑螂一个，萝卜籽一撮。用法：共炒，研末，好酒送吞。主治：臌胀。

【用法用量】水煎服，0.5～1.5g（或1～3只）；或研末。外用适量，捣敷。

【使用注意】脾胃虚弱者慎服，孕妇禁服。

【现代研究】化学研究显示，含乙酰胆碱酯酶，蜚蠊酮A、B，多巴胺，5-羟色胺等。药理研究显示，具有抗肿瘤、提高免疫功能、毒性促进肉芽的生长等作用。现代临床用于治疗蛇虫咬伤，喉蛾，毒疮，梅毒，肾癌等。因蟑螂携带大量病原微生物，被称为"四害"，现代临床少用。

523 䗪虫（土鳖虫）

【古籍原文】味咸，寒，有毒。主心腹寒热洗洗，

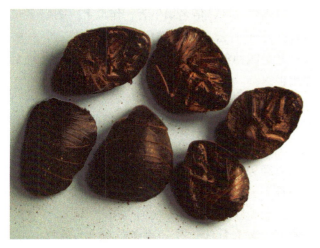

血积症瘕，破坚，下血闭，生子大良。一名地鳖，一名土鳖。生河东川泽及沙中，人家墙壁下土中湿处。十月取，曝干。

　　畏皂荚、菖蒲。形扁如鳖，故名土鳖，而有甲，不能飞，小有臭气，今人家亦有之。

　　〔谨案〕此物好生鼠壤土中及屋壁下，状似鼠妇，而大者寸余，形小似鳖，无甲，但有鳞也。

【来　　源】为鳖蠊科昆虫地鳖*Eupolyphaga sinensis* Walker.或冀地鳖*Steleophaga plancyi*（Boleny）的雌虫体。

【形态特征】动物体呈扁平卵形。前端较窄，后端较宽，背部紫褐色，具光泽，无翅。前胸背板较发达，盖住头部；腹背板9节，呈覆瓦状排列。腹面红棕色；头部较小，有丝状触角1对，常脱落；胸部有足3对，具细毛和刺。腹部有横环节。

【性味功效】咸，寒；有小毒。破瘀血，续筋骨，抗肿瘤。

【古方选录】《伤科秘方》轻伤小七厘散：土鳖虫（净末，炙）二钱，乳香（去油）一钱，没药（去

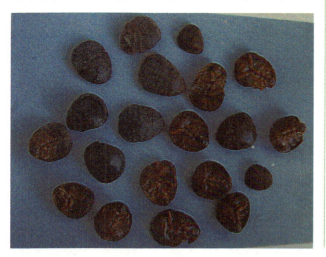

油）八分，骨碎补一钱，大黄一钱，血竭一钱。用法：共研细末，每服七八厘，空心好酒送下。主治：跌打轻伤。

【用法用量】煎服，5～15g；入丸、散，1～3g。醋炙破血逐瘀力强。

【使用注意】孕妇及月经过多者忌用。

【现代研究】化学研究显示，含17种氨基酸，脂肪酸，多种微量元素，β-谷甾醇，二十八烷醇，尿嘧啶，尿囊素等。药理研究显示，有抗血栓，降低总胆固醇，保肝，抗缺氧，抗突变，抗肿瘤等作用。现代临床用于治疗宫外孕，卵巢癌，输卵管肿瘤，肝硬化，闭经，痛经，子宫肌瘤，慢性肝炎肝大，骨结核，高血压，急性腰扭伤，坐骨神经痛和乳腺囊性增生等。

524 蛴　螬

【古籍原文】味咸，微温、微寒，有毒。主恶血，血瘀痹气，破折血在胁下坚满痛，月闭，目中淫肤、青翳白膜。疗吐血在胸腹不去，及破骨踒折，血结，金疮内塞，产后中寒，下乳汁。一名蟦蛴，一名肥齐，一名勃齐。生河内平泽及人家积粪草中。取无时，反行者良。

　　蜚蠊为之使，恶附子。大者如足大指，以背滚行，乃驶于脚，杂猪蹄作羹与乳母，不能别之。诗云领如蝤蛴，今此别之。名以蛴字在下，恐此云蛴螬倒尔。

　　〔谨案〕此虫，有在粪聚中，或在腐木中。其在腐柳树中者，内外洁白；土粪中者，皮黄内黑黯。形色既异，土木又殊，当以木中者为胜。采虽

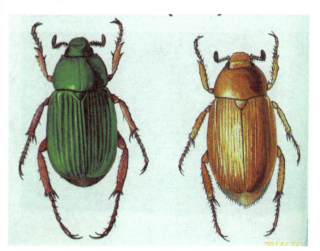

无时，亦宜取冬月为佳。案《尔雅》：一名蝎，一名蛴螬，一名蟦蛴。

【来　　源】为鳃金龟科动物东北大黑鳃金龟 *Holotrichia diomphalia* Bates 及其近缘动物的幼虫。

【形态特征】动物体长椭圆形，黑褐色，有光泽。头部密布刻点。触角黄褐色，10节。前胸背面有细刻点。鞘翅有纵隆线各3～4条。前足外侧有尖齿3枚，内侧有一端棘，跗节末端节最长，爪1对，呈叉状。

【性味功效】咸，温。破血，行瘀，散结，通乳。

【古方选录】《圣济总录》蛴螬散：蛴螬（研烂）七枚，甘草（炙，末，炒）五钱，没药（研）、乳香（研）各炒一钱。用法：同研烂，分二服，每服煎酒一盏，二三沸，调下，不计时。主治：白虎风疼痛，昼静夜发。

【用法用量】研末2～5g；或入丸、散。外用适量，研末调敷；或用汁涂。

【使用注意】体弱者及孕妇禁服。

【现代研究】化学研究显示，含氨基酸，多肽，蛋白质，脂肪和多种微量元素等。药理研究显示，蛴螬具有兴奋子宫，抑制肠管，收缩血管，利尿，兴奋心脏，保肝等作用。现代临床用于治疗白内障，角膜翳，月经不调，闭经，破伤风，顽固性哮喘等。

525 蛞蝓（蜒蚰）

【古籍原文】味咸，寒，无毒。主贼风喎僻，轶筋及脱肛，惊痫挛缩。一名陵蠡，一名土蜗，一名附蜗。生太山池泽及阴地沙石垣下。八月取。

蛞蝓无壳，不应有蜗名，其附蜗者，复名蜗牛。生池泽沙石，则应是今山蜗，或当言其头，形

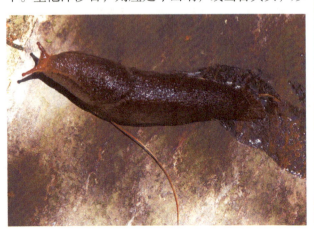

类犹似蜗牛虫者，俗名蜗牛者，作瓜字，则蜗字亦音瓜。庄子所云，战于蜗角也。蛞蝓入三十六禽限，又是四种角虫之类。荧室星之精矣，方家殆无复用乎。

〔谨案〕三十六禽。亥上有三豕，貐乃豪猪，亦名蒿猪，毛如猬簪，摇而射人，其肚合屎干烧为灰，主黄疸，猪之类也。陶谓为蝓，误极大矣。又《山海经》云：貐彘身人面，音如婴儿，食人兽。《尔雅》云：猰貐类犿，迅走食人，并非蛞蝓也。蛞蝓乃无壳蜗蠡也。

【来　　源】为蛞蝓科动物黄蛞蝓 *Limax fravus*（Linnaeus）、野蛞蝓 *Agriolimax agrestis*（Linnaeus）的全体。

【形态特征】黄蛞蝓：体裸露柔软无外壳保护，头部具2对浅蓝色的触角，在体背部近前端1/3处具1层椭圆形的外套膜，前半部为游离状态，外套膜里具1块薄且透明椭圆形石灰质盾板，尾部生有短尾崤，全体黄褐色至深橙色，布有零星浅黄色点状斑，背部较深，两侧较浅，足浅黄色。

野蛞蝓：长梭形，柔软、光滑而无外壳，体表暗黑色、暗灰色、黄白色或灰红色。触角2对，暗黑色；端部具眼。口腔内有角质齿舌。体背前端具外套膜。呼吸孔在体右侧前方。黏液无色。在右触角后方约2mm处为生殖孔。

【性味功效】咸，寒。清热祛风，消肿解毒，破痰通经。

【古方选录】《方脉正宗》：五加皮六两，当归身四两，蜒蚰百枚。用法：五加皮、当归共酒炒，研细末，蜒蚰研烂为丸。主治：阳火燥扰，阴血亏竭，贼风乘虚入中经络，致口歪身僻，四肢挛缩者。

【用法用量】内服，焙干研末或研烂为丸，2～3条。外用，研末或捣敷，5～10条。

【使用注意】《本草经疏》："非真有风热者不宜用，小儿薄弱多泄者不宜用。"

【现代研究】化学研究显示，全体含一种特殊的凝集素——唾液酸。药理研究显示，蛞蝓混悬液在动物实验中显示有抑制恶性淋巴瘤（腹水型）、Lewis肺癌等作用。现代临床用于治疗喘息，支气管哮喘，喉痛，闭经，扁桃体炎，疔疮，烫火灼伤，肺癌等。

526 水 蛭

【古籍原文】味咸、苦，平、微寒，有毒。主逐恶血，瘀血，月闭，破血瘕，积聚，无子，利水道，又堕胎。一名蚑，一名至掌。生雷泽池泽。五月、六月采，曝干。

蚑，今复有数种，此用马蜞，得啮人腹中有血者，仍干为佳。山蚑及诸小毒，皆不用。楚王食寒菹，所得而吞之，果能去结积，虽曰阴佑，亦是物性兼然。

〔谨案〕此物，有草蛭、水蛭。大者长尺，名马蛭，一名马蜞，并能呵牛、马、人血；今俗多取水中小者用之，大效，不必要须食人血满腹者；其草蛭，在深山草上，人行即敷着胫股，不觉，遂于肉中产育，亦大为害，山人自有疗法也。

【来　　源】为医蛭科动物日本医蛭*Hirudo nipponica*（Whitman）和蚂蟥*Whitmania pigra*（Whitman）等的全体。

【形态特征】日本医蛭：狭长稍扁，略呈圆柱形，长3～5cm，宽0.4～0.6cm，体环103环。背部呈黄绿色或黄褐色，背部和纵纹变化大，背中线和1条纵纹延伸到吸盘上，前吸盘较大，口内有3个颚，颚齿发达，后吸盘呈碗状，朝向腹面。

蚂蟥：略呈纺锤形，扁平，长6～13cm，宽0.8～2cm。背面暗绿色，具5条细密的黄黑色斑点组成的纵线，中线较深。体环107环。雄生殖孔在33～34环沟间，雌生殖孔在38～39环沟间。前吸盘小，颚齿不发达。

【性味功效】咸、苦，平。破血逐瘀，消癥。

【古方选录】《金匮要略》抵当汤：水蛭（熬）三十个，虻虫（去翅、足，熬）三十个，桃仁（去皮、尖）二十个，大黄（酒浸）三两。用法：研末，以水五升，煮取三升，去滓，温服一升。主治：妇人经水不利下，亦治男子膀胱满急有瘀血者。

【用法用量】入丸、散，1.5～3g。

【使用注意】孕妇及无瘀血者忌用。

【现代研究】化学研究显示，含蛋白质，肝素，抗凝血酶，组胺样物质及钠、钾、钙等；新鲜水蛭唾液中含有水蛭素。药理研究显示，有抗血栓，抗凝血，抑制血小板聚集，改善血液流变学，降血脂，增加心肌营养性血流量，促进血肿吸收，保护脑组织及促进神经功能恢复，抑制肿瘤细胞和终止妊娠等作用。现代临床用于治疗高脂血症，脑血管意外，肺源性心脏病，急性结膜炎，前列腺肥大，关节僵直，视神经炎，中性视网膜炎，脑膜刺激征，萎缩性鼻炎，鼻咽癌，慢性肾炎，血栓性静脉炎等。

527 鳖 甲

【古籍原文】味咸，平，无毒。主心腹癥瘕，坚积，寒热，去痞，息肉，阴蚀，痔，恶肉。疗温疟，血瘕，腰痛，小儿胁下坚。肉，味甘，主伤中，益气，补不足。生丹阳池泽，取无时。

恶矾石。生取甲，剔去肉为好，不用煮脱者。今看有连厣及干岩便好，若上有甲，两边骨出，已被煮也，用之当炙。夏月刳鳖，以赤苋包置湿地，则变化生鳖。人有裹鳖甲屑，经五月，皆能变成鳖子。此其肉亦不足食，多作癥瘕。其目陷者，及合鸡子食之，杀人。不可合苋菜食之。其厣下有如王字形者，亦不可食。

〔谨案〕鳖头烧为灰，主小儿诸疾，又主产后

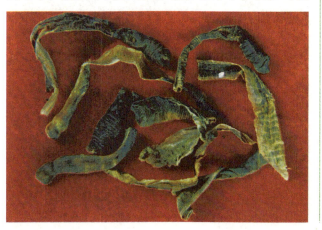

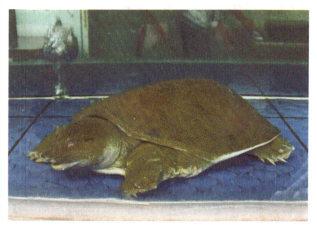

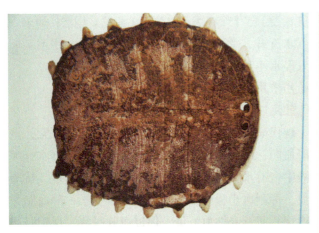

阴脱下坠，尸疰，心腹痛。

【来　源】为鳖科动物中华鳖*Trionyx sinensis*（Wiegmann）的背甲。

【形态特征】动物体躯干扁平，呈椭圆形，背腹具甲。体色基本一致。头部粗大，前端略呈三角形。吻端延长呈管状。眼小，位于鼻孔的后方两侧。口无齿。背甲暗绿色或黄褐色。腹甲灰白色或黄白色。尾部较短。四肢扁平。前、后肢各有5趾，趾间有蹼。内侧3趾有锋利的爪。

【性味功效】咸，微寒。滋阴潜阳，退热除蒸，软坚散结。

【古方选录】《太平圣惠方》鳖甲丸：鳖甲（涂醋炙令黄，去裙襕）二两，川大黄（锉，微炒）一两，琥珀一两半。用法：研末，炼蜜和丸，如梧桐子大。温酒送下二十丸。主治：妇人月水不利，腹胁妨闷，背膊烦痛。

【用法用量】煎服或入丸、散，15～30g。外用适量。

【使用注意】脾胃虚寒者不宜。

【现代研究】化学研究显示，鳖甲含骨胶原，角蛋白，碳酸钙，磷酸钙，中华鳖多糖，碘质，维生素D和多种微量无机元素，肽类，氨基酸等。药理研究显示，能提高耐缺氧和抗冷冻能力，有抗疲劳、抗衰老、增强机体免疫力等作用。现代临床用于治疗肝脾肿大，慢性肝炎转氨酶升高，晚期血吸虫病肝硬化，肾病综合征所致低蛋白，外科疮疡、痈疽、痔疮，肺结核，红斑狼疮和部分肿瘤性疾病等。

528　鮀鱼甲

【古籍原文】味辛，微温，有毒。主心腹症瘕，伏

坚，积聚，寒热，女子崩中，下血五色，小腹、阴中引相痛，疮疥死肌。疗五邪涕泣时惊，腰中重痛，小儿气癃眦溃。肉，主少气吸吸，足不立地。生南海池泽，取无时。

蜀漆为之使，畏狗胆、芫花、甘遂。鮀，即今鼍甲也，用之当炙。皮可以贯鼓，肉至补益。于物难死，沸汤沃口入腹良久乃剥尔。鼍肉亦补，食之如鼍法。此等老者，多能变化为邪魅，自非急勿食之。

【来　源】鼍科动物扬子鳄*Alligator sinensis* Fauve的鳞甲。

【现代研究】扬子鳄为国家一级保护动物，现代不用。

529　乌贼鱼骨（海螵蛸）

【古籍原文】味咸，微温，无毒。主女子漏下赤白经汁，血闭，阴蚀，肿痛，寒热，症瘕，无子。疗惊气入腹，腹痛环脐，阴中寒肿，令人有子，又止疮多脓汁不燥。肉，味酸，平，主益气强志。生东海池泽，取无时。

恶白敛、白及。此是䴅乌所化作，今其口脚

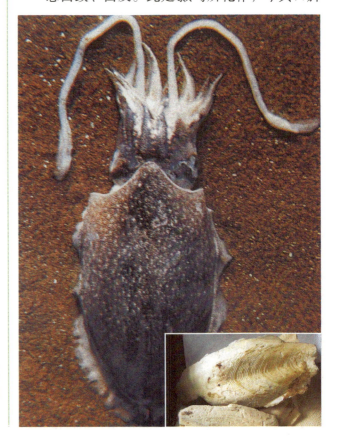

具存，犹相似尔。用其骨亦炙之。其鱼腹中有墨，今作好墨用之。

〔谨案〕此鱼骨，疗牛马目中障翳，亦疗人目翳，用之良也。

【来　　源】为乌贼科动物无针乌贼*Sepiella maindroni de* Rochebrune或金乌贼*Sepia esculenta* Hoyle的内壳。

【形态特征】无针乌贼：体型中等大，胴部椭圆形，长为宽的2倍。胴后端腹面有1个腺孔，常流出红色腥臭浓汁。鳍前端略窄，渐向后端宽。内壳长椭圆形，长略为宽的3倍。末端无骨针，肛门附近有墨囊。

【性味功效】咸、涩，微温。固精止带，收敛止血，制酸止痛，收湿敛疮。

【古方选录】《备急千金要方》：乌贼骨、当归各二两，鹿茸、阿胶各三两，蒲黄一两。用法：研末，空心酒服方寸匕，日三夜再服。主治：妇人漏下不止。

【用法用量】打碎生用，煎服，5~10g；或入丸、散，每次1.5~3g。外用适量，研末外敷。

【使用注意】阴虚有热者不宜，久服易致便秘。

【现代研究】化学研究显示，乌贼骨含碳酸钙85%以上，壳角质6%~7%；尚含黏液质，少量磷酸钙，氯化钠、镁、钾、锌、铜、铁、锰、铝及天门冬氨酸、谷氨酸等。药理研究显示，有促进骨折愈合，促进纤维细胞和成骨细胞增生与骨化，抗肿瘤，抗溃疡和抗辐射等作用。现代临床用于治疗胃及十二指肠溃疡，胃痛吐酸，胃出血，慢性支气管炎，哮喘，阴囊湿痒，外伤出血和下肢溃疡等。

530 蟹

【古籍原文】味咸，寒，有毒。主胸中邪气热结痛，祸僻，面肿，败漆烧之致鼠，解结散血，愈漆疮，养筋益气。爪，主破胞，堕胎。生伊洛池泽诸水中，取无时。

杀莨菪毒、漆毒。蟹类甚多，蝤蝥、拥剑、彭蜞皆是，并不入药。惟蟹最多有用，仙方以化漆为水，服之长生。以黑犬血灌之，三日烧之，诸鼠毕至。未被霜甚有毒，云食水莨所为，人中之，不即疗多死。目相向者亦杀人，服冬瓜汁、紫苏汁

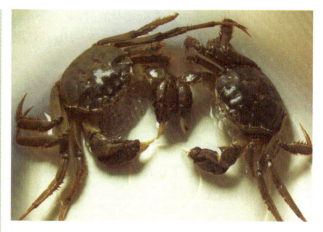

及大黄丸皆得差。海边又有彭蜞、拥剑，似彭蜞而大，似蟹而小，不可食，蔡谟初渡江，不识而啖之，几死，叹曰：读《尔雅》不熟，为劝学人所误。

【来　　源】为方蟹科动物中华绒螯蟹*Eriocheir sinensis* H. Milne-Edwards和日本绒螯蟹*Eriocheir japonicas de* Haan的肉和内脏。

【形态特征】中华绒螯蟹：头胸部的背面为头胸甲所包盖。头胸甲墨绿色，呈方圆形。头胸甲的腹面，大部分被腹甲，腹甲分节，周围有茸毛，腹部紧贴在头胸部的下面，普遍称为蟹脐。雌蟹的腹部为圆形，俗称"团脐"，雄蟹腹部呈三角形，俗称"尖脐"。步足5对。

日本绒螯蟹：头胸甲前半部比后半部狭窄；4个额齿的中间2枚比较钝圆，左右旁侧的额齿比较尖锐；前侧缘有4枚齿；螯足的长节腹缘有刚毛，前节长有密而厚的茸毛；步足的长步前缘、腕节前缘和前节的前、后缘都长有刚毛，指节的前、后缘亦有较短的刚毛。

【性味功效】咸，寒。清热，散瘀，消肿解毒。

【古方选录】《肘后备急方》：生蟹适量。用法：

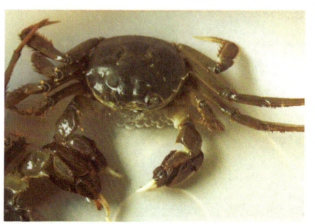

捣烂涂之、外敷。主治：漆疮延及满身。

【用法用量】烧存性研末，或入丸，5～10g。外用适量，捣敷；或绞汁滴耳；焙干研末调敷。

【使用注意】脾胃寒者慎用。

【现代研究】化学研究显示，可食部分含水分，蛋白质，脂肪，碳水化合物，维生素A、B_1、B_2和烟酸，钙、磷、铁等，胆甾醇，虾黄素等。现代临床用于治疗漆疮，老年耳聋，冻疮溃烂，跌伤疼痛，骨折和体质虚弱等。

531 天鼠屎（夜明砂）

【古籍原文】味辛，寒，有毒。主面痈肿，皮肤洗洗，时痛，腹中益气，破寒热积聚，除惊悸，去面黑䵝，一名鼠沽，一名石肝。生令浦山谷。十月、十二月取。

恶白敛、白薇。方家不复用，俗不识也。

〔谨案〕《李氏本草》云：即伏翼屎也，伏翼条中不用屎，是此明矣。方言名仙鼠，伏翼条已论也。

【来　　源】为蝙蝠科动物蝙蝠*Vespertilio superans* Thomas、大管鼻蝠*Murina leucogaster* Milne-Edwards、普通伏翼*Pipistrellus abramus* Temminck等动物的粪便。

【形态特征】蝙蝠：耳短而宽略呈三角形，耳屏尖端较钝圆。尾发达，凸出股间膜不超过3mm。翼膜由趾基部起，距缘膜较狭呈小弧形。股间膜上的毛由躯体后部分布到肉胫骨前段的连接线。后足等于胫长的1/2。乳头1对。

大管鼻蝠：体型较小，雄性略小于雌性。鼻孔四周延长，向左右两侧凸出。耳长略大于耳宽，耳

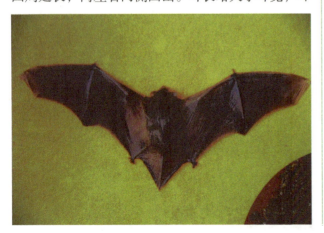

屏尖长而直，基部较宽。第5掌骨略长于第4掌骨。全身被以细长浓密而柔软的毛。肱股间膜、股间膜及足、趾背面均被有细而密的长毛。

【性味功效】辛，寒。清肝明目，散瘀消积。

【古方选录】《太平圣惠方》夜明砂丸：夜明砂（微炒）一分，诃黎勒（煨，用皮）半两，龙骨半两，熊胆（研细）一分，朱砂（研细）一分，牛黄（研细）一分，麝香（研细）一分，黄连（微炒，去须）半两。用法：研末令匀，以猪胆汁和为丸，如黍米大。每服五丸，粥饮送下，一日三次。主治：小儿疳痢久不愈，可吃乳食，渐加黄瘦。

【用法用量】水煎服，布包，3～10g；或研末，每次1～3g。外用适量，研末调涂。

【使用注意】目疾无瘀滞者及孕妇慎服。

【现代研究】化学研究显示，夜明砂含尿素，尿酸，胆甾醇及少量维生素A等。现代临床用于治疗多种眼病，疟疾发作，厌食，肝疳，腋臭，胎死不下，瘰疬等。

532 原蚕蛾

【古籍原文】雄者有小毒。主益精气，强阴道，交接不倦，亦止精。屎，温，无毒。主肠鸣，热中，消渴，风痹，瘾疹。

原蚕是重养者，俗呼为魏蚕。道家用其蛾止精，其翁茧入术用。屎，名蚕沙，多入诸方用，不但熨风而已也。

【来　　源】为蚕蛾科动物家蚕蛾*Bombyx mori* L.雄虫的全体。

【形态特征】动物体全身均密被白色鳞片。头部较小。复眼1对，黑色，呈半圆形。口器退化，下唇须细小。触角1对。前胸节和中胸节吻合，翅2对，均

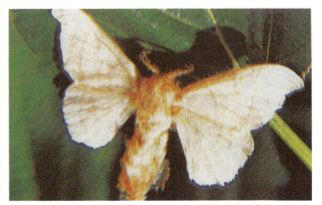

被有白色鳞片，前翅位于中胸部，后翅生于后胸。足3对。跗节5节，具1对黑褐色的爪，有绵状毛。

【性味功效】咸，温。补肾壮阳，涩精，止血，解毒消肿。

【古方选录】《救伤秘旨》蚕蛾散：晚蚕蛾、白芷、当归头、陈石灰各等分。用法：共研细末，敷。主治：跌打损伤，出血肿痛。

【用法用量】研末，1.5～5g；或入丸。外用适量，研末撒或捣敷。

【使用注意】阴虚火旺者禁服。

【现代研究】化学研究显示，含蛋白质，游离氨基酸，脂肪油，维生素B$_{12}$，烟酸。药理研究显示，原蚕蛾具有抑制DNA合成、激活人体补体旁路途径、雄性激素样等作用。现代临床用于治疗男性肾阳虚弱，慢性肾功能衰竭，烧伤，骨折，癌症，消化道功能不全等。

533 鳗鲡鱼

【古籍原文】味甘，有毒。主五痔，疮瘘，杀诸虫。

　　能缘树食藤花，形似鳝，取作臛食之。炙以熏诸木竹，辟蛀虫。膏，疗诸疮瘘。又有蜦，亦相似而短也。

　　〔谨案〕此膏，又疗耳中虫痛者。鲵鱼，有四脚，能缘树。陶云鳗鲡，便是谬证也。

【来　　源】为鳗鲡科动物鳗鲡Anguilla japonica Temminck et Schlegel的全体。

【形态特征】体细长如蛇，前部近圆筒状，后部稍侧扁。头尖，眼小，吻部平扁，口大，唇厚，下颌稍长于上颌。鳞小，埋于皮下。黏液腺发达，体表光滑。体背呈暗绿色，腹侧为白色，背鳍起点距肛门较距鳃孔为近，背、臀鳍起点间距短于头长；胸鳍短。

【性味功效】甘，平。健脾补肺，益肾固冲，祛风除湿，解毒杀虫。

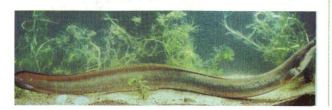

【古方选录】《太平圣惠方》：鳗鲡鱼二斤，治如食法，切作段子，入铛内，以酒二盏煮，入盐、醋中食之。主治：骨蒸劳瘦及肠风下虫。

【用法用量】煮食，100～250g；或烧灰研末。外用适量，烧存性，研末调敷。

【使用注意】痰多泄泻者慎服。

【现代研究】化学研究显示，肉含水分、蛋白质、脂肪、灰分、钙、磷、铁，维生素A、维生素B$_{2}$及烟酸等；皮含透明质酸，软骨素，硫酸软骨素等。药理研究显示，有增加血清脂蛋白，降低血黏度和血浆黏度，提高免疫功能等作用。现代临床用于治疗久病体虚，贫血，妇女崩漏、带下，小儿疳积，小儿蛔虫，痔疮，肺结核，风湿性骨病等。

534 鲛鱼皮

【古籍原文】主蛊气，蛊疰方用之。即装刀靶鲨鱼皮也。

　　出南海，形似鳖，无脚而有尾。（新附）

【来　　源】为皱唇鲨科白斑星鲨Mustelus manazo Bleeker或其他鲨鱼的皮。

【形态特征】体细长，头宽，吻稍厚，前端钝。眼椭圆形。口呈三角形，距吻端远。齿细小而多，铺石状排列。鳃孔5个。背鳍2个。臀鳍小，起点约与第2背鳍基底中部相对。胸鳍中大。背面和上侧面呈灰褐色，下侧面和腹面银白色。

【性味功效】甘、咸，平。解鱼毒，消食积，杀痨虫。

【古方选录】《圣济总录》鲛鱼皮散：鲛鱼皮（微炙），犀角（镑），麝香（研），白龙骨，丹砂（研），雄黄（研），荷根，鹿角（镑）各适量（原方无剂量）。制法：上九味，除研外，捣罗

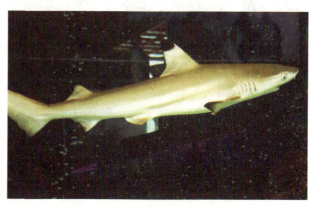

为散，共和令匀，每服二钱匕，温酒调下，日三服。主治：诸蛊毒注气，变化无常。

【用法用量】煮食，适量；或研末。

【现代研究】化学研究显示，含有大量胶体蛋白、黏液质及脂肪；鲨科鱼皮均可制取鱼皮胶，是制明胶和止血海绵的原料。药理研究显示，鲨鱼皮所含胶原蛋白肽具有抑制血管紧张素转化酶、保护胃黏膜、抗溃疡、抑制血压上升、促进骨形成、促进皮肤胶原代谢等作用。现代临床用于治疗关节炎，胶原病等。

535 紫贝

【古籍原文】明目，去热毒。

形似贝，圆，大二、三寸，出东海及南海，上有紫斑而骨白。（新附）

【来　　源】为宝贝科动物阿文绶贝*Mauritiu arabica*（Linnaeus）、山猫眼宝贝*Cypraea lynx*（Linnaeus）、虎斑宝贝*Cypraea tigris* Linnaeus等的贝壳。

【形态特征】阿文绶贝：壳表光滑，底淡褐色，侧面、上面密布褐色细纹，部分标本具有1条浅褐色纵纹为外套膜痕，侧边滑层向外延伸、增厚，具黑色斑，腹面为淡褐色。壳口的齿列呈深褐色。

虎斑宝贝：贝壳坚固且大而重，背圆膨，底部扁平或微凹。壳缘在壳上半部呈长形隆起，表面镀有一层珐琅质，极光滑而富有光泽。贝壳的背面至周缘以白色至浅褐色为底，壳面上的背线为浅黄色，腹面为白色，花纹图案分2层。

【性味功效】咸，平。镇惊安神，平肝明目。

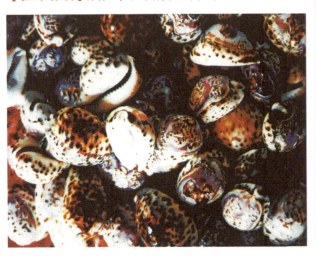

【古方选录】《疡医大全》二贝丸：朱砂七钱，大贝母二两，紫贝二两，天葵二两，海藻一两，海粉一两，明矾一两。制法：上为细末，用夏枯草二斤，熬膏为丸，如梧桐子大。主治：瘰疬。

【用法用量】水煎服，10～15g，打碎先煎。外用适量，水飞点眼。

【使用注意】脾胃虚寒者慎服。

【现代研究】化学研究显示，主要含碳酸钙约90%以上，另含镁、铁、磷酸根、硅酸根、硫酸根、氯等。药理研究显示，有抗凝血酶样作用。现代临床主要用于治疗结核性脑膜炎，感冒咳嗽，溃疡型颈淋巴结结核等。

虫鱼下

536 虾蟆（蟾蜍）

【古籍原文】味辛，寒，有毒。主邪气，破症坚血，痈肿，阴疮，服之不患热病。疗阴蚀疽疬恶疮，猘犬伤疮，能合玉石。一名蛤蟆，一名觟，一名去甫，一名苦蟹。生江湖池泽。五月五日取，阴干，东行者良。

此是腹大、皮上多痱磊者，其皮汁甚有毒。犬啮之，口皆肿。人得温病斑出困者，生食一两枚，无不差者。五月五日取东行者五枚，反缚着密室中闭之，明旦视自解者，取为术用，能使人缚亦自解。烧灰敷疮立验。其肪涂玉则刻之如蜡，故云能

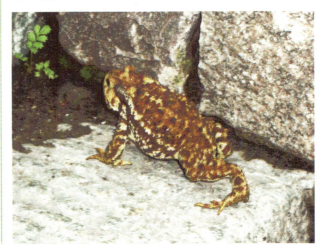

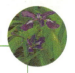

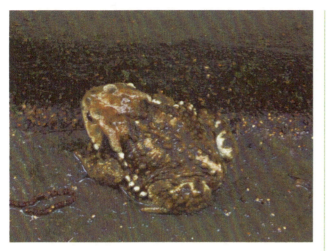

合玉石，但肪不可多得。取肥者，锉，煎膏，以涂玉，亦软滑易截。古玉器有奇特，非雕琢人功者，多是昆吾刀及虾蟆肪所刻也。

〔谨案〕《别录》云：脑，主明目，疗青盲也。

【来　　源】为蟾蜍科动物中华大蟾蜍*Bufo bufo gargarizans* Cantor或黑眶蟾蜍*Bufo melanostictus* Schneider的全体。

【形态特征】中华大蟾蜍：体粗壮，雄者较小。皮肤极粗糙，除头顶较平滑外，均满布大小不同的圆形瘰疣。头宽大，口阔，吻端圆，吻棱显著。上、下颌无齿。近吻端有小形鼻孔1对。眼大而凸出，后方有圆形的鼓膜。头顶部两侧各有大而长的耳后腺。躯体短而宽。

黑眶蟾蜍：个体较大。头部沿吻棱至眼眶上缘有黑色骨质脊棱。皮肤粗糙，除头顶部无疣，其他部位满布大小不等的疣粒。耳后腺较大。腹面密布小疣柱。体色黄棕色，有不规则的红棕色花斑。

【性味功效】辛，凉；有毒。解毒散结，消积利水，杀虫消疳。

【古方选录】《普济方》蟾蜍散：蟾蜍一个。制法：炙令焦，上为散。主治：小儿口疮。

【用法用量】水煎服，1只；或入丸、散，1～3g。外用适量，烧存性研末敷或调涂；或活蟾蜍捣敷。

【使用注意】表热、虚脱者忌用。

【现代研究】化学研究显示，皮含蟾蜍灵 3-丁二酰精氨酸酯，华蟾毒精 3-丁二酰精氨酸酯，蟾蜍噻呤，甾醇类等；耳后腺分泌物中含吲哚生物碱类，β-谷甾醇等。药理研究显示，有增强心肌收缩力，增强心搏出量，升高血压，局部麻醉，抗肿瘤

等作用。现代临床主要用于治疗慢性气管炎，小儿百日咳，脉管炎，炭疽病，恶性肿瘤，水肿腹水，遗尿，胸壁结核和淋巴结结核破溃成漏孔，丘疹性荨麻疹等。

537 蛙（青蛙、水蛙）

【古籍原文】味甘，寒，无毒。主小儿赤气，肌疮，脐伤，止痛，气不足。一名长股。生水中，取无时。

凡蜂、蚁、蛙、蝉，其类最多。大而青脊者，俗名土鸭，其鸣甚壮。又一种黑色，南人名为蛤子，食之至美。又一种小形善鸣唤，名蛙子，此则是也。

【来　　源】为蛙科动物黑斑蛙*Rana nigromaculata* Hallowell或金线蛙*Rana plancyi* Lataste除去内脏的全体。

【形态特征】黑斑蛙：雄性略小，头长略大于头宽。吻钝圆而略尖。眼间距很窄。前肢短，后肢较短而肥硕，胫关节前达眼部，趾间几乎为全蹼。背面有1对背侧褶。腹面皮肤光滑呈鱼白色。雄性有1对颈侧外声囊，第1指基部粗肥，上有细小的白疣，有雄性腺。

金线蛙：体型肥硕，吻端钝圆。鼓膜大而明显呈棕黄色。体侧绿色有些黑斑，两侧各有1条粗大的褐色、白色的背侧褶。皮肤光滑。腹部光滑，黄白色带有一些棕色斑点。前肢指细长无蹼；后肢粗短有黑色横带，趾间蹼发达为全蹼。股部内侧呈黑色且有许多小白斑。

【性味功效】甘，凉。利水消肿，清热解毒，补虚。

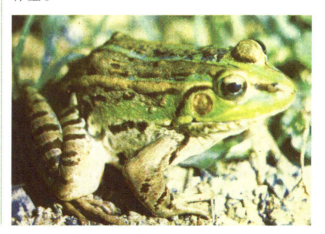

【古籍原文】《本草纲目》：水蛙一个。制法：并肠肚捣碎，瓦上烘热，入麝香五分，作饼贴脐上。气通即能进食。主治：毒痢噤口。

【用法用量】水煎服或煮食，1～3只；或入丸、散。外用适量，捣敷或调敷。

【使用注意】不宜多食。

【现代研究】化学研究显示，含脂质，维生素B$_{12}$，磷骨酸，三磷酸腺苷（ATP），肌酸，肌肽，氨基酸，蛋白质，糖原等。现代临床用于治疗浮肿、咳嗽痰中带血，湿热黄疸，小便不利，痔疮痔瘘，小儿消瘦，噎膈反胃，哮喘，急性传染性肝炎，骨结核等。

538 牡鼠（家鼠）

【古籍原文】微温，无毒。疗踒折，续筋骨，捣敷之，三日一易。四足及尾，主妇人堕胎，易出。肉，热，无毒。主小儿哺露大腹，炙食之。粪，微寒，无毒。主小儿痫疾，大腹，时行劳复。

牡鼠，父鼠也。其屎两头尖，专疗劳复。鼠目，主明目，夜见书，术家用之。腊月鼠，烧之辟恶气；膏煎之，亦疗诸疮。胆，主目暗，但才死胆便消，故不可得之。

【来源】为鼠科动物褐家鼠*Rattus nurvegicus* Berkenhout、黄胸鼠*Rattus flavipectus* Mine-Edwards等的全体或肉。

【形态特征】褐家鼠：为中型鼠类，体粗壮，大者可重达250g。耳壳较短圆，向前拉不能遮住眼部。尾较粗短，成体尾长短于体长，后足较粗长，成体后足长，大于28mm。乳头6对，胸部2对，腹部1对，鼠鼷部3对。

黄胸鼠：尾长等于或大于体长。耳长而薄，向前拉能盖住眼部。后足细长。雌性乳头5对，胸部2

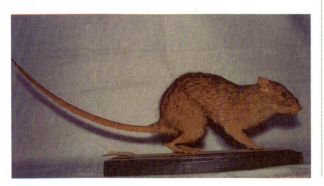

对，腹部3对。体背棕褐色，并杂有黑色，毛基深灰色。前足背中央有一明显的暗灰褐色斑，尾部鳞片发达，呈环状，细毛较长。吻部较短，门齿孔较大，鼻骨较长，眶上嵴发达。

【性味功效】辛，热。补虚消疳，解毒疗疮。

【古方选录】《食疗本草》：取（腊月）家鼠一只。制法：油一大升，煎之使烂，绞去滓，重煎成膏药，涂擦患处。主治：冻疮及折破疮。

【用法用量】煮食或炙食，1～2只；或入丸、散。外用1只，熬膏涂或烧存性研末敷。

【使用注意】不宜多食。

【现代研究】现代不用。

539 蚺蛇胆

【古籍原文】味甘、苦，寒，有小毒。主心腹匿痛，下部匿疮，目肿痛。膏，平，有小毒；主皮肤风毒，妇人产后腹痛余疾。

此蛇出晋安，大者三、二围。在地行往不举头者，是真；举头者，非真。形多相似，彼土人以此别之。膏、胆又相乱也。真膏累累如梨豆子相着，他蛇膏皆大如梅、李子。真胆狭长通黑，皮膜极薄，舐之甜苦，摩以注水即沉而不散；其伪者并不尔。此物最难得真，真膏多所入药用，亦云能疗伯牛疾。

〔谨案〕此胆，剔取如米粟，着净水中，浮游水上，过旋行走者为真，多着亦即沉散。其少着径沉者，诸胆血并尔。陶所说真伪正反，今出桂、广已南，高、贺等州。大有将肉为脍，以为珍味。虽死似鳖，稍截食之。其形似鳢鱼，头若鳖头，尾圆无鳞，或言鳢鱼变为之也。

【来源】为蟒科动物蟒蛇*Python molurus bivittatus* Schlegel的胆。

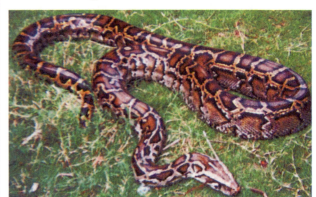

【形态特征】动物体头小，吻端扁平，通身被覆小鳞片，腹鳞窄，尾短，肛孔两侧有爪状的角质物，为后肢痕迹。头背有对称的大鳞片，吻鳞及前2枚上唇鳞具唇窝，尾下鳞大部为双行。体背及体侧有云豹状的大斑纹，头背黑色，喉下黄白色。体鳞光滑。

【性味功效】甘、苦，寒；有毒。杀虫除疳，明目去翳，消肿止痛。

【古方选录】《普济方》：蚺蛇胆灌鼻中及下部。主治：小儿疳疮。

【用法用量】研末，1～1.5 g，酒化或水化服。外用适量，研末调敷或吹鼻。

【使用注意】有毒，慎用。

【现代研究】化学研究显示，含牛磺去氧胆酸钠，牛磺蟒胆酸钠，蟒胆酸，牛黄胆酸等。药理研究显示，有提高人体红细胞变形能力，抗衰老，镇咳，平喘和祛痰等作用。现代临床用于治疗小儿肺炎，百日咳，支气管炎，咳嗽痰喘，痰热惊厥，急性风湿性关节炎等。

540 蝮蛇胆

【古籍原文】味苦，微寒，有毒。主匶疮。肉，酿作酒，疗癞疾，诸瘘，心腹痛，下结气，除蛊毒。其腹中吞鼠，有小毒，疗鼠瘘。

　　蝮蛇黄黑色，黄颔尖口，毒最烈，虺形短而扁，毒不异于虺，中人不即疗，多死。蛇类甚众，惟此二种及青蝰为猛，疗之并别有方。蛇皆有足，五月五日取烧地令热，以酒沃之，置中，足出。术家所用赤练、黄颔，多在人家屋间，吞鼠子雀雏，见腹中大者，破取，干之。

　　〔谨案〕蛇屎，疗痔瘘，器中养取之。皮灰，疗疔肿、恶疮、骨疽；蜕皮，主身痒、瘑、疥、癣等。蝮蛇作地色，鼻反，口又长，身短，头尾相似，大毒，一名虺蛇，无二种也。山南汉沔间足有之。

【来　源】为蝰科动物蝮蛇*Agkistrodon halys*（Pallas）的胆及胆汁。

【形态特征】动物体头略呈三角形。背面浅褐色至红褐色，正背有2行深棕色圆斑，彼此交错排列或略并列，背鳞外侧及腹鳞间有1行黑褐色不规则粗

点，略呈星状；腹面灰白色，密布棕褐色或黑褐色细点。鼻间鳞宽短，排成"∧"形；少数标本部分单行。

【性味功效】苦，微寒；有毒。杀虫解毒，消肿止漏。

【古方选录】《动植物民间药》：蝮蛇，酒浸1年以上，每食前饮1杯，每日3次，连饮20日有效。主治：胃痉挛。

【用法用量】研末，1～1.5g，酒化或水化服。外用适量，研末调敷或吹鼻。

【现代研究】药理研究显示，蛇胆有提高人体红细胞变形能力及抗衰老等作用。现代临床用于治疗小儿肺炎，百日咳，支气管炎，咳嗽痰喘，痰热惊厥，急性风湿性关节炎。

541 鲮鲤甲（穿山甲）

【古籍原文】微寒。主五邪惊啼悲伤，烧之作灰，以酒或水和方寸匕，疗蚁瘘。

　　其形似鼍而短小，又似鲤鱼，有四足，能陆能水。出岸开鳞甲，伏如死，令蚁入中，忽闭而入水，开甲，蚁皆浮出，于是食之。故主蚁瘘，方用亦稀，惟疗疮癞及诸疰疾尔。

【来　源】为鲮鲤科动物鲮鲤*Manis pentadactyla* Linnaeus的鳞片。

【形态特征】动物体型狭长，全身有鳞甲，四肢粗短，背面略隆起。头呈圆锥状，眼小，吻尖。舌长，无齿。耳不发达。足具5趾，并有强爪；前足爪长，尤以中间第3爪特长，后足爪较短小。全身鳞甲如瓦状，自额顶部至背及四肢外侧、尾背腹面

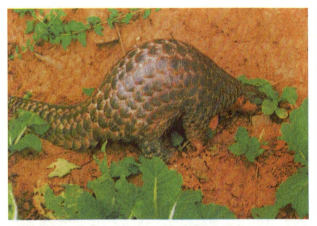

都有。两颊、眼、耳以及颈腹部、四肢外侧、尾基都生有长的白色和棕黄色稀疏的硬毛。茸毛极少。

【性味功效】咸，微寒。活血散结，通经下乳，消痈溃坚。

【古方选录】《奇效良方》鲮鲤甲酒：鲮鲤甲（酒浸，炙黄）半两，鳖甲（去裙襕，醋浸，炙黄）半两，乌贼鱼骨（去甲）三分，常山三分，乌梅肉（微炒）一分，竹叶一握，豉一合，桃仁（汤浸，去皮尖、双仁，麸炒）二十四枚，葱白（切）七茎。制法：上锉，如麻豆大，用生绢袋盛，以酒三升浸，经一宿。主治：疟久不愈。

【用法用量】水煎服，3~9g；或入散。外用适量，研末撒或调敷。

【使用注意】气血虚弱、痈疽已溃者及孕妇禁服。

【现代研究】化学研究显示，含硬脂酸，胆甾醇，无机元素锌、钠、钛、钙、铅、硅、磷、铁、锰、铬、镁、镍、铜、钡、硼、铝、钼、锡，16种游离氨基酸，挥发油和水溶性生物碱等。药理研究显示，有扩张血管，抗凝血，降低血液黏度，抗炎，提高常压缺氧的耐受能力等作用。现代临床用于治疗前列腺增生，肿毒初起，中风，痘疮变黑，出血等。

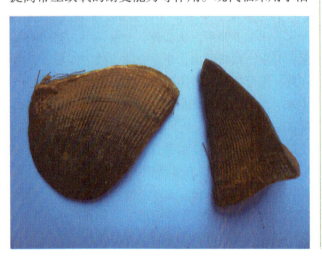

542 蜘 蛛

【古籍原文】微寒。主大人小儿癀。七月七日取其网，疗喜忘。

蜘蛛类数十种，《尔雅》止载七、八种尔，今此用悬网状如鱼罾者，亦名蚍蛛。蜂及蜈蚣螫人，取置肉上，则能吸毒。又以断疟及干呕霍乱。术家取其网着衣领中辟忘。有赤斑者，俗名络新妇，亦入方术用之。其余杂种，并不入药。《诗》云："蟏蛸在户"。正谓此也。

〔谨案〕《别录》云：疗小儿大腹，丁奚三年不能行者，又主蛇毒、温疟、霍乱，止呕逆。剑南、山东为此虫啮，疮中出丝，屡有死者。其网缠赘疣，七日消烂，有验矣。

【来　　源】为园蛛科动物大腹园蛛*Aranea ventricosa*（L.Koch）的全体。

【形态特征】动物体头胸部短于腹部，皆呈黑褐色。头胸部梨形，有小白毛。蟹肢强壮，有7枚小齿。步足强大。腹部近圆形而较大，背面中央有清晰的叶状斑带。腹部有1对白斑。生殖厣黑色，呈舌状体。

【性味功效】苦，寒；有毒。祛风，消肿，解毒，散结。

【古方选录】《金匮要略》蜘蛛散：蜘蛛（熬焦）十四枚，桂枝半两。共为散。取八分之一匕，饮和服，日再服。蜜丸亦可。主治：阴狐疝气，偏有大小，时时上下。

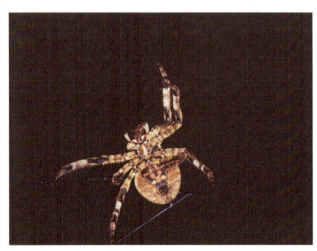

【用法用量】研末，0.3～1g；或浸酒；或入丸、散。不入汤剂。外用适量，捣敷；绞汁涂；研末撒或调敷。

【使用注意】《本草衍义》："蜘蛛遗尿着人作疮癣。"《本草纲目》："被蜘蛛咬，腹大如孕妇。饮羊乳数日而平。"

【现代研究】化学研究显示，蜘蛛分泌的蜘蛛毒素为神经毒性肽，蛋白质等。药理研究显示，有抗菌，抗癌等作用。现代临床用于治疗疖肿，扁桃体炎，鼻息肉，疔毒，初生儿口噤不开，淋巴结结核，慢性睾丸炎，脑动脉硬化，脑供血不足等。

543 蜻蛉（蜻蜓）

【古籍原文】微寒。强阴，止精。

此有五六种，今用青色大眼者，一名诸乘，俗呼胡蜊，道家用以止精。眼可化为青珠。其余细黄及黑者，不入药用，一名蜻蜓。

【来源】为蜓科动物碧尾蜓*Anax parthenope* Selys和蜻科动物赤蜻蜓*Crocothemis servilia* (Drury)等动物的全体。

【形态特征】碧尾蜓：雌虫体绿色。翅透明，翅脉黑色，翅痣黄褐色，中部稍带黄色。腿节基部大半红褐色，端部以下黑色。腹部第1节、第2节蓝色；第3节腹面前缘银白色。上肛附器短，呈黑褐色。雄虫：头部黑色，翅痣黄褐色，中部稍带黄色。

赤蜻蜓：雄虫复眼红色，胸部及腹部为鲜艳的红色。腹部背面具1条不明显的纵向黑线，后翅翅基具褐色斑块，翅痣黄褐色。雌虫复眼上褐色下灰蓝色，胸部及腹部黄褐色，腹背的黑线特别明显。

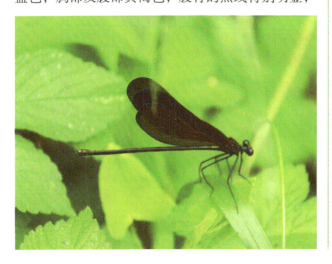

后翅基具褐色斑，翅痣黄褐色。

【性味功效】咸，温。益肾壮阳，强阴秘精。

【临床用方】《内蒙古中草药》：熟地、山茱萸、山药各90g，茯苓、丹皮各60g，泽泻30g，蜻蜓（焙）20只。制法：共为细末，炼蜜为9g重丸。主治：阳痿，遗精。

【用法用量】研末，3～6g；或入丸。

【现代研究】化学研究显示，含角皮脂中烷类，脂肪酸的含量较高，蜡类含量较低。现代临床用于治疗阳痿，遗精。

544 石 蚕

【古籍原文】味咸，寒，有毒。主五癃，破石淋，堕胎。肉，解结气，利水道，除热。一名沙虱。生江汉池泽。

李云江左无识此者，谓为草根，其实类虫，形如老蚕，生附石。伧人得而食之，味咸而微辛。李之所言有理，但江汉非伧地尔，大都应是生气物，犹如海中蛎蛤辈，附石生不动，亦皆活物也。今俗用草根黑色多角节，亦似蚕，恐未是实。方家不用沙虱，白是东间水中细虫。人入水浴，着人略不可见，痛如针刺，挑亦得之。今此名或同尔，非其所称也。

〔谨案〕石蚕，形似蚕，细小有角节。青黑色。生江汉侧石穴中，歧陇间亦有，北人不多用，采者遂绝尔。今陇州采送之。

【来源】为石蚕科昆虫石蛾*Phryganea japonuica* Ml.或其近缘昆虫的幼虫。

【形态特征】体型如蛾，黄褐色，长约2cm，展翅阔6cm。头部略呈卵形，黄色，头顶密被黄色及白色刚毛。复眼1对，单眼3个。口器退化。触角1对，基节及末端均黄色，其中央则呈黑褐色。前胸短小，前胸背密生黄色及白色刚毛。翅2对，密生短毛，不透明，后翅大于前翅；前翅的前缘黄褐色，后翅深黄色，外缘暗黑色。足3对，黄色，腿

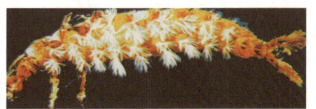

节及跗节的大部为黑褐色。尾端有凸出长刺2条。幼虫略似蚕，有胸足3对，腹部有原足1对，并有腮。

【性味功效】甘、淡、微涩，凉。润肺止咳，清热凉血。

【临床用方】《神农本草经贯通》生黄芪、白芍各20g，冬葵子、怀牛膝各30g，石韦50g，石蚕、穿山甲各15g。用法：水煎服。主治：尿路结石。

【用法用量】水煎服，10～15g。

【使用注意】脾胃虚寒者不宜。

545 蛇 蜕

【古籍原文】味咸、甘，平，无毒。主小儿百二十种惊痫，瘛疭，癫疾，寒热，肠痔，虫毒，蛇痫，弄舌摇头，大人五邪，言语僻越，恶疮，呕咳，明目。火熬之良。一名龙子衣，一名蛇符，一名龙子皮，一名龙子单衣，一名弓皮。生荆州川谷及田野。五月五日、十五日取之，良。

畏磁石及酒。草中不甚见虺、蝮蜕，惟有长者，多是赤练、黄颔辈，其皮不可复识，今往往得尔，皆须完全。石上者弥佳，烧之甚疗诸恶疮也。

【来　　源】为游蛇科动物王锦蛇*Elaphe carinata*（Guenther）、红点锦蛇*Elaphe rufodorsata*（Cantor）、黑眉锦蛇*Elaphe taeniurus* Cope等多种蛇蜕下的皮膜。

【形态特征】王锦蛇：体粗大，头体背黑黄相杂，头背面有似"王"字样的黑纹；背鳞除最外侧1～2行平滑外，均强烈起棱，中段背鳞21行以上；腹鳞绝大多数在200片以上。幼体的色斑相差甚大。

红点锦蛇：上唇鳞以7片为主；背鳞平滑；腹

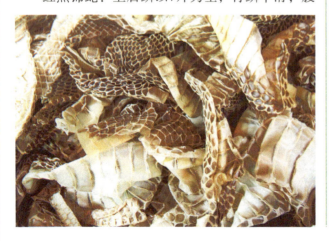

鳞不超过200片；头体背淡红褐色或黄褐色，头背有倒"V"字形黑斑，体前段有4行杂有红棕色的黑点，逐渐形成黑纵线达尾背；腹面密缀黑黄相间的棋格斑。半水栖性。

黑眉锦蛇：大型无毒蛇。头体背黄绿色或棕灰色，眼后有明显的黑纹，体前中段有黑色梯状或蝶状斑纹，至后段逐渐不显，从体中段开始，两侧有明显的黑纵带达尾端。背中央数行背鳞稍有起棱。

【性味功效】辛、微苦，平。祛风通络止痛，明目退翳。

【古方选录】《仁斋直指方论》开障散：蛇蜕（洗焙，剪细）、蝉蜕（洗焙）、黄连（去须）各半两，绿豆一两，甘草（生）二钱。用法：锉细，每服二钱，食后，临卧新水煎服。主治：诸障翳。

【用法用量】煎服，3～6g；或入丸、散；或浸酒。外用适量。

【使用注意】孕妇忌用。

【现代研究】化学研究显示，蛇蜕含骨胶原等。药理研究显示，有抗炎，抗病毒，对抗血管通透性和抑制红细胞热溶血等作用。现代临床用于治疗风湿痹证，中风后遗症，跌打损伤，流行性腮腺炎，毛囊炎，蜂窝织炎，蛲虫病，淋巴结结核，睑腺炎，中耳炎，乳房肿胀，白内障等。

546 蛇 黄

【古籍原文】主心痛，痊忤，石淋，产难，小儿惊痫，以水煮研服汁。出岭南，蛇腹中得之，圆重如锡，黄黑青杂色。（新附）

【现代研究】考证不确，现代不用。

547 蜈 蚣

【古籍原文】味辛，温，有毒。主鬼疰，蛊毒，啖诸蛇虫鱼毒，杀鬼物老精温疟，去三虫。疗心腹寒热结聚，堕胎，去恶血。生大吴川谷江南。赤头足者良。

今赤足者多出京口，长山、高丽山、茅山亦甚有，于腐烂积草处得之，勿令伤，曝干之。黄足者甚多，而不堪用，人多火炙令赤以当之，非真也。一名蝍蛆。庄周云：蝍蛆甘带。淮南子云：腾蛇游

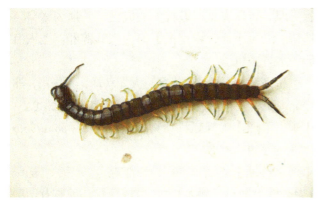

雾，而殆于蝍蛆。其性能制蛇，忽见大蛇，便缘而唼其脑。蜈蚣亦啮人，以桑汁白盐涂之即愈。

〔谨案〕山东人呼蜘蛛一名蝍蛆，亦能制蛇，而蜘蛛条无制蛇语。庄周云蝍蛆甘带，淮南云腾蛇殆于蝍蛆，并言蜈蚣矣。

【来　　源】为蜈蚣科动物少棘蜈蚣*Scolopendra subspinipes mutilans* L. Koch和多棘蜈蚣*Scolopendra subspinipes mutidens*（Newport）的全体。

【形态特征】少棘蜈蚣：头板和第1背板呈金红色；头板的后缘覆盖着第1背板的前缘。步足为黄色，无跗刺而有爪刺。齿板有5枚小齿。基侧板突起末端常有2个小棘，罕有1或3个小棘。雄性生殖区前生殖节胸板两侧有生殖肢。

多棘蜈蚣：与少棘巨蜈蚣在形态上大体相似。主要区别为：个体较大；尾足的前股节背面内侧棘数、腹面外侧棘数、腹面内侧棘数均较少棘蜈蚣为多；颚肢齿板的齿数亦多。

【性味功效】辛，温；有毒。祛风止痉，攻毒散结，通络止痛。

【古方选录】《医学衷中参西录》逐风汤：生箭芪六钱，当归四钱，羌活二钱，独活二钱，全蝎二钱，全蜈蚣大者两条。煎汤服。主治：中风抽掣及

破伤后受风抽掣者。

【用法用量】水煎服，2～5g；研末，0.5～1g；或入丸、散。外用适量，研末撒、油浸或研末调敷。

【使用注意】本品有毒，用量不宜过大。血虚生风者及孕妇禁服。

【现代研究】化学研究显示，含蜈蚣毒，蚁酸，溶血性蛋白质，油酸，亚油酸，谷氨酸，天门冬氨酸，脂肪酸，胆甾醇，蛋白质，糖类及锌、钙、镁等。药理研究显示，有抗肿瘤，抗惊厥，镇痛，抗炎，降血压，扩张血管，抗肿瘤，止痉，抑制金黄色葡萄球菌、大肠杆菌和部分肿瘤细胞等作用。现代临床用于治疗周围性面神经麻痹，复发性口腔溃疡，结核病，骨髓炎，甲沟炎，烧烫伤，下肢慢性溃疡，软组织感染等。

548 马　陆

【古籍原文】味辛，温，有毒。主腹中大坚症，破积聚，息肉，恶疮，白秃。疗寒热痞结，胁下满。一名百足，一名马轴。生玄菟川谷。

李云此虫形长五六寸，状如大蛩，夏月登树鸣，冬则蛰，今人呼为飞蚿虫也，恐不必是马陆尔。今有一细黄虫，状如蜈蚣而甚长，俗名土虫，鸡食之醉闷亦至死。书云百足之虫，至死不僵。此虫足甚多，寸寸断便寸行，或欲相似，方家既不复用，市人亦无取者。

〔谨案〕此虫大如细笔管，长三、四寸，斑色亦如蚰蜒，襄阳人名为马蚿，亦呼马轴，亦名刀环虫，以其死侧卧，状如刀环也。有人自毒服一枚，便死也。

【来　　源】为圆马陆科动物宽跗陇马陆*Kronopolites*

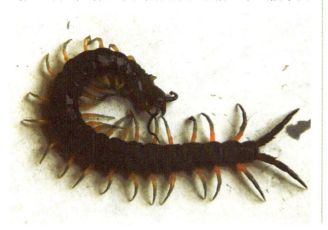

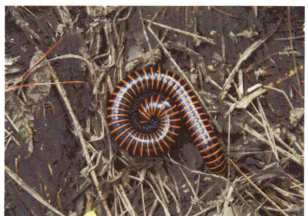

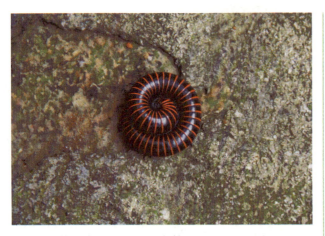

svenhedini （Verhoeff）的全体。

【形态特征】体节两两愈合，除头节无足、头节后的3个体节每节有足1对外，其他体节每节有足2对，足的总数可多至200对。除头4节外，每对双体节含2对内部器官，即2对神经节及2对心动脉。头节含触角、单眼及大、小腭各1对。

【性味功效】辛，温；有毒。破积，解毒，和胃。

【临床用方】《中国动物药》：马陆适量。用法：研粉，每服2g，每日3次。主治：传染性肝炎。

【用法用量】入丸、散，每次1～2g。外用适量，熬膏、研末或捣敷。

【使用注意】本品有毒，内服宜慎。孕妇忌用。

【现代研究】化学研究显示，含芳香醛，酮类，多糖类物质，氨基酸，多肽，蛋白质，挥发油，油脂，醌类物质和碳酸钙等。药理研究显示，有抗菌，抗炎，短暂升高血压，兴奋肠、子宫平滑肌等作用。现代临床用于治疗多发性疖肿，传染性肝炎，胃炎，胃溃疡，十二指肠溃疡，消化不良，痔疮等。

549 蠮螉

【古籍原文】味辛，平，无毒。主久聋咳逆，毒气出刺，出汗。疗鼻窒。其土房主痈肿，风头。一名土蜂，生熊耳川谷及牂牁，或人屋间。

此类甚多，虽名土蜂，不就土中为窟，谓挺土作房尔。今一种黑色，腰甚细，衔泥于人室及器物边作房，如并竹管者是也。其生子如粟米大置中，乃捕取草上青蜘蛛十余枚满中，仍塞口，以拟其子大为粮也。其一种入芦竹管中者，亦取草上青虫，一名蜾蠃。诗人云：螟蛉有子，蜾蠃负之，言细腰

物无雌，皆取青虫，教祝便变成己子，斯为谬矣。造诗者乃可不详，未审夫子何为因其辟邪。圣人有阙，多皆类也。

〔谨案〕土蜂土中为窠，大如乌蜂，不伤人，非蠮螉，蠮螉不入土中为窠。虽一名土蜂，非蠮螉也。

【来　　源】为蜾蠃科动物蜾蠃*Eumenes pomifomis* Fabr.的全虫。

【形态特征】体青黑色。头部略呈球状，复眼1对，略呈肾形。触角1对，呈棍棒状。前胸背两旁延长达于翅的基部。翅2对，膜质，前翅较后翅宽大。腹部纺锤形，第1节、第2节稍小，呈细腰状，各有2个赤黄色斑纹。足3对，跗节5节。

【性味功效】辛，平。止咳降逆。

【用法用量】研末0.5～1g。外用适量，捣敷。

【现代研究】现代不用。

550 雀甕（雀瓮）

【古籍原文】味甘，平，无毒。主小儿惊痫，寒热，结气，蛊毒，鬼疰。一名躁舍。生汉中，采蒸之，生树枝间，蛄蟖房也。八月取。

蛄蟖，蚝虫也。此虫多在石榴树上，俗呼为蚝虫，其背毛亦螫人。生卵，形如鸡子，大如巴豆，今方家亦不用此。蚝，一作载尔。

〔谨案〕此物紫白间斑，状似车渠文可爱，大者如雀卵，在树间似螵蛸虫也。

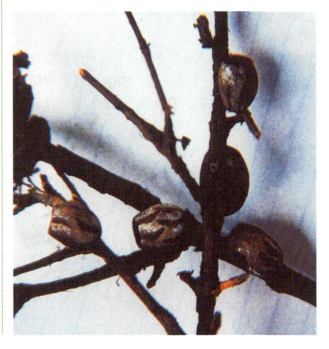

【来　源】为刺蛾科动物黄刺蛾*Cnidocampa flavescens* Walker的虫茧。

【形态特征】成虫体长约16mm，全体黄色，前翅外缘有1条扁形褐色斜纹。老熟幼虫长约25mm，蛞蝓形，体嫩黄色，两端稍膨大，背面有大型褐色斑块，两侧生丛刺。茧壳坚硬，状如雀卵，胶着于树枝或树干上。每年生1～2代。

【性味功效】甘，平。熄风止痉，解毒消肿。

【古方选录】《太平圣惠方》：雀瓮一枚。用法：研末，和奶汁研灌之。主治：小儿急慢惊风。

【用法用量】入丸、散，1～2个。

【现代研究】药理研究显示，有抗缺氧，抗惊厥，催眠，镇静，抗炎和抗溃疡等作用。现代临床少用。

551 彼子（榧子）

【古籍原文】味甘，温，有毒，主腹中邪气，去三虫，蛇螫，蛊毒，鬼疰，伏尸。生永昌山谷。

　　方家从来无用此者，古今诸医及药家，了不复识，又一名罴子，不知其形何类也。

　　〔谨案〕此彼字，当木傍作柀，仍音披，木实也，误入虫部。《尔雅》云：柀一名杉，叶似杉，木如柏，肌软，子名榧子，陶于木部出之，此条宜在果部中也。

【来　源】为红豆杉科植物榧*Torreya grandis* Fort. Lindl.的成熟种子。

【形态特征】乔木，树皮呈浅黄灰色、深灰色或灰褐色，不规则纵裂。叶条形，排成两列，通常直。雄球花圆柱状，基部的苞片有明显的背脊。种子椭圆形、卵圆形、倒卵圆形或长椭圆形，熟时假种皮淡紫褐色，被有白粉，顶端微凸。

【性味功效】甘，平。杀虫消积，润肺止咳，润肠通便。

【临床用方】《浙江药用植物志》：榧子15～30g，槟榔、芜荑各3～9g。用法：水煎服。主治：绦虫病。

【用法用量】水煎服，15～50g，连壳生用，打碎入煎；或10～40粒，炒熟去壳，取种仁嚼服或入丸、散。驱虫宜用较大剂量，顿服。治便秘、痔疮宜小量常服。

【使用注意】脾虚泄泻及肠滑大便不实者慎服。

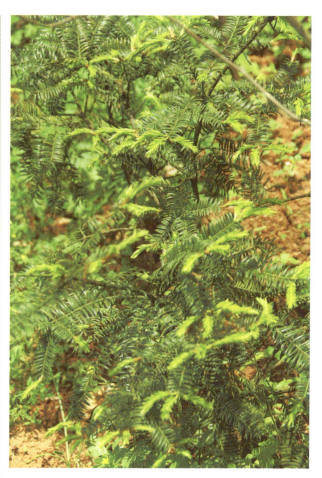

【现代研究】化学研究显示，含亚油酸，硬脂酸，油酸，麦朊，甾醇，草酸，葡萄糖，多糖，挥发油和鞣质等。药理研究显示，能驱猪绦虫，榧子油有驱钩虫、抗氧化、降血脂等作用。现代临床用于治疗绦虫病，蛔虫病，蛲虫病，钩虫病和虫积腹痛等。

552 鼠妇

【古籍原文】味酸，温，微寒，无毒。主气癃，不得小便，妇人月闭，血瘕，痫痓，寒热，利水道。一名负蟠，一名蚜蝛，一名蜲蟠。生魏郡平谷及人家地上，五月五日取。

　　一名鼠负，言鼠多在坎中，背则负之，今作妇字，如似乖理。又一名鼠姑。

【来　源】为潮虫科动物鼠妇*Porcellio scaber* Latreille的全体。

【形态特征】动物体长椭圆形，稍扁；表面灰色，有光泽。头部前缘中央及其左、右侧角突起显著。有眼1对，触角2对，第1对触角微小，第2对触角呈鞭状。胸部分7个环节。腹部小，分为5个环节。尾

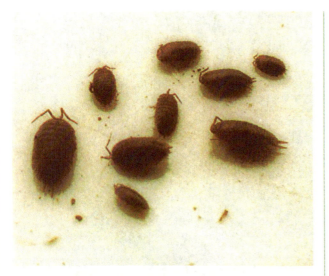

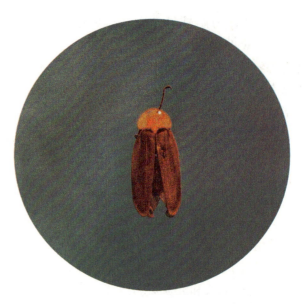

肢扁平，外肢与第5腹节嵌合齐平。

【性味功效】酸、咸，凉。破瘀消癥，通经，利水，解毒，止痛。

【古方选录】《备急千金要方》：鼠妇七枚。用法：熬为屑，作一服，酒调下。主治：产后小便不利。

【用法用量】煎服，3～6g；研末，0.3～1g。外用适量，捣敷。

【使用注意】孕妇忌用。

【现代研究】化学研究显示，含蛋白质，蚁酸和钙等。药理研究显示，有镇静，止痛等作用。现代临床用于治疗癌症疼痛，慢性支气管炎，口腔炎，闭经，功能性出血和扁桃体炎等。

553 萤火（萤火虫）

【古籍原文】味辛，微温，无毒。主明目，小儿火疮，伤热气，蛊毒，鬼疰，通神精。一名夜光，一名放光，一名熠耀，一名即炤。生阶地池泽。七月七日取，阴干。

此是腐草及烂竹根所化，初犹未如虫，腹下已有光，数日便变而能飞。方术家捕取内酒中，令死乃干之，俗药用之亦稀。

【来　　源】为萤科动物萤火虫Luciola vitticdlis Kies.的全体。

【形态特征】动物体身型扁平细长，头较小，体壁和鞘翅较柔软，头部被较大的前胸盖板盖住。雄虫触角较长，呈扁平丝状或锯齿状；腹部可见腹板，末端有发光器，可发出荧光；雄虫大多有翅。雌虫

无翅，身体比雄虫大，不能飞翔，但荧光比雄虫亮。

【性味功效】辛，微温。明目，泻火，乌须发。

【古方选录】《太平圣惠方》：萤火虫二七枚。用法：用鲤鱼胆二枚，纳萤火虫于胆中，阴干百日，捣罗为末。每用少许点之。主治：劳伤肝气，目暗。

【用法用量】煎服；或入丸、散，3～6g。外用适量。

【现代研究】现代少用。

554 衣　鱼

【古籍原文】味咸，温，无毒。主妇人疝瘕，小便不利，小儿中风项强背起，摩之，又疗淋，堕胎，涂疮灭瘢。生咸阳平泽。

衣中乃有，而不可常得，多在书中。亦可疗小儿淋闭，以摩脐及小腹，即溺通也。

【来　　源】为衣鱼科动物衣鱼Lepisma saccharina Linnaeus和毛衣鱼Ctenolepisma villosa Fabr.的全体。

【形态特征】衣鱼：体长而扁，体上披银灰色鳞片。复眼小，由许多小眼聚积而成，单眼退化。触角细长，由30节以上丝状环节构成。口器为外口式。胸部最阔，中胸及后胸各有气门1对；无翅，足3对。腹部10节，至尾部渐细。腹末端有尾须3条。

毛衣鱼：与衣鱼的主要区别为尾毛较长，几与体长相等。全身被密毛，在腹部各节上的毛呈密丝状。

【性味功效】咸，温。利尿通淋，祛风明目，解毒

散结。

【古方选录】《圣济总录》衣鱼散：衣鱼适量。用法：烧作灰，敷舌上。主治：重舌。

【用法用量】内服，煎汤或研末，5~10只。外用适量，研末撒、调敷或点眼。

【现代研究】化学研究显示，含脂质，碳水化合物，葡萄糖和游离氨基酸等。现代临床用于治疗淋病，瘢痕疙瘩等。

555 白颈蚯蚓（地龙）

【古籍原文】味咸，寒、大寒，无毒。主蛇瘕，去三虫，伏尸，鬼疰，蛊毒，杀长虫，仍自化作水，疗伤寒伏热，狂谬，大腹，黄疸。一名土龙。生平土，三月采，阴干。

白颈是其老者尔，取破去土，盐之，日曝，须臾成水，道术多用之。温病大热狂言，饮其汁皆差，与黄龙汤疗同也。其屎，呼为蚓蝼，食细土无沙石，入合丹泥釜用。若服此干蚓，应熬作屑，去蛔虫甚有验也。

〔谨案〕《别录》云：盐露为汁，疗耳聋。盐消蛔，功同蚯蚓。其屎，封狂犬伤毒，出犬毛，神效。

【来　　源】为钜蚓科动物参环毛蚓 Pheretima aspergillum （E. Perrier）、通俗环毛蚓 Pheretima vulgaris Chen、威廉环毛蚓 Pheretima guillelmi （Michaelsen）或栉盲环毛蚓 Pheretima pectinifera Michaelsen 的全体。

【形态特征】参环毛蚓：背部颜色紫灰色，后部稍浅，刚毛圈稍白。环带占3节。无背孔和刚毛。在雄孔相近腺体部上较密，每边6~7条。受精囊袋

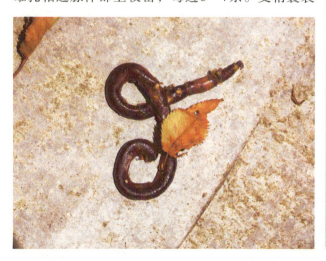

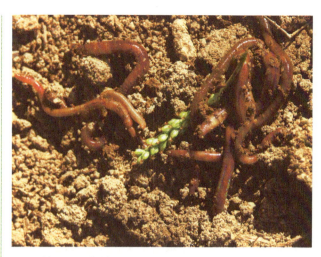

形，管短，盲管亦短，内2/3微弯曲数转，为纳精囊。

通俗环毛蚓：环带呈戒指状，无刚毛。受精囊腔较深广。雄交配腔深而大，有平顶乳突3个。雄孔位于腔底的1个乳突上。受精囊3对。纳精囊与盲管基本位于一条直线上。贮精囊2对。输精管向下外开口。卵巢1对。心脏4对。砂囊1个。前列腺1对，盲肠简单。体背为草绿色。

【性味功效】咸，寒。清热熄风，平喘，通络，利尿。

【古方选录】《太平圣惠方》地龙散：地龙末（微炒）、好茶叶、白僵蚕（微炒）各一两。用法：捣为末，每服不计时候，温酒调下二钱。主治：白虎风疼痛不可忍。

【用法用量】煎服，5~10g，鲜品10~20g；研末吞服，每次1~2g。

【使用注意】脾胃虚寒不宜服，孕妇忌用。

【现代研究】化学研究显示，含多种氨基酸，胆甾醇，游离脂肪酸，胆碱缩醛磷脂，磷脂酰乙醇胺，脱氢同工酶和酯化同工酶等。药理研究显示，有解热，镇静，抗惊厥，抗肿瘤，抗溃疡，利尿，退黄，抑制血栓形成等作用。现代临床用于治疗流行性腮腺炎，化脓性中耳炎，带状疱疹，百日咳，高血压，慢性支气管炎，消化性溃疡，烧伤，慢性荨麻疹等。

556 蝼　蛄

【古籍原文】味咸，寒，无毒。主产难，出肉中刺，溃痈肿，下哽噎，解毒，除恶疮。一名蟪蛄，

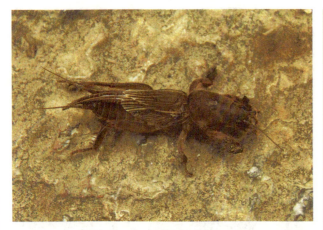

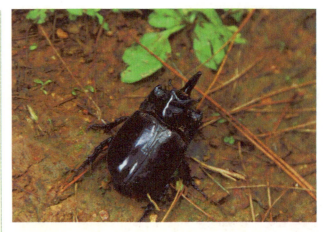

一名天蝼，一名毂。生东城平泽，夜出者良，夏至取，曝干。

以自出者，其自腰以前甚涩，主止大小便。从腰以后甚利，主下大小便。若出拔刺，多用其脑。此物颇协神鬼，昔人狱中得其蝼力者。今人夜忽见出，多打杀之，言为鬼所使也。

【来　源】为蝼蛄科动物华北蝼蛄 *Gryllotalpa unispina* Saussure 的全虫。

【形态特征】动物体雌虫成虫体长45～50mm，雄虫成虫体长39～45mm。形似非洲蝼蛄，但体型较大，体呈黄褐色至暗褐色，前胸背板中央有1块心脏形红色斑点。后足胫节背侧内缘有棘1个或消失。腹部近圆筒形，背面黑褐色，腹面黄褐色。

【性味功效】咸，寒；有小毒。利水消肿，软坚散结。

【临床用方】《救急方》：带壳蝼蛄七枚，生取肉，入丁香七粒。用法：于壳内烧过，与肉同研，用纸花贴之。主治：颈项瘰疬。

【用法用量】入丸、散，每次1～2g。外用，研末撒或捣敷。

【使用注意】体虚者及孕妇忌服。

【现代研究】化学研究显示，蝼蛄睾丸中含有丙氨酸，天门冬氨酸，谷氨酸，甘氨酸，组氨酸等多种游离氨基酸。现代临床用于治疗肾炎水肿，肝硬化腹水，尿路结石，颈淋巴结结核，龋齿牙痛，慢性肾炎，尿毒症等。

557 蜣　螂

【古籍原文】味咸，寒，有毒。主小儿惊痫，瘛

疭，腹胀，寒热，大人癫疾狂易。手足端寒，肢满贲豚。一名蛣蜣。火熬之良。生长沙池泽。五月五日取，蒸，藏之，临用当炙，勿置水中，令人吐。

畏羊角、石膏。庄子云：蛣蜣之智，在于转丸。其喜入人粪中，取屎丸而却推之，俗名推丸。当取大者，其类有三四种，以鼻头扁者为真。

〔谨案〕《别录》云：捣为丸，塞下部，引痔虫出尽，永差。

【来　源】为金龟子科动物屎壳螂 *Catharsius molossus*（Linnaeus）的全虫。

【形态特征】动物体黑色，稍带光泽。雄虫头部前方呈扇面状，表面有鱼鳞状皱纹；其后方的两侧有复眼。前胸背板密布匀称的小圆突；小盾片不可见；前翅为鞘翅，相当隆起；后翅膜质，黄色或黄棕色。口部、胸部下方有很多红褐色或黄褐色纤毛，中后足跗节两侧有成列的褐红色毛刺。雌虫外形与雄虫很相似。

【性味功效】咸，寒；有毒。定惊，破瘀，攻毒，通便，拔毒祛腐。

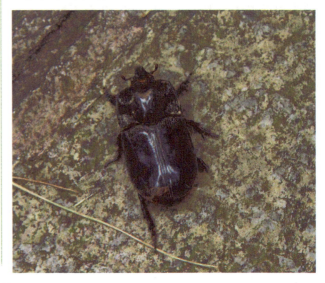

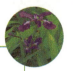

【古方选录】《本草纲目》：蛴螬一枚。用法：杵烂，以水一小盏，于百沸汤中烫热，去滓服之。主治：小儿惊风，不拘急慢。

【用法用量】煎服；或入丸、散，1.5～3g。外用适量，研粉敷或油调搽患处。

【使用注意】孕妇忌用。

【现代研究】化学研究显示，含蛴螬毒素等。药理研究显示，有降低血压，增加呼吸幅度，抑制心脏、肠管和子宫等作用。现代临床用于治疗麻痹性肠梗阻，尿路结石等。

558 斑猫（斑蝥）

【古籍原文】味辛，寒，有毒。主寒热，鬼疰，蛊毒，鼠瘘，疥癣，恶疮，疽蚀，死肌，破石癃，血积，伤人肌，堕胎。一名龙尾。生河东川谷。八月取，阴干。

马刀为之使，畏巴豆、丹参、空青，恶肤青。豆花时取之，甲上黄黑斑色，如巴豆大者是也。

【来　　源】为芫青科动物南方大斑蝥*Mylabris phalerata* Pallas或黄黑小斑蝥*Mylabris cichorii* Linnaeus的全虫。

【形态特征】南方大斑蝥：呈长圆形。头及口器向下垂，有较大的复眼及触角各1对，触角多已脱落。背部具革质鞘翅1对，黑色，有3条黄色或棕黄色的横纹；鞘翅下面有棕褐色薄膜状透明的内翅2片。胸腹部乌黑色，胸部有足3对。有特殊的臭气。

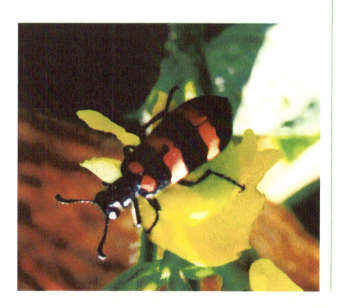

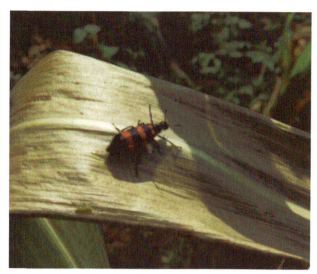

黄黑小斑蝥：外形与上种极相近，体小型，长10～15mm。触角末节基部与前节等阔。生活习性及分布同上种。

【性味功效】辛，温；有大毒。攻毒蚀疮，逐瘀散结。

【古方选录】《太平圣惠方》斑蝥散：斑蝥（糯米拌炒令黄色，去头、翅、足）三枚，滑石一分。制法：上为细散。主治：热毒瘰疬。

【用法用量】炒炙研末，每次0.03～0.06g；或入丸。外用适量，研末敷贴发疱；酒、醋浸或制成膏涂。

【使用注意】凡体质虚弱者，心、肾功能不全者，消化道溃疡者，以及孕妇均禁服。有大毒。

【现代研究】化学研究显示，含斑蝥素，脂肪，树脂，蚁酸，色素，磷、镁、钙、铁、铝、锌、铬、锰、镉、锶、铜等微量元素等。药理研究显示，有抗肿瘤，局部刺激，抗病毒，升高白细胞计数，增强免疫功能，抗炎，促雌激素样，毒性等作用。斑蝥素对皮肤、黏膜有强烈刺激性。口服时，毒可引起肠胃炎及肾炎，中毒主要伤害肾小管。现代临床用于治疗风湿痹痛，痛经，过敏性鼻炎，寻常疣，甲沟炎，神经痛，面神经麻痹，神经性皮炎，斑秃，银屑病，腰腿痛等。

559 芫　青

【古籍原文】味辛，微温，有毒。主蛊毒，风疰，鬼疰，堕胎。三月取，曝干。

芫花时取之，青黑色，亦疗鼠瘘。

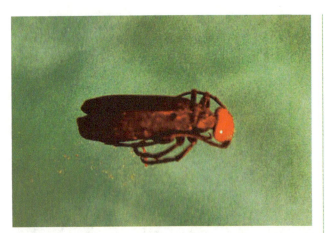

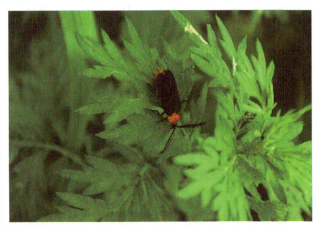

【来　　源】为芫青科动物绿芫青*Lytta caragana* Pallas的全虫。

【形态特征】绿芫青：体呈绿色与蓝绿色，有光泽。头略呈三角形，与身体垂直，头顶中央有1条纵沟纹，额与头顶间的中央有1块红斑。复眼肾形，触角念珠状，末节末端尖锐。前胸背板光滑，两侧前、后角隆起，鞘翅柔软，表面隐约可见3条平行纵脊纹，爪纵裂为2片。

【性味功效】辛，温；有毒。攻毒，破瘀，逐水。

【古方选录】《刘涓子鬼遗方》：斑猫（去头、足、翅，熬）四十枚，桂心四分，芫青（去足、翅，熬）十枚，葛上亭长（熬）三十枚。用法：上四味捣下筛，酒服半钱匕，日一。忌生葱。主治：瘰肿病。

【用法用量】入丸、散，1～2只。外用适量，研末调敷。

【使用注意】有剧毒，一般不内服。体弱者及孕妇禁服。

【现代研究】化学研究显示，含斑蝥素及脂肪等。药理研究显示，斑蝥素对小鼠腹水型肝癌和网织细胞肉瘤ARS有一定的抑制作用，能引起肝癌细胞明显萎缩、退化等；斑蝥素对皮肤、黏膜有强烈刺激性。口服时，毒可引起肠胃炎及肾炎。现代临床用于治疗疥癣，恶疮，淋巴结结核等。

560 葛上亭长

【古籍原文】味辛，微温，有毒。主蛊毒，鬼疰，破淋结，积聚，堕胎。七月取，曝干。

　　葛花时取之，身黑而头赤，喻如人着玄衣赤帻，故名亭长。此一虫五变，为疗皆相似，二月、三月在芫花上，即呼芫青；四月、五月在王不留行上，即呼王不留行虫；六月、七月在葛花上，即呼为葛上亭长；八月在豆花上，即呼班猫；九月、十月欲还地蛰，即呼为地胆，此是伪地胆尔，为疗犹同。其类亭长，腹中有卵，白如米粒，主疗诸淋结也。

　　〔谨案〕今检本草及古今诸方，未见用王不留行虫者，若尔，则四虫专在一处。今地胆出幽州，芫青出宁州，亭长出雍州。班猫所在皆有，四虫出四处，其虫可一岁周游四州乎？且芫青、班猫，形段相似，亭长、地胆，几状大殊。幽州地胆，三月至十月，草莱上采，非地中取。陶之所言，恐浪证之尔。

【来　　源】为芫青科动物锯角豆芫青*Epicauta gorhami* Marseul的全虫。

【形态特征】动物体筒形。头红色，复眼内侧每边各有1个圆形、黑色、光亮的"瘤"。腹部腹面沿各腹节后缘有1条灰白色毛组成的横纹。雄虫后胸腹面无圆凹，腹部腹面中间不凹下。雄虫触角3～7节扁平，略成栉齿状。

【性味功效】辛，温；有毒。逐瘀，破积，攻毒。

【古方选录】《圣济总录》葛上亭长丸：葛上亭长十枚，地胆十枚，斑蝥（前三味并去头、足、翅，糯米炒）十枚，衣中白鱼四十枚，鼠妇（炙）六十枚，雄黄（研）一分，珍珠（研）一分，槟榔（锉）两枚。制法：上为末，炼蜜为丸，如梧桐子大。主治：诸瘘。

【用法用量】入丸、散，1～2只。外用适量，捣烂敷或煮酒搽。

【使用注意】内服宜慎，体弱者及孕妇禁服。

【现代研究】化学研究显示，含斑蝥素。药理研究显示，斑蝥素对小鼠腹水型肝癌和网织细胞肉瘤ARS均有一定的抑制作用，并能引起肝癌细胞明显萎缩、退化等；斑蝥素对皮肤、黏膜有发赤、发疱作用，其刺激性强烈；口服毒性大，可引起肠胃炎及肾炎；小量可扩张肾小球，中毒量主要伤害肾小管。现代少用。

561 地　胆

【古籍原文】味辛，寒，有毒。主鬼疰，寒热，鼠瘘，恶疮，死肌，破症瘕，堕胎。蚀疮中恶肉，鼻中息肉，散结气石淋，去子，服一刀圭即下。一名蚖青，一名青蛙。生汶山川谷，八月取。

恶甘草。真者出梁州，状如大马蚁有翼；伪者即斑猫所化，状如大豆，大都疗体略同，必不能得真尔，此亦可用，故有蚖青之名。蚖字乃异，恐是相承误矣。

〔谨案〕形如大马蚁者，今见出邠州者是也。状如大豆者，未见也。

【来　　源】为芫青科动物地胆Meloe coarctalus Motschulsky和长地胆Meloe violcews Linnaeus的全虫。

【形态特征】地胆：个较小，体黑蓝色，稍带紫色，有光泽。头部大，复眼圆形，黑褐色。触角蓝色。前胸背板狭长，圆柱形。鞘翅短，柔软。腹部大部分露出于翅外。头部有稀疏的刻点，额前端有复眼1对。触角11节。

长地胆：个较大，体长18～30mm。主要特征是翅鞘极短，色黑，具粗大刻点。腹部大部分外露。肢黑色，密生毛。

【性味功效】辛，微温；有毒。攻毒，逐瘀，消症。

【古方选录】《太平圣惠方》：生地胆十枚，细辛、白芷（末）各半分。用法：以地胆压去汁，和药末，涂于息肉之上，取消为度。主治：鼻中息肉肿大，气息闭塞不通。

【用法用量】入丸、散，0.3～0.6g，或1～2只。外用适量，研末敷贴、发疱；或酒煮汁涂。

【使用注意】有剧毒，内服宜慎。体虚者及孕妇忌服。

【现代研究】现代临床用于治疗皮肤痈疮、疖肿、外伤感染等。

562 马　刀

【古籍原文】味辛，微寒，有毒。主漏下赤白，寒热，破石淋，杀禽兽贼鼠。除五脏间热，肌中鼠鼷，止烦满，补中，去厥痹，利机关。用之当炼，得水烂人肠。又云得水良。一名马蛤。生江湖池泽及东海，取无时。

李云生江汉中，长六、七寸，汉间人名为单姥，亦食其肉，肉似蚌。今人多不识之，大都似今蝏蜓而非。方用至少。凡此类皆不可多食，而不正入药，惟蛤蜊煮之醒酒。蚬壳陈久者止痢。车螯、蚶蛎、蛼蚶之属，亦可为食，无损益，不见所主。雄入大水变为蜃，蜃云是大蛤，乃是蚌尔，煮食诸蛳蜗与菜，皆不利人也。

〔谨案〕蚬，冷，无毒。主时气开胃，压丹石药，及丁疮，下湿气，下乳，糟煮服良。生浸取汁，洗丁疮。多食发嗽，并冷气，消肾。陈壳，疗阴疮，止痢。蚬肉，寒，去暴热，明目，利小便，下热气，脚气，湿毒，解酒毒，目黄。浸取汁服，主消渴。烂壳，温，烧为白灰饮下，主反胃，吐食，除心胸痰水。壳陈久，疗胃反及失精。

【来　　源】为蚌科动物巨首楔蚌Cuneopsis capitata

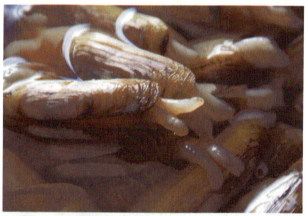

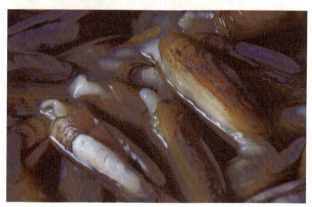

（Heude）、短褶矛蚌*Lanceolaria grayana*（Lea）及其近缘种的贝壳。

【形态特征】巨首楔蚌：楔蚌中较大的一种，一般壳长约70mm，壳高约35mm，壳宽约25mm。壳质厚而坚硬。贝壳前部极膨大，向后高度和宽度急剧缩小，贝壳前部膨大处的后方有一凹陷。壳顶位于背缘前端，高而膨大。铰合部发达，左壳具2枚拟主齿和2枚侧齿。

短褶矛蚌：壳长达170mm，壳高44mm，壳宽39mm。壳坚厚，略膨胀，两侧不对称，狭长，呈长矛形。壳顶部稍膨胀。贝壳中部的生长纹间具有排列整齐的粗短颗粒形纵褶。

【性味功效】咸，凉。散结消痰，通淋除热，凉血止血，平肝熄风。

【古方选录】《神农本草经贯通》：马刀、王不留行各15g，海金沙10g，石韦30g，冬葵子20g，乌药6g。用法：水煎服。主治：尿路结石。

【用法用量】煅研末，5～15g；或煎汤，15～50g。

【现代研究】化学研究显示，含微量元素锰、铁、镁、铜、锌等。现代临床用于治疗吐血，衄血，崩漏，头晕目眩，心悸耳鸣，癫痫等。

563 贝子（贝齿）

【古籍原文】味咸，平，有毒。主目翳，鬼疰，蛊毒，腹痛下血，五癃，利水道。除寒热温疰，解肌，散结热。烧用之良。一名贝齿。生东海池泽。

此是今小小贝子，人以饰军容服物者，乃出南海。烧作细屑末，以吹眼中，疗翳良。又真马珂捣末，亦疗盲翳。

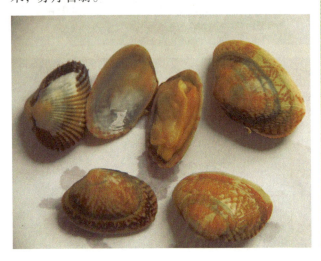

【来　　源】为宝贝科动物货贝*Monetaria moneta*（Linnaeus）、环纹货贝*Monetaria annulus*（Linnaeus）等的外壳。

【形态特征】货贝：贝壳略呈低卵圆形，壳质坚固。贝壳背部中央高起，两侧坚厚而较低平。壳面为鲜黄色，或稍带灰绿色，两侧缘部色较淡。基部平，黄白色，壳口附近白色。壳口窄长，唇齿粗短，每侧12～13枚，壳内面紫色。

环纹货贝：贝壳形状近似货贝，壳质坚固。贝壳两端部较细瘦至后半部向两侧扩张，背部中央较隆起，向周围逐渐低平。壳面极为光滑，有瓷光。环纹内通常为淡灰蓝色或淡褐色，环纹外为灰褐色或为灰白色。基部平，中凹，呈白色。

【性味功效】咸，平。清热，利尿，明目退翳。

【古方选录】《太平圣惠方》贝齿散：贝齿一（二）两，葵子三两，石燕二两，滑石二两。用法：研为散，食前以葱白汤调下一钱。主治：妇人热结成淋，小便引痛，或时溺血，或如小豆汁。

【用法用量】煎服，宜先煎，6～15g。外用适量，研末外敷。

【使用注意】脾胃虚寒者不宜。

【现代研究】化学研究显示，环纹货贝外壳含高含量的酸性氨基酸，全体含碳酸钙以及钠、钾、镁、铝、铁、锶、磷、钛、铅、锌等元素，尚含14种左右氨基酸。现代少用。

564 田中螺汁（田螺）

【古籍原文】大寒。主目热赤痛，止渴。

生水田中及湖渎岸侧，形圆大如梨、橘者，人亦煮食之。煮汁，亦疗热，醒酒，止渴。患眼痛，取真珠并黄连内其中，良久汁出，取以注目中，多差。

〔谨案〕《别录》云：壳，疗尸疰，心腹痛；又主失精；水渍饮汁，止泻。

【来　　源】为田螺科动物中国圆田螺*Cipangopaludina chinensis*（Gray）和中华圆田螺*Cipangopaludina cathayensis*（Heude）的全体或鲜肉研汁。

【形态特征】中国圆田螺：贝壳大。全体呈圆锥形，有6～7个螺层。缝合线极明显。体螺层膨大。贝壳表面光滑无肋。壳面呈黄褐色或绿褐色。壳口呈卵

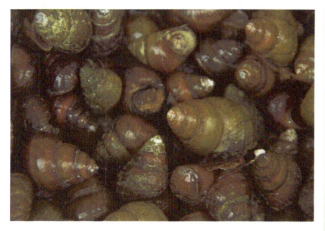

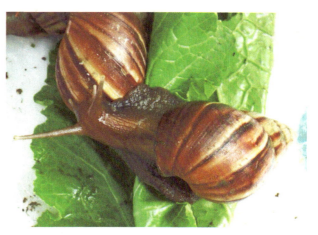

圆形，上方有一锐角。脐孔呈缝状。厣角质，具有明显的同心圆的生长纹，厣核位于内唇中央处。

中华圆田螺：贝壳大，呈卵圆形。壳质薄而坚实，螺层在宽度上增长迅速，螺旋部较短而宽；体螺层特别膨大；壳锐，缝合线深。壳面呈绿褐色或黄褐色，壳口为卵圆形，周缘经常具有黑色的框边。外唇、内唇肥厚，遮盖脐孔，脐孔呈缝状。

【性味功效】甘、咸，寒。清热，利水，止渴，解毒。

【古方选录】《医钞类编》：田螺二枚，盐半匙。用法：生捣敷脐下一寸三分。主治：小便不通，腹胀如鼓。

【用法用量】适量煎汤，取涎；或煅存性研末。外用适量，取涎或捣敷。

【使用注意】《本草经疏》：目病非关风热者不宜用。《本经逢原》：过食，令人腹痛泄泻，急磨木香酒解之。

【现代研究】化学研究显示，田螺含蛋白质、脂肪、碳水化合物、钙、磷、铁、硫胺素、核黄素、烟酸、维生素A等。药理研究显示，有利尿、生肌等作用。现代临床用于治疗婴儿湿疹、子宫脱垂、肾脏性腹水、水肿、肠风下血、脱肛、疔肿、瘰疬溃破等。

565 蜗牛

【古籍原文】味咸，寒。主贼风喎僻，踠跌，大肠下脱肛，筋急及惊痫。

蜗牛，字是力戈反，而俗呼为瓜牛。生山中及人家，头形如蛞蝓，但背负壳尔。前以注说之。海边又一种，正相似，火炙壳便走出，食之益颜色，

名为寄居。方家既不复用，人无取者，未详何者的是也。

【来　　源】为巴蜗牛科动物华蜗牛 *Cathaica fasciola*（Draparnaud）及其同科近缘种的全体。

【形态特征】动物贝壳中等大小，壳质薄而坚实，无光泽，呈矮圆锥形。壳面呈黄褐色或黄色，并具有细致而明显的生长线。体螺层周缘有1条黄褐色色带。轴缘外折，略遮盖脐孔。脐孔呈洞穴状。

【性味功效】咸，寒；有小毒。清热解毒，镇惊，消肿。

【古方选录】《太平圣惠方》：蜗中子（去壳细研如泥）一十枚，莳萝末半分。用法：上药同研令匀，用奶汁和涂于口畔。主治：小儿胎热。

【用法用量】水煎服，30～60g；或捣汁；或焙干研末，1～3g。外用适量，捣敷；或焙干研末调敷。

【使用注意】不宜久服，脾胃虚寒者禁用。

【现代研究】化学研究显示，含糖原，半乳糖原，乙酰胆碱酯酶等。药理研究显示，蜗牛具有利水通便的作用。现代临床用于治疗癫痫，小便不通，外伤出血，小儿丹毒，脱肛，烂脚，疔毒等。

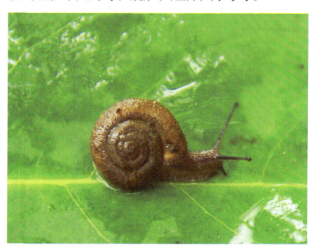

566 甲 香

【古籍原文】味咸，平，无毒。主心腹满痛，气急，止痢，下淋。生南海。

蠡大如小拳，青黄色，长四、五寸，取靥烧灰用之。南人亦煮其肉啖，亦无损益也。（新附）

【来　源】为蝾螺科动物蝾螺Turbo cornutus Solander、夜光蝾螺Turbo marmoratus Linnaeus、节蝾螺Turbo articulatus Reeve、金口蝾螺Turbo chrysostomus Linnaeus、带蝾螺Turbo petholatus Linnaeus的靥。

【形态特征】蝾螺：贝壳较大，结实。螺层5～6层，缝合线明显，壳顶较高。壳面具有发达的螺肋，肋间尚具有细肋，生长纹粗糙、密，呈鳞片状。壳面灰青色。贝壳基部膨胀，螺肋、生长纹和颜色与壳面类同。壳口大，圆形。无脐。

夜光蝾螺：贝壳大，重厚坚固，近球形。螺层约7层，螺旋部锥形，体螺层极膨大。壳口宽广，圆形，内面有珍珠光泽。外唇在第1环肋处形成一半管状缺刻，内唇弧形，先端形成一扩张面。无脐。靥大、重厚，石灰质。

节蝾螺：贝壳较厚，结实。螺层约6层，较膨圆，缝合线明显。贝壳表面密生螺肋，每隔数肋还出现1条稍宽大的粗肋。壳口圆，内面灰白色，有珍珠光泽。脐小而深，并顺着内唇引伸出1条宽沟。

金口蝾螺：贝壳中等大，重厚结实。壳面环生密集的螺肋；生长纹细，呈水波状，将肋面及肋间分切成覆瓦状鳞片。壳色淡橙，染有紫色放射状色带。贝壳基部膨胀，雕刻和颜色与壳面类同。

带蝾螺：贝壳中等大，壳质结实。壳色鲜艳夺目，丰富多彩，壳顶粉红色或紫红色。贝壳通常为淡黄色或褐色，配有棕色或棕绿色螺带，螺带上具有不规矩的黄白色斑纹。无脐孔。中央部翠绿色；靠外唇部较薄，褐色，有细小的颗粒突起。

【性味功效】咸，平。清湿热，去痰火，解疮毒。

【临床用方】《中国动物药》：甲香15g，石决明15g，菊花10g，夏枯草10g。用法：水煎服。主治：高血压引起的头痛。

【用法用量】水煎服，5～15g；磨水冲服，3～9g。外用适量，煅研末撒或调敷。

【现代研究】化学研究显示，含褐藻酸酶，角叉菜胶酶，琼脂酶，海藻糖等。药理研究显示，甲香有降血压的作用。现代临床用于治疗痢疾，腹痛，高血压，头疮，痔疮，疥癣等。

567 珂（马珂）

【古籍原文】味咸，平，无毒。主目中翳，断血，生肌。贝类也，大如鳆，皮黄黑而骨白，以为马饰。生南海，采无时。（新附）

【来　源】为蛤蜊科动物中国蛤蜊Mactra chinensis Philippi的壳。

【形态特征】贝壳长椭圆形，质稍厚而坚，壳顶于背缘中央稍靠前方，呈宽披针形。壳表黄绿色或黄褐色。自壳顶至腹缘深浅色调有不同。壳顶有时剥蚀状。外套痕明显，卵圆形；后闭壳肌痕大。末端具小触手。足部大。

【性味功效】咸，平。退翳明目。

【古方选录】《太平圣惠方》：马珂三分，白龙脑半钱，枯过白矾一分。用法：研匀点之。主治：目生浮翳。

【用法用量】外用适量，研细粉点眼。

【现代研究】化学研究显示，含蛋白质，脂质，糖，氨基酸，甜菜碱，肉毒碱，蛋白水解酶，葡萄糖胺，D-半乳糖等。现代少用。

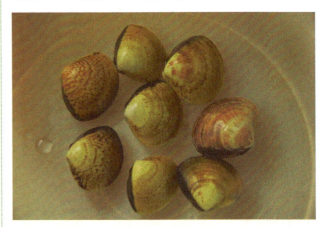

果 上

568 豆蔻（草豆蔻）

【古籍原文】味辛，温，无毒。主温中，心腹痛，呕吐，去口臭气。生南海。

味辛烈者为好，甚香，可恒含之。其五和糁中物皆宜人：廉姜最温中，下气；益智，热；枸橼，温；甘焦、鹿目并小冷耳。

〔谨案〕豆蔻，苗似山姜，花黄白，苗根及子亦似杜若。枸橼，性冷，陶景云温者，误矣。

【来　　源】为姜科植物草豆蔻*Alpinia katsumadai* Hayata的种子团。

【形态特征】多年生草本。叶片线状披针形，顶端渐尖，并有一短尖头，基部渐狭，两边不对称，边缘被毛。总状花序顶生，直立，长达20cm，花序轴淡绿色，被粗毛，小花梗长约3mm；子房被毛，直径约5mm。果球形，熟时金黄色。

【性味功效】辛，温。温中燥湿，行气健脾。

【古方选录】《圣济总录》豆蔻丸：草豆蔻（去皮）一两，白术一两，人参一两半，陈橘皮（去白，焙）一两，半夏（入生姜半两，捣烂，焙）半两。制法：上为末，用枣肉为丸，如梧桐子大。主治：妊娠呕逆，不下食。

【用法用量】水煎服，3~6g，宜后下；或入丸、散。

【使用注意】阴虚血少、津液不足者禁服，无寒湿者慎服。

【现代研究】化学研究显示，含槲皮素，山萘酚，

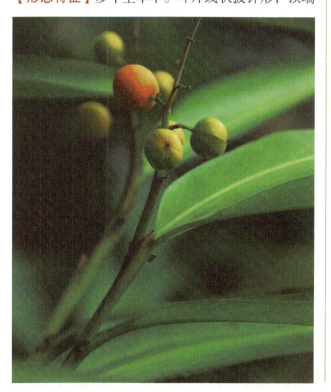

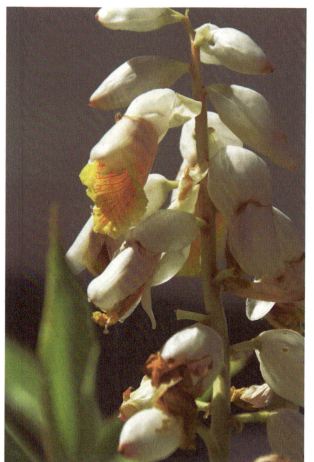

山姜素，二苯基庚烷类化合物，挥发油，微量元素铜、铁、锰等。药理研究显示，有低浓度兴奋豚鼠离体肠管，健胃，止吐，抑制血小板聚集，抑菌，抗炎，抗氧化，抗肿瘤等作用。现代临床用于治疗慢性胃炎，急性肠炎腹泻等。

569 葡 萄

【古籍原文】味甘，平，无毒。主筋骨湿痹，益气倍力，强志，令人肥健，耐饥，忍风寒，久服轻身不老，延年。可作酒，逐水，利小便。生陇西五原敦煌山谷。

魏国使人多赍来，状如五味子而甘美，可作酒，云用其藤汁殊美好。北国人多肥健耐寒，盖食斯乎？不植淮南，亦如橘之变于河北矣。人说即是此间蘡薁，恐如彼之枳类橘耶？

〔谨案〕蘡薁与葡萄亦同，然蘡薁是千岁蔂。葡萄作酒法，总收取子汁酿之自成酒。蘡薁，山葡萄，亦堪为酒。陶景言用藤汁为酒，谬矣。

【来　　源】为葡萄科植物葡萄 *Vitis vinifera* L. 的成

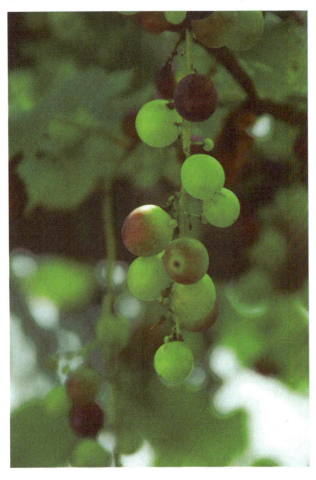

熟果实。

【形态特征】木质藤本。叶卵圆形，显著3～5浅裂或中裂。圆锥花序密集或疏散，多花，与叶对生，基部分支发达。果实球形或椭圆形。种子倒卵椭圆形，顶短近圆形，基部有短喙，种脐在种子背面中部呈椭圆形。

【性味功效】甘、微酸，平。补气血，强筋骨，利小便。

【古方选录】《太平圣惠方》葡萄煎：葡萄五合，藕汁五合，生地黄汁五合，蜜五两。用法：将为稀汤，食前服二合。主治：热淋，小便涩少，淋痛沥血。

【用法用量】鲜果实50～100g，洗净，直接生食；或做汤、制成蜜饯食用；或酿酒、绞汁饮服。

【使用注意】糖尿病人慎用。

【现代研究】化学研究显示，含葡萄糖，果糖，蔗糖，木糖，酒石酸，草酸，柠檬酸，苹果酸和蛋白质，维生素和无机元素等。药理研究显示，有抗氧化，抗病毒，维生素P样活性等作用。茎叶有收敛作用。现代临床用于治疗久病年老体质虚弱，肝炎伴有神衰，发热口渴，感冒咽痛和急性咽喉炎肿痛等。

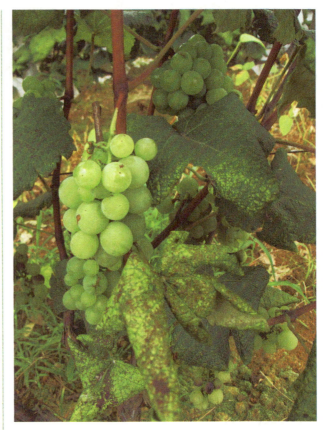

570 蓬蘽（蓬蘽）

【古籍原文】味酸、咸，平，无毒。主安五脏，益精气，长阴令坚，强志倍力，有子。又疗暴中风，身热大惊。久服轻身不老。一名覆盆，一名陵蘽，一名阴蘽。生荆山平泽及宛朐。

　　李云即是人所食莓尔。

【来　　源】为蔷薇科植物灰白茅莓*Rubus tephrodes* Hance 的成熟果实。

【形态特征】落叶蔓性灌木，高1~3m。小枝及叶柄有针状刺和灰白色茸毛。单叶互生；纸质；叶片近圆形或广卵形，先端短尖，基部心形，边缘有浅刻或不规则锯齿，叶下面密生灰色茸毛。圆锥花序顶生；花瓣5片，白色；萼片5裂；雄蕊、雌蕊多数。聚合果近圆形，紫褐色。果期9—11月。

【性味功效】甘、酸，温。补肝肾，缩尿。

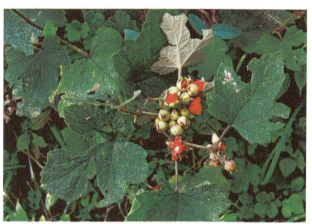

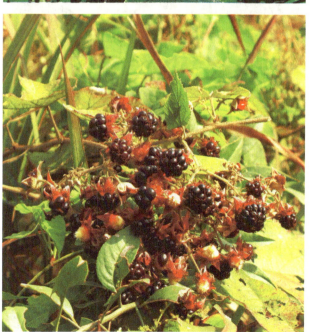

【古方选录】《方脉正宗》：蓬蘽（炒）、人参、白术、当归、黄芪各二钱，怀熟地二两。用法：水煎服。主治：阴虚风动眩晕。

【用法用量】煎服，6~10g；或入丸、散。

【使用注意】阴虚火旺者忌用。

571 覆盆（覆盆子）

【古籍原文】味甘，平，无毒。主益气轻身，令发不白。五月采实。

　　蓬蘽是根名，方家不用，乃昌容所服，以易颜色者也。覆盆是实名，李云是莓子，乃似覆盆之形，而以津汁为味，其核甚微细。药中所用覆盆子小异。此未详熟是？

　　〔谨案〕覆盆、蓬蘽，一物异名，本谓实，非根也。李云莓子近之。其根不入药用，然生处不用，沃地则子大而甘，瘠地则子细而酸。此乃子有甘、酸，根无酸味。陶景以根酸子甘，将根入果，重出子条，殊为孟浪。

【来　　源】为蔷薇科植物掌叶覆盆子*Rubus chingii* Hu的成熟果实。

【形态特征】藤状灌木。单叶，近圆形，两面仅沿叶脉有柔毛或几无毛，基部心形。单花腋生；花瓣椭圆形或卵状长圆形，白色，顶端钝圆。果实近球形，红色，密被灰白色柔毛。

【性味功效】甘、酸，平。补肝益肾，固精缩尿，

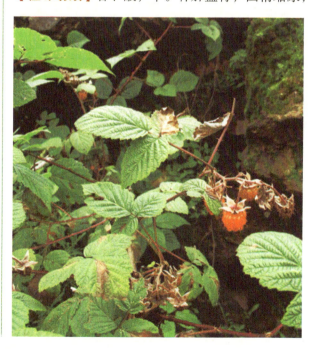

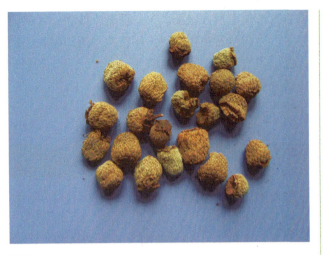

明目。

【古方选录】《本草衍义》：覆盆子。用法：取汁作煎为果，仍少加蜜，或熬为稀汤。主治：肺虚寒。

【用法用量】水煎服，5～10g；或入丸、散；亦可浸酒或熬膏。

【使用注意】肾虚有火、小便短涩者慎服。

【现代研究】化学研究显示，含有机酸，糖类及少量维生素C，并没食子酸，β-谷甾醇，覆盆子酸。药理研究显示，有抑菌，抗衰老，益智，促进淋巴细胞增殖，雌激素样等作用。现代临床用于治疗胎动不安，男性不育，痤疮，遗尿，心脑血管疾病，泌尿系统感染等。

572 大 枣

【古籍原文】味甘，平，无毒。主心腹邪气，安中养脾，助十二经胃气，通九窍，补少气少津，身中不足，大惊，四肢重，和百药。补中益气，强力，除烦闷，疗心下悬，肠澼。久服轻身长季，不饥神仙。一名干枣，一名美枣，一名良枣。八月采，曝干。三岁陈核中仁，燔之，味苦，主腹痛，邪气。生枣，味甘、辛，多食令人多寒热，羸瘦者，不可食。叶覆麻黄，能出汗。生河东平泽。

大枣杀乌头毒。旧云河东猗氏县枣特异，今出青州、彭城，枣形小，核细，多膏，甚甜。郁州平市亦得之，而郁州者亦好，小不及尔。江东临沂金城枣，形大而虚少暗，好者亦可用。南枣大恶，殆不堪啖。道家方药以枣为佳饵，其皮利，肉补虚，所以合汤皆辟用之。

〔谨案〕《别录》云：枣叶散服使人瘦，久即呕吐；揩热痱疮至良。

【来　　源】为鼠李科植物枣*Ziziphus jujuba* Mill.的成熟果实。

【形态特征】落叶小乔木，稀灌木。叶纸质，卵形，卵状椭圆形，或卵状矩圆形。花黄绿色，两性，无毛，具短总花梗，单生或2～8朵密集成腋生聚伞花序。核果矩圆形或长卵圆形，成熟时红色，后变红紫色，中果皮肉质，厚，味甜。种子扁椭圆形。

【性味功效】甘，温。补脾胃，益气血，安心神，调营卫，和药性。

【古方选录】《备急千金要方》大枣汤：大枣十五枚，黄芪四两，附子二两，生姜二两，麻黄二两，甘草一两。制法：上六味嚼咀。主治：历节疼痛。

【用法用量】水煎服，9～15g。

【使用注意】凡湿盛、痰凝、食滞、虫积及齿病者慎服或禁服。

【现代研究】化学研究显示，含生物碱，皂苷类，

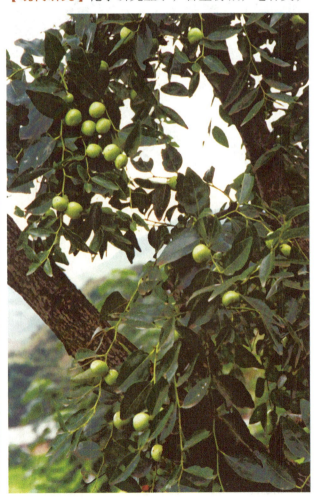

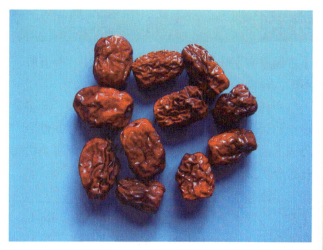

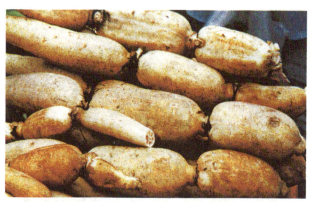

糖类（如果糖、葡萄糖、蔗糖），甾醇等；果肉含芦丁，维生素C，核黄素，胡萝卜素，烟酸，鞣质，香豆精衍生物，类脂类，苹果酸，氨基酸和硒等。药理研究显示，有抗肿瘤，抗变态反应，抑制中枢神经，护肝，增强肌力，抗氧化及衰老等作用。现代临床用于治疗内痔出血，肝炎，肝硬化等。

573 藕实茎

【古籍原文】味甘，平、寒，无毒。主补中养神，益气力，除百疾，久服轻身耐老，不饥，延年。一名水芝丹，一名莲。生汝南池泽，八月采。

即今莲子，八月、九月取坚黑者，干捣破之。花及根并入神仙用。今云茎，恐即是根，不尔不应言甘也。宋帝时，太官作羊血䐑，庖人削藕皮误落血中，遂皆散不凝，医仍用藕疗血多效也。

〔谨案〕《别录》云：藕，主热渴，散血，生肌。久服令人心欢。

【来　　源】为睡莲科植物莲Nelumbo nucifera

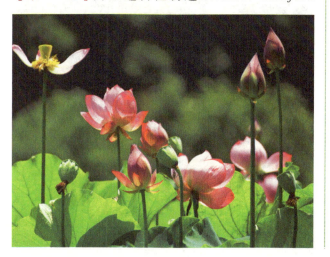

Gaertn.的新鲜根茎。

【形态特征】多年生水生草本。根状茎横生，节间膨大，内有多数纵行通气孔道，下生须状不定根。叶圆形，盾状，全缘稍呈波状。花梗和叶柄等长，散生小刺；花瓣红色、粉红色。坚果椭圆形或卵形。种子卵形或椭圆形，种皮红色或白色。

【性味功效】甘，寒。清热生津，凉血止血，散瘀。

【古方选录】《圣济总录》姜藕饮：生藕（洗，切）一两，生姜（洗，切）一分。用法：研绞取汁，分三服，不拘时。主治：霍乱吐不止，兼渴。

【用法用量】生食、捣汁或煮熟食用，适量。外用适量，捣烂外敷。

【使用注意】《物类相感志》：忌铁器。

【现代研究】化学研究显示，根茎含淀粉，蛋白质，天门冬素，维生素C，焦性儿茶酚，新绿原酸，天冬酰胺，鞣质，无色矢车菊素和无色飞燕草素等。药理研究显示，具有止血作用。现代临床用于治疗鼻出血，吐血，咳血，痢疾等。现代以食用为主。

574 鸡头实（芡实）

【古籍原文】味甘，平，无毒。主湿痹，腰脊膝痛，补中，除疾，益精气，强志，令耳目聪明，久服轻身不饥，耐老神仙。一名雁喙实，一名芡。生雷泽池泽，八月采。

此即今芡子，子形上花似鸡冠，故名鸡头。仙方取此并莲实合饵，能令小儿不长，自别有方。正尔食之，亦当益人。

〔谨案〕此实，去皮作粉，与菱粉相似，益人胜菱。

【来　　源】为睡莲科植物芡Euryale ferox Salisb.的成熟种仁。

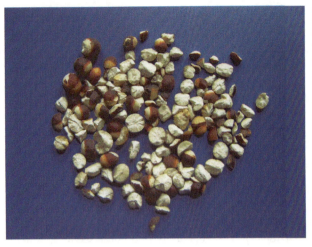

【形态特征】一年生大型水生草本。沉水叶箭形或椭圆状肾形，两面无刺。萼片披针形，内面紫色，外面密生稍弯硬刺。浆果球形，紫红色，外面密生硬刺。种子球形，直径10mm，黑色。

【性味功效】甘、涩，平。固肾涩精，补脾止泻。

【古方选录】《洪氏集验方》水陆二仙丹：芡实、金樱子各等量。用法：芡实连壳捣碎，金樱子去刺捣碎，蒸熟。和丸如梧桐子大。每次五十丸，盐汤送下。主治：男子遗精白浊，女子带下。

【用法用量】煎服，15～30g；或入丸、散；亦可适量煮粥食。

【使用注意】二便不利者禁用；食滞不化者慎用。

【现代研究】化学研究显示，含淀粉，蛋白质，脂肪，碳水化合物，钙，磷，铁，硫胺素，核黄素，胡萝卜素和抗坏血酸等。药理研究显示，有抗疲劳，抗小鼠胃溃疡，一定的抗氧化和心肌保护作用。现代临床用于治疗遗精、滑精，白带增多，小儿腹泻，慢性前列腺炎和肾炎蛋白尿等。

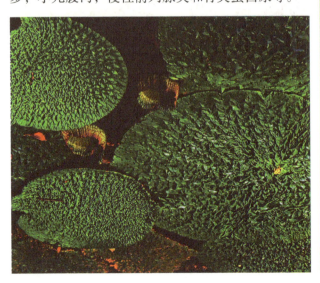

575 芰实（菱角、菱实）

【古籍原文】味甘，平，无毒。主安中，补五脏，不饥，轻身。一名菱。

庐江间最多，皆取火燔，以为米充粮，今多蒸曝蜜和饵之，断谷长生。水族中又有菰首，性冷，恐非上品。被霜后食之，令阴不强。又不可杂白蜜食，令生虫。

〔谨案〕芰作粉，极白润，宜人。

【来　　源】为菱科植物菱 *Trapa bispinosa* Roxb.、乌菱 *Trapa bicornis* Osbeck的成熟果实。

【形态特征】菱：一年生浮水水生草本。根二型，着泥根细铁丝状，着生水底。叶二型，浮水叶互生，叶片菱圆形或三角状菱圆形，表面深亮绿色，无毛。花小，单生于叶腋，两性。果三角状菱形，表面具淡灰色。果喙不明显，果颈内具1粒白色种子。

乌菱：一年生浮水或半挺水草本。根二型，着泥根铁丝状。叶二型：浮水叶互生，聚生于茎端，叶片广菱形，表面深亮绿色，无毛。花小，单生于叶腋。果先端向下弯曲。种子白色，元宝形，两角

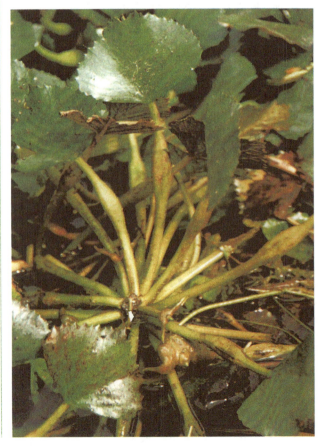

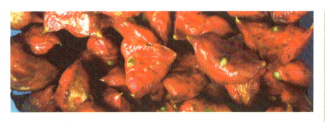

钝，白色粉质。

【性味功效】甘，凉。健脾益胃，除烦止渴，解毒。

【古方选录】《本草纲目》菱实粉粥：菱实粉30～60g，粳米60g。用法：先将粳米煮粥，待米煮至半熟后，调入菱粉，加红糖少许，同煮为粥。主治：年老体虚，泄泻。

【用法用量】水煎服，9～15g，大剂量可用至60g，或生食。清暑热、除烦止渴宜生用；补脾益胃，宜熟用。

【使用注意】脾胃虚寒、中焦气滞者慎服。

【现代研究】化学研究显示，含β-谷甾醇，鞣质，淀粉，葡萄糖，蛋白质等。药理研究显示，有抗癌作用。现代临床用于治疗消化性溃疡，食管癌，胃癌，乳腺癌，子宫颈癌，痢疾等。

576 栗

【古籍原文】味咸，温，无毒。主益气，厚肠胃，补肾气，令人耐饥。生山阴，九月采。

今会稽最丰，诸暨栗形大，皮厚不美，剡及始丰皮薄而甜。相传有人患脚弱，往栗树下食数升，便能起行，此是补肾之义，然应生啖之。今若饵服，故宜蒸曝之。

〔谨案〕栗作粉，胜于菱芰。嚼生者涂疮上，疗筋骨断碎、疼痛，肿，瘀血有效。其皮名扶，捣为散，蜜和涂肉，令急缩；毛壳，疗火丹疮、毒

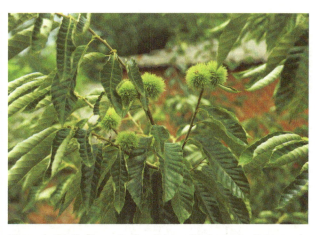

肿；实饲孩儿，令齿不生。树白皮水煮汁，主溪毒。

【来　　源】为壳斗科植物板栗Castanea mollissima Bl.的成熟种仁。

【形态特征】乔木。叶椭圆形至长圆形，顶部短至渐尖，基部近截平或圆，或两侧稍向内弯而呈耳垂状。花3～5朵聚生成簇，雌花1～3朵发育结实，花柱下部被毛。坚果高1.5～3cm，宽1.8～3.5mm。

【性味功效】甘、咸，平。益气健脾，补肾强身，活血消肿，止血。

【古方选录】《本经逢原》：栗子煨熟食之。主治：脾胃虚寒暴注。

【用法用量】适量生食、煮食或炒存性研末服30～60g。外用适量，捣敷。

【使用注意】食积停滞、脘腹胀满痞闷者禁服。

【现代研究】化学研究显示，含蛋白质，脂肪，氨基酸及铁、镁、磷、铜等元素等。药理研究显示，栗子有抗凝血、防治高血压及冠心病等作用。现代临床用于治疗小儿脚弱无力，气管炎，筋骨肿痛，幼儿腹泻，胃肠炎，老人久病腰痛，小儿口中生疮，牙床红肿，跌打损伤出血，筋骨痛等。

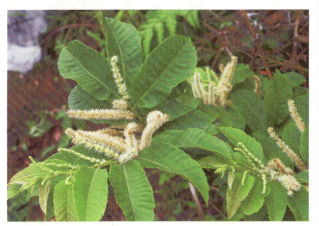

577 樱　桃

【古籍原文】味甘。主调中，益脾气，令人好颜色，美志。

此即今朱樱桃，味甘、酸，可食，而所主又与前樱桃相似。恐医家滥载之，未必是今者尔。又胡颓子凌冬不凋，子亦应益人，或云寒热病不可食。

〔谨案〕捣叶封，主蛇毒。绞汁服，防蛇毒攻内也。

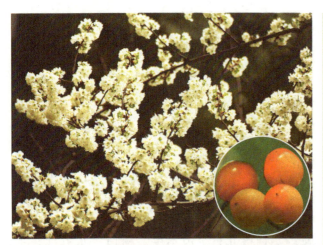

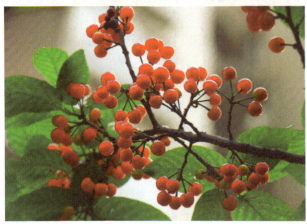

【来　源】为蔷薇科植物樱桃*Pranus pseudocerasus* Lindl.的成熟果实。

【形态特征】乔木。叶片卵形或长圆状卵形，先端渐尖或尾状渐尖，基部圆形，边有尖锐重锯齿，齿端有小腺体。花序伞房状或近伞形，有花3～6朵，先叶开放；花柱与雄蕊近等长，无毛。核果近球形，红色，直径0.9～1.3cm。

【性味功效】甘、酸，温。补脾益肾。

【临床用方】《江西草药手册》：樱桃500g。用法：煎水或泡酒服。可防治喉痹。

【用法用量】水煎服，30～150g；或浸酒。外用适量，浸酒涂擦；或捣敷。

【使用注意】不宜多食。

【现代研究】化学研究显示，含维生素A、维生素B、维生素C等，矿物质钾、钙、铁，其铁含量居众果之冠，还含糖类、花青素、花色苷、褪黑素、槲皮素、异槲皮素等。药理研究显示，有清除自由基、抗炎、镇痛、抗癌、抗氧化、预防心血管疾病、降低血糖、延缓衰老等作用。现代临床用于治疗冻疮等。

果中

578 梅实（乌梅）

【古籍原文】味酸，平，无毒。主下气，除热烦满，安心，肢体痛，偏枯不仁，死肌，去青黑志，恶疾。止下痢，好唾，口干。生汉中川谷，五月采，火干。

此亦是今乌梅也，用之去核，微熬之。伤寒烦热，水渍饮汁。生梅子及白梅亦应相似，今人多用白梅和药，以点志蚀恶肉也。服黄精人，云禁食梅实。

〔谨案〕《别录》云：梅根，疗风痹，出土者杀人。梅实，利筋脉，去痹。

【来　源】为蔷薇科植物梅*Prunus mume* Sieb.近成熟果实的加工品。

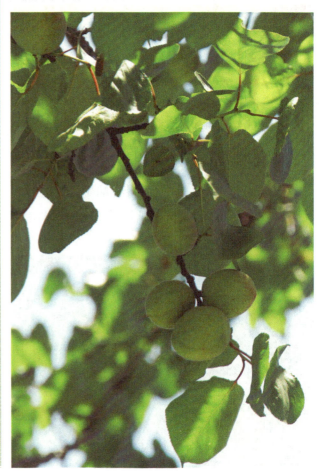

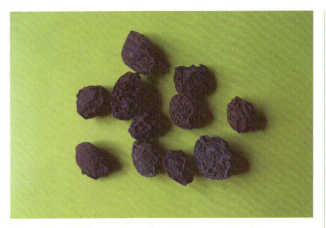

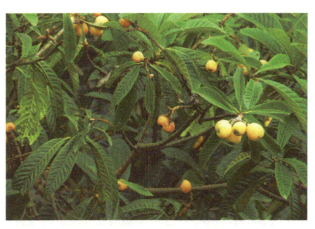

【形态特征】小乔木，稀灌木。叶片卵形或椭圆形，基部宽楔形至圆形，叶边常具小锐锯齿，灰绿色。花单生或有时2朵同生于一芽内，直径2～2.5cm，香味浓，先于叶开放。果实近球形，黄色或绿白色。

【性味功效】酸、涩，平。敛肺止咳，涩肠止泻，生津，安蛔。

【古方选录】《太平圣惠方》乌梅丸：乌梅肉。用法：烧灰细研，以生油调涂之。主治：小儿头疮，积年不瘥。

【用法用量】水煎服，0.8～1.5g；或入丸、散。外用适量，烧存性研末撒或调敷。

【使用注意】不宜多食、久食。

【现代研究】化学研究显示，含枸橼酸，苹果酸，草酸，琥珀酸，延胡索酸，苦杏仁苷，苦味酸，超氧化物歧化酶等。药理研究显示，对蛔虫具有兴奋和刺激其后退，抗病原微生物，钙离子拮抗，轻微收缩胆囊，增强免疫功能等作用。现代临床用于治疗内痔，病毒性肝炎，细菌性痢疾，钩虫病，银屑病，胆道蛔虫等。

579 枇杷叶

【古籍原文】味苦，平，无毒。主卒啘不止，下气。其叶不暇煮，但嚼食，亦差。人以作饮，则小冷。

〔谨案〕用枇杷叶，须火炙，布拭去毛。毛射入肺，令咳不已。主呕逆，不下食。

【来　　源】为蔷薇科植物枇杷*Eriobotrya japonica*（Thunb.）Lindl.的叶。

【形态特征】常绿小乔木。叶片革质，披针形、倒

披针形、倒卵形或椭圆长圆形。圆锥花序顶生，基部具爪，有锈色茸毛。果实球形或长圆形，黄色或橘黄色。种子1～5粒，球形或扁球形，褐色，光亮，种皮纸质。

【性味功效】苦，微寒。清肺止咳，降逆止呕。

【古方选录】《圣济总录》枇杷叶丸：枇杷叶（去毛，炙）一两半，杏仁（浆水浸一宿，去皮、尖、双仁，炒）一两半，半夏（浆水浸一宿，炒）一两半，丁香（大者）一分，木香一分，皂荚肥长一尺者（去皮，酥炙）一挺。制法：上为末，炼蜜为丸，如梧桐子大。主治：肺风面上生疮。

【用法用量】水煎服，5～10g，鲜者15～30g；熬膏或入丸、散。

【使用注意】《本草经疏》：胃寒呕吐及肺感风寒咳嗽者，法并忌之。

【现代研究】化学研究显示，含挥发油，苦杏仁苷，酒石酸，枸橼酸，苹果酸，齐墩果酸，熊果酸，金丝桃苷，倍半萜苷等。药理研究显示，有平喘镇咳，抑制角叉菜胶性浮肿，降低遗传性糖尿病等作用。现代临床用于治疗慢性气管炎，咳嗽，肺

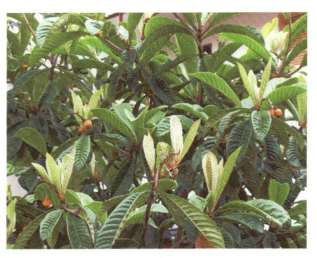

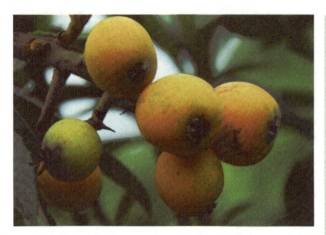

炎，小儿吐乳不定，咳血，衄血，慢性肾炎，膀胱炎，尿道炎等。

580 柿

【古籍原文】味甘，寒，无毒。主通鼻耳气，肠澼不足。

柿有数种，云今乌柿火熏者，性热，断下，又疗狗啮疮。火熘者亦好，日干者性冷。鹿心柿尤不可多食，令人腹痛利，生柿弥冷。又有椑，色青，惟堪生啖，其性冷复乃甚于柿，散石热家啖之，亦无嫌。不入药用。

〔谨案〕《别录》云：火柿主杀毒，疗金疮火疮，生肉止痛。软熟柿解酒热毒，止口干，压胃间热。

【来　源】为柿科植物柿*Diospyros kaki* Thunb.的成熟果实或加工品（柿饼）。

【形态特征】落叶大乔木。叶纸质，卵状椭圆形至倒卵形或近圆形。花雌雄异株，但间或有雄株中有少数雌花，雌株中有少数雄花；花序腋生，为聚伞花序。果形较多，有球形、扁球形、球形而略呈方

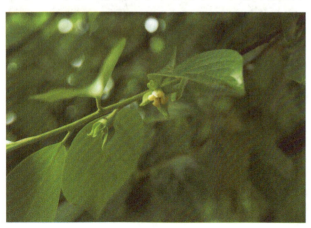

形、卵形。种子褐色，椭圆状。

【性味功效】甘、涩，凉。清热，润肺，生津，解毒。

【临床用方】《民间方》：栗子肉15g，柿饼半个。制法：将栗子肉、柿饼共磨成糊状，煮熟服食。主治：小儿腹泻。

【用法用量】内服适量，作食品；或煎汤；或烧炭研末；或在未成熟时，捣汁冲服。

【使用注意】凡脾胃虚寒、痰湿内盛、外感咳嗽、脾虚泄泻、疟疾患者等均不宜食。

【现代研究】化学研究显示，成熟果实含蔗糖、葡萄糖、果糖；未熟果实含鞣质；新鲜柿子含碘等。药理研究显示，有抗动脉硬化，抗肿瘤，抗衰老，抗微生物和止血等作用。现代临床用于治疗地方性甲状腺肿大，慢性气管炎等。

581 木瓜实（木瓜）

【古籍原文】味酸，温，无毒。主湿痹邪气，霍乱，大吐下，转筋不止。其枝亦可煮用。

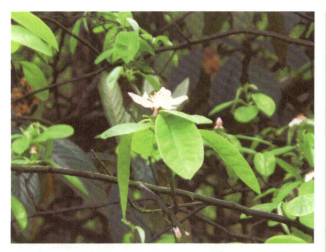

山阴、兰亭尤多,彼人以为良药,最疗转筋。如转筋时,但呼其名及书上作木瓜字皆愈,理亦不可寻解。俗人拄木瓜杖,云利筋胫。又有榠楂,大而黄,可进酒去痰。又楂子,涩,断利。《礼》云:楂梨曰攒之。郑公不识楂,乃云是梨之不藏者。然则古亦以楂为果,今则不入例也。凡此属多不益人者也。

【来　　源】为蔷薇科植物皱皮木瓜*Chaenomeles speciosa*(Sweet) Nakai的成熟果实。

【形态特征】落叶灌木。叶片卵形至椭圆形,稀长椭圆形。花3~5朵簇生于二年生老枝上;花瓣倒卵形或近圆形,基部延伸成短爪。果实球形或卵球形,黄色或带黄绿色,有稀疏不明显斑点,味芳香;萼片脱落,果梗短或近于无梗。

【性味功效】酸,温。平肝舒筋,和胃化湿。

【古方选录】《鸡峰普济方》木瓜汤:米豆子二两,木瓜、干姜、甘草各一两。用法:为细末,每服二钱,米饮调,不以时。主治:泻不止。

【用法用量】水煎服,5~10g;或入丸、散。外用

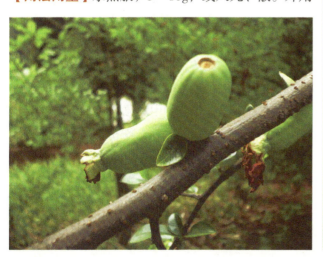

适量,煎水熏洗。

【使用注意】《食疗本草》:不可多食,损齿及骨。《医学入门》:忌铅、铁。

【现代研究】化学研究显示,含苹果酸,酒石酸,枸橼酸,皂苷,齐墩果酸等。药理研究显示,有保肝,抑菌,抗癌,抑制巨噬细胞吞噬等作用。现代临床用于治疗急性细菌性痢疾,急性肝炎,脚癣,风湿性疾病,肢体酸重,荨麻疹等。

582 甘　蔗

【古籍原文】味甘,平,无毒。主下气,和中,补脾气,利大肠。

今出江东为胜,庐陵亦有好者。广州一种,数年生,皆如大竹,长丈余,取汁以为沙糖,甚益人。又有荻蔗,节疏而细,亦可啖也。

【来　　源】为禾本科植物甘蔗*Saccharum sinensis* Roxb.的新鲜茎秆。

【形态特征】多年生高大实心草本。根状茎粗壮发达。叶舌极短,生纤毛,边缘具锯齿,粗糙。圆锥花序大型,总状花序多数轮生;总状花序轴节间与小穗柄无毛;第一外稃膜质,与颖近等长,无毛;第二外稃微小,无芒或退化;第二内稃披针形;鳞

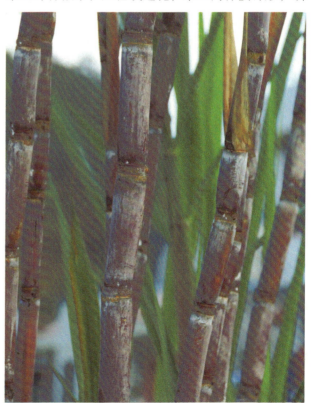

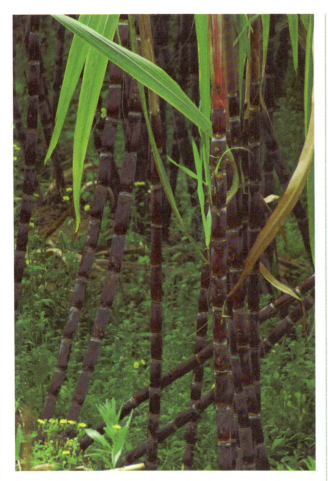

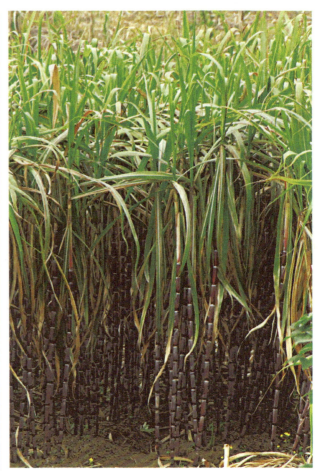

被无毛。

【性味功效】甘，寒。清热生津，润燥和中，解毒。

【古方选录】《养老奉亲书》甘蔗粥：甘蔗汁一升半，青粱米（净淘）四合。用法：上以蔗汁煮粥，空心渐食之，每日一二服。主治：老人咳嗽虚热，口舌干燥及热病恢复期，津液不足所致的心烦口渴、肺燥咳嗽、大便燥结。

【用法用量】内煎服，30～90g；或榨汁饮。外用适量，捣敷。

【使用注意】脾胃虚寒者慎服。

【现代研究】化学研究显示，蔗汁含多种氨基酸、有机酸；茎含维生素B$_1$、维生素B$_2$、维生素B$_6$、维生素C、蔗糖、果糖和葡萄糖等。药理研究显示，甘蔗制糖过程中提出的糖蜜对艾氏腹水癌和部分肉瘤有抑制作用。现代临床用于治疗便秘，咳嗽，慢性咽炎，慢性胃炎等。

583 石蜜（蔗糖、砂糖）

【古籍原文】味甘，寒，无毒。主心腹热胀，口干

渴，性冷利。出益州及西戎，煎炼沙糖为之，可作饼块，黄白色。

云用水牛乳、米粉和煎，乃得成块；西戎来者佳。近江左亦有，殆胜蜀者。云用牛乳汁和沙塘煎之，并作饼，坚重。（新附）

【来　　源】为禾本科植物甘蔗Saccharum sinensis Roxb.中液汁精制而成的白色结晶。

【形态特征】多年生高大实心草本。根状茎粗壮发达。叶舌极短，生纤毛，边缘具锯齿，粗糙。圆锥花序大型，总状花序多数轮生；总状花序轴节间与小穗柄无毛；第一外稃膜质，与颖近等长，无毛；第二外稃微小，无芒或退化；第二内稃披针形；鳞被无毛。

【性味功效】甘，平。和中缓急，生津润燥。

【古方选录】《子母秘录》：砂糖。用法：以酒三升煮服之，不过再服。主治：腹中紧。

【用法用量】入汤和化，10～15g。外用适量，调敷。

【使用注意】湿重中满者慎服，小儿勿多食。

【现代研究】化学研究显示，石蜜的主要成分是

蔗糖，蔗糖水解后产生等量的D-葡萄糖和D-果糖。药理研究显示，具有补充体液，供给能量，补充血糖，强心，利尿，解毒等作用。现代临床用于治疗烫火伤，或作为食品调料。

584 沙糖（红砂糖）

【古籍原文】味甘，寒，无毒。功体与石蜜同，而冷利过之。榨甘蔗汁煎作。蜀地、西戎、江东并有而江东者，先劣今优。（新附）

【来　源】为禾本科植物甘蔗Saccharum sinensis Roxb.茎中液汁精制而成的棕红色结晶体。

【形态特征】多年生高大实心草本。根状茎粗壮发达。叶舌极短，边缘具锯齿，粗糙。圆锥花序大型，总状花序轴节间与小穗柄无毛；小穗线状长圆形；基盘具长于小穗2～3倍的丝状柔毛。

【性味功效】甘，温。补脾缓肝，活血散瘀。

【古方选录】《摘玄方》：红砂糖半斤，乌梅一个。用法：水二碗，煎一碗，时时服。主治：下痢噤口。

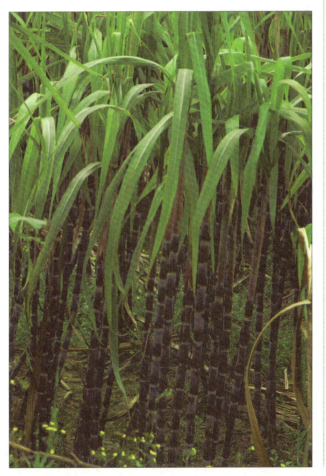

【用法用量】开水、酒或药汁冲10～15g。外用适量，化水涂或研敷。

【使用注意】湿热中满者及儿童慎服。

【现代研究】化学研究显示，沙糖的主要成分是多糖。多糖水解后产生葡萄糖、半乳糖、阿拉伯糖、半乳糖醛酸等。药理研究显示，有补充体液，供给能量，补充血糖，强心，利尿，解毒等作用。现代临床用于治疗火烧伤、水烫伤等，或作为食品调料。

585 芋

【古籍原文】味辛，平，有毒。主宽肠胃，充肌肤，滑中。一名土芝。

钱塘最多，生则有毒莶，不可食，性滑，下石，服饵家所忌。种芋三年不采，成相芋。又别有野芋，名尤芋，形叶相似如一根，并杀人。人不识而食之，垂死者，他人以土浆及粪汁与饮之，得活矣。

〔谨案〕芋有六种，有：青芋、紫芋、真芋、白芋、连禅芋、野芋。其青芋细长，毒多，初煮要须灰汁易水煮，熟乃堪食尔。白芋、真芋、连禅芋、紫芋，并毒少，正可蒸煮啖之，又宜冷啖，疗热止渴。其真、白、连禅三芋，兼肉作羹，大佳。蹲鸱之饶，盖谓此也。野芋大毒，不堪啖也。

【来　源】为天南星科植物芋Colocasia esculenta（L.）Schott的根茎。

【形态特征】湿生草本。块茎通常卵形，常生多数小球茎，均富含淀粉。叶2～3片或更多。花序柄常单生，短于叶柄。肉穗花序长约10cm，短于佛焰苞；雌花序长圆锥状；中性花序，细圆柱状；雄花序圆柱形；附属器钻形。

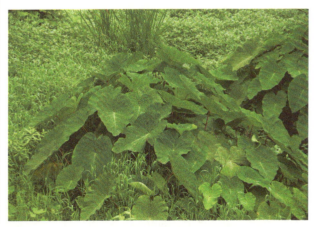

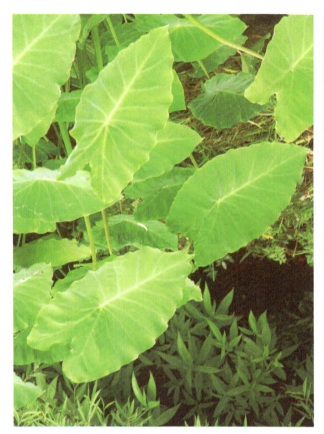

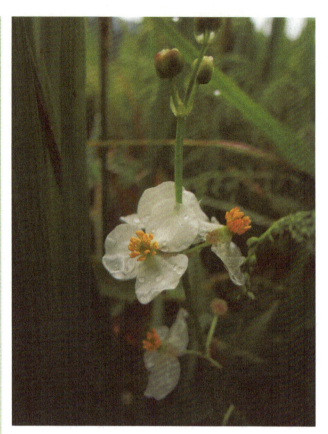

【性味功效】甘、辛，平。健脾补虚，散结解毒。

【临床用方】《湖南药物志》：鲜芋头。用法：捣烂，敷患处。主治：烫火伤。

【用法用量】水煎服，60～120g；或入丸、散。外用适量，捣敷或醋磨涂。

【使用注意】陶弘景：生则有毒，茎不可食。《千金食治》：不可多食，动宿冷。《本草衍义》：多食滞气困脾。

【现代研究】化学研究显示，含蛋白质，淀粉，灰分，脂，钙，磷，铁，多糖，维生素B$_1$，维生素B$_2$，烟酸等。现代临床用于治疗骨痛，无名肿毒，小儿头上软疖，便血日久，银屑病，烫火伤等。

586 乌芋（慈姑）

【古籍原文】味苦、甘，微寒，无毒。主消渴，痹热，温中，益气。一名藉姑，一名水萍。二月生叶，叶如芋。三月三日采根，曝干。

今藉姑生水田中，叶有桠，状如泽泻，不正似芋。其根黄似芋子而小，煮食之乃可啖，疑其有乌名，今有乌者，根极相似，细而美，叶乖异状，头如莞草，呼为凫茨，恐此非也。

〔谨案〕此草，一名槎牙，一名茨菰，主百毒，产后血闷攻心欲死，产难衣不出，捣汁服一升。生水中，叶似钾箭镞，泽泻之类也。《千金方》云：下石淋也。

【来　　源】为泽泻科植物慈姑*Sagittaria trifolia* L. var. *sinensis*（Sims）Makino或野慈姑*Sagittaria trifolia* L.的球茎。

【形态特征】慈姑：多年生直立草本。叶片宽大，肥厚，顶裂片先端钝圆，卵形至宽卵形。匍匐茎末端膨大呈球茎，球茎卵圆形或球形。圆锥花序高大，着生于下部，果期常斜卧水中；果期花托扁球形。种子褐色，具小突起。

野慈姑：多年生水生或沼生草本。根茎横生，末端膨大或否。叶柄基部渐宽，鞘状；挺水叶箭形，叶片长短、宽窄变异很大。花序总状或圆锥状。瘦果倒卵形，具翅，背翅不整齐。种子褐色。

【性味功效】甘、微苦、微辛，寒。活血凉血，止咳通淋，散结解毒。

【古方选录】《滇南本草》：生慈姑数枚。用法：去皮捣烂，蜂蜜米泔同拌匀，饭上蒸熟，热服效。主治：肺虚咳血。

【用法用量】水煎服，15～30g；或绞汁。外用适

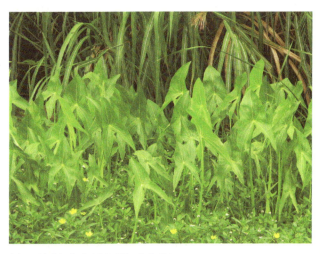

量，捣敷或磨汁沉淀后点眼。

【使用注意】孕妇慎服。

【现代研究】化学研究显示，含蛋白质，脂肪，碳水化合物，粗纤维，钙，磷，铁等。药理研究显示，有明显抑制胰蛋白酶、胰凝乳蛋白酶以及舒缓激肽释放酶的作用，还可抑制精子顶体蛋白酶活性，影响精子的体外受精。现代临床用于治疗产后胞衣不下，小儿消化不良，带下，脱肛，无名肿毒，红肿热痛，乳腺结核，骨膜炎，睾丸炎，毒蛇咬伤等。

果 下

587 杏核仁（苦杏仁）

【古籍原文】味甘、苦，温，冷利，有毒。主咳逆上气，雷鸣，喉痹，下气，产乳，金创，寒心，贲豚，惊痫，心下烦热，风气去来，时行头痛，解肌，消心下急，杀狗毒，一名杏子。五月采。其两仁者杀人，可以毒狗。花，味苦，无毒。主补不足，女子伤中，寒热痹，厥逆。实，味酸，不可多食，伤筋骨。生晋山川谷。

得火良，恶黄芪、黄芩、葛根，解锡毒，畏蘘草。处处有，药中多用之，汤浸去赤皮，熬令黄。

【来　源】为蔷薇科植物杏 *Prunus armeniaca* L.、山杏 *Prunus armeniaca* L. var. *ansu* Maxim.、东北杏 *Prunus mandshurica* （Maxim.）Koehne的成熟种仁。

【形态特征】杏：乔木。树冠圆形、扁圆形或长圆形；树皮灰褐色，纵裂。叶片宽卵形或圆卵形，基部圆形至近心形，叶边有钝圆锯齿。花单生。果实球形，稀倒卵形，白色、黄色至黄红色；核卵形或椭圆形，两侧扁平。种仁味苦或甜。

野杏：叶片基部楔形或宽楔形。花通常2朵，淡红色。果实近球形，红色；核卵球形，离肉，表面粗糙而有网纹。

山杏：灌木或小乔木。树皮呈暗灰色。叶片卵形或近圆形。花单生。果实扁球形，黄色或橘红色，有时具红晕，被短柔毛；核扁球形，易与果肉分离，两侧扁，顶端圆形，基部一侧偏斜，不对称，表面较平滑，腹面宽而锐利。种仁味苦。

【性味功效】苦，微温；有小毒。降气止咳平喘，润肠通便。

【古方选录】《太平惠民和剂局方》三拗汤：麻黄、杏仁、甘草各等分。用法：加姜五片，水煎服。以衣被盖覆睡，取微汗为度。主治：外感风寒，肺气不宣证。鼻塞声重，语音不出，咳嗽胸闷。

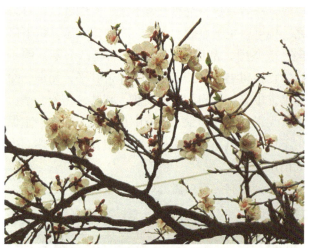

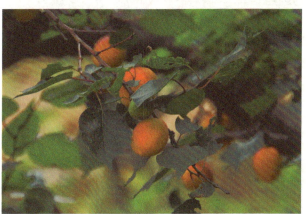

【用法用量】煎服，5～10g，宜打碎入煎。

【使用注意】阴虚咳喘及大便溏泻者忌用。有毒，内服不宜过量；婴儿慎用。

【现代研究】化学研究显示，含苦杏仁苷，脂肪油、蛋白质，游离氨基酸，苦杏仁酶，苦杏仁苷酶，绿原酸，肌醇，苯甲醛和芳樟醇等。药理研究显示，有镇咳，平喘，祛痰，抗溃疡，润滑性通便，抗炎，镇痛，驱虫，抑菌，变态反应，抗肿瘤和抗突变等作用。现代临床用于治疗慢性气管炎，便秘，脓疱疮和蛲虫病等。

588 桃核仁（桃仁）

【古籍原文】味苦、甘，平，无毒。主瘀血，血闭瘕邪气，杀小虫。止咳逆上气，消心下坚，除卒暴击血，破癥瘕，通月水，止痛。七月采取仁，阴干，桃华，杀疰恶鬼，令人好色，味苦，平，无毒。主除水气，破石淋，利大小便，下三虫，悦泽人面。三月三日采，阴干。桃枭，杀百鬼精物，味苦，微温。主中恶腹痛，杀精魅五毒不祥。一名桃奴，一名枭景，是实着树不落，实中者，正月采之。桃毛，主下血瘕，寒热，积聚，无子，带下诸疾，破坚闭，刮取实毛用之。桃蠹，杀鬼，辟不祥，食桃树虫也。其茎白皮，味苦、平，无毒。除邪鬼，中恶，腹痛，去胃中热。其叶，味苦、辛，平，无毒。主除尸虫，出疮中虫。胶，炼之，主保中不饥，忍风寒。其实，味酸，多食令人有热。生太山川谷。

今处处有，京口者亦好，当取解核种之为佳。

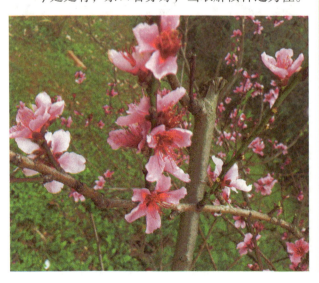

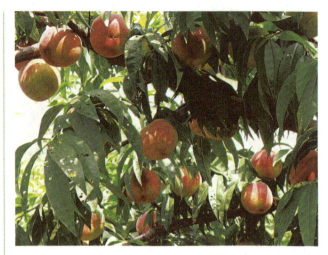

又有山龙桃，其仁不堪用，俗用桃仁作酪乃言冷。桃胶入仙家用。三月三日采花，亦供丹方所需。方言服三树桃花尽，则面色如桃花，人亦无试之者。服术人云禁食桃也。

〔谨案〕桃胶，味甘、苦，平，无毒。主下石淋，破血，中恶，疰忤。花，主下恶气，消肿满，利大小肠。

【来　源】为蔷薇科植物桃*Prunus persica*（L.）Batsch.或山桃*Prunus davidiana*（Carr.）Franch.的成熟种仁。

【形态特征】桃：乔木。树冠宽广而平展；树皮暗红褐色；叶片长圆状披针形、椭圆状披针形或倒卵状披针形。花单生；子房被短柔毛。果实形状和大小均有变异，卵形、宽椭圆形或扁圆形。种仁味苦，稀味甜。

山桃：乔木。叶片卵状披针形，基部楔形，两面无毛，叶边具细锐锯齿。花单生，先于叶开放。果实近球形，淡黄色，外面密被短柔毛，果梗短而深入果洼；果肉薄而干。

【性味功效】苦、甘，平。破血行瘀，润燥滑肠。

【古方选录】《金匮要略》桂枝茯苓丸：桃仁（去皮、尖，熬）、芍药、桂枝、茯苓、牡丹（去心）各等分。制法：上五味为末，炼蜜和丸如兔屎大。每日食前服一丸。主治：漏下不止。

【用法用量】水煎服，6～10g，用时打碎；或入丸、散。制霜用须包煎。外用适量，捣敷。

【使用注意】无瘀滞者及孕妇忌服。过量服用可引起中毒，轻者可见头晕恶心、精神不振、虚弱乏力等，严重者可因呼吸麻痹而死亡。

【现代研究】化学研究显示，含苦杏仁苷，野樱苷，β-谷甾醇，菜油甾醇，色氨酸，葡萄糖，蔗糖，绿原素，油酸，亚油酸等。药理研究显示，具有降低血管阻力，加速心脏血液循环，抗凝血及抗血栓形成，祛瘀血，抗炎，抗变态反应，镇咳，驱虫等作用；还可消除去甲肾上腺素的缩血管作用。现代临床用于治疗血吸虫病性肝硬化，冠心病，牙痛等。

589　李核仁

【古籍原文】味甘，苦，平，无毒。主僵仆踒，瘀血，骨痛。根皮，大寒，主消渴，止心烦逆奔气。实，味苦，除痼热，调中。

　　李类又多。京口有麦李，麦秀时熟，小而甜脆，核不入药。今此用姑熟所出南居李，解核如杏子者，为佳。凡李实熟食之皆好，不可合雀肉食，又不可临水上啖之。李皮水煎含之，疗齿痛佳。

【来　　源】为蔷薇科植物李 *Prunus salicina* Lindl. 的成熟种子。

【形态特征】落叶乔木。树冠广圆形，树皮灰褐色。叶片长圆状倒卵形、长椭圆形，稀长圆状卵形，基部楔形，边缘有钝圆重锯齿。花通常3朵并

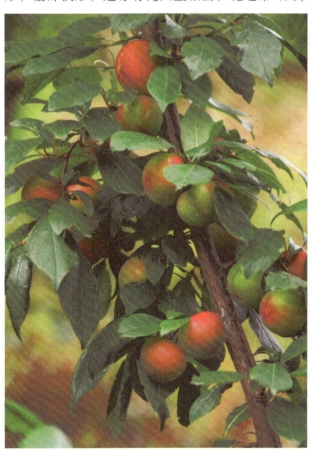

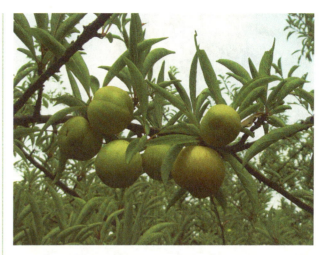

生；雄蕊多数。核果球形、卵球形或近圆锥形，黄色或红色；核卵圆形或长圆形，有皱纹。

【性味功效】苦，平。祛瘀，利水，润肠。

【古方选录】《千金要方》：李子仁末。用法：和鸡子白，外敷。主治：面䵟。

【用法用量】水煎服，3～9g。外用适量，研末调敷。

【使用注意】脾虚便溏、肾虚遗精者及孕妇禁用。

【现代研究】化学研究显示，种子含苦杏仁苷。药理研究显示，具有利水作用。现代少用。

590　梨

【古籍原文】味苦，寒。多食令人寒中，金创，乳妇尤不可食。

　　梨种复殊多，并皆冷利，俗人以为快果，不入药用，食之损人。

　　〔谨案〕梨削贴汤火创不烂，止痛，易差。又主热嗽，止渴。叶，主霍乱，吐利不止，煮汁

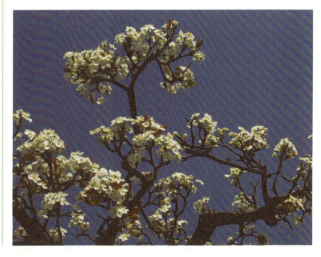

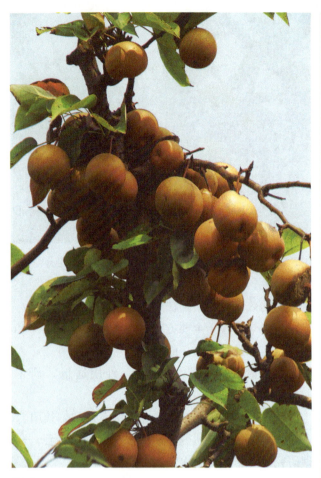

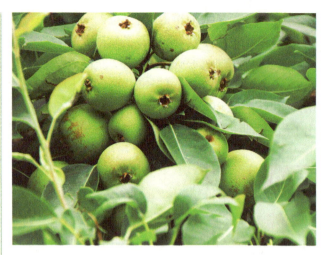

止渴。

【古方选录】《温病条辨》雪梨浆：甜水梨大者一枚。用法：薄切，新汲凉水内浸半日，捣取汁时时频饮。主治：太阴温病，口渴甚者。

【用法用量】 水煎服，15～30g；或生食，1～2枚；或捣汁；或蒸服；或熬膏。外用适量，捣敷或捣汁点眼。

【使用注意】 脾虚便溏、肺寒咳嗽者及产妇慎服。

【现代研究】 化学研究显示，含蔗糖，果糖，苹果酸，枸橼酸，葡萄糖等。药理研究显示，有抗氧化，抗炎，抑菌，抗溃疡及抗肿瘤等作用。现代临床用于治疗咽炎，支气管炎，咳嗽痰多等。

服之。

【来　源】 为蔷薇科植物白梨*Pyrus bretschneideri* Rehd.、沙梨*Pyrus pyrifolia*（Burm. f.）Nakai或秋子梨*Pyrus ussuriensis* Maxim.的成熟果实。

【形态特征】 白梨：乔木。叶片卵形或椭圆卵形，早落。伞形总状花序，花瓣卵形，先端常呈啮齿状，基部具有短爪。果实卵形或近球形，先端萼片脱落，基部具肥厚果梗，黄色，有细密斑点，4～5室。种子倒卵形，微扁，褐色。

沙梨：乔木。叶片卵状椭圆形或卵形，先端长尖，基部圆形或近心形，稀宽楔形，边缘有刺芒状锯齿。伞形总状花序，具花6～9朵。果实近球形，浅褐色，有浅色斑点，先端微向下陷，萼片脱落。种子卵形，微扁，深褐色。

秋子梨：乔木。叶片卵形至宽卵形，基部圆形或近心形，稀宽楔形，边缘具有带刺芒状尖锐锯齿，早落。花序密集，总花梗和花梗在幼嫩时被茸毛，花柱离生，近基部有稀疏柔毛。果实近球形，黄色，萼片宿存，基部微下陷，具短果梗。

【性味功效】 甘、微酸，凉。清肺化痰，生津

591 奈（苹果）

【古籍原文】 味苦，寒。多食令人胪胀，病人尤甚。

奈江南乃有，而北国最丰，皆以作脯，不宜人。有林檎相似而小，亦恐非益人者。枇杷叶以出上卷，其实乃宜人。东阳，寻阳最多也。

【来　源】 为蔷薇科植物苹果*Malus pumila* Mill.的成熟果实。

【形态特征】 乔木。叶片椭圆形、卵形至宽椭圆形，先端急尖，基部宽楔形或圆形，边缘具有钝圆锯齿。伞房花序，具花3～7朵；花柱下半部密被灰白色茸毛，较雄蕊稍长。果实扁球形，先端常有隆起，萼洼下陷，萼片永存，果梗短粗。

【性味功效】 甘、酸，凉。益胃，生津，除烦，醒酒。

【古方选录】《滇南本草》：奈，适量。用法：炖膏，食之。主治：口渴。

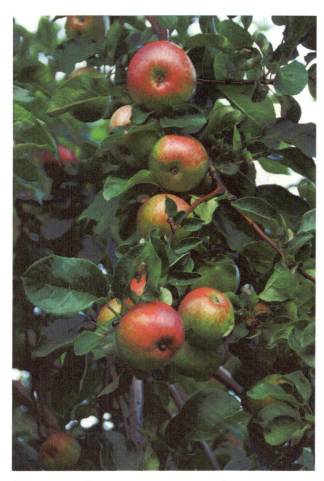

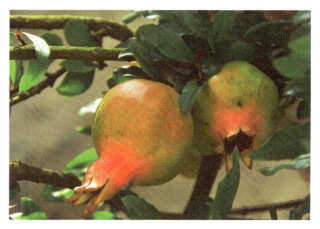

L.的成熟果皮。

【形态特征】落叶灌木或乔木。叶通常对生，纸质，矩圆状披针形。花大，1～5朵生于枝顶；花柱长，超过雄蕊。浆果近球形，通常为淡黄褐色或淡黄绿色，有时白色，稀暗紫色。种子多数，钝角形，红色至乳白色，肉质的外种皮供食用。

【性味功效】酸、涩，温。涩肠止泻，止血，驱虫。

【古方选录】《医钞类编》：石榴皮，陈壁土，加白矾少许。用法：浓煎熏洗，再加五倍子炒研敷托上之。主治：脱肛。

【用法用量】水煎服，3～10g；或入丸、散。外用适量，煎水熏洗；研末撒或调敷。

【使用注意】有一定毒性，用量不宜过大，以免中毒。

【现代研究】化学研究显示，含鞣质，蜡，甘露醇，黏液质，没食子酸，苹果酸，果胶，草酸钙，树胶，石榴皮碱，异石榴皮碱，伪石榴皮碱等。药理研究显示，具有收敛，驱虫，抗菌，抗病毒等作用。现代临床用于治疗细菌性痢疾，阿米巴痢疾，小儿消化不良，烧伤，肠炎，胆道感染，气管炎，肺部感染，慢性阑尾炎，淋巴结炎，多发性疖肿，外伤感染，化脓性中耳炎等。

【用法用量】适量生食、捣汁或熬膏。外用适量，捣汁涂。

【使用注意】不宜多食，过量易致肿胀，病人尤甚。

【现代研究】化学研究显示，果实含L-苹果酸，延胡索酸，琥珀酸，丙酮酸，葡萄糖，果糖，蔗糖，酒石酸，草酸，枸橼酸，糖醛酸，异枸橼酸，氨基酸，维生素C，金丝桃苷，越桔花青苷，果胶酸，半乳聚糖，胡萝卜素，槲皮素，槲皮苷等。药理研究显示，具有升血糖，升血压，利尿等作用。现多作水果食用。

592 安石榴（石榴皮）

【古籍原文】味甘、酸，无毒。主咽燥渴。损人肺，不可多食。其酸实壳，疗下痢，止漏精。其东行根，疗蛔虫，寸白。

石榴以花赤可爱，故人多植之，尤为外国所重。入药唯根，壳而以，其味有甜，酢，药家用酢者。其子为服食所忌也。

【来　　源】为石榴科植物石榴*Punica granatum*

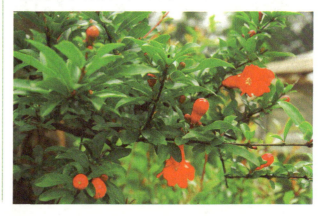

菜 部

菜 上

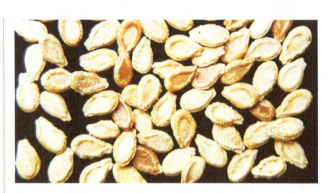

593 白瓜子

【古籍原文】味甘，平、寒，无毒。主令人悦泽，好颜色，益气不饥。久服轻身耐老，主除烦满不乐，久悦泽。一名水芝，一名白瓜子。生嵩高平泽。久服寒中。可作面脂，冬瓜仁也，八月采之。

〔谨案〕《经》云：冬瓜仁也，八月采之。已下为冬瓜仁说。《尔雅》云：水芝瓜也，非谓冬瓜别名。据《经》及下条瓜蒂，并生嵩高平泽，此即

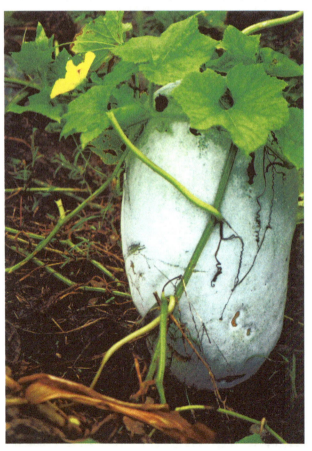

一物，但以甘字似白字，后人误以为白也。若其不是甘瓜，何因一名白瓜？此即是甘瓜不惑。且朱书论甘瓜之效，墨书说冬瓜之功，功异条同，陶为深误矣。案《广雅》：冬瓜一名地芝，与甘瓜全别，墨书宜附冬瓜科下。瓜蒂与甘瓜共条。《别录》云：甘瓜子主腹内结聚，破溃脓血，最为肠胃脾内痈要药。本草以为冬瓜，但用蒂，不云子也。今肠痈汤中用之。俗人或用冬瓜子，非也。又案诸本草单云瓜子或云甘瓜子，今此本误作白字，当改从甘也。

【来　　源】为葫芦科植物冬瓜Benincasa hispida (Thunb.) Cogn.的成熟种子。

【形态特征】一年生蔓生或架生草本。叶柄粗壮，被黄褐色硬毛和长柔毛；叶片肾状近圆形，雌雄同株；花单生。果实长圆柱状或近球状，大型，有硬毛和白霜。种子卵形，白色或淡黄色，压扁，有边缘，厚2mm。

【性味功效】甘，凉。润肺，化痰，消痈，利水。

【古方选录】《摘元方》：干冬瓜子、麦门冬、黄连各二两。用法：水煎服。主治：消渴不止，小便多。

【用法用量】水煎服，10～15g；或研末服。外用适量，研膏涂敷。

【使用注意】脾胃虚寒者慎用。

【现代研究】化学研究显示，种子含脂肪酸，磷脂酰胆碱，神经鞘磷脂和甾醇类化合物等。药理研究显示，有免疫促进和抑制胰蛋白酶活力等作用。现

CAI BU

代临床用于治疗支气管炎咳嗽痰多，肺脓肿，急性阑尾炎，急性肾炎水肿及尿路感染等。

594 白冬瓜

【古籍原文】味甘，微寒。主除小腹水胀，利小便，止渴。

被霜后合取，置经年，破取核，水洗，燥，乃擂取仁用之。冬瓜性冷利，解毒，消渴，止烦闷，直捣，绞汁服之。

【来　源】为葫芦科植物冬瓜 *Benincasa hispida*（Thunb.）Cogn.的成熟果实。

【形态特征】一年生蔓生或架生草本。叶片肾状近圆形，雌雄同株；花单生。子房卵形或圆筒形，密生黄褐色茸毛状硬毛；花柱长2～3mm，柱头3裂。果实长圆柱状或近球状，大型，有硬毛和白霜。种

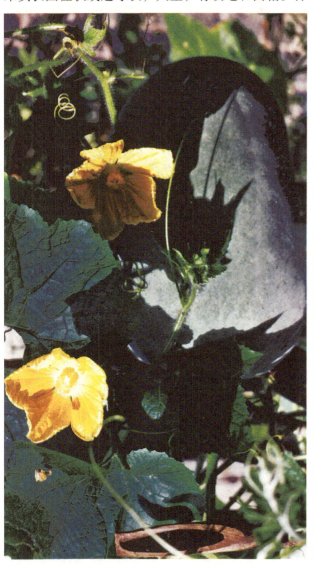

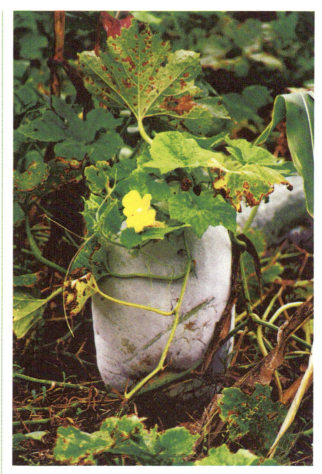

子卵形，白色或淡黄色，压扁，有边缘。

【性味功效】甘、淡，微寒。利尿，清热，化痰，生津，解毒。

【古方选录】《古今录验方》：冬瓜一枚，黄土泥厚裹五寸，煨令烂熟，去土绞汁服之。主治：伤寒后痢日久，津液枯竭，四肢浮肿，口干。

【用法用量】水煎服，60～120g；或煨；或捣汁。外用适量，捣敷；或煎水洗。

【使用注意】脾胃虚寒者不宜过食。

【现代研究】化学研究显示，含蛋白质，糖，粗纤维，灰分，钙，磷，铁，胡萝卜素，硫胺素，核黄素，烟酸，维生素C。药理研究显示，有利尿作用。现代临床用于治疗水肿。

595 瓜 蒂

【古籍原文】味苦，寒，有毒。主大水，身面四肢浮肿，下水，杀蛊毒，咳逆上气，食诸果不消，病在胸腹中，皆吐下之。去鼻中息肉，疗黄疸。其花，主心痛，咳逆。生嵩高平泽，七月七日采，

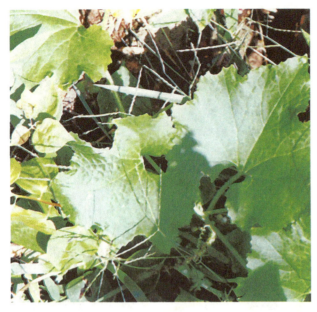

阴干。

　　瓜蒂多用早青蒂，此云七月七日采，便是甜瓜蒂也。人亦有用熟瓜蒂者，取吐乃无异，此止论其蒂所主耳。今瓜例皆冷利，早青者尤甚。熟瓜乃有数种，除瓤食不害人，若觉食多，入水自渍便消。永嘉有寒瓜甚大，今每即取藏经年食之。亦有再熟瓜，又有越瓜，人以作菹者，食之亦冷，并非药用耳。《博物志》云：水浸至项，食瓜无数。又云斑瓜花有毒，分采之，瓜皮杀蟢虫也。

【来　　源】为葫芦科植物甜瓜*Cucumis melo* L.的果柄。

【形态特征】一年生匍匐或攀援草本。茎、枝有棱，有黄褐色或白色的粗糙硬毛和疣状突起。叶片厚纸质。花单性，雌雄同株。雄花数朵簇生于叶腋；雌花单生，被柔毛。果实的形状、颜色因品种而异。种子白色或黄白色，卵形或长圆形。

【性味功效】苦，寒；有毒。涌吐痰食，除湿退黄。

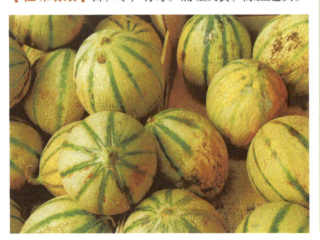

【古方选录】《伤寒论》瓜蒂散：瓜蒂（炒黄）、赤小豆各一分。用法：研末和匀，每服一钱匕；豆豉一合煮作稀糜，去渣取汁，和散顿服。功效：涌吐痰食。主治：痰涎宿食壅于上焦，胸中痞闷，烦懊不安，气冲咽喉等。

【用法用量】水煎服，3～6g；或入丸、散，0.3～1.5g。外用适量，研末吹鼻。

【使用注意】吐血、咯血、胃弱者及孕妇忌用。

【现代研究】化学研究显示，含葫芦苦素B、D、E，异葫芦苦素B，α-菠菜甾醇，甾醇和皂苷等。药理研究显示，有强烈催吐，增强免疫，保肝和抗肿瘤等作用。现代临床用于治疗食物中毒，急性传染性黄疸型肝炎，慢性肝炎，原发性肝癌和慢性鼻炎等。

596 冬葵子（冬葵果）

【古籍原文】味甘，寒，无毒。主五脏六腑寒热，羸瘦，五癃，利小便，疗妇人乳难内闭，久服坚骨，长肌肉，轻身延年。生少室山。十二月采。

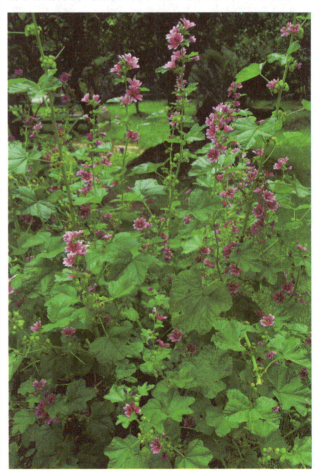

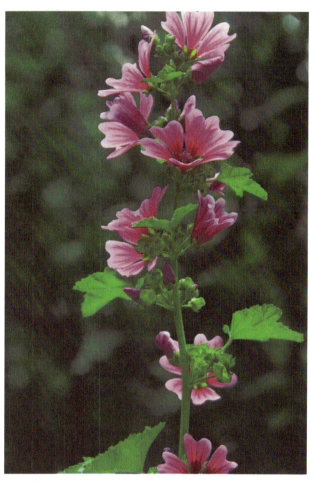

黄芩为之使。

【来　　源】为锦葵科植物野葵*Malva verticillata* L.和冬葵*Malva crispa* L.的成熟果实。

【形态特征】野葵：二年生草本。叶肾形或圆形，裂片三角形，边缘具钝齿。花3～5朵，多簇生于叶腋，具极短柄至近无柄；雄蕊柱长约4mm，被毛；花柱分支10～11枚。果扁球形；分果背面平滑，两侧具网纹。种子肾形，无毛，紫褐色。

【性味功效】甘，寒。润肠通便，利水消肿。

【古方选录】《千金要方》：冬葵果一升。用法：水三升，煎服，每日三次。功效：凉血，通淋。主治：血淋，虚劳尿血。

【用法用量】水煎服，3～9g；或入散。

【使用注意】脾虚便溏者及孕妇忌用。

【现代研究】化学研究显示，果实含脂肪油、蛋白质和淀粉等；种子含脂肪油及蛋白质等。药理研究显示，有排除或消除尿路结石，降血脂和抗动脉粥样硬化等作用。现代临床用于治疗便秘，腰腿痛，痔疮，尿路感染和尿路结石等。

597 葵 根

【古籍原文】味甘，寒，无毒。主恶疮，疗淋，利小便，解蜀椒毒。叶，为百菜主，其心伤人。

以秋种葵，覆养经冬，至春作子，谓之冬葵，多入药用，至滑利，能下石淋。春葵子亦滑利，不堪余药用。根，故是常葵尔。叶尤冷利，不可多食。术家取此葵子，微炒令烨炸，散着湿地，遍踏之。朝种葵暮生，远不过宿。又云取羊角，马蹄烧作灰，散于湿地，即生罗勒，俗呼为西王母菜，食之益人。生菜中，又有胡荽，芸台，白苣，邪蒿，并不可多食，大都服药通忌生菜耳。佛家斋，忌食薰渠，不得知是何菜？多言今芸台，憎其臭故也。

〔谨案〕罗勒，北人谓之兰香，避石勒讳故也。又薰渠者，婆罗门云阿魏是，言此草苗根似白芷，取根汁曝之如胶，或截根日干，并极臭。西国持咒人禁食之。常食中用之，云去臭气。戎人重此，犹俗中贵胡椒，巴人重负蠜等，非芸台也。

【来　　源】为锦葵科植物野葵*Malva verticillata* L.和冬葵*Malva crispa* L.的根。

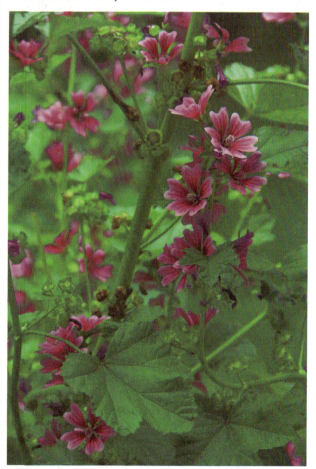

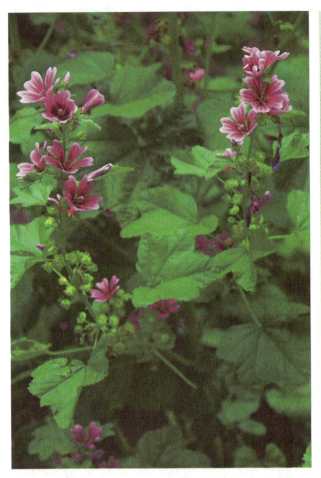

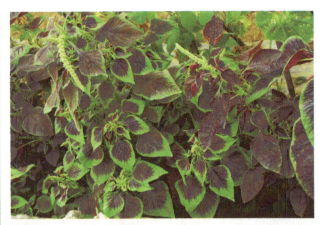

服益气力，不饥轻身。一名马苋，一名莫实，细苋亦同。生淮阳川泽及田中，叶如蓝，十一月采。

李云即苋菜也。今马苋别一种，布地生，实至微细，俗呼为马齿苋，亦可食，小酸，恐非今苋实。其苋实当是白苋，所以云细苋亦同，叶如蓝也。细苋即是糠苋，食之乃胜，而并冷利，被霜乃熟，故云十一月采。又有赤苋，茎纯紫，能疗赤下，而不堪食。药方用苋实甚稀，断谷方中时用之。

〔谨案〕赤苋，一名蒉。今苋实，亦名莫实，疑莫字误矣。赤苋，味辛，寒，无毒。主赤痢，又主射工、沙虱，此是赤叶苋也。马苋，亦名马齿

【形态特征】冬葵：一年生草本。不分支，茎被柔毛。叶圆形，常5～7裂或角裂，基部心形，裂片三角状圆形；叶柄瘦弱，疏被柔毛。花小，白色，单生或几朵簇生于叶腋，近无花梗至具极短梗。果扁球形，网状，具细柔毛。种子肾形，暗黑色。

【性味功效】甘，寒。清热利水，解毒。

【古方选录】《圣济总录》冬葵根汤：冬葵根五两，车前草五两，木通（细锉）三两，大黄（锉炒）半两。用法：上四味，粗捣筛，每服五钱匕，水一盏半，煎至八分，去滓食前温服。主治：妊娠大小便不通，腹胀瞀闷。

【用法用量】水煎服，15～30g；或捣汁。外用适量，研末调敷。

【使用注意】阳虚者慎服。

【现代研究】现代临床用于治疗产后乳汁减少。

598 苋 实

【古籍原文】味甘，寒、大寒，无毒。主青盲，白翳，明目，除邪，利大小便，去寒热，杀蛔虫。久

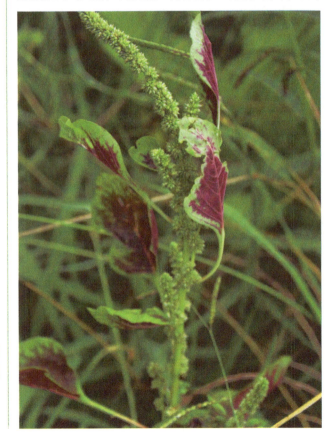

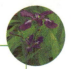

草，味辛，寒，无毒。主诸肿瘘，疣目，捣揩之饮汁，主反胃，诸淋，金疮，血流，破血，症癖，小儿尤良；用汁洗紧唇，面疱，马汁射工毒，涂之差。

【来　源】为苋科植物苋*Amaranthus tricolor* L.的茎叶、种子。

【形态特征】一年生草本。分支较多。叶对生，叶片卵状椭圆形至披针形，叶有红色、紫色或绿紫杂色等。花单性或杂性，密集成簇，花簇球形，腋生或顶生；花被片3片，矩圆形，具芒尖；雄蕊3枚；雌花柱2～3枚。胞果矩圆形。种子黑褐色。

【性味功效】甘，寒。清肝明目，通利二便。

【古方选录】《太平圣惠方》：苋实末半两。用法：分二服，以新汲水调下。主治：大小便难。

【用法用量】煎服，6～10g。

【使用注意】脾胃虚寒者不宜使用。

【现代研究】化学研究显示，叶含大量维生素C及苋色素；种子含脂肪油，油中有肉豆蔻酸、棕榈酸、花生酸、油酸及山嵛酸等。现代临床用于治疗急性黄疸型肝炎，急性肠炎，痢疾，白内障，视物不清，血尿，过敏性皮炎和湿疹等。

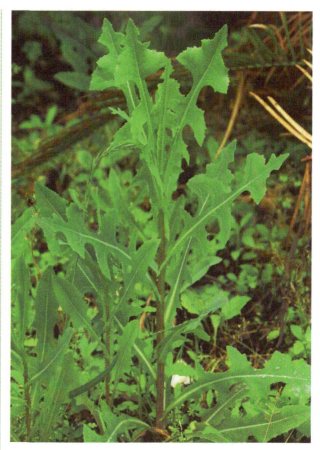

599 苦菜

【古籍原文】味苦，寒，无毒。主五脏邪气，厌谷胃痹，肠澼，渴热中疾，恶疮。久服安心益气，聪察，少卧，轻身耐老，耐饥寒，高气不老。一名荼草，一名选，一名游冬。生益州川谷，生山陵道旁，凌冬不死。三月三日采，阴干。

疑此则是今茗。茗一名荼，又令人不眠，亦凌冬不凋，而嫌其止生益州。益州乃有苦菜，正是苦蒨耳。上卷上品白英下，以注之。《桐君药录》云：苦菜叶三月生扶疏，六月华从叶出，茎直花黄，八月实黑；实落根复生，冬不枯。今茗极似此，西阳武昌及庐江晋熙茗皆好，东人止作青茗。茗皆有渤，饮之宜人。凡所饮物，有茗及木叶天门冬苗，并菝葜，皆益人，余物并冷利。又巴东间别有真茶，火煏作卷结，为饮亦令人不眠，恐或者此。俗中多煮檀叶及大皂李作茶饮，并冷。又南方有瓜芦木，亦似茗，至苦涩，取其叶作屑，煮饮汁，即通夜不眠；煮盐人唯资此饮尔，交广最所

重，客来先设，乃加以香芼辈耳。

〔谨案〕苦菜，《诗》云：谁谓荼苦；又云：堇荼如饴，皆苦菜异名也。陶谓之茗，茗乃木类，殊非菜流。茗，春采为苦樏。樏音迟遐反，非途音也。案《尔雅·释草》云：荼，苦菜。释木云：槚，苦樏。二物全别，不得为例。又《颜氏家训》案《易统通卦验玄图》曰：苦菜生于寒秋，经冬历春，得夏乃成。一名游冬。叶似苦苣而细，断之而有白汁，花黄似菊。此则与桐君略同，今所在有之也。苦荬乃龙葵耳，俗亦名苦菜，非荼也。

【来　源】为菊科植物苦苣菜*Sonchus oleraceus* L.的全草。

【形态特征】一年或二年生草本，高30～100cm。茎直立，中空，具乳汁，顶端及中上部或具有稀疏腺毛。叶互生，长椭圆状披针形，先端锐尖，边缘羽裂或琴状羽裂，有不规则刺状尖齿；基部叶有短柄，茎上叶无柄，耳郭状抱茎。头状花序顶生，总苞圆筒状；舌状花黄色；雄蕊5枚；子房下位。瘦果倒卵状椭圆形，扁平，成熟时呈红褐色。

【性味功效】苦，寒。清热，凉血，解毒。

【古方选录】《滇南本草》：紫苦菜适量。用法：

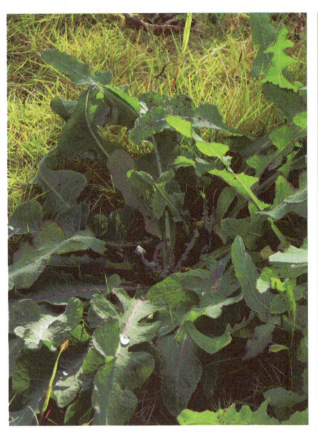

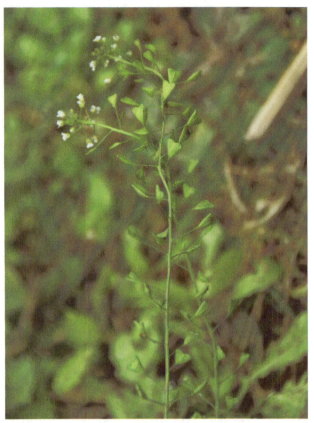

捣汁水煎，酒和服。主治：妇人乳结红肿疼痛。

【用法用量】水煎服，15～30g。外用适量，捣汁涂抹或水煎浸洗。

【使用注意】脾胃虚寒者忌用。

【现代研究】化学研究显示，含苦苣菜苷A、B、C、D，葡萄糖中美菊素C，9-羟基葡萄糖中美菊素A，假还阳参苷A，毛连菜苷B、C，金丝桃苷，蒙花苷，芹菜素，槲皮素，山柰酚，维生素C等。药理研究显示，具有抗肿瘤作用。现代临床用于治疗急性胃炎腹痛，月经不调，慢性支气管炎咳嗽，痔疮和痈疽疮疡等。

600 荠

【古籍原文】味甘，温，无毒。主利肝气，和中。其实，主明目，目痛。

荠类又多，此是人可食者，生叶作菹、羹亦佳。《诗》云：谁谓荼苦，其甘如荠。又疑荼是菜类矣。

【来　源】为十字花科植物荠菜*Capsella bursa-pastoris*（L.）Medic.的全草或根。

【形态特征】一年或二年生草本。茎直立。基生叶

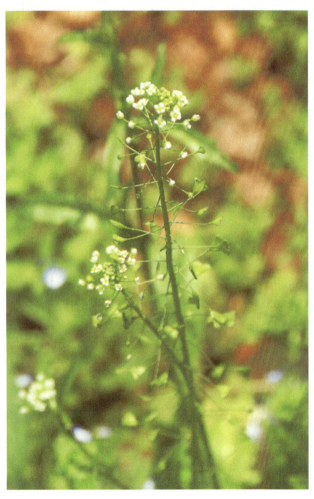

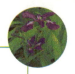

丛生呈莲座状，大头羽状分裂，顶裂片卵形至长圆形。总状花序顶生及腋生。短角果倒三角形，扁平，无毛，顶端微凹，裂瓣具网脉。种子2行，长椭圆形，浅褐色。

【性味功效】甘、淡，凉。凉肝止血，平肝明目，清热利湿。

【古方选录】《三因方》葶苈大丸：甜葶苈（纸隔炒）、荠菜根各等分。制法：上为末，蜜丸如弹子大。每服一丸，陈皮汤嚼下。主治：肿满，腹大，四肢枯瘦，小便涩浊。

【用法用量】水煎服，15～30g，鲜品60～120g；或入丸、散。外用适量，捣汁点眼。

【现代研究】化学研究显示，含草酸、酒石酸、苹果酸、丙酮酸、氨基酸、蔗糖、山梨糖、乳糖、葡萄糖胺、山梨糖醇、芦丁、乙酸胆碱、棕榈酸、黑芥子苷及钾、钙、钠、铁、氯、磷、锰等。药理研究显示，有兴奋子宫、降血压、抗肿瘤、解热、抑制小肠收缩等作用。现代临床用于治疗尿血、高血压、风湿性心脏病、乳糜尿、产后流血、痢疾、内伤吐血、崩漏及月经过多等。

601 芜菁及芦菔

【古籍原文】味苦，温，无毒。主利五脏，轻身益气，可长食之。芜菁子，主明目。

　芦菔是今温菘，其根可食，叶不中啖。芜菁根乃细于温菘，而叶似菘，好食。西川惟种此，而其子与温菘甚相似，小细耳。俗方无用，服食家亦炼饵之，而不云芦菔子，恐不用也。俗人蒸其根及作菹，皆好，但小熏臭耳。又有赤根，细而过辛，不宜服也。

　〔谨案〕芜菁，北人又名蔓菁，根、叶及子，

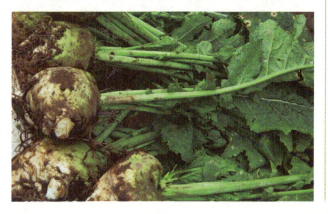

乃是菘类，与芦菔全别，至于体用亦殊。今言芜菁子似芦菔，或谓芦菔叶不堪食，兼言小熏体，是江表不产二物，斟酌注铭，理丧其真耳。其蔓菁子，疗黄疸，利小便。水煮三升，取浓汁服，主症瘕积聚；少饮汁，主霍乱，心腹胀；末服，主目暗。其芦菔别显后条。

【来　源】为十字花科植物芜菁 *Brassica rapa* L.的根或叶。

【形态特征】二年生草本。块根肉质，球形、扁圆形，外皮白色、黄色或红色，根肉质白色或黄色，无辣味。基生叶大头羽裂或为复叶，边缘波状或浅裂。总状花序顶生。长角果线形，果瓣具一明显中脉。种子球形，浅黄棕色，有细网状窠穴。

【性味功效】苦、辛、甘，温。消食下气，解毒消肿。

【古方选录】《肘后方》：芜菁根（大者，削去上皮）。用法：熟捣，苦酒和如泥，煮三沸，急搅之出，敷肿，帛裹上，日再三易。主治：卒毒肿起，急痛。

【用法用量】内服，水煮食或捣汁饮。外用适量，捣敷。

【使用注意】《千金食治》：不可多食，令人气胀。《本草衍义》：过食动气。

【现代研究】化学研究显示，可食部含蛋白质、脂肪、糖类（包括葡萄糖、蔗糖、果糖）、粗纤维、钙、磷、铁、核黄素、烟酸、维生素C、氨基酸、对-香豆酸、咖啡酸、阿魏酸、龙胆酸、苯丙酮酸、对羟基苯甲酸。药理研究显示，有抗菌、抗寄生虫、抑制甲状腺素合成等作用。现代少用。

602 莱菔根

【古籍原文】味辛，甘，温，无毒。主散服及炮煮服食，大下气，消谷，去淡澼，肥健人，生捣汁服，主消渴试大有验。

　陶谓温菘是也。其嫩叶为生菜食之。大叶熟啖，消食和中。根效在芜菁之右。（新附）

【来　源】为十字花科植物莱菔 *Raphanus sativus* L.的鲜根。

【形态特征】一年或二年生草本。直根肉质，长圆形，外皮绿色。基生叶和下部茎生叶大头羽状半

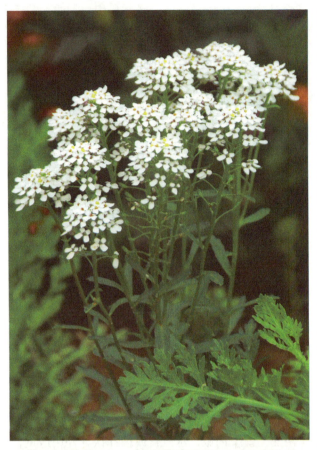

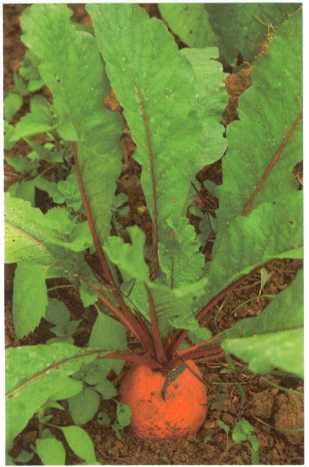

裂，顶裂片卵形。总状花序顶生及腋生；花白色或粉红色。长角果圆柱形。种子1～6粒，卵形，微扁，红棕色，有细网纹。

【性味功效】辛、甘，凉。消食，下气，化痰，止血，解渴，利尿。

【古方选录】《濒湖集验方》：萝卜生嚼数片，或生菜嚼之亦佳。干者，熟者，盐腌者，及人胃冷者，皆不效。主治：食物作酸。

【用法用量】生食，捣汁涂，30～100g；或煎汤、煮食。外用适量，捣敷，滴鼻，煎水洗。

【使用注意】脾胃虚寒者不宜生食。

【现代研究】化学研究显示，含芥子油苷，葡萄糖，蔗糖，果糖，咖啡酸，阿魏酸，苯丙酮酸，龙胆酸，草酸，芥酸，亚油酸，亚麻酸，葫芦巴碱，胆碱，腺嘌呤，维生素C以及氨基酸等。药理研究显示，有抗菌，抗病毒，可防止胆石形成等作用。现代临床用于治疗滴虫性阴道炎，过敏性结肠炎，急性扭挫伤，肺结核咯血，粘连性肠梗阻等。

603 龙 葵

【古籍原文】味苦，寒，微甘，滑，无毒。食之解劳少睡，去虚热肿。其子疗疔疮肿，所在有之。

即关河间谓之苦菜者，叶圆花白，子若牛李子，生青熟黑，但堪煮食，不任生啖。（新附）

【来　源】为茄科植物龙葵*Solanum nigrum* L.的全草。

【形态特征】一年生直立草本。茎无棱，绿色或紫色，近无毛或被微柔毛。叶卵形，先端短尖，全缘或每边具不规则的波状粗齿。蝎尾状花序腋外生，

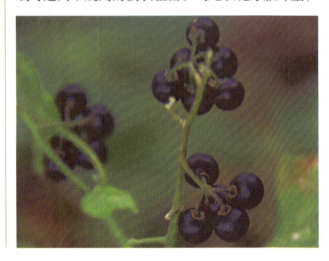

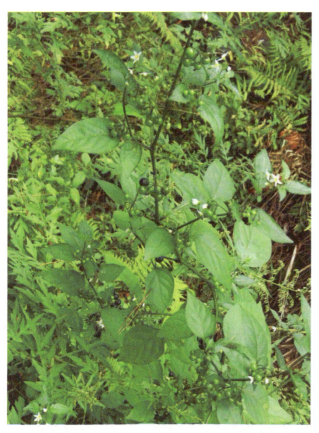

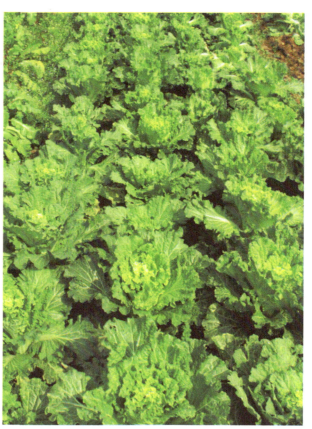

由3～6朵花组成。浆果球形，熟时黑色。种子多数，近卵形，两侧压扁。

【性味功效】苦，寒。清热解毒，活血消肿。

【古方选录】《圣济总录》龙葵散：龙葵根（净洗，细切）一握，乳香（研）三两，杏仁（去皮、尖、双仁）六十枚，黄连（去须）三两。制法：上为细末。主治：因乳石发动，黑疮肿焮。

【用法用量】水煎服，15～30g。外用适量，捣敷或煎水洗。

【使用注意】脾胃虚弱者勿服。

【现代研究】化学研究显示，含澳洲茄碱，澳洲茄边碱，β-澳洲茄边碱，α-胡萝卜素，澳洲茄胺，胆甾醇等。药理研究显示，有抗炎，升高血糖，降血压，抗菌，镇咳祛痰，抗癌等作用；大剂量使用可致小鼠中毒。现代临床用于治疗毒蛇咬伤，跌打扭筋肿痛，痢疾，急性肾炎，急性盆腔炎，慢性支气管炎，癌症胸腹水，白细胞减少，妇女带下等。

604 菘（青菜、白菜）

【古籍原文】味甘，温，无毒。主通利肠胃，除胸中烦，解酒渴。

菜中有菘，最为恒食，性和利人，无余逆忤，令人多食。如似小冷，而又耐霜雪。其子可作油，敷头长发；涂刀剑，令不锈。其有数种，犹是一类，正论其美与不美耳。服药有甘草而食菘，即令病不除。

〔谨案〕菘菜不生北土，有人将子北种，初一年半为芜菁，二年菘种都绝；将芜菁子南种，亦二年都变成土地所宜，颇有此例。其子亦随色变，但粗细无异尔。菘子黑，蔓菁子紫赤，大小相似。惟芦菔子黄赤色，大数倍，复不圆也。其菘有三种：有牛肚菘，叶最大浓，味甘；紫菘叶薄细，味少苦；白菘似蔓菁也。

【来　　源】为十字花科植物青菜Brassica chinensis L.的叶。

【形态特征】一年或二年生草本。无毛，带粉霜；根粗，坚硬，块根常呈纺锤形，有短根颈。基生叶倒卵形，坚实，深绿色，有光泽。总状花序顶生，呈圆锥状；花浅黄色。长角果线形，坚硬，无毛；种子球形，紫褐色，有蜂窝纹。

【性味功效】甘，凉。解热除烦，生津止渴，清肺消痰，通利肠胃。

【古方选录】《本草纲目》：白菘菜。用法：捣烂

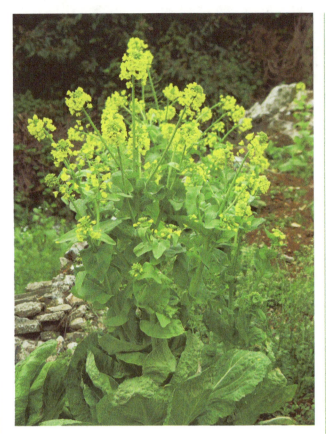

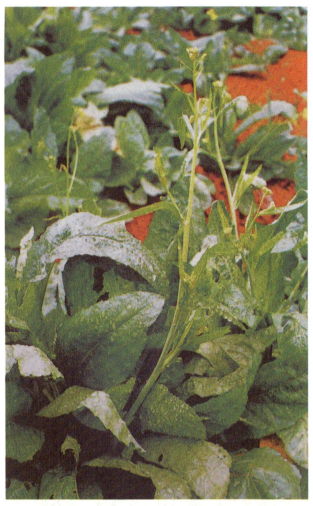

涂之。主治：漆毒生疮。

【用法用量】内服适量，煮食或捣汁饮。外用适量，捣敷。

【使用注意】脾胃虚寒、大便溏薄者慎服。

【现代研究】化学研究显示，嫩茎、叶含蛋白质，脂肪，糖类，粗纤维，钙，磷，铁，胡萝卜素，核黄素，烟酸，维生素C等。现代以蔬菜食用为主，药用很少。

605 芥（芥菜）

【古籍原文】味辛，温，无毒。归鼻。主除肾邪气，利九窍，明耳目，安中，久服温中。

似菘而有毛，味辣，好作菹，亦生食。其子可藏冬瓜。又有莨，以作菹，甚辣快。

〔谨案〕此芥有三种：叶大粗者，叶堪食，子入药用，熨恶注至良；叶小子细者，叶不堪食，其子但堪为蒱耳；又有白芥子，粗大白色，如白粱米，甚辛美，从戎中来。《别录》云：子主射工及注气发无恒处，丸服之，或捣为末，醋和涂之，随手验也。

【来　　源】为十字花科植物芥菜*Brassica juncea*

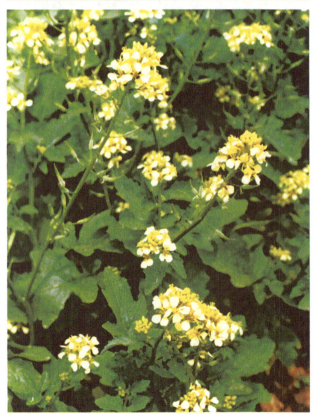

（L.）Czern. et Coss.的嫩茎叶。

【形态特征】一年生草本，常无毛。茎直立，有分支。基生叶宽卵形；顶端钝圆，基部楔形，大头羽裂，具2～3对裂片。总状花序顶生，花后延长；花黄色。长角果线形，果瓣具一凸起突出中脉。种子球形，紫褐色。

【性味功效】辛，温。利肺豁痰，消肿散结。

【古方选录】《本草纲目》：芥菜秆。用法：烧存性，研末，频服之。主治：牙龈肿烂，出臭水者。

【用法用量】水煎服，12～15g；或用鲜品捣汁。外用适量，煎水熏洗或烧存性研末撒。

【使用注意】目疾、疮疡、痔疮、便血及阴虚火旺者慎用。

【现代研究】化学研究显示，含具挥发性的异疏氰酸酯，芸薹抗毒素，环芸薹宁，马兜铃酸等。现代临床用于治疗膀胱结石，脱肛等。

606 苜 蓿

【古籍原文】味苦，平，无毒。主安中，利人，可久食。

长安中乃有苜蓿园，北人甚重此，江南人不甚食之，以无气味故也。外国复别有苜蓿草，以疗目，非此类也。

〔谨案〕苜蓿茎叶平，根寒。主热病，烦满，目黄赤，小便黄，酒疸。捣取汁，服一升，令人吐利，即愈。

【来　源】为豆科植物南苜蓿*Medicago hispida* Gaertn.和紫苜蓿*Medicago sativa* L.的全草。

【形态特征】南苜蓿：一年或二年生草本。茎平卧。羽状三出复叶。花序头状伞形；总花梗腋生，

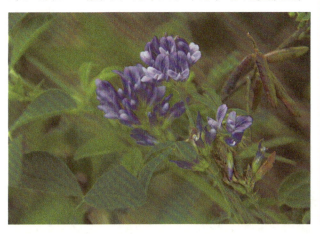

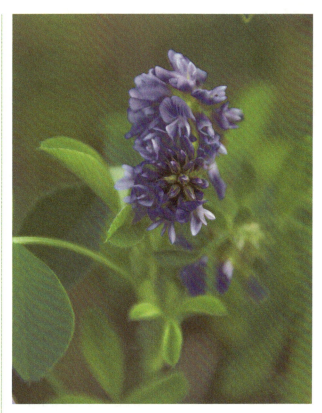

纤细无毛。荚果盘形，暗绿褐色；种子每圈1～2粒。种子长肾形，棕褐色，平滑。

紫苜蓿：多年生草本。根粗壮。茎直立，丛生以至平卧。羽状三出复叶。花序总状或头状；子房线形，花柱短阔，上端细尖，柱头点状，胚珠多数。荚果螺旋状，中央无孔或近无孔，熟时棕色；有种子10～20粒，种子卵形，平滑，黄色或棕色。

【性味功效】苦、涩、微甘，平。清热凉血，利湿退黄，通淋排石。

【临床用方】《吉林中草药》：苜蓿叶（研末）五钱，豆腐一块，猪油三两。用法：炖熟一次服下，连续服用。主治：浮肿。

【用法用量】水煎服15～30g；或捣汁，鲜品90～150g；或研末，3～9g。

【使用注意】《食疗本草》：少食好，多食当冷气入筋中，即瘦人。姚可成《食物本草》：苜蓿不可同蜜食，令人下利。

【现代研究】化学研究显示，含胡萝卜素皂苷，大豆皂苷，植物甾醇，植物甾醇酯，游离脂肪酸，卢瑟醇，苜蓿二酚，香豆雌酚，刺芒柄花素，大豆素，小麦黄素，瓜氨酸，刀豆酸，水苏碱，水苏碱及唾液酸、果胶酸等。药理研究显示，有抗动脉粥样硬化，提高免疫功能，轻度的雌激素样及抗氧

化，对胰蛋白酶的抑制等作用。现代临床用于治疗各种黄疸，膀胱结石，小便不通，痔疮出血，细菌性痢疾，肠炎，浮肿，尿路结石等。

607 荏子（白苏子）

【古籍原文】味辛，温，无毒。主咳逆，下气，温中，补体。叶，主调中，去臭气。九月采，阴干。

荏状如苏，高大白色，不甚香，子共研之，杂米作糜，甚肥美，下气，补血。东人呼为荏，以其似蘇字，但除禾边故也。榨其子作油，日煎之，即今油帛及和漆用者，服食断谷亦用之，名为重油。

〔谨案〕《别录》：荏叶，人常生食，子故不及苏。言为重油入漆及油绢帛，此乃用大麻子油，非用此也。漆及油帛，江左所无，故陶为谬误也。

【来　　源】为唇形科植物白苏 *Perilla frutescens*（L.）Britt.的成熟果实。

【形态特征】一年生草本。茎绿色或紫色，钝四棱形，具四槽，密被长柔毛。叶阔卵形或圆形。轮伞花序具花2朵；花梗密被柔毛。花柱先端相等，2浅裂。花盘前方呈指状膨大。小坚果近球形，灰褐色，具网纹。

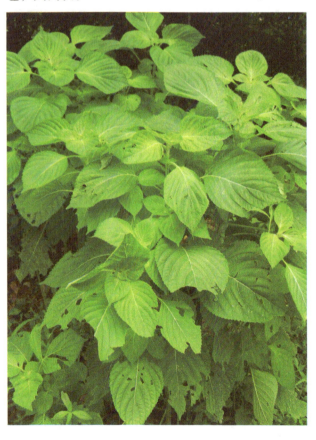

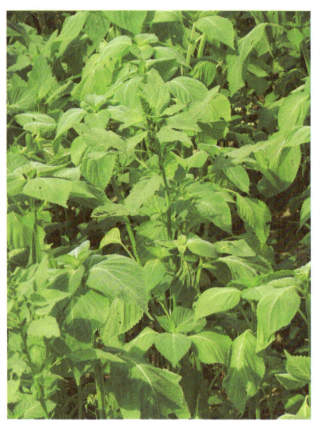

【性味功效】辛，温。下气，消痰，润肺，宽肠。

【临床用方】《福建中草药》：白苏子6g，青蒿、马兰、连钱草各3g。用法：水煎服。主治：防治流行性感冒。

【用法用量】内服，煎汤，5～10g。

【使用注意】久虚咳嗽、脾虚便滑者不宜。

【现代研究】化学研究显示，种子油含左旋紫苏醛，白苏烯酮，松茸醇和左旋芳樟醇；种子中的脂肪油主要为甘油三亚油酸酯和甘油三棕榈酸酯、α-亚麻酸。药理研究显示，有调血脂，抑制肿瘤，抗血栓，对变态反应及炎症有抑制等作用。现代临床用于治疗感冒。

菜 中

608 蘴 实

【古籍原文】味辛，温，无毒。主明目，温中，耐风寒，下水气，面目浮肿，痈疡。叶归舌，除大小

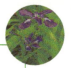

肠邪气，利中益志。马蓼，去肠中蛭虫，轻身。生雷泽川泽。

此类又多，人所食有三种：一是紫蓼，相似而紫色；一是香蓼，亦相似而香，并不甚辛，而好食；一是青蓼，人家常有，其叶有圆、有尖，以圆者为胜，所用即是此。干之以酿酒，主疗风冷，大良。马蓼生下湿地，茎斑，叶大有黑点。亦有两三种，其最大者名茏古，即是荭草，以在上卷中品。

〔谨案〕《尔雅》云：荭，一名茏古，大者名则，最大者，不名茏古，陶误呼之。又有水蓼，叶大似马蓼，而味辛。主被蛇伤，捣敷之；绞汁服，止蛇毒入腹心闷者；又水煮渍脚捋之，消脚气肿。生下湿地水旁。

【来　　源】为蓼科植物水蓼*Polygonum hydropiper* L.的成熟果实。

【形态特征】一年生草本。高20～80cm，有辣味。茎直立，有的下部倾斜或伏地，多分支，无毛，红褐色，节部膨大，基部节上常生须根。叶互生，叶片披针形或椭圆状披针形，两面有棕黑色腺点；托叶鞘筒状，膜质。花序穗状，腋生或顶生，

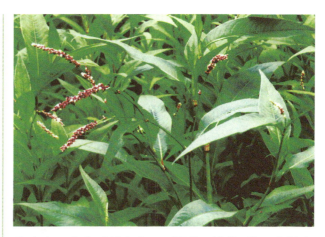

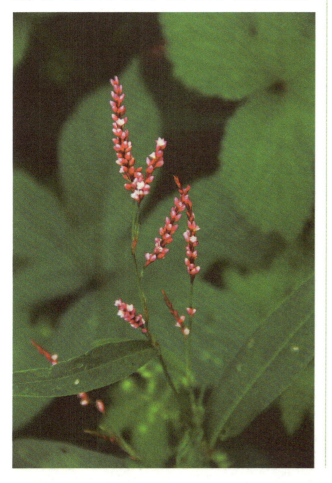

花疏生，白色或淡红色，5深裂，雄蕊6枚。瘦果卵形，有3条棱。

【性味功效】辛，温。化湿利水，破瘀散结，解毒。

【古方选录】《药性论》：蓼实捣末。用法：和白蜜，鸡子调和。外敷于患处。主治：小儿头疮。

【用法用量】水煎服，15～30g。外用适量。

【使用注意】月经过多者或孕妇慎用。

【现代研究】化学研究显示，全草含蓼黄素，蓼黄素-7-甲醚，芦丁，金丝桃苷，槲皮黄苷，蓼醛，异蓼醛，挥发油，β-谷甾醇-葡萄糖苷，维生素K，蒽醌及衍生物等。药理研究显示，全草有明显抗炎，收缩子宫，抗着床，加速血液凝固，降血压，抑制金黄色葡萄球菌、伤寒杆菌等作用。现代临床用于治疗阿米巴痢疾，脚癣，湿疹，过敏性皮炎，风湿性关节肿痛，月经不调和急性胃肠炎等。

609 葱　实

【古籍原文】味辛，温，无毒。主疗明目，补中不足。其茎葱白，平，可作汤，主伤寒，寒热，出汗，中风，面目肿，伤寒骨肉痛，喉痹不通，安胎，归目，除肝邪气，安中，利五脏，益目精，杀百药毒。葱根，主伤寒头痛。葱汁，平，温。主溺血，解藜芦毒。

〔谨案〕葱有数种，山葱曰茖葱，疗病似胡葱，主诸恶蛓，狐尿刺毒，山溪中沙虱，射工等毒。煮汁浸或捣敷大效，亦兼小蒜，茱萸辈，不独用也。其人间食葱，又有二种：有冻葱，即经冬不死，分茎栽莳而无子；又有汉葱，冬则叶枯。食用入药，冻葱最善，气味亦佳也。

【来　　源】为百合科植物葱*Allium fistulosum* L.的

成熟果实。

【形态特征】多年生草本，高可达50cm。通常簇生，全体具辛臭，折断后有辛味的黏液。须根丛生，白色。鳞茎单生。叶圆筒状，中空，向顶端渐狭，约与花葶等长。花葶圆柱状，中空；伞形花序球状，多花，较疏散；花白色；花被近卵形，先端渐尖，具反折的尖头，外轮的稍短；蒴果三棱形。种子黑色，三角状半圆形。

【性味功效】辛，温。温肾，明目，解毒。

【古方选录】《肘后备急方》葱豉汤：葱实一虎口，豉一升。用法：以水三升，煮取一升，顿服取汗。不汗复更作，加葛根二两，升麻三两，五升水，煎取二升，分再服，必得汗。若不汗，更加麻黄二两，又用葱汤研米二合，水一升，煮之，少时下盐、豉，后纳葱白四物，令火煎取三升，分服取汗。主治：外感初起，恶寒发热，无汗，头痛鼻塞。

【用法用量】水煎服，5～15g。外用适量。

【使用注意】外感风热表证者不宜。

【现代研究】化学研究显示，鳞茎及幼苗含挥发

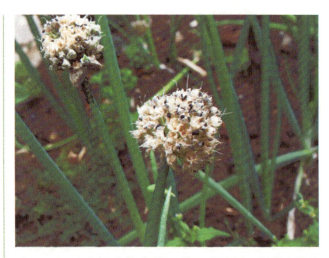

油0.01%；有机硫化合物20种，主要有丙基甲基硫代硫磺酸酯，甲基烯丙基硫代硫磺酸酯，甲基丙烯基三硫醚，烯丙基硫醇，甲丙基二硫醚等；还含不饱和脂肪醛，脂肪酮，萜烯类化合物等。现代临床用于治疗感冒，咳嗽，消化不良和急性胃肠炎等；也用作食品调料。

610 薤（薤白）

【古籍原文】味辛，苦，温，无毒。主金创创败，轻身，不饥耐老，归骨。菜芝也。除寒热，去水气，温中，散结，利病人。诸疮，中风寒水肿以涂之。生鲁山平泽。

葱，薤异物，而今共条。《本经》即无韭，以其同类故也，今亦取为副品种数。方家多用葱白及叶中涕，名葱苒，无复用实者。葱亦有寒热，其白冷，清热，伤寒汤不得令有青也。能消桂为水，亦化五石，仙术所用。薤又温补，仙方及服食家皆须之，偏入诸膏用，并不可生啖，熏辛为忌耳。

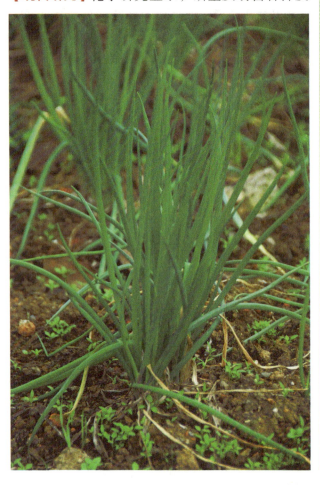

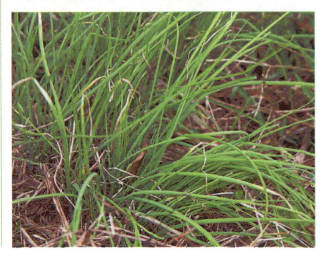

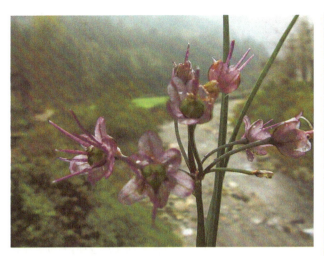

〔谨案〕薤乃是韭类，叶不似葱，今云同类，不识所以然。薤有赤，白二种：白者补而美；赤者主金创及风，苦而无味，今别显条于此。

【来　源】为百合科植物小根蒜Allium macrostemon Bunge、薤头Allium chinense G. Don的鳞茎。

【形态特征】小根蒜：鳞茎近球状，基部常具小鳞茎（因其易脱落故在标本上不常见）。叶3～5片，半圆柱状。伞形花序半球状至球状，具多而密集的花；珠芽暗紫色，基部亦具小苞片；花淡紫色或淡红色；花被片矩圆状卵形；子房近球状；花柱伸出花被外。

薤头：鳞茎数枚聚生，狭卵状。叶2～5片。伞形花序近半球状，较松散；花淡紫色至暗紫色；花被片宽椭圆形，顶端钝圆；花丝等长，内轮的基部扩大，扩大部分每侧各具1齿；子房倒卵球状，腹缝线基部具有帘的凹陷蜜穴；花柱伸出花被外。

【性味功效】辛、苦，温。通阳散结，行气导滞。

【古方选录】《金匮要略》栝蒌薤白白酒汤：栝蒌实（捣）一枚，薤白半斤，白酒七升。用法：水煎，取二升，分温再服。主治：胸痹，喘息咳唾，胸背痛，短气，寸口脉沉而迟，关上小紧数。

【用法用量】水煎服，5～10g，鲜品30～60g；或入丸、散；亦可煮粥食。外用适量，捣敷；或捣汁涂。

【使用注意】阴虚及发热者慎服。

【现代研究】化学研究显示，含挥发油，大蒜氨酸，甲基大蒜氨酸，大蒜糖，薤白苷甲和薤白苷丁等。药理研究显示，有抗动脉粥样硬化，抑制血小板聚集和释放反应，促进纤维蛋白溶解，利尿，降压，抗癌和抑制痢疾杆菌，金黄色葡萄球菌等作用。现代临床用于治疗胃痛，动脉粥样硬化，肠炎，细菌性痢疾，胸痹心痛，食后腹胀，滴虫性阴道炎等；也用作食品调料。

611 韭

【古籍原文】味辛，微酸，温，无毒。归心，安五脏，除胃中热，利病人，可久食。子，主梦泄精，溺白。根，主养发。

韭子入棘刺诸丸，主漏精；用根，入发膏；用叶，人以煮鲫鱼鲊，断卒下痢，多验。但此菜殊辛臭，虽煮食之，便出犹奇熏灼，不如葱，薤熟则无气，最是养性所忌也。生姜是常食物，其已随干姜在中品，今依次入食，更别显之，而复有小异处，所以弥宜书。生姜，微温，辛，归五脏，去淡下气，止呕吐，除风邪寒热。久服少志，少智，伤心气，如此则不可多食长御，有病者是所宜也耳。今人啖诸辛辣物，惟此最恒，故《论语》云："不撤姜食"。言可常啖，但勿过多耳。

〔谨案〕姜，久服通神明，主风邪，去淡气，生者尤良。《经》云：久服通神明，即可常啖也。今云少智，少志，伤心气，不可多服者，误为此

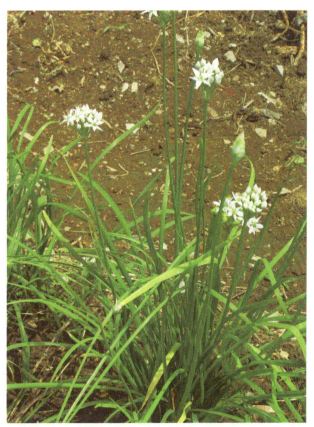

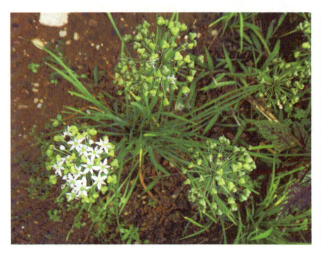

说，检无所据也。

【来　　源】为百合科植物韭Allium tuberosum Rottl. ex Spreng.的叶、种子或根。

【形态特征】具倾斜的横生根状茎。叶条形，扁平，实心。花白色；花丝等长，基部合生并与花被片贴生，分离部分狭三角形，内轮的稍宽；子房倒圆锥状球形，外壁具细的疣状突起。

【性味功效】韭根：辛，温。温中，行气，散瘀，解毒。韭种子：辛、甘，温。补益肝肾，壮阳固精。韭叶：辛，温。补肾，温中行气，散瘀，解毒。

【古方选录】《丹溪心法》：韭菜捣汁二两，牛乳一盏。用法：用生姜汁半两，和匀，温服。主治：翻胃。

【用法用量】韭根：内服，煎汤，鲜者 30～60g；或捣汁。外用，捣敷；或温熨；或研末调敷。韭种子：内服，煎汤，6～12g；或入丸、散。韭叶：捣汁饮，60～120g；或煮粥；或炒熟，作羹。外用适量，捣敷；煎水熏洗；热熨。

【使用注意】阴虚内热及疮疡、目疾患者均忌食。

【现代研究】化学研究显示，根含甲基烯丙基二硫化物，二甲基二硫化物，蒜氨酸等；种子含硫化物，苷类，维生素C等；叶含甲基烯丙基二硫化物，二甲基二硫化物，山奈酚葡萄糖苷，槲皮素葡萄糖苷，β-胡萝卜素，抗坏血酸，大蒜辣素，氨基酸等。药理研究显示，具有抗突变，抗滴虫，抗菌，扩张血管，兴奋子宫等作用。现代临床用于治疗鼻衄，吐血，疝痛，急性乳腺炎，荨麻疹，过敏性紫癜，牙痛，伤口感染等；叶可用作蔬菜或食品调料。

612 白蘘荷

【古籍原文】微温。主中蛊及疟。

今人乃呼赤者为蘘荷，白者为覆葅，叶同一种耳，于人食之，赤者为胜。药用白者。中蛊者服其汁，并卧其叶，即呼蛊主姓名。亦主诸溪毒，沙虱辈，多食损药势，又不利脚。人家种白蘘荷，亦云辟蛇。

〔谨案〕根主诸恶疮，杀蛴蛊毒。根心主稻麦芒入目中不出者，以汁注目中即出也。

【来　　源】为姜科植物蘘荷Zingiber mioga（Thunb.）Rose.的根茎。

【形态特征】根茎淡黄色。叶片披针状椭圆形，叶面无毛，顶端尾尖。穗状花序椭圆形。花药，药隔附属体各长1cm。果倒卵形，熟时裂成3瓣，果皮里面鲜红色。种子黑色，被白色假种皮。

【性味功效】辛，温。活血调经，祛痰止咳，解毒消肿。

【古方选录】《补缺肘后方》：捣蘘荷根，酒和，绞，饮其汁。主治：卒失声，声嘶不出。

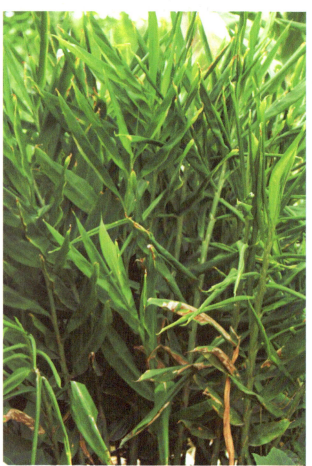

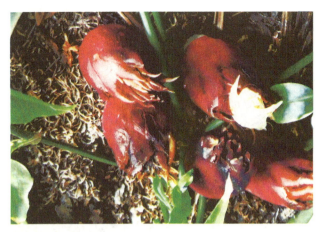

【用法用量】水煎服，6～15g；或研末；或鲜品绞汁。外用适量，捣敷；捣汁含漱或点眼。

【使用注意】《本经逢原》：忌铁。

【现代研究】化学研究显示，根茎含 α-蒎烯和 β-蒎烯，β-水芹烯，挥发油，多糖等。药理研究显示，有抗癌，清除人体自由基等作用。现代临床用于治疗指头炎，颈淋巴结结核，大叶性肺炎，跌打损伤，吐血，痔疮出血等。

613 莙荙菜（甜菜）

【古籍原文】味甘，苦，大寒。主时行壮热，解风热毒。即今以杂作鲊蒸者。莙，作甜音，亦作忝。时行热病初得，便捣饮汁皆除差。

〔谨案〕此莙荙菜似升麻苗，南人蒸炮又作羹食之，亦大香美也。

【来　源】为藜科植物甜菜 *Beta vulgaris* L. var. *cruenta* Alef. 的茎、叶。

【形态特征】二年生草本。根圆锥状至纺锤状，多汁。茎直立。基生叶矩圆形，具长叶柄。花2～3朵团集，果时花被基底部彼此合生。胞果下部陷在硬化的花被内，上部稍肉质。种子双凸镜形，红褐色，有光泽；胚环形，苍白色；胚乳粉状，白色。

【性味功效】甘，平。宽胸下气。

【古籍原文】《本草经集注》：用莙荙捣汁皆饮，得除，瘥。主治：时行热病初得。

【用法用量】水煎服，15～30g，鲜品60～120g；或捣汁。外用适量，捣敷。

【使用注意】脾虚泄泻者忌服。

【现代研究】现代临床用于治疗吐血，痈疮疔毒，痔疮肿痛、出血等。

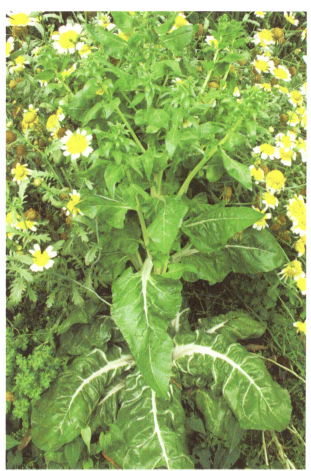

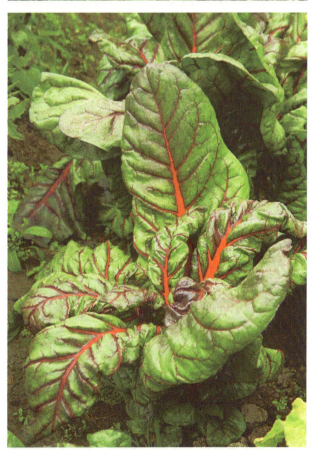

614 苏（紫苏叶）

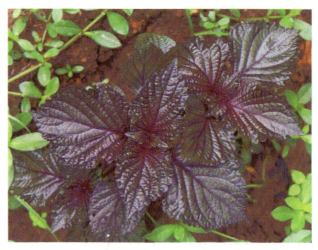

【古籍原文】味辛，温。主下气，除寒中，其子尤良。

叶下紫色而气甚香。其无紫色不香似荏者，名野苏，不任用。子主下气，与橘皮相宜同疗也。

【来　　源】为唇形科植物紫苏*Perilla frutescens*（L.）Britt. var. *arguta*（Benth.）Hand. Mazz.和野紫苏*Epimeredi indica*（L.）Britt. var. *purpurascens*（Hayata）H. W. Li 的带枝嫩叶。

【形态特征】紫苏：一年生直立草本。茎绿色或紫色，具4槽，密被长柔毛。叶阔卵形或圆形，先端短尖或突尖，基部圆形或阔楔形，边缘在基部以上有粗锯齿。轮伞花序具2朵花，密被长柔毛。小坚果近球形，灰褐色，具网纹。

野紫苏：草本。茎四棱形，密被白色贴生短柔毛。叶阔卵圆形，先端急尖，基部截状阔楔形，边缘有不规则的牙齿，草质，雄蕊伸出，花丝扁平，两侧边缘膜质，前对药室平行，后对药室退化成1室。子房无毛。小坚果黑色，具光泽，近圆球形。

【性味功效】辛，温。散寒解表，理气宽中。

【古方选录】《圣济总录》紫苏汤：紫苏茎叶

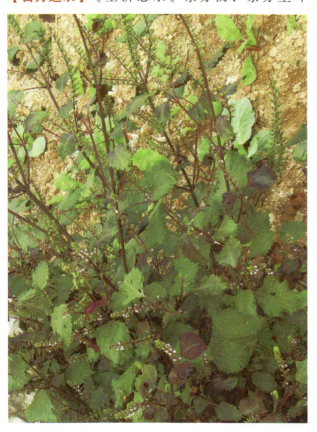

（锉）一两，人参半两。用法：上二味，粗捣筛，每服三钱匕，水一盏，煎至七分，去滓，温服，日再。主治：咳逆短气。

【用法用量】水煎服，5～10g。外用适量，捣敷；研末掺或煎汤洗。

【使用注意】阴虚、气虚及温病者慎服。

【现代研究】化学研究显示，紫苏叶含挥发油，紫苏酮，异白苏烯酮，白苏烯酮，亚麻酸及β-谷甾醇等；野紫苏叶含挥发油，左旋芳樟酸，薄荷酮，薄荷醇，丁香油酚及锌、铁、铜、铬、锰、钴、锡、钙等多种无机元素。药理研究显示，有解热，镇静，止咳，祛痰平喘，止血，缩短凝血时间，升高血糖，提高免疫功能，抗微生物，抗放射线损害皮肤，抗氧化，抗炎，促进肠蠕动等作用。现代临床用于治疗感冒咳嗽，慢性气管炎，寻常疣，宫颈出血等。

615 水苏（鸡苏）

【古籍原文】味辛，微温，无毒。主下气，杀谷，除饮食，辟口臭，去毒，辟恶气。久服通神明，轻身耐老。主吐血，衄血，血崩。一名鸡苏，一名劳祖，一名芥苴，一名瓜苴，一名道华。生九真池泽，七月采。

方药不用，俗中莫识。昔九真辽远，亦无能识访之。

〔谨案〕此苏，生下湿水侧，苗似旋覆，两叶相当，大香馥。青，济，开，河间人名为水苏，江左名为荠苧，吴会谓之鸡苏。主吐血，衄血，下气，消谷大效。而陶更于菜部出鸡苏，误矣。今以

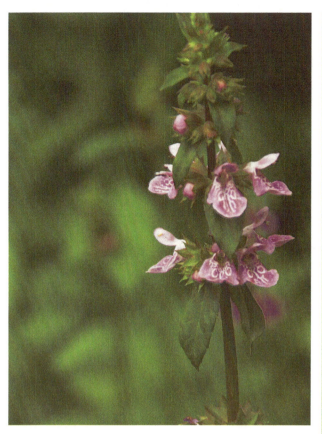

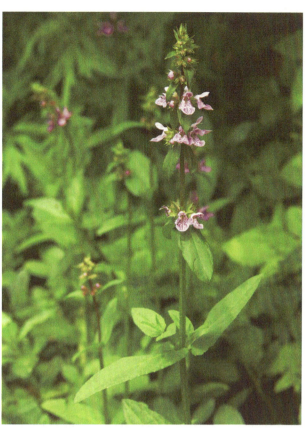

鸡苏为水苏之一名，复申吐血，衄血，血崩六字也。

【来　源】为唇形科植物水苏*Stachys japonica* Miq.或华水苏*Stachys chinensis* Bunge ex Benth的全草或根。

【形态特征】水苏：多年生草本。茎单一，直立。茎叶长圆状宽披针形，先端微急尖，基部圆形至微心形，边缘为圆齿状锯齿。轮伞花序具花6~8朵；小苞片刺状；花梗短，疏被微柔毛。花药卵圆形，2室，室极叉开。小坚果卵珠状，棕褐色，无毛。

华水苏：多年生草本。茎单一，不分支。茎叶长圆状披针形。轮伞花序通常具花6朵。小坚果卵圆状三棱形，褐色，无毛。

【性味功效】辛，微温。疏风理气，止血。

【古方选录】《圣济总录》鸡苏饮：鸡苏半两，人参半两，赤茯苓（去黑皮）半两，大腹皮半两，川芎半两，苎麻根一两。用法：锉如麻豆大。每服三钱匕，水煎加生姜三片，去滓温服。主治：妊娠心腹气胀疼痛，胎动不安。

【用法用量】水煎服，12~15g。外用鲜品适量。

【现代研究】化学研究显示，含黄酮苷，皂苷，绿原酸等。药理研究显示，能促进胆汁分泌，妊娠期、妊娠后期、分娩后有加强子宫收缩等作用。现代临床用于治疗口臭，咽痛，痢疾，产后中风，吐血，衄血，崩漏，血尿和跌打损伤等。

616 假苏（荆芥）

【古籍原文】味辛，温，无毒。主寒热鼠瘘，瘰疬生疮，结聚气破散之，下瘀血，除湿痹。一名鼠蓂，一名姜芥。生汉中川泽。

方药亦不复用。

〔谨案〕此药，即菜中荆芥是也，姜，荆声讹矣。先居草部中，今人食之，录在菜部也。

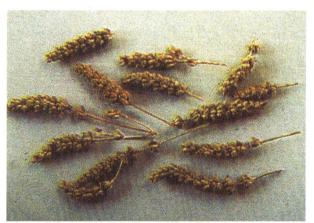

【来　　源】为唇形科植物裂叶荆芥*Schizonepeta tenuifolia*（Benth.）Briq. 的茎叶或果穗。

【形态特征】一年生草本。茎坚，基部木质化，近四棱形，上部钝四棱形，具浅槽。叶卵状至三角状心形，先端钝至锐尖，基部心形至截形，边缘具粗圆齿或牙齿，草质。花序为聚伞状。小坚果卵形，几三棱状，灰褐色。

【性味功效】辛，微温。解表散风，透疹，止血。

【古方选录】《三因极一病症方论》荆芥汤：荆芥穗半两，桔梗二两，甘草一两。用法：研末，每服四钱，加生姜三片，水煎，去滓服。功效：祛风解表，利咽。主治：风热壅肺，咽喉肿痛，语音不出，喉中如有物哽，咽之则痛甚。

【用法用量】水煎服，5～10g。止血，炒炭用。

【使用注意】阴虚血亏、热病动风者不宜。

【现代研究】化学研究显示，含挥发油1%～2%，穗含挥发油4.11%，挥发油中有右旋薄荷酮，消旋薄荷酮，左旋胡薄荷酮，少量右旋柠檬烯等。药理研究显示，有微弱解热，解痉，镇静，抗炎，祛痰，平喘和抗过敏等作用。荆芥炭有明显止血作用。现代临床用于治疗感冒，麻疹不透，皮肤瘙痒

和丘疹样荨麻疹等。

617 香　薷

【古籍原文】味辛，微温。主霍乱腹痛吐下，散水肿。

处处有此，惟供生食。十月中取，干之，霍乱煮饮，无不差。作煎，除水肿尤良之也。

【来　　源】为唇形科植物石香薷*Mosla chinensis* Maxim. cv. Jiangxiangru或香薷*Mosla chinensis* Maxim. 的带根全草或地上部分。

【形态特征】多年生草本。茎纤细，自基部多分支。叶线状长圆形。总状花序头状；苞片覆瓦状排列，倒卵圆形；花梗短，被疏短柔毛。花萼钟形，雄蕊及雌蕊内藏。小坚果球形，灰褐色，具深雕纹，无毛。

【性味功效】辛，微温。发汗解表，和中化湿。

【古方选录】《圣济总录》香薷汤：香薷二两，蓼子一两。用法：上二味粗捣筛。每服二钱匕，水一盏，煎七分，去滓温服，日三。主治：霍乱吐利，四肢烦疼，冷汗出，多渴。

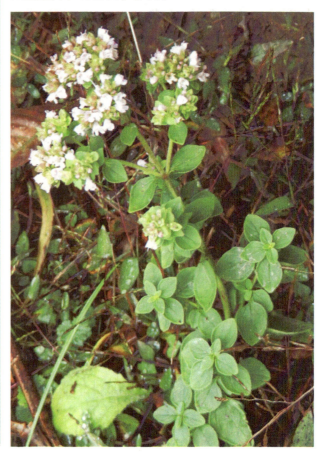

【用法用量】水煎服，3～9g；或入丸、散；或煎汤含漱。外用适量，捣敷。

【使用注意】内服宜凉饮，热饮易致呕吐。表虚者忌服。

【现代研究】化学研究显示，全草含挥发油（挥发油中含香荆芥酚，α-反式香柑烯，β-丁香烯，百里香酚等）；还含β-谷甾醇，棕榈酸，亚油酸，亚麻酸，熊果酸等。药理研究显示，具有解热，镇痛，镇静，抑制回肠的自发性收缩，增强免疫，抗菌，抗病毒，利尿，镇咳祛痰，降血压和降胆固醇等作用。现代临床用于治疗风疹，麻疹，皮肤瘙痒，阴部湿疹，多发性疖肿，痱子等。

618 薄 荷

【古籍原文】味辛，苦，温，无毒。主贼风伤寒发汗，恶气心，腹胀满，霍乱，宿食不消，下气，煮汁服，亦堪生食。人家种之，饮汁发汗，大解劳乏。

茎方，叶似荏而尖长，根经冬不死，又有蔓生者，功用相似。（新附）

【来　　源】为唇形科植物薄荷Mentha haplocalyx Briq.的全草或叶。

【形态特征】多年生草本。茎锐四棱形，具四槽，多分支。叶片长圆状披针形。轮伞花序腋生，轮廓球形；花梗纤细。花萼管状钟形。雄蕊4枚，前对较长。花柱略超出雄蕊，裂片钻形。小坚果卵珠形，黄褐色，具小腺窝。

【性味功效】辛，凉。疏散风热，清利头目，透疹，利咽，疏肝行气。

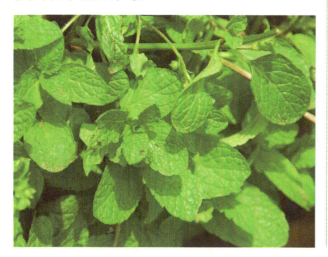

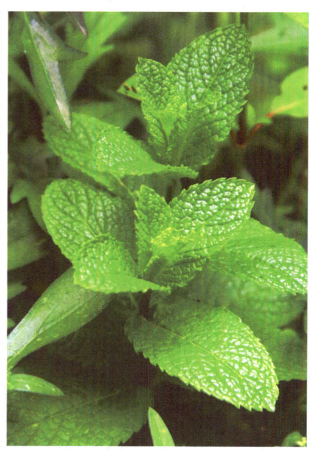

【古方选录】《普济方》：薄荷叶。用法：煎汤单服。主治：血痢。

【用法用量】水煎服，3～6g，不可久煎，宜后下；或入丸、散。外用适量，煎水洗或捣汁涂敷。

【使用注意】表虚汗多者忌服。

【现代研究】化学研究显示，含左旋薄荷醇，左旋薄荷酮，异薄荷酮，胡薄荷酮，乙酸癸酯，乙酸薄荷酯，苯甲酸甲酯，黄酮类，多种氨基酸等。药理研究显示，有扩张毛细血管，发汗，解热，镇痛，消炎，止痛，止痒，局部麻醉，解痉，保肝利胆，抗早孕，祛痰止咳，抗炎，抗微生物，抑制钙通道阻滞剂受体，对放射线所致皮肤损害有保护等作用。现代临床用于治疗感冒，流行性感冒，荨麻疹，急性结膜炎，风疹，麻疹，皮肤瘙痒等。痒，阴部湿疹，多发性疖肿，痱子等。

619 秦荻梨

【古籍原文】味辛，温，无毒。主心腹冷胀，下气，消食。人所啖者，生下湿地，所在有之。（新附）

【现代研究】考证不确，现代不用。

菜 下

620 苦瓠（小葫芦）

【古籍原文】 味苦，寒，有毒。主大水，面目四肢浮肿，下水，令人吐。生晋地川泽。

瓠与冬瓜，气类同辈，而有上下之殊，当是为其苦者耳。今瓠自忽有苦者如胆，不可食，非别名生一种也。又有瓠瓤，亦是瓠类，小者名瓢，食之乃胜瓠。凡此等，皆利水道，所以在夏月食之，大理自不及冬瓜矣。

〔谨案〕瓠与冬瓜，瓠瓤，全非类例，今此论性，都是苦瓠瓤耳。陶谓瓠中苦者，大误矣。瓠中苦者，不入药用。冬瓜自依前说，瓠瓤与瓠，又须辨之。此三物苗叶相似，而实形亦有异。瓠味皆甜，时有苦者，而似越瓜，长者尺余，头尾相似。

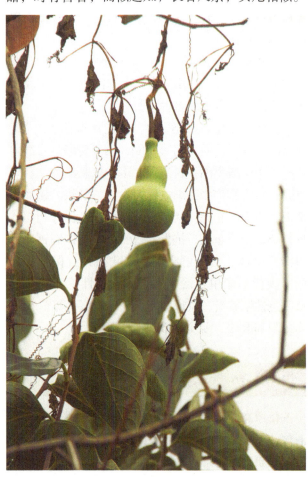

其瓠瓤形状，大小非一。瓠，夏中便熟，秋末并枯；瓠瓤夏末始实，秋中方熟，取其为器，经霜乃堪。瓠与甜瓠瓤，体性相类，但味甘冷，通利水道，止渴，消热，无毒，多食令人吐。苦瓠瓤为疗，一如经说；然瓠苦者不堪食，无所主疗，不入方用。而甜瓠与瓠子，啖之俱胜冬瓜，陶言不及，乃是未悉。此等元种名别，非甘者变为而苦也。其苦瓠瓤，味苦，冷，有毒。主水肿，石淋，吐呀嗽，囊结，疰蛊，淡饮。或服之过分，令人吐利不止者，宜以黍穰灰汁解之。又煮汁渍阴，疗小便不通也。

【来　　源】 为葫芦科植物小葫芦 *Lagenaria siceraria* （Moline）Standl var. *microcarpa* （Naud.）Hara的成熟果实。

【形态特征】 一年生攀援草本。茎、枝具沟纹。叶片卵状心形或肾状卵形。雌雄同株，雌、雄花均单生。雌花花梗比叶柄稍短或近等长。果实初为绿色，后变白色至带黄色，由于长期栽培，果实形状虽似葫芦，但长仅约10cm。

【性味功效】 苦，寒。利水消肿，清热散结。

【古方选录】 《圣济总录》杏仁丸：杏仁、苦瓠各一两。用法：水煎服，以水出为度。主治：石水，四肢瘦，腹肿。

【用法用量】 煎服，6～15g。外用适量，煎水洗。

【使用注意】 虚寒体弱者忌服。

【现代研究】 化学研究显示，含22-去氧葫芦苦素D，22-去氧异葫芦苦素D等。现代临床用于治疗肾炎水肿，小便淋漓涩痛，糖尿病，颈淋巴结结核等。

621 水靳（水芹）

【古籍原文】味甘，平，无毒。主疗女子赤沃，止血，养精，保血脉，益气，令人肥健嗜食。一名水英。生南海池泽。

论靳主疗，乃应是上品，未解何意，乃在下。其二月，三月作英时，可作菹及熟齑食之，亦利小便，消水肿。又有渣靳，可为生菜，此靳亦可生啖，俗中皆作芹字也。

〔谨案〕芹花，味苦。主脉溢。出无用条。

【来　　源】为伞形科植物水芹Oenanthe javanica（Bl.）DC.的全草。

【形态特征】多年生草本。茎直立或基部匍匐。基生叶有柄，基部有叶鞘；叶片轮廓三角形。复伞形花序顶生。小伞形花序有花20余朵；花瓣白色，倒卵形。果实近于四角状椭圆形，木栓质，分生果横剖面近于五边状的半圆形。

【性味功效】辛、甘，凉。清热解毒，利尿，止血。

【古方选录】《普济方》：捣水芹汁，服六七合，日一服。主治：尿血。

【用法用量】水煎服，30～60g；或捣汁。外用适

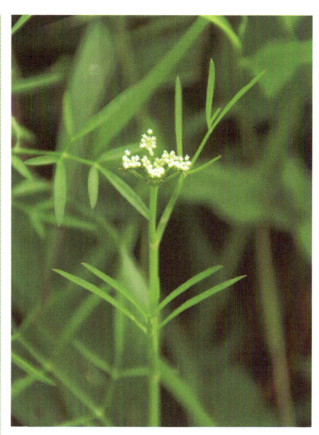

量，捣蛋青；或捣汁涂。

【使用注意】脾胃虚寒者，慎绞汁服。

【现代研究】化学研究显示，含氨基酸，β-谷甾醇，饱和碳氢化合物，多糖，香豆精，伞形花内酯，硬脂酸，花生酸，β-水芹烯，异鼠李素，香芹烯，丁香油酚等。药理研究显示，有保肝，抗心律失常，降血脂，抗变态反应等作用。现代临床用于治疗感冒发热，流行性脑炎，肺热咳嗽，百日咳，小儿食滞发热，黄疸，高血压，头目眩晕，浮肿属虚，热淋，小便不利，咽炎，痔疮，妇女白带，带状疱疹等。

622 马芹子

【古籍原文】味甘、辛，温，无毒。主心腹胀满，下气，消食。调味用之，香似橘皮，而无苦味。

【现代研究】考证不确，现代不用。

623 莼

【古籍原文】味甘，寒，无毒。主消渴，热痹。

莼性寒，又云冷，补，下气，杂鲤鱼作羹，亦

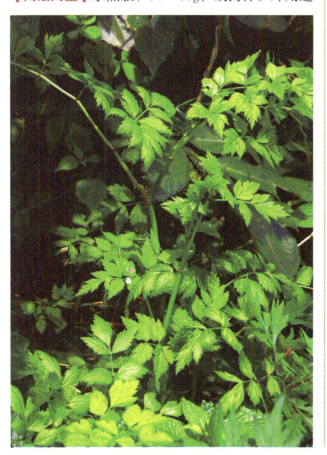

逐水。而性滑，服食家不可多啖也。

〔谨案〕莼久食大宜人。合鲋鱼为羹，食之，主胃气弱不下食者，至效。又宜老人，此应在上品中。三四月至七八月，通名丝莼，味甜，体软；霜降以后，至十二月，名环莼，味苦，体涩，取以为羹，犹胜杂菜。

【来　源】为睡莲科植物莼菜*Brasenia schreber* J. F. Gmel.的茎叶。

【形态特征】多年生水生草本。根状茎具叶及匍匐枝。叶椭圆状矩圆形。花暗紫色；萼片及花瓣条形，先端钝圆；花药条形；心皮条形，具微柔毛。坚果矩圆状卵形，有3枚或更多成熟心皮。种子1～2粒，卵形。

【性味功效】甘，寒。利水消肿，清热解毒。

【古方选录】《保生余录》：春夏用莼菜茎，冬月用莼菜子，就于根侧寻取，捣烂敷之。用菜亦可。主治：一切痈疽。

【用法用量】水煎服，15～30g；或作羹。外用适量，捣敷患处。

【使用注意】脾胃虚寒者慎服。

【现代研究】化学研究显示，含酸性多糖，少量维生素B$_{12}$。药理研究显示，莼的黏质部有抗癌，降低血压等作用。现代少用。

624 落葵

【古籍原文】味酸，寒，无毒。主滑中散热。实，主悦泽人面。一名天葵；一名繁露。

又名承露，人家多种之。叶惟可蒸鲊，性冷滑，人食之，为狗所啮作疮者，终身不差。其子紫

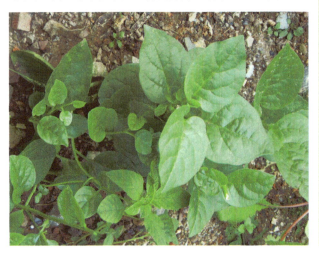

色，女人以渍粉敷面为假色，不入药用也。

【来　源】为落葵科植物落葵*Basella alba* L.的叶或全草。

【形态特征】一年生缠绕草本。茎无毛，肉质，绿色或略带紫红色。叶片卵形，顶端渐尖。穗状花序腋生；苞片极小，早落；柱头椭圆形。果实球形，红色至深红色或黑色，多汁液，外包宿存小苞片及花被。

【性味功效】甘、酸，寒。滑肠通便，清热利湿，凉血解毒，活血。

【古方选录】《泉州本草》：鲜落葵每次60g。用法：煎汤代茶饮，频服。主治：小便短赤。

【用法用量】水煎服，10～15g，鲜品30～60g。外用适量，鲜品捣敷；或捣汁涂。

【使用注意】脾胃虚寒者慎服。

【现代研究】化学研究显示，含多糖，胡萝卜素，有机酸，维生素C，氨基酸，蛋白质等。药理研究显示，有解热，抗炎，抗病毒等作用。现代临床用于治疗阑尾炎，膀胱炎，胸膈积热郁闷，疔疮，外伤出血等。

625 蘩蒌（鸡肠菜）

【古籍原文】味酸，平，无毒。主积年恶疮不愈。五月五日日中采，干，用之当燔。

此菜人以作羹。五月五日采，曝干，烧作屑，疗杂恶疮，有效。亦杂百草取之，不必止此一种尔。

〔谨案〕此草，即是鸡肠也，俱非正经所出。而二处说异，多生湿地坑渠之侧，一名百滋草。流

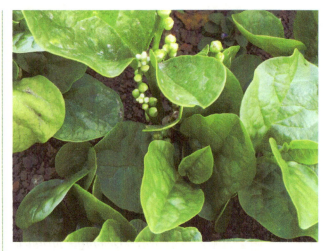

俗通谓鸡肠，雅士总名繁蒌。《尔雅》物重名者，并云一物两名也。

【来　　源】为石竹科植物繁缕Stellaria media（L.）Cyr.的地上部分。

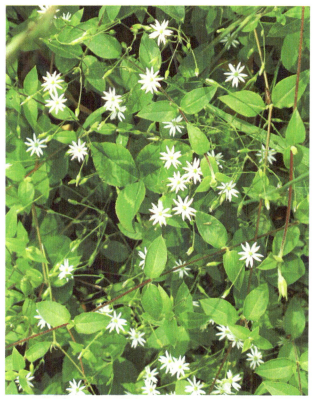

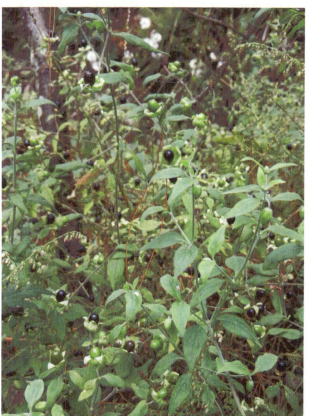

【形态特征】缠绕藤本。茎细，长2 m左右。叶对生；有柄；叶片卵形，先端渐尖，基部圆形，全缘，上面散生稀疏短柔毛，边缘较密。聚伞花序腋生；萼小，有腺体，5深裂；花冠管状，绿色，有紫斑。

【性味功用】酸，平。清热解毒，凉血消肿，活血止痛。

【临床用方】《现代实用中药》：新鲜繁缕二两五钱。用法：洗净，切碎，捣烂煮汁，加黄酒少许。每日二服。主治：肠痈腹痛。

【现代研究】化学研究显示，地上部分含羧酸，香豆素，羟基香豆素，苷类、黄酮，甾体，三萜苷及皂苷等。现代临床用于治疗无名肿毒，跌打损伤所致骨折，小儿感冒高热和外感暑热，小便涩痛等。

626 蕺（鱼腥草、蕺菜）

【古籍原文】味辛，微温。主蠷螋溺疮，多食令人气喘。

俗传言食蕺不利人脚，恐由闭气故也。今小儿食之，便觉脚痛。

〔谨案〕此物，叶似荞麦，肥地亦能蔓生，茎紫赤色，多生湿地，山谷阴处。山南江左人，好生食之，关中谓之菹菜也。

【来　　源】为三白草科植物蕺菜Houttuynia cordata Thunb.的带根全草。

【形态特征】腥臭草本。茎下部伏地。叶薄纸质，卵形，顶端短渐尖，基部心形；叶柄无毛。总苞片长圆形或倒卵形，顶端钝圆；雄蕊长于子房，花

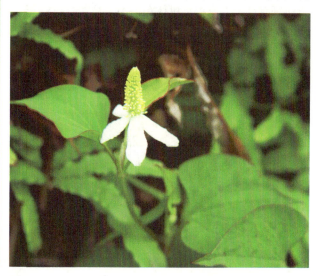

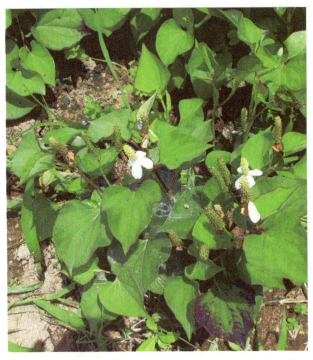

丝长为花药的3倍。蒴果长2~3mm，顶端有宿存的花柱。

【性味功效】辛，微寒。清热解毒，消痈排脓，利尿通淋。

【古方选录】《本草经疏》：蕺（鲜草）。用法：捣汁，入年久芥菜卤饮之。主治：肺痈。

【用法用量】水煎服，15~25g，不宜久煎；或鲜品捣汁，用量加倍。外用适量，捣敷或煎汤熏洗。

【使用注意】虚寒者慎服。

【现代研究】化学研究显示，含挥发油，癸酰乙醛，月桂醛，α-蒎烯和芳樟醇，甲樟烯，丁香烯，阿福苷，金丝桃苷，芦丁，绿原酸，β-谷甾醇，硬脂酸，油酸，亚油酸，槲皮苷，异槲皮苷等。药理研究显示，有提高机体免疫力，抗菌，抗病毒，利尿等作用。现代临床用于治疗肺结核咳嗽，病毒性肺炎，痢疾，慢性鼻窦炎，痈疽肿痛，妇女外阴瘙痒，疥癣，热淋，小儿腹泻，食积腹胀等。

627 葫（大蒜）

【古籍原文】味辛，温，有毒。主散痈肿，䘌疮，除风邪，杀毒气。独子者，亦佳。归五脏。久服伤人，损目明。五月五日采之。

今人谓葫为大蒜，谓蒜为小蒜，以其气类相似也。性最熏臭，不可食。俗人作齑以啖脍肉，损性

伐命，莫此之甚。此物唯生食，不中煮，用以合青鱼鲊食，令人发黄耳。取其条上子，初种之，成独子葫；明年则复其本也。

〔谨案〕此物煮为羹臛，极俊美，熏气亦微。下气，消谷，除风，破冷，足以馔中之俊。而注云不中煮，自当是未经试尔。

【来　源】为百合科植物大蒜Allium sativum L.的鳞茎。

【形态特征】鳞茎球状至扁球状。叶宽条形至条状披针形，扁平，先端长渐尖。伞形花序密具珠芽，间有数花；小花梗纤细；小苞片大，卵形，膜质，具短尖；花常为淡红色；花被片披针形；花丝内轮的基部扩大，齿端长丝状；子房球状。

【性味功效】辛，温。温中行滞，解毒，杀虫。

【古方选录】《圣济总录》大蒜汤：大蒜。用法：上一味，每取两瓣拍碎，水一盏半，煎至七分，去滓灌之。主治：产后中风，角弓反张，口不能言。

【用法用量】水煎服，5~10g，生食或煮食；或捣泥为丸。煮食，煨食，宜较大量；生食，宜较小量。外用捣敷；作栓剂；取汁涂或切片灸。

【使用注意】阴虚火旺者，以及目、口齿、喉、舌诸患及时行病后均禁服生品，慎服熟品。敷脐、作栓剂或灌肠均不宜于孕妇，外用对局部有强烈的刺激性，能引起灼热、疼痛、发疱，故不可久敷。

【现代研究】化学研究显示，含硫代亚磺酸酯类，黄酮苷，多糖，果聚糖，脂肪酸，甾醇苷等。药理

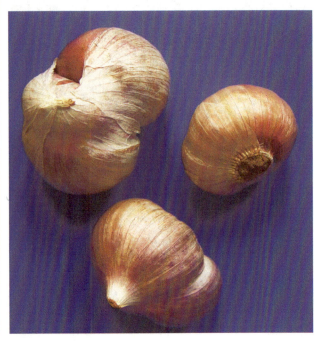

研究显示，有抗菌，抗病毒，抗原虫，降血压，降血脂，抗动脉粥样硬化，抑制血小板聚集，溶栓，抗肿瘤，抗突变，保肝，促进免疫功能，降血糖，驱除蚊虫等作用。现代临床用于治疗细菌性痢疾，阿米巴痢疾，流行性感冒，百日咳，肺结核，急性阑尾炎，沙眼，萎缩性鼻炎，滴虫性阴道炎，真菌感染，头癣，高脂血症等。

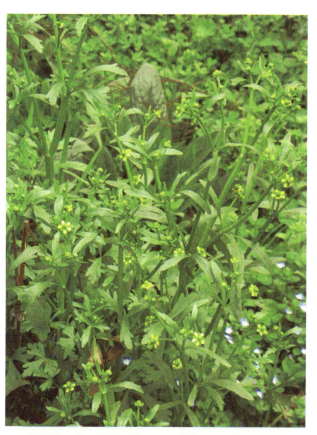

628 蒜

【古籍原文】味辛，温，无毒，归脾肾。主霍乱，腹中不安，消谷，理胃，温中，除邪痹毒气。五月五日采。

小蒜生叶时，可煮和食。至五月叶枯，取根名乱子，正尔啖之，亦甚熏臭。味辛，性热，主中冷，霍乱，煮饮之。亦主溪毒。食之损人，不可长用之。

〔谨案〕此蒜与胡葱相得，主恶毒，山溪中沙虱水毒大效。山人，俚，獠时用之。

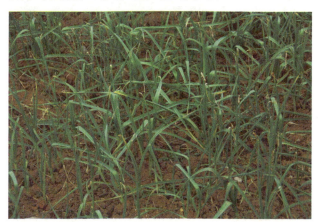

【来　　源】为百合科植物大蒜*Allium sativum* L.的鲜叶。

【现代研究】以蔬菜或调料食用为主。

629 堇　汁

【古籍原文】味甘，寒，无毒。主马毒疮，捣汁洗之，并服之。堇，菜也，出《小品》方。《万毕方》云：除蛇蝎毒及痈肿。

此菜野生，非人所种。俗谓之堇葵，叶似蒻，花紫色者。（新附）

【来　　源】为毛茛科植物石龙芮*Ranunculus*

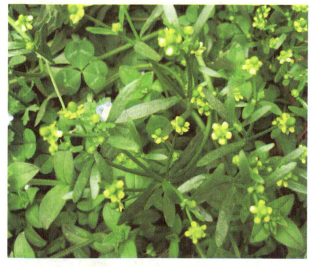

sceleratus L.的全草。

【形态特征】一年生或二年生草本，高10～50cm。须根簇生。茎直立，上部多分支，无毛或疏生柔毛。基生叶有长柄，叶片轮廓肾状圆形，基部扩大成膜质宽鞘，抱茎。聚伞花序花两性，小，外面有短柔毛；花瓣5片，倒卵形。瘦果极多，有近百颗。

【性味功效】苦、辛，寒；有毒。清热解毒，消肿散结，止痛，截疟。

【古方选录】《本草纲目》引《万毕术方》：生堇

杵汁涂之。主治：蛇咬伤疮。

【用法用量】水煎服，3～9g。外用，捣汁或煎膏涂。

【使用注意】本品有毒，内服宜慎。

【现代研究】化学研究显示，全草含原头翁素，毛茛苷，5-羟色胺，白头翁素，胆碱，不饱和甾醇类，没食子酚型鞣质及黄酮类化合物等。药理研究显示，有抑菌，抗组胺引起的支气管平滑肌痉挛，对眼、鼻、喉黏膜有强烈刺激等作用。现代临床用于治疗风湿性关节疼痛，下肢溃疡，淋巴结结核等。

630 芸薹（油菜）

【古籍原文】味辛，温，无毒。主风游丹肿，乳痈。

《别录》曰：春食之，能发膝痼疾。此人间所啖菜也。（新附）

【来　　源】为十字花科植物油菜 *Brassica campestris* L.的根、茎叶和种子。

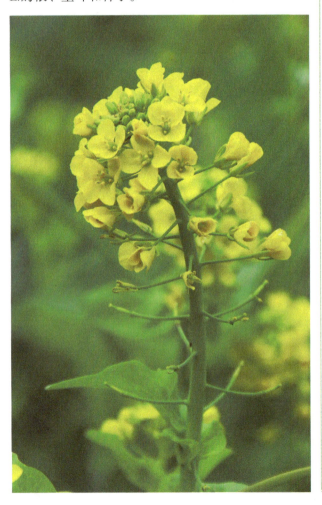

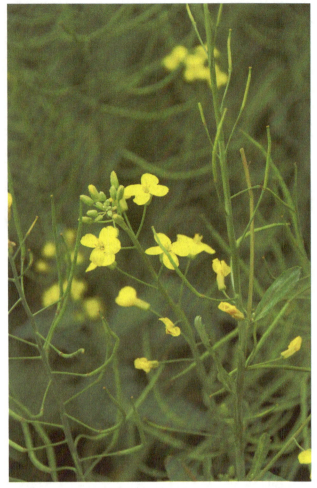

【形态特征】二年生草本。茎粗壮，直立。基生叶大头羽裂。总状花序在花期呈伞房状；花鲜黄色；萼片长圆形，顶端圆形，边缘透明；花瓣倒卵形，顶端近微缺，基部有爪。长角果线形，果瓣有中脉及网纹，萼直立。种子球形，紫褐色。

【性味功效】辛、甘，平。凉血散血，解毒消肿。

【古方选录】《产乳集验方》芸薹散：芸苔子（炒）、当归、桂心、赤芍药（为末）等分。用法：每酒服二钱。主治：产后恶露不下，血结冲心刺痛，并治产后心腹诸疾。

【用法用量】内服煮食，30～300g；捣汁服，20～100ml。外用适量，煎水洗或捣敷。

【使用注意】麻疹后、疮疥、目疾患者不宜食。

【现代研究】化学研究显示，全草含槲皮苷，维生素，葡萄糖异硫氰酸酯类。药理研究显示，有降眼压作用。现代临床用于治疗乳腺炎，丹毒，肠出血等。

米　部

米　上

631 胡麻（芝麻）

【古籍原文】味甘，平，无毒。主伤中，虚羸，补五内，益气力，长肌肉，填髓脑。坚筋骨，疗金创，止痛，及伤寒温疟，大吐后虚热羸困。久服轻身不老，明耳目，耐饥渴，延年。以作油，微寒，利大肠，胞衣不落；生者摩疮肿，生秃发。一名巨胜，一名狗虱，一名方茎，一名鸿藏。叶名青蘘。生上党川泽。

八谷之中，惟此为良。淳黑者名巨胜。巨者，大也，是为大胜。本生大宛，故名胡麻。又茎方名巨胜，茎圆名胡麻。服食家当九蒸、九曝、熬、捣，饵之断谷，长生，充饥。虽易得，俗中学人犹不能恒服，而况余药耶！蒸不熟，令人发落，其性与茯苓相宜。俗方用之甚少，惟时以合汤丸耳。麻油生榨者如此，若蒸炒正可供作食及燃耳，不入药用也。

〔谨案〕此麻以角作八棱者为巨胜，四棱者名胡麻。都以乌者良，白者劣尔。生嚼涂小儿头疮及浸淫恶疮，大效。

【来　　源】为胡麻科植物芝麻 *Sesamum indicum* L.的黑色种子。

【形态特征】一年生直立草本。叶矩圆形或卵形，下部叶常掌状3裂，中部叶有齿缺，上部叶近全缘。花单生或2~3朵同生于叶腋内。雄蕊内藏；子房上位，被柔毛。蒴果矩圆形，有纵棱，直立，被毛，分裂至中部或至基部。种子有黑白之分。

【性味功效】甘，平。补肝肾，益精血，润肠燥。

【古方选录】《太平惠民和剂局方》胡麻散：胡麻

十二两，荆芥、苦参各八两，炙甘草、威灵仙各六两，何首乌（洗，焙）十两。制法：上为细末。用法：每服二钱。主治：脾肺风毒攻冲，遍身皮肤瘙痒，或生疮疥，或生瘾疹。

【用法用量】水煎服，9~15g；或入丸、散。外用适量，煎水洗浴或捣敷。

【使用注意】便溏者禁服。

【现代研究】化学研究显示，种子含脂肪油可达55％，油中主要含油酸、棕榈酸、硬脂酸；并含芝麻素、芝麻酚、维生素E、植物甾醇、卵磷脂、胡麻苷、蛋白质、寡糖类、磷、钾、钙、叶酸、烟酸等。药理研究显示，有降血糖，降低胆固醇，促肾上腺，抗炎，致泻，延缓衰老，防治冠状动脉硬化等作用。现代临床用于治疗老年眼花视物不清，神

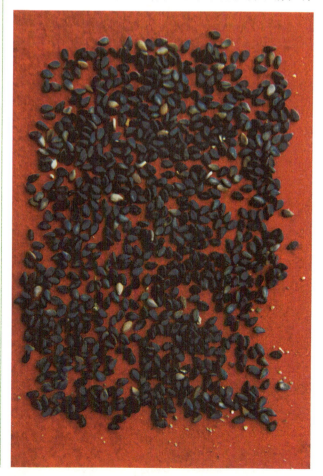

经衰弱，便血，习惯性便秘，烫火伤，毛囊炎，鹅口疮等。

632 青蘘（芝麻叶）

【古籍原文】味甘，寒，无毒。主五脏邪气，风寒湿痹，益气，补脑髓，坚筋骨。久服耳目聪明，不饥，不老，增寿。巨胜苗也。生中原川谷。

胡麻叶。甚肥滑，亦可以沐头，但不知云何服之。仙方并无用此法，正当阴干，捣为丸散耳。既服其实，故不复假苗。五符巨胜丸方亦云：叶名青蘘。本生大宛，度来千年耳。

〔谨案〕青蘘，《本经》在草部上品中，既堪啖，今从胡麻条下。

【来　源】为胡麻科植物芝麻Sesamum indicum L.的叶。

【形态特征】一年生直立草本。叶矩圆形或卵形，下部叶常掌状3裂，中部叶有齿缺，上部叶近全缘。花单生或2～3朵同生于叶腋内。花萼裂片披针形，被柔毛。蒴果矩圆形，有纵棱，直立，被毛，

分裂至中部或至基部。种子有黑白之分。

【性味功效】甘，寒。祛风除湿，止血，止痒。

【临床用方】《湖南药物志》：芝麻嫩茎叶。用法：水煎，兑糖服。主治：吐血。

【用法用量】内服，煎汤或捣汁。外用，研末干擦。

【现代研究】化学研究显示，含脂麻苷0.3%。叶含胶质，加入水中可形成黏浆剂，腹泻和痢疾病人用作饮料有缓和刺激的作用。现代临床用于治疗吐血，腹泻，阴部湿痒等。

633 麻蕡（大麻叶）

【古籍原文】味辛，平，有毒。主五劳七伤，利五脏，下血寒气，破积，止痹，散脓。多食令人见鬼狂走。久服通神明，轻身。一名麻勃，此麻花上勃勃者。七月七日采，良。麻子，味甘，平，无毒。主补中益气，肥健不老。疗中风汗出，逐水，利小便，破积血，复血脉，乳妇产后余疾，长发，可为沐药。久服神仙。九月采。入土中者贼人。生太山川谷。

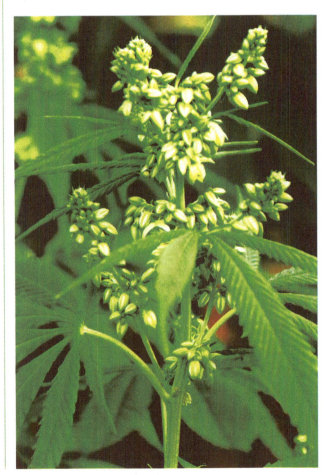

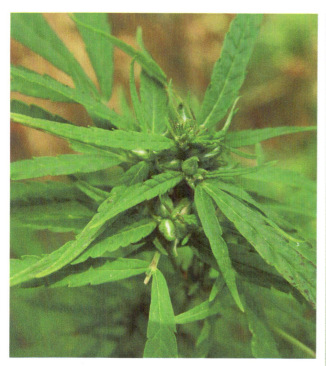

畏牡蛎、白薇，恶茯苓。麻蕡即牡麻，牡麻则无实，今人作布及履用之。麻勃，方药亦少用，术家合人参服之，令逆知未来事。其子中仁，合丸药并酿酒，大善，而是滑利性。麻根汁及煮饮之，亦主瘀血，石淋。

〔谨案〕蕡，即麻实，非花也。《尔雅》云：蕡，枲实。《礼》云：苴，麻之有蕡者。注云：有子之麻为苴。皆谓子耳。陶以一名麻勃，谓勃勃然如花者，即以为花，重出子条，误矣。既以麻蕡为米之上品，今用花为之，花岂堪食乎？根主产难胞衣不出，破血壅胀，带下，崩中不止者，以水煮服之，效。沤麻汁，主消渴。捣叶水绞取汁，服五合，主蛔虫。捣敷蝎毒，效。

【来　　源】为桑科植物大麻*Cannabis sativa* L.的幼嫩果穗。

【形态特征】一年生直立草本。叶掌状全裂，裂片披针形，先端渐尖，基部狭楔形。花黄绿色，花被膜质，外面被细伏贴毛，雄蕊花丝极短；雌花绿色；子房近球形，外面包于苞片。瘦果为宿存黄褐色苞片所包，果皮坚脆，表面具细网纹。

【性味功效】辛，平；有毒。祛风，止痛，镇痉。

【用法用量】水煎服，0.3～0.5g；或入丸、散。外用适量，捣敷。

【使用注意】体虚者及孕妇忌用。

【现代研究】现代不用。

634 饴 糖

【古籍原文】味甘，微温。主补虚乏，止渴，去血。

　　方家用饴糖，乃云胶饴，皆是湿糖如厚蜜者，建中汤多用之。其凝强及牵白者，不入药。又胡麻亦可作糖弥甘补。今酒用曲，糖用蘖，犹同是米、麦，而为中、上之异。糖当以和润为优，酒以熏乱为劣。

【来　　源】为以高粱、米、大麦、小麦、粟、玉米等粮食为原料，经发酵糖化制成的食品。

【形态特征】饴糖有软、硬之分，软者为黄褐色浓稠液体，黏性很大；硬者系软饴糖经搅拌，混入空气后凝固而成，为多孔的黄白色糖饼。

【性味功效】甘，温。缓中，补虚，生津，润燥。

【古方选录】《本草汇言》饴糖萝卜汁：白萝卜汁一两，饴糖七分。制法：将白萝卜汁、饴糖与适量沸水搅匀，即可食用。主治：百日咳。

【用法用量】烊化冲入汤药中，30～60g；熬膏或入丸。

【使用注意】湿热内郁、中满吐逆者忌服。

【现代研究】化学研究显示，含麦芽糖89.5%，蛋

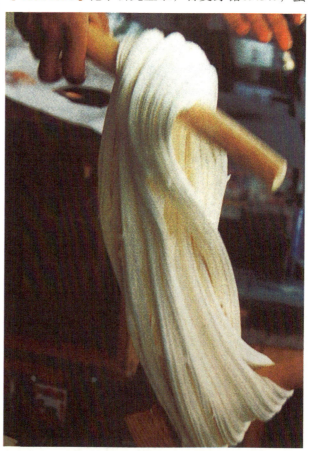

白质，脂肪，维生素B$_2$，维生素C及烟酸等。药理研究显示，饴糖具有麦芽糖的一般作用，有滋养、止咳、止腹绞痛等作用。现代临床用于治疗腹痛，胃痛，老年支气管炎，吐血，便秘，咽痛等。

米 中

635 大豆黄卷

【古籍原文】味甘，平，无毒。主湿痹，筋挛，膝痛。五脏胃气结积，益气，止毒，去黑䵴，润泽皮毛。生大豆，味甘，平；涂痈肿，煮饮汁，杀鬼毒，止痛，逐水胀，除胃中热痹，伤中，淋露，下瘀血，散五脏结积，内寒，杀乌头毒。久服令人身重。熬屑，味甘。主胃中热，去肿，除痹，消谷，止服胀。生太山平泽，九月采。

恶五参、龙胆，得前胡、乌喙、杏仁、牡蛎良。

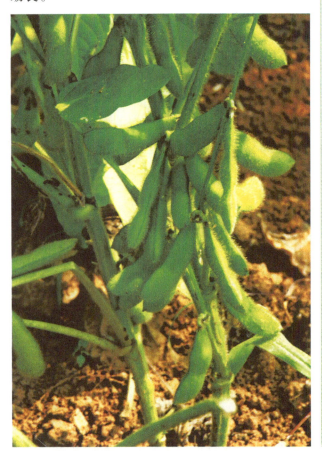

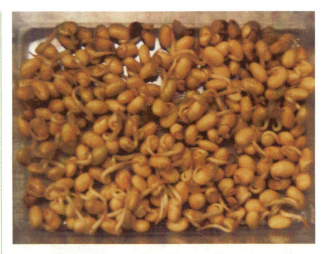

【来　　源】为豆科植物大豆 *Glycine max* （L.）Merr.的发芽种子。

【形态特征】一年生草本。茎粗壮，密被褐色长硬毛。叶通常具3片小叶；小叶纸质，近圆状披针形。总状花序较短的少花；雄蕊二体。荚果肥大，长圆形，黄绿色，密被褐黄色长毛。种子近球形，种皮光滑，淡绿色、黄色、褐色和黑色等，椭圆形。

【性味功效】甘，平。清热透表，除湿利气。

【古方选录】《小儿药证直诀》大黄豆卷散：大豆黄卷（水浸黑豆生芽，晒干）一两，板蓝根一两，贯中一两，甘草（炙）一两。制法：上为细末。主治：小儿慢惊。

【用法用量】水煎服，6～15g；或捣汁；或入散。

【使用注意】《吴普本草》：不欲海藻，龙胆。《本草经集注》：恶五参，龙胆。

【现代研究】化学研究显示，含天门冬酰胺，胆碱，黄嘌呤及次黄嘌呤，蛋白质，脂肪，碳水化合物，氨基酸，钙，钾，硅等。药理研究显示，有抑菌，抗病毒等作用。现代临床用于治疗感冒发热，小便不利，关节疼痛，麻疹不透等。

636 赤小豆

【古籍原文】味甘、酸，平，温，无毒。主下水，排痈肿脓血。寒热，热中，消渴，止泄，利小便，吐逆，卒澼，下胀满。

大、小豆共条，犹如葱，薤义也。以大豆为蘖，芽生便干之，名为黄卷，用之亦熬，服食家所须。煮大豆，主温毒，水肿殊效。复有白大豆，不

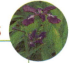

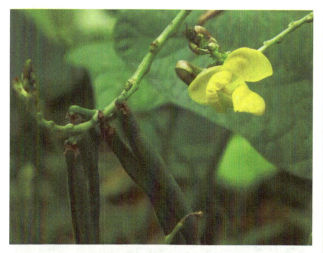

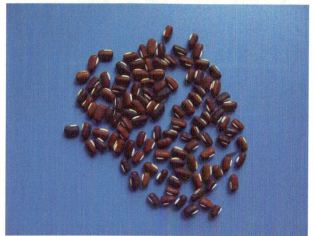

随小便下。主治：卒大腹水病。

【用法用量】水煎服，10～30g；或入散。外用适量，生研调敷；或煎汤洗。

【使用注意】阴虚津伤者慎服。

【现代研究】化学研究显示，每100克（赤小豆）含蛋白质20.7g，脂肪0.5g，碳水化合物58g，粗纤维4.9g，灰分3.3g，钙67mg，磷305mg，铁5.2mg，硫胺素0.31mg，核黄素0.11mg，烟酸2.7mg，还含糖类、三萜皂苷等。药理研究显示，有抑菌，利尿，对胰蛋白酶的不可逆竞争性抑制，体外抑制人体精子，抑制精子的顶体酶等作用。现代临床用于治疗扭伤及血肿，外伤性血肿，疔疮，顽固性呃逆，流行性腮腺炎，肝硬化腹水等。

637 豉（豆豉）

【古籍原文】味苦，寒，无毒。主伤寒头痛寒热，瘴气恶毒，烦躁满闷，虚劳喘吸，两脚疼冷。又杀六畜胎子诸毒。

豉，食中之常用。春夏天气不和，蒸炒以酒渍服之，至佳。暑热烦闷，冷水渍饮二三升。依康

入药。小豆性逐津液，久食令人枯燥矣。

〔谨案〕《别录》云：叶名藿，止小便数，去烦热。

【来　　源】为豆科植物赤小豆Vigna umbellata（Thunb.）Ohwi et Ohashi和赤豆Vigna angularis（Willd.）Ohwi et Ohashi的成熟种子。

【形态特征】赤小豆：一年生草本。茎纤细。羽状复叶具3片小叶；托叶盾状着生；小托叶钻形。总状花序腋生，短，有花2～3朵；苞片披针形；花黄色。荚果线状圆柱形。种子6～10粒，长椭圆形，通常暗红色，种脐凹陷。

赤豆：一年生直立或缠绕草本。植株被疏长毛。羽状复叶具3片小叶。花黄色，5～6朵生于短的总花梗顶端；子房线形，花柱弯曲，近先端有毛。荚果圆柱状，平展或下弯，无毛。种子通常暗红色，长圆形，两头平截，种脐不凹陷。

【性味功效】甘、酸，平。利水消肿，解毒排脓。

【古方选录】《补缺肘后方》：白茅根一大把，（赤）小豆三升。用法：煮取干，去茅根食豆，水

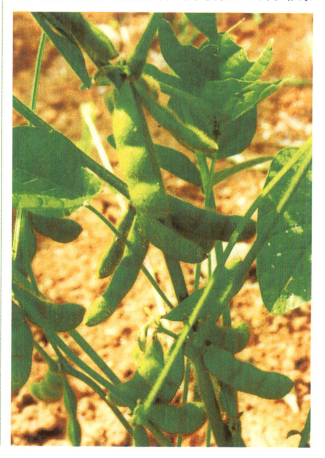

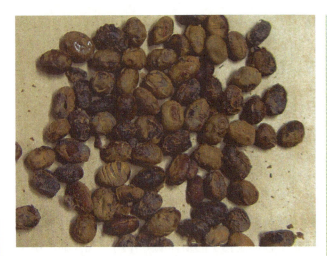

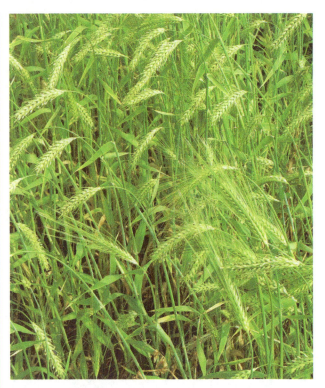

伯法，先以醋溲蒸曝燥，以麻油和，又蒸曝之，凡三过，乃末椒、干姜屑合和，以进食，胜今作油豉也。患脚人恒将其酒浸以淬敷脚，皆差。好者出襄阳、钱塘，香美而浓，取中心弥善也。

【来　源】为豆科植物大豆*Glycine max*（L.）Merr.的成熟种子经蒸罨发酵的加工品。

【形态特征】一年生草本。茎粗壮。叶通常具3片小叶，小叶纸质，宽卵形，近圆状披针形。总状花序较短少花，长的多花。荚果肥大，长圆形，黄绿色，密被黄褐色长毛。种子近球形，种皮光滑，淡绿色、黄色等，种脐明显，椭圆形。

【性味功效】苦、辛，平。解肌发表，宣郁除烦。

【古方选录】《鸡峰普济方》豆豉膏：豆豉不以多少。制法：上为细末。用法：油调，涂疮上。主治：灸疮，烧伤。

【用法用量】水煎服，5～15g；或入丸。外用适量，捣敷；或炒焦研末调敷。

【使用注意】胃虚易泛恶者慎服。

【现代研究】化学研究显示，含蛋白质，脂肪，碳水化合物，维生素B_1，烟酸，另含钙、铁、磷盐，氨基酸，酶，四甲基吡嗪，大豆苷元，黄豆黄素，染料木素。药理研究显示，有抗肿瘤，抑制血管平滑肌细胞增殖，预防骨质疏松，抗动脉粥样硬化，抗氧化，降糖，抗心肌缺血等作用。现代临床用于治疗流行性感冒发热，癌性发热，小儿腹泻等。

638 大麦

【古籍原文】味咸，温，微寒，无毒。主消渴，除热，益气调中。又云：令人多热，为五谷长。

食蜜为之使。即今稞麦，一名䅟麦，似矿麦，惟皮薄耳。

〔谨案〕大麦出关中，即青稞麦是。形似小麦而大。皮厚，故谓大麦，殊不似矿麦也。大麦面，平胃，止渴，消食，疗胀。

【来　源】为禾本科植物大麦*Hordeum vulgure* L.的成熟颖果。

【形态特征】一年生草本。秆粗壮，光滑无毛。叶鞘松弛抱茎，多无毛或基部具柔毛；两侧有两披针形叶耳。穗状花序，小穗稠密，每节着生3枚发育的小穗；外稃具5条脉，先端延伸成芒，边棱具细刺。颖果熟时黏着于稃内，不脱出。

【性味功效】甘，凉。健脾和胃，宽肠，利水。

【古方选录】《饮膳正要》大麦汤：羊肉一脚子，草果五个，大麦仁（滚水淘洗净，微煮熟）二升。用法：草果熬成汤，滤净；下大麦仁熬熟，加盐少许，调和令匀。主治：腹胀腹痛。

【用法用量】水煎服，30～60g；或研末。外用适量，研末调敷；或煎水洗。

【使用注意】朱丹溪：大麦初热，热多炒食，此物有火，能生热病。

【现代研究】化学研究显示，含蛋白质，脂肪，碳水化合物，钙，磷，铁，维生素B_1，维生素B_2，烟酸，尿囊素等。药理研究显示，有促进胃肠道溃疡愈合，抗氧化等作用。现代临床用于治疗消化不良，食积停滞，腹胀，泄泻，慢性胃炎，病后体虚等。

639 穬麦（矿麦）

【古籍原文】味甘，微寒，无毒。主轻身，除热。久服令人多力健行；以作蘖，温，消食和中。

此是今马所食者，性乃言热，而云微寒，恐是作屑与合谷异也。服食家，并食大，矿二麦，令人轻身，健。

〔谨案〕矿麦性寒，陶云性热，非也；复云：作屑与合谷异，此皆江东少有，故斟酌言之耳。

【来　　源】为禾本科植物裸麦Hordeum vulgare L. var. nudum Hook. f.的发芽颖果。

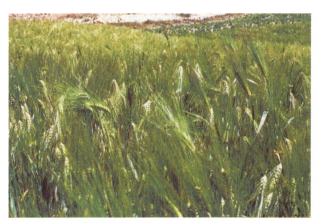

【形态特征】一年生草本，高100～200cm。秆直立。叶鞘光滑，先端两侧具两叶耳，互相抱茎；叶舌膜质；叶片微粗糙。穗状花序直立，四棱形，成熟后呈黄褐色或带紫色；颖线状披针形，被短毛，先端渐尖呈芒状；外稃先端延伸为芒，两侧具细刺毛。颖果成熟时易于脱落。

【性味功效】咸，温。消食，和中。

【用法用量】水煎服，9～15g；或入丸、散。

【使用注意】孕妇慎服。

【现代研究】现代可供食用。

640 小　麦

【古籍原文】味甘，微寒，无毒。主除热，止燥渴，咽干，利小便，养肝气，止漏血，唾血，以作

曲，温，消谷，止痢；以作面，温，不能消热止烦。

小麦合汤皆完用之，热家疗也。作面则温，明矿麦亦当如此。今服食家啖面，不及大，矿麦，犹胜于米耳。

〔谨案〕小麦汤用，不许皮坼，云坼则温，明面不能消热止烦也。小麦曲止痢，平胃，主小儿痫，消食痔。又有女曲，黄蒸。女曲，完小麦为之，一名㜣子；黄蒸，磨小麦为之，一名黄衣。并消食，止泻痢，下胎，破冷血也。

【来　　源】为禾本科植物小麦Triticum aestivum L.的种子或其面粉。

【形态特征】秆直立，丛生。叶鞘松弛抱茎；叶片长披针形。穗状花序直立；小穗具3～9朵小花，上部者不发育。颖卵圆形，主脉于背面上部具脊，于顶端延伸为长约1mm的齿；外稃长圆状披针形，顶端具芒或无芒；内稃与外稃几等长。

【性味功效】甘，凉。养心，益肾，除热，止渴。

【古方选录】《饮膳正要》：白面一斤。用法：炒

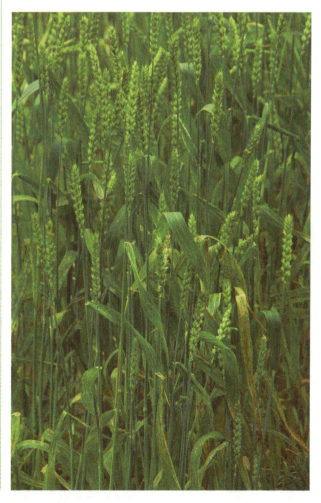

令焦黄，每日空心温水调（服）一匙头。主治：滑痢肠胃不固。

【用法用量】小麦煎汤，50～100g；或煮粥；小麦面冷水调服或炒黄温水调服。外用适量，小麦炒黑研末调敷；小麦面干撒或炒黄调敷。

【使用注意】小麦面畏汉椒、莱菔。

【现代研究】化学研究显示，种子含淀粉53%～70%，蛋白质约11%，糖类2%～7%，糊精2%～10%，脂肪约1.6%，粗纤维约2%，尚含少量谷甾醇、卵磷脂、尿囊素、精氨酸、淀粉酶、麦芽糖酶、蛋白酶、微量维生素B等。药理研究显示，有镇痛，抗病毒等作用。现代临床用于治疗外科感染，各种疱疹等。

641 青粱米

【古籍原文】味甘，微寒，无毒。主胃痹，热中，消渴，止泄痢，利小便，益气，补中，轻身，长年。

凡云粱米，皆是粟类，惟其牙头色异为分别尔。青粱出此，今江东少有。《氾胜之书》云：粱是秫粟，今俗用则不尔也。

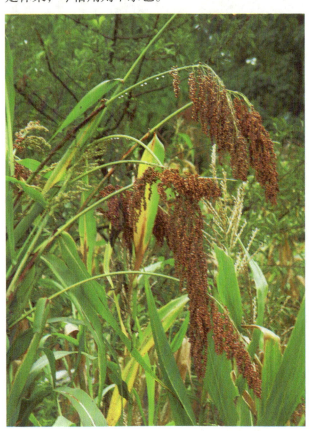

〔谨案〕青粱壳穗有毛，粒青，米亦微青，而细于黄、白粱也。谷粒似青稞而少粗。夏月食之，极为清凉，但以味短色恶，不如黄，白粱，故人少种之。此谷早熟而收少也，作饧，清白胜余米。

【来　　源】为禾本科植物粱Setaria italica（L.）Beauv.的成熟种仁。

【形态特征】一年生。秆粗壮，直立，高10～100cm或更高。叶片长披针形或线状披针形，先端尖，基部钝圆，上面粗糙，下面稍光滑。圆锥花序圆柱状或近纺锤状，长10～40cm；小穗椭圆形或近圆球形，黄色、橘红色或紫色；花柱基部分离；叶表皮细胞同狗尾草类型。

【性味功效】甘，微寒。健脾益气，涩精止泻，利尿通淋。

【古方选录】《圣济总录》：青粱米半升。用法：淘净，以水三升，煮稀粥饮之，以瘥为度。主治：消渴。

【用法用量】水煎服，30～90g；或煮粥。

【现代研究】现代可供食用。

642 黄粱米

【古籍原文】味甘，平，无毒。主益气，和中，止泄。

黄粱亦出青，冀州，此间不见有耳。

〔谨案〕黄粱，出蜀，汉、商、浙间亦种之。穗大毛长，谷米俱粗于白粱，而收子少，不耐水旱。食之香美，逾于诸粱，人号为竹根黄。而陶注白粱云：襄阳竹根者是。此乃黄粱，非白粱也。

【来　　源】为禾本科植物粱Setaria italica（L.）Beauv.的成熟种仁。

【形态特征】同"青粱米"。

【性味功效】甘，平。和中，益气，涩精止泻，利湿。

【古方选录】《圣济总录》：黄粱米半升。用法：捣为粉，每服六钱匕，水二盏调，顿服。主治：霍乱心烦。

【用法用量】水煎服，30～90g；或煮粥。外用适量，研末调敷。

【现代研究】现代可供食用。

米 部

MI BU

643 白粱米

【古籍原文】味甘，微寒，无毒。主除热，益气。

今处处有，襄阳竹根者最佳。所以夏月作粟飧，亦以除热也。

〔谨案〕白粱穗大，多毛且长。诸粱都相似，而白粱谷粗扁长，不似粟圆也。米亦白且大，食之香美，为黄粱之亚矣。陶云竹根，竹根乃黄粱，非白粱也。然粱虽粟类，细论则别，谓作粟飧，殊乖的称也。

【来　源】为禾本科植物粱*Setaria italica*（L.）Beauv.的成熟种仁。

【形态特征】同"青粱米"。

【性味功效】甘，微寒。益气和中，除烦止渴。

【古方选录】《千金翼方》：粱米粉5合。用法：水一升半，和之如煮粥服。主治：霍乱吐痢，心烦不止。

【用法用量】水煎服，30～90g；或煮粥。

【现代研究】现代可供食用。

644 粟米

【古籍原文】味咸，微寒，无毒。主养肾气，去胃痹，中热，益气。陈者，味苦，主胃热，消渴，利小便。

江东所种及西间皆是，其粒细于粱米，熟舂令白，亦以当白粱，呼为白粱粟。陈者谓经三五年者，或呼为粢米，以作粉，尤解烦闷，服食家亦将食之。

〔谨案〕粟有多种，而并细于诸粱，北土恒食，与粱有别。陶云：当白粱，又云或呼为粢，粢则是稷，稷乃穄之异名也。其米泔汁，主霍乱，卒热，心烦渴，饮数升立差。臭泔，止消渴优良。米麦粒，味甘，苦，寒，无毒。主寒中，除热渴，解烦，消石气。蒸米麦熬磨作之，一名糗也。

【来　源】为禾本科植物粟*Setaria italica*（L.）Beauv. var. *germanica*（Mill.）Schred.的成熟种仁。

【形态特征】一年生草本，高60～120cm。秆直立，粗壮。叶片披针形或线状披针形，先端长尖，基部近圆形；叶鞘无毛，鞘口处有柔毛。顶生圆锥花序穗状，成熟后下垂，长约30cm；小穗椭圆形。谷粒与第一外稃等长，卵形或圆球形，成熟后与其他小穗部分分离。

【性味功效】甘、咸、凉。和中，益肾，除热，解毒。

【古方选录】《食医心镜》：粟米炊饭，食之良。主治：胃中热，消渴。

【用法用量】水煎服，15～30g；或煮粥。外用适量，研末撒；或熬汁涂。

【使用注意】《日用本草》："与杏仁同食，令人吐泻。"

【现代研究】化学研究显示，含脂肪，蛋白质，淀粉，还原糖；种子含油。此外，粟米还含无机元素钼。药理研究显示，有抗菌，利尿作用。现代临床用于治疗烧烫伤，胃炎，结肠炎，小儿腹泻等。

645 丹黍米

【古籍原文】味苦，微温，无毒。主咳逆，霍乱，止泄，除热，止烦渴。

此则即赤黍也，亦出北间，江东时有种，而非土所宜，多入神药用。又黑黍名秬，供酿酒祭祀用之。

【来　源】为禾本科植物黍*Panicum miliaceum* L.的成熟种子。

【形态特征】一年生草本。秆直立，单生或少数丛生，高60～120cm，有节，节上密生髭毛。叶鞘松弛，被疣毛。圆锥花序，开展或较紧密，成熟

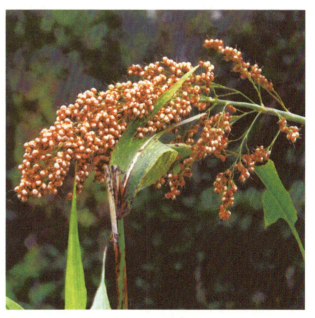

451

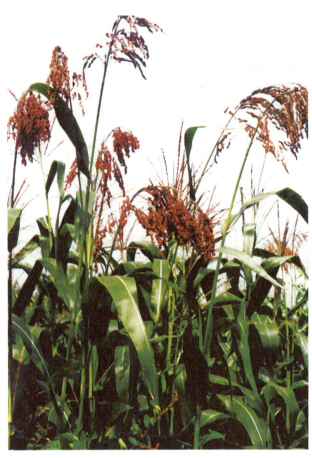

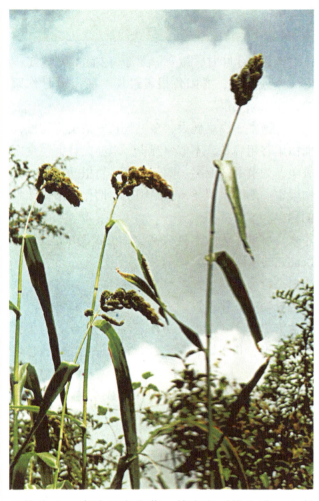

后下垂，长约30cm，分支具角棱，边缘具粗糙刺毛，下部裸露，上部密生小枝与小穗；小穗卵状椭圆形。颖果圆形或椭圆形，平滑而有光泽，长约3mm，乳白色、淡黄色或红色。种子白色、黄色或褐色，性黏或不黏。

【性味功效】甘，平。益气补中。

【古方选录】《千金要方》：黍米汁涂之。主治：小儿鹅口，不能饮乳。

【用法用量】内服，煎汤，30～90g；煮粥或淘取泔汁。外用适量，研末调敷。

【现代研究】化学研究显示，去壳黍米含粗纤维，粗蛋白，淀粉，油（其中脂肪酸以棕榈酸为主），蛋白质（有清蛋白、球蛋白、谷蛋白、醇溶蛋白等），又含黍素。现代少用。

646 蘖 米

【古籍原文】味苦，无毒。主寒中，下气，除热。

此是以米为蘖尔，非别米名也。末其米脂和敷面，亦使皮肤悦泽，为热不及麦蘖也。

〔谨案〕蘖者，生不以理之名也，皆当以可生之物为之。陶称以米为蘖，其米岂更能生乎？止当取蘖中之米耳。案《食经》称用稻蘖，稻即矿谷之名，明非米作也。

【来　　源】为禾本科植物粱 Setaria italica（L.）Beauv.的发芽颖果。

【形态特征】一年生草本，高60～120cm。秆直立，粗壮。叶片披针形或线状披针形，先端长尖，基部近圆形；叶鞘无毛，鞘口处有柔毛。顶生圆锥花序穗状，成熟后下垂，长约30cm；小穗椭圆形。谷粒与第一外稃等长，卵形或圆球形，成熟后与其他小穗部分分离。

【性味功效】苦，微温。健脾，消食。

【临床用方】《山东中草药手册》：炒谷芽12g，炒莱菔子9g，炒陈皮9g。用法：水煎服。主治：胸闷胀痛。

【用法用量】内服，煎汤10～15g；或研末入丸、散。

【现代研究】化学研究显示，每100g粱的颖果中含15.9%蛋白质，63%～70%碳水化合物。另外，本品芽和颖果中还含氢氰酸。

647 秫 米

【古籍原文】味甘，微寒。止寒热，利大肠，疗漆疮。

此人以作酒及煮糖者，肥软而易消；方药不正用，惟嚼以涂漆疮，及酿诸药醪。

〔谨案〕此米，功能是稻秫也。今大都呼粟糯为秫稻，秫为糯矣。北土亦多，以粟秫酿酒，而汁少于黍米。粟秫应有别功，但本草不载。凡黍稷、粟秫、粳糯，此三谷之秫也。

【来　　源】为禾本科植物粱*Setaria italica*（L.）Beauv.的种子黏者。

【形态特征】参见"青粱米"条。

【性味功效】甘，微寒。祛风除湿，和胃安神，解毒敛疮。

【古方选录】《肘后方》秫米散：秫米。用法：秫米熬令黄黑，杵末傅之。主治：浸淫恶疮，有汁，多发于心。

【用法用量】煎服，9～15g，包煎；或煮粥；或酿酒。外用适量，研末撒；或捣敷。

【使用注意】小儿不宜多食。

【现代研究】化学研究显示，含脂肪，蛋白质，淀粉，还原糖；种子含油。此外，粟米还含无机元素钼。药理研究显示，有抗菌，利尿作用。现代临床用于治疗烧烫伤，胃炎，结肠炎，小儿腹泻等。

648 陈廪米

【古籍原文】味咸、酸，温，无毒。主下气，除烦渴，调胃，止泄。

此今久入仓陈赤者，汤中多用之。人以作酢酒，胜于新粳米。

【来　　源】为禾本科植物稻*Oryza sativa* L.的成熟种仁经储存年久的加工品。

【形态特征】一年生水生草本。叶片线状披针形，无毛，粗糙。圆锥花序大型疏展，棱粗糙；颖极小，退化外稃2枚，锥刺状；两侧孕性花外稃质厚，中脉成脊，厚纸质，遍布细毛且端毛较密；内稃与外稃同质，先端尖而无喙；雄蕊6枚。

【性味功效】甘、淡，平。调中和胃，渗湿止泻，除烦。

【古方选录】《圣济总录》陈米汤：陈廪米（水淘净）二合。用法：用水二盏，煎至一盏，去滓，空心温服，晚食前再煎服。主治：吐痢后大渴，饮水不止。

【用法用量】适量煎汤；或入丸、散。

【使用注意】《本草拾遗》："和马肉食之发痼疾。"

【现代研究】现代以主食食用为主，药用较少。

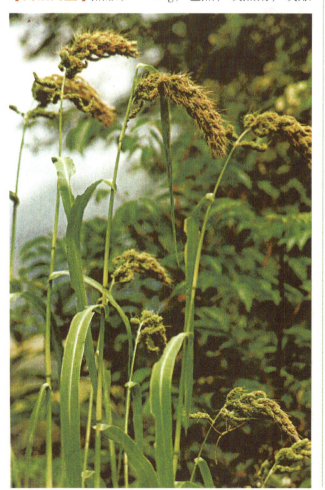

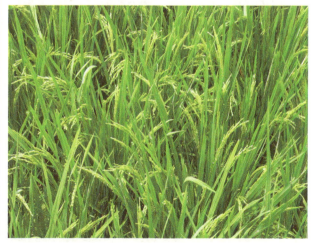

649 酒

【古籍原文】味苦、甘、辛，大热，有毒。主行药势，杀百邪恶毒气。

大寒凝海，惟酒不冰，明其热性独冠群物。药家多须，以行其势。人饮之，使体弊神昏，是其有毒之故也。昔三人晨行触雾，一人健，一人病，一人死。健者饮酒，病者食粥，死者空腹，此酒势辟恶，胜于食。

〔谨案〕酒，有葡萄、秫、黍、杭、粟、曲、蜜等，作酒醴以曲为。而葡萄、蜜等，独不用曲。饮葡萄酒，能消痰破澼。诸酒醇醴不同，惟米酒入药用。

【来　源】为高粱、大麦、米、甘薯、玉米、葡萄等为原料酿制而成的液体饮料。

【性味功效】辛、甘、苦，温；有毒。通血脉，行药势。

【古方选录】《金匮要略》栝楼薤白白酒汤：栝楼实（捣）一枚，薤白半升，白酒七升。用法：上三味同煮取二升，分温再服。主治：胸痹。

【用法用量】适量温饮；或和药同煎；或浸药。外用适量，单用或制成酒剂涂；或温敷；或漱口。

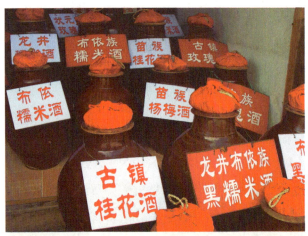

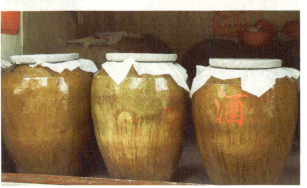

【使用注意】阴虚、失血及温热甚者禁服。

【现代研究】化学研究显示，因原料、酿造、加工、贮藏等条件不同，酒的名、色极多，成分亦差异甚大。蒸馏酒除乙醇的含量高于非蒸馏酒外，尚含高级醇类、脂肪酸类、酯类、醛类等，又含少量挥发酸和不挥发酸，糖类不存在或只存少量。葡萄酒除含水分、乙醇外，还含酸类、甘油、转化糖、葡萄糖、糊精、树胶、无机盐等。药理研究显示，酒具有抑制中枢神经系统，低浓度可兴奋某些神经突触，镇痛，扩张血管，刺激胃酸分泌，肝损伤，抑制细胞免疫及体液免疫等作用。长期饮用酒可致人营养不良，慢性胃炎，肝损伤，甚至中毒性精神病等。现代临床用于治疗产后单纯性腹泻。

米　下

650 腐婢

【古籍原文】味辛，平，无毒。主痎疟寒热，邪气，泄痢，阴不起，止消渴，病酒头痛。生汉中，即小豆华也。七月采，阴干。

花用异实，故其类不得同品，方家都不用之，今自可依其所主以为疗也。但未解何故有腐婢之名。《本经》不云是小豆花，后医显之耳。未知审是否？今海边有小树，状似栀子，茎条多曲，气作腐臭，土人呼为腐婢，用疗疟有效，亦酒渍皮疗心腹痛。恐此多当是真。若尔，此条应在木部下品卷

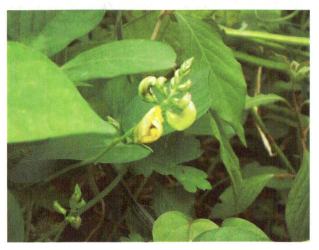

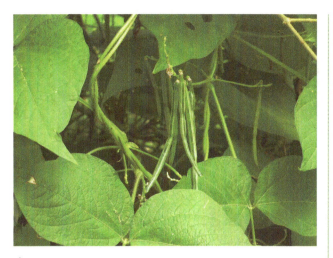

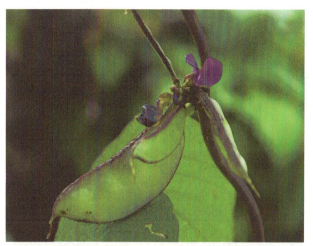

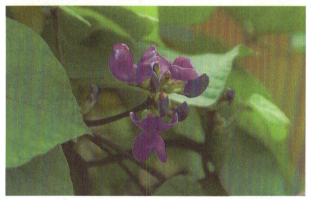

中也。

〔谨案〕腐婢，山南相承，以为葛花。《本经》云小豆花，陶复称海边小树，未知熟是？然葛花消酒，大胜豆花，葛根亦能消酒，小豆全无此效。校量葛，豆二花，葛为真也。

【来　源】为豆科植物赤小豆*Vigna umbellata*（Thunb.）Ohwi et Ohashi或赤豆*Vigna angularis*（Willd.）Ohwi et Ohashi 的花。

【形态特征】赤小豆：一年生草本。茎纤细。羽状复叶具3片小叶。总状花序腋生，短，有花2～3朵；花黄色；龙骨瓣右侧具长角状附属体。荚果线状圆柱形，无毛。种子长椭圆形，通常暗红色，有时为褐色、黑色或草黄色，种脐凹陷。

　　赤豆：一年生直立或缠绕草本。羽状复叶具3片小叶。花黄色；花梗极短；子房线形，花柱弯曲，近先端有毛。荚果圆柱状，平展或下弯，无毛。种子通常暗红色，长圆形，两头平截或近浑圆，种脐不凹陷。

【性味功效】辛，微凉。解毒消肿，行气利水，明目。

【古方选录】《普济方》：小豆花。用法：研末敷之。主治：疔肿。

【用法用量】水煎服，9～15g；或入散。外用适量，研末撒；或鲜品捣敷。

【现代研究】现代少用。

651 扁豆（白扁豆）

【古籍原文】味甘，微温。主和中，下气。叶主霍乱吐下不止。

人家种之于篱垣，其荚蒸食甚美，无正用其豆者。叶乃单行用之。患寒热病者，不可食之。

〔谨案〕此北人名鹊豆，以其黑而间白故也。

【来　源】为豆科植物扁豆*Dolichos lablab* L.的白色成熟种子。

【形态特征】多年生缠绕藤本。羽状复叶具3片小叶；花2朵至多朵簇生于每一节上。荚果长圆状镰形，近顶端最阔，扁平，端有弯曲的尖喙，基部渐狭。种子3～5粒，扁平，长椭圆形，在白花品种中为白色，在紫花品种中为紫黑色，种脐线形。

【性味功效】甘、淡，平。健脾，化湿，消暑。

【古方选录】《妇人良方》：白扁豆。用法：炒黄为末，米饮调下。主治：妇女赤白带下。

【用法用量】水煎服，10～15g；或生品捣研水绞汁；或入丸、散。外用适量，捣敷。

【使用注意】不宜多食，以免壅气伤脾。

【现代研究】化学研究显示，种子含脂肪油0.62%（主要为亚油酸），又含葫芦巴碱，氨基酸，维生素B₁及维生素C，胡萝卜素，蔗糖，葡萄糖，水苏糖，麦芽糖，棉子糖，甾体等。药理研究显示，有抗菌，抗病毒，提高免疫功能等作用。现代临床用于治疗慢性肾炎，贫血，疖肿，小儿消化不良、腹痛腹泻、乳食不进等。

652 黍 米

【古籍原文】味甘，温，无毒。主益气，补中，多热，令人烦。

荆，郢州及江北皆种此。其苗如芦而异于粟，粒亦大。粟而多是秫，今人又呼秫粟为黍，非也。北人作黍饭，方药酿黍米酒，则皆用秫黍也。又有稷米与黍米相似，而粒殊大，食之不宜人，乃言发宿病。

〔谨案〕黍有数种，已备注前条，今此通论黄黑黍米耳，亦全不似芦，虽似粟而非粟也。稷即稷也，具释后条。

【来　源】为禾本科植物黍*Panicum miliaceum* L.的成熟种子。

【形态特征】一年生栽培草本。单生或少数丛生。叶片线状披针形，两面具疣基的长柔毛。圆锥花序开展并具棱槽，边缘具糙刺毛，上部密生小枝与小穗。鳞被较发育，多脉，并由一级脉分出次级脉。胚乳长为谷粒的1/2，种脐点状，黑色。一般分两

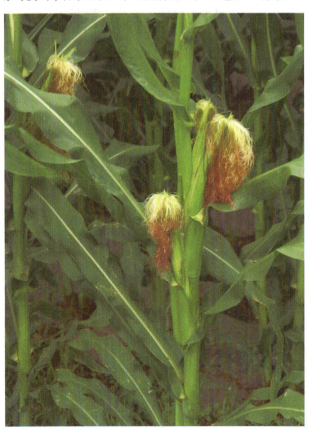

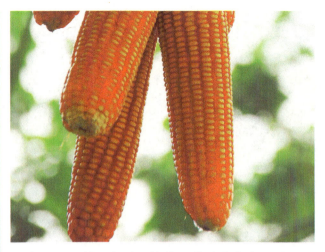

种类型，以秆上有毛，偏穗，种子黏者为"黍"；秆上无毛，散穗，种子不黏者为"稷"。

【性味功效】甘，微温。益气补中，除烦止渴，解毒。

【古方选录】《千金要方》：黍米汁涂之。主治：小儿鹅口，不能饮乳。

【使用注意】不宜多食。

【用法用量】内服，煎汤，30～90g；煮粥或淘取泔汁。外用适量，研末调敷。

【现代研究】化学研究显示，去壳黍米含粗纤维，粗蛋白，淀粉，油（其中脂肪酸以棕榈酸为主），蛋白质（有清蛋白、球蛋白、谷蛋白、醇溶蛋白等），又含黍素。药理研究显示，具有抑制人胰淀粉酶的活性，提高血浆胆固醇和高密度脂蛋白等作用。现代临床用于预防褥疮等。

653 粳 米

【古籍原文】味甘、苦，平，无毒。主益气，止烦，止泄。

此即今常所食米，但有白、赤、小、大异族四五种，犹同一类也。前陈廪米，亦是此种，以廪军人，故曰廪耳。

〔谨案〕传称食廪为禄。廪，仓也。前陈仓米曰廪，字误作廪，即谓廪军米也。苦廪军新米者，亦为陈乎？

【来　源】为禾本科植物稻（粳稻）*Oryza sativa* L.去壳的成熟种仁。

【形态特征】一年生水生草本。秆直立。叶鞘松弛，无毛。圆锥花序大型疏展；小穗含1朵成熟

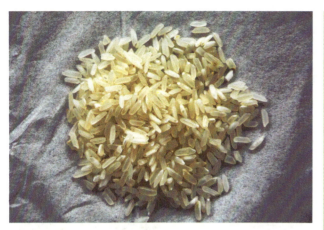

花，长圆状卵形至椭圆形；颖极小，锥刺状；内稃与外稃同质，先端尖而无喙；颖果长约5mm，宽2mm，厚1～1.5mm；胚比较小，约为颖果长的1/4。

【性味功效】甘，平。补气健脾，除烦渴，止泻痢。

【古方选录】《圣济总录》竹沥饮：淡竹沥一合，粳米（炒，以水二盏同研，去滓取汁）一合。用法：上二味，和匀顿服之。主治：霍乱狂闷，烦渴，吐泻无度，气欲绝者。

【用法用量】水煎服，9～30g；或水研取汁。

【使用注意】《食疗本草》："新熟者动气，常食干饭，令人热中，唇口干；不可和苍耳食之，令人卒心痛；不可与马肉同食之，发痼疾。"

【现代研究】化学研究显示，约含75%以上的淀粉，8%左右的蛋白质，0.5%～1%的脂肪，另含少量维生素B_1、维生素B_2、维生素B_6等；尚含胆甾醇、菜油甾醇、豆甾醇、谷甾醇等，乙酸、延胡素酸、枸橼酸、苹果酸等有机酸，葡萄糖、果糖、麦芽糖等糖类。药理研究显示，具有某种程度的抗肿瘤作用。现代主要作为主食食用，药用较少。

654 稻 米

【古籍原文】味苦。主温中，令人多热，大便坚。

道家方药有俱用稻米，粳米，此则是两物矣。云稻米糠白如霜。今江东无此，皆通呼粳米为稻耳。不知其色类，复云何也！

〔谨案〕稻者，矿谷通名。《尔雅》云：稌，稻也，秔者不粘之称，一曰籼。氾胜之云：秔稻，秫稻，三月种秔稻，四月种秫稻，即并稻也。今陶别为二事，深不可解也。

【来　　源】为禾本科植物糯稻*Oryza sativae* L. var. *glutinvsa* Matsum.的去壳种仁。

【形态特征】一年生栽培植物。秆直立，丛生，高

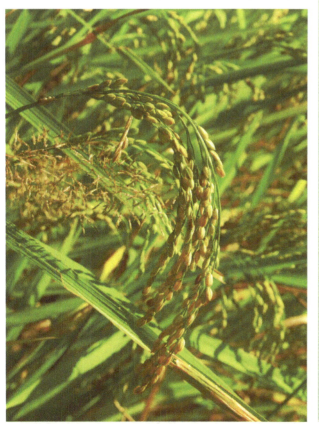

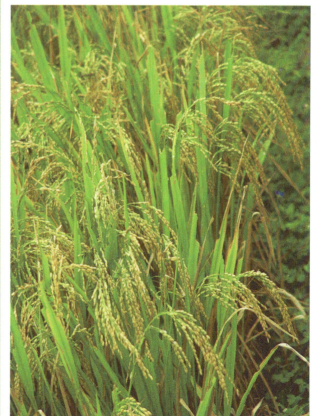

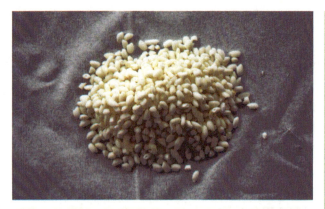

约1m。叶鞘无毛，下部者长于节间；叶舌膜质而较硬，披针形，基部两侧下延与叶鞘边缘相结合。圆锥花序疏松，成熟时向下弯曲，分支具角棱；两性小花外稃，有5条脉，常具细毛，有芒或无芒。颖果平滑。花、果期6—10月。

【性味功效】 甘，温。补中益气，健脾止泻，缩尿，敛汗，解毒。

【古方选录】 《本草纲目》：糯米入猪肚内蒸干。用法：捣作丸子，日日服之。主治：虚劳不足。

【用法用量】 水煎服，30～60g；或入丸、散；或煮粥。外用适量，研末调敷。

【使用注意】 湿热痰火及脾滞者禁服，小儿不宜多食。

【现代研究】 药理研究显示，具有抗肿瘤作用。现代少用。

655 稷 米

【古籍原文】 味甘，无毒。主益气，补不足。

稷米亦不识，书多云黍稷，稷恐与黍相似。又有稌，亦不知是何米。《诗》云：黍、稷、稻、粱、禾、麻、菽、麦，此即八谷也，俗人莫能证辨，如此谷稼尚弗能明，而况芝英乎？案氾胜之《种植书》有黍，即如前说。无稷有稻，犹是粳米，粱是秫，禾即是粟。董仲舒云：禾是粟苗名耳，麻是胡麻，枲是大麻，菽是大豆。大豆有两种；小豆一名苓，有三四种。麦有大、小矿，矿即宿麦，亦谓种麦。如此，诸谷之限也。菰米一名彫胡，可作饼。又汉中有一种名枭粱，粒如粟而皮黑，亦可食；酿为酒，甚消玉。又有乌禾，生野中如稗，荒年代粮而杀虫，煮以沃地，蝼蚓皆死。稗亦可食。凡此之类，复有数种耳。

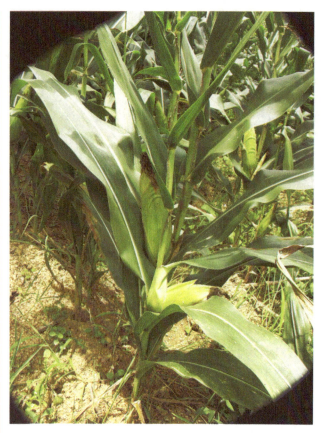

〔谨案〕《吕氏春秋》云：饭之美者，有阳山之穄。高诱曰：关西谓之縻，冀州谓之穄，《广雅》云：縻，穄也。《礼记》云：祭宗庙，稷曰明粢。《穆天子传》云：赤乌之人。献麦稷百载。《说文》云：稷，五谷长，田正也，自商已来，周弃主之。此官名，非谷号也。又案先儒以为粟类，或言粟之上者。《尔雅》云：粢稷也《传》云，粢盛，解云黍稷为粢。记胜之《种植书》又不言稷。陶云八谷者，黍、稷稻、粱、禾、麻、菽、麦，俗人尚不能辨，况芝英乎？既有稷禾，明非粟也。本草有稷，不载穄，稷即穄也。今楚人谓之稷，关中谓之縻，呼其米为黄米，与黍为秫秫，故其苗与黍同类。陶又引《诗》云：稷，恐与黍相似斯并得之矣。儒家但说其义，不知其实。寻郑玄注《礼》：王瓜云是菝葜，谓楂为梨之不藏者。周官疡人主祝药，云祝当为注，义如附着，此尺有所短尔。

【来　源】 为禾本科植物黍 *Panicum miliaceum* L.的成熟种子。

【形态特征】 一年生栽培草本。单生或少数丛生。叶片线状披针形，两面具疣基的长柔毛。圆锥花序开展并具棱槽，边缘具糙刺毛，上部密生小枝与小

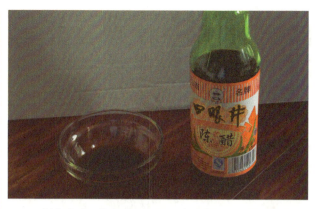

穗。鳞被较发育，多脉，并由一级脉分出次级脉。胚乳长为谷粒的1/2，种脐点状，黑色。

【性味功效】甘，微温。益气补中，除烦止渴，解毒。

【古方选录】《千金要方》：黍米汁涂之。主治：小儿鹅口，不能饮乳。

【使用注意】不宜多食。

【用法用量】内服：煎汤，30～90g；煮粥或淘取泔汁。外用适量，研末调敷。

【现代研究】化学研究显示，去壳黍米含粗纤维，粗蛋白、淀粉，油（其中脂肪酸以棕榈酸为主），蛋白质（有清蛋白、球蛋白、谷蛋白、醇溶蛋白等），又含黍素。药理研究显示，具有抑制人胰淀粉酶的活性，提高血浆胆固醇和高密度脂蛋白等作用。现代临床用于预防褥疮等。

656 醋

【古籍原文】味酸，温，无毒。主消痈肿，散水气，杀邪毒。

醋酒为用，无所不入，逾久逾良，亦谓之醯。以有苦味，俗呼苦酒。丹家又加余物，谓为华池左味，但不可多食之，损人肌藏耳。

〔谨案〕醋有数种，此言米醋。若蜜醋，麦醋，曲醋，桃醋，葡萄、大枣、蘡薁等诸杂果醋，及糠糟等醋会意者，亦极酸烈，止可啖之，不可入药用也。

【来　　源】为用高粱、米、大麦、小米、玉米等或低度白酒为原料酿制而成的含有乙酸的液体。亦有用食用冰醋酸加水和着色料配成，不加着色料即成白醋。

【性味功效】酸、甘，温。散瘀消积，止血，安蛔，解毒。

【古方选录】《医学入门》醋鳖丸：鳖甲、诃子皮、干姜各等分。用法：为末，醋糊丸，梧子大，每服三十丸，空心白汤下。主治：症瘕。

【用法用量】水煎服，10～30ml；或浸渍；或拌制。外用适量，含漱；或调药敷；或熏蒸；或浸洗。

【使用注意】脾胃湿重、痿痹、筋脉挛者慎服。

【现代研究】化学研究显示，醋含乙酸3%～5%，还含高级醇类，3-羟基丁酮，二羟基丙酮，酪醇，乙醛，甲醛，乙缩醛，琥珀酸，草酸及山梨糖等。药理研究显示，具有杀虫，抗菌，抗病毒等作用。现代临床用于预防流行性感冒、流行性脑脊髓膜炎；治疗急性或慢性传染性肝炎，胆道蛔虫病，蛲虫病，疥痈，蜂窝织炎，丹毒脓肿，腮腺炎，乳腺炎，石灰烧伤等。

657 酱

【古籍原文】味咸、酸，冷利。主除热，止烦满，杀百药热汤及火毒。

酱多以豆作，纯麦者少。今此当是豆者，亦以久久者弥好。又有肉酱，鱼酱，皆呼为醢，不入药

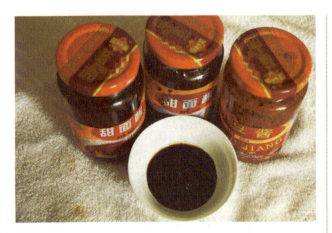

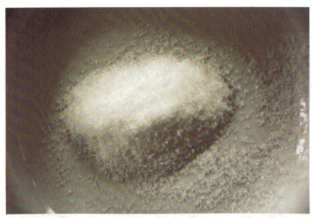

用也。

〔谨案〕又有榆人酱，亦辛美，利大小便。芜荑酱大美，杀三虫，虽有少臭气，亦辛好。

【来　源】为用大豆、蚕豆、面粉等作原料，经蒸罨发酵，并加入盐水制成的糊状食品。

【性味功效】咸、甘，平。清热解毒。

【古方选录】《肘后方》：豆酱汁敷之。主治：汤火烧灼未成疮。

【用法用量】适量汤饮化服。外用适量，调敷或化汁涂。

【使用注意】不宜多食。

【现代研究】化学研究显示，酱以大豆或面粉为主要原料，含水分、蛋白质、脂肪、碳水化合物、钙、磷、铁、硫胺素、核黄素、烟酸、氨基酸、腺嘌呤、胆碱、甜菜碱、酪醇、酪胺、糊精、葡萄糖、乙醇、甘油、维生素、有机色素等。现代少用。

658 食　盐

【古籍原文】味咸，温，无毒。主杀鬼蛊，邪注，毒气，下部蜃疮，伤寒寒热，吐胸中痰澼，止心腹卒痛，坚肌骨。多食伤肺，喜咳。

五味之中，惟此不可缺。今有东海、北海供京都及西川南江用。中原有河东盐池，梁，益有盐井，交，广有南海盐，西羌有山盐，胡中有树盐，而色类各不同，以河东最为胜。此间东海盐，官盐白，草粒细。北海盐黄，草粒大。以作鱼鲊及咸菹，乃言北海胜。而藏茧必用盐官者，蜀中盐小淡，广州盐咸苦。不知其为疗体复有优劣否？西方，北方人，食不耐咸，而多寿少病，好颜色。东方，南方人，食绝欲咸，少寿多病，便是损人，则伤肺之效矣。然以浸鱼肉，则能经久不败；以沾布帛，则易致朽烂。所施处各有所宜也。

【来　源】为海水或盐井、盐池、盐泉中的盐水经煎、晒而成的结晶体。

【形态特征】本品为方形或不规则多棱形晶体。纯净者，无色透明；通常呈白色或灰白色，半透明。具玻璃样光泽。体较重，质硬，易砸碎。气微，味咸。露置空气中易潮解。能溶于水，不溶于乙醇，在无色火焰上燃烧，火焰呈鲜黄色。

【性味功效】咸，寒。涌吐，清火，凉血，解毒，软坚，杀虫，止痒。

【古籍原文】《金匮要略》：盐一升，水三升。用法：上二味，煮令盐消。分三服，当吐出食，便瘥。主治：贪食，食多不消，心腹坚满痛。

【用法用量】沸汤溶化，0.9～3g。作催吐用9～18g，宜炒黄。外用适量，炒热熨敷；或水化点眼；漱口；洗疮。

【使用注意】漱口、口渴慎服，水肿者忌服。

【现代研究】化学研究显示，食盐主要成分为氯化钠（NaCl），又因来源和制法上的不同，夹杂的物质有所差异，常含有氯化镁（$MgCl_2$）及不溶物质等。药理研究显示，具有杀虫，止痒，抗菌等作用。现代临床主要用于治疗尿潴留，嗜盐菌性食物中毒，脚气，皮肤瘙痒等。

有名无用卷

659 青 玉

【古籍原文】味甘，平，无毒。主妇人无子，轻身不老，长年。一名谷玉，生蓝田。

张华云：合玉浆用谷玉，正缥白色，不夹石，大者如升；小者如鸡子，取穴中者，非今作器物玉也。出襄乡县旧穴中。黄初中，诏征南将军夏侯尚求之。

【来　　源】为硅酸盐类、角闪石族矿物透闪石的隐晶质亚种软玉Nephrite，或者蛇纹石族矿物蛇纹石的隐晶质亚种岫玉Lapis Sapo。

【形态特征】软玉：为粒径在0.01～0.001mm或更小的针状、纤维状、毛发状个体交织排列呈毛毡状结构。近透明到半透明，玻璃状至脂肪状光泽。硬度6～6.5。相对密度2.90～3.02。韧性强，不易打碎。

岫玉：为蛇纹石的隐晶质致密体块状集合体。一般呈绿色、淡绿色，也有呈白色、淡黄色。油脂光泽或蜡状光泽。硬度2.5～3.5，相对密度2.2～2.6。

【性味功效】甘，平。润肺清胃，除烦止渴，镇心，明目。

【古方选录】《普济方》：白玉二钱半，寒水石半两。用法：为末，水调涂心下。主治：赤游丹毒肿。

【用法用量】水煎服，30～150g；或入丸。外用适量，研末调敷；或点目。

【使用注意】脾胃虚弱者慎服。不可久服，不可研末服。

【现代研究】化学研究显示，软玉主要含$Ca_2Mg_5[Si_4O_{11}]_2[OH]_2$，还含少量铝（Al）。岫玉主要化学组分为$Mg_6[SiO_{10}][OH]_8$，同时杂有透闪石、方解石等，有少量的钙混入。现代不用。

660 白玉髓

【古籍原文】味甘，平，无毒。主妇人无子，不老延季。生蓝田玉石之间。

【来　　源】同玉屑。

661 玉 英

【古籍原文】味甘。主风瘙皮肤痒。一名石镜，明白可作镜。生山窍，十二月采。

【来　　源】同玉屑。

662 璧 玉

【古籍原文】味甘，无毒。主明目、益气，使人多精生子。

【来　　源】同玉屑。

663 合玉石

【古籍原文】味甘，无毒。主益气，消渴，轻身，辟谷。生常山中丘，如彘肪。

【来　　源】同玉屑。

664 紫石华

【古籍原文】味甘，平，无毒。主渴，去小肠热。一名茈石花。生中牛山阴，采无时。

【现代研究】考证不确，现代不用。

665 白石华

【古籍原文】味辛，无毒。主痒，消渴，膀胱热。生液北乡北邑山，采无时。

【现代研究】考证不确，现代不用。

666 黑石华

【古籍原文】味甘，无毒。主阴萎，消渴，去热，疗月水不利。生弗其劳山阴石间，采无时。

【现代研究】考证不确，现代不用。

667 黄石华

【古籍原文】味甘，无毒。主阴萎，消渴，膈中热，去百毒。生液北山，黄色，采无时。

【现代研究】考证不确，现代不用。

668 厉石华

【古籍原文】味甘，无毒。主益气，养神，止渴，除热，强阴。生江南，如石华，采无时。

【现代研究】考证不确，现代不用。

669 石 肺

【古籍原文】味辛，无毒。主疗咳寒，久痿，益气，明目。生水中，状如肺，黑泽有赤文，出水即干。

今浮石亦疗咳，似肺而不黑泽，恐非是也。

【现代研究】考证不确，现代不用。

670 石肝（夜明砂）

【古籍原文】味酸，无毒。主身痒，令人色美。生常山，色如肝。

【来　　源】为蝙蝠科动物蝙蝠*Vespertilio superans* Thomas、大耳蝠*Plecotus auritus* Linnaeus等动物的粪便。

【形态特征】蝙蝠：体型较普通蝙蝠大，前臂较长。耳短而宽略呈三角形，耳屏尖端较钝圆。尾发达，突出股间膜不超过3mm。翼膜由趾基部起，距缘膜较狭呈小弧形。股间膜上的毛由躯体后部分布到肉胫骨前段的连接线。后足等于胫长的一半。乳头1对。

大耳蝠：耳大椭圆形。耳内缘基部左右会合；有1条明显的皮褶与内褶几乎相平行；耳屏呈披针

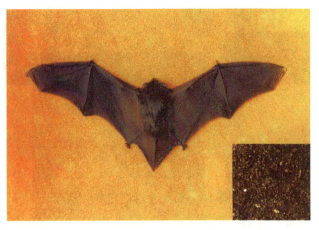

形，其外缘基部突起一小叶。翼膜起自外趾基部；无距缘膜突起。体背呈不均匀的淡灰褐色，毛基黑褐色；腹毛尖端颜色较淡，近灰色而略沾黄色。

【性味功效】辛，寒。清肝明目，散瘀消积。

【古方选录】《太平圣惠方》夜明砂丸：夜明砂（微炒）一分，诃黎勒（煨、用皮）半两，龙骨半两，熊胆（研细）一分，朱砂（研细）一分，牛黄（研细）一分，麝香（研细）一分，黄连（微炒、去须）半两。用法：研末令匀，以猪胆汁和为丸，如黍米大。每服五丸，粥饮送下，一日三次。主治：小儿疳痢久不愈，可吃乳食，渐加黄瘦。

【用法用量】水煎服，布包，3～10g；或研末，每次1～3g。外用适量，研末调涂。

【使用注意】目疾无瘀滞者及孕妇慎服。

【现代研究】化学研究显示，夜明砂含尿素，尿酸，胆甾醇及少量维生素A等。现代临床用于治疗多种眼病，疟疾发作，厌食症，肝硬化，腋臭，胎死不下，淋巴结结核等。

671 石 脾

【古籍原文】味甘，无毒。主胃寒热，益气，痒瘀。令人有子。一名胃石，一名膏石，一名消石。生隐番山谷石间，黑如大豆，有赤文，色微黄，而轻薄如棋子，采无时。

【现代研究】考证不确，现代不用。

672 石 肾

【古籍原文】味咸，无毒。主泄痢。色如白珠。

【现代研究】考证不确，现代不用。

673 封 石

【古籍原文】味甘，无毒。主消渴，热中，女子症蚀。生常山及少室，采无时。

【现代研究】考证不确，现代不用。

674 陵 石

【古籍原文】味甘，无毒。主益气，耐寒，轻身，长年。生华山，其形薄泽。

【现代研究】考证不确，现代不用。

675 碧石青（石青）

【古籍原文】味甘，无毒。主明目，益精，去白皮翳，延季。

【来　　源】为碳酸盐类、孔雀石族蓝铜矿Azurite的具层结构的集合体。

【形态特征】单斜晶系。晶体短柱状或板状。通常呈粒状、肾状、散射状、土状等块体或被覆在其他铜矿的表面，呈深蓝色。条痕为浅蓝色。光泽呈玻璃状、金刚石状或土状。半透明至不透明。断口呈贝壳状，性脆。

【性味功效】酸、咸，平；有毒。涌吐风痰，明目，解毒。

【古方选录】《瑞竹堂方》化痰丸：石青（水飞）一两，石绿（水飞）半两。用法：上为末，面糊为丸，如绿豆大。每服十丸，温汤送下。主治：顽痰不化。

【用法用量】内服，研末，0.3～1g。外用，研细水飞，点眼。

【使用注意】《药性论》：畏菟丝子。

【现代研究】化学研究显示，含碱式碳酸铜 $[2CuCO_3·Cu(OH)_2]$。其中氧化铜（CuO）占69.2%，二氧化碳（CO_2）占25.6%，水分（H_2O）占5.2%，尚含铅、锌、铜、钙、镁、钛、铁、铝等。现代不用。

676 遂 石

【古籍原文】味甘，无毒。主消渴，伤中，益气。生太山阴，采无时。

【现代研究】考证不确，现代不用。

677 白肌石

【古籍原文】味辛，无毒。主强筋骨，止消渴，不饥，阴热不足。一名肌石；一名洞石。生广焦国卷山，青色润泽。

【现代研究】考证不确，现代不用。

678 龙石膏

【古籍原文】无毒。主消渴，益寿。生杜陵，如铁脂，中黄。

【来　　源】为硫酸盐类矿物硬石膏族石膏Gypsum Fibrosum，主要含含水硫酸钙（$CaSO_4·2H_2O$）。

【形态特征】单斜晶系。完好晶体呈板块状、柱状，并常呈燕尾状双晶。集合体呈块状、片状、纤维状或粉末状。无色透明、白色半透明，或因含杂质而染成灰白色、浅红色、浅黄色等。玻璃样光泽，解理面呈珍珠样光泽，纤维状集合体呈绢丝样光泽。硬度1.5～2。用指甲即可得到划痕。相对密度2.3～2.37。

【性味功效】甘、辛、涩，寒。收湿，生肌，敛疮，止血。

【古方选录】《伤寒论》白虎汤：知母六两，石膏（碎）一斤，甘草（炙）二两，粳米六合。用法：以水一斗，煮米熟，汤成去滓，温服一升，日三次。主治：阳明气分盛热。

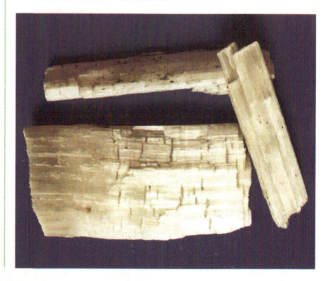

【用法用量】内服，煎汤，15～60g；或入丸、散。外用，煅研撒或调敷。

【使用注意】脾胃虚寒及血虚、阴虚发热者忌服。

【现代研究】化学研究显示，含含水硫酸钙（CaSO₄·2H₂O），此外常有黏土、砂粒、有机物、硫化物及微量的铁及镁等。药理研究显示，有解热，消炎，解渴，提高免疫力，抗病毒等作用。煅石膏外用有收敛作用。现代临床用于治疗外感发热，小儿暑湿泄泻，阑尾脓肿，慢性溃疡性结肠炎，烧伤，大骨节病等。

679 五羽石

【古籍原文】主轻身，延季。一名金黄。生海水中蓬莸山上仓中，黄如金。

【现代研究】考证不确，现代不用。

680 石流青

【古籍原文】味酸，无毒。主疗泄，益肝气，明目，轻身长年。生武都山石间，青白色。

【现代研究】考证不确，现代不用。

681 石流赤

【古籍原文】味苦，无毒。主妇人带下，止血，轻身长年。理如石耆，生山石间。

芝品中有石流丹，又有石中黄子。

【现代研究】考证不确，现代不用。

682 石 耆

【古籍原文】味甘，无毒。主咳逆气。生石间，色赤如铁脂，四月采。

【现代研究】考证不确，现代不用。

683 紫加石

【古籍原文】味酸。主痹血气。一名赤英，一名石血。赤无理。生邯郸山，如爵此。二月采。

三十六水方呼为紫贺石。

【现代研究】考证不确，现代不用。

684 终 石

【古籍原文】味辛，无毒。主阴痿痹，小便难，益精气。生陵阴，采无时。

以上玉石类二十六种。

【现代研究】考证不确，现代不用。

685 玉 伯

【古籍原文】味酸，温，无毒。主轻身，益气，止渴。一名玉遂。生石上，如松，高五六寸，紫华用茎叶。

【现代研究】考证不确，现代不用。

686 文石（玛瑙）

【古籍原文】味甘。主寒热，心烦。一名黍石。生东郡山泽中水下。五色，有汁润泽。

【来 源】为氧化物类石英族矿物石英的亚种玛瑙Agate。

【形态特征】三方晶系。常呈致密块状而形成各种构造，如乳房状、葡萄状、结核状等，常见的为同心圆构造。颜色不一，视其所含杂质种类及多寡而定，通常呈条带状、同心环状、云雾状或树枝状分布，以白色、灰色、棕色和红棕色为最常见，黑色、蓝色及其他颜色亦有。条痕白色或近白色。蜡样光泽，半透明至透明。断口贝壳状。硬度6.5～7。比重2.6～2.7。

【性味功效】辛，寒。清热解毒，除障明目。

【古方选录】《本草经疏》：玛瑙同珊瑚，焙为

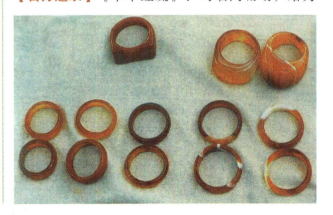

末，点目去翳障尤妙。

【用法用量】外用适量，砸碎，研为细粉；或水飞用。

【现代研究】化学研究显示，主要含二氧化硅（SiO_2），中间夹杂多种金属（不同价态的铁、锰等）氧化物或氢氧化物。现代少用。

687 曼诸石

【古籍原文】味甘。主益五脏气，轻身长年。一名阴精。六月、七月出石上，青黄色，夜有光。

【现代研究】考证不确，现代不用。

688 山慈石

【古籍原文】味苦，平，有毒。主女子带下。一名爱茈。生山之阳。正月生叶如藜芦，茎有衣。

【现代研究】考证不确，现代不用。

689 石濡（石花）

【古籍原文】主明目，益精气，令人不饥渴，轻身长年。一名石芥。

【来　　源】为石蕊科植物鹿蕊Cladonia rangiferina（L.）Web.的枝状体。

【形态特征】初生地衣体早期即消失。果柄子主轴明显，枝腋间有近圆形小穿孔，枝顶端呈茶褐色，常向同一方向倾斜或下垂；分支圆柱状，粗壮，中空，生长在光照强处，常变成污黑色，无光泽。果柄无皮层；外髓层粗糙，其间分散子囊盘呈褐色，

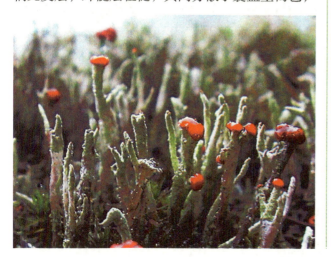

小型，顶生于果柄上。分生孢子器呈黑褐色，卵圆形，含无色黏液，生于果柄小枝的顶端。

【性味功效】甘、涩，凉。清热，润燥，凉肝，化痰，利湿。

【临床用方】《贵州草药》：石花。用法：研末，敷患处。主治：刀伤。

【用法用量】内服，沸水泡，9～15g。

【现代研究】化学研究显示，含反丁烯二酸，原冰岛衣酸酯等。现代临床用于治疗风湿性疾病，吐血，咳血，刀伤，口疮等。

690 石芸

【古籍原文】味甘，无毒。主目痛，淋露，寒热，溢血。一名蚤烈，一名颐喙。三月、五月采茎叶，阴干。

【现代研究】考证不确，现代不用。

691 石剧

【古籍原文】味甘，无毒。主渴消中。
【现代研究】考证不确，现代不用。

692 路石

【古籍原文】味甘、酸，无毒。主心腹，止汗，生肌，洒痂，益气，耐寒，实骨髓。一名陵石。生草石上，天雨独干，日出独濡。花黄，茎赤黑。三岁一实，实赤如麻子。五月、十月采茎叶，阴干。
【现代研究】考证不确，现代不用。

693 旷石

【古籍原文】味甘，平，无毒。主益气养神，除热，止渴。生江南，如石草。
【现代研究】考证不确，现代不用。

694 败石

【古籍原文】味苦，无毒。主渴、痹。
【现代研究】考证不确，现代不用。

695 越 砥

【古籍原文】味甘，无毒。主目盲，止痛阴，除热癃。

疑此今细砥石，出临平者。

【现代研究】考证不确，现代不用。

696 金 茎

【古籍原文】味苦、平，无毒。主金创，内漏。一名叶金草。生泽中高处。

【现代研究】考证不确，现代不用。

697 夏 台

【古籍原文】味甘。主百疾，济绝气。

此药乃尔神奇，而不复识用，可恨。

【现代研究】考证不确，现代不用。

698 柒 紫

【古籍原文】味苦。主少腹痛，利小肠，破积聚，长肌肉。久服轻身长年。生宛朐，二月、七月采。

【现代研究】考证不确，现代不用。

699 鬼目（白英）

【古籍原文】味酸，平，无毒。主明目。一名来甘。实赤如五味，十月采。

俗人今呼白草子亦为鬼目，此乃相似。

【来　　源】为茄科植物白英 *Solanum lyratum* Thunb. 的全草。

【形态特征】草质藤本。茎及小枝均密被具节长柔毛。叶互生，多数为琴形，裂片通常呈卵形。聚伞花序顶生或腋外生，疏花，总花梗被具节长柔毛；花冠蓝紫色或白色，花冠筒隐于萼内，头状。浆果球状，成熟时红黑色。种子近盘状，扁平。

【性味功效】甘、苦，寒；有小毒。清热利湿，解毒消肿。

【古方选录】《名家方选》白英散：白英（根、茎、叶并烧为霜）一钱，胡椒（烧为霜）三分，

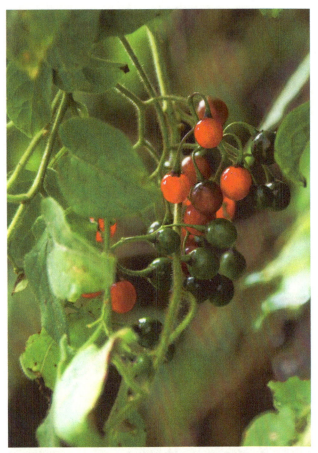

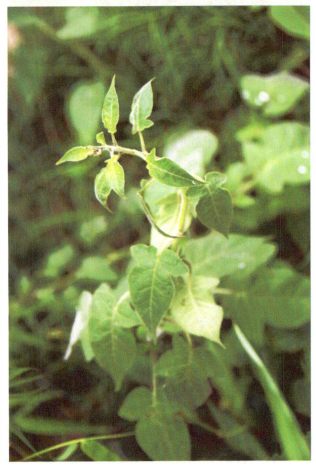

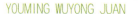

丁子（烧为霜）三分。用法：每服六分，温酒饮下。主治：痈疽及诸热毒肿。

【用法用量】水煎服，15～30g，鲜品加倍；或浸酒。外用适量，煎水洗、捣敷或捣汁涂。

【使用注意】不宜过量服用。

【现代研究】化学研究显示，含甾体糖苷SL-a、SL-b、SL-c、SL-d，生物碱类等。药理研究显示，有抗肿瘤，抗变态反应，抗炎，护肝，抗真菌，促进抗体形成，增强机体非特异性免疫功能等作用。现代临床用于治疗肺癌、膀胱癌、子宫颈癌和传染性肝炎，肝硬化腹水，妇女阴道炎，白带异常，风湿性关节炎等。

700 鬼 盖

【古籍原文】味甘，平，无毒。主小儿寒热痫。一名地盖。生垣墙下，聚生赤，旦生暮死。

一名朝生，疑是今鬼伞。

【来　源】为伞菌科真菌墨汁鬼伞*Coprinus atramentarius*（Bull.）Fr.、粪鬼伞*Coprinus sterquilinus* Fr.等的子实体。

【形态特征】墨汁鬼伞：菌盖卵形，伸展后宽4～11cm，灰色，有光泽，中部褐色，有细小鳞片，边缘往往花瓣状或有折纹；菌肉薄，白色，可口，柄白色，有丝状光泽，中空；菌折稠密，宽，离生，白色，后变为黑色；孢子椭圆形，黑色；囊状体近圆柱形。

粪鬼伞：菌盖宽2.5～8cm，初期短圆柱形，白色，有鳞片，后为圆锥形，灰色，中部浅褐色，有明显棱纹，最后变为黑色；菌肉白，薄；柄白色，基部较粗；菌环白色，膜质，窄；菌折白色，渐由

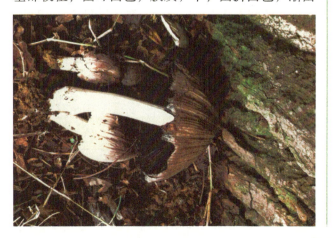

粉红色变为黑色；孢子黑色，光滑，椭圆形。

【性味功效】甘，平；无毒。解毒疗疮。

【古方选录】《本草纲目》：鬼盖。用法：烧灰治疗肿，以针刺破四边，纳灰入内，经宿出根。主治：疗肿。

【用法用量】内服，煎汤，3～9g，鲜品15～30g；或入丸、散。外用适量，研末调敷。

【使用注意】不宜与酒、鸡肉同食。

【现代研究】化学研究显示，墨汁鬼伞含异戊胺，苯乙胺，腺嘌呤，6-氧嘌呤，尿狗酸，咪唑乙酸，咪唑丙酸，咪唑乙醇，组氨酸，精氨酸，胆碱，甜菜碱，色氨酸，色胺，核黄素等。现代少用。

701 马 颠

【古籍原文】味甘，有毒。疗浮肿，不可多食。

【现代研究】考证不确，现代不用。

702 马 唐

【古籍原文】味甘，寒。主调中，明耳目。一名羊麻，一名羊粟。生下湿地，茎有节，节生根。五月采。

【来　源】为禾本科植物马唐*Digitaria sanguinalis*（L.）Scop.的全草。

【形态特征】一年生草本。秆直立或下部倾斜，膝曲上升，高10～80cm，直径2～3mm，无毛或节生柔毛。叶鞘短于节间，无毛或散生疣基柔毛；叶片线状披针形，基部圆形，边缘较厚，微粗糙，具柔毛或无毛。总状花序；穗轴直伸或开展，两侧具宽翼，边缘粗糙；小穗椭圆状披针形；第1颖小，短

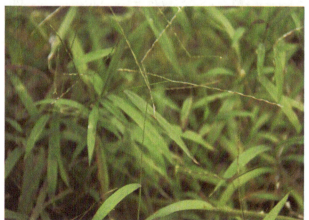

三角形，无脉；第2颖具3条脉，披针形。花、果期6—9月。

【性味功效】甘，寒。调中，明耳目。

【古方选录】《本草拾遗》：煎取汁，明目润肺。

【用法用量】内服，煎汤，9～15g。

【现代研究】现代不用。

703 马 逢

【古籍原文】味辛，无毒。主癣虫。

【现代研究】考证不确，现代不用。

704 牛舌实

【古籍原文】味咸，温，无毒。主轻身益气。一名象尸。生水中泽旁，大叶长尺。五月采。

【现代研究】考证不确，现代不用。

705 羊 乳

【古籍原文】味甘，温，无毒。主头眩痛，益气，长肌肉。一名地黄。三月采，立夏后母死。

【来　源】为桔梗科植物羊乳Codonopsis lanceolata（Sieb. et Zucc.）Tratv.的根。

【形态特征】多年生缠绕草木，长达2m以上。全株无毛，富含白色乳汁，具特殊腥臭味；有多数短分支。根粗壮肥大，纺锤形几近圆锥形，外皮粗糙。主茎上的叶互生；叶片鞭状卵形、狭卵形或椭圆形。花单生于或对生于小枝顶端，具短梗，萼5裂，裂片卵状披针形；花冠宽钟形，黄绿色，内有

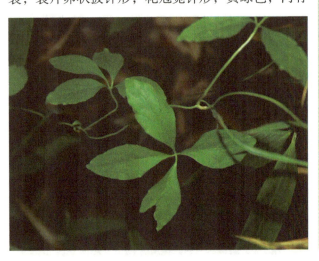

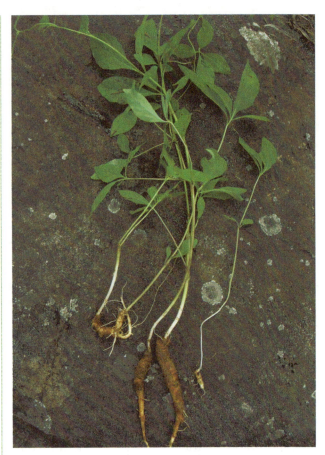

紫褐色斑点。蒴果扁圆卵形，有宿萼。种子有膜质翅。

【性味功效】甘、辛，平。益气养阴，解毒消肿，排脓，通乳。

【临床用方】《南京地区常用中草药》：鲜羊乳根四两。用法：切碎，水煎服，每天2次；另用龙胆草根加水捣烂外敷。主治：毒蛇咬伤。

【用法用量】内服，煎汤，15～60g；鲜品45～120g。外用，鲜品适量，捣敷。

【使用注意】《广西中药志》："外感初起，无汗者慎用"。《长白山植物药志》："反藜芦。"

【现代研究】化学研究显示，含羊乳皂苷A、B和C等。药理研究显示，有降血压，抗疲劳，升高血糖，止咳，抗菌，降低白细胞计数等作用。现代临床用于治疗肺脓肿，乳腺炎，痈疮肿毒，蛇咬伤等。

706 羊 实

【古籍原文】味苦，寒。主头秃，恶疮，疥瘙，痂癣。生蜀郡。

【现代研究】考证不确，现代不用。

707 犀洛

【古籍原文】味甘，无毒。主瘋。一名星洛；一名泥洛。

【现代研究】考证不确，现代不用。

708 鹿良

【古籍原文】味咸，臭。主小儿惊痫，贲豚，瘛疭，大人痉。五月采。

【现代研究】考证不确，现代不用。

709 菟枣

【古籍原文】味酸，无毒。主轻身益气。生丹阳陵地，高尺许，实如枣。

【现代研究】考证不确，现代不用。

710 雀梅（郁李仁）

【古籍原文】味酸，寒，有毒。主蚀恶疮。一名千雀。生海水石谷间。叶如李，实如麦李。

【来　源】为蔷薇科植物欧李 *Prunus humilis* Bge.、郁李 *Prunus japonica* Thunb.或长柄扁桃 *Prunus pedunculata* Maxim.的成熟种子。

【形态特征】欧李：灌木。叶片倒卵状长椭圆形或倒卵状披针形。花单生，萼片三角卵圆形，先端急尖或钝圆；花瓣白色或粉红色，长圆形或倒卵形；花柱与雄蕊近等长，无毛。

　　郁李：灌木。叶片卵形或卵状披针形，花叶同开或先叶开放；萼筒陀螺形，萼片椭圆形；花瓣白色或粉红色，倒卵状椭圆形。核果近球形，深红色。

　　长柄扁桃：灌木。花单生，稍先于叶开放，具短柔毛；萼筒宽钟形；萼片三角状卵形，花瓣近圆形，粉红色；雄蕊多数。果实近球形或卵球形，成熟时暗紫红色，密被短柔毛；成熟时开裂，离核。种仁宽卵形，棕黄色。

【性味功效】辛、苦、甘，平。润肠通便，利水消肿。

【古方选录】《圣济总录》：郁李仁（炒）、桑根

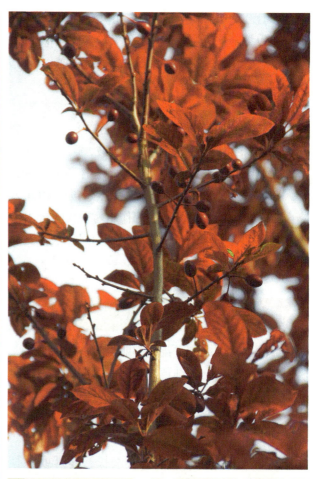

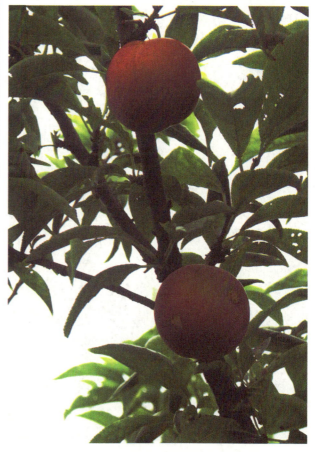

白皮（锉）、川芎、细辛（去苗叶）各一两。用法：捣为细末，每服五钱匕，水煎，入盐一钱匕，去滓，热漱冷吐。主治：牙齿风，挺出疼痛。

【用法用量】水煎服，3～10g；或入丸、散。

【使用注意】孕妇慎用。

【现代研究】化学研究显示，含苦杏仁苷，郁李仁苷，熊果酸，香草酸，原儿茶酸，阿福豆苷，山奈苷，脂肪油，挥发性有机酸，皂苷和植物甾醇等。药理研究显示，有泻下，祛痰，抗炎，镇痛，降血压，抗惊厥，扩张血管等作用。现代临床用于治疗肠燥便秘，小儿习惯性便秘，幽门梗阻，支气管哮喘，急性阑尾炎，水肿等。

711 雀翘（箭叶蓼）

【古籍原文】味咸。主益气，明目。一名去母，一名更生。生蓝中，叶细黄，茎赤有刺。四月实，实兑黄中黑。五月采，阴干。

【来　源】为蓼科植物箭叶蓼*Polygonum sagittatum* L.的全草。

【形态特征】一年生草本。茎细长，蔓延或半直立，四棱形，无毛，沿棱上具倒生钩刺。叶互生；长卵状披针形，基部深凹缺，具卵状三角形的叶耳，无毛，仅沿下面中脉具钩刺，质稍薄，叶柄上具3～4排或1～2排钩刺；托鞘膜质，无毛。头状花序顶生，通常成对，花密集，花梗平滑无毛；苞片长卵形，锐尖；花被5裂，白色或粉红色；雄蕊8枚。瘦果三棱形，黑色，为宿存的花被所包裹。

【性味功效】辛、苦，平。清热解毒，祛风除湿。

【临床用方】《河北中草药》：箭叶蓼120g。用法：水煎，洗患处。主治：风湿性关节炎。

【用法用量】煎服，6～15g，鲜品15～30g；或捣汁饮。外用适量，水煎熏洗；或鲜品捣敷。

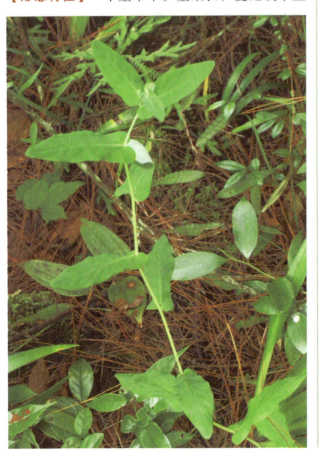

712 鸡　涅

【古籍原文】味甘，平，无毒。主明目，目中寒风，诸不足，水肿，邪气，补中，止泄痢，女子白沃。一名阴洛。生鸡山，采无时。

【现代研究】考证不确，现代不用。

713 相　乌

【古籍原文】味苦。主阴萎。一名乌葵。如兰香，赤茎。生山阳，五月十五日采，阴干。

【现代研究】考证不确，现代不用。

714 鼠耳（鼠曲草）

【古籍原文】味酸，无毒。主痹寒，寒热，止咳。一名无心。生田中下地，浓花、肥茎。

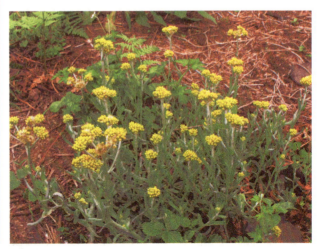

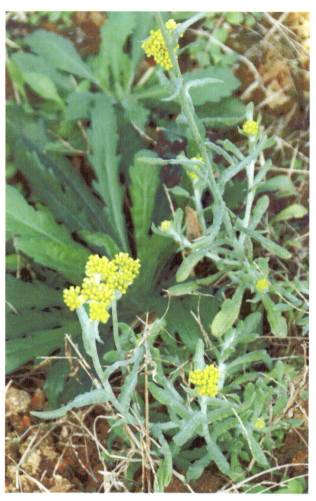

病，筋骨病，妇女白带，无名肿痛，口疮等。

715 蛇 舌

【古籍原文】味酸，平，无毒。主除留血，惊气，蛇痫。生大水之阳。四月采花，八月采根。

【现代研究】考证不确，现代不用。

716 龙常草

【古籍原文】味咸，温，无毒。主轻身，益阴气，疗痹寒湿。生河水旁，如龙刍，冬、夏生。

【来 源】为禾本科植物龙常草*Diarrhena manshurica* Maxim.的全草。

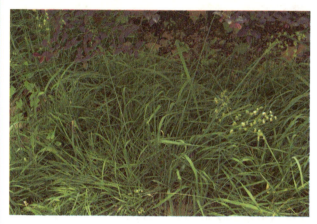

【形态特征】多年生草本。基部具短根茎及被鳞片的芽体，须根细弱。秆直立，细弱或较粗，具5~6节，节间粗糙，节下具微毛。叶鞘短于节间，密被微毛；叶舌质厚。圆锥花序长12~20cm。分支直立与主轴贴生，基部者多孪生，主枝长达7cm，各具2~7个小穗；小穗含2~3朵小花，颖膜质，内稃与外稃近等长，脊上部具纤毛；颖果长约4mm，黑褐色，其锥形先端呈乳黄色。花、果期6—9月。

【性味功效】咸，温；无毒。轻身，益阴气。

【用法用量】内服，煎汤，30~60g。

【现代研究】现代少用。

717 离楼草

【古籍原文】味咸，平，无毒。主益气力，多子，轻身长年。生常山，七月、八月采实。

【现代研究】考证不确，现代不用。

【来 源】为菊科植物鼠曲草*Gnaphalium affine* D. Don的全草。

【形态特征】二年生草本，高10~50cm。茎直立，簇生，不分支或少有分支，密被白色绵毛。叶无柄；基部叶花期时枯萎，两面被灰白色绵毛。头状花序多数，通常在茎端密集成伞房状；总苞球状钟形，金黄色，花黄色。瘦果长圆形，有乳头状突起。花期3—4月，果期8—11月。

【性味功效】甘、微酸，平。化痰止咳，祛风除湿，解毒。

【临床用方】《湖南药物志》：鼠曲草一至二两。用法：水煎服。主治：筋骨病，脚膝肿痛，跌打损伤。

【用法用量】内服，煎汤，6~15g；或研末；或浸酒。外用适量，煎水洗；或捣敷。

【现代研究】化学研究显示，含黄酮苷，挥发油，微量生物碱，甾醇，维生素B，胡萝卜，叶绿素，树脂，脂肪等。药理研究显示，有镇咳，抑菌等作用。现代临床用于治疗咳嗽，支气管炎，风寒感冒，蚕豆

718 神护草

【古籍原文】可使独守，叱咄人，寇盗不敢入门。生常山北共，八月采。

此亦奇草，计彼人犹应识用之。

【现代研究】考证不确，现代不用。

719 黄护草

【古籍原文】无毒。主痹，益气，令人嗜食。生陇西。

【现代研究】考证不确，现代不用。

720 吴唐草

【古籍原文】味甘，平，无毒。主轻身，益气，长年。生故稻田中，夜日有光，草中有膏。

【现代研究】考证不确，现代不用。

721 天雄草

【古籍原文】味甘，温，无毒。主益气，阴痿。生山泽中，状如兰，实如大豆，赤色。

【现代研究】考证不确，现代不用。

722 雀医草

【古籍原文】味苦，无毒。主轻身，益气，洗浴烂疮，疗风水。一名白气。春生，秋花白，冬实黑。

【现代研究】考证不确，现代不用。

723 木甘草

【古籍原文】主疗痈肿盛热，煮洗之。生木间，三月生，大叶如蛇床，四四相值，折枝种之便生。五月华白，实核赤。三月三日采。

【现代研究】考证不确，现代不用。

724 益决草

【古籍原文】味辛，温，无毒。主咳逆、肺伤。生

山阴，根如细辛。

【现代研究】考证不确，现代不用。

725 九熟草

【古籍原文】味甘，温，无毒。主出汗，止泄，疗闷。一名乌粟；一名雀粟。生人家庭中，叶如枣。一岁九熟，七月七日采。

今不见有此之。

【现代研究】考证不确，现代不用。

726 兑草

【古籍原文】味酸，平，无毒。主轻身，益气，长年。生蔓草木上，叶黄有毛，冬生。

【现代研究】考证不确，现代不用。

727 酸草（酢浆草）

【古籍原文】主轻身，长年。生名山醴泉上阴居。茎有五叶青泽，根赤黄。可以消玉。一名丑草。

李云是今酸箕，布地生者，而今处处有，恐

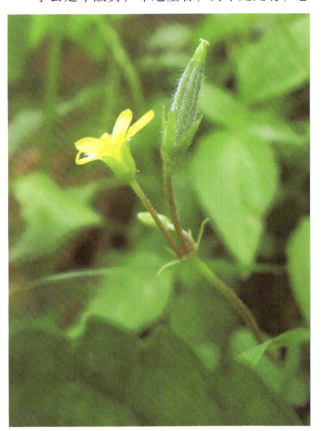

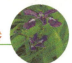

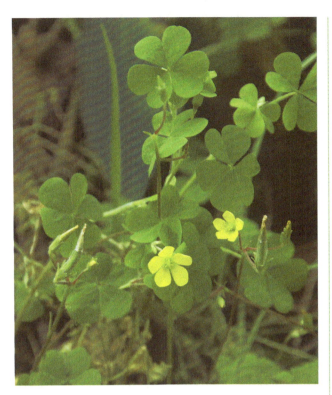

非也。

【来　　源】为酢浆草科植物酢浆草*Oxalis corniculata* L.的全草。

【形态特征】多年生草本。茎匍匐或斜升，多分支，长达50cm，上被疏长毛，节上生根。叶互生，掌状复叶；托叶与叶柄连。花1至数朵呈腋生的伞形花序，花序柄与叶柄等长；苞片线形。蒴果近圆柱形，有5条棱，被柔毛。种子小，扁卵形，褐色。花期5—7月。

【性味功效】酸，寒。清热利湿，凉血散瘀，消肿解毒。

【古方选录】《摘元方》：酸草一大把，车前草一握。用法：捣汁入砂糖一钱，调服一盏；不通再服。主治：二便不通。

【用法用量】内服，煎汤，9～15g，鲜品30～60g；或研末；或鲜品绞汁饮。外用适量，煎水洗、捣烂敷、捣汁涂或煎水漱口。

【现代研究】化学研究显示，含抗坏血酸，去氢抗坏血酸，丙酮酸，乙醛酸，脱氧核糖核酸，牡荆素，异牡荆素，2-庚烯醛，2-戊基呋喃，中性类脂化合物，糖脂，磷脂，脂肪酸，α-生育酚，β-生育酚等。药理研究显示，对金黄色葡萄球菌有抗菌作用。现代临床用于治疗泻痢，传染性肝炎，失眠，血淋，麻疹，妇女带下，咳嗽，湿疹，牙龈炎等。

728 异　草

【古籍原文】味甘，无毒。主瘘痹寒热，去黑子。生篱木上。叶如葵，茎旁有角，汁白。

【现代研究】考证不确，现代不用。

729 痈　草

【古籍原文】叶主痈肿。一名鼠肝。叶滑，青白。

【现代研究】考证不确，现代不用。

730 竞　草

【古籍原文】味辛，无毒。主伤金创。

【现代研究】考证不确，现代不用。

731 莘　草

【古籍原文】味甘，无毒。主盛伤痹肿。生山泽，如蒲黄，叶如芥。

【现代研究】考证不确，现代不用。

732 勒草（葎草）

【古籍原文】味甘，无毒。主瘀血，止精溢盛气。一名黑草。生山谷，如栝蒌。

疑此犹是薰草，两字皆相似，一误耳，而栝蒌为殊也。

【来　　源】为桑科植物葎草*Humulus scandens*（Lour.）Merr.的全草。

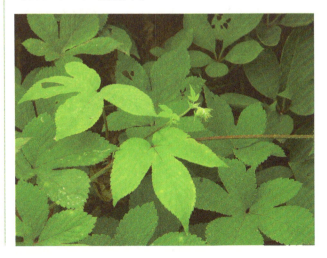

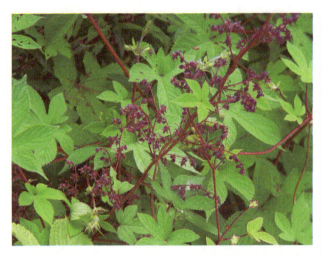

【形态特征】一年生或多年生蔓性草本，长达数米，有倒钩刺。叶对生，掌状5深裂，边缘有锯齿，上面生刚毛，下面有腺点。花单性，雌雄异株；花序腋生；雄花呈圆锥状花序，有多数淡黄绿色小花；雌花10余朵集成短穗，腋生。果穗呈绿色，鳞状苞花后呈卵圆形，外侧有暗紫斑及长白毛。瘦果卵圆形，长4～5mm，质坚硬。花期7—8月，果期8—9月。

【性味功效】甘、苦，寒。清热解毒，利尿通淋。

【古方选录】《本草纲目》：葎草（去两头，秋冬用于者）一握、恒山末等分。制法：以淡浆水二大盏，浸药，星月下露一宿，五更煎一盏，分二服，以吐痰愈。主治：新久疟疾。

【用法用量】内服，煎汤，10～15g，鲜品30～60g；或捣汁。外用适量，捣敷；或煎水熏洗。

【使用注意】非热病者慎用。

【现代研究】化学研究显示，含木犀草素，葡萄糖苷，胆碱，天冬酰胺及挥发油等；球果含葎草酮，蛇麻酮等；叶含木犀草素-7-葡萄糖苷，大波斯菊苷，牡荆素等。药理研究显示，有抑制革兰阳性菌及阴性细菌、某些真菌、酵母菌的作用。现代临床用于治疗肺结核，呼吸道炎症，慢性气管炎，急性肾炎，细菌性痢疾，小儿腹泻，蛇咬伤等。

733 英草花

【古籍原文】味辛，平，无毒。主痹气，强阴，疗面劳疽，解烦，坚筋骨，疗风头。可作沐药。生蔓木上。一名鹿英。九月采，阴干。

【现代研究】考证不确，现代不用。

734 吴葵华（蜀葵）

【古籍原文】味咸，无毒。主理心气不足。

【来　源】为锦葵科植物蜀葵Althaea rosea（L.）Cav.的花。

【形态特征】二年生直立草本，高达2m。茎枝密被刺毛。叶互生；叶柄被星状长硬毛；托叶卵形，上面疏被星状柔毛，粗糙，下面被星状长硬毛或茸毛。花腋生，单生或近簇生，排列成总状花序，具叶状苞片。花大，直径6～10cm，有红、紫、白、粉红、黄和黑紫等色；单瓣或重瓣。果盘状，直径约2cm，被短柔毛，分果片近圆形。花期2—8月。

【性味功效】甘、咸，凉。活血止血，解毒散结。

【古方选录】《太平圣惠方》：白蜀葵花五两。用法：阴干，捣细罗为散，每于食前，以温酒调下二钱。如赤带下，亦用赤花。主治：妇人白带下，脐腹冷痛，面色萎黄，日渐虚损。

【用法用量】内服，煎汤，3～9g；或研末，1～3g。外用适量，研末调敷；或鲜品捣敷。

【使用注意】孕妇忌用。

【现代研究】化学研究显示，含1-对-羟基苯基-2-羟

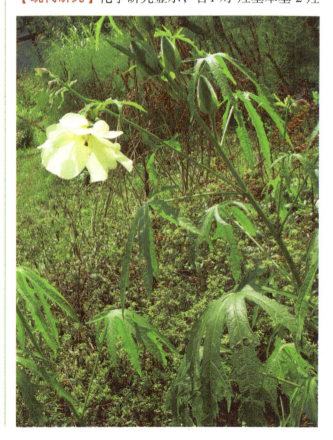

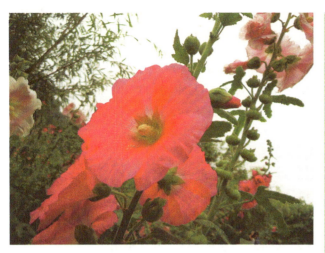

基-3-（2,4,6）-三羟基苯基-1,3-丙二酮，二氢山柰酚葡萄糖苷及蜀葵苷等。现代临床用于治疗尿路结石，二便不畅，咽炎等。

735 封 花

【古籍原文】味甘，有毒。主疥疮，养肌，去恶肉。夏至采。

【现代研究】考证不确，现代不用。

736 北荇花

【古籍原文】味苦，无毒。主气脉溢。一名芹花。

【现代研究】考证不确，现代不用。

737 㼐 花

【古籍原文】味甘，无毒。主上气，解烦，坚筋骨。

【现代研究】考证不确，现代不用。

738 排 花

【古籍原文】味苦。主除水气，去赤虫，令人好色。不可久服。春生仍采。

【现代研究】考证不确，现代不用。

739 节花（菊花）

【古籍原文】味苦，无毒。主伤中，痿痹，溢肿。

皮，主脾中客热气。一名山节，一名达节，一名通柴。十月采，曝干。

【来　源】为菊科植物菊Dendranthema morifolium（Ramat.）Tzvel.的头状花序。

【形态特征】多年生草本，高约100cm。全体密被白色茸毛。叶互生，卵形或卵状披针形，先端钝，基部近心形，边缘羽状深裂。头状花序顶生或腋生，总苞半球形，绿色；舌状花雌性，白色、黄色或淡红色；管状花两性位于中央，黄色，先端5裂；雄蕊1枚；子房下位，柱头2裂。瘦果矩圆形，光滑无毛。

【性味功效】甘、苦，凉。疏风清热，平肝明目，解毒。

【古方选录】《太平惠民和剂局方》菊花散：菊花六两，白蒺藜、蝉蜕、羌活、木贼各三两。功效：疏风泻肝，清利头目。主治：肝气风毒证，眼目赤肿昏暗，羞明，或痒或痛，暴赤肿痛。

【用法用量】煎服，5～9g；或入丸、散。疏散风热宜用黄菊花，平肝、清肝宜用白菊花。

【现代研究】化学研究显示，含挥发油，腺嘌呤，胆碱，水苏碱，菊苷，氨基酸，黄酮类及微量维生素等。药理研究显示，有镇静，解热，增强毛细血

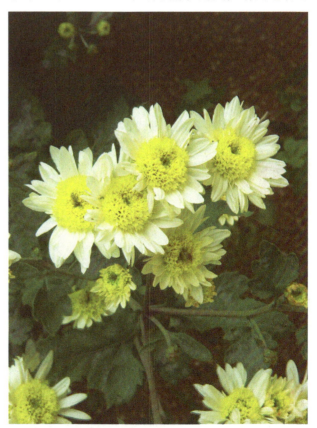

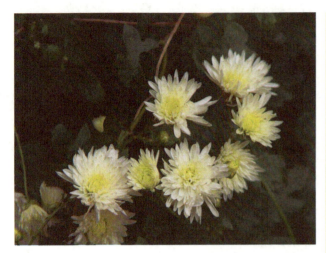

管抵抗力，抑制多种致病性细菌及流行性感冒病毒，扩张冠状动脉，增加冠状脉流量，提高心肌耗氧量和降压等作用。现代临床用于治疗感冒发热，夏季暑热，高血压，冠心病，慢性结肠炎，直肠炎和寻常疣等。

740 徐 李

【古籍原文】主益气，轻身，长季。生太山阴。如李小形，实青色，无核，熟采食之。

【现代研究】考证不确，现代不用。

741 新雉木

【古籍原文】味苦，香，温，无毒。主风头眩痛；可作沐药。七月采阴干，实如桃。

【现代研究】考证不确，现代不用。

742 合新木

【古籍原文】味辛，平，无毒。解心烦、止疮痛。生辽东。

【现代研究】考证不确，现代不用。

743 俳蒲木

【古籍原文】味甘，平，无毒。主少气，止烦。生山陵。叶如椋，实赤，三核。

【现代研究】考证不确，现代不用。

744 遂阳木

【古籍原文】味甘，无毒。主益气。生山中。如白杨叶三月实。十月熟赤。可食。

【现代研究】考证不确，现代不用。

745 学木核

【古籍原文】味甘，寒，无毒。主胁下留饮，胃气不平，除热。如蕤核，五月采，阴干。

【现代研究】考证不确，现代不用。

746 木 核

【古籍原文】疗肠澼。花，疗不足。子，疗伤中。根，疗心腹逆气，止渴。十月采。

【现代研究】考证不确，现代不用。

747 枸 核

【古籍原文】味苦，疗水身面痈肿。五月采。

【现代研究】考证不确，现代不用。

748 荻 皮

【古籍原文】味苦，止消渴，去白虫，益气。生江南。如松叶，有别刺、实赤黄。十月采。

【现代研究】考证不确，现代不用。

749 桑茎实

【古籍原文】味酸，温，无毒。主字乳余疾，轻身，益气。一名草王。叶似荏，方茎大叶。生园中，十月采。

【现代研究】考证不确，现代不用。

750 满阴实

【古籍原文】味酸，平，无毒。主益气，除热，止渴，利小便，轻身，长年。生深山谷及园中。茎如芥，叶小，实如樱桃，七月成。

【现代研究】考证不确，现代不用。

751 可聚实

【古籍原文】味甘，温，无毒。主轻身益气，明目。一名长寿。生山野道中。穗如麦，叶如艾，五月采。

【现代研究】考证不确，现代不用。

752 让实

【古籍原文】味酸。主喉痹，止泄痢。十月采，阴干。

【现代研究】考证不确，现代不用。

753 蕙实

【古籍原文】味辛。主明目，补中。根茎中涕，疗伤寒寒热，出汗，中风，面肿，消渴，热中，逐水。生鲁山平泽。

【来　　源】为兰科植物蕙兰*Cymbidium faberi* Rolfe的果实。

【形态特征】地生草本植物。根较粗短，基部略比根前端粗大，无分支。假鳞茎不明显，集生成丛，呈椭圆形。花常为浅黄绿色，有深紫红色的脉纹和斑点；花通常香气浓郁。一茎多花，常6～15朵，芳香。

【性味功效】辛，平。明目，补中。

【用法用量】内服，煎服，3～9g。

【现代研究】蕙兰是我国珍稀物种，为国家二级重

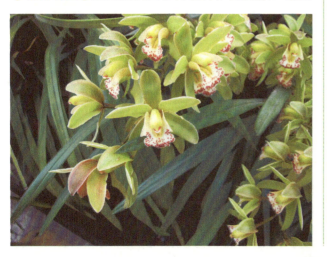

点保护野生物种。现代不用。

754 青雌

【古籍原文】味苦。主恶疮，秃败疮，火气，杀三虫。一名蛊损，一名血推。生方山山谷。

【现代研究】考证不确，现代不用。

755 白背

【古籍原文】味苦，平，无毒。主寒热，洗浴疥，恶疮。生山陵。根似紫葳，叶如燕虑。采无时。

【现代研究】考证不确，现代不用。

756 白女肠

【古籍原文】味辛，温，无毒。主泄痢肠澼，疗心痛，破疝瘕。生深山谷中，叶如兰，实赤。赤女肠亦同。

【现代研究】考证不确，现代不用。

757 白扇根

【古籍原文】味苦，寒，无毒。主疟，皮肤寒热，出汗，令人变。

【现代研究】考证不确，现代不用。

758 白给（白及）

【古籍原文】味辛，平，无毒。主伏虫、白癣、肿痛。生山谷，如藜芦，根白相连，九月采。

【来　　源】为兰科植物白及*Bletilla striata* （Thunb.）Reichb. f.的块茎。

【形态特征】多年生草本，高30～70cm。块茎肥厚肉质，连接成三角状卵形厚块，略扁平，黄白色；须根灰白色，纤细。叶3～5片，披针形或广披针形，先端渐尖，基部下延成长鞘状，全缘。总状花序顶生，花3～8朵；花淡紫红色或黄白色，花被片唇瓣倒卵形，内面有5条隆起的纵线，上部3裂，中央裂片矩圆形；雄蕊与雌蕊结合为蕊柱，两侧有狭翅，花粉块4对；子房下位。蒴果圆柱形。

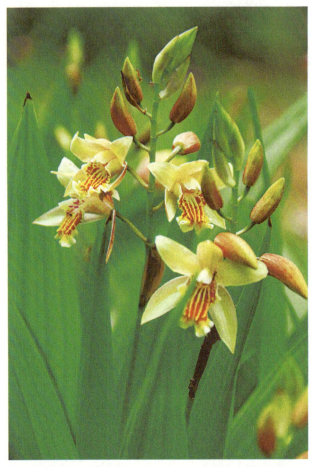

【性味功效】苦、甘、涩，微寒。收敛止血，消肿生肌。

【古方选录】《赤水玄珠》白及散：白及一两，藕节五钱。用法：水煎服。主治：咯血。

【用法用量】煎服，6～15g；研末吞服，每次3～6g。外用适量。

【使用注意】不宜与川乌、制川乌、草乌、制草乌、附子配伍同用。

【现代研究】化学研究显示，含菲类化合物，胶质和淀粉等。药理研究显示，有明显缩短出血和凝血时间，明显保护胃黏膜损伤，促进烫伤、烧伤肉芽生长和疮面愈合，显著抑制人型结核杆菌等作用。现代临床用于治疗胃肠出血，吐血，便血，肺结核，支气管扩张咯血和烫伤等。

759 白并（百部）

【古籍原文】味苦，无毒。主肺咳上气，行五脏，令百病不起。一名玉箫，一名箭悍。叶如小竹，根黄白皮。生山陵。三、四月采根，曝干。

【来　　源】为百部科植物直立百部*Stemona sessilifolia*（Miq.）Miq.、蔓生百部*Stemona japonica*（Bl.）Miq.或对叶百部*Stemona tuberosa* Lour.的根。

【形态特征】直立百部：半灌木。块根纺锤状。叶薄革质，通常每3～4片轮生，卵状椭圆形或卵状披针形，顶端短尖或锐尖，基部楔形，具短柄或近无柄。花单朵腋生，通常出自茎下部鳞片腋内；鳞片披针形，长约8mm。蒴果有种子数粒。

蔓生百部：块根肉质，成簇，长圆状纺锤形。叶2～4片轮生，纸质或薄革质，卵状披针形或卵状

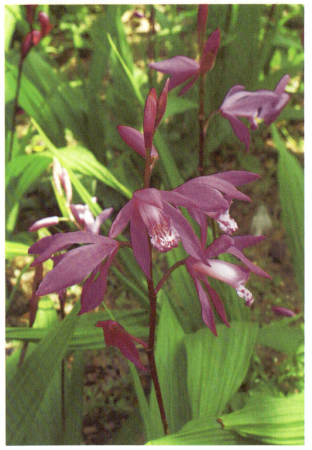

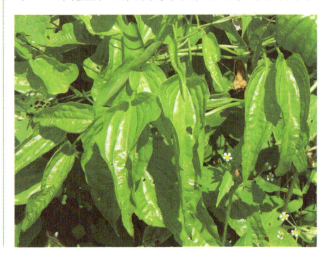

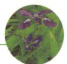

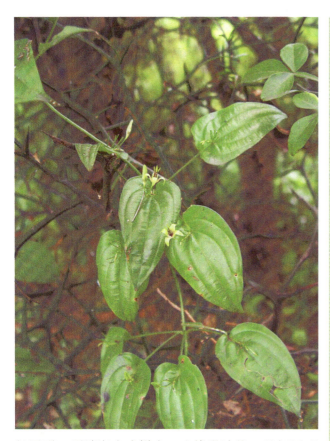

长圆形，顶端渐尖或锐尖，边缘微波状，基部圆形或截形。花单生或数朵排成聚伞状花序。蒴果卵形，赤褐色。种子椭圆形，稍扁平，深紫褐色，表面具纵槽纹。

【性味功效】甘、苦，微温。温润肺气，止咳，杀虫。

【古方选录】《千金要方》百部根汤：百部根半斤，生姜半斤，细辛三两，甘草三两，贝母一两，白术一两，五味子一两，桂心四两，麻黄六两。用法：以水一斗二升，煮取三升，去滓，分三服。主治：咳嗽日夜不得卧，两眼突出。

【用法用量】水煎服，3～10g。外用适量，煎水洗；或研末外敷；或浸酒涂擦。

【使用注意】脾胃虚弱者慎用。

【现代研究】化学研究显示，直立百部根含百部碱，原百部碱，对叶百部碱，百部定碱，异百部定碱，霍多林碱，直立百部碱，糖类，脂类，蛋白质，灰分，甲酸，乙酸，苹果酸，枸橼酸，琥珀酸，草酸等。药理研究显示，有抗病原微生物，抗寄生虫，杀昆虫，镇咳，祛痰，平喘等作用。服用过量可中毒，常引起呼吸中枢麻痹。现代临床用于治疗百日咳，肺结核，慢性气管炎，蛲虫病等。

760 白　辛

【古籍原文】味辛，有毒。主寒热。一名脱尾；一名羊草。生楚山。三月采根，根白而香。

【现代研究】考证不确，现代不用。

761 白昌（白菖蒲、水菖蒲）

【古籍原文】味甘，无毒。主食诸虫。一名水昌；一名水宿；一名茎蒲；十月采。

【来　　源】为天南星科植物菖蒲Acorus calamus L.的根茎。

【形态特征】多年生草本。根茎横走，分支，外皮黄褐色，芳香，肉质根多数，具毛发状须根。叶基生，基部两侧膜质；叶片剑状线形，草质，绿色。花序柄三棱形，长15～50cm；叶状佛焰苞剑状线形；肉穗花序斜向上或近直立，狭锥状圆柱形。浆果长圆形，红色。花期2—9月。

【性味功效】辛、苦，温。化痰开窍，除湿健胃，杀虫止痒。

【临床用方】《景德镇草药手册》：水菖蒲30～

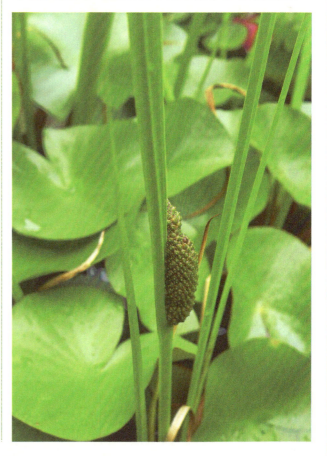

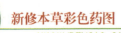

60g。用法：捣烂取汁内服。主治：癫痫。

【用法用量】 内服，煎汤3～6g；或入丸、散。外用适量，煎水洗或研末调敷。

【使用注意】 阴虚阳亢及汗多、精滑者慎服。

【现代研究】 化学研究显示，含顺式甲基异丁香油酚，菖蒲大牻牛儿酮，β-谷甾醇；少量的芳樟醇，樟脑，龙脑，白菖烯，水菖蒲酮，异水菖蒲酮，肉豆蔻酸，棕榈酸及麦芽糖、葡萄糖、果糖等糖类。药理研究显示，有延长睡眠，降血压，平喘，镇咳，祛痰，解痉，抗菌等作用。现代临床用于治疗急性细菌性痢疾，肠炎，慢性气管炎，化脓性结膜炎，过敏性皮炎，痔疮等。

762 赤 举

【古籍原文】 味甘，无毒。主腹痛。一名羊饴，一名陵渴。生山阴。二月华兑蔓草上，五月实黑，中有核。三月三日采叶，阴干。

【现代研究】 考证不确，现代不用。

763 赤 涅

【古籍原文】 味甘，无毒。主痊，崩中，止血，益气。生蜀郡山石阴地湿处，采无时。

【现代研究】 考证不确，现代不用。

764 黄 秫

【古籍原文】 味苦，无毒。主止心烦、汗出。生如桐，根黄。

【现代研究】 考证不确，现代不用。

765 徐 黄

【古籍原文】 味辛，平，无毒。主心腹积瘕。茎，主恶疮。生泽中，大茎细叶，香如蒿本。

【现代研究】 考证不确，现代不用。

766 黄白支

【古籍原文】 生山陵。三、四月采根，曝干。

【现代研究】 考证不确，现代不用。

767 紫 蓝

【古籍原文】 味咸，平，无毒。主食肉得毒，能消除之。

【现代研究】 考证不确，现代不用。

768 紫 给

【古籍原文】 味咸。主毒风头泄注。一名野葵。生高陵下地。三月三日采根，根如乌头。

【现代研究】 考证不确，现代不用。

769 天 蓼

【古籍原文】 味辛，有毒。疗恶疮，去痹气。一名石龙。生水中。

【现代研究】 考证不确，现代不用。

770 地 朕

【古籍原文】 味苦，平，无毒。主心气，女子阴疝，血结，一名承夜，一名夜光。三月采。

【现代研究】 考证不确，现代不用。

771 地 芩

【古籍原文】 味苦，无毒。主小儿痫，除邪，养胎，风痹，洗浴寒热，目中青翳，女子带下。生腐木积草处，如朝生，天雨生盖，黄白色。四月采。

【现代研究】 考证不确，现代不用。

772 地 筋

【古籍原文】 味甘，平，无毒。主益气，止渴，除热在腹脐，利筋。一名菅根，一名土筋。生泽中，根有毛。三月生，四月实白，三月三日采根。

【来　　源】 为禾本科植物黄茅*Heteropogon contortus*（Linn.）P. Beauv. ex Roem. et Schult.的根茎或全草。

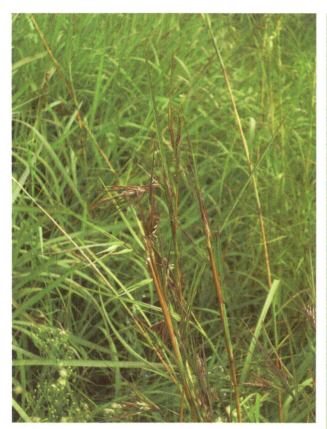

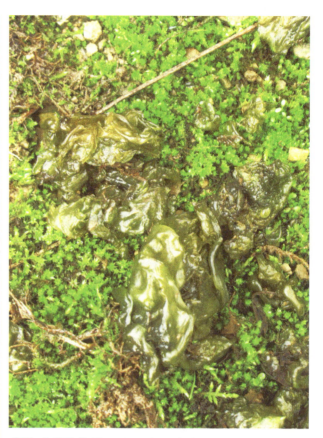

【形态特征】多年生丛生草本。秆高20～100cm，基部常膝曲，上部直立，光滑无毛。叶鞘压扁而具脊，光滑无毛，鞘口常具柔毛；叶舌短，膜质，顶端具纤毛；叶片线形，扁平或对折，顶端渐尖或急尖，基部稍收窄，两面粗糙或表面基部疏生柔毛。

【性味功效】甘，寒。清热止渴，祛风除湿。

【临床用方】《贵州草药》：地筋、迭马桩各等量。用法：捣烂敷患处。主治：枪伤。

【用法用量】内服，煎汤15～30g；或捣汁；或浸酒。外用适量，捣敷。

【现代研究】现代临床用于治疗风湿性关节疼痛等。

773 地 耳

【古籍原文】味甘，无毒。主明目，益气，令人有子。生丘陵，如碧石青。

【来　　源】为念珠藻科植物念珠藻*Nostoc commune* Vauch.或其同属植物的藻体。

【形态特征】藻体为多数球形的单细胞串联而成，外被透明的胶质物，集成片状，与木耳相似；湿润时开展，呈蓝绿色，干燥时卷缩，呈灰褐色。

【性味功效】甘、淡，凉。清热明目，收敛益气。

【临床用方】《陕西中草药》：地耳15g。用法：焙干研粉，菜油调敷患处；或加白糖15g，香油调敷患处。主治：烫火伤。

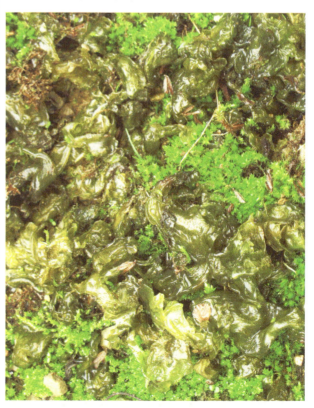

【用法用量】内服，煎汤，30~60g。外用，研粉调敷。

【使用注意】不宜多食。

【现代研究】化学研究显示，含肌红蛋白，β-胡萝卜素，海胆烯酮，鸡油菌黄质，磷脂，甾醇及其葡萄糖苷、香树脂醇类，蛋白质，铁，钙和维生素C等。现代临床用于治疗夜盲症，脱肛；外用可治烧伤、烫伤及护肤美容等。

774 土齿

【古籍原文】味甘，平，无毒。主轻身，益气，长年。生山陵地中，状如马牙。

【现代研究】考证不确，现代不用。

775 燕齿

【古籍原文】主小儿痫，寒热。五月五日采。

【现代研究】考证不确，现代不用。

776 酸恶

【古籍原文】主恶疮，去白虫。生水旁，状如泽泻。

【现代研究】考证不确，现代不用。

777 酸赭（地榆）

【古籍原文】味酸，主内漏，止血，不足。生昌阳山，采无时。

【来　源】为蔷薇科植物地榆 *Sanguisorba officinalis* L.、长叶地榆 *Sanguisorba officinalis* L. var. *longifolia* （Bert.）Yü et Li的根。

【形态特征】地榆：多年生草本。基生叶为羽状复叶，有小叶4~6对，叶柄无毛或基部有稀疏腺毛。穗状花序椭圆形、圆柱形或卵球形，直立，从花序顶端向下开放，花序梗光滑或偶有稀疏腺毛。果实包藏在宿存萼筒内，外面有斗棱。

长叶地榆：基生叶小叶带状长圆形至带状披针形，基部微心形，圆形至宽楔形，茎生叶较多，与基生叶相似，但更长而狭窄。花穗长圆柱形，雄蕊与萼片近等长。

【性味功效】苦、酸，寒；无毒。凉血止血，清热解毒，消肿敛疮。

【古方选录】《外台秘要》引《延年秘录》地榆丸：地榆（炙）六两，赤石脂七分，厚朴六分，白术五分，干姜六两，龙骨七分，黄连十分，当归五分，熟艾五分，乌梅肉六分，甘草（炙）四分。用法：制成粉末，以蜜炼成丸，每服二十丸，饮送下，每日二次。主治：冷痢。不消食，腹中胀痛，气满不能食。

【用法用量】煎服，10~15g；或入丸、散。外用适量。止血宜炒炭用，解毒敛疮生用。

【使用注意】虚寒性出血或有瘀血者慎用。烫伤者不宜大面积使用。

【现代研究】化学研究显示，含地榆苷，地榆皂苷A、B、E，水解鞣质，缩合鞣质，没食子酸，鞣花酸，糖类，维生素A及多种微量元素等。药理研究显示，有明显缩短出血、凝血时间，抗炎，镇吐，促进伤口愈合和镇静等作用。现代临床用于治

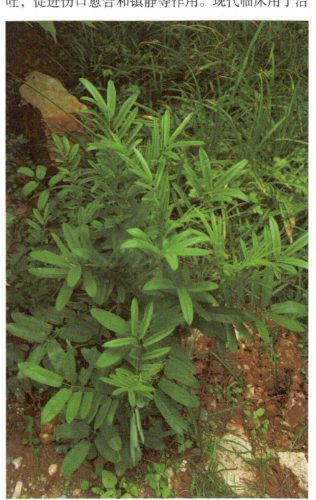

疗急性肠炎，细菌性痢疾，各种烧烫伤，痔疮，带状疱疹，痤疮，小儿肠伤寒和湿疹等。

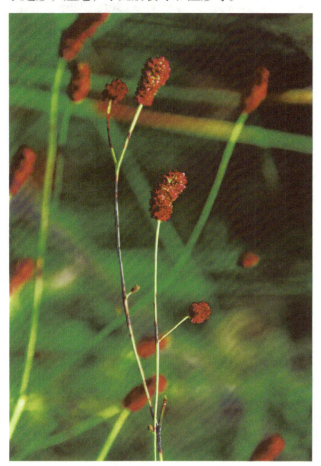

781 累 根

【古籍原文】主缓筋，令不痛。
【现代研究】考证不确，现代不用。

782 苗 根

【古籍原文】味咸，平，无毒。主痹及热中伤跌折。生山阴谷中蔓草木上。茎有刺，实如椒。
【现代研究】考证不确，现代不用。

783 参果根

【古籍原文】味苦，有毒。主鼠瘘。一名百连，一名乌蓼，一名鼠茎，一名鹿蒲。生百余根，根有衣裹茎。三月三日采根。
【现代研究】考证不确，现代不用。

784 黄 辨

【古籍原文】味甘，平，无毒。主心腹疝瘕，口疮，脐伤。一名经辨。
【现代研究】考证不确，现代不用。

778 巴 棘

【古籍原文】味苦，有毒。主恶疥疮，出虫。一名女木。生高地，叶白有刺，根连数十枚。
【现代研究】考证不确，现代不用。

785 良 达

【古籍原文】主齿痛，止渴，轻身。生山阴，茎蔓延，大如葵，子滑小。
【现代研究】考证不确，现代不用。

779 巴 朱

【古籍原文】味甘，无毒。主寒，止血带下。生雒阳。
【现代研究】考证不确，现代不用。

786 对 庐

【古籍原文】味苦，寒，无毒。主疥，诸久疮不瘳，生死肌，除大热，煮洗之。八月采，似。
【现代研究】考证不确，现代不用。

780 蜀 格

【古籍原文】味苦，平，无毒。主寒热，痿痹，女子带下，痈肿。生山阳，如藿菌，有刺。
【现代研究】考证不确，现代不用。

787 粪 蓝

【古籍原文】味苦。主身痒疮，白秃，漆疮，洗之。生房陵。
【现代研究】考证不确，现代不用。

788 委 蛇

【古籍原文】味甘，平，无毒。主消渴，少气，令人耐寒。生人家园中，大支长须多，叶两两相值，子如芥子。

【现代研究】考证不确，现代不用。

789 麻 伯

【古籍原文】味酸，无毒。主益气，出汗。一名君莒，一名衍草，一名道止，一名自死，生平陵，如兰，叶黑浓白裹茎，实赤黑。九月采根。

【现代研究】考证不确，现代不用。

790 王 明

【古籍原文】味苦，主身热，邪气；小儿身热，以浴之。生山谷，一名王草。

【现代研究】考证不确，现代不用。

791 类 鼻

【古籍原文】味酸，温，无毒。主痿痹。一名类重。生田中高地，叶如天名精，美根。五月采。

【现代研究】考证不确，现代不用。

792 师 系

【古籍原文】味甘，无毒。主痈肿、恶疮，煮洗之。一名臣尧，一名臣骨，一名鬼色。生平泽，八月采。

【现代研究】考证不确，现代不用。

793 逐折（厚朴）

【古籍原文】杀鼠，明目。一名百合。厚实，生木间，茎黄，七月实黑如大豆。

又杜仲子亦名逐折。

【来　源】为木兰科植物厚朴*Magnolia officinalis* Rehd. et Wils.或凹叶厚朴*Magnolia officinalis* Rehd. et Wils. var. *biloba* Rehd. et Wils. 的树皮或根皮。

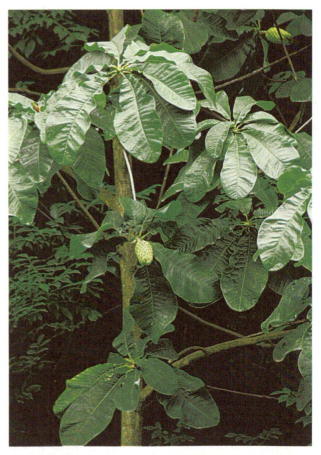

【形态特征】厚朴：落叶乔木。树皮厚，褐色，不开裂；小枝粗壮，淡黄色或灰黄色，幼时有绢毛。花白色，花被片外轮3片为淡绿色，长圆状倒卵形，盛开时常向外反卷，内两轮白色，倒卵状匙形。聚合果长圆状卵圆形，蓇葖具喙。种子三角状倒卵形。

凹叶厚朴：与厚朴不同之处在于叶先端凹缺，呈二钝圆的浅裂片，但幼苗之叶先端钝圆，并不凹缺；聚合果基部较窄。

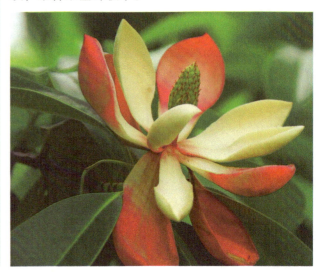

【性味功效】甘，温。消食，理气，散结。

【古方选录】《金匮要略》厚朴三物汤：厚朴八两，大黄四两，枳实五枚。用法：水先煮二味，内大黄再煮，温服，以利为度。主治：实热内积，气滞不行，腹部胀满疼痛，大便不通。

【用法用量】内服，煎服，2～5g。

【现代研究】现代临床用于治疗咳嗽，胃胀，胸闷等。

794 幷苣

【古籍原文】主咳逆上气，益肺气，安五脏。一名蜮薰，一名玉荆。三月采，阴干。

【现代研究】考证不确，现代不用。

795 领灰

【古籍原文】味甘，有毒。主心腹痛。炼中不足。叶如芒草，冬生，烧作灰。

【现代研究】考证不确，现代不用。

796 父陛根

【古籍原文】味辛，有毒。以熨痈肿、肤胀。一名膏鱼，一名梓藻。

【现代研究】考证不确，现代不用。

797 索干

【古籍原文】味苦，无毒。主易耳。一名马耳。

【现代研究】考证不确，现代不用。

798 荆茎

【古籍原文】疗灼烂。八月、十月采，阴干。

【现代研究】考证不确，现代不用。

799 鬼丽

【古籍原文】生石上，挼之。日柔为沐。

【现代研究】考证不确，现代不用。

800 竹付

【古籍原文】味甘，无毒。主止痛，除血。

【现代研究】考证不确，现代不用。

801 秘恶

【古籍原文】味酸，无毒。主疗肝邪气。一名杜逢。

【现代研究】考证不确，现代不用。

802 唐夷

【古籍原文】味苦，无毒。主疗痿折。

【现代研究】考证不确，现代不用。

803 知杖

【古籍原文】味甘，无毒。主疗疝。

【现代研究】考证不确，现代不用。

804 葵松（天名精）

【古籍原文】味辛，无毒。主疗眩痹。

【来　　源】为菊科植物天名精 *Carpesium abrotanoides* L.的根及茎叶。

【形态特征】多年生草本，高30～100cm。茎直立，上部多分支，有细软毛。茎下部叶互生；叶片广椭圆形或长椭圆形，先端尖或钝，全缘，或有不规则的锯齿，上面绿色，光滑，下面有细软毛和腺点；茎上部叶长椭圆形。头状花序多数，腋生；总苞钟形或稍带圆形，管状花，黄色；花序外围为雌花，花冠先端3～5齿裂；中央数层为两性花，花冠先端4～5齿裂，花药基部箭形，柱头2深裂。瘦果有纵沟多条。

【性味功效】辛，寒。清热解毒，活血止血，祛痰，杀虫。

【古方选录】《本草从新》：天名精根、叶各五钱。用法：浓煎成膏，饮服，日三次。功效：清热解毒，活血止血。主治：产后阴虚血热致口渴气喘，面赤有斑，大便泄，小便闭。

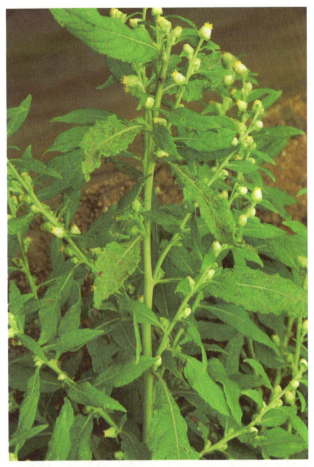

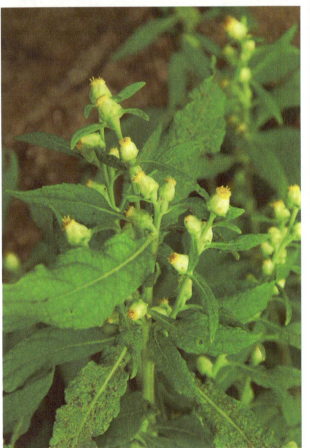

【用法用量】煎服，10～15g；捣汁服；或入丸、散。外用适量。

【使用注意】脾胃虚寒易泄者不宜。孕妇慎用。

【现代研究】化学研究显示，含天名精内酯醇，天名精内酯酮，大叶土木香内酯和伊瓦菊素等。药理研究显示，有抑制金黄色葡萄球菌、大肠杆菌、伤寒杆菌和痢疾杆菌等作用。现代临床用于治疗咽喉炎，牙痛，疗疮，痔疮，皮肤痒疹，吐血，衄血和外伤出血等。

805 河 煎

【古籍原文】味酸。主结气，痛在喉头者。生海中。八月、九月采。

【现代研究】考证不确，现代不用。

806 区 余

【古籍原文】味辛，无毒。主心腹热癥。

【现代研究】考证不确，现代不用。

807 三叶（鸭儿芹）

【古籍原文】味辛。疗寒热，蛇蜂螫人。一名起莫，一名三石，一名当田。生田中。叶一茎小黑白，高三尺，根黑。三月采，阴干。

【来　　源】为伞形科植物鸭儿芹 *Cryptotaenia japonica* Hassk. 的茎叶。

【形态特征】多年生草本，高30～90cm。根细长成簇。茎直立，呈叉式的分支。叶片广卵形，中间小叶片菱状倒卵形；茎上部的叶无柄，叶片缩小，

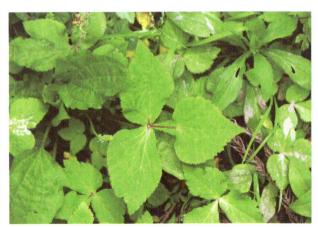

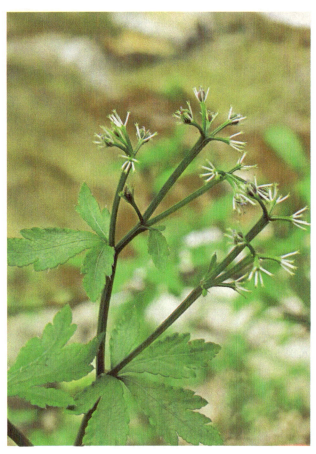

小叶片披针形。复伞形花序呈圆锥状。小伞形花序有花2～4朵；花白色，有时带淡紫色。果实线状长卵形，果棱细线状钝圆。花期4—5月。

【性味功效】辛、苦，平。祛风止咳，利湿解毒，化瘀止痛。

【临床用方】《陕西中草药》：鸭儿芹适量。用法：煎水洗。主治：皮肤瘙痒。

【用法用量】内服，煎汤，15～30g。外用适量，捣敷；或研末撒；或煎汤洗。

【现代研究】化学研究显示，全草含挥发油，其中有异亚丙基丙酮、异丙烯基丙酮、甲基异丁基甲酮、樟烯、β-月桂烯、二戊烯等。现代临床用于治疗小儿肺炎，百日咳，肺脓肿，流行性脑脊髓膜炎，黄水疮，痈疽疔毒，带状疱疹，皮肤瘙痒等。

808 五母麻

【古籍原文】味苦，有毒。疗痿痹，不便，下痢。一名鹿麻，一名归泽麻，一名天麻，一名若一草。生田野。五月采。

【现代研究】考证不确，现代不用。

809 疥柏

【古籍原文】味辛，温，无毒。主轻身，疗瘠。五月采，阴干。

【现代研究】考证不确，现代不用。

810 常更之生

【古籍原文】味苦，平，无毒。主明目。实有刺，大如稻米。

【现代研究】考证不确，现代不用。

811 救煞人者

【古籍原文】味甘，有毒。主疝痹，通气，诸不足。生人家宫室。五月、十月采，曝干。

【现代研究】考证不确，现代不用。

812 丁公寄（石南藤）

【古籍原文】味甘。主金疮痛，延年。一名丁父。生石间，蔓延木上，叶细，大枝，赤茎。母大如硬黄，有汁。七月七日采。

【来　源】为胡椒科植物石南藤Piper wallichii（Miq.）Hand.-Mazz.的茎叶。

【形态特征】常绿攀援藤本，揉之有香气。茎深绿色，节膨大，着生不定根。叶互生；叶片椭圆形或向下渐变为狭卵形或卵形，先端渐尖，基部钝圆或阔楔形，下面被疏粗毛。花单性异株，无花被；穗状花序轴被毛。浆果球形，直径3～3.5mm，有疣状突起。花期5—6月；果期7—8月。

【性味功效】辛、甘，温。祛风湿，强腰膝，补肾壮阳，止咳平喘，活血止痛。

【古方选录】《本草纲目》南藤酒：石南藤煎汁，同曲米酿酒饮。主治：痹痛。

【用法用量】内服，煎汤，6～15g；或浸酒、酿酒，煮汁，熬膏。外用适量，鲜品捣敷；捣烂炒热敷；浸酒外搽。

【使用注意】孕妇及阴虚火旺者慎服。

【现代研究】化学研究显示，含海风藤酮，玉兰脂B，N-异丁基癸-反-2-反-4-二烯酰胺，南藤素，二氢荜茇明宁碱以及长穗巴豆环氧素。药理研究显示，有降低冠状动脉阻力，提高冠状动脉流量，镇痛，镇静等作用。现代临床用于治疗手术后疼痛，骨折整复及胃肠肝胆部疼痛，慢性腰腿痛，关节炎等。

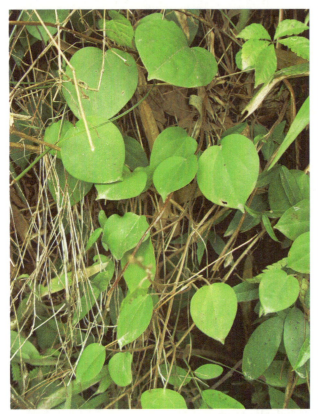

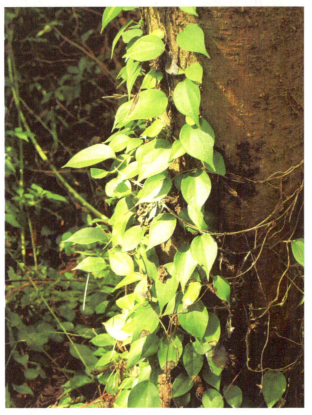

813 城里赤柱

【古籍原文】味辛，平。疗妇人漏血，白沃，阴蚀，湿痹，邪气，补中益气。生晋平阳。

【现代研究】考证不确，现代不用。

814 城东腐木

【古籍原文】味咸，温。主心腹痛，止泄，便脓血。

【现代研究】考证不确，现代不用。

815 芥

【古籍原文】味苦，寒，无毒。主消渴，止血，妇人疾，除痹。一名梨。叶如大青。

【现代研究】考证不确，现代不用。

816 载

【古籍原文】味酸，无毒。主诸恶气。

【现代研究】考证不确，现代不用。

817 庆

【古籍原文】味苦，有毒。主咳嗽。

【现代研究】考证不确，现代不用。

818 脿

【古籍原文】味甘，无毒。主益气，延年。生山谷中，白顺理。十月采。

【现代研究】考证不确，现代不用。

819 雄黄虫

【古籍原文】主明目，辟兵不祥，益气力。状如蠮螉。

【现代研究】考证不确，现代不用。

820 天社虫

【古籍原文】味甘，无毒。主绝孕、益气。状如蜂，大腰，食草木叶。三月采。

【现代研究】考证不确，现代不用。

821 桑蠹虫

【古籍原文】味甘，无毒。主心暴痛，金疮，肉生不足。

【来　　源】天牛科动物星天牛*Anoplophora chinensis* Forstor、桑天牛*Apriona germari*（Hope）或其近缘昆虫的幼虫。

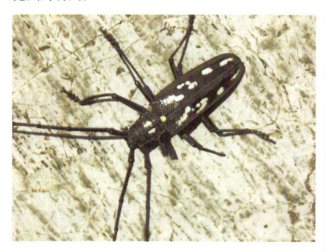

【形态特征】星天牛：全体黑色，有金属光泽。具有小型白色斑点。触角第3～11节的每节基部有淡蓝色毛环。前胸背板中瘤明显，两侧另有瘤状突起，侧刺突粗壮。鞘翅基部颗粒大小不等，鞘翅每侧约有20个小型白色毛斑，排成不整齐的5横行。

桑天牛：体黑色，全身密被茸毛。雄虫触角超

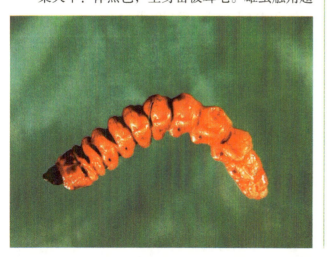

出体长2～3节，雌虫则仅较身体略长。额狭，复眼下叶大而横阔。前胸背板宽大于长，两侧中央具细尖刺突。足细长，被灰白色短毛，内侧有纵沟。

【性味功效】苦，温；有毒。化瘀，止痛，止血，解毒。

【古方选录】《本草推陈》：桑蠹虫一二条。制法：捣，黄酒冲服。主治：痘疮不发及痈疽不溃。

【用法用量】内服，煎汤，3～6g；或入丸、散。

【使用注意】孕妇禁服。

【现代研究】现代不用。

822 石蠹虫

【古籍原文】主石癃，小便不利。生石中。

【现代研究】考证不确，现代不用。

823 行　夜

【古籍原文】疗腹痛，寒热，利血。一名负盘。今小儿呼为横盘，或曰死颊虫。

【来　　源】为步行虫科动物虎斑步蚏*Pheropsophus jessoensis*（Moraw）的全虫。

【形态特征】形似斑蝥。体长14～22mm，宽5～8mm。头部黄色，向前凸出。触角棕色，头部中央有1块似三角形的黑斑。复眼黑色，卵形突起。头上散生白色短毛。触角鞭状。前胸背板黄棕色。鞘翅黑色，小盾片棕黑色。足黄色，胫节及跗节棕色。腿节上有较细的黄色毛，胫节密生棕色大毛，后足胫节末端有两个棕黑色的粗大的刺。腹部腹面黑色，可见7个腹节。

【性味功效】辛，温。活血化瘀，温经止痛。

【用法用量】内服，研末，3～5g。

【现代研究】现代少用。

824 蜗离（螺蛳）

【古籍原文】味甘，无毒。主烛馆，明目。生江夏。

【来　　源】为田螺科动物方形环棱螺*Bellamya quadrata*（Benson）及其同属动物的全体。

【形态特征】方形环棱螺：贝壳中等大小，全体呈

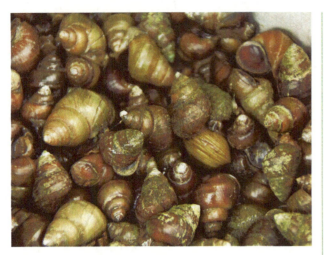

长圆锥形。壳质厚，极坚固。壳高26～30mm，壳宽14～17mm。壳顶尖，螺层7层，缝合线深，体螺层略大，壳面黄褐色或深褐色，有明显的生长及较粗的螺棱。壳口卵圆形，边缘完整。厣角质，黄褐色，卵圆形，其上有同心环状的生长纹。

【性味功效】甘，寒。清热，利水，明目。

【古方选录】《永类钤方》：小螺蛳养去泥土，日日煮食饮汁。主治：黄疸、酒疸。

【用法用量】内服，煮食，20个；或煎汤；或捣汁。外用适量，捣敷。

【使用注意】胃中有冷饮，腹中有久泄不实，并有冷痕宿疾，或有久溃痈疮未敛者，不宜食之。

【现代研究】现代不用。

825 麋鱼

【古籍原文】味甘，无毒。主痹，止血。

【现代研究】考证不确，现代不用。

826 丹戬

【古籍原文】味辛。主心腹积血。一名飞龙。生蜀，如鼠负，青股蚩头赤。七月七日采，阴干。

【现代研究】考证不确，现代不用。

827 扁前

【古籍原文】味甘，有毒。主鼠瘘瘰，利水道。生山陵，如牛虻翼赤。五月、八月采。

【现代研究】考证不确，现代不用。

828 蚖类

【古籍原文】疗痹内漏。一名蚖短，土色而文。

【现代研究】考证不确，现代不用。

829 蜚厉

【古籍原文】主妇人寒热。

【现代研究】考证不确，现代不用。

830 梗鸡

【古籍原文】味甘，无毒。疗痹。

【现代研究】考证不确，现代不用。

831 益符

【古籍原文】主疗闭。一名无舌。

【现代研究】考证不确，现代不用。

832 地防

【古籍原文】令人不饥不渴。生黄陵，如濡，居土中。

【现代研究】考证不确，现代不用。

833 黄虫

【古籍原文】味苦。疗寒热，生地上，赤头，长足，有角，群居。七月七日采。

【现代研究】考证不确，现代不用。

834 薰草（罗勒、兰香叶）

【古籍原文】味甘，平，无毒。主明目，止泪，疗泄精，去臭恶气，伤寒头痛，上气，腰痛。一名蕙草，生下湿地，三月采，阴干，脱节者良。

俗人呼燕草，状如茅而香者为薰草，人家颇种之。《药录》云：叶如麻，两两相对。《山海经》云：薰草，麻叶而方茎，赤花而黑实，气如靡芜，可以止疠。今市人皆用燕草，此则非。今诗书家多用蕙语，而竟不知是何草。尚其名而迷其实，皆此类也。

【来　源】为唇形科植物罗勒Ocimmum basilicum

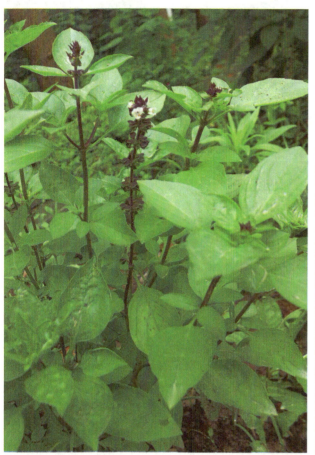

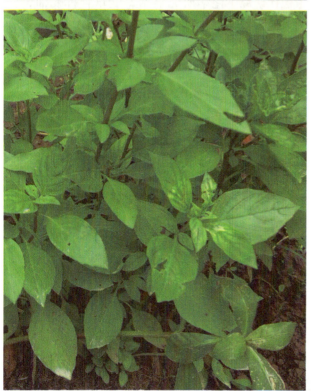

L.的全草。

【形态特征】一年生直立草本，全体芳香，高20～70cm。茎四方形，上部多分支，表面通常呈紫绿色，被柔毛。叶对生。轮伞花序顶生，呈间断的总状排列，每轮生花6朵，或更多；苞片卵形而小；花萼管状。小坚果4颗，卵形至矩圆形，暗褐色。花期7～9月。果期8—10月。

【性味功效】辛、甘，温。疏风解表，化湿和中，行气活血，解毒消肿。

【古方选录】《外台秘要》：生姜（捣烂）四两，入兰香叶二两，椒末一钱匕。制法：盐和面四两，裹作烧饼，煨熟，空心吃。主治：咳噫。

【用法用量】内服，煎汤，5～15g，大剂量可用至30g；或捣汁；或入丸、散。外用适量，捣敷；或烧存性研末调敷；亦可煎汤洗或含漱。

【使用注意】气虚血燥者慎服。

【现代研究】化学研究显示，含挥发油（主要有丁香油酚、牻牛儿醇、芳樟醇、甲基胡椒酚、罗勒烯等），总黄酮苷等；叶含黄酮类，香豆精类，咖啡酸，对香豆酸，熊果酸及β-谷甾醇等。药理研究显示有抗溃疡，抗补体活性等作用。现代临床用于治疗胃肠胀气，消化不良，胃痛，肠炎，感冒头痛，胸痛，跌打瘀肿，风湿痹痛，湿疹皮炎等。

835 姑活

【古籍原文】味甘，温，无毒。主大风邪气，湿痹寒痛。久服轻身，益寿耐老。一名冬葵子。生河东川泽。

方药亦无用此者，乃有固活丸，即是野葛一名耳。此又名冬葵子，非葵菜之冬葵子，疗体乖异。

〔谨案〕《别录》一名鸡精也。

【现代研究】考证不确，现代不用。

836 别羁

【古籍原文】味苦，微温，无毒。主风寒，湿痹，身重，四肢疼酸，寒邪历节痛。一名别枝，一名别骑，一名鳖羁。生兰田川谷。二月、八月采。

方家时有用处，今俗亦绝耳。

【现代研究】考证不确，现代不用。

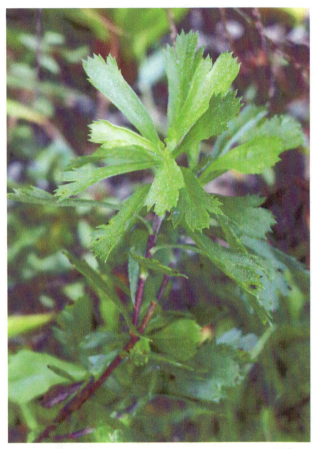

837 牡 蒿

【古籍原文】 味苦，温，无毒。主充肌肤，益气，令人暴肥，血脉满盛，不可久服。生田野，五月、八月采。

方药不复用。

〔谨案〕齐头蒿也，所在有之。叶似防风，细薄无光泽。

【来　　源】 为菊科植物牡蒿*Artemisia japonica* Thunb.的全草。

【形态特征】 多年生草本，高50～150cm。根状茎粗壮。茎直立，常丛生，被微柔毛或近无毛。下部叶倒卵形或宽匙形；中部叶匙形；上部叶近条形；苞片叶长椭圆形。头状花序多数；总苞球形或长圆形；雌花3～8朵，能孕。瘦果小，倒卵形，无毛。

【性味功效】 苦、微甘，凉。清热，凉血，解毒。

【临床用方】 《浙江民间常用草药》：牡蒿。用法：煎水洗患处。主治：疥疮湿疹。

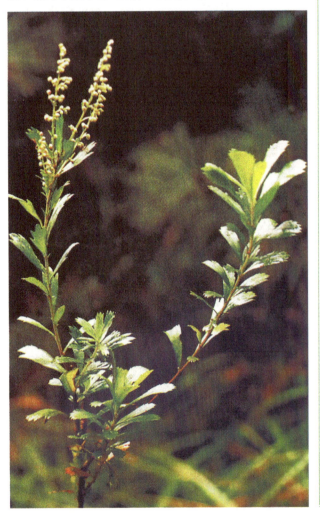

【用法用量】 内服，煎汤，10～15g；鲜品加倍。外用适量，煎水洗；或鲜品捣烂敷。

【使用注意】 体弱虚寒者及孕妇慎用。

【现代研究】 化学研究显示，全草含挥发油，其成分为月桂烯、对-聚伞花素、柠檬烯、紫苏烯、α-蒎烯、β-蒎烯、α-松油醇、乙酸龙脑酯、樟烯等；从地上部分还分解得β-行树脂醇、三十烷酸、β-谷甾醇和豆甾醇的混合物、阿魏酸、脱肠草素、东莨菪素、茵陈二块酮等。药理研究显示，有抗红色毛癣菌的作用（体外）。现代临床用于治疗黄疸型肝炎，妇女白带，感冒，肺结核，咳血，便血等。

838 石下长卿（徐长卿）

【古籍原文】 味咸，平，有毒。主鬼疰，精物，邪恶气，杀百精，蛊毒，老魅注易，亡走，啼哭，悲伤，恍惚。一名徐长卿，生陇西池泽山谷。

此又名徐长卿，恐是误尔，方家无用。此处俗中皆不复识别也。

【来　　源】 为萝藦科植物徐长卿*Cynanchum*

paniculatum（Bge.）Kitag.的根及根茎。

【形态特征】多年生草本，高约65cm。根茎短，须根多数。茎细，刚直，节间长。叶对生，披针形至线形，先端尖，全缘，边缘稍外翻，有喙毛；基部渐狭。圆锥花序顶生于叶腋，总花柄多分支，花梗细柔，花多数；花萼5深裂，黄绿色；副花冠5枚，黄色；雄蕊5枚；雌蕊1枚。菁葖果角状。种子卵形而扁，暗褐色，顶端着生多数银白色茸毛。

【性味功效】辛，温。活血化瘀，祛风止痛。

【古方选录】《太平圣惠方》：徐长卿一两，安息香（酒浸，细研，去滓，慢火熬成膏）一两。用法：安息香煎和丸，梧桐子大，醋汤下十丸。功效：活血止痛。主治：恶疰心痛，闷绝欲死。

【用法用量】煎服，3～12g，不宜久煎。

【使用注意】孕妇慎用。

【现代研究】化学研究显示，含牡丹酚，黄酮苷，

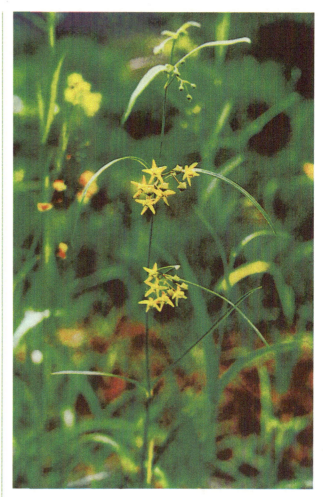

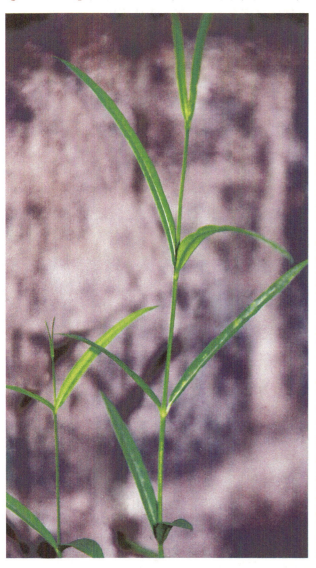

挥发油，糖类，氨基酸，珊瑚苷元及微量生物碱等。药理研究显示，有镇痛，镇静，抗惊厥，解热和解痉，降血压，增加冠状动脉血流量，改善心肌代谢，降低血脂及抑制金黄色葡萄球菌、甲型链球菌、痢疾杆菌等作用。现代临床用于治疗胃痛，胆绞痛，慢性支气管炎，失眠，慢性胃炎，湿疹，荨麻疹，接触性皮炎及顽癣等。

839 麋舌

【古籍原文】味辛，微温，无毒。主霍乱，腹痛，吐逆，心烦。生水中，五月采，曝干。

生小小水中。今人五月五日采，阴干，以疗霍乱，甚良。

【现代研究】考证不确，现代不用。

840 练石草

【古籍原文】味苦，寒，无毒。主五癃，破石淋，

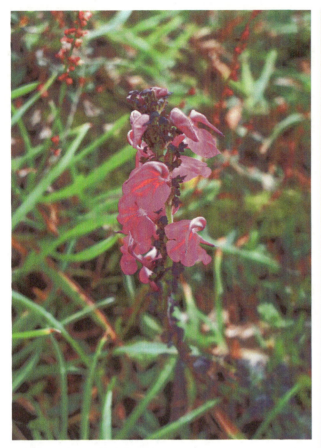

蒴果斜长圆形。

【性味功效】苦，平。祛风湿，利尿通淋，攻毒杀虫。

【古方选录】《肘后方》：马先蒿适量。用法：细锉，炒为末，每空心及睡前温酒调下二钱匕，每日三服。主治：大风癞疾，骨肉疽败，百节疼酸，须眉脱落，身体习习痒痛。

【用法用量】水煎服，10～15g。外用适量。

【现代研究】现代临床用于治疗风湿性关节炎疼痛，疥疮，尿路结石致小便排泄不畅等。

841 弋 共

【古籍原文】味苦，寒，无毒。主惊气，伤寒，腹痛羸瘦，皮中有邪气，手足寒无色。生益州山谷。

畏玉札、蜚蠊。

【现代研究】考证不确，现代不用。

842 葟 草

【古籍原文】味咸，平，无毒。主养心气，除心温温辛痛，浸淫身热。可作盐花。生淮南平泽，七月采。

矾石为之使。

【现代研究】考证不确，现代不用。

膀胱中结气，利水道小便。生南阳川泽。

一名烂石草，又云即马屎蒿。

【来　　源】为玄参科植返顾马先蒿*Pedicularis resupinata* L.的全草和根。

【形态特征】多年草本，高30～70cm。根多数丛生，细长纤维状。茎直立，粗壮中空，方形有棱。叶互生或有时对生，卵形至长圆状披针形，先端渐狭，基部广楔形或圆形，边缘具钝圆齿，叶柄短。花单生于茎枝上部的叶腋；萼前方深裂；花淡紫红色，上唇盔状，下唇大；雄蕊花丝前面1对有毛。

843 五色符

【古籍原文】味苦，微温。主咳逆，五脏邪气，调中，益气，明目，杀虫。青符、白符、赤符、黑符、黄符，各随色补其脏。白符一名女木。生巴郡山谷。

方药皆不复用，今人并无识者。

【现代研究】考证不确，现代不用。

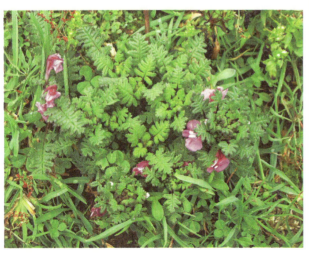

844 蘘 草

【古籍原文】味甘、苦，寒，无毒。主温疟寒热，酸嘶邪气，辟不祥。生淮南山谷。

【现代研究】考证不确，现代不用。

845 翘根（连翘）

【古籍原文】味甘，寒、平，有小毒。主下热气，益阴精，令人面悦好，明目。久服轻身、耐老。以作蒸饮酒病人。生嵩高平泽。二月、八月采。

　　方药不复用，俗无识者也。

【来　　源】为木犀科植物连翘Forsythia suspense（Thunb.）Vahl的根。

【形态特征】落叶灌木，高2～4m。枝开展或伸长，稍带蔓性，常着地生根，小枝稍呈四棱形，节间中空。单叶对生，或成为3片小叶；叶片卵形、长卵形、广卵形至卵形，先端渐尖，基部阔楔形或圆形，边缘有不整齐锯齿；半革质。花先叶开放，腋生；花萼4深裂，椭圆形；花冠基部管状，上部4裂，金黄色；雄蕊2枚；雌蕊1枚，子房卵圆形。蒴果狭卵形略扁。种子多数。

【性味功效】甘，寒。清热下气，清肝明目。

【古方选录】《伤寒论》麻黄连轺赤小豆汤：麻黄（去节）二两，连轺二两，杏仁（去皮尖）四十个，赤小豆一升，大枣（擘）十二枚，生梓白皮（切）一升，生姜（切）二两，甘草（炙）二两。

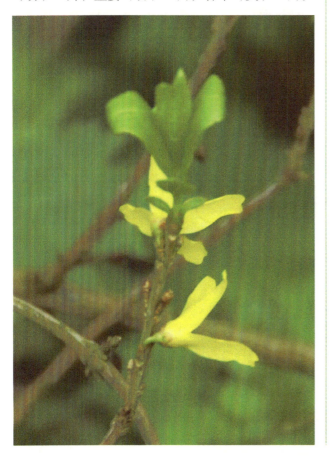

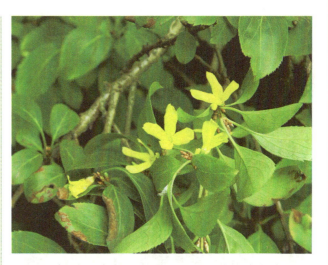

用法：水煎，去滓，分温三服。主治：伤寒瘀热在里，身必黄。

【用法用量】水煎服，5～12g。

【使用注意】脾胃虚寒者慎用。

846 鼠姑（牡丹皮）

【古籍原文】味苦，平、寒，无毒。主咳逆上气，寒热，鼠瘘，恶疮，邪气。一名鹿韭。生丹水。

　　今人不识此鼠姑，乃牡丹又名鼠姑，罔知孰是。

【来　　源】为芍药科植物牡丹Paeonia suffruticosa Andr.的根皮。

【形态特征】多年生落叶小灌木，高100～150cm。根茎肥厚。枝短而粗壮。叶互生，通常为二出或三出复叶，有叶柄；小叶卵形，顶生小叶3裂；上面深绿色，无毛，下面带白色，中脉生白色长毛。花单生于枝端，大型；萼片5片，覆瓦状排列，绿色；花瓣5片或多数，呈玫瑰色、红色、紫色或白

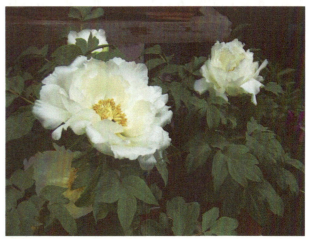

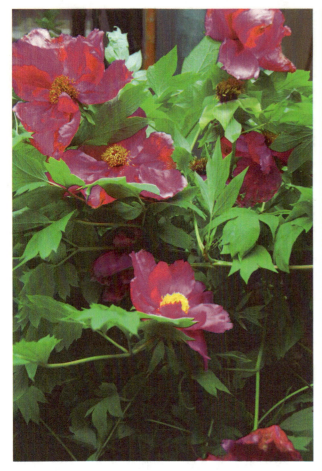

色；雄蕊多数；雌蕊2～5枚，绿色；花盘杯状。蓇葖果聚生。

【性味功效】苦、辛，微寒。清热凉血，活血散瘀，清虚热。

【古方选录】《圣济总录》牡丹汤：牡丹皮、山栀子仁、黄芩（去黑心）、大黄（锉、炒）、木香、麻黄（去根节）各等分。用法：锉为麻豆大，每服三钱匕，水煎，去滓温服。主治：伤寒热毒发疮如豌豆。

【用法用量】煎服，6～12g；或入丸、散。清热凉血生用，活血散瘀酒炙用。

【使用注意】孕妇及月经过多者不宜使用。

【现代研究】化学研究显示，含牡丹酚，牡丹酚苷，芍药苷，氧化芍药苷，苯甲酰芍药苷，牡丹酚原苷和牡丹酚新苷等。药理研究显示，有抑制痢疾杆菌、伤寒杆菌、大肠杆菌，镇静，镇痛，降温，解热，解痉，降血压，抗凝血，抗炎，抗溃疡和解除平滑肌痉挛等作用。现代临床用于治疗高血压，原发性血小板减少性紫癜，过敏性鼻炎，皮肤瘙痒症及荨麻疹等。

847 船 虹

【古籍原文】味酸，无毒。主下气，止烦满。可作浴汤，药色黄。生蜀郡，立秋取。
　　方药不用，俗人无识者也。
【现代研究】考证不确，现代不用。

848 屈 草

【古籍原文】味苦，微寒，无毒。主胸胁下痛，邪气，肠间寒热，阴痹。久服轻身益气、耐老。生汉中川泽，五月采。
　　方药不复用，俗无识者也。
【现代研究】考证不确，现代不用。

849 赤 赫

【古籍原文】味苦，寒，有毒。主痂疡恶败疮，除三虫，邪气。生益州川谷，二月、八月采。
【现代研究】考证不确，现代不用。

850 淮 木

【古籍原文】味苦，平，无毒。主久咳上气，伤中，虚羸，补中益气，女子阴蚀，漏下，赤白沃。一名百岁城中木。生晋阳平泽。
　　方药亦不复用。
【现代研究】考证不确，现代不用。

851 占 斯

【古籍原文】味苦，温，无毒。主邪气湿痹，寒热疽疮，除水坚积血症，月闭无子，小儿躄不能行，诸恶疮痈肿，止腹痛，令女人有子。一名炭皮。生太山山谷，采无时。
　　解狼毒毒。李云是樟树上寄生，树大衔枝在肌肉，今人皆以胡桃皮当之，非是真也。案《桐君录》云：生上洛，是木皮，状如浓朴，色似桂白，其理一纵一横。今市人皆削乃似浓朴，而无正纵横理，不知此复是何物，莫测真假，何者为是也。
【现代研究】考证不确，现代不用。

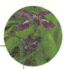

852 婴桃（樱桃）

【古籍原文】味辛，平，无毒。主止泄肠澼，除热，调中，益脾气，令人好色美志。一名牛桃，一名英豆。实大如麦，多毛。四月采，阴干。

此非今果实樱桃，形乃相似，而实乖异，山间乃时有，方药亦不复用耳。

【来　　源】为蔷薇科植物山樱桃*Prunus tomentosa* Thunb.的成熟果实。

【形态特征】落叶灌木，通常30～100cm，稀呈小乔木状。小枝紫褐色或灰褐色。单叶互生，或于短枝上簇生；叶柄被茸毛；托叶线形；叶片卵状椭圆形或倒卵状椭圆形。花两性；单生或2朵簇生；花叶同开或近先叶开放；花瓣5片，白色或粉红色，倒卵形，先端钝圆；雄蕊20～25枚，短于花瓣；花柱与雄蕊近等长或稍长；子房被毛或仅先端或基部被毛。核果近球形，红色，直径5～12mm。花期4—5月，果期6—9月。

【性味功效】辛、甘，平；无毒。健脾，益气，固精。

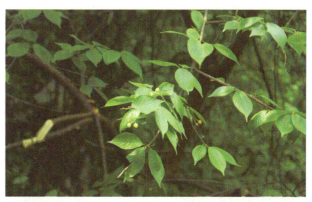

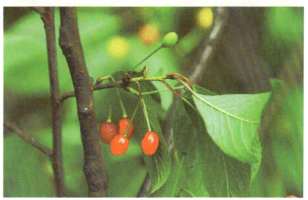

【用法用量】内服，煎汤，100～300g。

【现代研究】现代以水果食用为主，药用极少。

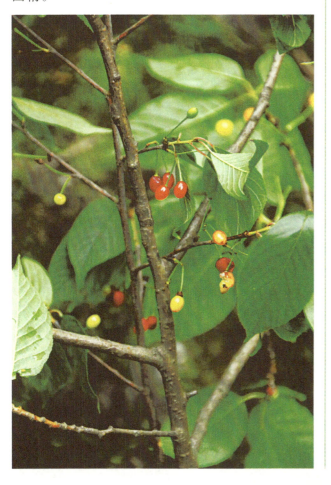

853 鸩鸟毛

【古籍原文】有大毒。入五脏烂杀人。其口，主杀蝮蛇毒。一名鸩日。生南海。

此乃是两种：鸩鸟，状如孔雀，五色杂斑，高大，黑颈，赤喙，出交、广深山中；鸩日鸟，状如黑伦鸡，其共禁大朽树，今反，觅蛇吞之，作声似云同力，故江东人呼为同力鸟，并唼蛇。人误食其肉，亦即死。鸩毛羽，不可近人，而并疗蛇毒。带鸩喙，亦辟蛇。昔时皆用鸩毛为毒酒，故名鸩酒。顷来不复尔。又云有物赤色，状如龙，名海姜，生海中，亦大有毒；其于鸩羽也。

〔谨案〕此鸟，商州以南、江岭间大有，人皆谙识。其肉，腥，有毒，亦不堪唼。云羽画酒杀人，此是浪证。案《玉篇》引郭璞云：鸩大如雕，长颈赤喙，食蛇。又《说文》、《广雅》、《淮南子》皆一名运日，鸩、运同也，问交、广人并云：鸩日，一名鸩，一名同力。鸩日鸟外，更无如孔雀鸟。陶云如孔雀者，交、广人诳也。

【现代研究】考证不确，现代不用。

中文药名索引

五画

新修本草彩色药图
XINXIUBENCAO CAISE YAOTU

六画

红铜末/046

七画

玛瑙/464

麦冬/055

麦门冬/055

远志/062

赤芝/049

赤举/480

赤涅/480

赤赫/496

赤箭/053

赤小豆/446

赤爪草/315

赤石脂/013

赤地利/227

赤铜屑/046

赤车使者/228

芜荑/285

芜菁及芦菔/421

芫花/182

芜青/389

芸台/442

茇实/400

苋实/418

芥/424，488

芥菜/424

芡实/399

苍术/057

苍石/036

苍耳子/142

苎根/223

苎麻根/223

芦根/238

苏/432

苏木/311

苏方木/311

苏合/271

苏合香/271

薏苡仁/076

杜仲/255

杜若/106

杜衡/138

杏核仁/409

杉材/298

李核仁/411

豆豉/447

豆蔻/395

连轺/495

连翘/208

卤咸/038

折伤木/287

吴茱萸/278

吴唐草/472

吴葵华/474

旱莲草/172

旷石/465

别羁/491

牡丹/150

牡桂/254

牡蛎/354

牡蒿/492

牡鼠/378

牡丹皮/495

牡荆实/259

牡狗阴茎/335

乱发/325

每始王木/286

皂荚/307

余甘子/291

龟甲/358

龟板/358

角蒿/245

辛夷/265

辛夷花/265

兑草/472

灶心土/044

沙参/092

沙糖/406，407

沉香/263

没食子/320

怀香子/175

良达/483

诃子/292

诃梨勒/315

忍冬/087

忍冬藤/087

陆英/213

阿胶/329

阿魏/178

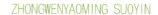

方剂名索引

拉丁文学名索引

Q

R